实用临床专科疾病护理

党生梅等◎编著

吉林科学技术出版社

图书在版编目（CIP）数据

实用临床专科疾病护理/ 党生梅等编著 .-- 长春：
吉林科学技术出版社，2017.3
ISBN 978-7-5578-1944-6

Ⅰ．①实… Ⅱ．①党… Ⅲ．①护理学Ⅳ．①R473

中国版本图书馆 CIP 数据核字(2017)第 058997号

实用临床专科疾病护理
SHIYONG LINCHUANG ZHUANKE JIBING HULI

编　　著　党生梅等
出 版 人　李　梁
责任编辑　刘建民　韩志刚
封面设计　长春创意广告图文制作有限责任公司
制　　版　长春创意广告图文制作有限责任公司
开　　本　889mm×1194mm　1/16
字　　数　980千字
印　　张　30.75
印　　数　1—1000册
版　　次　2017年3月第1版
印　　次　2018年3月第1版第2次印刷

出　　版　吉林科学技术出版社
发　　行　吉林科学技术出版社
地　　址　长春市人民大街4646号
邮　　编　130021
发行部电话/传真　0431-85635177　85651759　85651628
　　　　　　　　　　　　　85652585　85635176
储运部电话　0431-86059116
编辑部电话　0431-86037565
网　　址　www.jlstp.net
印　　刷　永清县晔盛亚胶印有限公司

书　　号　ISBN 978-7-5578-1944-6
定　　价　90.00元
如有印装质量问题　可寄出版社调换
因本书作者较多，联系未果，如作者看到此声明，请尽快来电或来函与编辑
部联系，以便商洽相应稿酬支付事宜。
版权所有　翻印必究　举报电话：0431-85677817

编 委 会

主 编

党生梅　高　峰　牟　霞　王文红
孟庆婷　贾红岩　于洪波

副主编

郭翠琴　王荣花　白　涛　赵春玲
王焕利　刘　畅　高艳飞　吴　艳
马晓莎　许靖涵

编　委（按姓氏笔画排序）

于洪波（山东省青岛市第八人民医院）
马晓莎（河南科技大学临床医学院　河南科技大学第一附属医院）
王文红（山东省青岛市第八人民医院）
王荣花（山东省济宁市兖州区铁路医院）
王焕利（陕西中医药大学附属医院）
白　涛（湖北省宜都市中医医院）
刘　畅（河北省迁西县人民医院）
许靖涵（河南科技大学临床医学院　河南科技大学第一附属医院）
牟　霞（山东省利津县中心医院）
吴　艳（河北省迁西县人民医院）
孟庆婷（山东省青岛市第八人民医院）
赵春玲（湖北省宜都市中医医院）
贾红岩（山东省青岛市第八人民医院）
党生梅（甘肃省天祝县人民医院）
高　峰（山东省青岛市第八人民医院）
高艳飞（河北省迁西县人民医院）
郭翠琴（湖北省十堰市妇幼保健院）
黄丽媛（河北省邢台市第三医院）

编委会

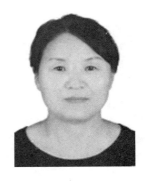

党生梅

女，汉族，甘肃天祝县人。1990年毕业于甘肃省武威市卫生学校护理专业，2003年7月获得主管护师，2005年1月取得中央广播电视大学护理学大专学历，甘肃省天祝县人民医院内二科主管护师，先后在急诊科、儿科、门诊、内科等临床科室一线工作26年，积累了丰富的临床经验及常见病的专科护理知识，曾获得武威市卫生计生系统先进护士及多次获得院内先进个人等荣誉称号。

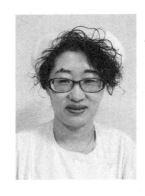

高 峰

从事护理工作20年，主要从事妇产科、儿科、内科等疾病的护理工作。曾合著出版著作四本，均是副主编。发表学术论文6篇。

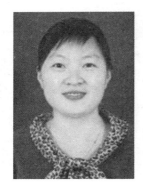

牟 霞

女，本科学历，主管护师。于1993年毕业后从事临床护理工作，至今已有24年，现任护理部主任。在工作中严格要求自己，带头学习各项新知识、新业务、新技能，及时了解护理工作的新进展、新管理、新服务。近几年来，多次受到县委县政府的嘉奖。2012年，被市卫生局授予"全市护理管理示范标兵"，2013年当选为东营市护理学会第三届理事会理事，2014年被评为市级优秀护士。2015年被利津县团委授予"十佳青年"称号。先后在《齐鲁护理杂志》等省级以上刊物发表医学论文3篇，完成著作1部，发明实用新型专利4项，与同事合作完成的科研成果《焦虑症患者的睡眠护理与疗效关系的研究》获东营市科技进步"三等奖"。

前言
preface

随着医学科学的发展,医学学科专业的不断细化,医疗护理新业务、新技术的不断拓展,促使护理学逐渐向专科化发展,专科护理的科学化、规范化发展已成为护理专业的一项重要课题。因此对护理人员的素质要求也越来越高。

护士不仅要具备护理专业的基础知识、基本理论和基本技能。而且要熟练掌握专科操作技术,才能为患者提供高质量的护理服务。为患者提供规范的专科护理操作,是护理专业化发展的需求,也是现代临床护士的主要任务。为使各项专科护理操作规范且易于掌握,我们组织编写了《实用临床专科疾病护理》一书。

本书共十五章,涵盖了各个护理专业的内容。根据临床专业的划分,就每个护理专业的常见病、多发病的疾病概述、临床表现、护理诊断、护理评估、护理措施等各个方面均作了介绍。内容全面,并且紧扣科学前沿,具有较强的实用性、指导性和前瞻性。本书是编者们在搜集大量国内外文献的基础上综合分析,并结合多年工作经验的总结撰写而成。希望本书的出版能对广大护理工作者提供一定的帮助。

由于专科护理内容广、发展迅速,尽管本书编者已竭尽绵大,但水平有限,书中定有许多不足之处,望同道们不吝指教。

《实用临床专科疾病护理》编委会

2017 年 1 月

目 录
CONTENTS

第一章 神经内科疾病的护理

第一节 脑血管疾病

脑血管疾病是指脑部血管病变和(或)全身血液循环紊乱所致的脑组织供血障碍、脑功能异常或结构破坏的脑部疾病的总称,是神经系统的常见病、多发病。

急性脑血管疾病临床分为缺血性脑血管疾病和出血性脑血管疾病两大类。常见病因有血管壁病变(高血压性动脉硬化最常见)、心脏病及血流动力学改变、血液成分改变及其他如栓子、脑血管痉挛、受压、外伤等,部分原因不明。

一、缺血性脑血管疾病

缺血性脑血管疾病主要包括短暂性脑缺血发作、脑梗死(脑血栓形成、脑栓塞、腔隙性梗死)。

短暂性脑缺血发作是局灶性脑缺血导致突发短暂性、可逆性神经功能障碍。发作持续数分钟,通常30分钟内完全恢复,CT或MRI大多正常,超过2小时常遗留轻微神经功能缺损表现。传统TIA定义时限为24小时内恢复。

脑血栓形成是脑动脉主干或皮质支动脉粥样硬化导致血管增厚、管腔狭窄闭塞和血栓形成,引起脑局部血流减少或供血中断,脑组织缺血、缺氧导致软化坏死,出现局灶性神经系统症状体征。

脑栓塞是各种栓子随血流进入颅内动脉,使血管腔急性闭塞,引起相应供血区脑组织缺血坏死及脑功能障碍。

TIA的治疗目的是消除病因、减少和预防复发、保护脑功能,对短时间内反复发作病例应采取有效治疗,防止脑梗死发生。脑梗死的治疗,主要是挽救缺血半暗带,防治再灌注损伤,控制脑水肿及保护脑细胞功能,争取在3~6小时内溶栓,采取整体化治疗,治疗方案个体化。

（一）护理评估

1. 健康史

询问有无动脉硬化、高血压或低血压、风湿性心脏病及冠心病、糖尿病病史,有无不良饮食习惯,如高盐、高脂、酗酒及吸烟等;了解既往是否有类似发作,其发病时间、主要表现、诊治情况等;询问本次发病的情况,如有无诱因、前驱症状、起病情况和主要症状等。

脑血栓形成多于安静或睡眠状态下发病,脑栓塞多在活动时,急剧发病,症状多在数秒或数分钟内达高峰,是脑血管疾病起病最快的一种,多属完全性卒中,可反复发作。

2. 身体状况

（1）短暂性脑缺血发作无意识障碍,脑梗死通常意识清楚或伴轻度意识障碍,生命体征一般无明显改变。若梗死面积大、进展迅速,可因颅内压增高出现昏迷,甚至死亡。主要表现为局灶神经症状。

（2）神经系统体征视脑血管闭塞的部位及梗死的范围而定,常为各种类型的运动障碍、视力障碍、失语及感觉障碍。

短暂性脑缺血发作:以椎-基底动脉系统缺血发作多发,常见眩晕、平衡障碍,特征性症状有跌倒发作、短暂性全面遗忘和双眼视力障碍。

脑血栓形成及脑栓塞:常见于颈内动脉和大脑中动脉。大脑中动脉主干闭塞导致病灶对侧中枢性面舌瘫(均等性偏瘫)、偏身感觉障碍及偏盲(即三偏),优势半球受累出现失语症,非优势半球受累出现体象障碍。

3.心理-社会评估

平时有头痛、头昏、高血压、糖尿病及冠心病,不被重视,对突发失语、瘫痪而产生自卑、恐惧感。

4.辅助检查

(1)神经影像学检查:①CT检查:一般病后24小时逐渐显示低密度梗死灶(图1-1)。②MRI检查:可清晰显示早期缺血性梗死,梗死后数小时即出现T_1低信号、T_2高信号病灶(图1-2)。

(2)病因检查:①经颅多普勒发现颈动脉和颈内动脉狭窄、动脉粥样硬化斑、血栓形成,超声心动图检查发现心脏附壁血栓、心房黏液瘤、二尖瓣脱垂等;②血液生化检查血糖、血脂、血液流变学检查等。

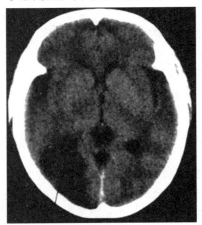

图1-1　CT示低密度脑梗死病灶

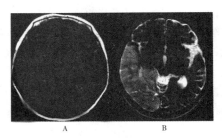

图1-2　MRI显示右颞、枕叶大面积脑梗死右侧外侧裂池明显变窄,
脑沟几乎消失(该患者大脑后动脉由颈内动脉系统供血,为变异型)

(二)护理诊断及合作性问题

1.感知改变

感知改变与缺血性脑血管病致感觉接受、传导障碍有关。

2.有皮肤完整性受损的危险

有皮肤完整性受损的危险与缺血性脑血管病致感觉迟钝或消失、肢体瘫痪有关。

3.自理缺陷

进食、卫生、如厕与肢体活动能力,部分或完全丧失有关。

4.言语沟通障碍

言语沟通障碍与缺血性脑血管病损害语言功能区,致使语言的接受或表达发生障碍,损害锥体系导致发音肌肉瘫痪有关。

(三)预期目标

保持皮肤完好无损,防治并发症,掌握肢体功能训练技巧,早期进行功能训练,减少后遗症,预防复发。

(四)护理措施

1.一般护理

(1)休息:病室内保持安静、清洁,保证患者充分休息。

（2）饮食护理：应给予高热量、高蛋白、高维生素、适量纤维素、低盐、低糖、低脂和低胆固醇的食物。若有饮水呛咳、吞咽困难，是可予糊状流质或半流质小口慢慢喂食。必要时，鼻饲流质。糖尿病患者给予糖尿病饮食。

2. 心理护理

患者因偏瘫、失语而产生消极、自卑的心理，因生活不能自理而性情急躁，会使病情加重。护士应主动关心患者，从思想上开导患者，训练患者定期排便，嘱家属要给予患者物质和精神上的支持，消除患者异常心理。

3. 病情观察

注意观察患者症状变化，有无加重或缓解，有无并发症出现。

4. 对症护理

（1）高血压：起病后 24～48 小时收缩压超过 29.3 kPa(220 mmHg)、舒张压超过 16.0 kPa(120 mmHg)或平均动脉压超过 17.3 kPa(130 mmHg)时，可遵医嘱使用降压药。严密监测血压，切忌过度降压，导致脑灌注压降低。

（2）脑水肿：发病后 2～5 天，为脑水肿高峰期，可根据病情使用脱水剂。

（3）高血糖：血糖宜控制在 6～9 mmol/L，若高于 10 mmol/L 宜用胰岛素治疗，并注意水、电解质平衡。

（4）感染：有意识障碍者可适当使用抗生素，预防呼吸道感染、尿路感染和压疮。

5. 用药护理

（1）抗血小板聚集药：抗血小板聚集剂用于短暂性脑缺血发作和脑血栓形成的防治，常用阿司匹林、噻氯匹定、氯吡格雷。阿司匹林一般剂量治疗时不良反应较少，选用肠溶片、小剂量服用不良反应更少；噻氯匹定常见消化道反应，餐后服用，可减轻其不良反应，偶有粒细胞、血小板减少和肝功能损害，服药期间要监测血象和肝功能；氯吡格雷常见腹泻和皮疹等不良反应。

（2）溶栓、抗凝和降纤药物：溶栓、抗凝和降纤药物主要用于脑血栓形成患者的治疗，脑栓塞慎用抗凝治疗，腔隙性梗死禁用溶栓和抗凝治疗。溶栓药物常用尿激酶、组织型纤溶酶原激活剂(t-PA)，能迅速溶解血栓，使闭塞的血管再通；抗凝药物常用肝素、双香豆素、华法林，主要防止血栓扩延和新的血栓发生；降纤药物常用降纤酶、巴曲酶等。以上药物均可导致出血倾向，溶栓药还能引起严重头痛、呕吐、血压急剧升高。必须严格遵医嘱，准确给药；密切观察生命体征变化和出血倾向，尤其是颅内出血；定时监测出血和凝血时间；备有维生素 K 等拮抗剂，以便及时处理继发性出血；当出现严重并发症，应立即告之医师进行紧急处理。

（3）扩血管药：TIA 患者视病情选择使用扩血管药；脑梗死急性期不宜使用或慎用扩血管药，宜在亚急性期(2～4 周)使用。

（五）健康教育

（1）低脂、低胆固醇、高维生素饮食，禁烟、酒，控制体重，适量运动。

（2）对危险因素积极干预，做好二级预防，加强康复护理。

（3）避免精神紧张及操劳过度，保持情绪稳定。

二、出血性脑血管病

出血性脑血管疾病主要包括脑出血和蛛网膜下腔出血。

脑出血系指原发性脑实质内出血。多见于 50 岁以上的中老年人，大多发生于基底节区，表现为意识障碍、头痛及神经系统定位体征。常并发感染（呼吸道及泌尿道）、应激性溃疡、稀释性低钠血症、中枢性高热、痫性发作及下肢深静脉血栓形成。轻型脑出血经治疗后，可明显好转，重症患者死亡率高。

蛛网膜下腔出血是指脑底或脑表面的血管破裂，血液直接进入蛛网膜下腔。本病多见于中青年人，表现为突然剧烈头痛及呕吐，伴一过性意识障碍、脑膜刺激征阳性、血性脑脊液。再出血、脑血管痉挛、交通性脑积水是常见的并发症。

脑出血急性期治疗主要是防止进一步出血,降低颅内压,控制脑水肿,维持生命功能,防止并发症;恢复期治疗主要是进行功能恢复,改善脑功能,减少后遗症及预防复发。蛛网膜下腔出血急性期治疗主要是去除出血的原因,防治继发性脑血管痉挛,制止继续出血和防止复发。

（一）护理评估

1.健康史

(1)询问有无高血压及动脉粥样硬化或脑动脉瘤、脑血管畸形以及出血性疾病病史。

(2)了解本次发病前有无情绪激激动、过分紧张、劳累、用力排便及其他体力活动过度等诱因。

(3)了解起病情况及主要表现,包括头痛、运动障碍、感觉障碍和意识障碍等。

2.身体状况

(1)全身表现:主要表现在以下几个方面。

1)生命体征异常:呼吸一般较快,病情重者呼吸深而慢,或呈潮式呼吸、叹息样呼吸等;出血早期血压往往升高,血压不稳和持续下降是循环功能衰竭征象;出血后常引发高热。若始终低热者,可能为出血后的吸收热。

2)头痛与呕吐:神志清楚或轻度意识障碍者,常述有头痛;意识模糊或浅昏迷患者,可用健侧手触摸病灶侧头部;呕吐多为喷射性,呕吐物为咖啡色胃内容物。

3)意识障碍:轻者,躁动不安、意识模糊不清;重者,进入昏迷状态,鼾声大作,眼球固定于正中位,面色潮红或苍白,大汗,尿失禁或尿潴留等。

4)瞳孔变化:早期双侧瞳孔可时大时小;若病灶侧瞳孔散大,对光反应迟钝或消失,是小脑幕切迹疝形成的征象;若双侧瞳孔均逐渐散大,对光反应消失,是双侧小脑幕切迹疝、枕骨大孔疝或深昏迷的征象;若两侧瞳孔缩小或呈针尖样,提示脑桥出血。

(2)局灶性神经体征:见表1-1。约70%的高血压脑出血发生在基底节区。基底节区出血表现为病灶对侧出现不同程度的偏瘫、偏身感觉障碍和偏盲,病理反射阳性。双眼球常偏向病灶侧。优势半球出血者,还可有失语、失用等症状。

表 1-1　高血压脑出血临床特点

部位	昏迷	瞳孔	眼球运动	运动、感觉障碍	偏盲	癫痫发作
壳核	较常见	正常	向病灶侧偏斜	主要为轻偏瘫	常见	不常见
丘脑	常见	小,光反射迟钝向下内偏斜		主要为偏身感觉障碍	短暂出现	不常见
脑叶	少见	正常	正常或向病灶侧偏斜	轻偏瘫或偏身感觉障碍	常见	常见
脑桥	早期出现	针尖样瞳孔	水平侧视麻痹	交义瘫	无	无
小脑	延迟出现	小,光反射存在	晚期受损	共济失调步态	无	无

(3)蛛网膜下腔出血:①突发劈裂样剧烈头痛;②不同程度的意识障碍或一过性意识丧失;重者,可有谵妄、昏迷等;③脑膜刺激征阳性。

3.心理－社会评估

患者易产生忧郁、紧张、焦虑、悲观和绝望,对治疗失去信心。家属是否积极配合治疗、能否为患者提供正确的照顾十分重要。社区卫生服务机构能否为患者提供出院后连续的医疗服务,其环境条件是否适应患者的康复训练亦很重要。

4.辅助检查

(1)头颅CT检查:为首选检查项目,可显示出血部位呈高密度影,并确定血肿部位、大小、形态以及是否破入脑室(图1-3)。SAH显示大脑外侧裂池、前纵裂池、鞍上池、脑桥小脑三角池、环池和后纵裂池高密度出血征象(图1-4)。

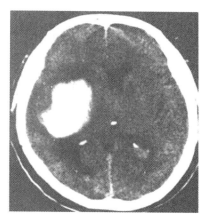
图 1-3　CT 示右侧基底节区出血

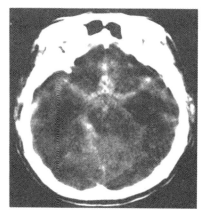
图 1-4　示蛛网膜下隙出血（脑池内高密度影）

（2）头颅 MRI 检查：对急性出血性脑血管病的检测不如脑（脑池内高密度影）梗死明显，但也能发现出血病灶（图 1-5）。

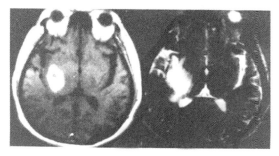
图 1-5　MRI 示右侧基底节区出血

（3）数字减影脑血管造影（DSA）：可检出脑血管的改变。

（4）脑脊液检查：蛛网膜下隙出血脑脊液压力增高，多呈均匀血性，但局限性脑出血脑脊液外观也可正常。

（二）护理诊断及合作性问题

1.意识障碍

意识障碍与脑出血有关。

2.疼痛

头痛与出血性脑血管疾病致颅内压增高有关。

3.躯体移动障碍

躯体移动障碍与出血性脑血管疾病致瘫痪有关。

4.语言沟通障碍

语言沟通障碍与出血性脑血管疾病病变累及语言中枢有关。

5.体温过高

体温过高与出血性脑血管疾病病变累及体温调节中枢、抵抗力下降继发感染有关。

6.潜在并发症

如脑疝、上消化道出血、压疮。

（三）预期目标

维持生命功能，防止并发症，早期进行功能训练，减少后遗症，预防复发。

（四）护理措施

1. 一般护理

（1）休息：病室内保持安静、清洁、温度适宜、空气新鲜。头痛患者的室内光线应柔和，要限制探视，保证患者充分休息。脑出血患者急性期绝对卧床，尤其在发病 24～48 小时内应尽量避免搬动。必须搬动时，要保持身体长轴在一条直线上，避免牵动头部，加重出血。蛛网膜下隙出血需绝对卧床休息 4～6 周，避免一切可能引起血压和颅内压增高的因素。

（2）饮食：应给予高热量、高蛋白、高维生素，适量纤维素、低盐、低糖、低脂和低胆固醇的食物。意识障碍或消化道出血者，宜禁食 24～48 小时后给予鼻饲流质。

（3）给氧：凡有呼吸困难、发绀、意识障碍及严重脑组织血供障碍者，可给予一般氧浓度鼻导管、鼻塞或面罩给氧，以缓解组织缺氧。

（4）保持呼吸道通畅：发生呕吐时，头偏一侧；意识不清时，取出义齿，以防误吸而阻塞呼吸道；昏迷时肩下垫高，防止舌根后坠阻塞呼吸道；当痰液排出困难时，可根据具体情况采用有效咳嗽、叩击胸部、湿化呼吸道、机械吸痰的方法，及时清除呼吸道分泌物。

（5）口腔护理：注意清洁口腔，早晚刷牙，饭后及时漱口。

2. 心理护理

在护理过程中要细致耐心，态度和蔼，消除患者紧张情绪。给予患者足够的关爱和精神支持，指导患者进行自我心理调整，以减轻焦虑。

3. 病情观察

注意观察意识、头痛、瞳孔等变化情况，监测体温、呼吸、心率、心律、血压的变化；准确记录 24 小时出入液量；加强病房巡视，一旦发现病情变化，及时报告医师。

4. 对症护理

（1）血压升高的护理：血压升高主要分以下两种情况。

脑出血：急性期收缩压低于 22 kPa（165 mmHg）或舒张压低于 12.7 kPa（95 mmHg），无需降血压治疗；收缩压在 22.7～26.7 kPa（170～200 mmHg）或舒张压在 13.3～14.7 kPa（100～110 mmHg），暂时可不必使用降压药，先脱水降颅内压，并严密观察血压情况。必要时，再用降压药；收缩压高于 29.3 kPa（220 mmHg）、舒张压高于 16 kPa（120 mmHg）或平均动脉压大于 17.3 kPa（130 mmHg）时，在降颅内压的同时行平稳降血压治疗，使血压维持在略高于发病前水平或 24/14 kPa（180/105 mmHg）左右，血压降低幅度不宜过大，否则可能会造成脑低灌注。

蛛网膜下隙出血：平均动脉压超过 16.7 kPa（125 mmHg）或收缩压超过 24 kPa（180 mmHg），可在血压监测下，降压至正常或者起病前水平。

（2）颅内压增高及脑疝的护理：①绝对卧床休息，将床头抬高 15°～30°，以减轻脑水肿；②限制液体输入，遵医嘱快速静脉滴入脱水剂，如 20% 甘露醇，或静脉推注 50% 葡萄糖等，以控制脑水肿，降低颅内压；③密切观察有无脑疝先兆，及时发现呼吸、心搏骤停，并立即实施心肺复苏术。

（3）消化道出血的护理：每次鼻饲时，应抽吸胃液，若患者有呃逆、腹胀、胃液呈咖啡色或解黑便，应考虑消化道出血，需立即通知医师给予止血药物。

（4）失语护理：非语言沟通是失语患者有效的交流方式，可借助手势、表情、点头或摇头、文字卡片、书写、实物等进行。

（5）压疮的护理：协助患者经常更换体位，嘱患者穿质地软、宽松的衣服，保持床褥软、平整而无皱折。保持皮肤清洁。

（6）排便护理：①尿失禁时，应及时清洗会阴部，更换内裤、被褥，清理污物，使用护垫，以保持会阴部清洁和干燥；②便秘者，应给予高纤维素食物与充足的水分摄入；可从升结肠开始顺结肠方向进行腹部按摩；必要时，使用缓泻剂或灌肠，但对颅内压增高的患者，忌大量液体灌肠，防止颅内压进一步增高。

5.用药护理

(1)控制脑水肿,降低颅内压:常用有脱水剂(20％甘露醇、10％甘油果糖)和利尿药(呋塞米)。这些药物常引起水、电解质失衡。用药时,应主要观察出入量及血清电解质变化。甘露醇与甘油果糖交替使用,可减少甘露醇用量,减轻甘露醇不良反应。甘油果糖无肾功能损害,进入体内代谢后可提供能量,且无需胰岛素,尤其适合高血糖患者,见表1-2。

表 1-2　脑水肿的药物治疗

药物	剂量和途径	适应证及备注
皮质类固醇		
地塞米松	10～20 mg,静滴或口服,然后每天 4 次,每次 4 mg	
泼尼松	40 mg,口服,然后每天 4 次,每次 15 mg	地塞米松不良反应较低,对脑肿瘤或脑脓肿伴发的水肿有效,对脑出血可能有效,对脑梗死可能无效
甲泼尼龙	60 mg,静滴或口服,然后每天 4 次,每次 20 mg	
渗透性利尿药		
20％甘露醇	125～250 mL 静脉滴注或静脉推注,每6～8小时 1 次,连用 7～10 天	甘露醇20～3)分钟起效,维持4～6小时;冠心病、心功能和肾功能不全者慎用;不良反应为电解质失衡;甘油果糖作用较缓和,用于轻症,不良反应为恶心和呕吐
10％甘油果糖	500 mL,静脉滴注,每天 1 次,3～6 小时输完(输液过快,易发生溶血)	
利尿药		
呋塞米(速尿)	40 mg,静脉推注,每天 2 次	常与甘露醇合用
提高胶体渗透压药物		
10％血浆清蛋白	50 mL,静脉滴注,每天 1～2 次	作用较持久

(2)止血药:高血压脑出血一般不用止血药物,脑室出血和蛛网膜下腔出血常规使用止血药物。常用抗纤溶药如氨基己酸(6-氨基己酸)、氨甲苯酸、蛇凝血素酶等,注意预防肾功能损害及深静脉血栓形成。

(3)钙通道阻断药:能减轻脑血管痉挛,改善脑血供,常用尼莫地平、盐酸氟桂嗪等。但此药可出现头痛、头晕、乏力、血压下降、心率增快等不良反应,使用时应观察血压变化,缓慢改变体位。血压过低时,慎用或遵医嘱用多巴胺、间羟胺(阿拉明)等药升压。

(五)健康教育

(1)向患者及其家属解释高血压、动脉粥样硬化、脑动脉瘤、脑血管畸形、血液病与出血性脑血管病关系密切,应保持心情舒畅,避免紧张、兴奋和用力过猛等。

(2)戒烟忌酒,多吃富含维生素的食物,养成良好的排便习惯。

(3)培养患者对病后生活的适应能力。病情稳定后,尽早锻炼;进入恢复期后,指导患者训练生活自理能力。

三、腰椎穿刺术的护理

腰椎穿刺术是将腰椎穿刺针通过腰椎间隙刺入蛛网膜下隙进行抽取脑脊液和注射药物的一种临床诊疗技术,是神经内科临床常用的检查方法之一。腰椎穿刺术对神经系统疾病的诊断和治疗有重要价值,简便易行,也比较安全。

(一)适应证及禁忌证

1.适应证

(1)脑血管病变。

(2)各种中枢神经系统的炎性病变。

（3）脑肿瘤。

（4）中枢神经系统白血病。

（5）脊髓病变。

2.禁忌证

（1）穿刺部位的皮肤、皮下软组织或脊柱有感染。

（2）颅内压明显增高或已出现脑疝迹象。

（3）高颈段脊髓肿物或脊髓外伤的急性期。

（4）有全身严重感染性疾病、病情危重、躁动不安者等。

（二）诊疗操作的护理配合

1.术前准备

（1）物品准备：腰椎穿刺包（内有腰椎穿刺针、5 mL及10 mL注射器、7号注射针头、洞巾、纱布、试管、测压管）、2%利多卡因注射液、消毒盘、手套、胶布。根据需要，可准备培养基。

（2）患者准备：向患者介绍腰椎穿刺术的目的及注意事项，家属签字同意穿刺；患者排空大小便；消除患者紧张心理。

（3）环境准备：安静、清洁、温暖，有屏风遮挡。

2.术中配合

（1）安排患者卧于硬板床或将其身下垫一硬板。

（2）协助医师保持患者腰穿体位，暴露穿刺部位。

（3）配合进行穿刺部位消毒、术者戴手套、铺巾及2%利多卡因行局部麻醉。

（4）当穿刺成功，应观察脑脊液是否缓缓流出。

（5）询问患者有无不适，观察患者面色、呼吸、脉搏、瞳孔等，发现异常立即通知医师，停止穿刺并做相应处理。若患者感到下肢电击样疼痛，应告之为针尖碰击马尾所致，无需处理。

（6）收集脑脊液3～5 mL于无菌试管中，送检。若需做细菌培养，试管及棉塞应在火焰下灭菌。

（7）术毕，当拔出穿刺针后，穿刺点用碘附消毒后覆盖纱布，胶布固定。整理用物。

3.术后护理

（1）嘱患者去枕平卧4～6小时，不要抬头，但可翻身，防止发生低颅压性头痛。

（2）出现头痛，可静脉滴注等渗盐水，将卧床时间延长至24小时。

（3）观察穿刺点有无脑脊液渗漏、出血或感染。若有异常，通知医师做相应处理。

（三）操作方法

1.体位

患者去枕弯腰抱膝侧卧位，背垂直于床面，腰部尽量后凸，使椎间隙拉宽（图1-6）。

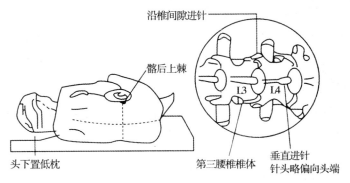

图1-6　腰穿示意图

2.穿刺点

一般取第3或第4腰椎间隙作为穿刺部位,相当于两髂后上棘连线与后正中线的交点。

3.操作

(1)穿刺部位消毒,术者戴手套、铺巾及2%利多卡因行局部麻醉。

(2)左手固定穿刺处皮肤,右手用无菌纱布包裹穿刺针(套上针心)从椎间隙缓慢进针,与脊柱成垂直方向,针尖略偏向头端,成人进针深度为4～6 cm,儿童为2～4 cm。当均匀进针过程中感到阻力突然消失,说明针尖已刺入蛛网膜下腔。将针芯缓慢抽出,防止脑疝形成。

(3)测定颅内压时,应接上测压管[正常脑脊液压力为7.85～17.65 kPa(80～180 mm H_2O)或每分钟40～50滴];若需做动力试验(压颈试验)了解蛛网膜下隙有无阻塞,即在测压后,压迫一侧颈静脉约10分钟。正常时,脑脊液压力立即上升,解除压迫后10～20秒又降至原来水平,称动力试验阴性,表示蛛网膜下隙通畅;若压迫颈静脉后,不能使脑脊液压力上升,则为动力试验阳性,表示蛛网膜下隙阻塞;若压迫颈静脉后,脑脊液压力缓慢上升,放松压力缓慢下降,也为动力试验阳性,表示蛛网膜下隙未完全阻塞。

(4)移去测压管,收集脑脊液3～5 mL分置2～3个试管,及时送检。

(5)术毕,先将针芯插入再拔出穿刺针,针孔做无菌处理,敷料覆盖。

（马晓莎）

第二节　三叉神经痛

三叉神经痛是指三叉神经分布范围内反复发作短暂性剧烈疼痛,分为原发性及继发性两种。前者病因未明,可能是某些致病因素使三叉神经脱髓鞘而产生异位冲动或伪突触传递,近年来由于显微血管减压术的开展,多数认为主要原因是邻近血管压迫三叉神经根所致。继发性三叉神经痛常见原因有鼻咽癌颅底转移、中颅窝脑膜瘤、听神经瘤、半月节肿瘤、动脉瘤压迫、颅底骨折、脑膜炎、颅底蛛网膜炎、三叉神经节带状疱疹病毒感染等。

一、病因和发病机制

近年来由于显微血管减压术的开展,认为三叉神经痛的病因是邻近血管压迫了三叉神经根所致。绝大部分为小脑上动脉从三叉神经根的上方或内上方压迫了神经根,少数为小脑前下动脉从三叉神经根的下方压迫了神经根。血管对神经的压迫,使神经纤维挤压在一起,逐渐使其发生脱髓鞘改变,从而引起相邻纤维之间的短路现象,轻微的刺激即可形成一系列的冲动通过短路传入中枢,引起一阵阵剧烈的疼痛。

二、临床表现

多发生于40岁以上,女略多于男,多为单侧发病。突发闪电样、刀割样、钻顶样、烧灼样剧痛,严格限三叉神经感觉支配区内,伴有面部抽搐,又称"痛性抽搐",每次发作持续数秒钟至1～2分钟即骤然停止,间歇期无任何疼痛。在疲劳或紧张时发作较频。

三、治疗原则

三叉神经痛,无论原发性或继发性,在未明确病因或难以查出病因的情况下均可用药物治疗或封闭治疗,以缓解症状,倘若一旦确诊病因,应针对病因治疗,除非因高龄、身患严重疾患等因素难以接受者或病因去除治疗后仍疼痛发作,可继续采用药物治疗或封闭法。若服药不良反应大者亦可先选择封闭疗法。

四、治疗

(一)药物治疗

三叉神经痛的药物治疗,主要用于患者发病初期或症状较轻者。经过一段时间的药物治疗,部分患者可达到完全治愈或症状得到缓解,表现在发作程度减轻、发作次数减少。

目前应用最广泛的、最有效的药物是抗癫痫药。在用药方面应根据患者的具体情况进行具体分析,各药可单独使用,亦可互相联合应用。在采用药物治疗过程中,应特别注意各种药物不良反应,联合应用。在采用药物治疗过程中,应特别注意各种药物不良反应,进行必要的检测,以免发生不良反应。

1. 痛痉宁

痛痉宁亦称卡马西平、痛可宁等。该药对三叉神经脊束核及丘脑中央内侧核部位的突触传导有显著的抑制作用。用药达到有效治疗量后多数患者于 24 小时内发作性疼痛即消失或明显减轻,文献报道,卡马西平可使 70% 以上的患者完全止痛,20% 患者疼痛缓解,此药需长期服用才能维持疗效,多数停药后疼痛再现。不少患者服药后疗效有时会逐渐下降,需加大剂量。此药不能根治三叉神经痛,复发者再次服用仍有效。

用法与用量:口服开始时一次 0.1~0.2g,每日 1~2 次,然后逐日增加 0.1g。每日最大剂量不超过 1.6g,取得疗效后,可逐日逐次地减量,维持在最小有效量。如最大剂量应用 2 周后疼痛仍不消失或减轻时,则应停止服用,改用其他药物或治疗方法。

不良反应有眩晕、嗜睡、步态不稳、恶心,数天后消失,偶有白细胞减少、皮疹,可停药。

2. 苯妥英钠

苯妥英钠为一种抗癫痫药,在未开始应用卡马西平之前,该药曾被认为是治疗三叉神经痛的首选药物,本药疗效不如卡马西平,止痛效果不完全,长期使用止痛效果减弱,因此,目前已列为第二位选用药物。

本品主要通过增高周围神经对电刺激的兴奋阈值及抑制脑干三叉神经脊髓束的突触间传导而起作用。其疗效仅次于卡马西平,文献报道有效率为 88%~96%,但需长期用药,停药后易复发。

用法与用量:成人开始时每次 0.1g,每日 3 次口服。如用药后疼痛不见缓解,可加大剂量到每日 0.2g,每日 3 次,但最大剂量不超过 0.8g/天。取得疗效后再逐渐递减剂量,以最小量维持。肌肉注射或静脉注射:一次 0.125~0.25g,每日总量不超过 0.5g。临用时用等渗盐水溶解后方可使用。

不良反应为长期服用该药或剂量过大,可出现头痛、头晕、嗜睡、共济失调以及神经性震颤等。一般减量或停药后可自行恢复。本品对胃有刺激性,易引起厌食、恶心、呕吐及上腹痛等症状。饭后服用可减轻上述症状。长期服用可出现黏膜溃疡,多见于口腔及生殖器,并可引起牙龈增生,同时服用钙盐及抗过敏药可减轻。苯妥英钠并可引起白细胞减少、视力减退等症状。大剂量静脉注射,可引起心肌收缩力减弱、血管扩张、血压下降,严重时可引起心脏传导阻滞,心脏骤停。

3. 氯硝安定

本品为抗癫痫药物,对三叉神经痛也有一定疗效。服药 4~12 天,血浆药浓度达到稳定水平,为 30~60μg/mL。口服氯硝基安定后,30~60 分钟作用逐渐显著,维持 6~8 小时,一般在最初 2 周内可达最大效应,其效果次于卡马西平和苯妥英钠。

用法与用量:氯硝安定药效强,开始 1mg/天,分 3 次服,即可产生治疗效果。而后每 3 日调整药量 0.5~1mg,直至达到满意的治疗效果,至维持剂量为 3~12mg/天。最大剂量为 20mg/天。

不良反应有嗜睡、行为障碍、共济失调、眩晕、言语不清、肌张力低下等,对肝肾功能也有一定的损害,有明显肝脏疾病的禁用。

4. 山莨菪碱(654-2)

山莨菪碱为从我国特产茄科植物山莨菪中提取的一种生物碱,其作用与阿托品相似,可使平滑肌松弛,解除血管痉挛(尤其是微血管),同时具有镇痛作用。本药对治疗三叉神经痛有一定疗效,近期效果满意,据文献报道有效率为 76.1%~78.4%,止痛时间一般为 2~6 个月,个别达 5 年之久。

用法与用量：①口服：每次 5～10mg，每日 3 次，或每次 20～30mg，每日 1 次。②肌肉注射：每次 10mg，每日 2～3 次，待疼痛减轻或疼痛发作次数减少后改为每次 10mg，每日一次。

不良反应有口干、面红、轻度扩瞳、排尿困难、视近物模糊及心率增快等反应。以上反应多在1～3小时内消失，长期用药不会蓄积中毒。有青光眼和心脏病患者忌用。

5.巴氯芬

巴氯芬化学名[β-(P-氯苯基)γ-氨基丁酸]是抑制性神经递质 γ 氨基丁酸的类似物，临床实验研究表明本品能缓解三叉神经痛。用法：巴氯芬开始每次 10mg，每日 3 次，隔日增加每日 10mg，直到治疗的第 2 周结束时，将用量递增至每日 60～80mg。每日平均维持量：单用者为 50～60mg，与卡马西平或苯妥英钠合用者为 30～40mg。文献报道，治疗三叉神经痛的近期疗效，巴氯芬与卡马西平几乎相同，但远期疗效不如卡马西平，巴氯芬与卡马西平或苯妥英钠均具有协同作用，且比卡马西平更安全，这一特点使巴氯芬在治疗三叉神经痛方面颇受欢迎。

6.麻黄碱

本品可以兴奋脑啡肽系统，因而具有镇痛作用，其镇痛程度为吗啡的 1/12～1/7。用法：每次 30mg，肌注，每日 2 次。甲亢、高血压、动脉硬化、心绞痛等患者禁用。

7.硫酸镁

本品在眶上孔或眶下孔注射可治疗三叉神经痛。

8.维生素 B_{12}

文献报道，用大剂量维生素 B_{12}，对治疗三叉神经痛确有较好疗效。方法：维生素 B_{12}4000μg 加维生素 $B_1$200mg 加 2％普鲁卡因 4mL 对准扳机点作深浅上下左右四点式注药，对放射的始端作深层肌下进药，放射的终点作浅层四点式进药，药量可根据疼痛轻重适量进入。但由于药物作用扳机点可能变位，治疗时可酌情根据变位更换进药部位。

9.哌咪清(匹莫齐特)

文献报道，用其他药物治疗无效的顽固性三叉神经痛患者本品有效，且其疗效明显优于卡马西平。开始剂量为每日 4mg，逐渐增加至每日 12～14mg，分 2 次服用。副反应以锥体外系反应较常见，亦可有口干、无力、失眠等。

10.维生素 B_1

在神经组织蛋白合成过程中起辅酶作用，参与胆碱代谢，其止痛效果差，只能作为辅助药物。用法与用量：①肌肉注射1mg/天，每日 1 次，10 天后改为 2～3 次/w，持续 3 周为一个疗程。②三叉神经分支注射：根据疼痛部位可作眶上神经、眶下神经、上颌神经和下颌神经注射。剂量 500～1000μg/次，每周 2～3 次。③穴位注射：每次 25～100μg，每周 2～3 次。常用颊车、下关、四白及阿是穴等。

11.激素

原发性三叉神经痛和继发性三叉神经痛的病例，其病理改变在光镜和电镜下都表现为三叉神经后根有脱髓鞘改变。在临床治疗中发现，许多用卡马西平、苯妥英钠等治疗无效的患者，改用强的松、地塞米松等治疗有效。这种激素治疗的原理与治疗脱髓鞘疾病相同，利用激素的免疫抑制作用达到治疗三叉神经痛的目的。由于各学者报告的病例少，只是对一部分卡马西平、苯妥英钠治疗无效者应用有效，其长期效果和机理有待进一步观察。剂量与用量：①强的松(泼尼松、去氧可的松)，5mg/次，每日 3 次。②地塞米松(氟美松)，0.75mg/次，每日 3 次。注射剂：5mg/支，5mg/次，每日一次，肌肉或静脉注射。

(二)神经封闭法

神经封闭法主要包括三叉神经半月节及其周围支酒精封闭术和半月节射频热凝法，其原理是通过酒精的化学作用或热凝的物理作用于三叉神经纤维，使其发生坏变，从而阻断神经传导达到止痛目的。

1.三叉神经酒精封闭法

封闭用酒精一般在浓度 80％左右(因封闭前注入局麻，故常用 98％浓度)。

(1)眶上神经封闭：适用于三叉神经第 1 支痛。方法为：患者取坐或卧位，位于眶上缘中内 1/3 交界处触及切迹,皮肤消毒及局麻后,用短细针头自切迹刺入皮肤直达骨面,找到骨孔后刺入,待患者出现放射痛时,先注入2%利多卡因0.5～1mL,待眶上神经分布区针感消失,再缓慢注入酒精0.5mL左右。

(2)眶下神经封闭:在眶下孔封闭三叉神经上颌支的眶下神经。适用于三叉神经第2支痛(主要疼痛局限在鼻旁、下眼睑、上唇等部位)。方法为:患者取坐或卧位,位于距眶下缘约1cm,距鼻中线3cm,触及眶下孔,该孔走向与矢状面成40°～45°角,长约1cm,故穿刺时针头由眶下孔作40°～45°角向外上、后进针,深度不超过1cm,患者出现放射痛时,以下操作同眶上神经封闭。

(3)后上齿槽神经封闭:在上颌结节的后上齿槽孔处进行。适用于三叉神经第二支痛(痛区局限在上白齿及其外侧黏膜者)。方法为:患者取坐或卧位,头转向健侧,穿刺点在颧弓下缘与齿槽嵴成角处,即相当于过眼眶外缘的垂线与颧骨下缘相交点,局部消毒后,先用左手指将附近皮肤向下前方拉紧,继之以4～5cm长穿刺针自穿刺点稍向后上方刺入直达齿槽嵴的后侧骨面,然后紧贴骨面缓慢深入2cm左右,即达后上齿槽孔处,先注入2%利多卡因,后再注入酒精。

(4)颏神经封闭:在下颌骨的颏孔处进行,适用于三叉神经第三支痛(主要局限在颏部、下唇)。方法为:在下颌骨上、下缘间之中点相当于咬肌前缘和颏正中线之间中点找到颏孔,然后自后上方并与皮肤成45°角向前下进针刺入骨面,插入颏孔,以下操作同眶上神经封闭。

(5)上颌神经封闭:用于三叉神经第二支痛(痛区广泛及眶下神经封闭失效者)。上颌神经主干自圆孔穿出颅腔至翼腭窝。方法常用侧入法:穿刺点位于眼眶外缘至耳道间连线中点下方,穿刺针自该点垂直刺入深约4cm,触及翼突板,继之退针2cm左右稍改向前方15°角重新刺入,滑过翼板前缘,再深入0.5cm即入翼腭窝内,患者有放射痛时,回抽无血后,先注入2%利多卡因,待上颌部感觉麻后,注入酒精1mL。

(6)下颌神经封闭:用于三叉神经第3支痛(痛区广泛及眶下神经封闭失效者)。下颌神经主干自卵圆孔穿出。方法常用侧入法,穿刺点同上颌神经穿刺点,垂直进针达翼突板后,退针2cm再改向上后方15°角进针,患者出现放射痛后,注药同上颌神经封闭。

(7)半月神经节封闭:用于三叉神经2、3支痛或1、2、3支痛,方法常用前入法:穿刺点在口角上方及外侧约3cm处,自该点进针,方向后、上、内即正面看应对准向前直视的瞳孔,从侧面看朝颧弓中点,约进针5cm处达颅底触及试探,当刺入卵圆孔时,患者即出现放射痛(下颌区),则再推进0.5cm,上颌部亦出现剧痛即确入半月节内。回抽无血、无脑脊液,先注入2%利多卡因0.5mL同侧面部麻木后,再缓慢注入酒精0.5mL。

以上酒精封闭法的治疗效果差异较大,短者数月,长者可达数年。复发者可重复封闭,但难以根治。

2.三叉神经半月节射频热凝法

该法首先由Sweat(1974)提出,它通过穿刺半月节插入电极后用电刺激确定电极位置,从而有选择地用射频温控定量灶性破坏法,达到止痛目的。方法为:

(1)半月节穿刺:同半月节封闭术。

(2)电刺激:穿入成功后,插入电极通入0.2～0.3V,用50～75w/s的方波电流,这时患者感觉有刺激区的蚁行感。

(3)射频温探破坏:电刺激准确定位后,打开射频发生器,产生射频电场,此时为进一步了解电极位置,可将温度控制在42℃～44℃之间,这种电流可造成可逆性损伤并刺激产生疼痛,一旦电极位置无误,则可将温度增高,每次5℃,增高至60℃～80℃,每次30～60秒,在破坏第1支时,则稍缓慢加热并检查角膜反射。此方法有效率为85%左右,但仍复发而不能根治。

3.三叉神经痛的γ刀放射疗法

1991年,有学者利用MRI定位像输入HP-9000计算机,使用Gamma plan进行定位和定量计算,选择三叉神经感觉根进脑干区为靶点照射,达到缓解症状目的,其疗效尚不明确。

五、护理

（一）护理评估

1.健康史评估

（1）原发性三叉神经痛是一种病因尚不明确的疾病。但三叉神经痛可继发于脑桥、小脑脚占位病变压迫三叉神经以及多发硬化等所致。因此，应询问患者是否患有多发硬化，检查有无占位性病变，每次面部疼痛有无诱因。

（2）评估患者年龄。此病多发生于中老年人。40岁以上起病者占70％～80％，女略多于男比例为3∶1。

2.临床观察与评估

（1）评估疼痛的部位、性质、程度、时间。通常疼痛无预兆，大多数人单侧，开始和停止都很突然，间歇期可完全正常。发作表现为电击样、针刺样、刀割样或撕裂样的剧烈疼痛，每次数秒至2分钟。疼痛以面颊、上下颌及舌部最为明显；口角、鼻翼、颊部和舌部为敏感区。轻触即可诱发，称为扳机点；当碰及触发点如洗脸、刷牙时疼痛发作。或当因咀嚼、呵欠和讲话等引起疼痛。以致患者不敢做这些动作。表现为面色憔悴、精神抑郁和情绪低落。

（2）严重者伴有面部肌肉的反复性抽搐、口角牵向患侧，称为痛性抽搐。并可伴有面部发红、皮温增高、结膜充血和流泪等。严重者可昼夜发作，夜不成眠或睡后痛醒。

（3）病程可呈周期性。每次发作期可为数日、数周或数月不等；缓解期亦可数日至数年不等。病程愈长，发作愈频繁愈重。神经系统检查一般无阳性体征。

（4）心理评估。使用焦虑量表评估患者的焦虑程度。

（二）患者问题

1.疼痛

主要由于三叉神经受损引起面颊、上下颌及舌疼痛。

2.焦虑

与疼痛反复、频繁发作有关。

（三）护理目标

（1）患者自感疼痛减轻或缓解。

（2）患者述舒适感增加，焦虑症状减轻。

（四）护理措施

1.治疗护理

（1）药物治疗：原发性三叉神经痛首选卡马西平治疗。其不良反应为头晕、嗜睡、口干、恶心、皮疹、再生障碍性贫血、肝功能损害、智力和体力衰弱等。护理者必须注意观察，每1～2个月复查肝功和血常规。偶有皮疹、肝功能损害和白细胞减少，需停药；也可按医生建议单独或联合使用苯妥英钠、氯硝西泮、巴氯芬、野木瓜等治疗。

（2）封闭治疗：三叉神经封闭是注射药物于三叉神经分支或三叉神经半月节上，阻断其传导，导致面部感觉丧失，获得一段时间的止痛效果。注射药物有无水乙醇、甘油等。封闭术的止痛效果往往不够满意，远期疗效较差，还有可能引起角膜溃疡、失明、颅神经损害、动脉损伤等并发症。且对三叉神经第一支疼痛不适用。但对全身状况差不能耐受手术的患者、鉴别诊断以及为手术创造条件的过渡性治疗仍有一定的价值。

（3）经皮选择性半月神经节射频电凝治疗：在X线监视下或经CT导向将射频电极针经皮插入半月神经节，通电加热至65℃～75℃维持1分钟，可选择性地破坏节后无髓鞘的传导痛温觉的Aβ和C细纤维，保留有髓鞘的传导触觉的Aα和粗纤维，疗效可达90％以上，但有面部感觉异常、角膜炎、咀嚼无力、复视和带状疱疹等并发症。长期随访复发率为21％～28％，但重复应用仍有效。本方法尤其适用于年老体弱不适合手术治疗的患者、手术治疗后复发者以及不愿意接受手术治疗的患者。

射频电凝治疗后并发症的观察护理:观察患者的恶心、呕吐反应,随时处理污物,遵医嘱补液补钾;询问患者有无局部皮肤感觉减退,观察其是否有同侧角膜反射迟钝、咀嚼无力、面部异样不适感觉。并注意给患者进餐软食,洗脸水温要适宜。如有术中穿刺方向偏内、偏深误伤视神经引起视力减退、复视等并发症,应积极遵医嘱给予治疗并防止患者活动摔伤、碰伤。

(4)外科治疗:①三叉神经周围支切除及抽除术:两者手术较简单,因神经再生而容易复发,故有效时间短,目前较少采用,仅限于第一支疼痛者姑息使用。②三叉神经感觉根切断术:经枕下入路三叉神经感觉根切断术,三叉神经痛均适用此种入路,手术操作较复杂,危险性大,术后反应较多,但常可发现病因,可很好保护运动根及保留部分面部和角膜触觉,复发率低,至今仍广泛使用。③三叉神经脊束切断术:此手术危险性太大,术后并发症严重,现很少采用。④微血管减压术:已知有85%~96%的三叉神经痛患者是由于三叉神经根存在血管压迫所致,用手术方法将压迫神经的血管从三叉神经根部移开,疼痛则会消失,这就是微血管减压术,因为微血管减压术是针对三叉神经痛的主要病因进行治疗,去除血管对神经的压迫后,约90%的患者疼痛可以完全消失,面部感觉完全保留,而达到彻底根治的目的,微血管减压术可以保留三叉神经功能,运用显微外科技术进行手术,减小了手术创伤,很少遗留永久性神经功能障碍,术中手术探查可以发现引起三叉神经痛的少见病因,如影像学未发现的小肿瘤、蛛网膜增厚及粘连等,因而成为原发性三叉神经痛的首选手术治疗方法。

三叉神经微血管减压术的手术适应证:正规药物治疗一段时间后,药物效果不明显或疗效明显减退的患者;药物过敏或严重不良反应不能耐受;疼痛严重,影响工作、生活和休息者。

微血管减压术治疗三叉神经痛的临床有效率为90%~98%,影响其疗效的因素很多,其中压迫血管的类型、神经受压的程度及减压方式的不同对其临床治疗和预后的判断有着重要的意义。微血管减压术治疗三叉神经痛也存在5%~10%的复发率,不同术者和手术方法的不同差异很大。研究表明,患者的性别、年龄、疼痛的支数、疼痛部位、病程、近期疗效及压迫血管的类型可能与复发存在一定的联系。导致三叉神经痛术后复发的主要原因有:①病程大于8年;②静脉为压迫因素;③术后无即刻症状消失者。三叉神经痛复发最多见于术后2年内,2年后复发率明显降低。

2.心理支持

由于本病为突然发作的反复的阵发性剧痛,易出现精神抑郁和情绪低落等表现,护士应关心、理解、体谅患者,帮助其减轻心理压力,增强战胜疾病的信心。

3.健康教育

指导患者生活有规律,合理休息、娱乐;鼓励患者运用指导式想象、听音乐、阅读报刊等分散注意力,消除紧张情绪。

(马晓莎)

第三节　面神经炎

面神经炎又称 Bell 麻痹,系面神经在茎乳孔以上面神经管内段的急性非化脓性炎症。

一、病因

病因不明,一般认为面部受冷风吹袭、病毒感染、自主神经功能紊乱造成面神经的营养微血管痉挛,引起局部组织缺血、缺氧所致。近年来也有认为可能是一种免疫反应。膝状神经节综合征则系带状疱疹病毒感染,使膝状神经节及面神经发生炎症所致。

二、临床表现

无年龄和性别差异,多为单侧,偶见双侧,多为格林-巴利综合征。发病与季节无关,通常急性起病,数小时至3天达到高峰。病前1～3天患侧乳突区可有疼痛。同侧额纹消失,眼裂增大,闭眼时,眼睑闭合不全,眼球向外上方转动并露出白色巩膜,称Bell现象。病侧鼻唇沟变浅,口角下垂。不能作撅嘴和吹口哨动作,鼓腮时病侧口角漏气,食物常滞留于齿颊之间。

若病变波及鼓索神经,尚可有同侧舌前2/3味觉减退或消失。镫骨肌支以上部位受累时,出现同侧听觉过敏。膝状神经节受累时除面瘫、味觉障碍和听觉过敏外,还有同侧唾液、泪腺分泌障碍,耳内及耳后疼痛,外耳道及耳郭部位带状疱疹,称膝状神经节综合征。一般预后良好,通常于起病1～2周后开始恢复,2～3个月内痊愈。发病时伴有乳突疼痛、老年、患有糖尿病和动脉硬化者预后差。可遗有面肌痉挛或面肌抽搐。可根据肌电图检查及面神经传导功能测定判断面神经受损的程度和预后。

三、诊断与鉴别诊断

根据急性起病的周围性面瘫即可诊断。但需与以下疾病鉴别。

格林-巴利综合征:可有周围面瘫,多为双侧性,并伴有对称性肢体瘫痪和脑脊液蛋白-细胞分离。

中耳炎迷路炎乳突炎等并发的耳源性面神经麻痹,以及腮腺炎肿瘤下颌化脓性淋巴结炎等所致者多有原发病的特殊症状及病史。

颅后窝肿瘤或脑膜炎引起的周围性面瘫:起病较慢,且有原发病及其他脑神经受损表现。

四、治疗

(一)急性期治疗

以改善局部血液循环,消除面神经的炎症和水肿为主。如系带状疱疹所致的Hunt综合征,可口服阿昔洛韦5mg/(kg·d),每日3次,连服7～10天。①皮质类固醇激素:泼尼松(20～30mg)每日1次,口服,连续7～10天。②改善微循环,减轻水肿:706代血浆(羟乙基淀粉)或低分子右旋糖酐250～500mL,静滴每日1次,连续7～10天,亦可加用脱水利尿药。③神经营养代谢药物的应用:维生素B_1 50～100mg,维生素B_{12} 500μg,胞磷胆碱250mg,辅酶Q_{10} 5～10mg等,肌注,每日1次。④理疗:茎乳孔附近超短波透热疗法,红外线照射。

(二)恢复期治疗

以促进神经功能恢复为主。①口服维生素B_1、维生素B_{12}各1至2片,每日3次;地巴唑10～20mg,每日3次。亦可用加兰他敏2.5～5mg,肌注,每日1次。②中药,针灸,理疗。③采用眼罩,滴眼药水,涂眼药膏等方法保护暴露的角膜。④病后2年仍不恢复者,可考虑行神经移植治疗。

五、护理

(一)一般护理

(1)病后两周内应注意休息,减少外出。

(2)本病一般预后良好,约80%患者可在3～6周内痊愈,因此应向患者说明病情,使其积极配合治疗,解除心理压力,尤其年轻患者,应保持健康心态。

(3)给予易消化、高热能的半流饮食,保证机体足够营养代谢,增加身体抵抗力。

(二)观察要点

面神经炎是神经科常见病之一,在护理观察中主要注意以下两方面的鉴别。

1.分清面瘫属中枢性还是周围性瘫痪

中枢性面瘫系由对侧皮质延髓束受损引起的,故只产生对侧下部面肌瘫痪,表现为鼻唇沟浅、口角下坠、露齿、鼓腮、吹口哨时出现肌肉瘫痪,而皱额、闭眼仍正常或稍差。哭笑等情感运动时,面肌仍能收缩。

周围性面瘫所有表情肌均瘫痪,不论随意或情感活动,肌肉均无收缩。

2.正确判断患病一侧

面肌挛缩时病侧鼻唇沟加深,眼裂缩小,易误认健侧为病侧。如让患者露齿时可见挛缩侧面肌不收缩,而健侧面肌收缩正常。

(三)保护暴露的角膜及防止结膜炎

由于患者不能闭眼,因此必须注意眼的清洁卫生。①外出必须戴眼罩,避免尘沙进入眼内;②每日抗生素眼药水滴眼,入睡前用眼药膏,以防止角膜炎或暴露性角结膜炎;③擦拭眼泪的正确方法是向上,以防止加重外翻。④注意用眼卫生,养成良好习惯,不能用脏手、脏手帕擦泪。

(四)保持口腔清洁防止牙周炎

由于患侧面肌瘫痪,进食时食物残渣常停留于患侧颊齿间,故应注意口腔卫生。①经常漱口,必要时使用消毒漱口液;②正确使用刷牙方法,应采用"短横法或竖转动法"两种方法,以去除菌斑及食物残片;③牙齿的邻面与间隙容易堆积菌斑而发生牙周炎,可用牙线紧贴牙齿颈部,然后在邻面作上下移动,每个牙齿4~6次,直至刮净;④牙龈乳头萎缩和齿间空隙大的情况下可用牙签沿着牙龈的形态线平行插入,不宜垂直插入,以免影响美观和功能。

(五)家庭护理

1.注意面部保暖

夏天避免在窗下睡觉,冬天迎风乘车要戴口罩,在野外作业时注意面部及耳后的保护。耳后及病侧面部给予温热敷。

2.平时加强身体锻炼

增强抗风寒侵袭的能力,积极治疗其他炎性疾病。

3.瘫痪面肌锻炼

因面肌瘫痪后常松弛无力,患者自己可对着镜用手掌贴于瘫痪的面肌上做环形按摩,每日3~4次,每次15分钟,以促进血液循环,并可减轻患者面肌受健侧的过度牵拉。当神经功能开始恢复时,鼓励患者练习病侧的各单个面肌的随意运动,以促进瘫痪肌的早日康复。

(马晓莎)

第四节　偏头痛

偏头痛是一类发作性且常为单侧的搏动性头痛。发病率各家报告不一,Solomon描述约6%的男性,18%的女性患有偏头痛,男女之比为1∶3;Wilkinson的数字为约10%的英国人口患有偏头痛;Saper报告在美国约有2300万人患有偏头痛,其中男性占6%,女性占17%。偏头痛多开始于青春期或成年早期,约25%的患者于10岁以前发病,55%的患者发生在20岁以前,90%以上的患者发生于40岁以前。在美国,偏头痛造成的社会经济负担为10亿~17亿美元。在我国也有大量患者因偏头痛而影响工作、学习和生活。多数患者有家庭史。

一、病因与发病机制

偏头痛的确切病因及发病机制仍处于讨论之中。很多因素可诱发、加重或缓解偏头痛的发作。通过物理或化学的方法,学者们也提出了一些学说。

(一)激发或加重因素

对于某些个体而言,很多外部或内部环境的变化可激发或加重偏头痛发作。

(1)激素变化:口服避孕药可增加偏头痛发作的频度;月经是偏头痛常见的触发或加重因素("周期性

头痛")；妊娠、性交可触发偏头痛发作("性交性头痛")。

（2）某些药物：某些易感个体服用心痛定、消心痛或硝酸甘油后可出现典型的偏头痛发作。

（3）天气变化：特别是天气转热、多云或天气潮湿。

（4）某些食物添加剂和饮料：最常见者是酒精性饮料，如某些红葡萄酒；奶制品，奶酪，特别是硬奶酪；咖啡；含亚硝酸盐的食物，如汤、热狗；某些水果，如柑橘类水果；巧克力("巧克力性头痛")；某些蔬菜；酵母；人工甜食；发酵的腌制品如泡菜；味精。

（5）运动：头部的微小运动可诱发偏头痛发作或使之加重，有些患者因惧怕乘车引起偏头痛发作而不敢乘车；踢足球的人以头顶球可诱发头痛("足球运动员偏头痛")；爬楼梯上楼可出现偏头痛。

（6）睡眠过多或过少。

（7）一顿饭漏吃或延后。

（8）抽烟或置身于烟中。

（9）闪光、灯光过强。

（10）紧张、生气、情绪低落、哭泣("哭泣性头痛")：很多女性逛商场或到人多的场合可致偏头痛发作；国外有人骑马时尽管拥挤不到一分钟，也可使偏头痛加重。

在激发因素中，剂量、联合作用及个体差异尚应考虑。如对于敏感个体，吃一片橘子可能不致引起头痛，而吃数枚橘子则可引起头痛。有些情况下，吃数枚橘子也不引起头痛发作，但如同时有月经的影响，这种联合作用就可引起偏头痛发作。有的个体在商场中待一会儿即出现发作，而有的个体仅于商场中久待才出现偏头痛发作。

偏头痛尚有很多改善因素。有人于偏头痛发作时静躺片刻，即可使头痛缓解。有人于光线较暗淡的房间闭目而使头痛缓解。有人于头痛发作时喜以双手压迫双颞侧，以期使头痛缓解，有人通过冷水洗头使头痛得以缓解。妇女绝经后及妊娠3个月后偏头痛趋于缓解。

（二）有关发病机制的几个学说

1.血管活性物质

在所有血管活性物质中，5-HT学说是学者们提及最多的一个。人们发现偏头痛发作期血小板中5-HT浓度下降，而尿中5-HT代谢物5-HT羟吲哚乙酸增加。脑干中5-HT能神经元及去甲肾上腺素能神经元可调节颅内血管舒缩。很多5-HT受体拮抗剂治疗偏头痛有效。以利血压耗竭5-HT可加速偏头痛发生。

2.三叉神经血管脑膜反应

曾通过刺激啮齿动物的三叉神经，可使其脑膜产生炎性反应，而治疗偏头痛药物麦角胺，双氢麦角胺、Sumatriptan(舒马普坦)等可阻止这种神经源性炎症。在偏头痛患者体内可检测到由三叉神经所释放的降钙素基因相关肽(CGRP)，而降钙素基因相关肽为强烈的血管扩张剂。双氢麦角胺、Sumatriptan既能缓解头痛，又能降低降钙素基因相关肽含量。因此，偏头痛的疼痛是由神经血管性炎症产生的无菌性脑膜炎。Wilkinson认为三叉神经分布于涉痛区域，偏头痛可能就是一种神经源性炎症。Solomon在复习儿童偏头痛的研究文献后指出，儿童眼肌瘫痪型偏头痛的复视源于海绵窦为颈内动脉的肿胀伴第Ⅲ对脑神经的损害。另一种解释是小脑上动脉和大脑后动脉肿胀造成的第Ⅲ对脑神经的损害，也可能为神经的炎症。

3.内源性疼痛控制系统障碍

中脑水管周围及第四脑室室底灰质含有大量与镇痛有关的内源性阿片肽类物质，如脑啡肽、β-内啡呔等。正常情况下，这些物质通过对疼痛传入的调节而起镇痛作用。虽然报告的结果不一，但多数报告显示偏头痛患者脑脊液或血浆中β-内啡肽或其类似物降低，提示偏头痛患者存在内源性疼痛控制系统障碍。这种障碍导致患者疼痛阈值降低，对疼痛感受性增强，易于发生疼痛。鲑钙紧张素治疗偏头痛的同时可引起患者血浆β-内啡肽水平升高。

4. 自主功能障碍

自主功能障碍很早即引起了学者们的重视。瞬时心率变异及心血管反射研究显示,偏头痛患者存在交感功能低下。24 小时动态心率变异研究提示,偏头痛患者存在交感、副交感功能平衡障碍。也有学者报道偏头痛患者存在瞳孔直径不均,提示这部分患者存在自主功能异常。有人认为在偏头痛患者中的猝死现象可能与自主功能障碍有关。

5. 偏头痛的家族聚集性及基因研究

偏头痛患者具有肯定的家族聚集性倾向。遗传因素最明显,研究较多的是家族性偏瘫型偏头痛及基底型偏头痛。有先兆偏头痛比无先兆偏头痛具有更高的家族聚集性。有先兆偏头痛和偏瘫发作可在同一个体交替出现,并可同时出现于家族中,基于此,学者们认为家族性偏瘫型偏头痛和非复杂性偏头痛可能具有相同的病理生理和病因。Baloh 等报告了数个家族,其家族中多个成员出现偏头痛性质的头痛,并有眩晕发作或原发性眼震,有的晚年继发进行性周围性前庭功能丧失,有的家族成员发病年龄趋于一致,如均于 25 岁前出现症状发作。

有报告,偏瘫型偏头痛家族基因缺陷与 19 号染色体标志点有关,但也有发现提示有的偏瘫型偏头痛家族与 19 号染色体无关,提示家族性偏瘫型偏头痛存在基因的变异。与 19 号染色体有关的家族性偏瘫型偏头痛患者出现发作性意识障碍的频度较高,这提示在各种与 19 号染色体有关的偏头痛发作的外部诱发阈值较低是由遗传决定的。Ophoff 报告 34 例与 19 号染色体有关的家族性偏瘫型偏头痛家族,在电压闸门性钙通道 α_1 亚单位基因代码功能区域存在 4 种不同的错义突变。

有一种伴有发作间期眼震的家族性发作性共济失调,其特征是共济失调。眩晕伴以发作间期眼震,为显性遗传性神经功能障碍,这类患者约有 50% 出现无先兆偏头痛,临床症状与家族性偏瘫型偏头痛有重叠,二者亦均与基底型偏头痛的典型状态有关,且均可有原发性眼震及进行性共济失调。Ophoff 报告了 2 例伴有发作间期眼震的家族性共济失调家族,存在 19 号染色体电压依赖性钙通道基因的突变,这与在家族性偏瘫型偏头痛所探测到的一样。所不同的是其阅读框架被打断,并产生一种截断的 α_1 亚单位,这导致正常情况下可在小脑内大量表达的钙通道密度的减少,由此可能解释其发作性及进行性加重的共济失调。同样的错义突变如何导致家族性偏瘫型偏头痛中的偏瘫发作尚不明。

Baloh 报告了三个伴有双侧前庭病变的家族性偏头痛家族。家族中多个成员经历偏头痛性头痛、眩晕发作(数分钟),晚年继发前庭功能丧失,晚期,当眩晕发作停止,由于双侧前庭功能丧失导致平衡障碍及走路摆动。

6. 血管痉挛学说

颅外血管扩张可伴有典型的偏头痛性头痛发作。偏头痛患者是否存在颅内血管的痉挛尚有争议。以往认为偏头痛的视觉先兆是由血管痉挛引起的,现在有确切的证据表明,这种先兆是由于皮层神经元活动由枕叶向额叶的扩布抑制(3 mm/min)造成的。血管痉挛更像是视网膜性偏头痛的始动原因,一些患者经历短暂的单眼失明,于发作期检查,可发现视网膜动脉的痉挛。另外,这些患者对抗血管痉挛剂有反应。与偏头痛相关的听力丧失和/或眩晕可基于内听动脉耳蜗和/或前庭分支的血管痉挛来解释。血管痉挛可导致内淋巴管或囊的缺血性损害,引起淋巴液循环损害,并最终发展成为水肿。经颅多普勒(TCD)脑血流速度测定发现,不论是在偏头痛发作期还是发作间期,均存在血流速度的加快,提示这部分患者颅内血管紧张度升高。

7. 离子通道障碍

很多偏头痛综合征所共有的临床特征与遗传性离子通道障碍有关。偏头痛患者内耳存在局部细胞外钾的积累。当钙进入神经元时钾退出。因为内耳的离子通道在维持富含钾的内淋巴和神经元兴奋功能方面是至关重要的,脑和内耳离子通道的缺陷可导致可逆性毛细胞除极及听觉和前庭症状。偏头痛中的头痛则是继发现象,这是细胞外钾浓度增加的结果。偏头痛综合征的很多诱发因素,包括紧张、月经,可能是激素对有缺陷的钙通道影响的结果。

8.其他学说

有人发现偏头痛于发作期存在血小板自发聚集和黏度增加。另有人发现偏头痛患者存在 TXA$_2$、PGI$_2$ 平衡障碍、P 物质及神经激肽的改变。

二、临床表现

（一）偏头痛发作

Saper 在描述偏头痛发作时将其分为 5 期来叙述。需要指出的是，这 5 期并非每次发作所必备的，有的患者可能只表现其中的数期，大多数患者的发作表现为两期或两期以上，有的仅表现其中的一期。另一方面，每期特征可以存在很大不同，同一个体的发作也可不同。

1.前驱期

60％的偏头痛患者在头痛开始前数小时至数天出现前驱症状。前驱症状并非先兆，不论是有先兆偏头痛还是无先兆偏头痛均可出现前驱症状。可表现为精神、心理改变，如精神抑郁、疲乏无力、懒散、昏昏欲睡，也可情绪激动。易激惹、焦虑、心烦或欣快感等。尚可表现为自主神经症状，如面色苍白、发冷、厌食或明显的饥饿感、口渴、尿少、尿频、排尿费力、打哈欠、颈项发硬、恶心、肠蠕动增加、腹痛、腹泻、心慌、气短、心率加快，对气味过度敏感等，不同患者前驱症状具有很大的差异，但每例患者每次发作的前驱症状具有相对稳定性。这些前驱症状可在前驱期出现，也可于头痛发作中、甚至持续到头痛发作后成为后续症状。

2.先兆

约有 20％的偏头痛患者出现先兆症状。先兆多为局灶性神经症状，偶为全面性神经功能障碍。典型的先兆应符合下列 4 条特征中的 3 条，即：重复出现，逐渐发展、持续时间不多于 1 小时，并跟随出现头痛。大多数病例先兆持续 5～20 分钟。极少数情况下先兆可突然发作，也有的患者于头痛期间出现先兆性症状，尚有伴迁延性先兆的偏头痛，其先兆不仅始于头痛之前，尚可持续到头痛后数小时至 7 天。

先兆可为视觉性的、运动性的、感觉性的，也可表现为脑干或小脑性功能障碍。最常见的先兆为视觉性先兆，约占先兆的 90％。如闪电、暗点、单眼黑矇、双眼黑矇、视物变形、视野外空白等。闪光可为锯齿样或闪电样闪光、城垛样闪光。视网膜动脉型偏头痛患者眼底可见视网膜水肿，偶可见樱红色黄斑。仅次于视觉现象的常见先兆为麻痹。典型的是影响一侧手和面部，也可出现偏瘫。如果优势半球受累，可出现失语。数十分钟后出现对侧或同侧头痛，多在儿童期发病。这称为偏瘫型偏头痛。偏瘫型偏头痛患者的局灶性体征可持续 7 天以上，甚至在影像学上发现脑梗死。偏头痛伴迁延性先兆和偏头痛性偏瘫以前曾被划入"复杂性偏头痛"。偏头痛反复发作后出现眼球运动障碍称为眼肌瘫痪型偏头痛。多为动眼神经麻痹所致，其次为滑车神经和展神经麻痹。多有无先兆偏头痛病史，反复发作者麻痹可经久不愈。如果先兆涉及脑干或小脑，则这种状况被称为基底型偏头痛，又称基底动脉型偏头痛。可出现头昏、眩晕、耳鸣、听力障碍、共济失调、复视，视觉症状包括闪光、暗点、黑矇、视野缺损、视物变形。双侧损害可出现意识抑制，后者尤见于儿童。尚可出现感觉迟钝，偏侧感觉障碍等。

偏头痛先兆可不伴头痛出现，称为偏头痛等位症。多见于儿童偏头痛。有时见于中年以后，先兆可为偏头痛发作的主要临床表现而头痛很轻或无头痛。也可与头痛发作交替出现，可表现为闪光、暗点、腹痛、腹泻、恶心、呕吐、复发性眩晕、偏瘫、偏身麻木及精神心理改变。如儿童良性发作性眩晕、前庭性美尼尔氏病、成人良性复发性眩晕。有跟踪研究显示，为数不少的以往诊断为美尼尔氏病的患者，其症状大多数与偏头痛有关。有报告描述了一组成人良性复发性眩晕患者，年龄在 7～55 岁，晨起发病症状表现为反复发作的头晕、恶心、呕吐及大汗，持续数分钟至 4 天不等。发作开始及末期表现为位置性眩晕，发作期间无听觉症状。发作间期几乎所有患者均无症状，这些患者眩晕发作与偏头痛有着几个共同的特征，包括可因酒精、睡眠不足、情绪紧张造成及加重，女性多发，常见于经期。

3.头痛

头痛可出现于围绕头或颈部的任何部位，可位颞侧、额部、眶部。多为单侧痛，也可为双侧痛，甚至发展为全头痛,其中单侧痛者约占2/3。头痛性质往往为搏动性痛,但也有的患者描述为钻痛。疼痛程度往往为中、重度痛,甚至难以忍受。往往是晨起后发病,逐渐发展,达高峰后逐渐缓解。也有的患者于下午或晚上起病,成人头痛大多历时4小时至3天,而儿童头痛多历时2小时至2天。尚有持续时间更长者,可持续数周。有人将发作持续3天以上的偏头痛称为偏头痛持续状态。

头痛期间不少患者伴随出现恶心、呕吐、视物不清、畏光、畏声等,喜独居。恶心为最常见伴随症状,达一半以上,且常为中、重度恶心。恶心可先于头痛发作,也可于头痛发作中或发作后出现。近一半的患者出现呕吐,有些患者的经验是呕吐后发作即明显缓解。其他自主功能障碍也可出现,如尿频、排尿障碍、鼻塞、心慌、高血压、低血压、甚至可出现心律失常。发作累及脑干或小脑者可出现眩晕、共济失调、复视、听力下降、耳鸣、意识障碍。

4.头痛终末期

此期为头痛开始减轻至最终停止这一阶段。

5.后续症状期

为数不少的患者于头痛缓解后出现一系列后续症状。表现怠倦、困钝、昏昏欲睡。有的感到精疲力竭、饥饿感或厌食、多尿、头皮压痛、肌肉酸痛。也可出现精神心理改变,如烦躁、易怒、心境高涨或情绪低落、少语、少动等。

(二)儿童偏头痛

儿童偏头痛是儿童期头痛的常见类型。儿童偏头痛与成人偏头痛在一些方面有所不同。性别方面,发生于青春期以前的偏头痛,男女患者比例大致相等,而成人期偏头痛,女性比例大大增加,约为男性的3倍。

儿童偏头痛的诱发及加重因素有很多与成人偏头痛一致,如劳累和情绪紧张可诱发或加重头痛,为数不少的儿童可因运动而诱发头痛,儿童偏头痛患者可有睡眠障碍,而上呼吸道感染及其他发热性疾病在儿童比成人更易使头痛加重。

在症状方面,儿童偏头痛与成人偏头痛亦有区别。儿童偏头痛持续时间常较成人短。偏瘫型偏头痛多在儿童期发病,成年期停止,偏瘫发作可从一侧到另一侧,这种类型的偏头痛常较难控制。反复的偏瘫发作可造成永久性神经功能缺损,并可出现病理征,也可造成认知障碍。基底动脉型偏头痛,在儿童也比成人常见,表现闪光、暗点、视物模糊、视野缺损,也可出现脑干、小脑及耳症状,如眩晕、耳鸣、耳聋、眼球震颤。在儿童出现意识恍惚者比成人多,尚可出现跌倒发作。有些偏头痛儿童尚可仅出现反复发作性眩晕,而无头痛发作。一个平时表现完全正常的儿童可突然恐惧、大叫、面色苍白、大汗、步态蹒跚、眩晕、旋转感,并出现眼球震颤,数分钟后可完全缓解,恢复如常,称之为儿童良性发作性眩晕,属于一种偏头痛等位症。这种眩晕发作典型地始于4岁以前,可每日数次发作,其后发作次数逐渐减少,多数于7~8岁以后不再发作。与成人不同,儿童偏头痛的前驱症状常为腹痛,有时可无偏头痛发作而代之以腹痛、恶心、呕吐、腹泻,称为腹型偏头痛等位症。在偏头痛的伴随症状中,儿童偏头痛出现呕吐较成人更加常见。

儿童偏头痛的预后较成人偏头痛好。6年后约有一半儿童不再经历偏头痛,约1/3的偏头痛得到改善。而始于青春期以后的成人偏头痛常持续几十年。

三、诊断与鉴别诊断

偏头痛的诊断应根据详细的病史做出,特别是头痛的性质及相关的症状非常重要。如头痛的部位、性质、持续时间、疼痛严重程度、伴随症状及体征、既往发作的病史、诱发或加重因素等。

对于偏头痛患者应进行细致的一般内科查体及神经科检查,以除外症状与偏头痛有重叠、类似或同时存在的情况。诊断偏头痛虽然没有特异性的实验室指标,但有时给予患者必要的实验室检查非常重要,如血、尿、脑脊液及影像学检查,以排除器质性病变。特别是中年或老年期出现的头痛,更应排除器质性病变。当出现严重的先兆或先兆时间延长时,有学者建议行颅脑CT或MRI检查。也有学者提议当偏头痛发作每月超过2次时,应警惕偏头痛的原因。

  国际头痛协会(IHS)头痛分类委员会于 1962 年制定了一套头痛分类和诊断标准,这个旧的分类与诊断标准在世界范围内应用了 20 余年,至今我国尚有部分学术专著仍在沿用或参考这个分类。1988 年国际头痛协会头痛分类委员会制定了新的关于头痛、脑神经痛及面部痛的分类和诊断标准。目前临床及科研多采用这个标准。本标准将头痛分为 13 个主要类型,包括了总数 129 个头痛亚型。其中常见的头痛类型为偏头痛、紧张型头痛、丛集性头痛和慢性发作性偏头痛,而偏头痛又被分为七个亚型(表 1-3~表 1-6)。这七个亚型中,最主要的两个亚型是无先兆偏头痛和有先兆偏头痛,其中最常见的是无先兆偏头痛。

表 1-3 偏头痛分类

无先兆偏头痛
有先兆偏头痛
偏头痛伴典型先兆
偏头痛伴迁延性先兆
家族性偏瘫型偏头痛
基底动脉型偏头痛
偏头痛伴急性先兆发作
眼肌瘫痪型偏头痛
视网膜型偏头痛
可能为偏头痛前驱或与偏头痛相关联的儿童期综合征
儿童良性发作性眩晕
儿童交替性偏瘫
偏头痛并发症
偏头痛持续状态
偏头痛性偏瘫
不符合上述标准的偏头痛性障碍

表 1-4 国际头痛协会(1988)关于无先兆偏头痛的定义

无先兆偏头痛

诊断标准:

 1.至少 5 次发作符合第 2~4 项标准

 2.头痛持续 4~72 小时(未治疗或没有成功治疗)

 3.头痛至少具备下列特征中的 2 条

  (1)位于单侧。

  (2)搏动性质。

  (3)中度或重度(妨碍或不敢从事每日活动)。

  (4)因上楼梯或类似的日常体力活动而加重。

 4.头痛期间至少具备下列 1 条

  (1)恶心和/或呕吐。

  (2)畏光和畏声。

 5.至少具备下列 1 条

  (1)病史、体格检查和神经科检查不提示器质性障碍。

  (2)病史和/或体格检查和/或神经检查确实提示这种障碍(器质性障碍),但被适当的观察所排除。

  (3)这种障碍存在,但偏头痛发作并非在与这种障碍有密切的时间关系上首次出现。

表 1-5　国际头痛协会(1988)关于有先兆偏头痛的定义

有先兆偏头痛

　先前用过的术语:经典型偏头痛,典型偏头痛;眼肌瘫痪型、偏身麻木型、偏瘫型、失语型偏头痛

　诊断标准:

　1.至少 2 次发作符合第 2 项标准

　2.至少符合下列 4 条特征中的 3 条

　　(1)一个或一个以上提示局灶大脑皮质或脑干功能障碍的完全可逆性先兆症状

　　(2)至少一个先兆症状逐渐发展超过 4 分钟,或 2 个或 2 个以上的症状接着发生

　　(3)先兆症状持续时间不超过 60 分钟,如果出现 1 个以上先兆症状,持续时间可相应增加

　　(4)继先兆出现的头痛间隔期在 60 分钟之内(头痛尚可在先兆前或与先兆同时开始)

　3.至少具备下列 1 条

　　(1)病史:体格检查及神经科检查不提示器质性障碍

　　(2)病史和/或体格检查和/或神经科检查确实提示这障碍,但通过适当的观察被排除

　　(3)这种障碍存在,但偏头痛发作并非在与这种障碍有密切的时间关系上首次出现

有典型先兆的偏头痛

　诊断标准:

　1.符合有先兆偏头痛诊断标准,包括第 2 项全部 4 条标准

　2.有一条或一条以上下列类型的先兆症状

　　(1)视觉障碍

　　(2)单侧偏身感觉障碍和/或麻木

　　(3)单侧力弱

　　(4)失语或非典型言语困难

表 1-6　国际头痛协会(1988)关于儿童偏头痛的定义

　1.至少 5 次发作符合第(1)、(2)项标准

　　(1)每次头痛发作持续 2~48 小时

　　(2)头痛至少具备下列特征中的 2 条

　　　①位于单侧

　　　②搏动性质

　　　③中度或重度

　　　④可因常规的体育活动而加重

　2.头痛期间内至少具备下列 1 条

　　(1)恶心和/或呕吐

　　(2)畏光和畏声

　　国际头痛协会的诊断标准为偏头痛的诊断提供了一个可靠的、可量化的诊断标准,对于临床和科研的意义是显而易见的,有学者特别提到其对于临床试验及流行病学调查有重要意义。但临床上有时遇到患者并不能完全符合这个标准,对这种情况学者们建议随访及复查,以确定诊断。

　　由于国际头痛协会的诊断标准掌握起来比较复杂,为了便于临床应用,国际上一些知名的学者一直在探讨一种简单化的诊断标准。其中 Solomon 介绍了一套简单标准,符合这个标准的患者 99% 符合国际头痛协会关于无先兆偏头痛的诊断标准。这套标准较易掌握,供参考:

　　(1)具备下列 4 条特征中的任何 2 条,即可诊断无先兆偏头痛:①疼痛位于单侧。②搏动性痛。③恶心。④畏光或畏声。

　　(2)另有 2 条符加说明:①首次发作者不应诊断。②应无器质性疾病的证据。

在临床工作中尚能遇到患者有时表现为紧张型头痛,有时表现为偏头痛性质的头痛,为此有学者查阅了国际上一些临床研究文献后得到的答案是,紧张型头痛和偏头痛并非是截然分开的,其临床上确实存在着重叠,故有学者提出二者可能是一个连续的统一体。有时遇到有先兆偏头痛患者可表现为无先兆偏头痛,同样,学者们认为二型之间既可能有不同的病理生理,又可能是一个连续的统一体。

偏头痛应与下列疼痛相鉴别:

1. 紧张型头痛

又称肌收缩型头痛。其临床特点是:头痛部位较弥散,可位于前额、双颞、顶、枕及颈部。头痛性质常呈钝痛,头部压迫感、紧箍感,患者常述犹如戴着一个帽子。头痛常呈持续性,可时轻时重。多有头皮、颈部压痛点,按摩头颈部可使头痛缓解,多有额、颈部肌肉紧张。多少伴有恶心、呕吐。

2. 丛集性头痛

又称组胺性头痛,Horton 综合征。表现为一系列密集的、短暂的、严重的单侧钻痛。与偏头痛不同,头痛部位多局限并固定于一侧眶部、球后和额颞部。发病时间常在夜间,并使患者痛醒。发病时间固定,起病突然而无先兆,开始可为一侧鼻部烧灼感或球后压迫感,继之出现特定部位的疼痛,常疼痛难忍,并出现面部潮红,结膜充血、流泪、流涕、鼻塞。为数不少的患者出现 Horner 征,可出现畏光,不伴恶心、呕吐。诱因可为发作群集期饮酒、兴奋或服用扩血管药引起。发病年龄常较偏头痛晚,平均 25 岁,男女之比约 4:1。罕见家族史。治疗包括:非甾体类消炎止痛剂;激素治疗;睾丸素治疗;吸氧疗法(国外介绍为100%氧,8~10 L/min,共 10~15 分钟,仅供参考);麦角胺咖啡因或双氢麦角减睡前应用,对夜间头痛特别有效;碳酸锂疗效尚有争议,但多数介绍其有效,但中毒剂量有时与治疗剂量很接近,曾有老年患者(精神患者)服一片致昏迷者,建议有条件者监测血锂水平,不良反应有胃肠道症状、肾功能改变、内分泌改变、震颤、眼球震颤、抽搐等;其他药物尚有钙通道阻滞剂、sumatriptan 等。

3. 痛性眼肌麻痹

又称 Tolosa-Hunt 综合征。是一种以头痛和眼肌麻痹为特征,涉及特发性眼眶和海绵窦的炎性疾病。病因可为颅内颈内动脉的非特异性炎症,也可能涉及海绵窦。常表现为球后及眶周的顽固性胀痛、刺痛,数天或数周后出现复视,并可有第Ⅲ、Ⅳ、Ⅵ脑神经受累表现,间隔数月数年后复发,需行血管造影以排除颈内动脉瘤。皮质类固醇治疗有效。

4. 颅内占位所致头痛

占位早期,头痛可为间断性或晨起为重,但随着病情的发展,多成为持续性头痛,进行性加重,可出现颅内高压的症状与体征,如头痛、恶心、呕吐、视乳头水肿,并可出现局灶症状与体征,如精神改变。偏瘫、失语、偏身感觉障碍、抽搐、偏盲、共济失调、眼球震颤等,典型者鉴别不难。但需注意,也有表现为十几年的偏头痛,最后被确诊为巨大血管瘤者。

四、防治

(一)一般原则

偏头痛的治疗策略包括两个方面:对症治疗及预防性治疗。对症治疗的目的在于消除、抑制或减轻疼痛及伴随症状。预防性治疗用来减少头痛发作的频度及减轻头痛严重性。对偏头痛患者是单用对症治疗还是同时采取对症治疗及预防性治疗,要具体分析。一般说来,如果头痛发作频度较小,疼痛程度较轻,持续时间较短,可考虑单纯选用对症治疗。如果头痛发作频度较大,疼痛程度较重,持续时间较长,对工作、学习、生活影响较明显,则在给予对症治疗的同时,给予适当的预防性治疗。总之,既要考虑到疼痛对患者的影响,又要考虑到药物不良反应对患者的影响,有时还要参考患者个人的意见。Saper 的建议是每周发作 2 次以下者单独给予药物性对症治疗,而发作频繁者应给予预防性治疗。

不论是对症治疗还是预防性治疗均包括两个方面,即药物干预及非药物干预。

非药物干预方面,强调患者自助。嘱患者详细记录前驱症状、头痛发作与持续时间及伴随症状,找出头痛诱发及缓解的因素,并尽可能避免。如避免某些食物,保持规律的作息时间、规律饮食。不论是在工作日,还是周末抑或假期,坚持这些方案对于减轻头痛发作非常重要,接受这些建议对 30% 患者有帮助。另有人倡导有规律的锻炼,如长跑等,可能有效地减少头痛发作。认知和行为治疗,如生物反馈治疗等,已被证明有效,另有患者于头痛时进行痛点压迫,于凉爽、安静、暗淡的环境中独处,或以冰块冷敷均有一定效果。

（二）药物对症治疗

偏头痛对症治疗可选用非特异性药物治疗,包括简单的止痛药,非甾体类消炎药及麻醉剂。对于轻、中度头痛,简单的镇痛药及非甾体类消炎药常可缓解头痛的发作。常用的药物有脑清片、扑热息痛、阿斯匹林、萘普生、消炎痛、布洛芬、颅痛定等。麻醉药的应用是严格限制的,Saper 提议主要用于严重发作,其他治疗不能缓解,或对偏头痛特异性治疗有禁忌或不能忍受的情况下应用。偏头痛特异性 5-HT 受体拮抗剂主要用于中、重度偏头痛。偏头痛特异性 5-HT 受体拮抗剂结合简单的止痛剂,大多数头痛可得到有效的治疗。

5-HT 受体拮抗剂治疗偏头痛的疗效是肯定的。麦角胺咖啡因既能抑制去甲肾上腺素的再摄取,又能拮抗其与 β-肾上腺素受体的结合,于先兆期或头痛开始后服用 1 片,常可使头痛发作终止或减轻。如效不显,于数小时后加服 1 片,每日不超过 4 片,每周用量不超过 10 片。该药缺点是不良反应较多,并且有成瘾性,有时剂量会越来越大。常见不良反应为消化道症状、心血管症状,如恶心、呕吐、胸闷、气短等。孕妇、心肌缺血、高血压、肝肾疾病等忌用。

麦角碱衍生物酒石酸麦角胺,Sumatriptan 和二氢麦角胺为偏头痛特异性药物,均为 5-HT 受体拮抗剂。这些药物作用于中枢神经系统和三叉神经中受体介导的神经通路,通过阻断神经源性炎症而起到抗偏头痛作用。

酒石酸麦角胺主要用于中、重度偏头痛,特别是当简单的镇痛治疗效果不足或不能耐受时。其有多项作用:既是 $5-HT_{1A}$、$5-HT_{1B}$、$5-HT_{1D}$ 和 $5-HT_{1F}$ 受体拮抗剂,又是 α-肾上腺素受体拮抗剂,通过刺激动脉平滑肌细胞 5-HT 受体而产生血管收缩作用;它可收缩静脉容量性血管、抑制交感神经末端去甲肾上腺素再摄取。作为 $5-HT_1$ 受体拮抗剂,它可抑制三叉神经血管系统神经源性炎症,其抗偏头痛活性中最基础的机制可能在此,而非其血管收缩作用。其对中枢神经递质的作用对缓解偏头痛发作亦是重要的。给药途径有口服、舌下及直肠给药。生物利用度与给药途径关系密切。口服及舌下含化吸收不稳定,直肠给药起效快,吸收可靠。为了减少过多应用导致麦角胺依赖性或反跳性头痛,一般每周应用不超过 2 次,应避免大剂量连续用药。

Saper 总结酒石酸麦角胺在下列情况下慎用或禁用:年龄 55～60 岁（相对禁忌）;妊娠或哺乳;心动过缓（中至重度）;心室疾病（中至重度）;胶原—肌肉病;心肌炎;冠心病,包括血管痉挛性心绞痛;高血压（中至重度）;肝、肾损害（中至重度）;感染或高热/败血症;消化性溃疡性疾病;周围血管病;严重瘙痒。另外,该药可加重偏头痛造成的恶心、呕吐。

sumatriptan 亦适用于中、重度偏头痛发作。作用于神经血管系统和中枢神经系统,通过抑制或减轻神经源性炎症而发挥作用。曾有人称 sumatriptan 为偏头痛治疗的里程碑。皮下用药 2 小时,约 80% 的急性偏头痛有效。尽管 24～48 小时内 40% 的患者重新出现头痛,这时给予第 2 剂仍可达到同样的有效率。口服制剂的疗效稍低于皮下给药,起效亦稍慢,通常在 4 小时内起效。皮下用药后 4 小时给予口吸制剂不能预防再出现头痛,但对皮下用药后 24 小时内出现的头痛有效。

sumatriptan 具有良好的耐受性,其不良反应通常较轻和短暂,持续时间常在 45 分钟以内。包括注射部位的疼痛、耳鸣、面红、烧灼感、热感、头昏、体重增加、颈痛及发音困难。少数患者于首剂时出现非心源性胸部压迫感,仅有很少患者于后续用药时再出现这些症状。罕见引起与其相关的心肌缺血。

Saper 总结应用 sumatriptan 注意事项及禁忌证为:年龄超过 55～60 岁（相对禁忌证）;妊娠或哺乳;缺血性心肌病（心绞痛、心肌梗死病史、记录到的无症状性缺血）;不稳定型心绞痛;高血压（未控制）;基底型或偏瘫型偏头痛;未识别的冠心病（绝经期妇女,男性＞40 岁,心脏病危险因素如高血压、高脂血症、肥胖、糖尿病、严重吸烟及强阳性家族史）;肝肾功能损害（重度）;同时应用单胺氧化酶抑制剂或单胺氧化酶抑制剂治疗终止后 2 周内;同时应用含麦角胺或麦角类制剂(24 小时内),首次剂量可能需要在医生监护下应用。

酒石酸二氢麦角胺的效果超过酒石酸麦角胺。大多数患者起效迅速,在中、重度发作特别有用,也可用于难治性偏头痛。与酒石酸麦角胺有共同的机制,但其动脉血管收缩作用较弱,有选择性收缩静脉血管的特性,可静脉注射、肌内注射及鼻腔吸入。静脉注射途径给药起效迅速。肌内注射生物利用度达100%。鼻腔吸入的绝对生物利用度40%,应用酒石酸二氢麦角胺后再出现头痛的频率较其他现有的抗偏头痛剂小,这可能与其半衰期长有关。

酒石酸二氢麦角胺较酒石酸麦角胺具有较好的耐受性、恶心和呕吐的发生率及程度非常低,静脉注射最高,肌内注射及鼻吸入给药低。极少成瘾和引起反跳性头痛。通常的不良反应包括胸痛、轻度肌痛、短暂的血压上升。不应给予有血管痉挛反应倾向的患者,包括已知的周围性动脉疾病,冠状动脉疾病(特别是不稳定性心绞痛或血管痉挛性心绞痛)或未控制的高血压。注意事项和禁忌证同酒石酸麦角胺。

(三)药物预防性治疗

偏头痛的预防性治疗应个体化,特别是剂量的个体化。可根据患者体重,一般身体情况、既往用药体验等选择初始剂量,逐渐加量,如无明显不良反应,可连续用药 2~3 天,无效时再接用其他药物。

1.抗组织胺药物

苯噻啶为一有效的偏头痛预防性药物。可每日 2 次,每次 0.5 mg 起,逐渐加量,一般可增加至每日3 次,每次 1.0 mg,最大量不超过 6 mg/天。不良反应为嗜睡、头昏、体重增加等。

2.钙通道拮抗剂

氟桂利嗪,每晚 1 次,每次 5~10 mg,不良反应有嗜睡、锥体外系反应、体重增加、抑郁等。

3.β-受体阻滞剂

普萘洛尔,开始剂量 3 次/天,10 mg/次,逐渐增加至 60 mg/天,也有介绍 120 mg/天,心率<60 次/分钟者停用。哮喘、严重房室传导阻滞者禁用。

4.抗抑郁剂

阿密替林每日 3 次,25 mg/次,逐渐加量。可有嗜睡等不良反应,加量后不良反应明显。氟西汀(我国商品名百优解)20 mg/片,每晨 1 片,饭后服,该药初始剂量及有效剂量相同,服用方便,不良反应有睡眠障碍、胃肠道症状等,常较轻。

5.其他

非甾体类消炎药,如萘普生;抗惊厥药,如卡马西平、丙戊酸钠等;舒必剂、泰必利;中医中药(辨证施治、辨经施治、成方加减、中成药)等皆可试用。

(四)关于特殊类型偏头痛

与偏头痛相关的先兆是否需要治疗及如何治疗,目前尚无定论。通常先兆为自限性的、短暂的,大多数患者于治疗尚未发挥作用时可自行缓解。如果患者经历复发性、严重的、明显的先兆,考虑舌下含化尼非地平,但头痛有可能加重,且疗效亦不肯定。给予 sumatriptan 及酒石酸麦角胺的疗效亦尚处观察之中。

(五)关于难治性、严重偏头痛性头痛

这类头痛主要涉及偏头痛持续状态,头痛常不能为一般的门诊治疗所缓解。患者除持续的进展性头痛外尚有一系列生理及情感症状,如恶心、呕吐、腹泻、脱水、抑郁、绝望,甚至自杀倾向。用药过度及反跳性依赖、戒断症状常促发这些障碍。这类患者常需收入急症室观察或住院,以纠正患者存在的生理障碍,如脱水等;排除伴随偏头痛出现的严重的神经内科或内科疾病;治疗纠正药物依赖;预防患者于家中自杀等。应注意患者的生命体征,可做心电图检查。药物可选用酒石酸二氢麦角胺、sumatriptan、鸦片类及止吐药,必要时亦可谨慎给予氯丙嗪等。可选用非肠道途径给药,如静脉或肌内注射给药。一旦发作控制,可逐渐加入预防性药物治疗。

（六）关于妊娠妇女的治疗

Schulman 建议给予地美罗注射剂或片剂，并应限制剂量。还可应用泼尼松，其不易穿过胎盘，在妊娠早期不损害胎儿，但不宜应用太频。如欲怀孕，最好尽最大可能不用预防性药物并避免应用麦角类制剂。

（七）关于儿童偏头痛

儿童偏头痛用药的选择与成人有很多重叠，如止痛药物、钙离子通道拮抗剂、抗组织胺药物等，但也有人质疑酒石酸麦角胺药物的疗效。如能确诊，重要的是对儿童及其家长进行安慰，使其对本病有一个全面的认识，以缓解由此带来的焦虑，对治疗当属有益。

五、护理

（一）护理评估

1. 健康史

（1）了解头痛的部位、性质和程度：询问是全头疼还是局部头疼；是搏动性头疼还是胀痛、钻痛；是轻微痛、剧烈痛还是无法忍受的疼痛。偏头疼常描述为双侧颞部的搏动性疼痛。

（2）头疼的规律：询问头疼发病的急缓，是持续性还是发作性，起始与持续时间，发作频率，激发或缓解的因素，与季节、气候、体位、饮食、情绪、睡眠、疲劳等的关系。

（3）有无先兆及伴发症状：如头晕、恶心、呕吐、面色苍白、潮红、视物不清、闪光、畏光、复视、耳鸣、失语、偏瘫、嗜睡、发热、晕厥等。典型偏头疼发作常有视觉先兆和伴有恶心、呕吐、畏光。

（4）既往史与心理社会状况：询问患者的情绪、睡眠、职业情况以及服药史，了解头疼对日常生活、工作和社交的影响，患者是否因长期反复头疼而出现恐惧、忧郁或焦虑心理。大部分偏头疼患者有家族史。

2. 身体状况

检查意识是否清楚，瞳孔是否等大等圆、对光反射是否灵敏；体温、脉搏、呼吸、血压是否正常；面部表情是否痛苦，精神状态怎样；眼睑是否下垂、有无脑膜刺激征。

3. 主要护理问题及相关因素

（1）偏头疼：与发作性神经血管功能障碍有关。

（2）焦虑：与偏头疼长期、反复发作有关。

（3）睡眠形态紊乱：与头疼长期反复发作和（或）焦虑等情绪改变有关。

（二）护理措施

1. 避免诱因

告知患者可能诱发或加重头疼的因素，如情绪紧张、进食某些食物、饮酒、月经来潮、用力性动作等；保持环境安静、舒适、光线柔和。

2. 指导减轻头疼的方法

如指导患者缓慢深呼吸，听音乐、练气功、生物反馈治疗，引导式想象，冷、热敷以及理疗、按摩、指压止痛法等。

3. 用药护理

告知止痛药物的作用与不良反应，让患者了解药物依赖性或成瘾性的特点，如大量使用止痛剂，滥用麦角胺咖啡因可致药物依赖。指导患者遵医嘱正确服药。

（吴　艳）

第五节　急性脊髓炎

一、概述

脊髓炎系指由于感染或毒素侵及脊髓所致的疾病,更因其在脊髓的病变常为横贯性者,故亦称横贯性脊髓炎。

二、病因

脊髓炎不是一个独立的疾病,它可由许多不同的病因所引起,主要包括感染与毒素两类。

（一）感染

感染是引致脊髓炎的主要原因之一。可以是原发的,亦可以为继发的。原发性者最为多见,即指由于病毒所引致的急性脊髓炎而言。继发性者为起病于急性传染病,如麻疹、猩红热、白喉、流行性感冒、丹毒、水痘、肺炎、心内膜炎、淋病与百日咳等病的病程中,疫苗接种后或泌尿系统慢性感染性疾病时。

（二）毒素

无论外源毒素或内源毒素,当作用于脊髓时均可引致脊髓炎。较为常见可能引起脊髓炎的外源毒素有下列几种:即一氧化碳中毒、二氧化碳中毒、脊髓麻醉与蛛网膜下腔注射药物等。脊髓炎亦偶可发生妊娠或产后期。

三、病理

脊髓炎的病理改变,主要在脊髓本身。

（一）急性期

脊髓肿胀、充血、发软、灰质与白质界限不清。镜检则可见细胞浸润,小量出血,神经胶质增生,血管壁增厚,神经细胞和纤维变性改变。

（二）慢性期

脊髓萎缩、苍白、发硬,镜检则可见神经细胞和纤维消失,神经胶质纤维增生。

四、临床表现

病毒所致的急性脊髓炎多见于青壮年,散在发病。起病较急,一般多有轻度前驱症状,如低热、全身不适或上呼吸道感染的症状,脊髓症状急骤发生。可有下肢的麻木与麻刺感,背痛并放射至下肢或围绕躯体的束带状感觉等,一般持续一或二日(罕有持续数小时者),长者可至1周,即显现脊髓横贯性损害症状,因脊髓横贯性损害可为完全性者,亦可为不完全性者,同时因脊髓罹患部位的不同,故其症状与体征亦各异,胸节脊髓最易罹患,此盖因胸髓最长与循环功能不全之故,兹依脊髓罹患节段,分别论述其症状与体征如下:

（一）胸髓

胸髓脊髓炎患者的最初症状为下肢肌力弱,可迅速进展而成完全性瘫痪。病之早期,瘫痪为弛缓性者,此时肌张力低下,浅层反射与深层反射消失,病理反射不能引出,是谓脊髓休克,为痉挛性截瘫。与此同时出现膀胱与直肠的麻痹,故初为尿与大便潴留,其后为失禁。因病变的横贯性,故所有感觉束皆受损,因此病变水平下的各种感觉皆减退或消失。感觉障碍的程度,决定于病变的严重度。瘫痪的下肢可出现血管运动障碍,如水肿与少汗或无汗。阴茎异常搏起偶可见到。

由于感觉消失,营养障碍与污染,故褥疮常发生于骶部,股骨粗隆,足跟等骨骼隆起处。

（二）颈髓

颈髓脊髓炎患者,弛缓性瘫痪见于上肢,而痉挛性瘫痪见于下肢。感觉障碍在相应的颈髓病变水平下,病变若在高颈髓(颈髓 3、4)则为完全性痉挛性四肢瘫痪且并有膈肌瘫痪,可出现呼吸麻痹,并有高热,可导致死亡。

(三)腰骶髓

严重的腰骶髓脊髓炎呈现下肢的完全性弛缓性瘫痪,明显的膀胱与直肠功能障碍,下肢腱反射消失,其后肌肉萎缩。

五、实验室检查

血液中白细胞数增多,尤以中性多形核者为甚。脑脊髓液压力可正常,除个别急性期脊髓水肿严重者外,一般无椎管阻塞现象。脑脊髓液外观无色透明,白细胞数可增高,主要为淋巴细胞,蛋白质含量增高、糖与氯化物含量正常。

六、诊断与鉴别诊断

确定脊髓炎的部位与病理诊断并不困难,其特点包括起病急骤,有前驱症状,迅即发生的脊髓横贯性损害症状与体征以及脑脊髓液的异常等。但欲确定病因则有时不易,详细的病史非常重要,例如起病前不久曾疫苗接种,则其脊髓炎极可能与之有关。

本病需与急性硬脊膜外脓肿,急性多发性神经根神经炎,视神经脊髓炎和脊髓瘤相鉴别。

七、治疗

一切脊髓炎患者在急性期皆应绝对卧床休息。急性期可应用糖皮质激素,如氢化可的松 100～200mg 或地塞米松 5～10mg 静脉滴注,1 天 1 次,连续 10 天,以后改为口服强的松,已有并发感染或为预防感染,可选用适当的抗生素,并应加用维生素 B_1、B_{12} 等。

有呼吸困难者应注意呼吸道通畅,勤翻身,定时拍背,务使痰液尽量排出,如痰不能咳出或有分泌物储积,可行气管切开。

必须采取一切措施预防褥疮的发生,患者睡衣与被褥必须保持清洁、干燥、柔软、且无任何皱折。骶部应置于裹有白布的橡皮圈上,体位应定时变换,受压部分的皮肤亦应涂擦滑石粉。若褥疮已发生,可局部应用氧化锌粉、代马妥或鞣酸软膏。

尿潴留时应使用留置导尿管,每 3～4 小时放尿一次,每日应以 3% 硼酸或 1% 呋喃西林或者 1% 高锰酸钾液,每次 250mL 冲洗灌注,应停留 0.5 小时再放出,每天冲洗 1～2 次,一有功能恢复迹象时则应取去导尿管,训练患者自动排尿。

便秘时应在食物中增加蔬菜,给予缓泄剂,必要时灌肠。

急性期时应注意避免屈曲性截瘫的发生以及注意足下垂的预防,急性期后应对瘫痪肢进行按摩、全关节的被动运动与温浴,可改善局部血循环与防止挛缩。急性期后仍为弛缓性瘫痪时,可应用平流电治疗。

八、护理

(一)评估要点

1.一般情况

了解患者起病的方式、缓急;有无接种疫苗、病毒感染史;有无受凉、过劳、外伤等明显的诱因和前驱症状。评估患者的生命体征有无改变,了解对疾病的认识。

2.专科情况

(1)评估患者是否存在呼吸费力、吞咽困难和构音障碍。

(2)评估患者感觉障碍的部位、类型、范围及性质。观察双下肢麻木、无力的范围、持续时间;了解运动障碍的性质、分布、程度及伴发症状。评估运动和感觉障碍的平面是否上升。

（3）评估排尿情况：观察排尿的方式、次数与量，了解膀胱是否膨隆。区分是尿潴留还是充溢性尿失禁。

（4）评估皮肤的情况：有无皮肤破损、发红等。

3.实验室及其他检查

（1）肌电图是否呈失神经改变；下肢体感诱发电位及运动诱发电位是否异常。

（2）脊髓 MRI 是否有典型的改变，即病变部位脊髓增粗。

（二）护理诊断

1.躯体移动障碍

与脊髓病变所致截瘫有关。

2.排尿异常

与自主神经功能障碍有关。

3.低效性呼吸形态

与高位脊髓病变所致呼吸肌麻痹有关。

4.感知改变

与脊髓病变、感觉传导通路受损有关。

5.潜在并发症

压疮、肺炎、泌尿系统感染。

（三）护理措施

1.心理护理

双下肢麻木、无力易引起患者情绪紧张，护理人员应给予安慰，向患者及家属讲解疼痛过程。教会患者分散注意力的方法，如听音乐、看书。多与患者进行沟通，树立战胜疾病的信心，提高疗效。

2.病情观察

（1）监测生命体征：如血压偏低、心率慢、呼吸慢、血氧饱和度低、肌张力低，立即报告医生，同时建立静脉通道，每15分钟监测生命体征1次，直至正常。

（2）观察双下肢麻木、无力的范围、持续时间。

（3）监测血常规、脑脊液中淋巴细胞及蛋白、肝功能、肾功能情况，并准确记录。

3.皮肤护理

每1～2小时翻身1次，并观察受压部位皮肤情况。保持皮肤清洁、干燥，床单柔软、平坦、舒适，受压部位皮肤用软枕、海绵垫悬空，防止压疮形成。保持肢体的功能位置，定时活动，防止关节挛缩和畸形，避免屈曲性痉挛的发生。

4.饮食护理

饮食上给予清淡、易消化、营养丰富的食物，新鲜的瓜果和蔬菜，如苹果、梨、香蕉、冬瓜、木耳等，避免辛辣刺激性强和油炸食物。

5.预防并发症

（1）预防压疮，做到"七勤"。如已发生压疮，应积极换药治疗。

（2）做好便秘、尿失禁、尿潴留的护理，防治尿路感染。

（3）注意保暖，避免受凉。经常拍背，帮助排痰，防止坠积性肺炎。

（四）应急措施

如患者出现呼吸费力、呼吸动度减小、呼吸浅慢、发绀、吞咽困难时，即刻给予清理呼吸道，吸氧，建立人工气道，应用简易呼吸器进行人工捏球辅助呼吸，有条件者给予呼吸机辅助呼吸；建立静脉液路，按医嘱给予抢救用药，必要时行气管插管或气管切开。

（五）健康教育

1．入院教育

（1）鼓励患者保持良好的心态，关心、体贴、尊重患者，树立战胜疾病的信心。

（2）告知本病的治疗、护理及预后等相关知识。

（3）病情稳定后及早开始瘫痪肢体的功能锻炼。

2．住院教育

（1）指导患者按医嘱正确服药，告知药物的不良反应与服药注意事项。

（2）给予高热量、高蛋白、高维生素饮食，多吃酸性及纤维素丰富的食物，少食胀气食物。

（3）告知患者及家属膀胱充盈的表现及尿路感染的表现，鼓励多饮水，2500～3000mL/天，保持会阴部清洁。保持床单位及衣物整洁、干燥。

（4）指导患者早期进行肢体的被动与主动运动。

3．出院指导

（1）坚持肢体的功能锻炼和日常生活动作的训练，忌烟酒，做力所能及的家务和工作，促进功能恢复。

（2）患者出院后，继续遵医嘱服药。

（3）定期门诊复查，一旦发现肢体麻木、乏力、四肢瘫痪等情况，立即就医。

（吴　艳）

第六节　重症肌无力

重症肌无力（MG）是乙酰胆碱受体抗体（AchR-Ab）介导的，细胞免疫依赖及补体参与者的神经-肌肉接头处传递障碍的自身免疫性疾病。病变主要累及神经-肌肉接头突触后膜上乙酰胆碱受体（AchR）。临床特征为部分或全身骨骼肌易疲劳，通常在活动后加重、休息后减轻，具有晨轻暮重等特点。MG 在一般人群中发病率为 8/10 万～20/10 万，患病率约为 50/10 万。

一、病因

（1）重症肌无力确切的发病机制目前仍不明确，但是有关该病的研究还是很多的，其中，研究最多的是有关重症肌无力与胸腺的关系，以及乙酰胆碱受体抗体在重症肌无力中的作用。大量的研究发现，重症肌无力患者神经-肌肉接头处突触后膜上的乙酰胆碱受体（AchR）数目减少，受体部位存在抗 AchR 抗体，且突触后膜上有 IgG 和 C_3 复合物的沉积。

（2）血清中的抗 AchR 抗体的增高和突触后膜上的沉积所引起的有效的 AchR 数目的减少，是本病发生的主要原因。而胸腺是 AchR 抗体产生的主要场所，因此，本病的发生一般与胸腺有密切的关系。所以，调节人体 AchR，使之数目增多，化解突触后膜上的沉积，抑制抗 AchR 抗体的产生是治愈本病的关键。

（3）很多临床现象也提示本病和免疫机制紊乱有关。

二、诊断要点

（一）临床表现

本病根据临床特征诊断不难。起病隐袭，主要表现受累肌肉病态疲劳，肌肉连续收缩后出现严重肌无力甚至瘫痪，经短暂休息后可见症状减轻或暂时好转。肌无力多于下午或傍晚劳累后加重，晨起或休息后减轻，称之为"晨轻暮重"。首发症状常为眼外肌麻痹，出现非对称性眼肌麻痹和上睑下垂，斜视和复视，严重者眼球运动明显受限，甚至眼球固定，瞳孔光反射不受影响。面肌受累表现皱纹减少，表情困难，闭眼和示齿无力;咀嚼肌受累使连续咀嚼困难,进食经常中断;延髓肌受累导致饮水呛咳,吞咽困难,声音嘶哑或讲话鼻音;颈肌受损时抬头困难。严重时出现肢体无力,上肢重于下肢,近端重于远端。呼吸肌、膈肌受累,出现咳嗽无力、呼吸困难,重症可因呼吸肌麻痹继发吸入性肺炎可导致死亡。偶有心肌受累可突然死亡,平滑肌和膀胱括约肌一般不受累。感染、妊娠、月经前常导致病情恶化,精神创伤、过度疲劳等可为诱因。

（二）临床试验

肌疲劳试验,如反复睁闭眼、握拳或两上肢平举,可使肌无力更加明显,有助诊断。

（三）药物试验

1.新斯的明试验

以甲基硫酸新斯的明 0.5mg 肌内注射或皮下注射。如肌力在半至 1 小时内明显改善时可以确诊,如无反应,可次日用 1mg、1.5mg,直至 2mg 再试,如 2mg 仍无反应,一般可排除本病。为防止新期的明的毒碱样反应,需同时肌内注射阿托品 0.5～1.0mg。

2.氯化腾喜龙试验

适用于病情危重、有延髓性麻痹或肌无力危象者。用 10mg 溶于 10mg 生理盐水中缓慢静脉注射,至 2mg 后稍停 20 秒,若无反应可注射 8mg,症状改善者可确诊。

（四）辅助检查

1.电生理检查

常用感应电持续刺激,受损肌反应及迅速消失。此外,也可行肌电图重复频率刺激试验,低频刺激波幅递减超过 10% 以上,高频刺激波幅递增超过 30% 以上为阳性。单纤维肌电图出现颤抖现象延长,延长超过 $50\mu s$ 者也属阳性。

2.其他

血清中抗 AchR 抗体测定约 85% 患者增高。胸部 X 线摄片或胸腺 CT 检查,胸腺增生或伴有胸腺肿瘤,也有辅助诊断价值。

三、鉴别要点

（1）本病眼肌型需与癔症、动眼神经麻痹、甲状腺毒症、眼肌型营养不良症、眼睑痉挛鉴别。

（2）延髓肌型者,需与真假延髓性麻痹鉴别。

（3）四肢无力者需与神经衰弱、周期性麻痹、感染性多发性神经炎、进行性脊肌萎缩症、多发性肌炎和癌性肌无力等鉴别。特别由支气管小细胞肺癌所引起的 Lambert-Eaton 综合征与本病十分相似,但药物试验阴性。肌电图（EMG）有特征异常,静息电位低于正常,低频重复电刺激活动电位渐次减小,高频重复电刺激活动电位渐次增大。

四、规范化治疗

（一）胆碱酯酶抑制剂

主要药物是溴吡斯的明,剂量为 60mg,每日 3 次,口服。可根据患者症状确定个体化剂量,若患者吞咽困难,可在餐前 30 分钟服药;如晨起行走无力,可起床前服长效溴吡斯的明 180mg。

（二）皮质激素

皮质激素适用于抗胆碱酯酶药反应较差并已行胸腺切除的患者。由于用药早期肌无力症状可能加重,患者最初用药时应住院治疗,用药剂量及疗程应根据患者具体情况做个体化处理。

1.大剂量泼尼松

开始剂量为 60～80mg/天,口服,当症状好转时可逐渐减量至相对低的维持量,隔日服 5～15mg/天,隔日用药可减轻不良反应发生。通常 1 个月内症状改善,常于数月后疗效达到高峰。

2.甲泼尼龙冲击疗法

反复发生危象或大剂量泼尼松不能缓解,住院危重病例、已用气管插管或呼吸机可用,每日 1g,口服,连用 3～5 日。如 1 个疗程不能取得满意疗效,隔 2 周可再重复 1 个疗程,共治疗 2～3 个疗程。

(三)免疫抑制剂

严重的或进展型病例必须做胸腺切除术,并用抗胆碱酯酶药。症状改善不明显者可试用硫唑嘌呤;小剂量皮质激素未见持续疗效的患者也可用硫唑嘌呤替代大剂量皮质激素,常用剂量为 2～3mg/(kg·d),最初自小剂量 1mg/(kg·d)开始,应定期检查血常规和肝、肾功能。白细胞低于 $3×10^9$/L 应停用;可选择性抑制 T 和 B 淋巴细胞增生,每次 1g,每日 2 次,口服。

(四)血浆置换

用于病情急骤恶化或肌无力危象患者,可暂时改善症状,或于胸腺切除术前处理,避免或改善术后呼吸危象,疗效持续数日或数月,该法安全,但费用昂贵。

(五)免疫球蛋白

通常剂量为 0.4g/(kg·d),静脉滴注,连用 3～5 日,用于各种类型危象。

(六)胸腺切除

60 岁以下的 MG 患者可行胸腺切除术,适用于全身型 MG 包括老年患者,通常可使症状改善或缓解,但疗效常在数月或数年后显现。

(七)危象的处理

1.肌无力危象

肌无力危象最常见,常因抗胆碱酯药物剂量不足引起,注射腾喜龙或新斯的明后症状减轻,应加大抗胆碱酯药的剂量。

2.胆碱能危象

抗胆碱酯酶药物过量可导致肌无力加重,出现肌束震颤及毒蕈碱样反应,腾喜龙静脉注射无效或加重,应立即停用抗胆碱酯酶药,待药物排出后重新调整剂量或改用其他疗法。

3.反拗危象

抗胆碱酯酶药不敏感所致。腾喜龙试验无反应。应停用抗胆碱酯酶药,输液维持或改用其他疗法。

(八)慎用和禁用的药物

奎宁、吗啡及氨基苷类抗生素、新霉素、多黏菌素、巴龙霉素等应禁用,地西泮、苯巴比妥等应慎用。

五、护理

(一)护理诊断

1.活动无耐力

与神经-肌肉联结点传递障碍;肌肉萎缩、活动能力下降;呼吸困难、氧供需失衡有关。

2.废用综合征

与神经肌肉障碍导致活动减少有关。

3.吞咽障碍

与神经肌肉障碍(呕吐反射减弱或消失;咀嚼肌肌力减弱;感知障碍)有关。

4.生活自理缺陷

与眼外肌麻痹、眼睑下垂或四肢无力、运动障碍有关。

5.营养不足,低于机体需要量

与咀嚼无力、吞咽困难致摄入减少有关。

(二)护理措施

(1)轻症者适当休息,避免劳累、受凉、感染、创伤、激怒。病情进行性加重者须卧床休息。

(2)在急性期,鼓励患者充分卧床休息。将患者经常使用的日常生活用品(如:便器、卫生纸、茶杯等)放在患者容易拿取的地方。根据病情或患者的需要协助其日常生活活动,以减少能量消耗。

(3)指导患者使用床档、扶手、浴室椅等辅助设施,以节省体力和避免摔伤。鼓励患者在能耐受的活动范围内,坚持身体活动。患者活动时,注意保持周围环境安全,无障碍物,以防跌倒,路面防滑,防止滑倒。

(4)给患者和家属讲解活动的重要性,指导患者和家属对受累肌肉进行按摩和被动/主动运动,防止肌肉萎缩。

(5)选择软饭或半流质饮食,避免粗糙干硬、辛辣等刺激性食物。根据患者需要供给高蛋白、高热量、高维生素饮食。吃饭或饮水时保持端坐、头稍微前倾的姿势。给患者提供充足的进餐时间、喂饭速度要慢,少量多餐,交替喂液体和固体食物,让患者充分咀嚼、吞咽后再继续喂。把药片碾碎后制成糊状再喂药。

(6)注意保持进餐环境安静、舒适;进餐时,避免讲话或进行护理活动等干扰因素。进食宜在口服抗胆碱酯酶药物后30~60分钟,以防呛咳。如果有食物滞留,鼓励患者把头转向健侧,并控制舌头向受累的一侧清除残留的食物或喂食数口汤,让食物咽下。如果误吸液体,让患者上身稍前倾,头稍微低于胸口,便于分泌物引流,并擦去分泌物。在床旁备吸引器,必要时吸引。患者不能由口进食时,遵医嘱给予营养支持或鼻饲。

(7)注意观察抗胆碱酯酶药物的疗效和不良反应,严格执行用药时间和剂量,以防因用量不足或过量导致危象的发生。

(三)应急措施

(1)一旦出现重症肌无力危象,应迅速通知医生;立即给予吸痰、吸氧、简易呼吸器辅助呼吸,做好气管插管或切开,人工呼吸机的准备工作;备好新斯的明等药物,按医嘱给药,尽快解除危象。

(2)避免应用一切加重神经肌肉传导障碍的药物,如吗啡、利多卡因、链霉素、卡那霉素、庆大霉素和磺胺类药物。

(四)健康指导

1.入院教育

(1)给患者讲解疾病的名称,病情的现状、进展及转归。

(2)根据患者需要,给患者和家属讲解饮食营养的重要性,取得他们的积极配合。

2.住院教育

(1)仔细向患者解释治疗药物的名称、药物的用法、作用和不良反应。

(2)告知患者常用药治疗方法、不良反应、服药注意事项,避免因服药不当而诱发肌无力危象。

(3)肌无力症状明显时,协助做好患者的生活护理,保持口腔清洁防止外伤和感染等并发症。

3.出院指导

(1)保持乐观情绪、生活规律、饮食合理、睡眠充足,避免疲劳、感染、情绪抑郁和精神创伤等诱因。

(2)注意根据季节、气候,适当增减衣服,避免受凉、感冒。

(3)按医嘱正确服药,避免漏服、自行停服和更改药量。

(4)患者出院后应随身带有卡片,包括姓名、年龄、住址、诊断证明,目前所用药物及剂量,以便在抢救时参考。

(5)病情加重时及时就诊。

(吴　艳)

第七节　帕金森病

帕金森病由 James Parkinson(1817 年)首先描述,旧称震颤麻痹,是发生于中年以上的中枢神经系统慢性进行性变性疾病,病因至今不明。多缓慢起病,逐渐加重。其病变主要在黑质和纹状体。其他疾病累及锥体外系统也可引起同样的临床表现者,则称为震颤麻痹综合征或帕金森综合征。65 岁以上人群患病率为 1000/10 万,随年龄增高,男性稍多于女性。

一、临床表现

(一)震颤

肢体和头面部不自主抖动,这种抖动在精神紧张时和安静时尤为明显,病情严重时抖动呈持续性,只有在睡眠后消失。

(二)肌肉僵直,肌张力增高

表现手指伸直,掌指关节屈曲,拇指内收,腕关节伸直,头前倾,躯干俯屈,髋关节和膝关节屈曲等特殊姿势。

(三)运动障碍

运动减少,动作缓慢,写字越写越小,精细动作不能完成,开步困难,慌张步态,走路前冲,呈碎步,面部缺乏表情。

(四)其他症状

多汗、便秘,油脂脸,直立性低血压,精神抑郁症状等,部分患者伴有智力减退。

二、体格检查

(一)震颤

检查可发现静止性、姿势性震颤,手部可有搓丸样动作。

(二)肌强直

患肢肌张力增高,可因均匀的阻力而出现"铅管样强直",如伴有震颤则似齿轮样转动,称为"齿轮样强直"。四肢躯干颈部和面部肌肉受累出现僵直,患者出现特殊姿态。

(三)运动障碍

平衡反射、姿势反射和翻正反射等障碍以及肌强直导致的一系列运动障碍,写字过小症以及慌张步态等。

(四)自主神经系统体征

仅限于震颤一侧的大量出汗和皮脂腺分泌增加等体征,食管、胃及小肠的功能障碍导致吞咽困难和食管反流,以及顽固性便秘等。

三、辅助检查

(一)MRI

唯一的改变为在 T_2 相上呈低信号的红核和黑质网状带间的间隔变窄。

(二)正电子发射计算机断层扫描(PET)

可检出纹状体摄取功能下降,其中又以壳核明显,尾状核相对较轻,即使症状仅见于单侧的患者也可查出双侧纹状体摄功能降低。尚无明确症状的患者,PET 若检出纹状体的摄取功能轻度下降或处于正常下界,以后均发病。

四、诊断

（一）诊断思维

（1）帕金森病实验室检查及影像学检查多无特殊异常,临床诊断主要依赖发病年龄、典型临床症状及治疗性诊断（即应用左旋多巴有效）。

（2）帕金森病诊断明确后,还须进行 UPDRS 评分及分级,来评判帕金森病的严重程度并指导下步治疗。

（二）鉴别诊断

1. 脑炎后帕金森综合征

通常所说的昏睡性脑炎所致帕金森综合征,已近 70 年未见报道,因此该脑炎所致脑炎后帕金森综合征也随之消失。近年报道病毒性脑炎患者可有帕金森样症状,但本病有明显感染症状,可伴有颅神经麻痹、肢体瘫痪、抽搐、昏迷等神经系统损害的症状,脑脊液可有细胞数轻中度增高、蛋白增高、糖减低等。病情缓解后其帕金森样症状随之缓解,可与帕金森病鉴别。

2. 肝豆状核变性

隐性遗传性疾病、约 1/3 有家族史,青少年发病、可有肢体肌张力增高、震颤、面具样脸、扭转痉挛等锥体外系症状。具有肝脏损害,角膜 K-F 环及血清铜蓝蛋白降低等特征性表现,可与帕金森病鉴别。

3. 特发性震颤

特发性震颤属显性遗传病,表现为头、下颌、肢体不自主震颤,震颤频率可高可低,高频率者甚似甲状腺功能亢进,低频者甚似帕金森震颤。本病无运动减少、肌张力增高及姿势反射障碍,并于饮酒后消失,普萘洛尔治疗有效等,可与原发性帕金森病鉴别。

4. 进行性核上性麻痹

本病也多发于中老年,临床症状可有肌强直、震颤等锥体外系症状。但本病有突出的眼球凝视障碍、肌强直以躯干为重、肢体肌肉受累轻而较好的保持了肢体的灵活性、颈部伸肌张力增高致颈项过伸与帕金森病颈项屈曲显然不同,均可与帕金森病鉴别。

5. Shy-Drager 综合征

临床常有锥体外系症状,但因有突出的自主神经症状,如:晕厥、直立性低血压、性功能及膀胱功能障碍,左旋多巴制剂治疗无效等,可与帕金森病鉴别。

6. 药物性帕金森综合征

过量服用利血平、氯丙嗪、氟哌啶醇及其他抗抑郁药物均可引起锥体外系症状,因有明显的服药史,并于停药后减轻可资鉴别。

7. 良性震颤

良性震颤指没有脑器质性病变的生理性震颤（肉眼不易觉察）和功能性震颤。功能性震颤包括:①生理性震颤加强（肉眼可见）:多呈姿势性震颤,与肾上腺素能的调节反应增强有关;也见于某些内分泌疾病,如嗜铬细胞瘤、低血糖、甲状腺功能亢进;②可卡因和乙醇中毒以及一些药物的不良反应;癔症性震颤,多有心因性诱因,分散注意力可缓解震颤;③其他:情绪紧张时和做精细动作时出现的震颤。良性震颤临床上无肌强直、运动减少和姿势异常等帕金森病的特征性表现。

五、治疗

（一）一般治疗

因本病的临床表现为震颤、强直、运动障碍、便秘和生活不能自理,故家属及医务人员应鼓励 PD 早期患者多做主动运动,尽量继续工作,培养业余爱好,多吃蔬菜水果或蜂蜜,防止摔跤,避免刺激性食物和烟酒。对晚期卧床患者,应勤翻身,多在床上做被动运动,以防发生关节固定、褥疮及坠积性肺炎。

(二)药物治疗

PD 宜首选内科治疗,多数患者可通过内科药物治疗缓解症状。

各种药物治疗虽能使患者的症状在一定时期内获得一定程度的好转,但皆不能阻止本病的自然发展。药物治疗必须长期坚持,而长期服药则药效减退和不良反应难以避免。虽然有相当一部分患者通过药物治疗可获得症状改善,但即使目前认为效果较好的左旋多巴或复方多巴(美多芭及信尼麦),也有 15% 左右患者根本无效。用于治疗本病的药物种类繁多,现今最常用者仍为抗胆碱能药和多巴胺替代疗法。

1.抗胆碱能药物

该类药物最早用于 Parkinson 病的治疗,常用者为苯海索 2mg,每日 3 次口服,可酌情增加;东莨菪碱 0.2mg,每日 3~4 次口服;苯甲托品 2~4mg,每日 1~3 次口服等。因苯甲托品对周围副交感神经的阻滞作用,不良反应多,应用越来越少。

2.多巴胺替代疗法

此类药物主要补充多巴胺的不足,使乙酰胆碱-多巴胺系统重获平衡而改善症状。最早使用的是左旋多巴,但其可刺激外周多巴胺受体,引起多方面的外周不良反应,如恶心、呕吐、厌食等消化道症状和血压降低、心率失常等心血管症状。目前不主张单用左旋多巴治疗,用它与苄丝肼或甲基多巴肼的复合制剂。常用的药物有美多芭、息宁或帕金宁。

(1)美多芭:是左旋多巴和苄丝肼 4:1 配方的混合剂。对病变早期的患者,开始剂量可用 62.5mg,日服 3 次。如患者开始治疗时症状显著,则开始剂量可为 125mg,每日 3 次;如效果不满意,可在第 2 周每日增加 125mg,第 3 周每日再增加 125mg。如果患者的情况仍不满意,则应每隔 1 周每日再增加 125mg。如果美多芭的日剂量>1000mg,需再增加剂量只能每月增加 1 次。该药明显减少了左旋多巴的外周不良反应,但却不能改善其中枢不良反应。

(2)息宁:是左旋多巴和甲基多巴肼 10:1 的复合物,开始剂量可用 125mg,日服 2 次,以后根据病情逐渐加量。其加药的原则和上述美多芭的加药原则是一致的。帕金宁是左旋多巴和甲基多巴肼 10:1 的复合物的控释片,它可使左旋多巴血浓度更稳定并达 4~6 小时,有利于减少左旋多巴的剂末现象、开始现象和剂量高峰多动现象。但是,控释片也有一些缺陷,如起效慢,并且由于在体内释放缓慢,有可能在体内产生蓄积作用,反而有时出现异动症的现象,改用美多芭后消失。

3.多巴胺受体激动剂

多巴胺受体激动剂能直接激动多巴胺能神经细胞突触受体,刺激多巴胺释放。

(1)溴隐亭:最常用,对震颤疗效好,对运动减少和强直均不及左旋多巴,常用剂量维持量为每日 15~40mg。

(2)协良行:患者使用时应逐步增加剂量,以达到不出现或少出现不良反应的目的。一般来讲,增加到每日 0.3mg 是比较理想的剂量,但对于个别早期的患者,可能并不需要增加到这个剂量,那么可以在你认为合适的剂量长期服用而不再增加。如果效果不理想,还可以根据病情的需要及对药物的耐受情况,每隔 5 天增加 0.025mg 或 0.05mg。

(3)泰舒达:使用剂量是每日 100~200mg。可以从小剂量每日 50mg 开始,可逐渐增加剂量。在帕金森病的早期,可以单独使用泰舒达治疗帕金森病,剂量最大可增加至每日 150mg。如果和左旋多巴合并使用,剂量可以维持在每日 50~150mg。一般每使用 250mg 左旋多巴,可考虑合并使用泰舒达 50mg 左右。

(三)外科手术治疗

1.立体定向手术治疗

立体定向手术包括脑内核团毁损、慢性电刺激和神经组织移植。

(1)脑内核团毁损:①第一次手术适应证:长期服药治疗无效或药物治疗不良反应严重者;疾病进行性缓慢发展已超过 3 年以上;年龄在 70 岁以下;工作能力和生活能力受到明显限制(按 Hoehn 和 Yahr 分级为 Ⅱ~Ⅳ级);术后短期复发,同侧靶点再手术。②第二次对侧靶点毁损手术适应证:第一次手术效果好,术后震颤僵直基本消失,无任何并发症者;手术近期疗效满意并保持在 12 个月以上;年龄在 70 岁以下;两次手术间隔时间要 1 年;目前无明显自主神经功能紊乱症状或严重精神症状,病情仍维持在 Ⅱ～Ⅳ 级。

禁忌证:症状很轻,仍在工作者;年老体弱;出现严重关节挛缩或有明显精神障碍;严重的心、肝、肾功能不全,高血压脑动脉硬化者或有其他手术禁忌者。

(2)脑深部慢性电刺激(DBS):目前 DBS 最常用的神经核团为丘脑腹中间核(VIM),丘脑底核(STN)和苍白球腹后部(PVP)。

慢性刺激术控制震颤的效果优于丘脑腹外侧核毁损术,后者发生并发症也常影响手术的成功。通过改变刺激参数可减少不必要的不良反应,远期疗效可靠。该法尚可用于非帕金森性震颤,如多发硬化和创伤后震颤。

丘脑底核(STN)也是刺激术时选用的靶点。有学者(1994 年)报道应用此方法观察治疗一例运动不能的 PD 患者。靶点定位方法为脑室造影,并参照立体定向脑图谱,同时根据慢性电极刺激和电生理记录进行调整。发现神经元活动自发增多的区域位于 AC-PC 平面下 2～4mm,AC-PC 线中点旁 10mm。对该处进行 130Hz 刺激,可立即缓解运动不能症状(主要在对侧肢体),但不诱发半身舞蹈症等运动障碍。上述观察表明,对 STN 进行慢性电刺激可用于治疗运动严重障碍的 PD 患者。

2.脑细胞移植和基因治疗

帕金森病脑细胞移植术和基因治疗已在动物实验上取得很大成功,但最近临床研究显示,胚胎脑移植只能轻微改善 60 岁以下患者的症状,并且 50% 的患者在手术后出现不随意运动的不良反应,因此,目前此手术还不宜普遍采用。基因治疗还停留在实验阶段。

六、护理

(一)护理评估

1.健康史评估

(1)询问患者职业,农民的发病率较高,主要是他们与杀虫剂、除草剂接触有关。

(2)评估患者家族中有无患此病的人,PD 与家族遗传有关,患者的家族发病率为 7.5%～94.5%。

(3)评估患者居住、生活、工作的环境,农业环境中神经毒物(杀虫剂、除草剂),工业环境中暴露重金属等是 PD 的重要危险因素。

2.临床观察评估

帕金森病常为 50 岁以上的中老年人发病,发病年龄平均为 55 岁;男性稍多,起病缓慢,进行性发展,首发症状多为动作不灵活与震颤,随着病程的发展,可逐渐出现下列症状和体征。

(1)震颤:常为首发症状,多由一侧上肢远端(手指)开始,逐渐扩展到同侧下肢及对侧肢体,下颌、口唇、舌及头部通常最后受累,典型表现是静止性震颤,拇指与屈曲的食指间呈"搓丸样"动作,安静或休息时出现或明显,随意运动时减轻或停止,紧张时加剧,入睡后消失。

(2)肌强直:肌强直表现为屈肌和伸肌同时受累,被动运动关节时始终保持增高的阻力,类似弯曲软铅管的感觉,故称"铅管样强直";部分患者因伴有震颤,检查时可感到在均匀掌的阻力中出现断续停顿,如同转动齿轮感,称为"齿轮样强直",是由于肌强直与静止性震颤叠加所致。

(3)运动迟缓:表现为随意动作减少,包括行动困难和运动迟缓,并因肌张力增高,姿势反射障碍而表现一系列特征性运动症状,如起床、翻身、步行、方向变换等运动迟缓;面部表情肌活动减少,常常双眼凝视,瞬目运动减少,呈现"面具"脸;手指做精细动作如扣钮、系鞋带等困难;书写时字越写越小,呈现"写字过小征"。

(4)姿势步态异常:站立时呈屈曲体姿,步态障碍甚为突出,患者自坐位、卧位起立困难,迈步后即以极小的步伐向前冲去,越走越快,不能及时停步或转弯,称慌张步态。

(5)其他症状:反复轻敲眉弓上缘可诱发眨眼不止。口、咽、腭肌运动障碍,讲话缓慢、语音低沉、单调、流涎,严重时可有吞咽困难。还有顽固性便秘、直立性低血压等;睡眠障碍;部分患者疾病晚期可出现认知功能减退、抑郁和视幻觉等,但常不严重。

3.诊断性检查评估

(1)头颅 CT:CT 可显示脑部不同程度的脑萎缩表现。

(2)生化检测:采用高效液相色谱(HPLC)可检测到脑脊液和尿中 HVA 含量降低。

(3)基因检测:DNA 印迹技术、PCR、DNA 序列分析等在少数家族性 PD 患者可能会发现基因突变。

(4)功能显像检测:采用 PET 或 SPECT 与特定的放射性核素检测,可发现 PD 患者脑内 DAT 功能显著降低,且疾病早期即可发现,D_2 型 DA 受体(D_2R)活性在疾病早期超敏、后期低敏,以及 DA 递质合成减少,对 PD 的早期诊断、鉴别诊断及病情进展监测均有一定的价值。

(二)护理问题

1.运动障碍

帕金森病患者由于其基底核或黑质发生病变,以致负责运动的锥体外束发生功能障碍,患者运动的随意肌失去了协调与控制,产生运动障碍并随之带来一定的意外伤害。

(1)跌倒:震颤、关节僵硬、动作迟缓,协调功能障碍常是患者摔倒的原因。

(2)误吸:舌头、唇、颈部肌肉和眼睑亦有明显的震颤及吞咽困难。

2.营养摄取不足

患者常因手、头不自主的震颤,进食时动作太慢,常常无法独立吃完一顿饭,以致未能摄取日常所需热量,因此,约有 70% 的患者有体重减轻的现象。

3.便秘

由于药物的不良反应、缺乏运动、胃肠道中缺乏唾液(因吞咽能力丧失,唾液由口角流出)、液体摄入不足及肛门括约肌无力,所以大多数患者有便秘。

4.尿潴留

吞咽功能障碍以致水分摄取不足,贮存在膀胱的尿液不足 200~300mL 则不会有排尿的冲动感;排尿括约肌无力引起尿潴留。

5.精神障碍

疾病使患者协调功能不良、顺口角流唾液,而且又无法进行日常生活的活动,因此患者会有心情抑郁、产生敌意、罪恶感或无助感等情绪反应。由于外观的改变,有些患者还会发生因自我形象的改变而造成与社会隔离的问题。

(三)护理目标

(1)患者未发生跌倒或跌倒次数减少。

(2)患者有足够的营养;患者进食水时不发生呛咳。

(3)患者排便能维持正常。

(4)患者能维持部分自我照顾的能力。

(5)患者及家属的焦虑症状减轻。

(四)护理措施

1.安全护理

(1)安全配备,由于患者行动不便,在病房楼梯两旁、楼道、门把附近的墙上,增设沙发或木制的扶手,以增加患者开、关门的安全性;配置牢固且高度适中的座厕、沙发或椅。以利于患者坐下或站起,并在厕所、浴室增设可供扶持之物,使患者排便及穿脱衣服方便;应给患者配置助行器辅助设备;呼叫器置于患者床旁,日常生活用品放在患者伸手可及处。

(2)定时巡视,主动了解患者的需要,既要指导和鼓励患者增强自我照顾能力,做力所能及的事情,又要适当协助患者洗漱、进食、沐浴、如厕等。

(3)防止患者自伤。患者动作笨拙,常有失误,应谨防其进食时烫伤。端碗持筷困难者,尽量选择不易打碎的不锈钢餐具,避免使用玻璃和陶瓷制品。

2.饮食护理

(1)增加饮食中的热量、蛋白质的含量及容易咀嚼的食物;吃饭少量多餐。定时监测体重变化;在饮食中增加纤维与液体的摄取,以预防便秘。

(2)进食时,营造愉快的气氛,因患者吞咽困难及无法控制唾液,所以有的患者喜欢单独进食;应将食物事先切成小块或磨研,并给予粗大把手的叉子或汤匙,使患者易于把持;给予患者充分的进食时间,若进食中食物冷却了,应予以温热。

(3)吞咽障碍严重者,吞咽可能极为困难,在进食或饮水时有呛咳的危险,而造成吸入性肺炎,故不要勉强进食,可改为鼻饲喂养。

3.保持排便畅通

给患者摄取足够的营养与水分,并教导患者解便与排尿时,吸气后闭气,利用增加腹压的方法解便与排尿。另外,依患者的习惯,在进食后半小时应试着坐于马桶上排便。

4.运动护理

告之患者运动锻炼的目的在于防止和推迟关节僵直和肢体挛缩,与患者和家属共同制定锻炼计划,以克服运动障碍的不良影响。

(1)尽量参与各种形式的活动,如散步、太极拳、床边体操等。注意保持身体和各关节的活动强度与最大活动范围。

(2)对于已出现某些功能障碍或坐起已感到困难的患者,要有目的有计划地锻炼。告诉患者知难而退或由他人包办只会加速功能衰退。如患者感到坐立位变化有困难,应每天做完一般运动后,反复练习起坐动作。

(3)必须指导患者注意姿势,以预防畸形。应小心观察头与颈部是否有弯曲的倾向。正确姿势有助于头、颈直立。躺于床上时,不应垫枕头,且患者应定期俯卧。

(4)本病常使患者起步困难和步行时突然僵住,因此嘱患者步行时息想要放松。尽量跨大步伐;向前走时脚要抬高,双臂摆动,目视前方而不要注视地面;转弯时,不要碎步移动,否则会失去平衡;护士和家属在协助患者行走时,不要强行拖着患者走;当患者感到脚黏在地上时,可告诉患者先向后退一步,再往前走,这样会比直接向前容易。

(5)过度震颤者让他坐在有扶手的椅子上,手抓着椅臂,可以稍加控制震颤。

(6)晚期患者出现显著的运动障碍时。要帮助患者活动关节,按摩四肢肌肉,注意动作轻柔,勿给患者造成疼痛。

(7)鼓励患者尽量试着独立完成日常生活的活动,自己安排娱乐活动,培养兴趣。

(8)让患者穿轻便宽松的衣服,可减少流汗与活动的束缚。

5.合并抑郁症的护理

帕金森病患者的抑郁与帕金森疾病程度呈正相关,即患者的运动障碍愈重对其神经心理的影响愈严重。在护理患者时要教会患者一些心理调适技巧:重视自己的优点和成就;尽量维持过去的兴趣和爱好,积极参加文体活动,寻找业余爱好;向医生、护士及家人倾诉内心想法,疏泄郁闷,获得安慰和同情。

6.睡眠异常的护理

(1)创造良好的睡眠环境:建议患者要有舒适的睡眠环境,如室温和光线适宜;床褥不宜太软,以免翻身困难;为运动过缓和僵直较重的患者提供方便上下床的设施;卧室内放尿壶及便器,有利于患者夜间如厕等。避免在有限的睡眠时间内实施影响患者睡眠的医疗护理操作,必须进行的治疗和护理操作应穿插于患者的自然觉醒时,以减少被动觉醒次数。

(2)睡眠卫生教育:指导患者养成良好的睡眠习惯和方式,建立比较规律的活动和休息时间表。

(3)睡眠行为干预:①刺激控制疗法:只在有睡意时才上床;床及卧室只用于睡眠,不能在床上阅读、看电视或工作;若上床15~20分钟不能入睡,则应考虑换别的房间,仅在又有睡意时才上床(目的是重建卧室与睡眠间的关系);无论夜间睡多久,清晨应准时起床;白天不打瞌睡。②睡眠限制疗法:教导患者缩短在床上的时间及实际的睡眠时间,直到允许躺在床上的时间与期望维持的有效睡眠时间一样长。当睡眠效率超过 90% 时,允许增加 15～20 分钟卧床时间。睡眠效率低于 80%,应减少 15～20 分钟卧床时间。睡眠效率 80%～90%,则保持卧床时间不变。最终,通过周期性调整卧床时间直至达到适度的睡眠时间。③依据睡眠障碍的不同类型和药物的半衰期遵医嘱有的放矢地选择镇静催眠药物。并主动告知患者及家属使用镇静催眠药的原则,即最小剂量、间断、短期用药,注意停药反弹、规律停药等。

7.治疗指导

药物不良反应的观察:

(1)遵医嘱准时给药,预防或减少"开关"现象、剂末现象、异动症的发生。

(2)药物治疗初起可出现胃肠不适,表现为恶心、呕吐等,有些患者可出现幻觉。但这些不良反应可以通过逐步增加剂量或降低剂量的办法得到克服。特别值得指出的是,有一部分患者过分担心药物的不良反应,表现为尽量推迟使用治疗帕金森病的药物,或过分地减少药物的服用量,这不仅对疾病的症状改善没有好处,长期如此将导致患者的心、肺、消化系统等出现严重问题。

(3)精神症状:服用安坦、金刚烷胺药物后,患者易出现幻觉,当患者表述一些离谱事时,护士应考虑到是服药引起的幻觉,立即报告医生,遵医嘱给予停药或减药,以防其发生意外。

8.功能神经外科手术治疗护理

(1)手术方法:外科治疗方法目前主要有神经核团细胞毁损手术与脑深部电刺激器埋置手术两种方式。原理是为了抑制脑细胞的异常活动,达到改善症状的目的。

(2)手术适应证:诊断明确的原发性帕金森病患者都是手术治疗的适合人群,尤其是对左旋多巴(美多巴或息宁)长期服用以后疗效减退,出现了"开关"波动现象、异动症和"剂末"恶化效应的患者。

(3)手术并发症:因手术靶点的不同,会有不同的并发症。苍白球腹后部(PVP)切开术可能出现偏盲或视野缺损,丘脑腹外侧核(VIM)毁损术可出现感觉异常如嘴唇、指尖麻木等,丘脑底核(STN)毁损术可引起偏瘫。

(4)手术前护理:①术前教育:相关知识教育。②术前准备:术前一天头颅备皮;对术中术后应用的抗生素遵医嘱做好皮试;嘱患者晚 12:00 后开始禁食水药;嘱患者清洁个人卫生,并在术前晨起为患者换好干净衣服。③术前 30 分钟给予患者术前哌替啶 25mg 肌内注射;并将一片美巴多备好交至接手术者以便术后备用。④患者离病房后为其备好麻醉床、无菌小巾、一次性吸痰管、心电监护。

(5)手术后护理:①交接患者:术中是否顺利、有无特殊情况发生、术后意识状态、伤口的引流情况等。②安置患者于麻醉床上,头枕于无菌小巾上,取平卧位,嘱患者卧床 2 天,减少活动,以防诱发颅内出血;嘱患者禁食、水、药 6 小时后逐渐改为流食、半流食、普通饮食。③术后治疗效果观察:原有症状改善情况并记录。④术后并发症的观察:术后患者会出现脑功能障碍、脑水肿、颅内感染、颅内出血等并发症。因此术后严密观察患者神志、瞳孔变化,有无高热、头疼、恶心、呕吐等症状;有无偏盲、视野变窄及感知觉异常;观察患者伤口有无出血及分泌物等。⑤心电监测、颅脑监测 24 小时,低流量吸氧 6 小时。

9.给予患者及家属心理的支持

对于心情抑郁的患者,应鼓励其说出对别人依赖感的感受。对于怀有敌意、罪恶感或无助感的患者,应给予帮助与支持,提供良好的照顾。寻找患者有兴趣的活动,鼓励患者参与。

10.健康教育

(1)指导术后服药(参见本章节治疗中所述),针对手术的患者,要让患者认识到手术虽然改善运动障碍,但体内多巴胺缺乏客观存在,仍需继续服药。

(2)指导日常生活中的运动训练告知患者运动锻炼的目的在于防止和推迟关节僵直和肢体挛缩,与患者和家属共同制定锻炼计划,以克服运动障碍的不良影响。①关节活动度的训练:脊柱、肩、肘、腕、指、髋、膝、踝及趾等各部位都应进行活动度训练。对于脊柱,主要进行前屈后伸、左右侧屈及旋转运动。②肌力训练:上肢可进行哑铃操或徒手训练;下肢股四头肌的力量和膝关节控制能力密切相关,可进行蹲马步或反复起坐练习;腰背肌可进行仰卧位的桥式运动或俯卧位的燕式运动;腹肌力量较差行仰卧起坐训练。

③姿势转换训练:必须指导患者注意姿势,以预防畸形。应小心观察头与颈部是否有弯曲的倾向。正确姿势有助于头、颈直立。躺于床上时,不应垫枕头,且患者应定期俯卧,注意翻身、卧位转为坐位、坐位转为站位训练。④重心转移和平衡训练:训练坐位平衡时可让患者重心在两臀间交替转移,也可训练重心的前后移动;训练站立平衡时双足分开5～10cm,让患者从前后方或侧方取物,待稳定后便可突然施加推或拉外力,最好能诱发患者完成迈步反射。⑤步行步态训练:对于下肢起步困难者,最初可用脚踢患者的足跟部向前,用膝盖推挤患者腘窝使之迈出第一步,以后可在患者足前地上放一矮小障碍物,提醒患者迈过时方能起步。抬腿低可进行抬高腿练习,步距短的患者行走时予以提醒;步频快则应给予节律提示。对于上下肢动作不协调的患者,一开始嘱患者做一些站立相的两臂摆动,幅度可较大;还可站于患者身后,两人左、右手分别共握一根体操棒,然后喊口令一起往前走,手的摆动频率由治疗师通过体操棒传给患者。⑥让患者穿轻便宽松的衣服,可减少流汗与活动的束缚。

(高艳飞)

第八节 癫 痫

一、定义

(一)癫痫

癫痫是一组由不同病因所引起,脑部神经元过度同步化,且常具有自限性的异常放电所导致的综合征,以发作性、短暂性、重复性及通常为刻板性的中枢神经系统功能失常为特征。

(二)痫性发作

为大脑神经元的一次不正常的过度放电,并包括高度同步的一些行为上的改变。

(三)急性发作

由于大脑结构出现损害或代谢障碍,或急性全身性的代谢紊乱而引起的痫性发作,例如低血糖、酒精中毒等可能引起易感个体痫性发作。

二、病因

癫痫的病因复杂,是获得性和遗传性因素等多因素共同作用的结果。目前根据病因分为三类,即症状性、特发性(遗传性)和隐源性。病因与年龄有明显的关系。在新生儿期病因主要为感染、代谢异常(如维生素 B_6 依赖、低血糖、低钙血症)、出生时缺氧、颅内出血、脑部发育异常;婴儿或年龄小的儿童的病因主要为热性惊厥、遗传代谢性或发育异常性疾病、原发性/遗传性综合征、感染、发育异常、退行性变化;儿童和青春期年轻人主要病因为海马硬化、原发性/遗传性综合征、退行性疾病、发育异常、创伤、肿瘤;成年人最常见的病因为创伤、肿瘤、脑血管病、先天性代谢病、酒精/药物、海马硬化、感染、多发性硬化、退行性疾病;老年人的主要病因为脑血管病、药物/酒精、肿瘤、创伤、退行性变化(如痴呆病)。

三、发病机制

尚不完全清楚,一些重要的发病环节已为人类所知,发病机制见图1-7。

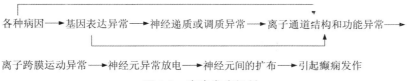

图 1-7 癫痫发病机制

四、分类

(一)癫痫发作的分类

1981 年国际抗癫痫联盟关于癫痫发作的分类参照两个标准:①发作起源于一侧或双侧脑部。②发作时有无意识丧失。其依据是脑电图和临床表现,详见表 1-7。

表 1-7　1981 年癫痫发作的国际分类

Ⅰ.部分性(局灶性,局限性)发作

单纯部分性发作

运动症状发作

躯体感觉或特殊感觉症状性发作

有自主神经症状的发作

有精神症状的发作

复杂部分性发作

单纯部分性发作起病,继而意识丧失

发作开始就有意识丧失

部分性发作进展至继发全身发作

单纯部分性发作继发全身发作

复杂部分性发作继发全身发作

单纯部分性发作进展成复杂部分性发作.然后继发全身发作

Ⅱ.全身(全面)发作

失神发作

典型失神发作

不典型失神发作

肌阵挛发作

阵挛性发作

强直发作

强直阵挛发作

失张力发作

Ⅲ.不能分类的癫痫发作

(二)癫痫和癫痫综合征的分类(见表 1-8)

表 1-8　1989 年癫痫和癫痫综合征的国际分类

Ⅰ.与部位有关的癫痫(局部性、局灶性、部分性)

与发病年龄有关的特发性癫痫

具有中央颞区棘波的良性儿童期癫痫

具有枕区发放的良性儿童期癫痫

原发性阅读性癫痫

症状性

儿童慢性进行性局限型癫痫状态

有特殊促发方式的癫痫综合征

颞叶癫痫

额叶癫痫

续表

枕叶癫痫

顶叶癫痫

隐源性:通过发作类型、临床特征、病因学以及解剖学定位

Ⅱ.全身型癫痫和癫痫综合征

与年龄有关的特发性全面性癫痫

良性家族性新生儿惊厥

良性新生儿惊厥

良性婴儿阵挛性癫痫

儿童失神发作

青少年失神发作

青少年肌阵挛性癫痫

觉醒时全身强直阵挛发作的癫痫

其他全身性特发性癫痫

特殊活动诱导的癫痫

隐源性或症状性癫痫

West 综合征(婴儿痉挛)

Lennox-Gastaut 综合征

肌阵挛-起立不能性癫痫

肌阵挛失神发作性癫痫

症状性全身性癫痫

无特殊病因

早发性肌阵挛性脑病

伴爆发抑制的早发性婴儿癫痫性脑病

其他症状性全身性发作

特殊性综合征

其他疾病状态下的癫痫发作

Ⅲ.不能确定为局灶性或全身性的癫痫或癫痫综合征

有全身性和部分性发作的癫痫

新生儿癫痫

婴儿重症肌阵挛性癫痫

慢波睡眠中伴有连续性棘慢波的癫痫

获得性癫痫性失语

其他不能确定的发作

没有明确的全身或局灶特征的癫痫

Ⅳ.特殊综合征

热性惊厥

孤立单次发作或孤立性单次癫痫状态

由乙醇、药物、子痫、非酮症高血糖等因素引起急性代谢或中毒情况下出现的发作

五、癫痫发作的临床表现

癫痫发作的共同特征:发作性、短暂性、重复性、刻板性。不同类型癫痫发作的特点分述如下。

(一)部分性发作

此类发作起始时的临床表现和脑电图均提示发作起源于大脑皮质的局灶性放电,根据有无意识改变和继发全身性发作又分为以下几类。

1. 单纯部分性发作

起病于任何年龄,发作时患者意识始终存在,异常放电限于局部皮质内,发作时的临床表现取决于异常放电的部位。分为以下 4 类。

(1)部分运动性发作:皮质运动区病灶诱发的局灶性运动性癫痫表现为身体相应部位的强直和阵挛。痫性放电按人体运动区的分布顺序扩展时称 Jackson 发作,多起始于拇指和食指、口角或趾和足。阵挛从起始部位逐渐扩大,可以扩展至一侧肢体或半身,但不扩展至全身。神志始终清楚。发作过后可有一过性发作的肢体瘫痪,称 Todd 瘫痪,可持续数分钟至数日。病灶位于辅助运动区时,发作表现为头或躯体转向病灶的对侧、一侧上肢外展伴双眼注视外展的上肢。

(2)部分感觉(体觉性发作或特殊感觉)性发作:不同感觉中枢的痫性病灶可诱发相应的临床表现,如针刺感、麻木感、视幻觉、听幻觉、嗅幻觉、眩晕、异味觉等。

(3)自主神经性发作:包括上腹部不适感、呕吐、面色苍白、潮红、竖毛、瞳孔散大、尿失禁等。

(4)精神性发作:表现为情感障碍、错觉、结构性幻觉、识别障碍、记忆障碍等。

2. 复杂部分性发作

起病于任何年龄,但青少年多见。痫性放电通常起源于颞叶内侧或额叶,也可起源于其他部位。发作时有意识障碍,发作期脑电图有单侧或双侧不同步的病灶。常见以下类型:①单纯部分性发作开始,继而意识障碍。②自动症:系在癫痫发作过程中或发作后意识蒙眬状态下出现的协调的、相适应的不自主动作,事后往往不能回忆。自动症可表现为进食样自动症、模仿样自动症、手势样自动症、词语性自动症、走动性自动症、假自主运动性自动症和性自动症等。③仅有意识障碍。④意识障碍伴有自动症。发作后常有疲惫、头昏、嗜睡,甚至定向力不全等。

3. 部分性发作进展为继发全面性发作

可表现为全身强直-阵挛、强直或阵挛,发作时脑电图为部分性发作迅速泛化成为两侧半球全面性发放。单纯部分性发作可发展为复杂部分性发作,单纯或复杂部分性发作也可进展为全面性发作。

(二)全面性发作

全面性发作的临床表现和脑电图都提示双侧大脑半球同时受累,临床表现多样,多伴有意识障碍并可能是首发症状,分为 6 类。

1. 全面性强直-阵挛发作(Generalized Tonic-Clonic Seizure,GTCS)

是最常见的发作类型之一,以意识丧失和全身对称性抽搐为特征,伴自主神经功能障碍。大多数发作前无先兆,部分患者可有历时极短含糊不清或难以描述的先兆。其后进入:①强直期,患者突然出现肌肉的强直性收缩,影响到呼吸肌时发生喘鸣、尖叫、面色青紫,可出现舌咬伤、尿失禁,持续 10~30 秒进入阵挛期。②阵挛期,表现为一张一弛的阵挛惊厥性运动,呼吸深而慢,口吐白沫,全身大汗淋漓,持续 30 秒至数分钟。③阵挛后期,阵挛期之末出现深呼吸,所有肌肉松弛。整个发作过程持续 5~10 分钟,部分患者进入深睡状态。清醒后常感到头昏、头痛和疲乏无力。发作间期脑电图半数以上有多棘慢复合波、棘慢复合波或尖慢复合波。发作前瞬间脑电活动表现为波幅下降,呈抑制状态,强直期呈双侧性高波幅棘波爆发,阵挛期为双侧性棘波爆发与慢波交替出现,发作后为低波幅不规则慢波。

2. 强直性发作

多见于弥漫性脑损害的儿童,睡眠中发作较多。表现为全身或部分肌肉的强直性收缩,往往使肢体固定于某种紧张的位置,伴意识丧失、面部青紫、呼吸暂停、瞳孔散大等。发作持续数秒至数十秒。发作间期脑电图可有多棘慢复合波或棘慢复合波,发作时为广泛性快活动或 10~25 Hz棘波,其前后可有尖慢复合波。

3. 阵挛性发作

几乎都发生于婴幼儿,以重复性阵挛性抽动伴意识丧失为特征,持续 1 至数分钟。发作间期脑电图可有多棘慢复合波或棘慢复合波,发作时为 10~15 Hz 棘波或棘慢复合波。

4.肌阵挛发作

发生于任何年龄。表现为突发短促的震颤样肌收缩,可对称性累及全身,可突然倒地,也可能限于某个肌群,轻者仅表现为头突然前倾。单独或成簇出现,刚入睡或清晨欲醒时发作频繁。发作间期脑电图呈现双侧同步的3~4 Hz多棘慢复合波或棘慢复合波,发作时可见广泛性棘波或多棘慢复合波。

5.失神发作

分为典型失神和非典型失神发作。①典型失神发作:儿童期起病,预后较好,有明显的自愈倾向。表现为突然发生和突然终止的意识丧失,同时中断正在进行的活动。有时也可伴有自动症或轻微阵挛,一般只有几秒钟。发作后即刻清醒,继续发作前活动,每日可发作数次至数百次。脑电图在发作期和发作间期均可在正常的背景上出现双侧同步对称的3 Hz棘慢复合波。②非典型失神发作:多见于有弥漫性脑损害的患儿,常合并智力减退,预后较差。发作和终止均较典型者缓慢,肌张力改变明显。发作期和发作间期脑电图表现为不规则、双侧不对称、不同步的棘慢复合波。两者鉴别见表1-9。

表1-9　典型失神发作与非典型失神发作的鉴别

	典型失神发作	非典型失神发作
持续时间	10~20秒	较长
意识丧失	完全	不完全
开始	突然	不太突然
终止	突然	不太突然
发作次数	每日多次	较少
过度换气	常可诱发	不常诱发
合并现象	短暂眼睑阵挛	自动症、肌张力变化、自主神经表现
年龄	4~20岁	任何年龄
病因	原发性	症状性
脑电图	背景正常,双侧对称同步2~4 Hz棘慢复合波	背景异常,不对称不规则2~2.5 Hz棘(尖)慢复合爆发,阵发性快波
治疗	疗效好	疗效差

6.失张力发作

多见于发育障碍性疾病和弥漫性脑损害,儿童期发病。表现为部分或全身肌肉张力突然丧失,出现垂颈、张口、肢体下垂、跌倒发作或猝倒等。持续数秒至1分钟。可与强直性、非典型失神发作交替出现。发作间期脑电图为多棘慢复合波,发作时表现为多棘慢复合波、低电压、快活动脑电图。

六、常见癫痫及癫痫综合征的临床表现

(一)与部位有关的癫痫

1.与发病年龄有关的特发性癫痫

(1)具有中央-颞区棘波的良性儿童性癫痫:好发于2~13岁,有显著的年龄依赖性,多于16岁前停止发作。男女比例为1.5:1。发作与睡眠关系密切,大约75%的患儿只在睡眠时发生。多表现为部分性发作,出现口部、咽部、一侧面部的阵挛性抽搐,偶尔可以涉及同侧上肢,有时会发展为全面强直-阵挛发作,特别是在睡眠中。一般体格检查、神经系统检查及智力发育均正常。脑电图显示中央颞区单个或成簇出现的尖波或棘波,可仅局限于中颞部或中央区,也可向周围扩散。异常放电与睡眠密切相关,睡眠期异常放电明显增多。

(2)具有枕区放电的良性儿童癫痫:好发年龄1~14岁,4~5岁为发病高峰。发作期主要表现为视觉异常和运动症状。一般首先表现为视觉异常,如一过性视力丧失、视野暗点、偏盲、幻视等。视觉异常之后或同时可出现一系列的运动症状,如半侧阵挛、复杂部分发作伴自动症、全身强直阵挛发作。发作后常常伴有头痛和呕吐,约30%的患者表现为剧烈的偏侧头痛。17%还伴有恶心、呕吐。发作频率不等,清醒和

睡眠时都有发作。一般体格检查、神经系统检查及智力发育均正常。典型发作间期脑电图表现为背景正常,枕区出现高波幅的双相棘波。棘波位于枕区或后颞,单侧或双侧性。

（3）原发性阅读性癫痫:由阅读引起,没有自发性发作的癫痫综合征。临床表现为阅读时出现下颌痉挛,常伴有手臂的痉挛,如继续阅读则会出现全身强直-阵挛发作。

2.症状性癫痫

（1）颞叶癫痫:主要发生在青少年,起病年龄为10～20岁,62%的患者在15岁以前起病。发作类型有多种,主要包括单纯部分性发作、复杂部分性发作以及继发全身性发作。发作先兆常见,如上腹部感觉异常、似曾相识、嗅觉异常、幻视、自主神经症状等。复杂部分性发作多表现为愣神,各种自动症如咀嚼、发音、重复动作以及复杂的动作等。发作间期脑电图正常或表现为一侧或双侧颞区尖波/棘波、尖慢波/棘慢波、慢波。蝶骨电极或长程监测可以提高脑电图阳性率。

（2）额叶癫痫:发作形式表现为单纯性或复杂性部分性发作,常伴有继发全身性发作。丛集性发作,每次发作时间短暂,刻板性突出,强直或姿势性发作及下肢双侧复杂的运动性自动症明显,易出现癫痫持续状态。发作间期脑电图可显示正常、背景不对称、额区尖波/棘波、尖慢波/棘慢波、慢波。

（3）枕叶癫痫:发作形式主要为伴有视觉异常的单纯性发作,伴有或不伴有继发全身性发作。复杂部分性发作是因为发放扩散到枕叶以外的区域所致。视觉异常表现为发作性盲点、偏盲、黑矇、闪光、火花、光幻视及复视等,也可出现知觉性错觉,如视物大小的变化或距离变化以及视物变形;非视觉性症状表现为眼和头强直性或阵挛性向病灶对侧或同侧转动,有时只有眼球转动,眼睑抽动或强迫性眼睑闭合。可见眼震。发作间期脑电图表现为枕部背景活动异常,如一侧性α波波幅降低、缺如或枕部尖波/棘波。

（4）顶叶癫痫:发作形式为单纯部分性发作,伴有或不伴有继发全身性发作。通常有明显主观感觉异常症状。少数有烧灼样疼痛感。

（5）儿童慢性进行性局限型癫痫状态:表现为持续数小时、数天,甚至数年的,仅影响身体某部分的节律性肌阵挛。脑电图表现为中央区局灶性棘慢波,但无特异性。

（6）有特殊促发方式的癫痫综合征:指发作前始终存在环境或内在因素所促发的癫痫。有些癫痫发作由特殊感觉或知觉所促发(反射性癫痫),也可由高级脑功能的整合(如记忆或模式认知)所促发。

（二）全身型癫痫和癫痫综合征

1.与发病年龄有关的特发性癫痫

（1）良性家族性新生儿惊厥:发病年龄通常在出生后2～3天。男女发病率大致相当。惊厥形式以阵挛为主,有时呈强直性发作,也可表现为呼吸暂停,持续时间一般不超过1～3分钟,起病开始日内发作频繁,以后发作减少,有些病例的散在发作持续数周。发作期脑电图可见快波、棘波。发作间期脑电图检查正常。部分有病例局灶性或多灶性异常。

（2）良性新生儿惊厥:发作常在出生后3～4天发生,男孩多于女孩。惊厥形式以阵挛为主,可从一侧开始,然后发展到另一侧,很少为全身四肢同时阵挛,发作持续时间为1～3分钟。发作频繁。1/3患儿出现呼吸暂停。惊厥开始时神经系统检查正常,惊厥持续状态时可出现昏睡状态及肌张力低下。60%病例发作间期脑电图可见交替出现的尖样θ波,部分可显示局灶性异常。发作期EEG可见有规律的棘波或慢波。

（3）良性婴儿肌阵挛癫痫:病前精神运动发育正常。发病年龄为出生后4个月至3岁,男孩多见。部分患者有热性惊厥史或惊厥家族史。发作表现为全身性粗大肌阵挛抽动,可引起上肢屈曲,如累及下肢可出现跌倒。发作1～3秒。发作主要表现在清醒时,无其他类型的发作。脑电图背景活动正常,发作间期脑电图正常或有短暂的全导棘慢波、多棘慢波爆发,发作期全导棘慢波或多棘慢波爆发。

（4）儿童失神发作:发病年龄3～10岁,发病高峰年龄为6～7岁,男女之比约为2:3。发作形式为典型的失神发作。表现为突然意识丧失,但不跌倒,精神活动中断,正在进行的活动停止。两眼凝视前方,持续数秒钟,绝大多数在30秒以内,很少超过45秒。随之意识恢复。发作频繁,每天数次至数百次。临床表现可分为简单失神和复杂失神两种。简单失神发作仅有上述表现,约占10%。复杂失神发作占大多数,表现为失神发作同时可伴有其他形式的发作,常见为轻微阵挛、失张力、自动症、自主神经的症状。患儿智力发育正常,神经系统检查无明显异常。脑电图表现为正常背景上双侧同步的 3 Hz 的棘慢波综合。光和过度换气可诱发发作。

(5)青少年期失神发作:在青春期或青春期前开始发作,无性别差异。发作形式为典型的失神发作,但其他临床表现与儿童失神癫痫不同。约 80% 伴有强直-阵挛发作。大部分患者在醒后不久发生。15~20% 的病例伴有肌阵挛发作。发作频率明显少于儿童失神发作。智力发育正常。脑电图背景正常,发作期和发作间期显示 3 Hz 弥漫性棘慢波综合。

(6)青少年肌阵挛性癫痫:发病年龄主要集中在 8~22 岁,平均发病年龄为 15 岁,发病无性别差异。发作形式以肌阵挛为主。约 30% 的患者发展为强直-阵挛、阵挛-强直-阵挛和失神发作。发作常出现在夜间、凌晨或打盹后。最早的症状往往是醒后不久即出现肌阵挛或起床不久手中所拿的物品突然不自主地掉落。85% 的患儿在起病数月或数年后出现全面性强直-阵挛发作,10%~15% 的患儿有失神发作。患者神经系统发育及智能均正常,神经影像学检查正常。一般不能自行缓解,亦无进行性恶化。发作期脑电图表现为广泛、快速、对称的多棘慢波,随后继发少数慢波。发作间期脑电图可有快速、广泛、不规则的棘慢波放电,睡眠剥夺、闪光刺激等可诱发发作。

(7)觉醒时全身强直阵挛发作的癫痫:起病于 10~20 岁,主要于醒后不久发作,第 2 个发作高峰为傍晚休息时间,绝大部分以全身强直阵挛发作为唯一发作形式。剥夺睡眠和其他外界因素可激发发作。常有遗传因素。

(8)其他全身性特发性癫痫:指其他自发性癫痫,如不属于上述综合征之一,可归于本项内。

(9)特殊活动诱导的癫痫:包括反射性癫痫及其他非特异因素(不眠、戒酒、药物戒断、过度换气)诱发的癫痫。

2. 隐源性或症状性癫痫

(1)West 综合征(婴儿痉挛):是一类病因不同、几乎只见于婴儿期的、有特异性脑电图表现且抗癫痫药物治疗效果不理想的癫痫综合征。由特异性三联征组成:婴儿痉挛、精神运动发育迟滞及 EEG 高度节律失调。85%~90% 的患儿在出生后 1 年内发病,发病高峰为 6~8 个月。发病性别无显著差异。痉挛可为屈曲性、伸展性和混合性三种形式。

(2)Lennox-Gastaut 综合征:特发性 LGS 无明确病因。症状性 LGS 的病因主要包括:围生期脑损伤、颅内感染、脑发育不良、结节性硬化和代谢性疾病等。LGS 的主要特点包括:起病年龄早,多在 4 岁前发病,1~2 岁最多见;发作形式多样,可表现为强直发作、肌阵挛发作、不典型失神发作、失张力发作和全身强直-阵挛性发作等多种发作类型并存;发作非常频繁;常伴有智力发育障碍。脑电图表现为背景活动异常、慢棘慢波复合(<3 Hz)。

(3)肌阵挛-猝倒性癫痫:常有遗传因素。起病年龄为 6 个月至 6 岁,发病高峰年龄为 3~4 岁。发作形式多样,常见轴性肌阵挛发作,以头、躯干为主,表现为突然、快速地用力点头、向前弯腰,同时两臂上举。有时在肌阵挛后出现肌张力丧失,表现为屈膝、跌倒、不能站立。发病前智力发育正常,发病后有智力减退。脑电图早期有 4~7 Hz 节律,余正常,以后可有不规则快棘慢综合波或多棘慢波综合波。

(4)肌阵挛失神发作性癫痫:起病年龄 2~12.5 岁,发病高峰年龄为 7 岁,男性略多于女性。发作类型以失神发作和肌阵挛发作为主。表现为失神发作伴双侧节律性肌阵挛性抽动,发作持续时间较失神发作长,大约 10~60 秒。约一半患儿在发病前即有不同程度的智力低下,但无其他神经系统的异常发现。脑电图上可见双侧同步对称、节律性的 3 Hz 棘慢复合波,类似失神发作。

3. 症状性全身性癫痫及癫痫综合征

包括无特殊病因的早期肌阵挛性癫痫性脑病、伴爆发抑制的早发性婴儿癫痫性脑病,其他症状性全身性癫痫和有特殊病因的癫痫。

(1)早发性肌阵挛性脑病:出生后 3 个月内(多在 1 个月内)起病,男女发病率大致相当。病前无脑发育异常。初期为非连续性的单发肌阵挛(全身性或部分性),然后为怪异的部分性发作,大量的肌阵挛或强直阵挛。脑电图特征为"爆发-抑制",随年龄增长可逐渐进展为高度节律失调。家族性病例常见,提示与先天代谢异常有关。

(2)伴爆发抑制的早发性婴儿癫痫性脑病:又称大田原综合征。新生儿及婴儿早期起病,半数以上发病在1个月以内,男女发病率无明显差异。发作形式以强直痉挛为主。常表现为"角弓反张"姿势,极度低头、肢伸向前、身体绷紧。发作极为频繁。伴有严重的精神运动障碍,常在4~6个月时进展为婴儿痉挛。脑电图呈周期性爆发抑制波形是本病的特点,但并非本病所特有。

(三)不能分类的癫痫

1.新生儿癫痫

由于新生儿的特点,癫痫发作的临床表现常容易被忽略。发作包括眼水平性偏斜、伴或不伴阵挛、眼睑眨动或颤动、吸吮、咂嘴及其他颊-唇-口动作、游泳或踏足动作,偶尔为呼吸暂停发作。新生儿发作还见于肢体的强直性伸展、多灶性阵挛性发作、局灶性阵挛性发作。脑电图表现为爆发抑制性活动。

2.婴儿重症肌阵挛性癫痫

起病年龄1岁以内,病因不清。发作形式以肌阵挛为主。早期为发热诱发长时间的全身性或一侧性惊厥发作,常被误诊为婴儿惊厥。1~4岁以后渐出现无热惊厥。易发生癫痫持续状态。进行性精神运动发育倒退,特别是语言发育迟缓。60%的患儿有共济失调,20%的患儿有轻度的锥体束征。脑电图表现为广泛性棘慢波、多棘慢波。

3.慢波睡眠中伴有连续性棘慢波的癫痫

本型癫痫由各种发作类型联合而成。在睡眠中有部分性或全身性发作,当觉醒时为不典型失神,不出现强直发作。特征脑电图表现为在慢波睡眠相中持续的弥散性棘慢波。

4.获得性癫痫性失语

又称Landau-Kleffner综合征(LKS),主要特点为获得性失语和脑电图异常。本病的病因尚未明确,发病年龄在18个月至13岁,约90%在2~8岁起病。男性发病略高于女性。发病前患儿语言功能正常。失语表现为能听到别人说话的声音,但不能理解语言的意义,逐渐发展为不能用语言进行交流,甚至完全不能表达。患儿已有的书写或阅读功能也逐渐丧失。失语的发展过程有3种类型:突发性失语,症状时轻时重,最终可以恢复;失语进行性发展,最终导致不可恢复的失语;临床逐渐出现失语,病情缓慢进展,失语恢复的情况不尽一致。80%的患者合并有癫痫发作。约一半患者以癫痫为首发症状,而另一半以失语为首发症状。癫痫的发作形式包括部分运动性发作、复杂部分性发作、全面性强直一阵挛发作、失张力发作或不典型发作。清醒和睡眠时均有发作。发作的频率不等。70%的患儿有精神行为异常,表现为多动、注意力不集中、抑郁、暴躁、智力减退、易激动和破坏性行为,有些患儿可表现为孤独症样动作。发作间期清醒脑电图背景活动多正常,异常脑电活动可见于单侧或双侧颞区单个或成簇的棘波、尖波或$1.5\sim2.5$ Hz的棘慢波综合。睡眠时异常放电明显增多,阳性率几乎100%。有时异常放电呈弥漫性分布。

(四)特殊癫痫综合征

热性惊厥:指初次发作在1个月至6岁,在上呼吸道感染或其他感染性疾病的初期,当体温在38 ℃以上时突然出现的惊厥,排除颅内感染或其他导致惊厥的器质性或代谢性异常。有明显的遗传倾向。发病与年龄有明显的依赖性,首次发作多见于6个月至3岁。

七、癫痫的诊断思路

(一)确定是否为癫痫

1.病史

癫痫有两个重要特征,即发作性和重复性。发作性是指突然发生,突然停止;重复性是指在一次发作后,间隔一定时间后会有第二次乃至更多次相同的发作。癫痫患者就诊时间多在发作间歇期,体格检查多正常,因此诊断主要根据病史。但患者发作时常有意识丧失,难以自述病情,只能依靠目睹患者发作的亲属及其他在场人员描述,经常不够准确。医生如能目睹患者的发作,对诊断有决定性的作用。

2.脑电图检查

脑电图的痫性放电是癫痫的一个重要特征,也是诊断癫痫的主要证据之一。某些形式的电活动对癫痫的诊断具有特殊的意义。与任何其他检查一样,脑电图检查也有其局限性,对临床表现为痫性发作的患者,脑电图检查正常不能排除癫痫,脑电图出现癫痫波形,而临床无癫痫发作的患者也不能诊断癫痫,只能说明其存在危险因素。目前脑电图检查主要有:常规脑电图检查、携带式脑电图检查及视频脑电图监测。随着视频脑电图监测的临床应用,提高了癫痫诊断的阳性率。

(二)明确癫痫发作的类型或癫痫综合征

不同类型的癫痫治疗方法亦不同,发作类型诊断错误可能导致药物治疗的失败。

(三)确定病因

脑部 MRI、CT 检查可确定脑结构性异常或损害。

八、癫痫的治疗

(一)药物治疗

首先明确癫痫诊断,然后根据脑电图(EEG)、神经影像学检查进一步确诊、确定发作类型及可能属于哪种癫痫综合征,最后确定病因,尤其对首次发作者。应注意已知的与癫痫相关的可逆性代谢异常状态,如低、高血钠症,低、高血糖症,低血钙等;某些疾病,如高血压脑病、脑炎、颅内占位等;药物撤退或中毒,如酒精、巴比妥类等。一般情况下,首次发作后暂不进行药物治疗,通常推荐有计划的随诊。有多次(两次或两次以上)发作,其发作间隔≥24 小时,应开始有规律运用抗癫痫药物治疗。用药前应向患者及其家属说明癫痫治疗的长期性、药物的毒副作用和生活中的注意事项。依从性是应用抗癫痫药物成败的关键因素之一。

根据发作类型选择抗癫痫药物(AEDS),部分性发作选择卡马西平(CBZ)和苯妥英钠(PHT),其次为丙戊酸钠(VPA)、奥卡西平(OXC)、氨己烯酸(VGB)、苯巴比妥(PB)、扑痫酮(PMD)、拉莫三嗪(LTG)、加巴喷丁(GBP)、托吡酯(TPM);全身性发作时,选用 VPA。症状性癫痫选用 CBZ 或 PHT;Lennox-Gastaut 综合征选用氯硝安定和 VPA;婴儿痉挛选用 ACTH、VPA 和硝基安定。失神发作首选乙琥胺(ESM),但在我国首选为 VPA,其次为 LTG、氯硝安定。肌阵挛发作首选 VPA,其次为 LTG、氯硝安定。原发性 GTCS 首选 VPA、CBZ、PHT。

1.治疗原则

精简用药种类,坚持单药治疗。约80%的癫痫患者单药治疗有效,且比药物合用副反应少;无药物相互作用;依从性比药物合用好;费用相对较少。所有新诊断的癫痫患者只要可能都应选用单药治疗。

2.联合用药原则

如单药治疗确实无效,可考虑在一种有效或效差的 AEDS 基础上加第 2 种 AEDS。其一般原则是:①尽量不选择化学结构或作用机制相似的药物,如 PB+PMD、PHT+CBZ。②药物之间相互作用大的一般不搭配,如 PHT+CBZ(均为肝酶诱导剂)。③毒副反应相同或可能产生特殊反应者不宜搭配,如 PBC+CBZ(加重嗜睡)。坚持长期规则用药,AEDS 控制发作后必须坚持长期服用的原则,除非出现严重不良反应,否则不宜随意减量或停药,以免诱发癫痫状态。

3.个体化治疗方案

每例患者应根据不同的发作类型和癫痫综合征、年龄、个体特殊情况(如妊娠、肝肾功能损害患者),从小剂量(小儿按千克体重)开始逐渐加量,观察临床反应,参考血药浓度,个体化调整维持剂量的大小。进行药物监测可提高药物的有效性和安全性,当有相互作用的药物联用时、癫痫发作控制不理想时、有药物中毒的迹象或症状出现时及加药或改变剂量后近 2 周时都应检查血药浓度。

4.疗程与增减药、停药原则

增药适当快,减药一定要慢。有缓慢减药(1~2 年)与快速减药(1.5~9 个月)两种方式。据资料统计,两种方式减药后癫痫复发的危险性无差异。但对有耐药性的药物如 PB 要慢减,一种药停完后再停另一种药。

5.停药的条件

当癫痫患者用药≥2年无发作、24小时脑电图无痫样放电可考虑停药;一般需要5～12个月的时间完全停用。停药前应再次检查脑电图及药物血浓度。如停药后复发,需重新治疗,复发后用药应持续3～5年再考虑停药,甚至有可能要终生服药。

目前有许多新的AEDS运用于临床,最常见的有托吡酯(妥泰,TPM)、加巴喷丁(GBP)、拉莫三嗪(LTG)、氨己烯酸(VGB)、唑尼沙胺(ZNS)、非氨酯(FBM)、替加平(TGB)、乐凡替拉西坦(LEV)、米拉醋胺(milacemide)、氟柳双胺(progabide)、氟苯桂嗪(西比灵)、司替戊醇(stiripentol)等。新的AEDS可用于添加治疗和单一治疗,但基于目前临床应用有限、新药价格昂贵,一般多作为添加药物治疗顽固性癫痫,作为单一治疗的临床应用有待进一步总结经验。

(二)迷走神经刺激治疗

近年来国外有学者采用间断迷走神经刺激辅助治疗癫痫,控制癫痫发作能取得一定疗效。临床实验研究表明,迷走神经刺激疗法可使发作减少75%,高频率刺激优于低频率刺激。迷走神经刺激后常见的不良反应有声音嘶哑、轻咳、咽痛、感觉异常等,但治疗结束后,上述副反应消失。迷走神经刺激疗法对心肺功能无明显影响,对难治性癫痫治疗是一种安全有效的新办法。

(三)手术治疗

目前癫痫的治疗尽管有神经外科手术、立体定向放射或生物反馈技术等方法,但控制癫痫主要还是药物治疗。癫痫患者经过正规的抗癫痫药物治疗,最终仍有15%～20%成为难治性癫痫,这部分癫痫采用内科的药物治疗是无法控制发作的,因而应考虑外科手术治疗。但是,难治性癫痫的手术是否成功,关键在于手术前定位是否准确,应采用多种检查,但主要是电生理检查。一般头皮脑电图不能准确定位,必须做硬膜下电极或深部电极配合Video监测,监测到患者的临床发作,仔细分析发作前瞬间、发作中以及发作后脑电图变化才能准确定出引起癫痫发作的病灶。MRI、MRC(磁共振波谱)可起到重要辅助作用。此外,SPECT、PET对癫痫病灶定位有重要价值,但并非绝对特异,对癫痫病灶定位一定要多方检查、综合分析,避免失误。目前癫痫的手术治疗主要有以下几种:①大脑半球切除术。②局部、脑叶和多个脑叶切除术。③颞叶切除术。④胼胝体切开术。⑤立体定向术。

九、癫痫的护理

(一)主要护理诊断及医护合作性问题

1.清理呼吸道无效

与癫痫发作时意识丧失有关。

2.生活自理缺陷

与癫痫发作时意识丧失有关。

3.知识缺乏

缺乏长期正确服药的知识。

4.有受伤的危险

与癫痫发作时意识突然丧失、全身抽搐有关。

5.有窒息的危险

与癫痫发作时喉头痉挛、意识丧失、气道分泌物增多误入气管有关。

6.潜在并发症

脑水肿、酸中毒、或水电解质失衡。

(二)护理目标

(1)患者呼吸道通畅。

(2)未发生外伤、窒息等并发症。

(3)患者的生活需要得到满足。

(4)对疾病的过程、预后、预防有一定了解。

(三)护理措施

1.一般护理

保持环境安静,避免过劳、便秘、睡眠不足、感情冲动及强光刺激等;适当参加体力和脑力活动,劳逸结合,做力所能及的工作,间歇期可下床活动,出现先兆即刻卧床休息;癫痫发作时应有专人护理,并加以防护,以免坠床及碰伤。切勿用力按压患者的肢体以免骨折。

2.饮食护理

给予清淡饮食,避免过饱,戒烟、酒。因发作频繁不能进食者给予鼻饲流质。

3.症状护理

当患者正处在意识丧失和全身抽搐时,首先应采取保护性措施,防止发生意外,而不是先给药。

(1)防止外伤:迅速使患者就地躺下,用厚纱布包裹的压舌板或筷子、纱布、手绢等置于上、下臼齿间以防咬伤舌头及颊部;癫痫发作时切勿用力按压抽搐的肢体,以免造成骨折及脱臼;抽搐停止前,护理人员应守护在床边观察患者是否意识恢复,有无疲乏、头痛等。

(2)防止窒息:患者应取头低侧卧位,下颌稍向前,解开衣领和腰带,取下活动性假牙,及时吸出痰液。必要时托起下颌,将舌用舌钳拉出,以防舌后坠引起呼吸道阻塞。不可强行喂食、喂水,以免误入气管窒息或致肺内感染。

4.用药护理

根据癫痫发作的类型遵医嘱用药,切不可突然停药、间断、不规则服药,注意观察用药疗效和不良反应。

5.癫痫持续状态护理

严密观察病情变化,一旦发生癫痫持续状态,应立即采取相应的抢救措施:

(1)立即按医嘱地西泮 10～20 mg 缓慢静脉推注,速度每分钟不超过 2 mg,用药中密切观察呼吸、心律、血压的变化,如出现呼吸变浅、昏迷加深、血压下降,应暂停注射。

(2)保持病室环境安静,避免外界各种刺激,应设专人守护,床周加设护栏以保护患者免受外伤。护理人员的所有操作动作要轻柔,尽量集中。

(3)严密观察病情变化,做好生命体征、意识、瞳孔等方面的监测,及时发现并处理高热、周围循环衰竭、脑水肿等严重并发症。

(4)连续抽搐者应控制入液量,按医嘱快速静脉滴注脱水剂,并给氧气吸入,以防缺氧所致脑水肿。

(5)保持呼吸道通畅和口腔清洁,防止继发感染。

6.心理护理

癫痫患者常因反复发作、长期服药而精神负担加重,感到生气、焦虑、无能为力。护理人员应了解患者的心理状态,有针对性提供帮助。避免采取强制性措施等损害患者自尊心的行为。鼓励患者正确认识疾病,克服自卑心理,努力消除诱发因素,以乐观心态接受治疗。鼓励家属、亲友向患者表达不嫌弃和关爱的情感,解除患者的精神负担,增强其自信心。

7.健康指导

(1)避免诱发因素:向患者及家属介绍本病基本知识及发作时家庭紧急护理方法。避免诱发因素如过度疲劳、睡眠不足、便秘、感情冲动、受凉感冒、饥饿过饱等,反射性癫痫还应避免突然的声光刺激、惊吓、外耳道刺激等因素。

(2)合理饮食:保持良好的饮食习惯,给予清淡且营养丰富的饮食为宜,不宜辛辣、过咸,避免饥饿或过饱,戒烟酒。

(3)适当活动:鼓励患者参加有益的社交活动,适当参与体力和脑力活动,做力所能及的工作,注意劳逸结合,保持乐观情绪。

（4）注意安全：避免单独行动，禁止参与危险性的工作和活动，如攀高、游泳、驾驶车辆、带电作业等；随身携带简要病情诊疗卡，注明姓名、地址、病史、联系电话等，以备发作时取得联系，便于抢救。

（5）用药指导：应向患者及家属说明遵守用药原则的重要性，要坚持长期、规律服药，不得突然停药、减药、漏服药等。注意药物不良反应，一旦发现立即就医。

（四）护理评价

患者的基本生活需要得到满足，能够避免诱因，有效地预防发作，积极配合治疗。未发生并发症。

（高艳飞）

第二章 消化内科疾病的护理

第一节 慢性胃炎

慢性胃炎是由不同原因引起的胃黏膜慢性炎症。病变可局限于胃的一部分（常见于胃窦部），也可累及整个胃部。慢性胃炎一般可分为慢性浅表性胃炎、慢性萎缩性胃炎两大类，前者是慢性胃炎中最常见的一种，约占60%～80%，后者则由于易发生癌变而受到人们的关注。慢性胃炎的发病率随年龄增长而增加。

一、护理要点

合理应用药物，及时对症处理；戒除烟酒嗜好，养成良好的饮食习惯；做好健康指导，保持良好心理状态；重视疾病变化，定期检查随访。

二、护理措施

(1)慢性胃炎的患者应立即解除疲劳的工作状态而加强休息，必要时卧床休息。患者应撇开一切烦恼，保持安详、乐观的人生态度。周围环境应保持清洁、卫生和安静。可以听一点轻音乐，将有助于慢性胃炎的康复。

(2)改变不规律进食、过快进食或暴饮暴食等不良习惯，养成定时、定量规律进食的好习惯。进食宜细嚼慢咽，使食物与唾液充分混合，减少对胃黏膜的刺激。

(3)停止进食过冷、过烫、辛辣、高钠、粗糙的食物。患者最好以细纤维素，易消化的面食为主食。

(4)慢性胃炎的患者必须彻底戒除烟酒，最好也不要饮用浓茶。

(5)停止服用水杨酸类药物。对胃酸减少或缺乏者，可适当喝米醋。

三、用药及注意事项

(一)保护胃黏膜

1.硫糖铝

它能与胃黏膜中的黏蛋白结合，形成一层保护膜，是一种很好的胃黏膜保护药。同时，它还可以促进胃黏膜的新陈代谢。每次10 g，每日3次。

2.生胃酮

能促使胃黏液分泌增加和胃黏膜上皮细胞寿命延长，从而形成保护黏膜的屏障，增强胃黏膜的抵抗力。每次50～100 mg，每日3次，对高血压患者不宜应用。

3.胃膜素

为猪胃黏膜中提取的抗胃酸多糖质，遇水变为具有附着力的黏浆，附贴于胃黏膜而起保护作用，并有制酸作用。每次2～3 g，每日3次。

4.麦滋林-S颗粒

此药具有胃黏膜保护功能，最大的优点是不被肠道吸收入血，故几乎无任何不良反应。每次0.67 g，每日3次。

（二）调整胃运动功能

1.胃复安

能抑制延脑的催吐化学感受器，有明显的镇吐作用；同时能调整胃窦功能，增强幽门括约肌的张力，防止和减少碱性反流。每次5～10 mg，每日3次。

2.吗丁啉

作用较胃复安强而不良反应少，且不透过血脑屏障，不会引起锥体外系反应，是目前较理想的促进胃蠕动的药物。每次10～20 mg，每日3次。

3.西沙比利（普瑞博斯）

作用类似吗丁啉，但不良反应更小，疗效更好。每次5 mg，每日3次。

（三）抗酸或中和胃酸

1.甲氰咪胍

它能使基础胃酸分泌减少约80%，使各种刺激引起的胃酸分泌减少约70%。每次200 mg，每日3次。

2.泰胃美

作用比较温和，而且能符合胃的生理功能，是比较理想的治疗胃酸增多的慢性浅表性胃炎的药物。每次400mg，每日3次。

（四）促胃酸分泌

1.康胃素

能促进胃肠功能，使唾液、胃液、胆液、胰液及肠液等的分泌增加，从而加强消化功能，有利于低酸的恢复。

2.多酶片

每片内含淀粉酶0.12 g、胃蛋白酶0.04 g、胰酶0.12 g，作用也是加强消化功能。每次2片，每日3次。

（五）抗感染

1.庆大霉素

庆大霉素口服每次4万U，每日3次；对于治疗诸如上呼吸道炎症、牙龈炎、鼻炎等慢性炎症，有较快较好的疗效。

2.德诺（De-Nol）

其主要成分是胶体次枸橼酸铋，具有杀灭幽门螺杆菌的作用。每次240 mg，每日2次。服药时间最长不得超过3个月，因为久服胶体铋，有引起锥体外系中毒的危险。

3.三联疗法

即胶体枸橼酸铋＋甲硝唑＋四环素或羟氨苄青霉素，是当前根治幽门螺杆菌的最佳方案，根治率可达96%。用法为：德诺每次240 mg，每日2次；甲硝唑每次0.4 g，每日3次；四环素每次500 mg，每日4次；羟氨苄青霉素每次1.0 g，每日4次。此方案连服14天为1个疗程。

四、健康指导

慢性胃炎由于病程较长，治疗进展缓慢，而且可能反复发作，所以患者常有严重焦虑，而焦虑不安、精神紧张，又是慢性胃炎病情加重的重要因素之一。如此恶性循环，必将严重影响慢性胃炎的治疗。因此，对患者进行心理疏导治疗，往往能收到良好的效果。告诫患者生活要有规律，保持乐观情绪；饮食应少食多餐，戒烟酒，以清淡无刺激性易消化为宜；禁用或慎用阿司匹林等可致溃疡的药物；定期复诊，如上腹疼痛节律发生变化或出现呕血、黑便时应立即就医。

（牟　霞）

第二节　反流性食管炎

反流性食管炎(reflux esophagitis,RE),是指胃、十二指肠内容物反流入食管所引起的食管黏膜炎症、糜烂、溃疡和纤维化等病变,甚至引起咽喉、气道等食管以外的组织损害。其发病男性多于女性,男女比例大约为(2～3)：1,发病率为1.92%。随着年龄的增长,食管下段括约肌收缩力的下降,胃、十二指肠内容物自发性反流,而使老年人反流性食管炎的发病率有所增加。

一、病因与发病机制

(一)抗反流屏障削弱

食管下括约肌是指食管末端 3～4 cm 长的环形肌束。正常人静息时压力为 10～30 mmHg(1.3～4.0 kPa),为一高压带,防止胃内容物反流入食管。由于年龄的增长,机体老化导致食管下括约肌的收缩力下降引起食物反流。一过性食管下括约肌松弛也是反流性食管炎的主要发病机制。

(二)食管清除作用减弱

正常情况下,一旦发生食物的反流,大部分反流物通过1～2次食管自发和继发性的蠕动性收缩将食管内容物排入胃内,即容量清除,剩余的部分则由唾液缓慢地中和。老年人食管蠕动缓慢和唾液产生减少,影响了食管的清除作用。

(三)食管黏膜屏障作用下降

反流物进入食管后,可以凭借食管上皮表面黏液、不移动水层和表面 HCO_3^-、复层鳞状上皮等构成上皮屏障,以及黏膜下丰富的血液供应构成的后上皮屏障,发挥其抗反流物对食管黏膜损伤的作用。随着机体老化,食管黏膜逐渐萎缩,黏膜屏障作用下降。

二、护理评估

(一)健康史
询问患者的饮食结构及习惯、有无长期服用药物史。

(二)身体评估

1.反流症状

反酸、反食、反胃(指胃内容物在无恶心和不用力的情况下涌入口腔)、嗳气等,多在餐后明显或加重,平卧或躯体前屈时易出现。

2.反流物引起的刺激症状

胸骨后或剑突下烧灼感、胸痛、吞咽困难等。常由胸骨下段向上伸延,常在餐后 1 小时出现,平卧、弯腰或腹压增高时可加重。反流物刺激食管痉挛导致胸痛,常发生在胸骨后或剑突下。严重时可为剧烈刺痛,可放射到后背、胸部、肩部、颈部、耳后,有的酷似心绞痛的特点。

3.其他症状

咽部不适,有异物感、棉团感或堵塞感,可能与酸反流引起食管上段括约肌压力升高有关。

4.并发症

(1)上消化道出血:因食管黏膜炎症、糜烂及溃疡可以导致上消化道出血。

(2)食管狭窄:食管炎反复发作致使纤维组织增生,最终导致瘢痕性狭窄。

(3)Barrett 食管:在食管黏膜的修复过程中,食管-贲门交界处 2 cm 以上的食管鳞状上皮被特殊的柱状上皮取代,称之为 Barrett 食管。Barrett 食管发生溃疡时,又称 Barrett 溃疡。Barrett食管是食管癌的主要癌前病变,其腺癌的发生率较正常人高 30～50 倍。

（三）辅助检查

1.内镜检查

内镜检查是反流性食管炎最准确、最可靠的诊断方法,能判断其严重程度和有无并发症,结合活检可与其他疾病相鉴别。

2. 24 小时食管 pH 监测

应用便携式 pH 记录仪在生理状态下对患者进行 24 小时食管 pH 连续监测,可提供食管是否存在过度酸反流的客观依据。在进行该项检查前 3 日,应停用抑酸药与促胃肠动力的药物。

3.食管吞钡 X 线检查

对不愿意接受或不能耐受内镜检查者行该检查。严重患者可发现阳性 X 线征。

（四）心理社会状况

反流性食管炎长期持续存在,病情反复、病程迁延,因此患者会出现食欲减退,体重下降,导致患者心情烦躁、焦虑;合并消化道出血时会使患者紧张、恐惧。应注意评估患者的情绪状态及对本病的认知程度。

三、常见护理诊断及问题

（一）疼痛:胸痛

与胃食管黏膜炎性病变有关。

（二）营养失调:低于机体需要量

与害怕进食、消化吸收不良等有关。

（三）有体液不足的危险

与合并消化道出血引起活动性体液丢失、呕吐及液体摄入量不足有关。

（四）焦虑

与病情反复、病程迁延有关。

（五）知识缺乏

缺乏对反流性食管炎病因和预防知识的了解。

四、诊断要点与治疗原则

（一）诊断要点

临床上有明显的反流症状,内镜下有反流性食管炎的表现,食管过度酸反流的客观依据即可做出诊断。

（二）治疗原则

以药物治疗为主,对药物治疗无效或发生并发症者可做手术治疗。

1.药物治疗

目前多主张采用递减法,即开始使用质子泵抑制剂加促胃肠动力药,迅速控制症状,待症状控制后再减量维持。

（1）促胃肠动力药:目前主要常用的药物是西沙必利。常用量为每次 5～15 mg,每天 3～4 次,疗程8～12 周。

（2）抑酸药:①H_2 受体拮抗剂（H_2RA）:西咪替丁 400 mg、雷尼替丁 150 mg、法莫替丁 20 mg,每日 2 次,疗程 8～12 周。②质子泵抑制剂（PPI）:奥美拉唑 20 mg、兰索拉唑 30 mg、泮托拉唑 40 mg、雷贝拉唑 10 mg 和埃索美拉唑 20 mg,一日 1 次,疗程 4～8 周。③抗酸药:仅用于症状轻、间歇发作的患者作为临时缓解症状用。反流性食管炎有并发症或停药后很快复发者,需要长期维持治疗。H_2RA、西沙必利、PPI 均可用于维持治疗,其中以 PPI 效果最好。维持治疗的剂量因患者而异,以调整至患者无症状的最低剂量为合适剂量。

2.手术治疗

手术为不同术式的胃底折叠术。手术指征为:①严格内科治疗无效。②虽经内科治疗有效,但患者不能忍受长期服药。③经反复扩张治疗后仍反复发作的食管狭窄。④确证由反流性食管炎引起的严重呼吸道疾病。

3.并发症的治疗

(1)食管狭窄:大部分狭窄可行内镜下食管扩张术治疗。扩张后予以长程 PPI 维持治疗可防止狭窄复发。少数严重瘢痕性狭窄需行手术切除。

(2)Barrett 食管:药物治疗是预防 Barrett 食管发生和发展的重要措施,必须使用 PPI 治疗及长期维持。

五、护理措施

(一)一般护理

为减少平卧时及夜间反流可将床头抬高 15～20 cm。避免睡前 2 小时内进食,白天进餐后亦不宜立即卧床。应避免食用使食管下括约肌压力降低的食物和药物,如高脂肪、巧克力、咖啡、浓茶及硝酸甘油、钙拮抗剂等。应戒烟及禁酒。减少一切影响腹压增高的因素,如肥胖、便秘、紧束腰带等。

(二)用药护理

遵医嘱给予药物治疗,注意观察药物的疗效及不良反应。

1. H_2 受体拮抗剂

药物应在餐中或餐后即刻服用,若需同时服用抗酸药,则两药应间隔 1 小时以上。若静脉给药应注意控制速度,过快可引起低血压和心律失常。西咪替丁对雄性激素受体有亲和力,可导致男性乳腺发育、阳痿以及性功能紊乱,应做好解释工作。该药物主要通过肾排泄,用药期间应监测肾功能。

2.质子泵抑制剂

奥美拉唑可引起头晕,应嘱患者用药期间避免开车或做其他必须高度集中注意力的工作。兰索拉唑的不良反应包括荨麻疹、皮疹、瘙痒、头痛、口苦、肝功能异常等,轻度不良反应不影响继续用药,较严重时应及时停药。泮托拉唑的不良反应较少,偶可引起头痛和腹泻。

3.抗酸药

该药在饭后 1 小时和睡前服用。服用片剂时应嚼服,乳剂给药前应充分摇匀。

抗酸剂应避免与奶制品、酸性饮料及食物同时服用。

(三)饮食护理

(1)指导患者有规律地定时进餐,饮食不宜过饱,选择营养丰富,易消化的食物。避免摄入过咸、过甜、过辣的刺激性食物。

(2)制定饮食计划:与患者共同制定饮食计划,指导患者及家属改进烹饪技巧,增加食物的色、香、味,刺激患者食欲。

(3)观察并记录患者每天进餐次数、量、种类,以了解其摄入营养素的情况。

六、健康指导

(一)疾病知识的指导

向患者及家属介绍本病的有关病因,避免诱发因素。保持良好的心理状态,平时生活要有规律,合理安排工作和休息时间,注意劳逸结合,积极配合治疗。

(二)饮食指导

指导患者加强饮食卫生和饮食营养,养成有规律的饮食习惯;避免过冷、过热、辛辣等刺激性食物及浓茶、咖啡等饮料;嗜酒者应戒酒。

(三)用药指导

根据病因及病情进行指导,嘱患者长期维持治疗,介绍药物的不良反应,如有异常及时复诊。

(牟　霞)

第三节 消化性溃疡

消化性溃疡是一种常见的胃肠道疾病,简称溃疡病,通常指发生在胃或十二指肠球部的溃疡,并分别称之为胃溃疡或十二指肠溃疡。事实上,本病可以发生在与酸性胃液相接触的其他胃肠道部位,包括食管下端、胃肠吻合术后的吻合口及其附近的肠襻,以及含有异位胃黏膜的 Meckel 憩室。

消化性溃疡是一组常见病、多发病,人群中患病率高达 5%~10%,严重危害人们的健康。本病可见于任何年龄,以 20~50 岁之间为多,占 80%,10 岁以下或 60 岁以上者较少。胃溃疡(GU)常见于中年和老年人,男性多于女性,二者之比约为 3∶1。十二指肠球部溃疡(DU)多于胃溃疡,患病率是胃溃疡的 5 倍。

一、病因及发病机制

消化性溃疡病因和发病机制尚不十分明确,学说甚多,归纳起来有三个方面:损害因素的作用,即化学性、药物性等因素的直接破坏作用;保护因素的减弱;易感及诱发因素(遗传、性激素、工作负荷等)。目前认为胃溃疡多以保护因素减弱为主,而十二指肠球部溃疡则以损害因素的作用为主。

(一)损害因素作用

1. 胃酸及胃蛋白酶分泌异常

31%~46%的 DU 患者胃酸分泌率高于正常高限(正常男 11.6~60.6 mmol/h,女 8.0~40.1 mmol/h)。因胃蛋白酶原随胃酸分泌,故患者中胃蛋白酶原分泌增加的百分比大致与胃酸分泌增加的百分比相同。

多数 GU 患者酸分泌率正常或低于正常,仅少数患者(如卓-艾综合征)酸分泌率高于正常。虽然如此,并不能排除胃酸及胃蛋白酶是某些 GU 的病因。通常认为在胃酸分泌高的溃疡患者中,胃酸和胃蛋白酶是导致发病的重要因素。

基础胃酸分泌增加可由下列因素所致:①胃泌素分泌增加(卓-艾综合征等)。②乙酰胆碱刺激增加(迷走神经功能亢进)。③组织胺刺激增加(系统性肥大细胞病或嗜碱性粒细胞白血病)。

2. 药物性因素

阿司匹林、糖皮质激素、非甾体抗炎药等可直接破坏胃黏膜屏障,被认为与消化性溃疡的发病有关。

3. 胆汁及胰液反流

胆酸、溶血卵磷脂及胰酶是引起一些消化性溃疡的致病因素,尤其见于某些 GU。这些 GU 患者幽门括约肌功能不全,胆汁和(或)胰酶反流入胃造成胃炎,继发 GU。

胆汁及胰液损伤胃黏膜的机制可能是改变覆盖上皮细胞表面的黏液,损伤胃黏膜屏障,使黏膜更易受胃酸和胃蛋白酶的损害。

(二)保护因素减弱

1. 黏膜防护异常

胃黏膜屏障由黏膜上皮细胞顶端的一层脂蛋白膜所组成,使黏膜免受胃内容损伤或在损伤后迅速地修复。黏液的分泌减少或结构异常均能使凝胶层黏液抵抗力减弱。胃黏膜血流减少导致细胞损伤与溃疡。胃黏膜缺血是严重内、外科疾病患者发生急性胃黏膜损伤的直接原因。胃小弯处易发溃疡可能与其侧枝血管较少有关。黏膜碳酸氢盐和前列腺素分泌减少亦可使黏膜防御功能降低。

2. 胃肠道激素

胃肠道黏膜与胰腺的内分泌细胞分泌多种肽类和胺类胃肠道激素(胰泌素、胆囊收缩素、血管活性肠肽、高血糖素、肠抑胃肽、生长抑素、前列腺素等)。它们具有一定生理作用,主要参与食物消化过程,调节胃酸/胃蛋白酶分泌,并能营养和保护胃肠黏膜,一旦这些激素分泌和调节失衡,即易产生溃疡。

（三）易感及诱发因素

1.遗传倾向

消化性溃疡有相当高的家族发病率。曾有报告约 20％～50％的患者有家族史，而一般人群的发病率仅为 5％～10％。许多临床调查研究表明，DU 患者的血型以"O"型多见，消化性溃疡伴并发症者也以"O"型多见，这与 50％DU 患者和 40％GU 患者不分泌 ABH 血型物质有关。DU 与 GU 的遗传易感基因不同。提示 GU 与 DU 是两种不同的疾病。GU 患者的子女患 GU 风险为一般人群的 3 倍，而 DU 患者的子女的风险则并不比一般人群高。曾有报道 62％的儿童 DU 患者有家族史。消化性溃疡的遗传因素还直接表现为某些少见的遗传综合征。

2.性腺激素因素

国内报道消化性溃疡的男女性别比 3.9～8.5∶1，这种差异被认为与性激素作用有关。女性激素对消化道黏膜具有保护作用。生育期妇女罹患消化性溃疡明显少于绝经期后妇女，妊娠期妇女的发病率亦明显低于非妊娠期。现认为女性性腺激素，特别是孕酮，能阻止溃疡病的发生。

3.心理社会因素

研究认为，消化性溃疡属于心理生理疾患的范畴，特别是 DU 与心理社会因素的关系尤为密切。与溃疡病的发生有关的心理社会因素主要有：

（1）长期的精神紧张：不良的工作环境和劳动条件，长期的脑力活动造成的精神疲劳，加之睡眠不足，缺乏应有的休息和调节导致精神过度紧张。

（2）强烈的精神刺激：重大的生活事件，生活情景的突然改变，社会环境的变迁，如丧偶、离婚、自然灾害、战争动乱等造成的心理应激。

（3）不良的情绪反应：指不协调的人际关系，工作生活中的挫折，无所依靠而产生的心理上的"失落感"和愤怒、抑郁、忧虑、沮丧等不良情绪。消化系统是情绪反应的敏感器官系统，所以这些心理社会因素就会在其他一些内外致病因素的综合作用下，促使溃疡病的发生。

4.个性和行为方式

个性特点和行为方式与本病的发生也有一定关系，它既可作为本病的发病基础，又可改变疾病的过程，影响疾病的转归。溃疡病患者的个性和行为方式有以下几个特点：

（1）竞争性强，雄心勃勃。有的人在事业上虽取得了一定成就，但其精神生活往往过于紧张，即使在休息时，也不能取得良好的精神松弛。

（2）独立和依赖之间的矛盾，生活中希望独立，但行动上又不愿吃苦，因循守旧、被动、顺从、缺乏创造性、依赖性强，因而引起心理冲突。

（3）情绪不稳定，遇到刺激，内心情感反应强烈，易产生挫折感。

（4）惯于自我克制。情绪虽易波动，但往往喜怒不形于色，即使在愤怒时，也常常是"怒而不发"，情绪反应被阻抑，导致更为强烈的自主神经系统功能紊乱。

（5）其他，性格内向、孤僻、过分关注自己、不好交往、自负、焦虑、易抑郁、事无巨细、刻求井井有条等。

5.吸烟

吸烟与溃疡发病是否有关，尚不明确。但流行病学研究发现溃疡患者中吸烟比例较对照组高；吸烟量与溃疡病流行率呈正相关；吸烟者死于溃疡病者比不吸烟者多；吸烟者的 DU 较不吸烟者难愈合；吸烟者的 DU 复发率比不吸烟者高。吸烟与 GU 的发病关系则不清楚。

6.酒精及咖啡饮料

两者都能刺激胃酸分泌，但缺乏引起胃、十二指肠溃疡的确定依据。

二、症状和体征

（一）疼痛

溃疡疼痛的确切机制尚不明确。较早曾提出胃酸刺激是溃疡疼痛的直接原因。因溃疡疼痛发生于进餐后一段时期,此时胃内胃酸浓度达到最高水平。然而,以酸灌注溃疡病患者却不能诱发疼痛;"酸理论"亦不能解释十二指肠溃疡疼痛。由于溃疡痛与胃内压力的升高同步,故胃壁肌紧张度增高与十二指肠球部痉挛均被认为是溃疡痛的原因。溃疡周围水肿与炎症区域的肌痉挛,或溃疡基底部与胃酸接触可引起持续烧灼样痛。给溃疡病患者服用安慰剂,发现其具有与抗酸剂同样的缓解疼痛疗效,进食在有些患者反而会加重疼痛,因此溃疡疼痛的另一种机制可能与胃、十二指肠运动功能异常有关。

1.疼痛的性质与强度

溃疡痛常为绞痛、针刺样痛、烧灼样痛和钻痛,也可仅为烧灼样感或类似饥饿性胃收缩感以至难与饥饿感相区别。疼痛的程度因人而异,多数呈钝痛,可忍受,无须立即停止工作。老年人感觉迟钝,疼痛往往较轻。少数则剧痛,需使用止痛剂才可缓解。约10%的患者在病程中不觉疼痛,直至出现并发症时才被诊断,故被称之为无痛性溃疡。

2.疼痛的部位和放射

无并发症的 GU 的疼痛部位常在剑突下或上腹中线偏左;DU 多在剑突下偏右,范围较局限。疼痛常不放射。一旦发生穿透性溃疡或溃疡穿孔,则疼痛向背部、腹部其他部位,甚至肩部放射。有报道在一些吸烟的溃疡病患者,疼痛可向左下胸放射,类似心绞痛,称为胃心综合征。患者戒烟和溃疡治愈后,左下胸痛即消失。

3.疼痛的节律性

消化性溃疡病中一项最特别的表现是疼痛的出现与消失呈节律性,这与胃的充盈和排空有关。疼痛常与进食有明显关系。GU 疼痛多在餐后 0.5~2 小时出现,至下餐前消失,即有"进食→疼痛→舒适"的规律。DU 疼痛多在餐后 3~4 小时出现,进食后可缓解,即有"进食→舒适→疼痛"的规律。疼痛还可出现在晚间睡前或半夜痛醒,称为夜间痛。

4.疼痛的周期性

消化性溃疡的疼痛发作可延续数天或数周后自行缓解,称为溃疡痛小周期。每逢深秋至冬春季节交替时疼痛发作,构成溃疡痛的大周期。溃疡病病程的周期性原因不明,可能与机体全身反应,特别是神经系统兴奋性的改变有关,也与气候变化和饮食失调有关。一般饮食不当,情绪波动,气候突变等可加重疼痛;进食、饮牛奶、休息、局部热敷、服制酸药物可缓解疼痛。

(二)胃肠道症状

1.恶心、呕吐

溃疡病的呕吐为胃性呕吐,属反射性呕吐。呕吐前常有恶心且与进食有关。但恶心与呕吐并非是单纯性胃、十二指肠溃疡的症状。消化性溃疡患者发生呕吐很可能伴有胃潴留或与幽门附近溃疡刺激有关。刺激性呕吐于进食后迅速发生,患者在呕吐大量胃内容物后感觉轻松。幽门梗阻胃潴留所致呕吐很可能发生于清晨,呕吐物中含有隔宿的食物,并带有酸馊气味。

2.嗳气与胃灼热

(1)嗳气可见于溃疡病患者,此症状无特殊意义。多见于年轻的 DU 患者,可伴有幽门痉挛。

(2)胃灼热(亦称烧心)是位于心窝部或剑突后的发热感,见于 60%~80% 溃疡病患者,患者多有高酸分泌。可在消化性溃疡发病之前多年发生。胃灼热与溃疡痛相似,有在饥饿时与夜间发生的特点,且同样具有节律性与周期性。胃灼热发病机制仍有争论,目前多认为是由于反流的酸性胃内容物刺激下段食管的黏膜引起。

3.其他消化系统症状

消化性溃疡患者食欲一般无明显改变,少数有食欲亢进。由于疼痛常与进食有关,往往不敢多食。有些患者因长期疼痛或并发慢性胃、十二指肠炎,胃分泌与运动功能减退,导致食欲减退,这较多见于慢性GU。有些 DU 患者有周期性唾液分泌增多,可能与迷走神经功能亢进有关。

痉挛性便秘是消化性溃疡常见症状之一,但其原因与溃疡病无关,而与迷走神经功能亢进,严重偏食使纤维食物摄取过少以及药物(铝盐、铋盐、钙盐、抗胆碱能药)的不良反应有关。

（三）全身性症状

除胃肠道症状外,患者可有自主神经功能紊乱的症状,如缓脉、多汗等。久病更易出现焦虑、抑郁和失眠等精神症状。疼痛剧烈影响进食者可有消瘦及贫血。

三、并发症

约1/3的消化性溃疡患者病程中出现出血、穿孔或梗阻等并发症。

（一）出血

出血是消化性溃疡最常见的并发症,见于15％～20％的 DU 和10％～15％GU 患者。它标志着溃疡病变处于高度活动期。发生出血的危险率与病期长短无关,约1/3～1/4患者发生出血时无溃疡病史。出血多见于寒冷季节。

出血是溃疡腐蚀血管所致。急性出血最常见现象为黑便和呕血。仅50～75 mL 的少量出血即可表现为黑便。GU 者大量出血时有呕血伴黑便。DU 则多为黑便,量多时反流入胃亦可表现为呕血。如大量血流快速通过胃肠道,粪色则为暗红或酱色。大量出血导致急性循环血量下降,出现体位性心动过速、血压脉压差减小和直立性低血压,严重者发生休克。

（二）穿孔

溃疡严重,穿破浆膜层可致:十二指肠内容物经过溃疡穿孔进入腹膜腔即游离穿孔;溃疡侵蚀穿透胃、十二指肠壁,但被胰、肝、脾等实质器官所封闭而不形成游离穿孔;溃疡扩展至空腔脏器如胆总管、胰管、胆囊或肠腔形成瘘管。

6％～11％的 DU 和2％～5％的 GU 患者发生游离穿孔,甚至以游离穿孔为起病方式。老年男性及服用非类固醇抗炎药者较易发生游离穿孔。十二指肠前壁溃疡容易穿孔,偶有十二指肠后壁溃疡穿孔至小网膜囊引起背痛而非弥漫性腹膜炎症。GU 穿孔多位于小弯处。

游离穿孔的特点为突然出现、发展很快,有持续的剧烈疼痛。痛始于上腹部,很快发展为全腹痛,活动可加剧,患者多取仰卧不动的体位。腹部触诊压痛明显,腹肌广泛板样强直。由于体液向腹膜腔内渗出,常有血压降低、心率加快、血液浓缩及白细胞增高,而少有发热。16％患者血清淀粉酶轻度升高。75％患者的直立位胸腹部 X 线可见游离气体。经鼻胃管注入400～500 mL 空气或碘造影剂后摄片,更易发现穿孔。

有时,游离穿孔的临床表现可不典型:如穿孔很快闭合,腹腔细菌污染很轻,临床症状可很快自动改善;老年或有神经精神障碍者,腹痛及腹部体征不明显,仅表现为原因不明的休克;体液缓慢渗漏入腹膜腔而集积于右结肠旁沟,临床表现似急性阑尾炎。

溃疡穿孔至胰腺者通常有难治性溃疡疼痛。十二指肠后壁穿透者血清淀粉酶及脂酶水平可升高。偶尔,穿孔可引起瘘管,如十二指肠穿孔至胆总管瘘管,胃溃疡穿通至结肠或十二指肠瘘管。

穿孔死亡率约为5％～15％,而靠近贲门的高位胃溃疡的死亡率更高。

（三）幽门梗阻

约5％DU 和幽门溃疡患者出现幽门梗阻。梗阻由水肿、平滑肌痉挛、纤维化或诸种因素合并所致,梗阻多为溃疡病后期表现。消化性溃疡并发梗阻的死亡率为7％～26％。

由于梗阻使胃排空延缓,患者常出现恶心、呕吐、上腹部饱满、胀气、食欲减退、早饱、畏食和体重明显下降。上腹痛经呕吐后可暂时缓解。呕吐多在进食后1小时或更长时间后出现,吐出量大,为不含胆汁的未消化食物,此种症状可持续数周至数月。体格检查可见血容量不足征象（低血压、心动过速、皮肤黏膜干燥）,上腹部蠕动波及胃部振水音。

实验室检查常有血液浓缩、肾前性氮质血症等血容量不足征象及呕吐引起的低钾低氯代谢性碱中毒。若体重丧失明显,可出现低蛋白血症。

（四）癌变

少数 GU 发生癌变,发生率不详。凡45岁以上患者,内科积极治疗无效者以及营养状态差、贫血、粪便隐血试验持续阳性者均应做钡餐、纤维胃镜检查及活组织病理检查,以尽早发现癌变。

四、检查

(一)血清胃泌素含量

放免法检测胃泌素可检出卓-艾综合征及其他高胃酸分泌性消化性溃疡。未服过大剂量的抗酸剂、H_2 受体拮抗剂或质子泵抑制剂等药者,如空腹血清胃泌素水平>200 pg/mL,应测定胃酸分泌量,以明确是否由于恶性贫血、萎缩性胃炎、胃癌或迷走神经切除等因素胃泌素反馈性增高。血清胃泌素含量及基础酸排量均增加仅见于少数疾病。测定静脉注射胰泌素后的血清胃泌素浓度,有助于确诊诊断不明的卓-艾综合征。

(二)胃酸分泌试验方法

是在透视下将胃管置入胃内,管端位于胃窦,以吸引器吸取胃液,测定每次吸取的胃液量及酸浓度。健康人胃酸分泌量见表 2-1。GU 的酸排量与正常人相似,而 DU 则空腹和夜间均维持较高水平。胃酸分泌幅度在正常人和消化性溃疡患者之间重迭,GU 与 DU 之间亦有重迭,故胃酸分泌检查对溃疡病的定性诊断意义不大。对缺乏胃酸的溃疡病,应疑有癌变;胃酸很高,基础酸排量和最高酸排量明显增高,则提示胃泌素瘤可能。

表 2-1　健康男女性正常胃酸分泌的高限及低限值

	基础(mmol/h)	最高(mmol/h)	最大(mmol/h)	基础/最大(mmol/h)
男性(N=172)高限值	10.5	60.6	47.7	0.31
男性(N=172)低限值	0	11.6	9.3	0
女性(N=76)高限值	5.6	40.1	31.2	0.29
女性(N=76)低限值	0	8.0	5.6	0

(三)X 线钡餐检查

X 线钡餐检查是确定诊断的有效方法,尤其对临床表现不典型者。消化性溃疡在 X 线征象上出现形态和功能的改变,即直接征象与间接征象。由钡剂充填溃疡形成龛影为直接征象,是最可靠的诊断依据。溃疡病周围组织的炎性病变与局部痉挛产生钡餐检查时的局部压痛或激惹现象及溃疡愈合形成瘢痕收缩使局部变形均属于间接征象。

(四)纤维胃镜检查

胃镜检查对消化性溃疡的诊断和鉴别诊断有很大价值。该检查可以发现 X 线所难以发现的浅小溃疡,确切地判断溃疡的部位、数目、大小、深浅、形态及病期(活动期、愈合期、瘢痕期),对随访溃疡的过程和判定治疗的效果有价值。胃镜检查还可在直视下作胃黏膜活组织检查等,故对溃疡良性、恶性的鉴别价值较大。

(五)粪便隐血试验

溃疡活动期,溃疡面有微量出血,粪隐血试验大都阳性,治疗 1～2 周后多转为阴性。如持续阳性,则疑有癌变。

(六)幽门螺杆菌(HP)感染检查

近来 HP 在消化性溃疡发病中的重要作用备受重视。我国人群中 HP 感染率为 40%～60%。HP 在 GU 和 DU 中的检出率更是分别高达 70%～80% 和 90%～100%。诊断 HP 方法有多种:①直接从活检胃黏膜中细菌培养、组织涂片或切片染色查 HP。②用尿素酶试验、^{14}C 尿素呼吸试验、胃液尿素氮检测等方法测定胃内尿素酶活性。③血清学查抗 HP 抗体。④聚合酶链式反应技术查 HP。

五、护理

(一)护理观察

1.腹痛

观察腹痛的部位、性质、强度,有无放射痛,与进食、服药的关系,腹痛有无周期性。

2.呕吐

观察呕吐物性质、气味、量、颜色、呕吐次数及与进食关系,注意有无因呕吐而致脱水和低钾、低钠血症以及低氯性碱中毒。

3.呕血和黑粪

观察呕血、便血的量、次数和性质。注意出血前有无恶心、呕吐、上腹不适、血中是否混有食物,以便与咯血相区别。半数以上溃疡出血者有 38.5 ℃ 以下的低热,持续时间与出血时间一致,可作为出血活动的一个标志,故应每日多次测体温。

4.穿孔

由于老年人常有其他慢性病,穿孔时腹痛、腹肌紧张不明显,可无显著压痛和反跳痛,常易误诊,死亡率高,应予密切观察生命体征和腹部情况。

5.幽门梗阻观察以下情况可了解胃潴留程度

餐后 4 小时后胃液量(正常＜300 mL),禁食 12 小时后胃液量(正常＜200 mL),空腹胃注入 750 mL 生理盐水 30 分钟后胃液量(正常＜400 mL)。

6.其他

注意观察有无影响溃疡愈合的焦虑和忧郁、饮食不节、熬夜、过度劳累、服药不正规,服用阿司匹林和肾上腺皮质激素、吸烟等。

(二)常规护理

1.休息

消化性溃疡属于典型的心身疾病,心理-社会因素对发病起着重要作用。因此,规律的生活和劳逸结合的工作安排,无论在本病的发作期或缓解期都十分重要。休息是消化性溃疡基本和重要的护理。休息包括精神休息和躯体休息。病情轻者可边工作边治疗,较重者应卧床数天至 2 周,继之休息 1～2 月。平卧休息时胆汁反流明显减少,对胃溃疡患者有利。另外应保证充足的睡眠,服用适量镇静剂。

2.戒烟、酒及其他嗜好品

吸烟者,消化性溃疡的发病率较不吸烟者多。吸烟可使溃疡恶化或延迟溃疡愈合。吸烟会削弱十二指肠液中和胃酸的能力,还能引起十二指肠液反流入胃。患者戒烟后溃疡症状明显改善。有研究认为就 DU 患者而言,戒烟比服甲氰咪胍更重要。

酒精能损坏胃黏膜屏障引起胃炎而加重症状,延迟愈合。此外,还能减弱胰泌素对胰外分泌腺分泌水和碳酸氢根的作用,降低了胰液中和胃酸的能力。临床观察也显示消化性溃疡患者停止饮酒后症状减轻,故应劝患者戒酒。

咖啡等物质能刺激胃酸与胃蛋白酶分泌,还可使胃黏膜充血,加剧溃疡病症状。故应不饮或少饮咖啡、可口可乐、茶、啤酒等。

3.饮食

饮食护理是消化性溃疡病治疗的重要组成部分。饮食护理的目的是减轻机械性和化学性刺激、缓解和减轻疼痛。合理营养有利改善营养状况、纠正贫血,促进溃疡愈合,避免发生并发症。

(三)饮食护理原则

1.宜少量多餐,定时,定量进餐

每日 5～7 餐,每餐量不宜过饱,约为正常量的 2/3。因少量多餐可中和胃酸,减少胃酸对溃疡面的刺激,又可供给足够营养。少量多餐在急性消化性溃疡时更为适宜。

2.宜选食营养价值高、质软而易于消化的食物

如牛奶、鸡蛋、豆浆、鱼、嫩的瘦猪肉等食物,经加工烹调变得细软易消化,对胃肠无刺激。同时注意补充足够的热量及蛋白质和维生素。

3.蛋白质、脂肪、碳水化合物的供给要求

蛋白质按每日每千克体重 1～1.5 g 供给;脂肪按每日 70～90 g 供给,选择易消化吸收的乳融状脂肪

（如奶油、牛奶、蛋黄、黄油、奶酪等），也可用适量的植物油，碳水化合物按每日 300～350 g 供给。选择易消化的糖类如粥、面条、馄饨等，但蔗糖不宜供给过多，否则可使胃酸增加，且易胀气。

4.避免化学性和机械性刺激的食物

化学刺激性的食物有咖啡、浓茶、可可、巧克力等这些食物可刺激胃酸分泌增加；机械刺激的食物有油炸猪排、花生米、粗粮、芹菜、韭菜、黄豆芽等，这些食物可刺激胃黏膜表面血管和溃疡面。总之溃疡病患者不宜吃过咸、过甜、过酸、过鲜、过冷、过热及过硬的食物。

5.食物烹调必须切碎制烂

可选用蒸、煮、余、烧、烩、焖等的烹调方法。不宜采用爆炒、滑溜、干炸、油炸、生拌、烟熏、腌腊等烹调方法。

6.必须预防便秘

溃疡病饮食中含粗纤维少，食物细软，易引起便秘，宜经常吃些润肠通便的食物如果子冻、果汁、菜汁等，可预防便秘。

溃疡病急性发作或出血刚停止后，进流质饮食，每天 6～7 餐。无消化道出血且疼痛较轻者宜进厚流质或少渣半流，每天 6 餐。病情稳定、自觉症状明显减轻或基本消失者，每日 6 餐细软半流质。基本愈合者每日 3 餐普食加 2 餐点心，不宜进食油煎、炸和粗纤维多的食物。

出现呕血、幽门梗阻严重或急性穿孔均应禁食。

（四）心理护理

在治疗护理过程中应注重教育，应把防病治病的基本知识介绍给患者，如让患者注意避免精神紧张和不良情绪的刺激，注意精神卫生，注意锻炼身体、增强体质、培养良好的生活习惯，生活有规律，注意劳逸结合，节制烟酒，慎用对胃黏膜有损害的药物等，使患者了解本病的规律性，治疗原则和方法，从而坚定战胜疾病的信心，自觉配合治疗和护理。在心理护理过程中，护士应当了解患者在疾病的不同时期所出现的心理反应，如否认、焦虑、抑郁、孤独感、依赖心理等心理反应，护理上重点要给患者以心理支持，特别帮助他们克服紧张、焦虑、抑郁等常见的心理问题，帮助他们进行认识重建，即认识个人、认识社会，调整和处理好人与人、个人与社会之间的关系，重新找到自己新的起点，减少疾病造成的痛苦和不安。心理护理中，护士应当实施针对性、个性化的心理护理。如对那些具有明显心理素质上弱点的患者，有易暴怒、抑郁、孤僻及多疑倾向者应及早通过心理指导加强其个性的培养，对那些有明显行为问题者，如酗酒、吸烟、多食、缺少运动及 A 型行为等，应用心理学技术指导其进行矫正；对那些工作和生活环境里存在明显应激源的人，应及时帮助其进行适当的调整，减少不必要的心理刺激。

（五）药物治疗护理

1.制酸剂

胃酸、胃蛋白酶对消化性溃疡的发病有重要作用。制酸药能中和胃酸从而缓解疼痛并降低胃蛋白酶的活性。常用的制酸药分可溶性和不溶性两种。可溶性抗酸药主要为碳酸氢钠，该药止痛效果快，但自肠道吸收迅速，大量及长期应用可引起钠潴留和代谢性碱中毒，且与胃酸相遇可产生 CO_2，引起腹胀和继发胃酸增高，故不宜单独使用，而应小剂量与其他抗酸药混合服用。不溶性抗酸药有氢氧化铝、碳酸铝、氧化铝、三矽酸镁等，作用缓慢而持久，肠道不吸收，可单独或联合用药。各种抗酸剂均有其特点，临床上常联合应用，以提高疗效，减少不良反应。抗酸药对缓解溃疡疼痛十分有效，是否能促进溃疡愈合，尚无肯定结论。

使用抗酸药应注意：①在饭后 1～2 小时服，可延长中和作用时间，而不可在餐前或就餐时服药。睡前加服 1 次，可中和夜间所分泌的大量酸。②片剂嚼碎后服用效果较好，因药物颗粒愈小溶解愈快，中和酸的作用愈大，因此凝胶或溶液的效果最好，粉剂次之，片剂较差。③抗酸药除可引起便秘、腹泻外，尚可引起一些其他不良反应，特别是当患者有肾功能不全或心力衰竭时，如碳酸氢钠可造成钠潴留和碱中毒；碳酸钙剂量过大时，高血钙可刺激 G 细胞分泌大量胃泌素，引起胃酸分泌反跳而加重上腹痛；长期大量服用氢氧化铝后，因铝结合饮食中的磷，使肠道对磷的吸收减少，严重缺磷可引起食欲不振、软弱无力等，甚至导致软骨病或骨质疏松。

2.抗胆碱能药

这类药物可抑制迷走神经功能,因而具有减少胃酸分泌、解除平滑肌和血管痉挛、改善局部营养和延缓胃排空等作用,后者有利于延长抗酸药和食物对胃酸的中和,达到止痛目的。但其延缓胃排空引起胃窦部潴留,可促使胃酸分泌所以认为不宜用于胃溃疡。抗胆碱能药服后2小时出现最大药理作用,故常于餐后6小时及睡前服用。抗胆碱能药物最大缺点是不但能抑制胃酸分泌,也抑制乙酰胆碱在全身的生理作用,故有口干、视力模糊、心动过速、汗闭、便秘和尿潴留等副反应,故溃疡出血、幽门梗阻、反流性食管炎、青光眼、前列腺肥大等患者均不宜使用。常用的药物有:普鲁苯辛、胃疡平、胃复康、山莨菪碱、阿托品等。

3.H_2 受体阻滞剂

组织胺通过两种受体而产生效应,其中与胃酸分泌有关的是 H_2 受体。阻滞 H_2 受体能抑制胃酸的分泌。代表药是西咪替丁,它对胃酸的分泌具有强大抑制作用。口服后很快被小肠所吸收,在1～2小时内血液浓度达高峰,可完全抑制由饮食或胃泌素所引起的胃酸分泌达6～7小时。该药常于进餐时与食物同服。年龄大,伴有肾功能和其他疾病者易发生不良反应。常见的不良反应有:头痛、腹泻、嗜睡、疲劳、肌痛、便秘等。其他常用的药物还有:雷尼替丁、法莫替丁等。西咪替丁会影响华法林、茶碱或苯妥英的药物代谢,与抗酸剂合用时,间隔时间不小于2小时。

4.丙谷胺及其他减少胃酸分泌药

丙谷胺的分子结构与胃泌素的末端相似,能抑制基础酸排量和最大酸排量,竞争性抑制胃泌素受体,并对胃黏膜有保护和促进愈合作用,其抑酸和缓解症状的作用较甲氰咪胍弱。该药常于饭前15分钟服,无明显不良反应。哌吡氮平,能选择性拮抗乙酰胆碱的促胃分泌效应而不拮抗其他效应,很少有不良反应,宜餐前90分钟服用。胃复安为胃运动促进剂,能增强胃窦蠕动加速胃排空,减少食糜等对胃窦部的刺激而使胃酸分泌减少,还可减少胆汁反流,减轻胆汁对胃黏膜的损害。一般用药后60～90分钟可达作用高峰,故宜在餐前30分钟服用,严重的不良反应为锥体外系反应。

5.细胞保护剂

临床常用的细胞保护剂有多种。生胃酮能加强胃黏液分泌,强固胃黏膜屏障,促进胃黏膜再生。但具有醛固酮样效应,可引起高血压、水肿、水钠潴留、低血钾等不良反应,故高血压、心脏病、肾脏病和肝脏病患者慎用。服药的最佳时间为餐前15～30分钟和睡前服。胶态次枸橼酸铋,在酸性胃液中与溃疡坏死组织螯合,形成保护性铋蛋白凝固物,使溃疡面与胃酸、胃蛋白酶隔离。宜在餐前1小时和睡前服。严重肾功能不全者忌用,少数人服药后便秘、转氨酶升高。硫糖铝可与胃蛋白酶直接络合或结合,使酶失去活性而发挥作用,宜餐前30分钟及睡前服,偶见口干、便秘、恶心等不良反应。前列腺素 E_1(喜克溃)抑制胃酸分泌,保护黏膜屏障,主要用于非类固醇抗炎药合用者,最常见不良反应是腹泻和腹痛,孕妇忌用。

6.质子泵抑制剂

洛赛克(或奥美拉唑)直接抑制质子泵,有强烈的抑酸能力,疗效明显起效快,不良反应少而轻,无严重不良反应。

(六)急性大量出血的护理

1.急诊处理

首先按医嘱插入鼻胃管,建立静脉通道,输液开始宜快,可选用等渗盐水、林格液、右旋糖酐或其他血浆代用品,一般不用高渗溶液。观察意识、血压、脉搏、体温、面色、鼻胃管引出胃液量和颜色、皮肤(干、湿、温度)、肠鸣、上腹压痛、出入量。

2.重症监护

急诊处理后,患者应予重症监护。除密切观察生命体征和出血情况外,应抽血查血红蛋白、血球压积(出血4～6小时后才开始变化)、血型和交叉反应、凝血酶原时间、部分凝血酶原时间或激活部分凝血酶原时间、血钠(开始代偿性升高,补液后降低)、血钾(大量呕吐后降低。多次输液后可增高)、尿素氮(急性出血后24～48小时内升高,一般丢失1 000 mL血,尿素氮升高为正常值的2～5倍)、肌酐(肾灌注不足致肌酐升高)。向患者介绍为了确诊可能需做的钡餐、纤维胃镜、胃液分析等检查的过程,使患者受检时更好地合作。告知患者检查时体位、术前服镇静药可能会产生昏睡感,喉部喷局麻药会引起不适。及时了解胃镜检查结果,如无严重再出血应拔除鼻胃管以减少机械刺激。在恶心反射出现前,仍予禁食。

3.再出血

首先观察鼻胃管引出血量、颜色、患者生命体征。再次确定鼻胃管位置是否正确、引流瓶处于低位持续吸引、压力为 80mmHg。如明确再次出血,安慰患者不必紧张,使患者相信医护人员是可以很好地处理再次出血。

4.胃管灌注

为使血管收缩,减少黏膜血流量,达到一过性止血效果,常经胃管灌注冰生理盐水或冷开水。灌注时抬高头位 30°～45°,关闭吸引管。灌注时应加快滴注速度,观察血压、体温、脉搏、寒战。发生寒战可多盖被,给患者解释不必紧张。注意寒战易诱发心律失常。灌注后注意有无输液过多的症状(呼吸困难)和体征(脉搏快,颈静脉怒张,肺部捻发音)。

(七)急性穿孔的护理

任何消化性溃疡均可发生穿孔,穿孔前常无明显诱因,有些可能由服肾上腺皮质激素、阿司匹林、饮酒和过度劳累诱发。上腹部难以忍受的剧痛及恶心呕吐,常是穿孔引起腹膜炎的症状。患者两腿卷曲,腹肌强直伴反跳痛,甚至出现面色苍白、出冷汗、脉搏细速、血压下降、休克。一般在穿孔后 6 小时内及时治疗,疗效较佳,若不及时抢救可危及生命。一经确诊,患者就应绝对卧床休息,禁食并留置胃管抽吸胃内容物进行胃肠减压。补液、应用抗生素控制腹腔感染。密切观察生命体征,及时发现和纠正休克,迅速做好各种术前准备。

(八)幽门梗阻的护理

功能性或器质性幽门梗阻的早期处理基本相同,包括:①纠正体液和电解质紊乱,严格正确记录每日出入量,抽血测定血清钾、钠、氯及血气分析,了解电解质及酸碱失衡情况,及时补充液体和电解质。②胃肠减压:幽门梗阻者每日清晨和睡前用 3% 盐水或苏打水洗胃,保留 1 小时后排出。必要时行胃肠减压,连续 72 小时吸引胃内容物,可解除胃扩张和恢复胃张力,抽出胃液也可减轻溃疡周围的炎症和水肿。若对梗阻的性质不明,应作上消化道内镜或钡餐检查,同时也可估计治疗效果。病情好转给流质饮食,每晚餐后4 小时洗胃 1 次,测胃内潴留量,准确记录颜色、气味、性质。临床操作过程中常遇胃管不畅的情况,通常原因是胃管扭曲在口腔或咽部;胃管置入深度不够;胃管置入过深至幽门部或十二指肠内;胃管侧孔紧贴胃壁;食物残渣或凝血块阻塞。有报道胃肠减压过程中发生少见的并发症,如下胃管困难致环杓关节脱位,减压器故障大量气体入胃致腹膜炎,蛔虫堵塞致无效减压,胃管结扎致拔管困难等。③能进流质时,同时服用抗酸剂、甲氰咪胍等药物治疗。禁用抗胆碱能药物。

对并发症观察经处理后病情是否好转,若未见改善,作好手术准备,考虑外科手术。

(牟　霞)

第四节　病毒性肝炎

一、甲型病毒性肝炎

甲型病毒性肝炎旧称流行性黄疸或传染性肝炎,早在 8 世纪就有记载。目前全世界有 40 亿人口受到该病的威胁。近年对其病原学和诊断技术等方面的研究进展较大,并已成功研制出甲型肝炎病毒减毒活疫苗和灭活疫苗,可有效控制甲型肝炎的流行。

(一)病因

甲型肝炎传染源是患者和亚临床感染者。潜伏期后期及黄疸出现前数日传染性最强,黄疸出现后

2 周粪便仍可能排出病毒,但传染性已明显减弱。本病无慢性甲肝病毒(HAV)携带者。

(二)诊断要点

甲型病毒性肝炎主要依据流行病学资料、临床特点、常规实验室检查和特异性血清学诊断。流行病学资料应参考当地甲型肝炎流行疫情,病前有无肝炎患者密切接触史及个人、集体饮食卫生状况。急性黄疸型病例黄疸期诊断不难。在黄疸前期获得诊断称为早期诊断,此期表现似"感冒"或"急性胃肠炎",如尿色变为深黄色应疑及本病。急性无黄疸型及亚临床型病例不易早期发现,诊断主要依赖肝功能检查。根据特异性血清学检查可做出病因学诊断。凡慢性肝炎和重型肝炎,一般不考虑甲型肝炎的诊断。

1. 分型

甲型肝炎潜伏期为 2～6 周,平均 4 周,临床分为急性黄疸型(AIH)、急性无黄疸型和亚临床型。

(1)急性黄疸型:①黄疸前期:急性起病,多有畏寒发热,体温 38 ℃左右,全身乏力,食欲缺乏,厌油、恶心、呕吐,上腹部饱胀不适或腹泻。少数病例以上呼吸道感染症状为主要表现,偶见荨麻疹,继之尿色加深。本期一般持续 5～7 日。②黄疸期:热退后出现黄疸,可见皮肤巩膜不同程度黄染。肝区隐痛,肝大,触之有充实感,伴有叩痛和压痛,尿色进一步加深。黄疸出现后全身及消化道症状减轻,否则可能发生重症化,但重症化者罕见。本期持续 2～6 周。③恢复期:黄疸逐渐消退,症状逐渐消失,肝脏逐渐回缩至正常,肝功能逐渐恢复。本期持续 2～4 周。

(2)急性无黄疸型:起病较缓慢,除无黄疸外,其他临床表现与黄疸型相似,症状一般较轻。多在 3 个月内恢复。

(3)亚临床型:部分患者无明显临床症状,但肝功能有轻度异常。

(4)急性淤胆型:本型实为黄疸型肝炎的一种特殊形式,特点是肝内胆汁淤积性黄疸持续较久,消化道症状轻,肝实质损害不明显。而黄疸很深,多有皮肤瘙痒及粪色变浅,预后良好。

2. 实验室检查

(1)常规检查:外周血白细胞总数正常或偏低,淋巴细胞相对增多,偶见异型淋巴细胞,一般不超过 10%,这可能是淋巴细胞受病毒抗原刺激后发生的母细胞转化现象。黄疸前期末尿胆原及尿胆红素开始呈阳性反应,是早期诊断的重要依据。血清丙氨酸氨基转移酶(ALT)于黄疸前期早期开始升高,血清胆红素在黄疸前期末开始升高。血清 ALT 高峰在血清胆红素高峰之前,一般在黄疸消退后一至数周恢复正常。急性黄疸型血浆球蛋白常见轻度升高,但随病情恢复而逐渐恢复。急性无黄疸型和亚临床型病例肝功能改变以单项 ALT 轻中度升高为特点。急性淤胆型病例血清胆红素显著升高而 ALT 仅轻度升高,两者形成明显反差,同时伴有血清 ALP 及 GGT 明显升高。

(2)特异性血清学检查:特异性血清学检查是确诊甲型肝炎的主要指标。血清 IgM 型甲型肝炎病毒抗体(抗-HAV-IgM)于发病数日即可检出,黄疸期达到高峰,一般持续 2～4 个月,以后逐渐下降乃至消失。目前临床上主要用酶联免疫吸附法(ELISA)检查血清抗-HAV-IgM,以作为早期诊断甲型肝炎的特异性指标。血清抗-HAV-IgM 出现于病程恢复期,较持久,甚至终生阳性,是获得免疫力的标志,一般用于流行病学调查。新近报道应用线性多抗原肽包被进行 ELISA 检测 HAV 感染,其敏感性和特异性分别高于 90% 和 95%。

(三)鉴别要点

本病需与药物性肝炎、传染性单核细胞增多症、钩端螺旋体病、急性结石性胆管炎、原发性胆汁性肝硬化、妊娠期肝内胆汁淤积症、胆总管梗阻、妊娠急性脂肪肝等鉴别。其他如血吸虫病、肝吸虫病、肝结核、脂肪肝、肝淤血及原发性肝癌等均可有肝大或 ALT 升高,鉴别诊断时应加以考虑。与乙型、丙型、丁型及戊型病毒型肝炎急性期鉴别除参考流行病学特点及输血史等资料外,主要依据血清抗-HAV-IgM 的检测。

(四)规范化治疗

急性期应强调卧床休息,给予清淡而营养丰富的饮食,外加充足的 B 族维生素及维生素 C。进食过少及呕吐者,应每日静脉滴注 10% 的葡萄糖液 1 000～1 500 mL,酌情加入能量合剂及 10% 氯化钾。热重者可服用茵陈蒿汤、栀子柏皮汤加减;湿重者可服用茵陈胃苓汤加减;湿热并重者宜用茵陈蒿汤和胃苓汤合方加减;肝气郁结者可用逍遥散;脾虚湿困者可用平胃散。

二、乙型病毒性肝炎

慢性乙型病毒性肝炎是由乙型肝炎病毒感染致肝脏发生炎症及肝细胞坏死,持续 6 个月以上而病毒仍未被清除的疾病。我国是慢性乙型病毒性肝炎的高发区,人群中约有 9.09% 为乙型肝炎病毒携带者。该疾病呈慢性进行性发展,间有反复急性发作,可演变为肝硬化、肝癌或肝功能衰竭等,严重危害人民健康,故对该疾病的早发现、早诊断、早治疗很重要。

(一)病因

1.传染源

传染源主要是有 HBV DNA 复制的急、慢性患者和无症状慢性 HBV 携带者。

2.传播途径

主要通过血清及日常密切接触而传播。血液传播途径除输血及血制品外,可通过注射,刺伤,共用牙刷、剃刀及外科器械等方式传播,经微量血液也可传播。由于患者唾液、精液、初乳、汗液、血性分泌物均可检出 HBsAg,故密切的生活接触可能是重要传播途径。所谓“密切生活接触”可能是由于微小创伤所致的一种特殊经血传播形式,而非消化道或呼吸道传播。另一种重要的传播方式是母-婴传播(垂直传播)。生于 HBsAg/HBeAg 阳性母亲的婴儿,HBV 感染率高达 95%,大部分在分娩过程中感染,低于 10%～20% 可能为宫内感染。因此,医源性或非医源性经血液传播,是本病的传播途径。

3.易感人群

感染后患者对同一 HBsAg 亚型 HBV 可获得持久免疫力。但对其他亚型免疫力不完全,偶可再感染其他亚型,故极少数患者血清抗-HBs(某一亚型感染后)和 HBsAg(另一亚型再感染)可同时阳性。

(二)诊断要点

急性肝炎病程超过半年,或原有乙型病毒性肝炎或 HBsAg 携带史,本次又因同一病原再次出现肝炎症状、体征及肝功能异常者可以诊断为慢性乙型病毒性肝炎。发病日期不明或虽无肝炎病史,但肝组织病理学检查符合慢性乙型病毒性肝炎,或根据症状、体征、化验及 B 超检查综合分析,亦可做出相应诊断。

1.分型

据 HBeAg 可分为 2 型。

(1)HBeAg 阳性慢性乙型病毒性肝炎:血清 HBsAg、HBVDNA 和 HBeAg 阳性,抗-HBe 阴性,血清 ALT 持续或反复升高,或肝组织学检查有肝炎病变。

(2)HBeAg 阴性慢性乙型病毒性肝炎:血清 HBsAg 和 HBVDNA 阳性,HBeAg 持续阴性,抗-HBe 阳性或阴性,血清 ALT 持续或反复异常,或肝组织学检查有肝炎病变。

2.分度

根据生化学试验及其他临床和辅助检查结果,可进一步分 3 度。

(1)轻度:临床症状、体征轻微或缺如,肝功能指标仅 1 或 2 项轻度异常。

(2)中度:症状、体征、实验室检查居于轻度和重度之间。

(3)重度:有明显或持续的肝炎症状,如乏力、纳差、尿黄、便溏等,伴有肝病面容、肝掌、蜘蛛痣、脾大,并排除其他原因,且无门静脉高压症者。实验室检查血清 ALT 和(或)AST 反复或持续升高,清蛋白降低或 A/G 比值异常,球蛋白明显升高。除前述条件外,凡清蛋白不超过 32 g/L,胆红素大于 5 倍正常值上限,凝血酶原活动度为 40%～60%,胆碱酯酶低于 2 500 U/L,4 项检测中有 1 项达上述程度者即可诊断为重度慢性肝炎。

3.B 超检查结果可供慢性乙型病毒性肝炎诊断参考

(1)轻度:B 超检查肝脾无明显异常改变。

(2)中度:B 超检查可见肝内回声增粗,肝脏和(或)脾脏轻度肿大,肝内管道(主要指肝静脉)走行多清晰,门静脉和脾静脉内径无增宽。

（3）重度：B超检查可见肝内回声明显增粗，分布不均匀；肝表面欠光滑，边缘变钝；肝内管道走行欠清晰或轻度狭窄、扭曲；门静脉和脾静脉内径增宽；脾大；胆囊有时可见"双层征"。

4.组织病理学诊断

包括病因（根据血清或肝组织的肝炎病毒学检测结果确定病因）、病变程度及分级分期结果。

（三）鉴别要点

本病应与慢性丙型病毒性肝炎、嗜肝病毒感染所致肝损害、酒精性及非酒精性肝炎、药物性肝炎、自身免疫性肝炎、肝硬化、肝癌等鉴别。

（四）规范化治疗

1.治疗的总体目标

最大限度地长期抑制或消除乙肝病毒，减轻肝细胞炎症坏死及肝纤维化，延缓和阻止疾病进展，减少和防止肝脏失代偿、肝硬化、肝癌及其并发症的发生，从而改善生活质量和延长存活时间。主要包括抗病毒、免疫调节、抗炎保肝、抗纤维化和对症治疗，其中抗病毒治疗是关键，只要有适应证，且条件允许，就应进行规范的抗病毒治疗。

2.抗病毒治疗的一般适应证

①HBV DNA$\geq 2\times 10^4$ U/mL（HBeAg 阴性者为不低于 2×10^3 U/mL）。②ALT$\geq 2\times$ULN；如用干扰素治疗，ALT 应不高于 $10\times$ULN，血总胆红素水平应低于 $2\times$ULN。③如 ALT$<2\times$ULN，但肝组织学显示 Knodell HAI≥ 4，或$\geq G_2$。

具有①并有②或③的患者应进行抗病毒治疗；对达不到上述治疗标准者，应监测病情变化，如持续 HBV DNA 阳性，且 ALT 异常，也应考虑抗病毒治疗。ULN 为正常参考值上限。

3.HBeAg 阳性慢性乙型肝炎患者

对于 HBV DNA 定量不低于 2×10^4 U/mL，ALT 水平不低于 $2\times$ULN 者，或 ALT$<2\times$ULN，但肝组织学显示 Knodell HAI≥ 4，或$\geq G_2$ 炎症坏死者，应进行抗病毒治疗。可根据具体情况和患者的意愿，选用 IFN-α，ALT 水平应低于 $10\times$ULN，或核苷（酸）类似物治疗。对 HBV DNA 阳性但低于 2×10^4 U/mL 者，经监测病情 3 个月，HBV DNA 仍未转阴，且 ALT 异常，则应抗病毒治疗。

（1）普通 IFN-α：5 MU（可根据患者的耐受情况适当调整剂量），每周 3 次或隔日 1 次，皮下或肌内注射，一般疗程为 6 个月。如有应答，为提高疗效亦可延长疗程至 1 年或更长。应注意剂量及疗程的个体化。如治疗 6 个月无应答者，可改用其他抗病毒药物。

（2）聚乙二醇干扰素 α-2a：180 μg，每周 1 次，皮下注射，疗程 1 年。剂量应根据患者耐受性等因素决定。

（3）拉米夫定：100 mg，每日 1 次，口服。治疗 1 年时，如 HBV DNA 检测不到（PCR 法）或低于检测下限、ALT 复常、HBeAg 转阴但未出现抗-HBe 者，建议继续用药直至 HBeAg 血清学转归，经监测 2 次（每次至少间隔 6 个月）仍保持不变者可以停药，但停药后需密切监测肝脏生化学和病毒学指标。

（4）阿德福韦酯：10 mg，每日 1 次，口服。疗程可参照拉米夫定。

（5）恩替卡韦：0.5 mg（对拉米夫定耐药患者 1 mg），每日 1 次，口服。疗程可参照拉米夫定。

4.HBeAg 阴性慢性乙型肝炎患者

HBV DNA 定量不低于 2×10^3 U/mL，ALT 水平不低于 $2\times$ULN 者，或 ALT<2ULN，但肝组织学检查显示 Knodell HAI≥ 4，或 G2 炎症坏死者，应进行抗病毒治疗。由于难以确定治疗终点，因此，应治疗至检测不出 HBVDNA（PCR 法），ALT 复常。此类患者复发率高，疗程宜长，至少为 1 年。

因需要较长期治疗，最好选用 IFN-α（ALT 水平应低于 $10\times$ULN）或阿德福韦酯或恩替卡韦等耐药发生率低的核苷（酸）类似物治疗。对达不到上述推荐治疗标准者，则应监测病情变化，如持续 HBV DNA 阳性，且 ALT 异常，也应考虑抗病毒治疗。

（1）普通 IFN-α：5 MU，每周 3 次或隔日 1 次，皮下或肌内注射，疗程至少 1 年。

（2）聚乙二醇干扰素 α-2a：180 μg，每周 1 次，皮下注射，疗程至少 1 年。

（3）阿德福韦酯：10 mg，每日 1 次，口服，疗程至少 1 年。当监测 3 次（每次至少间隔 6 个月）HBV DNA 检测不到（PCR 法）或低于检测下限和 ALT 正常时可以停药。

（4）拉米夫定：100 mg，每日 1 次，口服，疗程至少 1 年。治疗终点同阿德福韦酯。

（5）恩替卡韦：0.5 mg（对拉米夫定耐药患者 1 mg），每日 1 次，口服。疗程可参照阿德福韦酯。

5. 应用化疗和免疫抑制剂治疗的患者

对于因其他疾病而接受化疗、免疫抑制剂（特别是肾上腺糖皮质激素）治疗的 HBsAg 阳性者，即使 HBV DNA 阴性和 ALT 正常，也应在治疗前 1 周开始服用拉米夫定，每日 100 mg，化疗和免疫抑制剂治疗停止后，应根据患者病情决定拉米夫定停药时间。对拉米夫定耐药者，可改用其他已批准的能治疗耐药变异的核苷（酸）类似物。核苷（酸）类似物停用后可出现复发，甚至病情恶化，应十分注意。

6. 其他特殊情况的处理

（1）经过规范的普通 IFN-α 治疗无应答患者，再次应用普通 IFN-α 治疗的疗效很低。可试用聚乙二醇干扰素 α-2a 或核苷（酸）类似物治疗。

（2）强化治疗指在治疗初始阶段每日应用普通 IFN-α，连续 2～3 周后改为隔日 1 次或每周 3 次的治疗。目前对此疗法意见不一，因此不予推荐。

（3）应用核苷（酸）类似物发生耐药突变后的治疗，拉米夫定治疗期间可发生耐药突变，出现"反弹"，建议加用其他已批准的能治疗耐药变异的核苷（酸）类似物，并重叠 1～3 个月或根据 HBV DNA 检测阴性后撤换拉米夫定，也可使用 IFN-α（建议重叠用药 1～3 个月）。

（4）停用核苷（酸）类似物后复发者的治疗，如停药前无拉米夫定耐药，可再用拉米夫定治疗，或其他核苷（酸）类似物治疗。如无禁忌证，亦可用 IFN-α 治疗。

7. 儿童患者间隔

12 岁以上慢性乙型病毒性肝炎患儿，其普通 IFN-α 治疗的适应证、疗效及安全性与成人相似，剂量为 3～6 μU/m²，最大剂量不超过 10 μU/m²。在知情同意的基础上，也可按成人的剂量和疗程用拉米夫定治疗。

三、丙型病毒性肝炎

慢性丙型病毒性肝炎是一种主要经血液传播的疾病，是由丙型肝炎病毒（HCV）感染导致的慢性传染病。慢性 HCV 感染可导致肝脏慢性炎症坏死，部分患者可发展为肝硬化甚至肝细胞癌（HCC），严重危害人民健康，已成为严重的社会和公共卫生问题。

（一）病因

1. 传染源

主要为急、慢性患者和慢性 HCV 携带者。

2. 传播途径

与乙型肝炎相同，主要有以下 3 种。

（1）通过输血或血制品传播：由于 HCV 感染者病毒血症水平低，所以输血和血制品（输 HCV 数量较多）是最主要的传播途径。经初步调查，输血后非甲非乙型肝炎患者血清丙型肝炎抗体（抗-HCV）阳性率高达 80% 以上，已成为大多数（80%～90%）输血后肝炎的原因。但供血员血清抗-HCV 阳性率较低，欧美各国为 0.35%～1.4%，故目前公认，反复输入多个供血员血液或血制品者更易发生丙型肝炎，输血 3 次以上者感染 HCV 的危险性增高 2～6 倍。国内曾因单采血浆回输血细胞时污染，造成丙型肝炎暴发流行，经 2 年以上随访，血清抗-HCV 阳性率达到 100%。1989 年国外综合资料表明，抗-HCV 阳性率在输血后非甲非乙型肝炎患者为 85%，血源性凝血因子治疗的血友病患者为 60%～70%，静脉药瘾患者为 50%～70%。

（2）通过非输血途径传播：丙型肝炎亦多见于非输血人群，主要通过反复注射、针刺、含 HCV 血液反复污染皮肤黏膜隐性伤口及性接触等其他密切接触方式而传播。这是世界各国广泛存在的散发性丙型肝炎的传播途径。

（3）母婴传播：要准确评估 HCV 垂直传播很困难，因为在新生儿中所检测到的抗-HCV 实际可能来源于母体（被动传递）。检测 HCV RNA 提示，HGV 有可能由母体传播给新生儿。

3.易感人群

对 HCV 无免疫力者普遍易感。在西方国家，除反复输血者外，静脉药瘾者、同性恋等混乱性接触者及血液透析患者丙型肝炎发病率较高。本病可发生于任何年龄，一般儿童和青少年 HCV 感染率较低，中青年次之。男性 HCV 感染率大于女性。HCV 多见于 16 岁以上人群，HCV 感染恢复后血清抗体水平低，免疫保护能力弱，有再次感染 HCV 的可能性。

（二）诊断要点

1.诊断依据

HCV 感染超过 6 个月，或发病日期不明、无肝炎史，但肝脏组织病理学检查符合慢性肝炎，或根据症状、体征、实验室及影像学检查结果综合分析，做出诊断。

2.病变程度判定

慢性肝炎按炎症活动度（G）可分为轻、中、重 3 度，并应标明分期（S）。

（1）轻度慢性肝炎（包括原慢性迁延性肝炎及轻型慢性活动性肝炎）：$G_{1\sim2}$，$S_{0\sim2}$。

①肝细胞变性，点、灶状坏死或凋亡小体。②汇管区有（无）炎症细胞浸润、扩大，有或无局限性碎屑坏死（界面肝炎）。③小叶结构完整。

（2）中度慢性肝炎（相当于原中型慢性活动性肝炎）：G_3，$S_{1\sim3}$。

①汇管区炎症明显，伴中度碎屑坏死。②小叶内炎症严重，融合坏死或伴少数桥接坏死。③纤维间隔形成，小叶结构大部分保存。

（3）重度慢性肝炎（相当于原重型慢性活动性肝炎）：G_4，$S_{2\sim4}$。

①汇管区炎症严重或伴重度碎屑坏死。②桥接坏死累及多数小叶。③大量纤维间隔，小叶结构紊乱，或形成早期肝硬化。

3.组织病理学诊断

包括病因（根据血清或肝组织的肝炎病毒学检测结果确定病因）、病变程度及分级分期结果，如病毒性肝炎，丙型，慢性，中度，G_3/S_4。

（三）鉴别要点

本病应与慢性乙型病毒性肝炎、药物性肝炎、酒精性肝炎、非酒精性肝炎、自身免疫性肝炎、病毒感染所致肝损害、肝硬化、肝癌等鉴别。

（四）规范化治疗

1.抗病毒治疗的目的

清除或持续抑制体内的 HCV，以改善或减轻肝损害，阻止进展为肝硬化、肝衰竭或 HCC，并提高患者的生活质量。治疗前应进行 HCV RNA 基因分型（1 型和非 1 型）和血中 HCV RNA 定量，以决定抗病毒治疗的疗程和利巴韦林的剂量。

2.HCV RNA 基因为 1 型或（和）HCV RNA 定量不低于 4×10^5 U/mL 者

可选用下列方案之一。

（1）聚乙二醇干扰素 α 联合利巴韦林治疗方案：聚乙二醇干扰素 α-2a 180 μg，每周 1 次，皮下注射，联合口服利巴韦林 1000 mg/天，至 12 周时检测 HCV RNA。

①如 HCV RNA 下降幅度少于 2 个对数级，则考虑停药。②如 HCV RNA 定性检测为阴转，或低于定量法的最低检测限。继续治疗至 48 周。③如 HCV RNA 未转阴，但下降超过 2 个对数级，则继续治疗到 24 周。如 24 周时 HCV RNA 转阴，可继续治疗到 48 周；如果 24 周时仍未转阴，则停药观察。

（2）普通 IFN-α 联合利巴韦林治疗方案：IFN-α3～5MU，隔日 1 次，肌内或皮下注射，联合口服利巴韦林 1000 mg/天，建议治疗 48 周。

(3)不能耐受利巴韦林不良反应者的治疗方案:可单用普通 IFN-α 复合 IFN 或 PEG-IFN,方法同上。

3. HCV RNA 基因为非 1 型或(和)HCV RNA 定量小于 4×10^5 U/mL 者

可采用以下治疗方案之一。

(1)聚乙二醇干扰素 α 联合利巴韦林治疗方案:聚乙二醇干扰素 α-2a 180 μg,每周 1 次,皮下注射,联合应用利巴韦林 800 mg/天,治疗 24 周。

(2)普通 IFN-α 联合利巴韦林治疗方案:IFN-α3mU,每周 3 次,肌内或皮下注射,联合应用利巴韦林 800~1 000 mg/天,治疗 24~48 周。

(3)不能耐受利巴韦林不良反应者的治疗方案:可单用普通 IFN-α 或聚乙二醇干扰素 α。

四、丁型病毒性肝炎

丁型病毒型肝炎是由于丁型肝炎病毒(HDV)与 HBV 共同感染引起的以肝细胞损害为主的传染病,呈世界性分布,易使肝炎慢性化和重型化。

(一)病因

HDV 感染呈全球性分布。意大利是 HDV 感染的发现地。地中海沿岸、中东地区、非洲和南美洲亚马逊河流域是 HDV 感染的高流行区。HDV 感染在地方性高发区的持久流行,是由 HDV 在 HBsAg 携带者之间不断传播所致。除南欧为地方性高流行区之外,其他发达国家 HDV 感染率一般只占 HBsAg 携带者的 5% 以下。发展中国家 HBsAg 携带者较高,有引起 HDV 感染传播的基础。我国各地 HBsAg 阳性者中 HDV 感染率为 0~32%,北方偏低,南方较高。活动性乙型慢性肝炎和重型肝炎患者 HDV 感染率明显高于无症状慢性 HBsAg 携带者。

1. 传染源

主要是急、慢性丁型肝炎患者和 HDV 携带者。

2. 传播途径

输血或血制品是传播 HDV 的最重要途径之一。其他包括经注射和针刺传播,日常生活密切接触传播,以及围生期传播等。我国 HDV 传播方式以生活密切接触为主。

3. 易感人群

HDV 感染分两种类型:①HDV/HBV 同时感染,感染对象是正常人群或未接受 HBV 感染的人群。②HDV/HBV 重叠感染,感染对象是已受 HBV 感染的人群,包括无症状慢性 HBsAg 携带者和乙型肝炎患者,他们体内含有 HBV 及 HBsAg,一旦感染 HDV,极有利于 HDV 的复制,所以这一类人群对 HDV 的易感性更强。

(二)诊断要点

我国是 HBV 感染高发区,应随时警惕 HDV 感染。HDV 与 HBV 同时感染所致急性丁型肝炎,仅凭临床资料不能确定病因。凡无症状慢性 HBsAg 携带者突然出现急性肝炎样症状、重型肝炎样表现或迅速向慢性肝炎发展者,以及慢性乙型肝炎病情突然恶化而陷入肝衰竭者,均应想到 HDV 重叠感染,及时进行特异性检查,以明确病因。

1. 临床表现

HDV 感染一般只与 HBV 感染同时发生或继发于 HBV 感染者中,故其临床表现部分取决于 HBV 感染状态。

(1)HDV 与 HBV 同时感染(急性丁型肝炎):潜伏期为 6~12 周,其临床表现与急性自限性乙型肝炎类似,多数为急性黄疸型肝炎。在病程中可先后发生两次肝功能损害,即血清胆红素和转氨酶出现两个高峰。整个病程较短,HDV 感染常随 HBV 感染终止而终止,预后良好,很少向重型肝炎、慢性肝炎或无症状慢性 HDV 携带者发展。

(2)HDV 与 HBV 重叠感染:潜伏期为 3~4 周。其临床表现轻重悬殊,复杂多样。

①急性肝炎样丁型肝炎:在无症状慢性 HBsAg 携带者基础上重叠感染 HDV 后,最常见的临床表现

形式是急性肝炎样发作,有时病情较重,血清转氨酶持续升高达数月之久,或血清胆红素及转氨酶升高呈双峰曲线。在 HDV 感染期间,血清 HBsAg 水平常下降,甚至转阴,有时可使 HBsAg 携带状态结束。②慢性丁型肝炎:无症状慢性 HBsAg 携带者重叠感染 HDV 后,更容易发展成慢性肝炎。慢性化后发展为肝硬化的进程较快。早期认为丁型肝炎不易转化为肝癌,近年来在病理诊断为原发性肝癌的患者中,HDV 标志阳性者可达 11%～22%,故丁型肝炎与原发性肝癌的关系不容忽视。

(3)重型丁型肝炎:在无症状慢性 HBsAg 携带者基础上重叠感染 HDV 时,颇易发展成急性或亚急性重型肝炎。在"暴发性肝炎"中,HDV 感染标志阳性率高达 21%～60%,认为 HDV 感染是促成大块肝坏死的一个重要因素。按国内诊断标准,这些"暴发性肝炎"应包括急性和亚急性重型肝炎。HDV 重叠感染易使原有慢性乙型肝炎病情加重。如有些慢性乙型肝炎患者,病情本来相对稳定或进展缓慢,血清 HDV 标志转阳,临床状况可突然恶化,继而发生肝衰竭,甚至死亡,颇似慢性重型肝炎,这种情况国内相当多见。

2.实验室检查

近年丁型肝炎的特异诊断方法日臻完善,从受检者血清中检测到 HDAg 或 HDV RNA,或从血清中检测抗-HDV,均为确诊依据。

(三)鉴别要点

应注意与慢性重型乙型病毒型肝炎相鉴别。

(四)规范化治疗

丁型病毒性肝炎以护肝对症治疗为主。近年研究表明,IFN-α 可能抑制 HDV RNA 复制,经治疗后,可使部分病例血清 DHV RNA 转阴,所用剂量宜大,疗程宜长。目前 IFN-α 是唯一可供选择的治疗慢性丁型肝炎的药物,但其疗效有限。IFN-α900 万 U。每周 3 次,或者每日 500 万 U,疗程 1 年,能使40%～70%的患者血清中 HDV RNA 消失,但是抑制 HDV 复制的作用很短暂,停止治疗后 60%～97%的患者复发。

五、戊型病毒性肝炎

戊型病毒型肝炎原称肠道传播的非甲非乙型肝炎或流行性非甲非乙型肝炎,其流行病学特点及临床表现颇像甲型肝炎,但两者的病因完全不同。

(一)病因

戊型肝炎流行最早发现于印度,开始疑为甲型肝炎,但回顾性血清学分析,证明既非甲型肝炎,也非乙型肝炎。本病流行地域广泛,在发展中国家以流行为主,发达国家以散发为主。其流行特点与甲型肝炎相似,传染源是戊型肝炎患者和阴性感染患者,经粪-口传播。潜伏期末和急性期初传染性最强。流行规律大体分两种:一种为长期流行,常持续数月,可长达 20 个月,多由水源不断污染所致;另一种为短期流行,约 1 周即止,多为水源一次性污染引起。与甲型肝炎相比,本病发病年龄偏大,16～35 岁者占 75%,平均27 岁。孕妇易感性较高。

(二)诊断要点

流行病学资料、临床特点和常规实验室检查仅作临床诊断参考,特异血清病原学检查是确诊依据,同时排除 HAV、HBV、HCV 感染。

1.临床表现

本病潜伏期 15～75 日,平均约 6 周。绝大多数为急性病例,包括急性黄疸型和急性无黄疸型肝炎,两者比例约为 1:13。临床表现与甲型肝炎相似,但其黄疸前期较长,症状较重。除淤胆型病例外,黄疸常于一周内消退。戊型肝炎胆汁淤积症状(如灰浅色大便、全身瘙痒等)较甲型肝炎为重,大约 20%的急性戊型肝炎患者会发展成淤胆型肝炎。部分患者有关节疼痛。

2.实验室检查

用戊型肝炎患者急性期血清 IgM 型抗体建立 ELISA 法,可用于检测拟诊患者粪便内的 HEAg,此抗原在黄疸出现第14～18日的粪便中较易检出,但阳性率不高。用荧光素标记戊型肝炎恢复期血清IgG,以实验动物HEAg阳性肝组织作抗原片,进行荧光抗体阻断实验,可用于检测血清戊型肝炎抗体(抗-HEV),阳性率50%～100%。但本法不适用于临床常规检查。

用重组抗原或合成肽原建立ELISA法检测血清抗-HEV,已在国内普遍开展,敏感性和特异性均较满意。用本法检测血清抗-HEV-IgM,对诊断现症戊型肝炎更有价值。

(三)鉴别要点

应注意与HAV、HBV、HCV相鉴别。

(四)规范化治疗

急性期应强调卧床休息,给予清淡而营养丰富的饮食,外加充足的B族维生素及维生素C。

HEV ORF2结构蛋白可用于研制有效疫苗,并能对HEV株提供交叉保护。HEV ORF2蛋白具有较好的免疫原性,用其免疫猕猴能避免动物发生戊型肝炎和HEV感染。该疫苗正在研制,安全性和有效性正在评估。

六、护理措施

(1)甲、戊型肝炎进行消化道隔离;急性乙型肝炎进行血液(体液)隔离至HBsAg转阴;慢性乙型和丙型肝炎患者应分别按病毒携带者管理。

(2)向患者及家属说明休息是肝炎治疗的重要措施。重型肝炎、急性肝炎、慢性活动期应卧床休息;慢性肝炎病情好转后,体力活动以不感疲劳为度。

(3)急性期患者宜进食清淡、易消化的饮食,蛋白质以营养价值高的动物蛋白为主1.0～1.5 g/(kg·d);慢性肝炎患者宜高蛋白、高热量、高维生素易消化饮食,蛋白质1.5～2.0g/(kg·d);重症肝炎患者宜低脂、低盐、易消化饮食,有肝性脑病先兆者应限制蛋白质摄入,蛋白质摄入小于0.5g/(kg·d);合并腹水、少尿者,钠摄入限制在0.5 g/天。

(4)各型肝炎患者均应戒烟和禁饮酒。

(5)皮肤瘙痒者及时修剪指甲,避免搔抓,防止皮肤破损。

(6)应向患者解释注射干扰素后可出现发热、头痛、全身酸痛等“流感样综合征”,体温常随药物剂量增大而增高,不良反应随治疗次数增加而逐渐减轻。发热时多饮水、休息,必要时按医嘱对症处理。

(7)密切观察有无皮肤淤点淤斑、牙龈出血、便血等出血倾向;观察有无性格改变、计算力减退、嗜睡、烦躁等肝性脑病的早期表现。如有异常及时报告医师。

(8)让患者家属了解肝病患者易生气、易急躁的特点,对患者要多加宽容理解;护理人员多与患者热情、友好交谈沟通,缓解患者焦虑、悲观、抑郁等心理问题;向患者说明保持豁达、乐观的心情对于肝脏疾病的重要性。

七、应急措施

(一)消化道出血

(1)立即取平卧位,头偏向一侧,保持呼吸道通畅,防止窒息。

(2)通知医生,建立静脉液路。

(3)合血、吸氧、备好急救药品及器械,准确记录出血量。

(4)监测生命体征的变化,观察有无四肢湿冷、面色苍白等休克体征的出现,如有异常,及时报告医师并配合抢救。

(二)肝性脑病

(1)如有烦躁,做好保护性措施,必要时给予约束,防止患者自伤或伤及他人。

(2)昏迷者,平卧位,头偏向一侧,保持呼吸道通畅。

(3)吸氧,密切观察神志和生命体征的变化,定时翻身。

（4）遵医嘱给予准确及时的治疗。

八、健康教育

（1）宣传各类型病毒性肝炎的发病及传播知识，重视预防接种的重要性。

（2）对于急性肝炎患者要强调彻底治疗的重要性及早期隔离的必要性。

（3）慢性患者、病毒携带者及家属采取适当的家庭隔离措施，对家中密切接触者鼓励尽早进行预防接种。

（4）应用抗病毒药物者必须在医师的指导、监督下进行，不得擅自加量或停药，并定期检查肝功能和血常规。

（5）慢性肝炎患者出院后避免过度劳累、酗酒、不合理用药等，避免反复发作，并定期监测肝功能。

（6）对于乙肝病毒携带者禁止献血和从事饮食、水管、托幼等工作。

（牟　霞）

第五节　肝硬化

肝硬化是长期肝细胞坏死继发广泛纤维化伴结节形成的结果。一种或多种致病因子长期或反复损伤肝实质，致使肝细胞弥漫性变性、坏死和再生，进而引起肝脏结缔组织弥漫性增生和肝细胞再生，最后导致肝小叶结构破坏和重建，肝内血液循环发生障碍。肝功能损害和门脉高压为本病的主要临床表现，晚期常出现严重的并发症。

肝硬化是世界性疾病，所有种族、不论国籍、年龄或性别均可罹患。男性和中年人易罹患。

在我国主要为肝炎后肝硬化。血吸虫病性、单纯乙醇性、心源性、胆汁性肝硬化均少见。

一、病因

引起肝硬化的病因很多，以病毒性肝炎最为常见。同一病例可由一种、两种或两种以上病因同时或先后作用引起，有些病例则原因不明。

（一）病毒性肝炎

病毒性肝炎经慢性活动性肝炎阶段逐步演变为肝硬化，称为肝炎后肝硬化。乙型肝炎和丙型肝炎常见，甲型肝炎一般不发展为肝硬化。由急性或亚急性肝坏死演变的肝硬化称为坏死后肝硬化。

（二）寄生虫感染

感染血吸虫病时，大量血吸虫卵进入肝窦前的门脉小血管内，刺激结缔组织增生引起门脉高压。肝细胞的坏死和增生一般不明显，没有肝细胞的结节再生。但如伴发慢性乙型肝炎，其结果多为混合结节型肝硬化。

（三）酒精中毒

主要由酒精的中间代谢产物（乙醛）对肝脏的直接损害引起。酗酒引起长期营养失调，使肝脏对某些毒性物质的抵抗力降低，在发病机制上也起一定作用。

（四）胆汁淤积

肝外胆管阻塞或肝内胆汁淤积持续存在时，高浓度的胆酸和胆红素对肝细胞有损害作用，久之可发展为肝硬化。由于肝外胆管阻塞引起的肝硬化称为继发性胆汁性肝硬化。由原因未明的肝内胆汁淤积引起的肝硬化称为原发性胆汁性肝硬化。

（五）循环障碍

慢性充血性心力衰竭、缩窄性心包炎和各种病因引起肝小静脉阻塞综合征等，导致肝脏充血、肝细胞缺氧,引起小叶中央区肝细胞坏死及纤维组织增生,最终发展为肝硬化。

（六）药物和化学毒物

长期服用某些药物如双醋酚汀、辛可芬、异烟肼、甲基多巴、PAS 和利福平等或反复接触化学毒物如四氯化碳、磷、砷、氯仿等均可损伤肝脏,引起中毒性肝炎,最后演变为肝硬化。

（七）遗传和代谢性疾病

血友病、肝豆状核变性、半乳糖血症、糖原贮积等遗传代谢性疾病,亦可发展为肝硬化,称之代谢性肝硬化。

（八）慢性肠道感染和营养不良

慢性菌痢、溃疡性结肠炎等常引起消化和吸收障碍,发生营养不良,同时肠内的细菌毒素及蛋白质腐败的分解产物等经门静脉到达肝内,引起肝细胞损害,演变为肝硬化。

（九）隐匿性肝硬化

病因难以肯定的称为隐匿性肝硬化,其中很大部分病例可能与隐匿性无黄疸型肝炎有关。

二、临床表现

肝硬化的病程一般比较缓慢,可能隐伏数年至数十年之久。由于肝脏具有很强的代偿功能,因此,早期临床表现常不明显或缺乏特征性。肝硬化的临床分期为肝功能代偿期和肝功能失代偿期。

（一）肝功能代偿期

一般症状较轻,缺乏特征性。常有乏力、食欲减退、消化不良、恶心、厌油、腹胀、中上腹隐痛或不适及腹泻,部分有踝部水肿、鼻衄、齿龈出血等。上述症状多呈间歇性,常因过度疲劳而发病,经适当休息及治疗可缓解。体征一般不明显,肝脏可轻度肿大,无或有轻度压痛,部分患者可有脾脏肿大。肝功能检查结果多在正常范围内或有轻度异常。

（二）肝功能失代偿期

随着疾病的进展,症状逐渐明显,肝脏常逐渐缩小,质变硬。临床表现主要是肝功能减退和门脉高压。

1.肝功能减退

（1）营养障碍:表现为消瘦、贫血、乏力、水肿、皮肤干燥而松弛、面色灰暗、黝黑、口角炎、毛发稀疏无光泽等。

（2）消化道症状:早期出现的食欲不振、腹胀、恶心、腹泻等消化道症状逐渐明显,稍进油腻肉食,即引起腹泻。部分患者还可出现轻度黄疸。

（3）出血倾向:轻者有鼻衄、齿龈出血,重者有胃肠道黏膜弥漫性出血及皮肤紫癜。这与肝脏合成凝血因子减少,脾大及脾功能亢进引起血小板减少有关。毛细血管脆性增加是出血倾向的附加因素。

（4）发热:部分患者可有低热,多为病变活动及肝细胞坏死时释出的物质影响体温调节中枢所致。此类发热用抗菌素治疗无效,只有肝病好转时才能消失。如持续发热或高热,则提示合并有感染、血栓性门静脉炎、原发性肝癌等。

（5）黄疸:表现为巩膜浅黄、尿色黄。如巩膜甚至全身皮肤黏膜呈深度金黄色,应考虑有肝硬化伴肝内胆汁瘀积的可能。

（6）内分泌功能失调的表现:肝对雌激素灭活作用减退导致脸、颈、肩、手背及上胸处的蜘蛛痣及(或)毛细血管扩张。肝掌表现为大、小鱼际和指尖斑点状发红,加压后退色。可出现男性乳房发育、睾丸萎缩、性功能减退,女性月经不调、闭经、不孕等。皮肤色素沉着,面色污黑、晦暗,可能由继发性肾上腺皮质功能减退所致,也可能与肝脏不能代谢黑色素有关。继发性醛固酮、抗利尿激素增加导致水、钠潴留,尿量减少,对浮肿与腹水的形成亦起重要促进作用。

2.门脉高压症

在肝硬化发展过程中,肝细胞的坏死、再生结节的形成、结缔组织增生和肝细胞结构的改建,使门静脉小分支闭塞、扭曲,门静脉血流障碍,导致门脉压力增高。

(1)脾肿大及脾功能亢进:门脉压力增高时,脾脏淤血、纤维结缔组织及网状内皮细胞增生,使脾脏肿大(多为正常的 2～3 倍,部分可平脐或达脐下)。脾肿大时常伴有脾功能亢进,表现为末梢血中白细胞和血小板减少,红细胞也可减少。胃底静脉破裂出血时脾缩小,输血、补液后渐增大。关于脾功能亢进的原因,可能由于增生的网状内皮细胞对血细胞的吞噬、破坏作用加强;或由于脾脏产生某些体液因素抑制骨髓造血功能或加速血细胞的破坏。

(2)侧支循环的形成:因门静脉回流受阻,门静脉与腔静脉间的吻合支渐次扩张开放,形成侧支循环。胃冠状静脉与食管静脉丛吻合,形成食管下段和胃底静脉曲张。这些静脉位于黏膜下疏松组织中,常由于腹内压突然增高或消化液反流侵蚀及食物的摩擦而破裂出血。脐旁静脉与脐周腹壁静脉沟通,形成脐周腹壁静脉曲张,有时该处可听到连续的静脉杂音。直肠上静脉与直肠中、下静脉吻合扩张形成内痔。门静脉回流受阻时,侧支循环血流方向(图 2-1)。

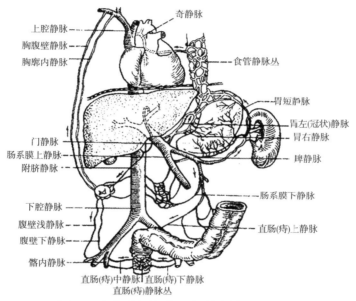

图 2-1 门静脉回流受阻时,侧支循环血流方向

(3)腹水:腹水的产生表明肝硬化病情较重。初起时有腹胀感,体检可发现移动性浊音(腹水量>500 mL)。大量腹水可使横膈抬高而致呼吸困难和心悸,腹部膨隆,腹壁皮肤紧张发亮,有移动性浊音和水波感。腹内压力明显增高时,脐可突出而形成脐疝。在腹水出现的同时,常可发生肠胀气。部分腹水患者伴有胸水,其中以右侧多见,两侧者较少。胸水系腹水通过横膈淋巴管进入胸腔所致。腹水为草黄色漏出液。腹水形成的主要因素有:清蛋白合成减少,蛋白质摄入和吸收障碍,当血浆清蛋白<23～30 g/L时,血浆胶体渗透压降低,促使血浆外渗;门脉压力增高至 2.94～5.88 kPa(正常约为 0.785～1.18 kPa),腹腔毛细血管的滤过压增高,组织液回吸收减少而漏入腹腔;进入肝静脉血流受阻使肝淋巴液增加与回流障碍,淋巴管内压增高,造成大量淋巴液从肝包膜及肝门淋巴管溢出;肝脏对醛固酮、抗利尿激素灭活作用减退;腹水形成后循环血容量减少,通过肾小球旁器使肾素分泌增加,产生肾素-血管紧张素-醛固酮系统反应,醛固酮分泌增多,导致肾远曲小管水钠潴留作用加强,腹水进一步加重。

(4)食管和胃底曲张静脉破裂出血:是门脉高压症的主要并发症,死亡率为 30%～60%。当门静脉压力超过下腔静脉压力达 1.47～1.60 kPa 时,曲张静脉就可发生出血。曲张静脉大者比曲张静脉小者更易破裂出血。最常见的表现是呕血。出血可以是大量的,并迅速发生休克;也可自行停止,以后再发。偶尔仅表现为便血或黑便。

3.肝肾综合征

肝肾综合征(功能性肾衰)指严重肝病患者出现肾功能不良,并排除其他引起肾功不良的原因。肝肾综合征的发病机制尚未明确。肝肾综合征通常见于严重的肝脏疾病患者。主要表现为少尿、蛋白尿、尿钠低（<10 mmol/L），尿与血浆肌酐比值≥30∶1，尿与血浆渗透压比值>1。这些尿的改变与急性肾小管坏死不同。肾功能损害的发展不一，一些患者于数日内肾功能完全丧失，另一些患者血清肌酐随肝脏功能逐渐恶化而缓慢上升达数周之久。

4.肝性脑病

肝性脑病指肝脏功能衰竭而导致代谢紊乱、中枢神经系统功能失调的综合征。是晚期肝硬化的最严重表现，也是常见致死原因。临床上以意识障碍和昏迷为主要表现。

肝硬化是肝性脑病的最主要原发病因。常见的诱发因素有：上消化道出血，感染，摄入高蛋白饮食、含氮药物、大量利尿或放腹水、大手术、麻醉、安眠药和饮酒等。肝性脑病的发病机制尚未明了。主要有氨和硫醇中毒学说，假性神经介质学说、γ-氨基丁酸能神经传导功能亢进等学说。

临床上按意识障碍、神经系统表现和脑电图改变分为四期（表2-2）。

表 2-2　肝性脑病分期

分　期	精神状况	运动改变
亚临床期	常规检查无变化；完成工作或驾驶能力受损	完成常规精神运动试验或床边实验，如画图或数字连接的能力受损
Ⅰ期（前驱期）	思维紊乱、淡漠、激动、欣快、不安、睡眠紊乱	细震颤，协调动作缓慢，扑翼样震颤
Ⅱ期（昏迷前期）	嗜睡、昏睡、定向障碍、行为失常	扑翼样震颤，发音困难，初级反射出现
Ⅲ期（昏睡期）	思维显著紊乱，言语费解	反射亢进，巴彬斯基征，尿便失禁，肌阵挛，过度换气
Ⅳ期（昏迷期）	昏迷	去大脑体位，短促的眼头反射，疼痛刺激反应早期存在，进展为反应减弱和刺激反应消失

肝性脑病患者呼气中常具有一种类似烂苹果样臭味，这与肝脏不能分解甲硫氨酸中间产物二甲基硫和甲基硫醇有关，肝臭可在昏迷前出现，是一种预后不良的征象。

5.其他

肝硬化患者常因抵抗力降低，并发各种感染，如支气管炎、肺炎、自发性腹膜炎、结核性腹膜炎、尿路感染等。腹膜炎发生的机制可能是细菌通过血液或淋巴液播散入腹腔，并可穿过肠壁而入腹腔。腹水患者易于发生，死亡率高，早期诊断非常重要。自发性腹膜炎起病较急者常为腹痛和腹胀。起病缓者则多为低热或不规则的发热，伴有腹部隐痛、恶心、呕吐及腹泻。体检可发现腹膜刺激征，腹水性质由漏出液转为渗出液。

长期低钠盐饮食，利尿及大量放腹水易发生低钠血症和低钾血症。长期使用高渗葡萄糖溶液与肾上腺糖皮质激素、呕吐及腹泻亦可使钾、氯减少，而产生低钾、低氯血症，并致代谢性碱中毒和肝性脑病。

（三）肝脏体征

肝脏大小不一，早期肝脏肿大，质地中等或中等偏硬，晚期缩小、坚硬、表面呈颗粒状或结节状。一般无压痛，但在肝细胞进行性坏死或并发肝炎或肝周围炎时，则可有触痛与叩击痛。肝边缘锐利提示无炎症活动，边缘圆钝表明有炎症、水肿、脂肪浸润或纤维化。肝硬化时右叶下缘不易触及而左叶增大。

三、检查

（一）血常规

白细胞和血小板明显减少。失血、营养障碍、叶酸及维生素B_{12}缺乏导致缺铁性或巨幼红细胞性贫血。

（二）肝功能检查

早期蛋白电泳即显示球蛋白增高，而清蛋白到晚期才降低。絮状及浊度试验在肝功能代偿期可正常或轻度异常，而在失代偿期多为异常。失代偿期转氨酶活力可呈轻、中度升高，一般以SGPT活力升高较显著，肝细胞有严重坏死时，则SGOT活力常高于SGPT。

静脉注射磺溴酞5 mg/kg体重45分钟后，正常人血内滞留量应低于5%，肝硬化时多有不同程度的增加。磺溴酞可有过敏反应，检查前应作皮内过敏试验。吲哚靛青绿亦是一种染料，一般静脉注射

0.5 mg/kg体重 15 分钟后,正常人血中滞留量<10%,肝硬化尤其是结节性肝硬化患者的潴留值明显增高,约在 30% 以上。本试验为诊断肝硬化的最好的方法,比溴磺酞试验更敏感,更安全可靠。

肝功能代偿期,血中胆固醇多正常或偏低;失代偿期,血中胆固醇下降,特别是胆固醇酯部分常低于正常水平。凝血酶原时间测定在代偿期可正常,失代偿期则呈不同程度延长,虽注射维生素 K 亦不能纠正。

(三)影像学检查

B 型超声波检查可探查肝、脾大小及有无腹水。可显示脾静脉和门静脉增宽,有助于诊断。食管静脉曲张时,吞钡 X 线检查可见蚯蚓或串珠状充盈缺损,纵行黏膜皱襞增宽。胃底静脉曲张时,可见菊花样充盈缺损。放射性核素肝脾扫描可见肝摄取减少、分布不规则,脾摄取增加,脾脏增大可明显显影。

(四)纤维食管镜

纤维食管镜检查可见食管钡餐检查阴性的食管静脉曲张。

(五)肝穿刺活组织检查

肝活组织检查常可明确诊断,但此为创伤性检查,仅在临床诊断确有困难时才选用。

(六)腹腔镜检查

可直接观察肝脏表面、色泽、边缘及脾脏等改变,并可在直视下进行有目的穿刺活组织检查,对鉴别肝硬化、慢性肝炎和原发性肝癌以及明确肝硬化的病因很有帮助。

四、基本护理

(一)观察要点

一般症状和体征的观察:观察患者全身情况,有无消瘦、贫血、乏力、面色灰暗黝黑、口角炎、毛发稀疏无光泽等营养障碍表现。观察皮肤黏膜、巩膜有无黄染,尿色有无变化。注意蜘蛛痣、杵状指、色素沉着、肝臭、水肿、男性乳房发育等体征。了解有无肝区疼痛、纳差、厌油、恶心、呕吐、排便不规则、腹胀等消化道症状。

(二)并发症的观察

1.门脉高压症

观察腹水、腹胀和其他压迫症状,腹壁静脉曲张、痔出血、贫血以及鼻衄、齿龈出血、瘀点、瘀斑、呕血、黑便。

2.腹水

观察尿量、腹围、体重变化和有无水肿。

3.肝性脑病

注意意识和精神活动,有无嗜睡、昏睡、昏迷、定向障碍、胡言乱语,有无睡眠节律紊乱和扑翼样震颤。

(三)一般护理

1.合理的休息

研究证明卧位与站立时肝脏血流量有明显差异,前者比后者多 40% 以上。因此合理的休息既可减少体能消耗,又能降低肝脏负荷,增加肝脏血流量,防止肝功能进一步受损和促进肝细胞恢复。肝功能代偿期患者应适当减少活动和工作强度,注意休息,避免劳累。若病情不稳定、肝功能试验异常,则应减少活动,充分休息。有发热、黄疸、腹水等表现的失代偿患者,应以卧床休息为主,并保证充足的睡眠。

2.正确的饮食

饮食营养是改善肝功能的基本措施之一。正确的进食和合理的营养,能促进肝细胞再生,反之则会加重病情,诱发上消化道出血、肝昏迷、腹泻等。肝硬化患者应以高热量、高蛋白、高维生素且易消化的食物为宜。适当限制动物脂肪的摄入。不食增加肝脏解毒负荷的食物和药物。一般要求每日总热量在 10.46～12.55 kJ(2.5～3.0 kcal)。蛋白质每日 100～150 g,蛋白食物宜多样化、易消化、含有丰富的必需氨基酸。脂肪每日 40～50 g。要有足量的维生素 B、维生素 C 等。为防便秘,可给含纤维素多的食物。肝功能显著减退的晚期患者或有肝昏迷先兆者给予低蛋白饮食,限制蛋白每日在 30 g 左右。伴有腹水者按病情给予低盐(每日 3~5 g)和无盐饮食。腹水严重时应限制每日的入水量。黄疸患者补充胆盐。禁忌饮酒、咖啡、烟草和高盐食物。避免有刺激性及粗糙坚硬的食物,进食时应细嚼慢咽,以防引起食管或胃底静脉破裂出血。教育患者和家属认识到正确饮食和合理营养的意义,并且理解饮食疗法必须长期持续,要有耐心和毅力,使患者能正确的掌握、家属能予以监督。

(四)心理护理

肝硬化患者病程漫长,久治不愈,尤其进入失代偿期后,患者心身遭受很大痛苦,承受的心理压力大,心理变化也大,因此在常规治疗护理中更应强调心理护理,须做好以下几方面:①保持病房的整洁、安静、舒适,从视、听、嗅、触等方面消除不良刺激,使患者在生活起居感到满意。②对病情稳定者,要主动指导患者和家属掌握治疗性自我护理方法,包括通过多种形式宣教有关医疗知识,消除他们恐惧悲观感,树立信心;帮助分析并发症发生的诱因,增强患者预防能力;对心理状态稳定型患者可客观地介绍病情及检查化验结果,以取得其配合。③对病情反复发作者,要热情帮助其恢复生活自理能力,增加战胜疾病的信心。对忧郁悲观型患者应予极大的同情心,充分理解他们,帮助他们解决困难。对怀疑类型的患者应明确告知诊断无误,客观介绍病情,并使其冷静面对现实。④根据病情需要适当安排娱乐活动。

(五)药物治疗的护理

严重患者特别是老年患者进食少时。可静脉供给能量,以补充机体所需。研究表明,约 80%~100%的肝硬化患者存在程度不同的蛋白质能量营养不足。因此老年人按每日每千克体重摄入 1.0 g 蛋白质作为基础要量,附加由疾病相关因素造成的额外丢失。补充蛋白质(氨基酸)时,应提供以必需氨基酸为主的氨基酸溶液。若肝功损害严重,则以含丰富支链氨基酸(45%)的溶液作为氨源为佳。目前冰冻血浆的使用越来越广泛,使用过程中应注意掌握正确的融化方法和输注不良反应的观察。一般融化后不再复冻。

使用利尿剂时,应教会患者正确服用利尿药物。通常需向患者讲述常用利尿药的作用及不良反应。指导患者掌握利尿药观察方法,如体重每日减少 0.5 kg,尿量每日达 2 000~2 500 mL,腹围逐渐缩小。

(牟　霞)

第六节　溃疡性结肠炎

溃疡性结肠炎是一种病因尚不十分明确的直肠和结肠慢性非特异性炎症性疾病。病变主要限于大肠黏膜与黏膜下层。临床表现为腹泻、黏液脓血便、腹痛。病情轻重不等,多呈反复发作的慢性病程。本病可发生在任何年龄,多见于 20~40 岁,亦可见于儿童或老年。男女发病率无明显差别。

一、症状

1.腹泻

为最主要的症状,黏液脓血便是本病活动期的重要表现。大便次数及便血的程度可反映病情轻重,轻者每日排便 2~4 次,便血轻或无;重者每日 10 次以上,脓血显见,甚至大量便血。

2.腹痛

轻型患者可无腹痛或仅有腹部不适。一般诉有轻度至中度腹痛,多为左下腹或下腹的阵痛,亦可涉及全腹。有疼痛-便意-便后缓解的规律,常有里急后重。

3.其他症状

可有腹胀,严重病例有食欲不振、发热、恶心、呕吐等。

二、体征

患者呈慢性病容,精神状态差,重者呈消瘦、贫血貌。轻者仅有左下腹轻压痛,有时可触及痉挛的降结肠或乙状结肠。重型和暴发型患者常有明显压痛和鼓肠。若有腹肌紧张、反跳痛、肠鸣音减弱应注意中毒性巨结肠、肠穿孔等并发症。

三、评估要点

（一）一般情况

患者呈慢性病容,精神状态差,重者呈消瘦、贫血等不同程度的全身症状。

（二）专科情况

(1)腹痛的特点:是否间歇性疼痛,有无腹部绞痛,疼痛有无规律、有无关节痛。

(2)评估排便次数、颜色、量、性质是否正常。

(3)评估患者的出入量是否平衡,水、电解质是否平衡。

（三）实验室及其他检查

1.血液检查

可有红细胞和血红蛋白减少。活动期白细胞计数增高,血沉增快和 C 反应蛋白增高是活动期的标志。

2.粪便检查

肉眼检查常见血、脓和黏液,显微镜检查见多量红细胞、白细胞或脓组胞。

3.结肠镜检查

是本病诊断的最重要的手段之一,可直接观察病变肠黏膜并取活检。

4.X 线钡剂灌肠检查

可见黏膜粗乱或有细颗粒改变。

四、护理措施

(1)休息与活动:在急性发作期或病情严重时均应卧床休息,缓解期也应适当休息,注意劳逸结合。

(2)病情观察:严密观察腹痛的性质、部位以及生命体征的变化,以了解病情的进展情况。

(3)用药护理:遵医嘱给予柳氮磺吡啶(SASP)和(或)糖皮质激素,以减轻炎症,使腹痛缓解。注意药物的疗效及不良反应,嘱患者餐后服药,服药期间定期复查血象;应用糖皮质激素者,要注意激素的不良反应,不可随意停药,防止反跳现象。

(4)给患者安排舒适、安静的环境,同时注意观察大便的量、性状、次数并做好记录,保持肛周皮肤的清洁和干燥。

(5)由于本病为慢性反复发作性的过程,患者会产生各种不良情绪,护士应做好心理疏导。指导患者及家属正确对待疾病,让患者保持情绪稳定,树立战胜疾病的信心。

（牟　霞）

第七节　急性胰腺炎

急性胰腺炎是常见的急腹症之一,为胰酶对胰脏本身自身消化所引起的化学性炎症。胰腺病变轻重不等,轻者以水肿为主,临床经过属自限性,一次发作数日后即可完全恢复,少数呈复发性急性胰腺炎;重者胰腺出血坏死,易并发休克、胰假性囊肿和脓肿等,死亡率高达 25%～40%。

关于急性胰腺炎的发生率,目前尚无精确统计。国内报告急性胰腺炎患者约占住院患者的 0.32%～2.04%。本病患者一般女多于男,患者的平均年龄 50～60 岁。职业以工人多见。

一、病因及发病机制

胰腺是一个其有内、外分泌功能的实质性器官,胰腺的腺泡分泌胰液(外分泌),对食物的消化起重要作用;而散在地分布在胰腺内的胰岛,其功能细胞主要分泌胰岛素和胰高糖素(内分泌)。正常情况下,当胰液中无活力的胰蛋白酶原等进入十二指肠时,在碱性环境中被胆汁和十二指肠液中的肠激酶激活,成为具有消化能力的胰蛋白酶。在胆总管、胰管、壶腹部炎症、梗阻等病理情况下,多种胰酶在胰腺内被激活,并大量溢出管壁及腺泡壁外,导致胰腺自身消化,引起水肿、出血、坏死等,而产生急性胰腺炎。

引起急性胰腺炎的病因甚多。常见病因为胆道疾病、酗酒。急性胰腺炎的各种致病相关因素(表 2-3)。

表 2-3　急性胰腺炎致病相关因素

梗阻因素	①胆管结石。②乏特氏壶腹或胰腺肿瘤。③寄生虫或肿瘤使乳头阻塞。④胰腺分离现象并伴副胰管梗阻。⑤胆总管囊肿。⑥壶腹周围的十二指肠憩室。⑦奥狄氏括约肌压力增高。⑧十二指肠袢梗阻
毒素	①乙醇。②甲醇。③蝎毒。④有机磷杀虫剂
药物	①肯定有关(有重要试验报告)硫唑嘌呤/6-巯基嘌呤、丙戊酸、雌激素、四环素、灭滴灵、呋喃妥因、速尿、磺胺、甲基多巴、阿糖胞苷、甲氧咪呱。②不一定有关(无重要试验报告)噻嗪利尿剂、利尿酸、降糖灵、普鲁卡因酰胺、氯噻酮、L-门冬酰胺酶、醋氨酚
代谢因素	①高甘油三脂血症。②高钙血症
外伤因素	①创伤-腹部钝性伤。②医源性——手术后、内镜下括约肌切开术、奥狄氏括约肌测压术
先天性因素	
感染因素	①寄生虫——蛔虫、华支睾吸虫。②病毒——流行性腮腺炎、甲型肝炎、乙型肝炎、柯萨奇 B 病毒、EB 病毒。③细菌——支原体、空肠弯曲菌
血管因素	①局部缺血——低灌性(如心脏手术)。②动脉粥样硬化性栓子。③血管炎——系统性红斑狼疮、结节性多发性动脉炎、恶性高血压
其他因素	①穿透性消化性溃疡。②十二指肠克隆病。③妊娠有关因素。④儿科有关因素 Reye's 综合征、囊性纤维化特发性

(一)梗阻因素

胆石症常是老年人急性胰腺炎首次发作的原因,老年女性特别常见。一般认为是在胆石一过性阻塞胰管开口处或紧邻此开口处的总胆管时发生。如在胆石性胰腺炎发作后立即仔细收集和检查粪便,常常可以找到胆结石。胆石症引起胰腺炎的机制尚不清楚。可能是乏特氏壶腹被胆石阻塞,引起胆汁反流入胰管,损伤胰腺实质。也有认为是胰管一过性梗阻而无胆汁反流。

有人认为副乳头的先天畸形和狭窄必然引起胰腺炎。奥狄氏括约肌压力增高是急性胰腺炎反复发作的原因之一,据此内镜下括约肌切开术治疗已获得良好效果。胰小管或壶腹周围的小肿瘤也能引起胰腺炎。

(二)毒素和药物因素

乙醇、甲醇、蝎毒和有机磷杀虫剂等均可引起急性胰腺炎。

药物诱发的胰腺炎通常与对药物的超敏有关而与剂量无关。其特点是在接触药物的第一个月内发生,通常病情轻且有自限性。与成人胰腺炎发病有关的药物最常见的是硫唑嘌呤及其类似物 6-疏基嘌呤。应用这类药物的个体中有 3%～5%发生胰腺炎,引起儿童胰腺炎最常见的药物是丙戊酸。

(三)代谢因素

甘油三酯水平超过 11.3 mmol/L 时,易发中至重度的急性胰腺炎。如其水平降至5.65 mmol/L 以下,反复发作次数可明显减少。各种原因引起的高钙血症亦易发生急性胰腺炎。

(四)外伤因素

胰腺的创伤或手术都可引起胰腺炎。内窥镜逆行胰胆管造影所致创伤也可引起胰腺炎,发生率为1%～5%。

(五)先天性因素

胰腺炎的易感性呈常染色体显性遗性。临床特点是儿童或青年期起病,逐渐演变成慢性胰腺炎和胰功能不全。胰腺结石可显著。少数家族还合并有氨基酸尿症。

（六）感染因素

血管功能不全（低容量灌注,动脉粥样硬化）和血管炎可能因减少胰腺血流而引起或加重胰腺炎。

二、临床表现

急性胰腺炎的临床表现和病程,取决于其病因、病理类型和治疗是否及时。水肿型胰腺炎一般3～5天内症状即可消失,但常有反复发作。如症状持续一周以上,应警惕已演变为出血坏死型胰腺炎。出血坏死型胰腺炎亦可在一开始时即发生,呈暴发性经过。

（一）腹痛

为本病最主要表现,约见于95％急性胰腺炎病例,多数突然发作,常在饱餐和饮酒后发生。轻重不一,轻者上腹钝痛,患者常能忍受,重者呈腹绞痛、钻痛或刀割痛。疼痛常呈持续性伴阵发性加剧。疼痛的部位可因病变的部位不同而异,通常在上中腹部。如炎症以胰头部为主,疼痛常在右上腹及中上腹部;如炎症以胰体、尾部为主,常为中上腹及左上腹疼痛,并向腰背放射。疼痛在弯腰或起坐前倾时可减轻。病情轻者腹痛3～5天缓解;出血坏死型的病情发展较快,腹痛延续较长。由于渗出液扩散至腹腔,腹痛可弥漫至全腹。极少数患者尤其年老体弱者可无腹痛或极轻微痛。

腹肌常紧张,并可有反跳痛。但不象消化道穿孔时表现的肌强硬,如检查者将手紧贴于患者腹部,仍可能按压下去。有时按压腹部反可使腹痛减轻。腹痛发生的原因是胰管扩张;胰腺炎症、水肿、渗出物、出血或胰酶消化产物进入后腹膜腔,刺激腹腔神经丛;化学性腹膜炎;胆管和十二指肠痉挛及梗阻。

（二）恶心、呕吐

84％的患者有频繁恶心和呕吐,常在进食后发生。呕吐物多为胃内容物,重者含胆汁甚至血样物。呕吐是机体对腹痛或胰腺炎症刺激的一种防御性反射。呕吐后,进入十二指肠的胃酸减少,从而减少胰泌素及缩胆素的释放,减少了胰液胰酶的分泌。

（三）发热

大多数患者有中度以上发热,少数可超过39.0℃,一般持续3～5天。发热系胰腺炎症或坏死产物进入血循环,作用于中枢神经系统体温调节中枢所致。多数发热患者中找不到感染的证据,但如果高热不退强烈提示合并感染或并发胰腺脓肿。

（四）黄疸

黄疸可于发病后1～2天出现,常为暂时性阻塞性黄疸。黄疸的发生主要由于肿大的胰头部压迫了胆总管所致。合并存在的胆道病变如胆石症和胆道炎症亦是黄疸的常见原因。少数患者后期可因并发肝损害而引起肝细胞性黄疸。

（五）低血压及休克

出血坏死型胰腺炎常发生低血压和休克。患者烦躁不安,皮肤苍白、湿冷、呈花斑状,脉细弱,血压下降,少数可在发病后短期内猝死。发生休克的机制主要有:

（1）胰舒血管素原释放,被胰蛋白酶激活后致血浆中缓激肽生成增多。缓激肽可引起血管扩张,毛细血管通透性增加,使血压下降。

（2）血液和血浆渗出到腹腔或后腹膜腔,引起血容量不足,这种体液丧失量可达血容量的30％。

（3）腹膜炎时大量体液流入腹腔或积聚于麻痹的肠腔内。

（4）呕吐丢失体液和电解质。

（5）坏死的胰腺释放心肌抑制因子使心肌收缩不良。

（6）少数患者并发肺栓塞、胃肠道出血。

（六）肠麻痹

肠麻痹是重型或出血坏死型胰腺炎的主要表现。初期,邻近胰腺的上腹部可见扩张的充气肠袢,后期则整个肠道均发生肠麻痹性梗阻。临床上以高度腹胀、肠鸣音消失为主要表现。肠麻痹可能是肠管对腹膜炎的一种反应。另外,炎症的直接作用,血管和循环的异常、低钠和低钾血症,肠壁神经丛的损害也是肠麻痹发生的重要促发因素。

（七）腹水

胰腺炎时常有少量腹水,由胰腺和腹膜在炎症过程中液体渗出或漏出所致。淋巴管受阻塞或不畅可能也起作用。偶尔出现大量的顽固性腹水,多由于假性囊肿中液体外漏引起。胰性腹水中淀粉酶含量甚高,以此可以与其他原因的腹水区别。

（八）胸膜炎

常见于严重病例,系腹腔内炎性渗出透过横膈微孔进入胸腔所引起的炎性反应。

（九）电解质紊乱

胰腺炎时,机体处于代谢紊乱状态,可以发生电解质平衡失调,血清钠、镁、钾常降低。特别是血钙降低,约见于 25% 的病例,常低于 2.25 mmol/L(9 mg/dL),如低于 1.75 mmol/L(7 mg/dL)提示预后不良。血钙下降的原因是大量钙沉积于脂肪坏死区,同时胰高糖素分泌增加刺激,降钙素分泌,抑制了肾小管对钙的重吸收。

（十）皮下瘀血斑

出血坏死型胰腺炎,因血性渗出物透过腹膜后渗入皮下,可在肋腹部形成蓝绿-棕色血斑,称为 Grey-Turner 征;如在脐周围出现蓝色斑,称为 Cullen 征。此两种征象无早期诊断价值,但有确诊意义。

三、并发症

急性水肿型胰腺炎很少有并发症发生,而急性出血坏死型则常出现多种并发症。

（一）局部并发症

1.胰脓肿形成

出血坏死型胰腺炎起病 2~3 周以后,如继发细菌感染,于胰腺内及其周围可有脓肿形成。检查局部有包块,全身感染中毒症状。

2.胰假性囊肿

系由胰液和坏死组织在胰腺本身或其周围被包裹而成。常发生于出血坏死型胰腺炎起病后 3~4 周,多位于胰体尾部。囊肿可累及邻近组织,引起相应的压迫症状,如黄疸、门脉高压、肠梗阻、肾盂积水等。囊肿穿破可造成胰源性腹水。

3.胰性腹膜炎

含有活性胰酶的渗出物进入腹腔,可引起化学性腹膜炎。腹腔内出现渗出性腹水。如继发感染,则可引起细菌性腹膜炎。

4.其他

胰局部炎症和纤维素性渗出可累及周围脏器,引起脾周围炎、脾梗阻、脾粘连、结肠粘连（常见为脾曲综合征）、小肠坏死出血及肾周围炎。

（二）全身并发症

1.败血症

常见于胰腺炎并发胰腺脓肿时,死亡率甚高。病原体大多数为革兰阴性杆菌,如大肠杆菌、产碱杆菌、产气杆菌、铜绿假单胞菌等。患者表现为持续高热,白细胞升高,以及明显的全身毒性症状。

2.呼吸功能不全

因腹胀、腹痛,患者的膈运动受限,加之磷脂酶 A 和在该酶作用下生成的溶血卵磷脂对肺泡的损害,可发生肺炎、肺淤血、肺水肿、肺不张和肺梗死,患者出现呼吸困难,血氧饱和度降低,严重者发生急性呼吸窘迫综合征。

3.心律失常和心功能不全

因有效血容量减少和心肌抑制因子的释放,导致心肌缺血和损害,临床上表现为心律失常和急性心衰。

4.急性肾衰

出血坏死型胰腺炎晚期,可因休克、严重感染、电解质紊乱和播散性血管内凝血而发生急性肾衰。

5.胰性脑病

出血坏死型胰腺炎时,大量活性蛋白水解酶、磷脂酶 A 进入脑内,损伤脑组织和血管,引起中枢神经系统损害综合征,称为胰性脑病。偶可引起脱髓鞘病变。患者可出现谵妄、意识模糊、昏迷、烦躁不安、抑郁、恐惧、妄想、幻觉、语言障碍、共济失调、震颤、反射亢进或消失及偏瘫等。脑电图可见异常。某些患者昏迷系并发糖尿病所致。

6.消化道出血

可为上消化道或下消化道出血。上消化道出血主要为胃黏膜炎性糜烂或应激性溃疡,或因脾静脉阻塞引起食道静脉破裂。下消化道出血则由于结肠本身或结肠血管受累所致。近年来发现胰腺炎时可发生胃肠型微动脉瘤,瘤破裂后可引起大出血。

7.糖尿病

约于 5%~35% 的患者在病程中出现糖尿病,常见于暴发性坏死型胰腺炎患者,系由 B 细胞遭到破坏,胰岛素分泌下降;A 细胞受刺激,胰高糖素分泌增加所致。严重病例可发生糖尿病酮症酸中毒和糖尿病昏迷。

8.慢性胰腺炎

重症胰腺炎病例可因胰腺泡大量破坏而并发胰外分泌功能不全,演变成慢性胰腺炎。

9.猝死

见于极少数病例,由胰腺-心脏性反应所致。

四、检查

实验室检查对胰腺炎的诊断具有决定性意义,一般对水肿型胰腺炎,检测血清淀粉酶和尿淀粉酶已足够,对出血坏死型胰腺炎,则需检查更多项目。

(一)淀粉酶测定

血清淀粉酶常于起病后 2~6 小时开始上升,12~24 小时达高峰。一般大于 500 U(somogyi)。轻者 24~72 小时即可恢复正常,最迟不超过 3~5 天。如血清淀粉酶持续增高达 1 周以上,常提示有胰管阻塞或假性囊肿等并发症。病情严重度与淀粉酶升高程度之间并不一致,出血坏死型胰腺炎,因胰腺泡广泛破坏,血清淀粉酶值可正常甚至低于正常。若无肾功能不良,则尿淀粉酶常明显增高,一般在血清淀粉酶增高后2 小时开始增高,维持时间较长,在血清淀粉酶恢复正常后仍可增高。尿淀粉酶下降缓慢,为时可达 1~2 周,故适用于起病后较晚入院的患者。

胰淀粉酶分子量约 55 000 D,易通过肾小球。急性胰腺炎时胰腺释放胰舒血管素,体内产生大量激肽类物质,引起肾小球通透性增加,肾脏对胰淀粉酶清除率增加,而对肌酐清除率无改变。故淀粉酶,肌酐清除率比率(cam/ccr)测定可提高急性胰腺炎的诊断特异性。正常人 cam/ccr 为 1.5%~5.5%。平均为 3.1±1.1%,急性胰腺炎为 9.8±1.1%,胆总管结石时为 3.2±0.3%。cam/ccr>5.5% 即可诊断急性胰腺炎。

(二)血清胰蛋白酶测定

应用放射免疫法测定,正常人及非胰病患者平均为 400 ng/mL。急性胰腺炎时增高 10~40 倍。因胰蛋白酶仅来自胰腺,故具特异性。

(三)血清脂肪酶测定

血清脂肪酶正常范围为 0.2~1.5 U。急性胰腺炎时脂肪酶血中活性升高,常人于 1.7 U。该酶在病程中升高较晚,且持续时间较长,达 7~10 天。在淀粉酶恢复正常时,脂肪酶仍升高,故对起病后就诊较晚的急性胰腺炎病例有诊断价值。特别有助于与腮腺炎加以鉴别,后者无脂肪酶升高。

（四）血清正铁清蛋白（MHA）测定

腹腔内出血后，红细胞破坏释放的血红蛋白经脂肪酸和弹性蛋门酶作用，转变为正铁血红蛋白。正铁血红蛋白与清蛋白结合形成 MHA。出血坏死型胰腺炎起病 12 小时后血中 MHA 即出现，而水肿型胰腺炎呈阴性，故可作该两型胰腺炎的鉴别。

（五）血清电解质测定

急性胰腺炎时血钙通常不低于 2.12 mmol/L。血钙<1.75 mmol/L。仅见于重症胰腺炎患者。低钙血症可持续至临床恢复后 4 周。如胰腺炎由高钙血症引起，则出现血钙升高。对任何胰腺炎发作期血钙正常的患者，在恢复期均应检查有无高钙血症存在。

（六）其他

测定 α_2 巨球蛋白、α_1 抗胰蛋白酶、磷脂酶 A_2、C-反应蛋白、胰蛋白酶原激活肽及粒细胞弹性蛋白酶等均有助于鉴别轻、重型急性胰腺炎，并能帮助病情判断。

五、护理

（一）休息

发作期绝对卧床休息，或取屈膝侧卧位等舒适体位，避免衣服过紧、剧痛而辗转不安者要防止坠床，保证睡眠，保持安静。

（二）输液

急性出血坏死型胰腺炎的抗休克和纠正酸碱平衡紊乱自入院始贯穿于整个病程中，护理上需经常、准确记录 24 小时出入量，依据病情灵活调节补液速度，保证液体在规定的时间内输完，每日尿量应>500 mL。必要时建立两条静脉通道。

（三）饮食

饮食治疗是综合治疗中的重要环节。近来临床中发现，少数胰腺炎患者往往在有效的治疗后，因饮食不当而加重病情，甚至危及生命。采用分期饮食新法则取得较满意效果。胰腺炎的分期饮食分为禁食、胰腺炎Ⅰ号、胰腺炎Ⅱ号、胰腺炎Ⅲ号、低脂饮食五期。

1.禁食

绝对禁食可使胰腺安静休息，胰腺分泌减少至最低限度。患者需限制饮水，口渴者可含漱或湿润口唇。此期患者需静脉补充足够液体及电解质。禁食适用于胰腺炎的急性期，一般患者2～3 天，重症患者5～7 天。

2.胰腺炎Ⅰ号饮食

该饮食内不含脂肪和蛋白质。主要食物有米汤、果子水、藕粉、每日 6 餐，每次约 100 mL，每日热量约为 1.4 kJ（334 卡），用于病情好转初期的试餐阶段。此期仍需给患者补充足够液体及电解质。Ⅰ号饮食适用于急性胰腺炎患者的康复初期，一般在病后5～7 天。

3.胰腺炎Ⅱ号饮食

该饮食内含少量蛋白质，但不含脂肪。主要食物有小豆汤、果子水、藕粉、龙须面和少量鸡蛋清，每日 6 餐，每次约 200 mL，每日热量约为 1.84 kJ。此期可给患者补充少量液体及电解质。Ⅱ号饮食适用于急性胰腺炎患者的康复中期（病后 8～10 天）及慢性胰腺炎患者。

4.胰腺炎Ⅲ号饮食

该饮食内含有蛋白质和极少量脂类。主要食物有米粥、小豆汤、龙须面、菜末、鸡蛋清和豆油（5～10 g/天），每日 5 餐，每次约 400 mL，总热量约为 4.5 kJ。Ⅲ号饮食适用于急、慢性胰腺炎患者康复后期，一般在病后 15 天左右。

5.低脂饮食

该饮食内含有蛋白质和少量脂肪（约 30 g），每日 4～5 餐，用于基本痊愈患者。

（四）营养

急性胰腺炎时，机体处于高分解代谢状态，代谢率可高于正常水平的 20%～25%，同时由于感染使大量血浆渗出。因此如无合理的营养支持,必将使患者的营养状况进一步恶化,降低机体抵抗力、延缓康复。

1.全胃肠外营养(TPN)支持的护理

急性胰腺炎特别是急性出血坏死型胰腺炎患者的营养任务主要由 TPN 来承担。TPN 具有使消化道休息、减少胰腺分泌、减轻疼痛、补充体内营养不良、刺激免疫机制、促进胰外漏自发愈合等优点。近来更有代谢调理学说认为通过营养支持供给机体所需的能源和氮源,同时使用药物或生物制剂调理体内代谢反应,可降低分解代谢,共同达到减少机体蛋白质的分解,保存器官结构和功能的目的。应用 TPN 时需严密监护,最初数日每 6 小时检查血糖、尿糖,每 1~2 天检测血钾、钠、氯、钙、磷;定期检测肝、肾功能;准确记录 24 小时出入量;经常巡视,保持输液速度恒定,不突然更换无糖溶液;每日或隔日检查导管、消毒插管处皮肤,更换无菌敷料,防止发生感染。一旦发生感染要立即拔管,尖端部分常规送细菌培养。TPN 支持一般经过 2 周左右的时间,逐渐过渡到肠道营养(EN)支持。

2.EN 支持的护理

EN 即从空肠造口管中滴入要素饮食,混合奶、鱼汤、菜汤、果汁等多种营养。EN 护理上要求:

(1)应用不能过早,一定待胃肠功能恢复、肛门排气后使用。

(2)EN 开始前 3 天,每 6 小时监测尿糖 1 次,每日监测血糖、电解质、酸碱度、血红蛋白、肝功能,病情稳定后改为每周 2 次。

(3)营养液浓度从 5%开始渐增加到 25%,多以 20%以下的浓度为宜。现配现用,4 ℃下保存。

(4)营养液滴速由慢到快,从 40 mL/h(15~20 滴/分钟)逐渐增加到 100~120 mL/h。由于小肠有规律性蠕动,当蠕动波近造瘘管时可使局部压力增高,甚至发生滴入液体逆流,因此在滴入过程中要随时调节滴速。

(5)滴入空肠的溶液温度要恒定在 40 ℃左右,因肠管对温度非常敏感,故需将滴入管用温水槽或热水袋加温,如果应用不当很容易发生腹胀、恶心、呕吐、腹痛、腹泻等症状。

(6)灌注时取半卧位,滴注时床头升高 45°,注意电解质补充,不足的部分可用温盐水代替。

3.口服饮食的护理

经过 3~4 周的 EN 支持,此时患者进入恢复阶段,食欲增加,护理上要指导患者订好食谱,少吃多餐,食物要多样化,告诫患者切不可暴饮暴食增加胰腺负担,防止再次诱发急性胰腺炎。

(五)胃肠减压

抽吸胃内容和胃内气体可减少胰腺分泌,防止呕吐。虽本疗法对轻—中度急性胰腺炎无明显疗效,但对并发麻痹性肠梗阻的严重病例,胃肠减压是不可缺少的治疗措施。减压同时可向胃管内间歇注入氢氧化铝凝胶等碱性药物中和胃酸,间接抑制胰腺分泌。腹痛基本缓解后即可停止胃肠减压。

(六)药物治疗的护理

1.镇痛解痉

予阿托品、654-2、普鲁苯辛、可待因、水杨酸、异丙嗪、度冷丁等及时对症处理减轻患者痛苦。据报道静滴硫酸镁有一定镇痛效果。禁单用吗啡止痛,因其可引起奥狄括约肌痉挛加重疼痛。抗胆碱能药亦不宜长期使用。

2.预防感染

轻症急性水肿型胰腺炎通常无须使用抗生素。出血坏死型易并发感染,应使用足量有效抗生素。处理时应按医嘱正确使用抗生素,合理安排输注顺序,保证体内有效浓度,保持患者体表清洁,尤其应注意口腔及会阴部清洁,出汗多时应尽快擦干并及时更换衣、裤等。

3.抑制胰腺分泌

抗胆碱能药物、制酸剂、H_2 受体拮抗剂、胰岛素与胰高糖素联合应用、生长抑素、降钙素、缩胆囊素受体拮抗剂(丙谷胺)等均有抑制胰腺分泌作用。使用时注意抗胆碱能药不能用于有肠麻痹者及老年人,H_2 受体拮抗剂可有皮肤过敏。

4.抗胰酶药物

早期应用抗胰酶药物可防止向重型转化和缩短病程。常用药有 FOY(Gabexate Meslate)、Micaclid、胞二磷胆碱、6-氨基己酸等。使用前二者时应控制速度,药液不可溢出血管外,注意测血压,观察有无皮疹发生。对有精神障碍者慎用胞二磷胆碱。

5.胰酶替代治疗

慢性胰功能不全者需长期用胰浸膏。每餐前服用效佳。注意观察少数患者可出现过敏和叶酸水平下降。

(七)心理护理

对急性发作患者应予以充分的安慰,帮助患者减轻或去除疼痛加重的因素。由于疼痛持续时间长,患者常有不安和郁闷而主诉增多,护理时应以耐心的态度对待患者的痛苦和不安情绪,耐心听取其诉说,尽量理解其心理状态。采用松弛疗法,皮肤刺激疗法等方法减轻疼痛。对禁食等各项治疗处理方法及重要意义向患者充分解释,关心、支持和照顾患者,使其情绪稳定、配合治疗,促进病情好转。

(牟　霞)

第八节　慢性胰腺炎

慢性胰腺炎是一种伴有胰实质进行性毁损的慢性炎症,我国以胆石症为常见原因,国外则以慢性酒精中毒为主要病因。慢性胰腺炎可伴急性发作,称为慢性复发性胰腺炎。由于本病临床表现缺乏特异性,可为腹痛、腹泻、消瘦、黄疸、腹部肿块、糖尿病等,易被误诊为消化性溃疡、慢性胃炎、胆管疾病、肠炎、消化不良、胃肠神经官能症等。本病虽发病率不高,但近年来有逐步增高的趋势。

一、病因

慢性胰腺炎的发病因素与急性胰腺炎相似,主要有胆管系统疾病、酒精、腹部外伤、代谢和内分泌障碍、营养不良、高钙血症、高脂血症、血管病变、血色病、先天性遗传性疾病、肝脏疾病及免疫功能异常等。

二、临床表现

慢性胰腺炎的症状繁多且无特异性。典型病例可出现五联症,即上腹疼痛、胰腺钙化、胰腺假性囊肿、糖尿病及脂肪泻。但是同时具备上述五联症的患者较少,临床上常以某一或某些症状为主要特征。

(一)腹痛

腹痛为最常见症状,见于 $60\%\sim100\%$ 的病例,疼痛常剧烈,并持续较长时间。一般呈钻痛或钝痛,绞痛少见。多局限于上腹部,放射至季肋下,半数以上病例放射至背部。疼痛发作的频度和持续时间不一,一般随着病变的进展,疼痛期逐渐延长,间歇期逐渐变短,最后整天腹痛。在无痛期,常有轻度上腹部持续隐痛或不适。

痛时患者取坐位,膝屈曲,压迫腹部可使疼痛部分缓解,躺下或进食则加重(这种体位称为胰体位)。

(二)体重减轻

是慢性胰腺炎常见的表现,约见于 3/4 以上病例。主要由于患者担心进食后疼痛而减少进食所致。少数患者因胰功能不全、消化吸收不良或糖尿病而有严重消瘦,经过补充营养及助消化剂后,体重减轻往往可暂时好转。

(三)食欲减退

常有食欲欠佳,特别是厌油类或肉食。有时食后腹胀、恶心和呕吐。

(四)吸收不良

吸收不良表现疾病后期,胰脏丧失 90% 以上的分泌能力,可引起脂肪泻。患者有腹泻,大便量多、带油滴、恶臭。由于脂肪吸收不良,临床上也可出现脂溶性维生素缺乏症状。碳水化合物的消化吸收一般不受影响。

（五）黄疸

少数病例可出现明显黄疸(血清胆红素高达 20 mg/dL),由胰腺纤维化压迫胆总管所致,但更常见假性囊肿或肿瘤的压迫所致。

（六）糖尿病症状

约 2/3 的慢性胰腺炎病例有葡萄糖耐量减低,半数有显性糖尿病,常出现于反复发作腹痛持续几年以后。当糖尿病出现时,一般均有某种程度的吸收不良存在。糖尿病症状一般较轻,易用胰岛素控制。偶可发生低血糖、糖尿病酸中毒、微血管病变和肾病变。

（七）其他

少数病例腹部可扪及包块,易误诊为胰腺肿瘤。个别患者呈抑郁状态或有幻觉、定向力障碍等。

三、并发症

慢性胰腺炎的并发症甚多,一些与胰腺炎有直接关系,另一些则可能是病因(如酒精)作用的后果。

（一）假性囊肿

见于 9%～48% 的慢性胰腺炎患者。多数为单个囊肿。囊肿大小不一,表现多样。假性囊肿内胰液泄漏至腹腔,可引起胰性无痛性腹水,呈隐匿起病,腹水量甚大,内含高活性淀粉酶。

巨大假性囊肿,压迫胃肠道,可引起幽门或十二指肠近端狭窄,甚至压迫十二指肠空肠交接处和横结肠,引起不全性或完全性梗阻。假性囊肿破入邻近脏器可引起内瘘。囊肿内胰酶腐蚀囊肿壁内小血管可引起囊肿内出血,如腐蚀邻近大血管,可引起消化道出血或腹腔内出血。

（二）胆管梗阻

约 8%～55% 的慢性胰腺炎患者发生胆总管的胰内段梗阻,临床上有无黄疸不定。有黄疸者中罕有需手术治疗者。

（三）其他

酒精性慢性胰腺炎可合并存在酒精性肝硬化。慢性胰腺炎患者好发口腔、咽、肺、胃和结肠癌肿。

四、实验室检查

（一）血清和尿淀粉酶测定

慢性胰腺炎急性发作时血尿淀粉酶浓度和 Cam/Ccr 比值可一过性地增高。随着病变的进展和较多的胰实质毁损,在急性炎症发作时可不合并淀粉酶升高。测定血清胰型淀粉酶同工酶(Pam)可作为反映慢性胰腺炎时胰功能不全的试验。

（二）葡萄糖耐量试验

可出现糖尿病曲线。有报告慢性胰腺炎患者中 78.7% 试验阳性。

（三）胰腺外分泌功能试验

在慢性胰腺炎时约有 80%～90% 病例胰外分泌功能异常。

（四）吸收功能试验

最简便的是做粪便脂肪和肌纤维检查。

（五）血清转铁蛋白放射免疫测定

慢性胰腺炎血清转铁蛋白明显增高,特别对酒精性钙化性胰腺炎有特异价值。

五、护理

（一）体位

协助患者卧床休息,选择舒适的卧位。有腹膜炎者宜取半卧位,利于引流和使炎症局限。

（二）饮食

脂肪对胰腺分泌具有强烈的刺激作用并可使腹痛加剧。因此，一般以适量的优质蛋白、丰富的维生素、低脂无刺激性半流质或软饭为宜，如米粥、藕粉、脱脂奶粉、新鲜蔬菜及水果等。每日脂肪供给量应控制在 20～30 g，避免粗糙、干硬、胀气及刺激性食物或调味品。少食多餐、禁止饮酒。对伴糖尿病患者，应按糖尿病饮食进餐。

（三）疼痛护理

绝对禁酒、避免进食大量肉类饮食、服用大剂量胰酶制剂等均可使胰液与胰酶的分泌减少，缓解疼痛。护理中应注意观察疼痛的性质、部位、程度及持续时间，有无腹膜刺激征。协助取舒适卧位以减轻疼痛。适当应用非麻醉性镇痛剂，如阿司匹林、消炎痛、布洛芬、扑热息痛等非团体抗炎药。对腹痛严重，确实影响生活质量者，可酌情使用麻醉性镇痛剂，但应避免长期使用，以免导致患者对药物产生依赖性。给药20～30分钟后须评估并记录镇痛药物的效果及不良反应。

（四）维持营养需要量

蛋白-热量营养不良在慢性胰腺炎患者是非常普遍的。进餐前 30 分钟为患者镇痛，以防止餐后腹痛加剧，使患者惧怕进食。进餐时胰酶制剂同食物一起服用，可以保证酶和食物适当混合，取得满意效果。同时，根据医嘱及时给予静脉补液，保证热量供给，维持水、电解质、酸碱平衡。严重的慢性胰腺炎患者和中至重度营养不良者，在准备手术阶段应考虑提供肠外或肠内营养支持。护理上需加强肠内、外营养液的输注护理，防止并发症。

（五）心理护理

因病程迁延，反复疼痛、腹泻等症状，患者常有消极悲观的情绪反应，对手术及预后的担心常引起焦虑和恐惧。护理上应关心患者，采用同情、安慰、鼓励法与患者沟通，稳定患者情绪，讲解疾病知识，帮助患者树立战胜疾病的信心。

（牟　霞）

第三章 呼吸内科疾病的护理

第一节 急性上呼吸道感染

急性呼吸道感染是具有一定传染性的呼吸系统疾病,本病重点要求同学了解其发病的常见诱因,能识别出急性上呼吸道感染和急性气管-支气管炎的临床表现;能找出主要的护理诊断及医护合作性问题并能采取有效的护理措施对患者进行护理。

急性呼吸道感染(acute respiratory tract infection)通常包括急性上呼吸道感染和急性气管-支气管炎。急性上呼吸道感染是鼻腔、咽或喉部急性炎症的总称。常见病原体为病毒,仅有少数由细菌引起。本病全年皆可发病,但冬春季节多发,具有一定的传染性,有时引起严重的并发症,应积极防治。急性气管-支气管炎(acute tracheo-bronchitis)是指感染、物理、化学、过敏等因素引起的气管-支气管黏膜的急性炎症。可由急性上呼吸道感染蔓延而来。多见于寒冷季节或气候多变时,或气候突变时多发。

一、护理评估

(一)病因及发病机制

1.急性上呼吸道感染

急性上呼吸道感染约有 70%～80% 由病毒引起。其中主要包括流感病毒、副流感病毒、呼吸道合胞病毒、腺病毒、鼻病毒等。由于感染病毒类型较多,又无交叉免疫,人体产生的免疫力较弱且短暂,同时在健康人群中有病毒携带者,故一个人可有多次发病。细菌感染约占 20%～30%,可直接或继病毒感染之后发生,以溶血性链球菌最为多见,其次为流感嗜血杆菌、肺炎球菌和葡萄球菌等。偶见革兰阴性杆菌。当全身或呼吸道局部防御功能降低时,尤其是年老体弱或有慢性呼吸道疾病者更易患病,原先存在于上呼吸道或外界侵入的病毒和细菌迅速繁殖,引起本病。通过含有病毒的飞沫或被污染的用具传播,引起发病。

2.急性气管-支气管炎

(1)感染:由病毒、细菌直接感染,或急性上呼吸道病毒(如腺病毒、流感病毒)、细菌(如流感嗜血杆菌、肺炎链球菌)感染迁延而来,也可在病毒感染后继发细菌感染。亦可为衣原体和支原体感染。

(2)物理、化学性因素:过冷空气、粉尘、刺激性气体或烟雾的吸入使气管-支气管黏膜受到急性刺激和损伤,引起本病。

(3)变态反应:花粉、有机粉尘、真菌孢子等的吸入以及对细菌蛋白质过敏等,均可引起气管-支气管的变态反应。寄生虫(如钩虫、蛔虫的幼虫)移行至肺,也可致病。

(二)健康史

有无受凉、淋雨、过度疲劳等使机体抵抗力降低等情况,应注意询问本次起病情况,既往健康情况,有无呼吸道慢性疾病史等。

(三)身体状况

1.急性上呼吸道感染

急性上呼吸道感染主要症状和体征个体差异大,根据病因不同可有不同类型,各型症状、体征之间无明显界定,也可互相转化。

(1)普通感冒:又称急性鼻炎或上呼吸道卡他,以鼻咽部卡他症状为主要表现,俗称"伤风"。成人多为鼻病毒所致,起病较急,初期有咽干、咽痒或咽痛,同时或数小时后有打喷嚏、鼻塞、流清水样鼻涕,2～3日后分泌物变稠,伴咽鼓管炎可引起听力减退,伴流泪、味觉迟钝、声嘶、少量咳嗽、低热不适、轻度畏寒和头痛。检查可见鼻腔黏膜充血、水肿、有分泌物,咽部轻度充血。如无并发症,一般经 5～7 日痊愈。

流行性感冒(简称流感)则由流感病毒引起,起病急,鼻咽部症状较轻,但全身症状较重,伴高热、全身酸痛和眼结膜炎症状。而且常有较大或大范围的流行。

流行性感冒应及早应用抗流感病毒药物:起病 1～2 天内应用抗流感病毒药物治疗,才能取得最佳疗效。目前抗流感病毒药物包括离子通道 M_2 阻滞剂和神经氨酸酶抑制剂两类。离子通道 M_2 阻滞剂:包括金刚烷胺和金刚乙胺,主要对甲型流感病毒有效。金刚烷胺类药物是治疗甲型流感的首选药物,有效率达 70%～90%。金刚烷胺的不良反应有神经质、焦虑、注意力不集中和轻微头痛等中枢神经系统副作用,一般在用药后几小时出现,金刚乙胺的毒副作用较小。胃肠道反应主要为恶心和呕吐,停药后可迅速消失。肾功能不全的患者需要调整金刚烷胺的剂量,对于老年人或肾功能不全者需要密切监测副作用。神经氨酸酶抑制剂:奥司他韦(商品名达菲),作用机制是通过干扰病毒神经氨酸酶保守的唾液酸结合位点,从而抑制病毒的复制,对 A(包括 H5N1)和 B 不同亚型流感病毒均有效。奥司他韦成人每次口服 75 mg,每天 2 次,连服 5 天,但须在症状出现 2 天内开始用药。奥司他韦不良反应少,一般为恶心、呕吐等消化道症状,也有腹痛、头痛、头晕、失眠、咳嗽、乏力等不良反应的报道。

(2)病毒性咽炎和喉炎:临床特征为咽部发痒、不适和灼热感、声嘶、讲话困难、咳嗽、咳嗽时咽喉疼痛,无痰或痰呈黏液性,有发热和乏力,伴有咽下疼痛时,常提示有链球菌感染,体检发现咽部明显充血和水肿、局部淋巴结肿大且触痛,提示流感病毒和腺病毒感染,腺病毒咽炎可伴有眼结合膜炎。

(3)疱疹性咽峡炎:主要由柯萨奇病毒 A 引起,夏季好发。有明显咽痛、常伴有发热,病程约一周。体检可见咽充血,软腭、腭垂、咽和扁桃体表面有灰白色疱疹及浅表溃疡,周围有红晕。多见儿童,偶见于成人。

(4)咽结膜热:常为柯萨奇病毒、腺病毒等引起,夏季好发,游泳传播为主,儿童多见。表现为发热、咽痛、畏光、流泪、咽及结膜明显充血。病程约 4～6 日。

(5)细菌性咽-扁桃体炎多由溶血性链球菌感染所致,其次为流感嗜血杆菌、肺炎球菌、葡萄球菌等引起。起病急,咽痛明显、伴畏寒、发热,体温超过 39 ℃。检查可见咽部明显充血,扁桃体充血肿大,其表面有黄色点状渗出物,颌下淋巴结肿大伴压痛,肺部无异常体征。

本病如不及时治疗可并发急性鼻窦炎、中耳炎、急性气管-支气管炎。部分患者可继发病毒性心肌炎、肾炎、风湿热等。

2.急性气管-支气管炎

急性气管-支气管炎起病较急,常先有急性上呼吸道感染的症状,继之出现干咳或少量黏液性痰,随后可转为黏液脓性或脓性痰液,痰量增多,咳嗽加剧,偶可痰中带血。全身症状一般较轻,可有发热,38 ℃ 左右,多于 3～5 日后消退。咳嗽、咳痰为最常见的症状,常为阵发性咳嗽,咳嗽、咳痰可延续 2～3 周才消失,如迁延不愈,则可演变为慢性支气管炎。呼吸音常正常或增粗,两肺可听到散在干、湿性啰音。

(四)实验室及其他检查

1.血常规

病毒感染者白细胞正常或偏低,淋巴细胞比例升高;细菌感染者白细胞计数和中性粒细胞增高,可有核左移现象。

2.病原学检查

可做病毒分离和病毒抗原的血清学检查,确定病毒类型,以区别病毒和细菌感染。细菌培养及药物敏感试验,可判断细菌类型,并可指导临床用药。

3.X线检查

胸部 X 线多无异常改变。

二、主要护理诊断及医护合作性问题

（一）舒适的改变

鼻塞、流涕、咽痛、头痛与病毒和（或）细菌感染有关。

（二）潜在并发症

鼻窦炎、中耳炎、心肌炎、肾炎、风湿性关节炎。

三、护理目标

患者躯体不适缓解，日常生活不受影响；体温恢复正常；呼吸道通畅；睡眠改善；无并发症发生或并发症被及时控制。

四、护理措施

（一）一般护理

注意隔离患者，减少探视，避免交叉感染。患者咳嗽或打喷嚏时应避免对着他人。患者使用的餐具、痰盂等用具应按规定消毒，或用一次性器具，回收后焚烧弃去。多饮水，补充足够的热量，给予清淡易消化、高热量、丰富维生素、富含营养的食物。避免刺激性食物，戒烟、酒。患者以休息为主，特别是在发热期间。部分患者往往因剧烈咳嗽而影响正常的睡眠，可给患者提供容易入睡的休息环境，保持病室适宜温度、湿度和空气流通。保证周围环境安静，关闭门窗。指导患者运用促进睡眠的方式，如睡前泡脚、听音乐等。必要时可遵医嘱给予镇咳、祛痰或镇静药物。

（二）病情观察

关注疾病流行情况、鼻咽部发生的症状、体征及血常规和 X 线胸片改变。注意并发症，如耳痛、耳鸣、听力减退、外耳道流脓等提示中耳炎；如头痛剧烈、发热、伴脓涕、鼻窦有压痛等提示鼻窦炎；如在恢复期出现胸闷、心悸、眼睑水肿、腰酸和关节痛等提示心肌炎、肾炎或风湿性关节炎，应及时就诊。

（三）对症护理

1.高热护理

体温超过 37.5 ℃，应每 4 小时测体温 1 次，观察体温过高的早期症状和体征，体温突然升高或骤降时，应随时测量和记录，并及时报告医师。体温＞39 ℃时，要采取物理降温。降温效果不好可遵照医嘱选用适当的解热剂进行降温。患者出汗后应及时处理，保持皮肤的清洁和干燥，并注意保暖。鼓励多饮水。

2.保持呼吸道通畅

清除气管、支气管内分泌物，减少痰液在气管、支气管内的聚积。指导患者采取舒适的体位进行有效咳嗽。观察咳痰情况，如痰液较多且黏稠，可嘱患者多饮水，或遵照医嘱给予雾化吸入治疗，以湿润气道、利于痰液排出。

（四）用药护理

1.对症治疗

选用抗感冒复合剂或中成药减轻发热、头痛，减少鼻、咽充血和分泌物，如对乙酰氨基酚（扑热息痛）、银翘解毒片等。干咳者可选用右美沙芬、喷托维林（咳必清）等；咳嗽有痰可选用复方氯化铵合剂、溴己新（必嗽平），或雾化祛痰。咽痛者可含服喉片或草珊瑚片等。气喘者可用平喘药，如特布他林、氨茶碱等。

2.抗病毒药物

早期应用抗病毒药有一定疗效，可选用利巴韦林、奥司他韦、金刚烷胺、吗啉胍和抗病毒中成药等。

3.抗菌药物

如有细菌感染，最好根据药物敏感试验选择有效抗菌药物治疗，常可选用大环内酯类、青霉素类、氟喹诺酮类及头孢菌素类。

根据医嘱选用药物，告知患者药物的作用、可能发生的副作用和服药的注意事项，如按时服药；应用抗生素者,注意观察有无迟发过敏反应发生;对于应用解热镇痛药者注意避免大量出汗引起虚脱等。发现异常及时就诊等。

(五)心理护理

急性呼吸道感染预后良好,多数患者于一周内康复,仅少数患者可因咳嗽迁延不愈而发展为慢性支气管炎,患者一般无明显心理负担。但如果咳嗽较剧烈,加之伴有发热,可能会影响患者的休息、睡眠,进而影响工作和学习,个别患者产生急于缓解咳嗽等症状的焦虑情绪。护理人员应与患者进行耐心、细致的沟通,通过对病情的客观评价,解除患者的心理顾虑,建立治疗疾病的信心。

(六)健康指导

1.疾病知识指导

帮助患者和家属掌握急性呼吸道感染的诱发因素及本病的相关知识,避免受凉、过度疲劳,注意保暖;外出时可戴口罩,避免寒冷空气对气管、支气管的刺激。积极预防和治疗上呼吸道感染,症状改变或加重时应及时就诊。

2.生活指导

平时应加强耐寒锻炼,增强体质,提高机体免疫力。有规律生活,避免过度劳累。室内空气保持新鲜、阳光充足。少去人群密集的公共场所。戒烟、酒。

五、护理评价

患者舒适度改善;睡眠质量提高;未发生并发症或发生后被及时控制。

(党生梅)

第二节　急性气管－支气管炎

急性气管－支气管炎是由生物、物理、化学刺激或过敏等因素引起的气管－支气管黏膜的急性炎症。临床主要症状有咳嗽和咳痰。本病常见于寒冷季节或气候突变时,可以由病毒、细菌直接感染,也可由病毒或细菌引发的急性上呼吸道感染慢性迁延不愈所致。

一、病因

(一)生物性因素

急性气管－支气管炎生物性病因中最重要的是病毒感染,包括腺病毒、冠状病毒、流感病毒甲和乙、副流感病毒、呼吸道合胞病毒、柯萨奇病毒 A21、鼻病毒等。肺炎支原体、肺炎衣原体和百日咳杆菌,也可以是本病的病原体,常见于年轻人。呼吸道感染的常见病原菌有肺炎球菌、流感嗜血杆菌,金黄色葡萄球菌和卡他莫拉菌也常怀疑为本病的致病菌,但除新生儿、人工气道或免疫抑制患者外,至今没有"细菌性支气管炎"的确切证据。

(二)非生物性因素

非生物性致病因子有矿、植物粉尘,刺激性气体(强酸、氨、某些挥发性溶液、氯、硫化氢、二氧化硫和溴化物等),环境刺激物包括臭氧、二氧化氮、香烟和烟雾等。

二、诊断要点

(1)常见症状有鼻塞、流涕、咽痛、畏寒、发热、声嘶和肌肉酸痛等。

(2)咳嗽为主要症状。开始为干咳、胸骨下刺痒或闷痛感。1～2 日后有白色黏痰,以后可变脓性,甚至伴血丝。

(3)胸部听诊呼吸音粗糙,并有干、湿性啰音。用力咳嗽后,啰音性质可改变或消失。

(4)外周血常规正常或偏低,细菌感染时外周血白细胞升高。痰培养如检出病原菌,则可确诊病因。

(5)X线胸部检查正常或仅有肺纹理增粗。

三、鉴别要点

(1)流行性感冒起病急骤,发热较高,有全身酸痛、头痛、乏力的全身中毒症状,有流行病史。

(2)急性上呼吸道感染一般鼻部症状明显,无咳嗽、咳痰。肺部无异常体征。

(3)其他如支气管肺炎、肺结核、肺癌、肺脓肿、麻疹、百日咳等多种肺部疾病可伴有急性支气管的症状,通过详细询问病史、体格检查,多能做出诊断。

四、治疗

(一)一般治疗

休息、保暖、多饮水、补充足够的热量。

(二)对症治疗

一般可根据患者的症状予以对症治疗。

1.干咳无痰者

可用喷托维林(咳必清)25 mg,每日 3 次,口服;或可待因 15～30 mg,每日 3 次,口服。

2.咳嗽有痰不易咳出者

可选用氨溴索 30 mg,每日 3 次,口服;也可服用棕色合剂 10 mL,每日 3 次,口服。

3.伴喘息发生支气管痉挛

可用平喘药如氨茶碱 100 mg 或沙丁胺醇 2～4 mg,每日 3 次,口服。

4.发热

可用解热镇痛药,如复方阿司匹林片,每次 1 片,每日 3～4 次。口服。

(三)抗感染治疗

根据感染的病原体及药物敏感试验选择抗菌药物治疗。如有明显发热或痰转为脓性者,应选用适当抗生素治疗。常用青霉素 80 万 U,每日 2 次,肌内注射,或酌情选用大环内酯类及头孢类抗生素。退热 1～3 日后即可停药。

五、护理措施

(一)保持心身舒适

(1)保持室内空气新鲜,通风 1～2 次/天,室内湿度在 60％～65％,温度在 20℃～25 ℃。

(2)鼓励患者多饮水,高热时每日摄入量应为 3 000～4 000 mL,心、肾功能障碍时,每天饮水量应在 1 500～2 000 mL。

(3)指导患者选择高维生素、清淡易消化的食物,如瘦肉、豆腐、蛋、鱼、水果、新鲜蔬菜等。

(4)急性期应绝对卧床休息,治疗和护理操作尽量集中在同一时间内,使患者有充足的时间休息。

(二)病情观察

(1)观察咳嗽、咳痰、喘息的症状及诱发因素,尤其是痰液的性质和量。

(2)有无胸闷、发绀、呼吸困难等症状。

(三)保持呼吸道通畅

(1)对痰多黏稠、较难咳出的患者,指导采取有效的咳嗽方式,协勤翻身、叩背和体位引流,嘱其多饮水,遵医嘱雾化吸入。

(2)根据患者的缺氧程度、血气分析结果调节氧流量。

(党生梅)

第三节　慢性阻塞性肺疾病

慢性阻塞性肺疾病(chronic obstructive pulmonary disease,COPD)是一种以不完全可逆性气流受限为特征,呈进行性发展的肺部疾病。COPD 是呼吸系统疾病中的常见病和多发病,由于其患患者数多,死亡率高,社会经济负担重,已成为一个重要的公共卫生问题。在世界范围内,COPD 的死亡率居所有死因的第四位。根据世界银行/世界卫生组织发表的研究,至 2020 年 COPD 将成为世界疾病经济负担的第五位。在我国,COPD 同样是严重危害人民群体健康的重要慢性呼吸系统疾病,1992 年对我国北部及中部地区农村 102 230 名成人调查显示,COPD 约占 15 岁以上人群的 3%,近年来对我国 7 个地区 20 245 名成年人进行调查,COPD 的患病率占 40 岁以上人群的 8.2%,患病率之高是十分惊人的。

COPD 与慢性支气管炎及肺气肿密切相关。慢性支气管炎(简称慢支)是指气管、支气管黏膜及其周围组织的慢性、非特异性炎症。如患者每年咳嗽、咳痰达 3 个月以上,连续两年或以上,并排除其他已知原因的慢性咳嗽,即可诊断为慢性支气管炎。阻塞性肺气肿(简称肺气肿)是指肺部终末细支气管远端气腔出现异常持久的扩张,并伴有肺泡壁和细支气管的破坏而无明显肺纤维化。当慢性支气管炎和(或)肺气肿患者肺功能检查出现气流受限并且不能完全可逆时,可视为 COPD。如患者只有慢性支气管炎和(或)肺气肿,而无气流受限,则不能视为 COPD,而视为 COPD 的高危期。支气管哮喘也具有气流受限。但支气管哮喘是一种特殊的气道炎症性疾病,其气流受限具有可逆性,它不属于 COPD。

一、护理评估

(一)病因及发病机制

确切的病因不清,可能与下列因素有关。

1.吸烟

吸烟是最危险的因素。国内外的研究均证明吸烟与慢支的发生有密切关系,吸烟者慢性支气管炎的患病率比不吸烟者高 2～8 倍,吸烟时间愈长,量愈大,COPD 患病率愈高。烟草中的多种有害化学成分,可损伤气道上皮细胞使巨噬细胞吞噬功能降低和纤毛运动减退;黏液分泌增加,使气道净化能力减弱;支气管黏膜充血水肿、黏液积聚,而易引起感染。慢性炎症及吸烟刺激黏膜下感受器,引起支气管平滑肌收缩,气流受限。烟草、烟雾还可使氧自由基增多,诱导中性粒细胞释放蛋白酶,抑制抗蛋白酶系统,使肺弹力纤维受到破坏,诱发肺气肿形成。

2.职业性粉尘和化学物质

职业性粉尘及化学物质,如烟雾、过敏原、工业废气及室内污染空气等,浓度过大或接触时间过长,均可导致与吸烟无关的 COPD。

3.空气污染

大气污染中的有害气体(如二氧化硫、二氧化氮、氯气等)可损伤气道黏膜,并有细胞毒作用,使纤毛清除功能下降,黏液分泌增多,为细菌感染创造条件。

4.感染

感染是 COPD 发生发展的重要因素之一。长期、反复感染可破坏气道正常的防御功能,损伤细支气管和肺泡。主要病毒为流感病毒、鼻病毒和呼吸道合胞病毒等;细菌感染以肺炎链球菌、流感嗜血杆菌、卡他莫拉菌及葡萄球菌为多见,支原体感染也是重要因素之一。

5.蛋白酶-抗蛋白酶失衡

蛋白酶对组织有损伤和破坏作用;抗蛋白酶对弹性蛋白酶等多种蛋白酶有抑制功能。在正常情况下,弹性蛋白酶与其抑制因子处于平衡状态。其中 α_1-抗胰蛋白酶(α_1-AT)是活性最强的一种。蛋白酶增多和抗蛋白酶不足均可导致组织结构破坏产生肺气肿。

6.其他

机体内在因素如呼吸道防御功能及免疫功能降低、自主神经功能失调、营养、气温的突变等都可能参与 COPD 的发生、发展。

(二)病理生理

COPD 的病理改变主要为慢性支气管炎和肺气肿的病理改变。COPD 对呼吸功能的影响,早期病变仅局限于细小气道,表现为闭合容积增大。病变侵入大气道时,肺通气功能明显障碍;随肺气肿的日益加重,大量肺泡周围的毛细血管受膨胀的肺泡挤压而退化,使毛细血管大量减少,肺泡间的血流量减少,导致通气与血流比例失调,使换气功能障碍。由通气和换气功能障碍引起缺氧和二氧化碳潴留,进而发展为呼吸衰竭。

(三)健康史

询问患者是否存在引起慢支的各种因素如感染、吸烟、大气污染、职业性粉尘和有害气体的长期吸入、过敏等;是否有呼吸道防御功能及免疫功能降低、自主神经功能失调等。

(四)身体状况

1.主要症状

(1)慢性咳嗽:晨间起床时咳嗽明显,白天较轻,睡眠时有阵咳或排痰。随病程发展可终生不愈。

(2)咳痰:一般为白色黏液或浆液性泡沫痰,偶可带血丝,清晨排痰较多。急性发作伴有细菌感染时,痰量增多,可有脓性痰。

(3)气短或呼吸困难:早期仅在体力劳动或上楼等活动时出现,随着病情发展逐渐加重,日常活动甚至休息时也感到气短。是 COPD 的标志性症状。

(4)喘息和胸闷:重度患者或急性加重时出现喘息,甚至静息状态下也感气促。

(5)其他:晚期患者有体重下降,食欲减退等全身症状。

2.护理体检

早期可无异常,随疾病进展慢性支气管炎病例可闻及干啰音或少量湿啰音。有喘息症状者可在小范围内出现轻度哮鸣音。肺气肿早期体征不明显,随疾病进展出现桶状胸,呼吸活动减弱,触觉语颤减弱或消失;叩诊呈过清音,心浊音界缩小或不易叩出,肺下界和肝浊音界下移。听诊心音遥远,两肺呼吸音普遍减弱,呼气延长,并发感染时,可闻及湿啰音。

3.COPD 严重程度分级

根据第一秒用力呼气容积占用力肺活量的百分比($FEV_1/FVC\%$)、第一秒用力呼气容积占预计值百分比($FEV_1\%$预计值)和症状对 COPD 的严重程度做出分级。

Ⅰ级:轻度,$FEV_1/FVC<70\%$、$FEV_1\geqslant80\%$预计值,有或无慢性咳嗽、咳痰症状。

Ⅱ级:中度,$FEV_1/FVC<70\%$、50%预计值$\leqslant FEV_1<80\%$预计值,有或无慢性咳嗽、咳痰症状。

Ⅲ级:重度,$FEV_1/FVC<70\%$、30%预计值$\leqslant FEV_1<50\%$预计值,有或无慢性咳嗽、咳痰症状。

Ⅳ级:极重度,$FEV_1/FVC<70\%$、$FEV_1<30\%$预计值或 $FEV_1<50\%$预计值,伴慢性呼吸衰竭。

4.COPD 病程分期

COPD 按病程可分为急性加重期和稳定期,前者指在短期内咳嗽、咳痰、气短和(或)喘息加重、脓痰量增多,可伴发热等症状;稳定期指咳嗽、咳痰、气短症状稳定或轻微。

5.并发症

COPD 可并发慢性呼吸衰竭、自发性气胸、慢性肺源性心脏病。

(五)实验室及其他检查

1.肺功能检查

肺功能检查是判断气流受限的主要客观指标,对 COPD 诊断、严重程度评价、疾病进展、预后及治疗反应等有重要意义。第一秒用力呼气容积(FEV_1)占用力肺活量(FVC)的百分比($FEV_1/FVC\%$)是评价气流受限的敏感指标。第一秒用力呼气容积(FEV_1)占预计值百分比($FEV_1\%$预计值),是评估 COPD 严重程度的良好指标。当 $FEV_1/FVC<70\%$ 及 $FEV_1<80\%$预计值者,可确定为不能完全可逆的气流受限。

FEV_1 的逐渐减少,大致提示肺部疾病的严重程度和疾病进展的阶段。

肺气肿呼吸功能检查示残气量增加,残气量占肺总量的百分比增大,最大通气量低于预计值的 80%;第一秒时间肺活量常低于 60%;残气量占肺总量的百分比增大,往往超过 40%;对阻塞性肺气肿的诊断有重要意义。

2.胸部 X 线检查

早期胸片可无变化,可逐渐出现肺纹理增粗、紊乱等非特异性改变,肺气肿的典型 X 线表现为胸廓前后径增大,肋间隙增宽,肋骨平行,膈低平。两肺透亮度增加,肺血管纹理减少或有肺大泡征象。X 线检查对 COPD 诊断特异性不高。

3.动脉血气分析

早期无异常,随病情进展可出现低氧血症、高碳酸血症、酸碱平衡失调等,用于判断呼吸衰竭的类型。

4.其他

COPD 合并细菌感染时,血白细胞增高,核左移。痰培养可能检出病原菌。

(六)心理、社会评估

COPD 由于病程长、反复发作,每况愈下,给患者带来较重的精神和经济负担,病现焦虑、悲观、沮丧等心理反应,甚至对治疗丧失信心。病情一旦发展到影响工作和会导致患者心理压力增加,生活方式发生改变,也会影响到工作,甚至因无法工作孤独。

二、主要护理诊断及医护合作性问题

(一)气体交换受损

气体交换受损与气道阻塞、通气不足、呼吸肌疲劳、分泌物过多和肺泡呼吸有关。

(二)清理呼吸道无效

清理呼吸道无效与分泌物增多而黏稠、气道湿度减低和无效咳嗽有关。

(三)低效性呼吸型态

低效性呼吸型态与气道阻塞、膈肌变平以及能量不足有关。

(四)活动无耐力

活动无耐力与疲劳、呼吸困难、氧供与氧耗失衡有关。

(五)营养失调,低于机体需要量

营养失调,低于机体需要量与食欲降低、摄入减少、腹胀、呼吸困难、痰液增多关。

(六)焦虑

焦虑与健康状况的改变、病情危重、经济状况有关。

三、护理目标

患者痰能咳出,喘息缓解;活动耐力增强;营养得到改善;焦虑减轻。

四、护理措施

(一)一般护理

1.休息和活动

患者采取舒适的体位,晚期患者宜采取身体前倾位,使辅助呼吸肌参与呼吸。发热、咳喘时应卧床休息,视病情安排适当的活动量,活动以不感到疲劳、不加重症状为宜。室内保持合适的温湿度,冬季注意保暖,避免直接吸入冷空气。

2.饮食护理

呼吸功的增加可使热量和蛋白质消耗增多,导致营养不良。应制订出高热量、高蛋白、高维生素的饮食计划。正餐进食量不足时,应安排少量多餐,避免餐前和进餐时过多饮水。餐后避免平卧,有利于消化。

为减少呼吸困难,保存能量,患者饭前至少休息 30 分钟。每日正餐应安排在患者最饥饿、休息最好的时间。指导患者采用缩唇呼吸和腹式呼吸减轻呼吸困难。为促进食欲,提供给患者舒适的就餐环境和喜爱的食物,餐前及咳痰后漱口,保持口腔清洁;腹胀的患者应进软食,细嚼慢咽。避免进食产气的食物,如汽水、啤酒、豆类、马铃薯和胡萝卜等;避免易引起便秘的食物,如油煎食物、干果、坚果等。如果患者通过进食不能吸收足够的营养,可应用管喂饮食或全胃肠外营养。

(二)病情观察

观察咳嗽、咳痰的情况,痰液的颜色、量及性状,咳痰是否顺畅;呼吸困难的程度,能否平卧,与活动的关系,有无进行性加重;患者的营养状况、肺部体征及有无慢性呼吸衰竭、自发性气胸、慢性肺源性心脏病等并发症产生。监测动脉血气分析和水、电解质、酸碱平衡情况。

(三)氧疗的护理

呼吸困难伴低氧血症者,遵医嘱给予氧疗。一般采用鼻导管持续低流量吸氧,氧流量 $1\sim2$ L/min。对 COPD 慢性呼吸衰竭者提倡进行长期家庭氧疗(LTOT)。LTOT 为持续低流量吸氧它能改变疾病的自然病程,改善生活质量。LTOT 是指一昼夜吸入低浓度氧 15 小时以上,并持续较长时间,使 PaO_2 $\geqslant60$ mmHg(7.99 kPa),或 SaO_2 升至 90% 的一种氧疗方法。LTOT 指征:① PaO_2 $\leqslant55$ mmHg(7.33 kPa)或 SaO_2 $\leqslant88\%$,有或没有高碳酸血症。② PaO_2 $55\sim60$ mmHg($7.99\sim7.33$ kPa)或 SaO_2 $<88\%$,并有肺动脉高压、心力衰竭所致的水肿或红细胞增多症(血细胞比容 >0.55)。LTOT 对血流动力学、运动耐力、肺生理和精神状态均会产生有益的影响,从而提高 COPD 患者的生活质量和生存率。

COPD 患者因长期二氧化碳潴留,主要靠缺氧刺激呼吸中枢,如果吸入高浓度的氧,反而会导致呼吸频率和幅度降低,引起二氧化碳潴留。而持续低流量吸氧维持 PaO_2 $\geqslant60$ mmHg(7.99 kPa),既能改善组织缺氧,也可防止因缺氧状态解除而抑制呼吸中枢。护理人员应密切注意患者吸氧后的变化,如观察患者的意识状态、呼吸的频率及幅度、有无窒息或呼吸停止和动脉血气复查结果。氧疗有效指标:患者呼吸困难减轻、呼吸频率减慢、发绀减轻、心率减慢、活动耐力增加。

(四)用药护理

1.稳定期治疗用药

(1)支气管舒张药:短期应用以缓解症状,长期规律应用预防和减轻症状。常选用 β_2 肾上腺素受体激动剂、抗胆碱药、氨茶碱或其缓(控)释片。

(2)祛痰药:对痰不易咳出者可选用盐酸氨溴索或羧甲司坦。

2.急性加重期的治疗用药

使用支气管舒张药及对低氧血症者进行吸氧外,应根据病原菌类型及药物敏感情况合理选用抗生素治疗。如给予 β 内酰胺类/β 内酰胺酶抑制剂;第二代头孢菌素、大环内酯类或喹诺酮类。如出现持续气道阻塞,可使用糖皮质激素。

3.遵医嘱用药

遵医嘱应用抗生素,支气管舒张药,祛痰药物,注意观察疗效及副作用。

(五)呼吸功能锻炼

COPD 患者需要增加呼吸频率来代偿呼吸困难,这种代偿多数是依赖于辅助呼吸肌参与呼吸,即胸式呼吸,而非腹式呼吸。然而胸式呼吸的有效性要低于腹式呼吸,患者容易疲劳。因此,护理人员应指导患者进行缩唇呼气、腹式呼吸、膈肌起搏(体外膈神经电刺激)、吸气阻力器等呼吸锻炼,以加强胸、膈呼吸肌肌力和耐力,改善呼吸功能。

1.缩唇呼吸

缩唇呼吸的技巧是通过缩唇形成的微弱阻力来延长呼气时间,增加气道压力,延缓气道塌陷。患者闭嘴经鼻吸气,然后通过缩唇(吹口哨样)缓慢呼气,同时收缩腹部。吸气与呼气时间比为 1∶2 或 1∶3。缩唇大小程度与呼气流量,以能使距口唇 $15\sim20$ cm 处,与口唇等高点水平的蜡烛火焰随气流倾斜又不至于熄灭为宜。

2.膈式或腹式呼吸

患者可取立位、平卧位或半卧位,两手分别放于前胸部和上腹部。用鼻缓慢吸气时,膈肌最大程度下降,腹肌松弛,腹部凸出,手感到腹部向上抬起。呼气时用口呼出,腹肌收缩,膈肌松弛,膈肌随腹腔内压增加而上抬,推动肺部气体排出,手感到腹部下降。

另外,可以在腹部放置小枕头、杂志或书锻炼腹式呼吸。如果吸气时,物体上升,证明是腹式呼吸。缩唇呼吸和腹式呼吸每日训练 3～4 次,每次重复 8～10 次。腹式呼吸需要增加能量消耗,因此指导患者只能在疾病恢复期如出院前进行训练。

(六)心理护理

COPD 患者因长期患病,社会活动减少、经济收入降低等方面发生的变化,容易形成焦虑和压抑的心理状态,失去自信,躲避生活。也可由于经济原因,患者可能无法按医嘱常规使用某些药物,只能在病情加重时应用。医护人员应详细了解患者及其家庭对疾病的态度,关心体贴患者,了解患者心理、性格、生活方式等方面发生的变化,与患者和家属共同制订和实施康复计划,定期进行呼吸肌功能锻炼、合理用药等,减轻症状,增强患者战胜疾病的信心;对表现焦虑的患者,教会患者缓解焦虑的方法,如听轻音乐、下棋、做游戏等娱乐活动,以分散注意力,减轻焦虑。

(七)健康指导

1.疾病知识指导

使患者了解 COPD 的相关知识,识别和消除使疾病恶化的因素,戒烟是预防 COPD 的重要且简单易行的措施,应劝导患者戒烟;避免粉尘和刺激性气体的吸入;避免和呼吸道感染患者接触,在呼吸道传染病流行期间,尽量避免去人群密集的公共场所。指导患者要根据气候变化,及时增减衣物,避免受凉感冒。学会识别感染或病情加重的早期症状,尽早就医。

2.康复锻炼

使患者理解康复锻炼的意义,充分发挥患者进行康复的主观能动性,制订个体化的锻炼计划,选择空气新鲜、安静的环境,进行步行、慢跑、气功等体育锻炼。在潮湿、大风、严寒气候时,避免室外活动。教会患者和家属依据呼吸困难与活动之间的关系,判断呼吸困难的严重程度,以便合理的安排工作和生活。

3.家庭氧疗

对实施家庭氧疗的患者,护理人员应指导患者和家属做到以下几点。

(1)了解氧疗的目的、必要性及注意事项;注意安全,供氧装置周围严禁烟火,防止氧气燃烧爆炸;吸氧鼻导管需每日更换,以防堵塞,防止感染;氧疗装置定期更换、清洁、消毒。

(2)告诉患者和家属宜采取低流量(氧流量 1～2 L/min 或氧浓度 25%～29%)吸氧,且每日吸氧的时间不宜少于 10～15 小时,因夜间睡眠时,部分患者低氧血症更为明显,故夜间吸氧不宜间断;监测氧流量,防止随意调高氧流量。

4.心理指导

引导患者适应慢性病并以积极的心态对待疾病,培养生活乐趣,如听音乐、培养养花种草等爱好,以分散注意力,减少孤独感,缓解焦虑、紧张的精神状态。

五、护理评价

氧分压和二氧化碳分压维持在正常范围内;能坚持药物治疗;能演示缩唇呼吸和腹式呼吸技术;呼吸困难发作时能采取正确体位,使用节能法;清除过多痰液,保持呼吸道通畅;使用控制咳嗽方法;增加体液摄入;减少症状恶化;根据身高和年龄维持正常体重;减少急诊就诊和入院的次数。

(党生梅)

第四节　支气管肺炎

一、概述

肺炎（pneumonia）是指终末气道、肺泡和肺间质的炎症，可由病原微生物、理化因素、免疫损伤、过敏及药物所致。细菌性肺炎是最常见的肺炎。也是最常见的感染性疾病之一。尽管新的强效抗生素不断投入应用，但其发病率和病死率仍很高，其原因可能有社会人口老龄化、吸烟人群的低龄化、伴有基础疾病、免疫功能低下，加之病原体变迁、医院获得性肺炎发病率增加、病原学诊断困难、抗生素的不合理使用导致细菌耐药性增加和部分人群贫困化加剧等因素有关。

（一）分类

肺炎可按解剖、病因或患病环境加以分类。

1.解剖分类

（1）大叶性（肺泡性）肺炎：为肺实质炎症，通常并不累及支气管。病原体先在肺泡引起炎症，经肺泡间孔（Cohn）向其他肺泡扩散，导致部分或整个肺段、肺叶发生炎症改变。致病菌多为肺炎链球菌。

（2）小叶性（支气管）肺炎：指病原体经支气管入侵，引起细支气管、终末细支气管和肺泡的炎症。病原体有肺炎链球菌、葡萄球菌、病毒、肺炎支原体以及军团菌等。常继发于其他疾病，如支气管炎、支气管扩张、上呼吸道病毒感染以及长期卧床的危重患者。

（3）间质性肺炎：以肺间质炎症为主，病变累及支气管壁及其周围组织，有肺泡壁增生及间质水肿。可由细菌、支原体、衣原体、病毒或肺孢子菌等引起。

2.病因分类

（1）细菌性肺炎：如肺炎链球菌、金黄色葡萄球菌、甲型溶血性链球菌、肺炎克雷伯杆菌、流感嗜血杆菌、铜绿假单胞菌、棒状杆菌、梭形杆菌等引起的肺炎。

（2）非典型病原体所致肺炎：如支原体、军团菌和衣原体等。

（3）病毒性肺炎：如冠状病毒、腺病毒、呼吸道合胞病毒、流感病毒、麻疹病毒、巨细胞病毒、单纯疱疹病毒等。

（4）真菌性肺炎：如白念珠菌、曲霉、放射菌等。

（5）其他病原体所致的肺炎：如立克次体（如 Q 热立克次体）、弓形虫（如鼠弓形虫）、寄生虫（如肺包虫、肺吸虫、肺血吸虫）等。

（6）理化因素所致的肺炎：如放射性损伤引起的放射性肺炎、胃酸吸入、药物等引起的化学性肺炎等。

3.患病环境分类

由于病原学检查阳性率低，培养结果滞后，病因分类在临床上应用较为困难，目前多按肺炎的获得环境分成两类，有利于指导经验治疗。

（1）社区获得性肺炎（community acquired pneumonia，CAP）是指在医院外罹患的感染性肺实质炎症，也称院外肺炎，包括具有明确潜伏期的病原体感染而在入院后平均潜伏期内发病的肺炎。常见致病菌为肺炎链球菌、流感嗜血杆菌、卡他莫拉菌和非典型病原体。

（2）医院获得性肺炎（hospital acquired pneumonia，HAP）简称医院内肺炎，是指患者入院时既不存在、也不处于潜伏期，而于入院 48 小时后在医院（包括老年护理院、康复院等）内发生的肺炎，也包括出院后 48 小时内发生的肺炎。无感染高危因素患者的常见病原体依次为肺炎链球菌、流感嗜血杆菌、金黄色葡萄球菌、铜绿假单胞菌、大肠杆菌、肺炎克雷伯杆菌等；有感染高危因素患者的常见病原体依次为金黄色葡萄球菌、铜绿假单胞菌、肠杆菌属、肺炎克雷伯杆菌等。

（二）病因及发病机制

正常的呼吸道免疫防御机制（支气管内黏液-纤毛运载系统、肺泡巨噬细胞防御的完整性等）使气管隆凸以下的呼吸道保持无菌。肺炎的发生主要由病原体和宿主两个因素决定。如果病原体数量多、毒力强和（或）宿主呼吸道局部和全身免疫防御系统损害，即可发生肺炎。病原体可通过空气吸入、血行播散、邻近感染部位蔓延、上呼吸道定植菌的误吸引起社区获得性肺炎。医院获得性肺炎还可通过误吸胃肠道的定植菌（胃食管反流）和通过人工气道吸入环境中的致病菌引起。

二、肺炎链球菌肺炎

肺炎链球菌肺炎（streptoccus pneumonia）或称肺炎球菌肺炎（pneummococcal pneumonia），是由肺炎链球菌或称肺炎球菌所引起的肺炎，约占社区获得性肺炎的半数以上。通常急骤起病，以高热、寒战、咳嗽、血痰及胸痛为特征。X 线胸片呈肺段或肺叶急性炎性实变，近年来因抗菌药物的广泛使用，致使本病的起病方式、症状及 X 线改变均不典型。

肺炎链球菌为革兰染色阳性球菌，多成双排列或短链排列。有荚膜，其毒力大小与荚膜中的多糖结构及含量有关。根据荚膜多糖的抗原特性，肺炎链球菌可分为 86 个血清型。成人致病菌多属 1～9 及 12 型，以第 3 型毒力最强，儿童则多为 6、14、19 及 23 型。肺炎链球菌在干燥痰中能存活数月，但在阳光直射 1 小时，或加热至 52 ℃ 10 分钟即可杀灭，对石炭酸等消毒剂亦甚敏感。机体免疫功能正常时，肺炎链球菌是寄居在口腔及鼻咽部的一种正常菌群，其带菌率常随年龄、季节及免疫状态的变化而有差异。机体免疫功能受损时，有毒力的肺炎链球菌入侵人体而致病。肺炎链球菌除引起肺炎外，少数可发生菌血症或感染性休克，老年人及婴幼儿的病情尤为严重。

本病以冬季与初春多见，常与呼吸道病毒感染相伴行。患者常为原先健康的青壮年或老年与婴幼儿，男性较多见。吸烟者、痴呆者、慢性支气管炎、支气管扩张、充血性心力衰竭、慢性病患者以及免疫抑制宿主均易受肺炎链球菌侵袭。肺炎链球菌不产生毒素，不引起原发性组织坏死或形成空洞。其致病力是由于有高分子多糖体的荚膜对组织的侵袭作用，首先引起肺泡壁水肿，出现白细胞与红细胞渗出，含菌的渗出液经肺泡间孔（Cohn）向肺的中央部分扩展，甚至累及几个肺段或整个肺叶，因病变开始于肺的外周，故叶间分界清楚，易累及胸膜，引起渗出性胸膜炎。

病理改变有充血期、红肝变期、灰肝变期及消散期。表现为肺组织充血水肿，肺泡内浆液渗出及红、白细胞浸润，白细胞吞噬细菌，继而纤维蛋白渗出物溶解、吸收、肺泡重新充气。在肝变期病理阶段实际上并无确切分界，经早期应用抗菌药物治疗，此种典型的病理分期已很少见。病变消散后肺组织结构多无损坏，不留纤维瘢痕。极个别患者肺泡内纤维蛋白吸收不完全，甚至有成纤维细胞形成，形成机化性肺炎。老年人及婴幼儿感染可沿支气管分布（支气管肺炎）。若未及时使用抗菌药物，5％～10％的患者可并发脓胸，10％～20％的患者因细菌经淋巴管、胸导管进入血循环，可引起脑膜炎、心包炎、心内膜炎、关节炎和中耳炎等肺外感染。

（一）护理评估

1.健康史

肺炎的发生与细菌的侵入和机体防御能力的下降有关。吸入口咽部的分泌物或空气中的细菌、周围组织感染的直接蔓延、菌血症等均可成为细菌入侵的途径；吸烟、酗酒、年老体弱、长期卧床、意识不清、吞咽和咳嗽反射障碍、慢性或重症患者、长期使用糖皮质激素或免疫抑制剂、接受机械通气及大手术者均可因机体防御机制降低而继发肺炎。注意询问患者起病前是否存在机体抵抗力下降、呼吸道防御功能受损的因素，了解患者既往的健康状况。

2.身体状况

发病前常有受凉、淋雨、疲劳、醉酒、病毒感染史，多有上呼吸道感染的前驱症状。

（1）主要症状：起病多急骤，高热、寒战、全身肌肉酸痛，体温通常在数小时内升至 39 ℃～40℃，高峰在下午或傍晚，或呈稽留热，脉率随之增速。可有患侧胸部疼痛，放射到肩部或腹部，咳嗽或深呼吸时加剧。

痰少,可带血或呈铁锈色,食欲锐减,偶有恶心、呕吐、腹痛或腹泻,易被误诊为急腹症。

(2)护理体检:患者呈急性病容,面颊绯红,鼻翼扇动,皮肤灼热、干燥,口角及鼻周有单纯疱疹;病变广泛时可出现发绀。有败血症者,可出现皮肤、黏膜出血点,巩膜黄染。早期肺部体征无明显异常,仅有胸廓呼吸运动幅度减小,叩诊稍浊,听诊可有呼吸音减低及胸膜摩擦音。肺实变时叩诊浊音、触觉语颤增强并可闻及支气管呼吸音。消散期可闻及湿啰音。心率增快,有时心律不齐。重症患者有肠胀气,上腹部压痛多与炎症累及膈胸膜有关。重症感染时可伴休克、急性呼吸窘迫综合征及神经精神症状,表现为神志模糊、烦躁、呼吸困难、嗜睡、谵妄、昏迷等。累及脑膜时有颈抵抗及出现病理性反射。

本病自然病程大致1~2周。发病5~10天,体温可自行骤降或逐渐消退;使用有效的抗菌药物后可使体温在1~3天内恢复正常。患者的其他症状与体征亦随之逐渐消失。

(3)并发症:肺炎链球菌肺炎的并发症近年来已很少见。严重败血症或毒血症患者易发生感染性休克,尤其是老年人。表现为血压降低、四肢厥冷、多汗、发绀、心动过速、心律失常等,而高热、胸痛、咳嗽等症状并不突出。其他并发症有胸膜炎、脓胸、心包炎、脑膜炎和关节炎等。

3.实验室及其他检查

(1)血常规检查:血白细胞计数$(10\sim20)\times10^9/L$,中性粒细胞多在80%以上,并有核左移,细胞内可见中毒颗粒。年老体弱、酗酒、免疫功能低下者的白细胞计数可不增高,但中性粒细胞的百分比仍增高。

(2)痰直接涂片作革兰染色及荚膜染色镜检:发现典型的革兰染色阳性、带荚膜的双球菌或链球菌,即可初步作出病原诊断。

(3)痰培养:24~48小时可以确定病原体。痰标本送检应注意器皿洁净无菌,在抗菌药物应用之前漱口后采集,取深部咳出的脓性或铁锈色痰。

(4)聚合酶链反应(PCR)检测及荧光标记抗体检测:可提高病原学诊断率。

(5)血培养:约10%~20%患者合并菌血症,故重症肺炎应做血培养。

(6)细菌培养:如合并胸腔积液,应积极抽取积液进行细菌培养。

(7)X线检查:早期仅见肺纹理增粗,或受累的肺段、肺叶稍模糊。随着病情进展,肺泡内充满炎性渗出物,表现为大片炎症浸润阴影或实变影,在实变阴影中可见支气管充气征,肋膈角可有少量胸腔积液。在消散期,X线显示炎性浸润逐渐吸收,可有片状区域吸收较快,呈现"假空洞"征,多数病例在起病3~4周后才完全消散。老年患者肺炎病灶消散较慢,容易出现吸收不完全而成为机化性肺炎。

4.心理-社会评估

肺炎起病多急骤,短期内病情严重,加之高热和全身中毒症状明显,患者及家属常深感不安。当出现严重并发症时,患者会表现出忧虑和恐惧。

(二)主要护理诊断及医护合作性问题

1.体温过高

与肺部感染有关。

2.气体交换受损

与肺部炎症、痰液黏稠等引起呼吸面积减少有关。

3.清理呼吸道无效

与胸痛、气管、支气管分泌物增多、黏稠及疲乏有关。

4.疼痛

胸痛与肺部炎症累及胸膜有关。

5.潜在并发症

感染性休克。

(三)护理目标

体温恢复正常范围;患者呼吸平稳,发绀消失;症状减轻呼吸道通畅;疼痛减轻,感染控制未发生休克。

（四）护理措施

1．一般护理

（1）休息与环境：保持室内空气清新，病室保持适宜的温、湿度，环境安静、清洁、舒适。限制患者活动，限制探视，避免因谈话过多影响体力。要集中安排治疗和护理活动，保证足够的休息，减少氧耗量，缓解头痛、肌肉酸痛、胸痛等症状。

（2）体位：协助或指导患者采取合适的体位。对有意识障碍患者，如病情允许可取半卧位，增加肺通气量；或侧卧位，以预防或减少分泌物吸入肺内。为促进肺扩张，每2小时变换体位1次，减少分泌物淤积在肺部而引起并发症。

（3）饮食与补充水分：给予高热量、高蛋白质、高维生素、易消化的流质或半流质饮食，以补充高热引起的营养物质消耗。宜少食多餐，避免压迫膈肌。若有明显麻痹性肠梗阻或胃扩张，应暂时禁食，遵医嘱给予胃肠减压，直至肠蠕动恢复。鼓励患者多饮水（1～2 L/天），来补充发热、出汗和呼吸急促所丢失的水分，并利于痰液排出。轻症者无需静脉补液，脱水严重者可遵医嘱补液，补液有利于加快毒素排泄和热量散发，尤其是食欲差或不能进食者。心脏病或老年人应注意补液速度，过快过多易导致急性肺水肿。

2．病情观察

监测患者神志、体温、呼吸、脉搏、血压和尿量，并做好记录。尤其应注意密切观察体温的变化。观察有无呼吸困难及发绀，及时适宜给氧。重点观察儿童、老年人、久病体弱者的病情变化，注意是否伴有感染性休克的表现。观察痰液颜色、性状和量，如肺炎球菌肺炎呈铁锈色，葡萄球菌肺炎呈粉红色乳状，厌氧菌感染者痰液多有恶臭等。

3．对症护理

（1）高热的护理。

（2）咳嗽、咳痰的护理：协助和鼓励患者有效咳嗽、排痰，及时清除口腔和呼吸道内痰液、呕吐物。痰液黏稠不易咳出时，在病情允许情况下可扶患者坐起，给予拍背，协助咳痰，遵医嘱应用祛痰药以及超声雾化吸入，稀释痰液，促进痰的排出。必要时吸痰，预防窒息。吸痰前，注意告知病情。

（3）气急发绀的护理：监测动脉血气分析值，给予吸氧，提高血氧饱和度，改善发绀，增加患者的舒适度。氧流量一般为每分钟4～6 L，若为COPD患者，应给予低流量低浓度持续吸氧。注意观察患者呼吸频率、节律、深度等变化，皮肤色泽和意识状态有无改变，如果病情恶化，准备气管插管和呼吸机辅助通气。

（4）胸痛的护理：维持患者舒适的体位。患者胸痛时，常随呼吸、咳嗽加重，可采取患侧卧位，在咳嗽时可用枕头等物夹紧胸部，必要时用宽胶布固定胸廓，以降低胸廓活动度，减轻疼痛。疼痛剧烈者，遵医嘱应用镇痛、止咳药，缓解疼痛和改善肺通气，如口服可待因。此外可用物理止痛和中药止痛擦剂。物理止痛，如按摩、针灸、经皮肤电刺激止痛穴位或局部冷敷等，可降低疼痛的敏感性。中药经皮肤吸收，无创伤，且发挥药效快，对轻度疼痛效果好。中药止痛擦剂具有操作简便、安全，毒副作用小，无药物依赖现象等优点。

（5）其他：鼓励患者经常漱口，做好口腔护理。口唇疱疹者局部涂液体石蜡或抗病毒软膏，防止继发感染。烦躁不安、谵妄、失眠者酌情使用地西泮或水合氯醛，禁用抑制呼吸的镇静药。

4．感染性休克的护理

（1）观察休克的征象：密切观察生命体征、实验室检查和病情的变化。发现患者神志模糊、烦躁、发绀、四肢湿冷、脉搏细数、脉压变小、呼吸浅快、面色苍白、尿量减少（每小时少于30 mL）等休克早期症状时，及时报告医师，采取救治措施。

（2）环境与体位：应将感染性休克的患者安置在重症监护室，注意保暖和安全。取仰卧中凹位，抬高头胸部20°，抬高下肢约30°，有利于呼吸和静脉回流，增加心排出量。尽量减少搬动。

（3）吸氧：应给高流量吸氧，维持动脉氧分压在60 mmHg（7.99 kPa）以上，改善缺氧状况。

（4）补充血容量：快速建立两条静脉通路，遵医嘱给予右旋糖酐或平衡液以维持有效血容量，降低血液的黏稠度，防止弥散性血管内凝血。随时监测患者一般情况、血压、尿量、尿比重、血细胞比容等；监测中静脉压,作为调整补液速度的指标,中心静脉压<5 cmH$_2$O(0.49 kPa)可放心输液,达到10 cmH$_2$O(0.98 kPa)应慎重。以中心静脉压不超过10 cmH$_2$O(0.98 kPa)、尿量每小时在30 mL以上为宜。补液不宜过多过快,以免引起心力衰竭和肺水肿。若血容量已补足而24小时尿量仍<400 mL、尿比重<1.018时,应及时报告医师,注意是否合并急性肾衰竭。

(5)纠正酸中毒:有明显酸中毒可静脉滴注5%的碳酸氢钠,因其配伍禁忌较多,宜单独输入。随时监测和纠正电解质和酸碱失衡等。

(6)应用血管活性药物的护理:遵医嘱在应用血管活性药物,如多巴胺、间羟胺(阿拉明)时,滴注过程中应注意防止液体溢出血管外,引起局部组织坏死和影响疗效。可应用输液泵单独静脉输入血管活性药物,根据血压随时调整滴速,维持收缩压在90~100 mmHg(11.99~13.33 kPa),保证重要器官的血液供应,改善微循环。

(7)对因治疗:应联合、足量应用强有力的广谱抗生素控制感染。

(8)病情转归观察:随时监测和评估患者意识、血压、脉搏、呼吸、体温、皮肤、黏膜、尿量的变化,判断病情转归。如患者神志逐渐清醒、皮肤及肢体变暖、脉搏有力、呼吸平稳规则、血压回升、尿量增多,预示病情已好转。

5.用药护理

遵医嘱及时使用有效抗感染药物,注意观察药物疗效及副作用。

(1)抗菌药物治疗:一经诊断即应给予抗菌药物治疗,不必等待细菌培养结果。首选青霉素G,用药途径及剂量视病情轻重及有无并发症而定:对于成年轻症患者,可用240万U/天,分3次肌内注射,或用普鲁卡因青霉素每12小时肌内注射60万U。病情稍重者,宜用青霉素G 240万~480万U/天,分次静脉滴注,每6~8小时1次;重症及并发脑膜炎者,可增至1000万~3000万U/天,分4次静脉滴注。对青霉素过敏者或耐青霉素或多重耐药菌株感染者,可用呼吸氟喹诺酮类、头孢噻肟或头孢曲松等药物,多重耐药菌株感染者可用万古霉素、替考拉宁等。药物治疗48~72小时后应对病情进行评价,治疗有效表现为体温下降、症状改善、白细胞逐渐降低或恢复正常等。如用药72小时后病情仍无改善,需及时报告医师并作相应处理。

(2)支持疗法:患者应卧床休息,注意补充足够蛋白质、热量及维生素。密切监测病情变化,注意防止休克。剧烈胸痛者,可酌情用少量镇痛药,如可待因15 mg。不用阿司匹林或其他解热药,以免过度出汗、脱水及干扰真实热型,导致临床判断错误。鼓励饮水每日1~2 L,轻症患者不需常规静脉输液,确有失水者可输液,保持尿比重在1.020以下,血清钠保持在145 mmol/L以下。中等或重症患者(PaO$_2$<60 mmHg或有发绀)应给氧。若有明显麻痹性肠梗阻或胃扩张,应暂时禁食、禁饮和胃肠减压,直至肠蠕动恢复。烦躁不安、谵妄、失眠者酌用地西泮5 mg或水合氯醛1~1.5 g,禁用抑制呼吸的镇静药。

(3)并发症的处理:经抗菌药物治疗后,高热常在24小时内消退,或数日内逐渐下降。若体温降而复升或3天后仍不降者,应考虑肺炎链球菌的肺外感染,如脓胸、心包炎或关节炎等。持续发热的其他原因尚有耐青霉素的肺炎链球菌(PRSP)或混合细菌感染、药物热或并存其他疾病。肿瘤或异物阻塞支气管时,经治疗后肺炎虽可消散,但阻塞因素未除,肺炎可再次出现。约10%~20%肺炎链球菌肺炎伴发胸腔积液者,应酌情取胸液检查及培养以确定其性质。若治疗不当,约5%并发脓胸,应积极排脓引流。

6.心理护理

患病前健康状态良好的患者会因突然患病而焦虑不安;病情严重或患有慢性基础疾病的患者则可能出现消极、悲观和恐慌的心理反应。要耐心给患者讲解疾病的有关知识,解释各种症状和不适的原因,讲解各项诊疗、护理操作目的、操作程序和配合要点,使患者清楚大部分肺炎治疗、预后良好。询问和关心患者的需要,鼓励患者说出内心感受,与患者进行有效的沟通。帮助患者祛除不良心理反应,树立治愈疾病的信心。

7.健康指导

(1)疾病知识指导:让患者及家属了解肺炎的病因和诱因,有皮肤疖、痈、伤口感染、毛囊炎、蜂窝织炎时应及时治疗。避免受凉、淋雨、酗酒和过度疲劳,特别是年老体弱和免疫功能低下者,如糖尿病、慢性肺病、慢性肝病、血液病、营养不良、艾滋病等。天气变化时随时增减衣服,预防上呼吸道感染。可注射流感或肺炎免疫疫苗,使之产生免疫力。

(2)生活指导:劝导患者要注意休息,劳逸结合,生活有规律。保证摄取足够的营养物质,适当参加体育锻炼,增强机体抗病能力。对有意识障碍、慢性病、长期卧床者,应教会家属注意帮助患者经常改变体位、翻身、拍背,协助并鼓励患者咳出痰液,有感染征象时及时就诊。

(3)出院指导:出院后需继续用药者,应指导患者遵医嘱按时服药,向患者介绍所服药物的疗效、用法、疗程、副作用,不能自行停药或减量。教会患者观察疾病复发症状,如出现发热、咳嗽、呼吸困难等不适表现时,应及时就诊。告知患者随诊的时间及需要准备的有关资料,如X线胸片等。

(五)护理评价

患者体温恢复正常;能进行有效咳嗽,痰容易咳出,显示咳嗽次数减少或消失,痰量减少;休克发生时及时发现并给予及时的处理。

三、其他类型肺炎

(一)葡萄球菌肺炎评估

葡萄球菌肺炎是由葡萄球菌引起的急性肺部化脓性炎症。葡萄球菌的致病物质主要是毒素与酶,具有溶血、坏死、杀白细胞和致血管痉挛等作用。其致病力可用血浆凝固酶来测定,阳性者致病力较强,是化脓性感染的主要原因。但其他凝固酶阴性的葡萄球菌亦可引起感染。随着医院内感染的增多,由凝固酶阴性葡萄球菌引起的肺炎也不断增多。

医院获得性肺炎中,葡萄球菌感染占11%～25%。常发生于有糖尿病、血液病、艾滋病、肝病或慢性阻塞性肺疾病等原有基础疾病者。若治疗不及时或不当,病死率甚高。

1.临床表现

起病多急骤,寒战、高热,体温高达39 ℃～40 ℃,胸痛,咳大量脓性痰,带血丝或呈脓血状。全身肌肉和关节酸痛,精神萎靡,病情严重者可出现周围循环衰竭。院内感染者常起病隐袭,体温逐渐上升,咳少量脓痰。老年人症状可不明显。

早期可无体征,晚期可有双肺散在湿啰音。病变较大或融合时可出现肺实变体征。但体征与严重的中毒症状和呼吸道症状不平行。

2.实验室及其他检查

①血常规:白细胞计数及中性粒细胞显著增加,核左移,有中毒颗粒。②细菌学检查:痰涂片可见大量葡萄球菌和脓细胞,血、痰培养多为阳性。③X线检查:胸部X线显示短期内迅速多变的特征,肺段或肺叶实变,可形成空洞,或呈小叶状浸润,可有单个或多个液气囊腔,约2～4周后完全消失,偶可遗留少许条索状阴影或肺纹理增多等。

3.治疗要点

为早期清除原发病灶,强有力的抗感染治疗,加强支持疗法,预防并发症。通常首选耐青霉素酶的半合成青霉素或头孢菌素,如苯唑西林、头孢呋辛等。对甲氧西林耐药株(MRSA)可用万古霉素、替考拉宁等治疗。疗程约2～3周,有并发症者需4～6周。

(二)肺炎支原体肺炎评估

肺炎支原体肺炎是由肺炎支原体引起的呼吸道和肺部的急性炎症。常同时有咽炎、支气管炎和肺炎。肺炎支原体是介于细菌和病毒之间,兼性厌氧、能独立生活的最小微生物。健康人吸入患者咳嗽、打喷嚏时喷出的口鼻分泌物可感染,即通过呼吸道传播。病原体通常吸附宿主呼吸道纤毛上皮细胞表面,不侵入肺实质,抑制纤毛活动和破坏上皮细胞。其致病性可能与患者对病原体及其代谢产物的过敏反应有关。

支原体肺炎约占非细菌性肺炎的1/3以上,或各种原因引起的肺炎的10%。以秋冬季发病较多,可散发或小流行,患者以儿童和青年人居多,婴儿间质性肺炎亦应考虑本病的可能。

1.临床表现

通常起病缓慢,潜伏期2~3周,症状主要为乏力、咽痛、头痛、咳嗽、发热、食欲不振、肌肉酸痛等。多为刺激性咳嗽,咳少量黏液痰,发热可持续2~3周,体温恢复正常后可仍有咳嗽。偶伴有胸骨后疼痛。

可见咽部充血、颈部淋巴结肿大等体征。肺部可无明显体征,与肺部病变的严重程度不相称。

2.实验室及其他检查

①血常规:血白细胞计数正常或略增高,以中性粒细胞为主。②免疫学检查:起病2周后,约2/3的患者冷凝集试验阳性,滴度效价大于1∶32,尤以滴度逐渐升高更有价值。约半数患者对链球菌MG凝集试验阳性。还可评估肺炎支原体直接检测、支原体IgM抗体、免疫印迹法和聚合酶链反应(PCR)等检查结果。③X线检查:肺部可呈多种形态的浸润影,呈节段性分布,以肺下野为多见,有的从肺门附近向外伸展。3~4周后病变可自行消失。

3.治疗要点

肺炎支原体肺炎首选大环内酯类抗生素,如红霉素。疗程一般为2~3周。

(三)病毒性肺炎评估

病毒性肺炎评估是由上呼吸道病毒感染,向下蔓延所致的肺部炎症。常见病毒为甲、乙型流感病毒、腺病毒、副流感病毒、呼吸道合胞病毒和冠状病毒等。患者可同时受一种以上病毒感染,气道防御功能降低,常继发细菌感染。病毒性肺炎为吸入性感染,常有气管-支气管炎。呼吸道病毒通过飞沫与直接接触而迅速传播,可暴发或散发流行。

病毒性肺炎约占需住院的社区获得性肺炎的8%,大多发生于冬春季节。密切接触的人群或有心肺疾病者、老年人等易受感染。

1.临床表现

一般临床症状较轻,与支原体肺炎症状相似。起病较急,发热、头痛、全身酸痛、乏力等较突出。有咳嗽、少痰或白色黏液痰、咽痛等症状。老年人或免疫功能受损的重症患者,可表现为呼吸困难、发绀、嗜睡、精神萎靡,甚至并发休克、心力衰竭和呼吸衰竭,严重者可发生急性呼吸窘迫综合征。

本病常无显著的胸部体征,病情严重者有呼吸浅速、心率增快、发绀、肺部干湿性啰音。

2.实验室及其他检查

①血常规:白细胞计数正常、略增高或偏低。②病原体检查:呼吸道分泌物中细胞核内的包涵体可提示病毒感染,但并非一定来自肺部。需进一步评估下呼吸道分泌物或肺活检标本培养是否分离出病毒。③X线检查:可见肺纹理增多,小片状或广泛浸润。病情严重者,显示双肺呈弥漫性结节浸润,而大叶实变及胸腔积液者不多见。

3.治疗要点

病毒性肺炎以对症治疗为主,板蓝根、黄芪、金银花、连翘等中药有一定的抗病毒作用。对某些重症病毒性肺炎应采用抗病毒药物,如选用利巴韦林(病毒唑)、阿昔洛韦(无环鸟苷)等

(四)真菌性肺炎评估

肺部真菌感染是最常见的深部真菌病。真菌感染的发生是机体与真菌相互作用的结果,最终取决于真菌的致病性、机体的免疫状态及环境条件对机体与真菌之间关系的影响。广谱抗生素、糖皮质激素、细胞毒药物及免疫抑制剂的广泛使用,人免疫缺陷病毒(HIV)感染和艾滋病增多使肺部真菌感染的机会增加。

真菌多在土壤中生长,孢子飞扬于空气中,极易被人体吸入而引起肺真菌感染(外源性);或使机体致敏。引起表现为支气管哮喘的过敏性肺泡炎。有些真菌为寄生菌,如念珠菌和放线菌,当机体免疫力降低时可引起感染。静脉营养疗法的中心静脉插管如留置时间过长。白念珠菌能在高浓度葡萄糖中生长,引起念珠菌感染中毒症。空气中到处有曲霉属孢子,在秋冬及阴雨季节。储藏的谷草发热霉变时更多。若大量吸入可能引起急性气管—支气管炎或肺炎。

1.临床表现

真菌性肺炎多继发于长期应用抗生素、糖皮质激素、免疫抑制剂、细胞毒药物或因长期留置导管、插管

等诱发,其症状和体征无特征性变化。

2.实验室及其他检查

①真菌培养:其形态学辨认有助于早期诊断。②X线检查:可表现为支气管肺炎、大叶性肺炎、弥漫性小结节及肿块状阴影和空洞。

3.治疗要点

真菌性肺炎目前尚无理想的药物,两性霉素B对多数肺部真菌仍为有效药物,但由于其副反应较多,使其应用受到限制。其他药物尚有氟胞嘧啶、米康唑、酮康唑、制霉菌素等也可选用。

(五)重症肺炎评估

目前重症肺炎还没有普遍认同的标准,各国诊断标准不一,但都注重肺部病变的范围、器官灌注和氧合状态。我国制定的重症肺炎标准为:① 意识障碍。② 呼吸频率 >30 次/分。③ $PaO_2 < 60$ mmHg (7.99 kPa),$PO_2/FiO_2 < 300$,需行机械通气治疗。④ 血压 <90/60 mmHg(11.99/7.99 kPa)。⑤ 胸片显示双侧或多肺叶受累,或入院 48 小时内病变扩大 ≥50%。⑥ 少尿:尿量每小时 <20 mL,或每 4 小时 <80 mL,或急性肾衰竭需要透析治疗。

(党生梅)

第五节　肺脓肿

肺脓肿(lung abscess)是由多种病原菌引起肺实质坏死的肺部化脓性感染。早期为肺组织的化脓性炎症,继而坏死、液化,由肉芽组织包绕形成脓肿。高热、咳嗽和咳大量脓臭痰为其临床特征。本病可见于任何年龄,青壮年男性及年老体弱有基础疾病者多见。自抗生素广泛应用以来,发病率有明显降低。

一、护理评估

(一)病因及发病机制

急性肺脓肿的主要病原体是细菌,常为上呼吸道、口腔的定植菌,包括需氧、厌氧和兼性厌氧菌。厌氧菌感染占主要地位,较重要的厌氧菌有核粒梭形杆菌、消化球菌等。常见的需氧和兼性厌氧菌为金黄色葡萄球菌、化脓链球菌(A组溶血性链球菌)、肺炎克雷白杆菌和铜绿假单胞菌等。免疫力低下者,如接受化学治疗、白血病或艾滋病患者其病原菌也可为真菌。根据不同病因和感染途径,肺脓肿可分为以下三种类型。

1.吸入性肺脓肿

吸入性肺脓肿是临床上最多见的类型,病原体经口、鼻、咽吸入致病,误吸为最主要的发病原因。正常情况下,吸入物可由呼吸道迅速清除,但当由于受凉、劳累等诱因导致全身或局部免疫力下降时;在有意识障碍,如全身麻醉或气管插管、醉酒、脑血管意外时,吸入的病原菌即可致病。此外,也可由上呼吸道的慢性化脓性病灶,如扁桃体炎、鼻窦炎、牙槽脓肿等脓性分泌物经气管被吸入肺内致病。吸入性肺脓肿发病部位与解剖结构有关,常为单发性,由于右主支气管较陡直,且管径较粗大,因而右侧多发。病原体多为厌氧菌。

2.继发性肺脓肿

继发性肺脓肿可继发于:①某些肺部疾病如细菌性肺炎、支气管扩张、空洞型肺结核、支气管肺癌、支气管囊肿等感染。②支气管异物堵塞也是肺脓肿尤其是小儿肺脓肿发生的重要因素。③邻近器官的化脓性病变蔓延至肺,如食管穿孔感染、膈下脓肿、肾周围脓肿及脊柱脓肿等波及肺组织引起肺脓肿。阿米巴肝脓肿可穿破膈肌至右肺下叶,形成阿米巴肺脓肿。

3.血源性肺脓肿

因皮肤外伤感染、痈、疖、骨髓炎、静脉吸毒、感染性心内膜炎等肺外感染病灶的细菌或脓毒性栓子经血行播散至肺部引起小血管栓塞,产生化脓性炎症、组织坏死导致肺脓肿。金黄色葡萄球菌、表皮葡萄球菌及链球菌为常见致病菌。

（二）病理

肺脓肿早期为含致病菌的污染物阻塞细支气管,继而形成小血管炎性栓塞,进而致病菌繁殖引起肺组织化脓性炎症、坏死,形成肺脓肿,继而肺坏死组织液化破溃经支气管部分排出,形成有气液平的脓腔。另因病变累及部位不同,可并发支气管扩张、局限性纤维蛋白性胸膜炎、脓胸、脓气胸、支气管胸膜瘘等。急性肺脓肿经积极治疗或充分引流,脓腔缩小甚至消失,或仅剩少量纤维瘢痕。如治疗不彻底、或支气管引流不畅,炎症持续存在,超过 3 个月以上称为慢性肺脓肿。

（三）健康史

多数吸入性肺脓肿患者有齿、口咽部的感染灶,故要了解患者是否有口腔、上呼吸道慢性感染病灶如龋齿、化脓性扁桃体炎、鼻窦炎、牙周溢脓等;或手术、劳累、受凉等;是否应用了大量抗生素。

（四）身体状况

1.症状

急性肺脓肿患者,起病急,寒战、高热,体温高达 39 ℃～40 ℃,伴有咳嗽、咳少量黏液痰或黏液脓性痰,典型痰液呈黄绿色、脓性,有时带血。炎症累及胸膜可引起胸痛。伴精神不振、全身乏力、食欲减退等全身毒性症状。如感染未能及时控制,于发病后 10～14 日可突然咳出大量脓臭痰及坏死组织,痰量可达 300～500 mL/天,痰静置后分三层。厌氧菌感染时痰带腥臭味。一般在咳出大量脓痰后,体温明显下降,全身毒性症状随之减轻。约 1/3 患者有不同程度的咯血,偶有中、大量咯血而突然窒息死亡者。部分患者发病缓慢,仅有一般的呼吸道感染症状。血源性肺脓肿多先有原发病灶引起的畏寒、高热等全身脓毒血症的表现。经数日或数周后出现咳嗽、咳痰,痰量不多,极少咯血。慢性肺脓肿患者除咳嗽、咳脓痰、不规则发热、咯血外,还有贫血、消瘦等慢性消耗症状。

2.体征

肺部体征与肺脓肿的大小、部位有关。早期病变较小或位于肺深部,多无阳性体征;病变发展较大时可出现肺实变体征,有时可闻及异常支气管呼吸音;病变累及胸膜时,可闻及胸膜摩擦音或胸腔积液体征。慢性肺脓肿常有杵状指(趾)、消瘦、贫血等。血源性肺脓肿多无阳性体征。

（五）实验室及其他检查

1.实验室检查

急性肺脓肿患者血常规白细胞计数明显增高,中性粒细胞在 90% 以上,多有核左移和中毒颗粒。慢性肺脓肿血白细胞可稍升高或正常,红细胞和血红蛋白减少。血源性肺脓肿患者的血培养可发现致病菌。并发脓胸时,可做胸腔脓液培养及药物敏感试验。

2.痰细菌学检查

气道深部痰标本细菌培养可有厌氧菌和(或)需氧菌存在。血培养有助于确定病原体和选择有效的抗菌药物。

3.影像学检查

X 线胸片早期可见肺部炎性阴影,肺脓肿形成后,脓液排出,脓腔出现圆形透亮区和气液平面,四周有浓密炎症浸润。炎症吸收后遗留有纤维条索状阴影。慢性肺脓肿呈厚壁空洞,周围有纤维组织增生及邻近胸膜增厚。CT 能更准确定位及发现体积较小的脓肿。

4.纤维支气管镜检查

纤维支气管镜检查有助于明确病因、病原学诊断及治疗。

（六）心理、社会评估

部分肺脓肿患者起病多急骤,畏寒、高热伴全身中毒症状明显,厌氧菌感染时痰有腥臭味等,使患者及家属常深感不安。患者会表现出忧虑、悲观、抑郁和恐惧。

二、主要护理诊断及医护合作性问题

1.体温过高

与肺组织炎症性坏死有关。

2.清理呼吸道无效

与脓痰聚积有关。

3.营养失调,低于机体需要量

与肺部感染导致机体消耗增加有关。

4.气体交换受损

与气道内痰液积聚、肺部感染有关。

5.潜在并发症

咯血、窒息、脓气胸、支气管胸膜瘘。

三、护理目标

体温降至正常,营养改善,呼吸系统症状减轻或消失,未发生并发症。

四、护理措施

(一)一般护理

保持室内空气流通、适宜温湿度、阳光充足。晨起、饭后、体位引流后及睡前协助患者漱口,做好口腔护理。鼓励患者多饮水,进食高热量、高蛋白、高维生素等营养丰富的食物。

(二)病情观察

观察痰的颜色、性状、气味和静置后是否分层。准确记录 24 小时排痰量。当大量痰液排出时,要注意观察患者咳痰是否顺畅,咳嗽是否有力,避免脓痰引起窒息;当痰液减少时,要观察患者中毒症状是否好转,若中毒症状严重,提示痰液引流不畅,做好脓液引流的护理,以保持呼吸道通畅。若发现血痰,应及时报告医师,咯血量较多时,应严密观察体温、脉搏、呼吸、血压以及神志的变化,准备好抢救药品和用品,嘱患者患侧卧位,头偏向一侧,警惕大咯血或窒息的突然发生。

(三)用药及体位引流护理

肺脓肿治疗原则是抗生素治疗和痰液引流。

1.抗生素治疗

吸入性肺脓肿一般选用青霉素,对青霉素过敏或不敏感者可用林可霉素、克林霉素或甲硝唑等药物。开始给药采用静脉滴注,体温通常在治疗后 3～10 天降至正常,然后改为肌注或口服。如抗生素有效,宜持续 8～12 周,直至胸片上空洞和炎症完全消失,或仅有少量稳定的残留纤维化。若疗效不佳,要注意根据细菌培养和药物敏感试验结果选用有效抗菌药物。遵医嘱使用抗生素、祛痰药、支气管扩张剂等药物,注意观察疗效及副作用。

2.痰液引流

痰液引流可缩短病程,提高疗效。无大咯血、中毒症状轻者可进行体位引流排痰,每日 2～3 次,每次 10～15 分钟。痰黏稠者可用祛痰药、支气管舒张药或生理盐水雾化吸入以利脓液引流。有条件应尽早应用纤维支气管镜冲洗及吸引治疗,脓腔内还可注入抗生素,加强局部治疗。

3.手术治疗

内科积极治疗 3 个月以上效果不好,或有并发症可考虑手术治疗。

(四)心理护理

向患者及家属及时介绍病情,解释各种症状和不适的原因,说明各项诊疗、护理操作目的、操作程序和配合要点。由于疾病带来口腔脓臭气味使患者害怕与人接近,在帮助患者口腔护理的同时消除患者的紧

张心理。主动关心并询问患者的需要,使患者增加治疗的依从性和信心,指导患者正确对待本病,使其勇于说出内心感受,并积极进行疏导。教育患者家属配合医护人员做好患者的心理指导,使患者树立治愈疾病的信心,以促进疾病早日康复。

(五)健康指导

1.疾病知识指导

指导患者及家属了解肺脓肿发生、发展、治疗和有效预防方面的知识。积极治疗肺炎、皮肤疖、痈或肺外化脓性等原发病灶。教会患者练习深呼吸,鼓励患者咳嗽并采取有效的咳嗽方式进行排痰,保持呼吸道的通畅,促进病变的愈合。对重症患者作好监护,教育家属及时发现病情变化,并及时向医师报告。

2.生活指导

指导患者生活要有规律,注意休息,劳逸结合,应增加营养物质的摄入。提倡健康的生活方式,重视口腔护理,在晨起、饭后、体位引流后、晚睡前要漱口、刷牙,防止污染分泌物误吸入下呼吸道。鼓励平日多饮水,戒烟、酒。保持环境整洁、舒适,维持适宜的室温与湿度,注意保暖,避免受凉。

3.用药指导

抗生素治疗非常重要,但需要时间较长,为防止病情反复,应遵从治疗计划。指导患者及家属根据医嘱服药,向患者讲解抗生素等药物的用药疗程、方法、副作用,发现异常及时向医师报告。

4.加强易感人群护理

对意识障碍、慢性病、长期卧床者,应注意指导家属协助患者经常变换体位、翻身、拍背促进痰液排出,疑有异物吸入时要及时清除。有感染征象时应及时就诊。

五、护理评价

患者体温平稳,呼吸系统症状消失,营养改善,无并发症发生或发生后及时得到处理。

(党生梅)

第六节　重症肺炎

肺炎是指终末气道、肺泡和肺间质的炎症,可由病原微生物、理化因素、免疫损伤、过敏及药物所致。细菌性肺炎是最常见的肺炎,也是最常见的感染性疾病之一。

目前肺炎按患病环境分成社区获得性肺炎(community-acquired pneumonia,CAP)和医院获得性肺炎(hospital-acquired pneumonia,HAP),CAP是指在医院外罹患的感染性肺实质炎症,包括具有明确潜伏期的病原体感染而在入院后平均潜伏期内发病的肺炎。HAP亦称医院内肺炎(nosocomial pneumonia,NP),是指患者入院时不存在,也不处于潜伏期,而于入院48小时后在医院(包括老年护理院、康复院等)内发生的肺炎。HAP还包括呼吸机相关性肺炎(ventilator associated pneumonia,VAP)和卫生保健相关性肺炎(healthcare associated pneumonia,HCAP)。CAP和HAP年发病率分别约为12/1 000人口和5/1000~10/1000住院患者,近年发病率有增加的趋势。肺炎病死率门诊肺炎患者<1%~5%,住院患者平均为12%,入住重症监护病房(ICU)者约40%。发病率和病死率高的原因与社会人口老龄化、吸烟、伴有基础疾病和免疫功能低下有关,如慢性阻塞性肺病、心力衰竭、肿瘤、糖尿病、尿毒症、神经疾病、药瘾、嗜酒、艾滋病、久病体衰、大型手术、应用免疫抑制剂和器官移植等。此外,亦与病原体变迁、耐药菌增加、HAP发病率增加、病原学诊断困难、不合理使用抗生素和部分人群贫困化加剧等有关。

重症肺炎至今仍无普遍认同的定义,需入住ICU者可认为是重症肺炎。目前一般认为,如果肺炎患者的病情严重到需要通气支持(急性呼吸衰竭、严重气体交换障碍伴高碳酸血症或持续低氧血症)、循环支持(血流动力学障碍、外周低灌注)及加强监护治疗(肺炎引起的脓毒症或基础疾病所致的其他器官功能障碍)时可称为重症肺炎。

一、病因和发病机制

正常的呼吸道免疫防御机制(支气管内黏液-纤毛运载系统、肺泡巨噬细胞等细胞防御的完整性等)使气管隆凸以下的呼吸道保持无菌。是否发生肺炎决定于两个因素:病原体和宿主因素。如果病原体数量多,毒力强和(或)宿主呼吸道局部和全身免疫防御系统损害,即可发生肺炎。病原体可通过下列途径引起社区获得性肺炎:①空气吸入。②血行播散。③邻近感染部位蔓延。④上呼吸道定植菌的误吸。医院获得性肺炎还可通过误吸胃肠道的定植菌(胃食管反流)和通过人工气道吸入环境中的致病菌引起。病原体直接抵达下呼吸道后,孳生繁殖,引起肺泡毛细血管充血、水肿,肺泡内纤维蛋白渗出及细胞浸润。

二、诊断

(一)临床表现特点

1.社区获得性肺炎

(1)新近出现的咳嗽、咳痰或原有呼吸道疾病症状加重,并出现脓性痰,伴或不伴胸痛。

(2)发热。

(3)肺实变体征和(或)闻及湿性啰音。

(4)白细胞$>10\times10^9$/L 或$<4\times10^9$/L,伴或不伴细胞核左移。

(5)胸部 X 线检查显示片状、斑片状浸润性阴影或间质性改变,伴或不伴胸腔积液。

以上 1~4 项中任何 1 项加第 5 项,除外非感染性疾病可做出诊断。CAP 常见病原体为肺炎链球菌、支原体、衣原体、流感嗜血杆菌和呼吸病毒(甲、乙型流感病毒、腺病毒、呼吸合胞病毒和副流感病毒)等。

2.医院获得性肺炎

住院患者 X 线检查出现新的或进展的肺部浸润影加上下列 3 个临床症候中的 2 个或以上可以诊断为肺炎。

(1)发热超过 38℃。

(2)血白细胞增多或减少。

(3)脓性气道分泌物。

HAP 的临床表现、实验室和影像学检查特异性低,应注意与肺不张、心力衰竭和肺水肿、基础疾病肺侵犯、药物性肺损伤、肺栓塞和急性呼吸窘迫综合征等相鉴别。无感染高危因素患者的常见病原体依次为肺炎链球菌、流感嗜血杆菌、金黄色葡萄球菌、大肠杆菌、肺炎克雷白杆菌等;有感染高危因素患者为金黄色葡萄球菌、铜绿假单胞菌、肠杆菌属、肺炎克雷白杆菌等。

(二)重症肺炎的诊断标准

不同国家制定的重症肺炎的诊断标准有所不同,各有优缺点,但一般均注重对客观生命体征、肺部病变范围、器官灌注和氧合状态的评估,临床医生可根据具体情况选用。以下列出目前常用的几项诊断标准。

1.中华医学会呼吸病学分会 2006 年颁布的重症肺炎诊断标准

(1)意识障碍。

(2)呼吸频率≥30 次/分钟。

(3)$PaO_2<8.0$ kPa(60 mmHg)、氧合指数(PaO_2/FiO_2)<39.90 kPa(300 mmHg),需行机械通气治疗。

(4)动脉收缩压<12.0 kPa(90 mmHg)。

(5)并发脓毒性休克。

(6)X 线胸片显示双侧或多肺叶受累,或入院 48 小时内病变扩大≥50%。

(7)少尿:尿量<20 mL/h,或<80 mL/4 小时,或急性肾衰竭需要透析治疗。

符合 1 项或以上者可诊断为重症肺炎。

2.美国感染病学会(IDSA)和美国胸科学会(ATS)2007 年新修订的诊断标准

具有 1 项主要标准或 3 项或以上次要标准可认为是重症肺炎,需要入住 ICU。

(1)主要标准:①需要有创通气治疗。②脓毒性休克需要血管收缩剂。

(2)次要标准:①呼吸频率≥30 次/分钟。②PaO_2/FiO_2≤250。③多叶肺浸润。④意识障碍/定向障碍。⑤尿毒症(BUN≥7.14 mmol/L)。⑥白细胞减少(白细胞<$4×10^9$/L)。⑦血小板减少(血小板<10 万×10^9/L)。⑧低体温(<36 ℃)。⑨低血压需要紧急的液体复苏。

说明:①其他指标也可认为是次要标准,包括低血糖(非糖尿病患者)、急性酒精中毒/酒精戒断、低钠血症、不能解释的代谢性酸中毒或乳酸升高、肝硬化或无脾。②需要无创通气也可等同于次要标准的①和②。③白细胞减少仅系感染引起。

3.英国胸科学会(BTS)2001 年制定的 CURB(confusion,urea,respiratory rate and blood pressure,CURB)标准

标准一:存在以下 4 项核心标准的 2 项或以上即可诊断为重症肺炎:①新出现的意识障碍。②尿素氮(BUN)>7 mmol/L。③呼吸频率≥30 次/分钟。④收缩压<12.0 kPa(90 mmHg)或舒张压≤8.0 kPa(60 mmHg)。

CURB 标准比较简单、实用,应用起来较为方便。

标准二:

(1)存在以上 4 项核心标准中的 1 项且存在以下 2 项附加标准时须考虑有重症倾向。附加标准包括:①PaO_2<8.0 kPa(60 mmHg)/SaO_2<92%(任何 FiO_2)。②胸片提示双侧或多叶肺炎。

(2)不存在核心标准但存在 2 项附加标准并同时存在以下 2 项基础情况时也须考虑有重症倾向。基础情况包括:①年龄≥50 岁。②存在慢性基础疾病。

如存在标准二中(1)(2)两种有重症倾向的情况时需结合临床进行进一步评判。在(1)情况下需至少 12 小时后进行一次再评估。

CURB-65 即改良的 CURB 标准,标准在符合下列 5 项诊断标准中的 3 项或以上时即考虑为重症肺炎,需考虑收入 ICU 治疗:①新出现的意识障碍。②BUN>7 mmol/L。③呼吸频率≥30 次/分钟。④收缩压<12.0 kPa(90 mmHg)或舒张压≤8.0 kPa(60 mmHg)。⑤年龄≥65 岁。

(三)严重度评价

评价肺炎病情的严重程度对于决定在门诊或入院治疗甚或 ICU 治疗至关重要。肺炎临床的严重性决定于三个主要因素:局部炎症程度,肺部炎症的播散和全身炎症反应。除此之外,患者如有下列其他危险因素会增加肺炎的严重度和死亡危险。

1.病史

年龄>65 岁;存在基础疾病或相关因素,如慢性阻塞性肺疾病(COPD)、糖尿病、充血性心力衰竭、慢性肾功能不全、慢性肝病、一年内住过院、疑有误吸、神志异常、脾切除术后状态、长期嗜酒或营养不良。

2.体征

呼吸频率>30 次/分钟;脉搏≥120 次/分钟;血压<12.0/8.0 kPa(90/60 mmHg);体温≥40 ℃或≤35 ℃;意识障碍;存在肺外感染病灶如败血症、脑膜炎。

3.实验室和影像学异常

白细胞>$20×10^9$/L 或<$4×10^9$/L,或中性粒细胞计数<$1×10^3$/L;呼吸空气时 PaO_2<8.0 kPa(60 mmHg)、PaO_2/FiO_2<39.9 kPa(300 mmHg),或 $PaCO_2$>6.7 kPa(50 mmHg);血肌酐>106 μmol/L 或 BUN>7.1 mmol/L;血红蛋白<90 g/L 或血细胞比容<30%;血浆清蛋白<25 g/L;败血症或弥漫性血管内凝血(DIC)的证据,如血培养阳性、代谢性酸中毒、凝血酶原时间和部分凝血活酶时间延长、血小板减少;X 线胸片病变累及一个肺叶以上、出现空洞、病灶迅速扩散或出现胸腔积液。

为使临床医师更精确地做出入院或门诊治疗的决策,近几年用评分方法作为定量的方法在临床上得

到了广泛的应用。PORT(肺炎患者预后研究小组,pneumonia outcomes research team)评分系统(表 3-1)是目前常用的评价社区获得性肺炎(community acquired pneumonia,CAP)严重度以及判断是否必须住院的评价方法,其也可用于预测 CAP 患者的病死率。其预测死亡风险分级如下:1~2 级:≤70 分,病死率 0.1%~0.6%;3 级:71~90 分,病死率 0.9%;4 级:91~130 分,病死率 9.3%;5 级:>130 分,病死率 27.0%。PORT 评分系统因可以避免过度评价肺炎的严重度而被推荐使用,即其可保证一些没必要住院的患者在院外治疗。

表 3-1　PORT 评分系统

患者特征	分值	患者特征	分值	患者特征	分值
年龄		脑血管疾病	10	实验室和放射学检查	
男性	−10	肾脏疾病	10	pH<7.35	30
女性	+10	体格检查		BUN>11 mmol/L(>30 mg/dL)	20
住护理院		神志改变	20	Na+<130 mmol/L	20
并存疾病		呼吸频率>30 次/分钟	20	葡萄糖>14 mmol/L(>250 mg/dL)	10
肿瘤性疾病	30	收缩血压<12.0 kPa(90 mmHg)	20	血细胞比容<30%	10
肝脏疾病	20	体温<35 ℃或>40 ℃	15	$PaO_2<8.0kPa(60 mmHg)$	10
充血性心力衰竭	10	脉率>12 次/分钟	10	胸腔积液	10

为避免评价 CAP 肺炎患者的严重度不足,可使用改良的 BTS 重症肺炎标准:呼吸频率≥30 次/分钟,舒张压≤8.0 kPa(60 mmHg),BUN>6.8 mmol/L,意识障碍。四个因素中存在两个可确定患者的死亡风险更高。此标准因简单易用,且能较准确地确定 CAP 的预后而被广泛应用。

临床肺部感染积分(clinical pulmonary infection score,CPIS)(表 3-2)则主要用于医院获得性肺炎(hospital acquired pneumonia,HAP)包括呼吸机相关性肺炎(ventilator-associated pneumonia,VAP)的诊断和严重度判断,也可用于监测治疗效果。此积分从 0~12 分,积分 6 分时一般认为有肺炎。

表 3-2　临床肺部感染积分评分表

参数	标准	分值
体温	≥36.5 ℃,≤38.4 ℃	0
	≥38.5~38.9 ℃	1
	≥39 ℃,或≤36 ℃	2
白细胞计数(×10⁹)	≥4.0,≤11.0	0
	<4.0,>11.0	1
	杆状核白细胞	2
气管分泌物	<14+吸引	0
	≥14+吸引	1
	脓性分泌物	2
氧合指数(PaO_2/FiO_2)	>240 或急性呼吸窘迫综合征	0
	≤240	2
胸部 X 线	无渗出	0
	弥漫性渗出	1
	局部渗出	2
半定量气管吸出物培养(0,1+,2+,3+)	病原菌≤1+或无生长	0
	病原菌≥1+	1
	革兰染色发现与培养相同的病原菌	2

三、治疗

(一)临床监测

1.体征监测

监测重症肺炎的体征是一项简单、易行和有效的方法,患者往往有呼吸频率和心率加快、发绀、肺部病变部位湿啰音等。目前多数指南都把呼吸频率加快($\geqslant 30$ 次/分钟)作为重症肺炎诊断的主要或次要标准。意识状态也是监测的重点,神志模糊、意识不清或昏迷提示重症肺炎可能性。

2.氧合状态和代谢监测

PaO_2、PaO_2/FiO_2、pH、混合静脉血氧分压(PvO_2)、胃张力测定、血乳酸测定等都可对患者的氧合状态进行评估。单次的动脉血气分析一般仅反映患者瞬间的氧合情况;重症患者或有病情明显变化者应进行系列血气分析或持续动脉血气监测。

3.胸部影像学监测

重症肺炎患者应进行系列 X 线胸片监测,主要目的是及时了解患者的肺部病变是进展还是好转,是否合并有胸腔积液、气胸,是否发展为肺脓肿、急性呼吸窘迫综合征(acute respiratory distress syndrome,ARDS)等。检查的频度应根据患者的病情而定,如要了解病变短期内是否增大,一般每 48 小时进行一次检查评价;如患者临床情况突然恶化(呼吸窘迫、严重低氧血症等),在不能除外合并气胸或进展至 ARDS 时,应短期内复查;而当患者病情明显好转及稳定时,一般可 10~14 天后复查。

4.血流动力学监测

重症肺炎患者常伴有脓毒症,可引起血流动力学的改变,故应密切监测患者的血压和尿量。这 2 项指标比较简单、易行,且非常可靠,应作为常规监测的指标。中心静脉压的监测可用于指导临床补液量和补液速度。部分重症肺炎患者可并发中毒性心肌炎或 ARDS,如临床上难于区分时应考虑行漂浮导管检查。

5.器官功能监测

包括脑功能、心功能、肾功能、胃肠功能、血液系统功能等,进行相应的血液生化和功能检查。一旦发现异常,要积极处理,注意防止多器官功能障碍综合征(multiple organ dysfunction syndrome,MODS)的发生。

6.血液监测

包括外周血白细胞计数、C-反应蛋白、降钙素原、血培养等。

(二)抗生素治疗

经验性联合应用抗生素治疗重症肺炎的理论依据是:联合应用能够覆盖可能的微生物并预防耐药的发生。对于铜绿假单胞菌肺炎,联用 β 内酰胺类和氨基糖苷类具有潜在的协同作用,优于单药治疗;然而氨基糖苷类抗生素的抗菌谱窄,毒性大,特别是对于老年患者,其肾损害的发生率比较高。临床应用氨基糖苷类时要注意其为浓度依赖性抗生素,一般要用足够剂量、提高峰药浓度以提高疗效,同时也应避免与毒性相关的谷浓度的升高。在监测药物的峰浓度时,庆大霉素和妥布霉素>7 μg/mL,或阿米卡星>28 μg/mL 的效果较好。氨基糖苷类的另一个不足是对支气管分泌物的渗透性较差,仅能达到血药浓度的 40%。此外,肺炎患者的支气管分泌物 pH 较低,在这种环境下许多抗生素活性都降低。因此,有时联合应用氨基糖苷类抗生素并不能增加疗效,反而增加了肾毒性。

目前对于重症肺炎,抗生素的单药治疗也已得到临床医生的重视。新的头孢菌素、碳青霉烯类、其他 β 内酰胺类和氟喹诺酮类抗生素由于抗菌效力强、广谱,并且耐细菌 β 内酰胺酶,故可用于单药治疗。即使对于重症 HAP,只要不是耐多药的病原体,如铜绿假单胞菌、不动杆菌和耐甲氧西林金黄色葡萄球菌(MRSA)等,仍可考虑抗生素的单药治疗。对重症 VAP 有效的抗生素一般包括亚胺培南、美罗培南、头孢吡肟和哌拉西林/他唑巴坦。对于重症肺炎患者来说,临床上的初始治疗常联用多种抗生素,在获得细菌培养结果后,如果没有高度耐药的病原体就可以考虑转为针对性的单药治疗。

临床上一般认为不适合单药治疗的情况包括:①可能感染革兰阳性、革兰阴性菌和非典型病原体的重症CAP。②怀疑铜绿假单胞菌或肺炎克雷伯杆菌的菌血症。③可能是金黄色葡萄球菌和铜绿假单胞菌感染的HAP。三代头孢菌素不应用于单药治疗,因其在治疗中易诱导肠杆菌属细菌产生β内酰胺酶而导致耐药发生。

对于重症VAP患者,如果为高度耐药病原体所致的感染则联合治疗是必要的。目前有三种联合用药方案:①β内酰胺类联合氨基糖苷类:在抗铜绿假单胞菌上有协同作用,但也应注意前面提到的氨基糖苷类的毒性作用。②2个β内酰胺类联合使用:因这种用法会诱导出对两种药同时耐药的细菌,故虽然有过成功治疗的报道,仍不推荐使用。③β内酰胺类联合氟喹诺酮类:虽然没有抗菌协同作用,但也没有潜在的拮抗作用;氟喹诺酮类对呼吸道分泌物穿透性很好,对其疗效有潜在的正面影响。

对于铜绿假单胞菌所致的重症肺炎,联合治疗往往是必要的。抗假单胞菌的β内酰胺类抗生素包括青霉素类的哌拉西林、阿洛西林、氨苄西林、替卡西林、阿莫西林;第三代头孢菌素类的头孢他啶、头孢哌酮;第四代头孢菌素类的头孢吡肟;碳青霉烯类的亚胺培南、美罗培南;单酰胺类的氨曲南(可用于青霉素类过敏的患者);β内酰胺类/β内酰胺酶抑制剂复合剂的替卡西林/克拉维酸钾、哌拉西林/他唑巴坦。其他的抗假单胞菌抗生素还有氟喹诺酮类和氨基糖苷类。

1. 重症CAP的抗生素治疗

重症CAP患者的初始治疗应针对肺炎链球菌(包括耐药肺炎链球菌)、流感嗜血杆菌、军团菌和其他非典型病原体,在某些有危险因素的患者还有可能为肠道革兰阴性菌属包括铜绿假单胞菌的感染。无铜绿假单胞菌感染危险因素的CAP患者可使用β内酰胺类联合大环内酯类或氟喹诺酮类(如左氧氟沙星、加替沙星、莫西沙星等)。因目前为止还没有确立单药治疗重症CAP的方法,所以很难确定其安全性、有效性(特别是并发脑膜炎的肺炎)或用药剂量。可用于重症CAP并经验性覆盖耐药肺炎链球菌的β内酰胺类抗生素有头孢曲松、头孢噻肟、亚胺培南、美罗培南、头孢吡肟、氨苄西林/舒巴坦或哌拉西林/他唑巴坦。目前高达40%的肺炎链球菌对青霉素或其他抗生素耐药,其机制不是β内酰胺酶介导而是青霉素结合蛋白的改变。虽然不少β内酰胺类和氟喹诺酮类抗生素对这些病原体有效,但对耐药肺炎链球菌肺炎并发脑膜炎的患者应使用万古霉素治疗。如果患者有假单胞菌感染的危险因素(如支气管扩张、长期使用抗生素、长期使用糖皮质激素)应联合使用抗假单胞菌抗生素并应覆盖非典型病原体,如环丙沙星加抗假单胞菌β内酰胺类,或抗假胞菌β内酰胺类加氨基糖苷类加大环内酯类或氟喹诺酮类。

临床上选取任何治疗方案都应根据当地抗生素耐药的情况、流行病学和细菌培养及实验室结果进行调整。关于抗生素的治疗疗程目前也很少有资料可供参考,应考虑感染的严重程度,菌血症、多器官功能衰竭、持续性全身炎症反应和损伤等。一般来说,根据疾病的严重程度和宿主免疫抑制的状态,肺炎链球菌肺炎疗程为7~10天,军团菌肺炎的疗程需要14~21天。ICU的大多数治疗都是通过静脉途径的,但近期的研究表明只要病情稳定、没有发热,即使在危重患者,3天静脉给药后亦可转为口服治疗,即序贯或转换治疗。转换为口服治疗的药物可选择氟喹诺酮类,因其生物利用度高,口服治疗也可达到同静脉给药一样的血药浓度。

由于嗜肺军团菌在重症CAP的相对重要性,应特别注意其的治疗方案。虽然目前有很多体外有抗军团菌活性的药物,但在治疗效果上仍缺少前瞻性、随机对照研究的资料。回顾性的资料和长期临床经验支持使用红霉素4g/天治疗住院的军团菌肺炎患者。在多肺叶病变、器官功能衰竭或严重免疫抑制的患者,在治疗的前3~5天应加用利福平。其他大环内酯类(克拉霉素和阿齐霉素)也有效。除上述之外可供选择的药物有氟喹诺酮类(环丙沙星、左氧氟沙星、加替沙星、莫西沙星)或多西环素。氟喹诺酮类在治疗军团菌肺炎的动物模型中特别有效。

2. 重症HAP的抗生素治疗

HAP应根据患者的情况和最可能的病原体而采取个体化治疗。对于早发的(住院4天内起病者)重症肺炎患者而没有特殊病原体感染危险因素者,应针对"常见病原体"治疗。这些病原体包括肺炎链球菌、流感嗜血杆菌、甲氧西林敏感的金黄色葡萄球菌和非耐药的革兰阴性细菌。抗生素可选择第二代、第三代、第四代头孢菌素、β内酰胺类/β内酰胺酶抑制剂复合剂、氟喹诺酮类或联用克林霉素和氨曲南。

对于任何时间起病、有特殊病原体感染危险因素的轻中症肺炎患者,有感染"常见病原体"和其他病原体危险者,应评估危险因素来指导治疗。如果有近期腹部手术或明确的误吸史,应注意厌氧菌,可在主要抗生素基础上加用克林霉素或单用β内酰胺类/β内酰胺酶抑制剂复合剂;如果患者有昏迷或有头部创伤、肾衰竭或糖尿病史,应注意金黄色葡萄球菌感染,需针对性选择有效的抗生素;如果患者起病前使用过大剂量的糖皮质激素、或近期有抗生素使用史、或长期ICU住院史,即使患者的HAP并不严重,也应经验性治疗耐药病原体。治疗方法是联用两种抗假单胞菌抗生素,如果气管抽吸物革兰染色见阳性球菌还需加用万古霉素(或可使用利奈唑胺或奎奴普丁/达福普汀)。所有的患者,特别是气管插管的ICU患者,经验性用药必须持续到痰培养结果出来之后。如果无铜绿假单胞菌或其他耐药革兰阴性细菌感染,则可根据药敏情况使用单一药物治疗。非耐药病原体的重症HAP患者可用任何以下单一药物治疗:亚胺培南、美罗培南、哌拉西林/他唑巴坦或头孢吡肟。

ICU中HAP的治疗也应根据当地抗生素敏感情况,以及当地经验和对某些抗生素的偏爱而调整。每个ICU都有它自己的微生物药敏情况,而且这种情况随时间而变化,因而有必要经常更新经验用药的策略。经验用药中另一个需要考虑的是"抗生素轮换"策略,它是指标准经验治疗过程中有意更改抗生素使细菌暴露于不同的抗生素从而减少抗生素耐药的选择性压力,达到减少耐药病原体感染发生率的目的。"抗生素轮换"策略目前仍在研究之中,还有不少问题未能明确,包括每个用药循环应该持续多久?应用什么药物进行循环?这种方法在内科和外科患者的有效性分别有多高?循环药物是否应该针对革兰阳性细菌同时也针对革兰阴性细菌等。

在某些患者中,雾化吸入这种局部治疗可用以弥补全身用药的不足。氨基糖苷类雾化吸入可能有一定的益处,但只用于革兰阴性细菌肺炎全身治疗无效者。多黏菌素雾化吸入也可用于耐药铜绿假单胞菌的感染。

对于初始经验治疗失败的患者,应该考虑其他感染性或非感染性的诊断,包括肺曲霉感染。对持续发热并有持续或进展性肺部浸润的患者可经验性使用两性霉素B。虽然传统上应使用开放肺活检来确定其最终诊断,但临床上是否活检仍应个体化。临床上还应注意其他的非感染性肺部浸润的可能性。

(三)支持治疗

支持治疗主要包括液体补充、血流动力学、通气和营养支持,起到稳定患者状态的作用,而更直接的治疗仍需要针对患者的基础病因。流行病学证据显示,营养不良影响肺炎的发病和危重患者的预后。同样,临床资料也支持肠内营养可以预防肺炎的发生,特别是对于创伤的患者。对于严重脓毒症和多器官功能衰竭的分解代谢旺盛的重症肺炎患者,在起病48小时后应开始经肠内途径进行营养支持,一般把导管插入到空肠进行喂养以避免误吸;如果使用胃内喂养,最好是维持患者半卧体位以减少误吸的风险。

(四)胸部理疗

拍背、体位引流和振动可以促进黏痰排出的效果尚未被证实。胸部理疗广泛应用的局限在于:①其有效性未被证实,特别是不能减少患者的住院时间。②费用高,需要专人使用。③有时引起PaO_2的下降。目前的经验是胸部理疗对于脓痰过多(>30 mL/天)或严重呼吸肌疲劳不能有效咳嗽的患者是最为有用的,如对囊性纤维化、COPD和支气管扩张的患者。

使用自动化病床的侧翻疗法,有时加以振动叩击,是一种有效地预防外科创伤及内科患者肺炎的方法,但其地位仍不确切。

(五)促进痰液排出

雾化和湿化可降低痰的黏度,因而可改善不能有效咳嗽患者的排痰,然而雾化产生的大多水蒸气都沉积在上呼吸道并引起咳嗽,一般并不影响痰的流体特性。目前很少有数据支持湿化能特异性地促进细菌清除或肺炎吸收的观点。乙酰半胱氨酸能破坏痰液的二硫键,有时也用于肺炎患者的治疗,但由于其刺激性,因而在临床应用上受到一定限制。痰中的DNA增加了痰液黏度,重组的DNA酶能裂解DNA,已证实在囊性纤维化患者中有助于改善症状和肺功能,但对肺炎患者其价值尚未被证实。支气管舒张药也能促进黏液排出和纤毛运动频率,对COPD合并肺炎的患者有效。

四、急救护理

（一）护理目标

（1）维持生命体征稳定，降低病死率。

（2）维持呼吸道通畅，促进有效咳嗽、排痰。

（3）维持正常体温，减轻高热伴随症状，增加患者舒适感。

（4）供给足够营养和液体。

（5）预防传染和继发感染。

（二）护理措施

1.病情监护

重症肺炎患者病情危重、变化快，特别是高龄及合并严重基础疾病患者，需要严密监护病情变化，包括持续监护心电、血压、呼吸、血氧饱和度，监测意识、尿量、血气分析结果、肾功能、电解质、血糖变化。任何异常变化均应及时报告医师，早期处理。同时床边备好吸引装置、吸氧装置、气管插管和气管切开等抢救用品及抢救药物等。

2.维持呼吸功能的护理

（1）密切观察患者的呼吸情况，监护呼吸频率、节律、呼吸音、血氧饱和度。出现呼吸急促、呼吸困难，口唇、指（趾）末梢发绀，低氧血症（血氧饱和度＜80％），双肺呼吸音减弱，必须及时给予鼻导管或面罩有效吸氧，根据病情变化调节氧浓度和流量。面罩呼吸机加压吸氧时，注意保持密闭，对于面颊部极度消瘦的患者，在颊部与面罩之间用脱脂棉垫衬托，避免漏气影响氧疗效果和皮肤压迫。意识清楚的患者嘱其用鼻呼吸，脱面罩间歇时间不易过长。鼓励患者多饮水，减少张口呼吸和说话。

（2）常规及无创呼吸机加压吸氧不能改善缺氧时，采取气管插管呼吸机辅助通气。机械通气需要患者较好的配合，事先向患者简明讲解呼吸机原理、保持自主呼吸与呼吸机同步的配合方法、注意事项等。指导患者使用简单的身体语言表达需要，如用动腿、眨眼、动手指表示口渴、翻身、不适等或写字表达。机械通气期间严格做好护理，每天更换呼吸管道，浸泡消毒后再用环氧乙烷灭菌；严格按无菌技术操作规程吸痰。护理操作特别是给患者翻身时，注意呼吸机管道水平面保持一定倾斜度，使其低于患者呼吸道，集水瓶应在呼吸环路的最低位，并及时检查倾倒管道内、集水瓶内冷凝水，避免其反流入气道。根据症状、血气分析、血氧饱和度调整吸入氧浓度，力求在最低氧浓度下达到最佳的氧疗效果，争取尽快撤除呼吸机。

（3）保持呼吸道通畅，及时清除呼吸道分泌物。

1）遵医嘱给予雾化吸入每日2次，有效湿化呼吸道。正确使用雾化吸入，雾化液用生理盐水配制，温度在35℃左右。使喷雾器保持竖直向上，并根据患者的姿势调整角度和位置，吸入过程护士必须在场严密观察病情，如出现呼吸困难、口周发绀，应停止吸入，立即吸痰、吸氧，不能缓解时通知医生。症状缓解后继续吸入。每次雾化后，协助患者翻身、拍背。拍背时五指并拢成空心掌，由上而下，由外向内，有节律地轻拍背部。通过振动，使小气道分泌物松动易于进入较大气道，有利于排痰及改善肺通、换气功能。每次治疗结束后，雾化器内余液应全部倾倒，重新更换灭菌蒸馏水；雾化器连接管及面罩用0.5％三氯异氰尿酸（健之素）消毒液浸泡30分钟，用清水冲净后晾干备用。

2）指导患者定时有效咳嗽，病情允许时使患者取坐位，先深呼吸，轻咳数次将痰液集中后，用力咳出，也可促使肺膨胀。协助患者勤翻身，改变体位，每2小时拍背体疗1次。对呼吸无力、衰竭的患者，用手指压在胸骨切迹上方刺激气管，促使患者咳嗽排痰。

3）老年人、衰弱的患者，咳嗽反射受抑制者，呼吸防御机制受损，不能有效地将呼吸道分泌物排出时，应按需要吸痰。用一次性吸痰管，检查导管通畅后，在无负压情况下将吸痰管轻轻插入约10～15 cm，退出1～2 cm，以便游离导管尖端，然后打开负压，边旋转边退出。有黏液或分泌物处稍停。每次吸痰时间应少于15秒。吸痰时，同一根吸痰管应先吸气道内分泌物，再吸鼻腔内分泌物，不能重复进入气道。

（4）研究表明，患者俯卧位发生吸入性肺炎的概率比左侧卧位和仰卧位患者低，定时帮助患者取该体位。进食时抬高床头 30°～45°,减少胃液反流误吸机会。

3.合并感染性休克的护理

发生休克时,患者取去枕平卧位,下肢抬高 20°～30°,增加回心血量和脑部血流量。保持静脉通道畅通,积极补充血容量,根据心功能、皮肤弹性、血压、脉搏、尿量及中心静脉压情况调节输液速度,防止肺水肿。加强抗感染,使用血管活性药物时,用药浓度、单位时间用量,严格遵医嘱,动态观察病情,及时反馈,为治疗方案的调整提供依据。体温不升者给予棉被保暖,避免使用热水袋、电热毯等加温措施。

4.合并急性肾功能衰竭的护理

少尿期准确记录出入量,留置导尿,记录每小时尿量,严密观察肾功能及电解质变化,根据医嘱严格控制补液量及补液速度。高血钾是急性肾功能衰竭患者常见死亡原因之一,此期避免摄入含钾高的食物;多尿期应注意补充水分,保持水、电解质平衡。尿量小于 20 mL/h 或小于 30 mL/24 小时的急性肾功能衰竭者需要血液透析治疗。

5.发热的护理

高热时帮助降低体温,减轻高热伴随症状,增加患者舒适感。每 2 小时监测体温 1 次。密切观察发热规律、特点及伴随症状,及时报告医生对症处理;寒战时注意保暖,高热给予物理降温,冷毛巾敷前额,冰袋置于腋下、腹股沟等处,或温水、酒精擦浴。物理降温效果差时,遵医嘱给予退热剂。降温期间要注意随时更换汗湿的衣被,防止受凉,鼓励患者多饮水,保证机体需要,防止肾血流灌注不足,诱发急性肾功能不全。加强口腔护理。

6.预防传染及继发感染

(1)采取呼吸道隔离措施,切断传播途经。单人单室,避免交叉感染。严格遵守各种消毒、隔离制度及无菌技术操作规程,医护人员操作前后应洗手,特别是接触呼吸道分泌物和护理气管切开、插管患者前后要彻底流水洗手,并采取戴口罩、手套等隔离手段。开窗通风保持病房空气流通,每日定时紫外线空气消毒 30～60 分钟,加强病房内物品的消毒,所有医疗器械和物品特别是呼吸治疗器械定时严格消毒、灭菌。控制陪护及探视人员流动,实行无陪人管理。对特殊感染、耐药菌株感染及易感人群应严格隔离,及时通报。

(2)加强呼吸道管理。气管切开患者更换内套管前,必须充分吸引气囊周围分泌物,以免含菌的渗出液漏入呼吸道诱发肺炎。患者取半坐位以减少误吸危险。尽可能缩短人工气道留置和机械通气时间。

(3)患者分泌物、痰液存放于黄色医疗垃圾袋中焚烧处理,定期将呼吸机集水瓶内液体倒入装有0.5%健之素消毒液的容器中集中消毒处理。

7.营养支持治疗的护理

营养支持是重要的辅助治疗。重症肺炎患者防御功能减退,体温升高使代谢率增加,机体需要增加免疫球蛋白、补体、内脏蛋白的合成,支持巨噬细胞、淋巴细胞活力及酶活性。提供重症肺炎患者高蛋白、高热量、富含维生素、易消化的流质或半流质饮食,尽量符合患者口味,少食多餐。有时需要鼻饲营养液,必要时胃肠外应用免疫调节剂,如免疫球蛋白、血浆、清蛋白和氨基酸等营养物质以提高抵抗力,增强抗感染效果。

8.舒适护理

为保证患者舒适,重视做好基础护理。重症肺炎急性期患者要卧床休息,安排好治疗、护理时间,尽量减少打扰,保证休息。帮助患者维持舒服的治疗体位。保持病室清洁、安静,空气新鲜。室温保持在22℃～24℃,使用空气湿化器保持空气相对湿度为60%～70%。保持床铺干燥、平整。保持口腔清洁。

9.采集痰标本的护理干预

痰标本是最常用的下呼吸道病原学标本,其检验结果是选择抗生素治疗的确切依据,正确采集痰标本非常重要。准确的采样是经气管采集法,但患者有一定痛苦,不易被接受。临床一般采用自然咳痰法。采集痰标本应注意必须在抗生素治疗前采集新鲜、深咳后的痰,迅速送检,避免标本受到口咽处正常细菌群的污染,以保证细菌培养结果准确性。具体方法是:嘱患者先将唾液吐出,漱口,并指导或辅助患者深吸气后咳嗽,咳出肺部深处痰液,留取标本。收集痰液后应在 30 分钟内送检。经气管插管收集痰标本时,可使用一次性痰液收集器。用无菌镊夹持吸痰管插入气管深部,注意勿污染吸痰管。留痰过程注意无菌操作。

10. 心理护理

评估患者的心理状态,采取有针对性的护理。患者病情重,呼吸困难、发热、咳嗽等明显不适,导致患者烦躁和恐惧,加压通气、气管插管、机械通气患者尤其明显,上述情绪加重呼吸困难。护士要鼓励患者倾诉,多与其交流,语言交流困难时,用文字或体态语言主动沟通,尽量消除其紧张恐惧心理。了解患者的经济状况及家庭成员情况,帮助患者寻求更多支持和帮助。及时向患者及家属解释,介绍病情和治疗方案,使其信任和理解治疗、护理的作用,增加安全感,保持情绪稳定。

11. 健康教育

出院前指导患者坚持呼吸功能锻炼,做深呼吸运动,增强体质。减少去公共场所的次数,预防感冒。上呼吸道感染急性期外出戴口罩。居室保持良好的通风,保持空气清新。均衡膳食,增加机体抵抗力,戒烟,避免劳累。

(党生梅)

第七节　支气管哮喘

支气管哮喘是一种慢性气管炎症性疾病,其支气管壁存在以肥大细胞、嗜酸细胞和T淋巴细胞为主的炎性细胞浸润,可经治疗缓解或自然缓解。本病多发于青少年,儿童多于成人,城市多于农村。近年的流行病学显示,哮喘的发病率或病死率均有所增加,我国哮喘发病率为 $1\% \sim 2\%$。支气管哮喘的病因较为复杂,大多在遗传因素的基础上,受到体内外多种因素激发而发病,并反复发作。

一、临床表现

(一)症状和体征

典型的支气管哮喘,发作前多有鼻痒、打喷嚏、流涕、咳嗽、胸闷等先兆症状,进而出现呼气性的呼吸困难伴喘鸣,患者被迫呈端坐呼吸,咳嗽、咳痰。发作持续几十分钟至数小时后自行或经治疗缓解。此为速发性哮喘反应。迟发性哮喘反应时,患者气管呈持续高反应性状态,上述表现更为明显,较难控制。

少数患者可出现哮喘重度或危重度发作,表现为重度呼气性呼吸困难、焦虑、烦躁、端坐呼吸、大汗淋漓、嗜睡或意识模糊,经应用一般支气管扩张药物不能缓解。此类患者不及时救治,可危及生命。

(二)辅助检查

1. 血液检查

嗜酸性粒细胞、血清总免疫球蛋白E(IgE)及特异性免疫球蛋白E均可增高。

2. 胸部X线检查

哮喘发作期由于肺脏充气过度,肺部透亮度增高,合并感染时可见肺纹理增多及炎症阴影。

3. 肺功能检查

哮喘发作期有关呼气流速的各项指标,如第一秒用力呼气容积(FEV)、最大呼气流速峰值(PEF)等均降低。

二、治疗原则

本病的防治原则是去除病因,控制发作和预防发作。控制发作应根据患者发作的轻重程度,抓住解痉、抗炎两个主要环节,迅速控制症状。

(一)解痉

哮喘轻、中度发作时,常用氨茶碱稀释后静注或加入液体中静滴。根据病情吸入或口服 β_2-受体激动剂。常用的 β_2-受体激动剂气雾吸入剂有喘康速、喘乐宁、舒喘灵等。

哮喘重度发作时,应及早静脉给予足量氨茶碱及琥珀酸氢化可的松或甲基强的松龙琥珀酸钠,待病情得到控制后再逐渐减量,改为口服泼尼松龙,或根据病情吸入糖皮质激素,应注意不宜骤然停药,以免复发。

（二）抗感染

肺部感染的患者,应根据细菌培养及药敏结果选择应用有效抗生素。

（三）稳定内环境

及时纠正水、电解质及酸碱失衡。

（四）保证气管通畅

痰多而黏稠不易咳出或有严重缺氧及二氧化碳潴留者,应及时行气管插管吸出痰液,必要时行机械通气。

三、护理

（一）一般护理

（1）将患者安置在清洁、安静、空气新鲜、阳光充足的房间,避免接触过敏源,如花粉、皮毛、油烟等。护理操作时防止灰尘飞扬。喷洒灭蚊蝇剂或某些消毒剂时要转移患者。

（2）患者哮喘发作呼吸困难时应给予适宜的靠背架或过床桌,让患者伏桌而坐,以帮助呼吸,减少疲劳。

（3）给予营养丰富的易消化的饮食,多食蔬菜、水果,多饮水。同时注意保持大便通畅,减少因用力排便所致的疲劳。严禁食用与患者发病有关的食物,如鱼、虾、蟹等,并协助患者寻找过敏原。

（4）危重期患者应保持皮肤清洁干燥,定时翻身,防止褥疮发生。因大剂量使用糖皮质激素,应做好口腔护理,防止发生口腔炎。

（5）哮喘重度发作时,由于大汗淋漓,呼吸困难甚至有窒息感,所以患者极度紧张、烦躁、疲倦。要耐心安慰患者,及时满足患者需求,缓解紧张情绪。

（二）观察要点

1. 观察哮喘发作先兆

如患者主诉有鼻、咽、眼部发痒及咳嗽、流鼻涕等黏膜过敏症状时,应及时报告医师采取措施,减轻发作症状,尽快控制病情。

2. 观察药物毒副作用

氨茶碱0.25 g加入25%～50%葡萄糖注射液20 mL中静脉推注,时间至少要在5分钟以上,因浓度过高或推注过快可使心肌过度兴奋而产生心悸、惊厥、血压骤降等严重反应。使用时要现配现用,静脉滴注时,不宜和维生素C、促皮质激素、去甲肾上腺素、四环素类等配伍。糖皮质激素类药物久用可引起钠潴留、血钾降低、消化道溃疡病、高血压、糖尿病、骨质疏松、停药反跳等,须加强观察。

3. 根据患者缺氧情况调整氧流量

一般为3～5 L/分钟。保持气体充分湿化,氧气湿化瓶每日更换、消毒,防止医源性感染。

4. 观察痰液黏稠度

哮喘发作患者由于过度通气,出汗过多,因而身体丢失水分增多,致使痰液黏稠形成痰栓,阻塞小支气管,导致呼吸不畅,感染难以控制。应通过静脉补液和饮水补足水分和电解质。

5. 严密观察有无并发症

如自发性气胸、肺不张、脱水、酸碱失衡、电解质紊乱、呼吸衰竭、肺性脑病等并发症。监测动脉血气、生化指标,如发现异常需及时对症处理。

6. 注意呼吸频率、深浅幅度和节律

重度发作患者喘鸣音减弱乃至消失,呼吸变浅,神志改变,常提示病情危急,应及时处理。

（三）家庭护理

1. 增强体质,积极防治感染

平时注意增加营养,根据病情做适量体力活动,如散步、做简易操、打太极拳等,以提高机体免疫力。

当感染发生时应及时就诊。

2.注意防寒避暑

寒冷可引起支气管痉挛,分泌物增加,同时感冒易致支气管及肺部感染。因此,冬季应适当提高居室温度,秋季进行耐寒锻炼防治感冒,夏季避免大汗,防止痰液过稠不易咳出。

3.尽量避免接触过敏源

患者应戒烟,尽量避免到人员众多、空气污浊的公共场所。保持居室空气清新,室内可安装空气净化器。

4.防止呼吸肌疲劳

坚持进行呼吸锻炼。

5.稳定情绪

一旦哮喘发作,应控制情绪,保持镇静,及时吸入支气管扩张气雾剂。

6.家庭氧疗

又称缓解期氧疗,对于患者的病情控制,存活期的延长和生活质量的提高有着重要意义。家庭氧疗时应注意氧流量的调节,严禁烟火,防止火灾。

7.缓解期处理

哮喘缓解期的防治非常重要,对于防止哮喘发作及恶化,维持正常肺功能,提高生活质量,保持正常活动量等均具有重要意义。哮喘缓解期患者,应坚持吸入糖皮质激素,可有效控制哮喘发作,吸入色甘酸钠和口服酮替酚亦有一定的预防哮喘发作的作用。

（党生梅）

第八节 重症哮喘

支气管哮喘(简称哮喘)是常见的慢性呼吸道疾病之一,近年来,其患病率在全球范围内有逐年增加的趋势,参照全球哮喘防治创议(GINA)和我国 2008 年版支气管哮喘防治指南,将定义重新修订为哮喘是由多种细胞包括气道的炎性细胞和结构细胞(如嗜酸性粒细胞、肥大细胞、T 淋巴细胞、中性粒细胞、平滑肌细胞、气道上皮细胞等)和细胞组分参与的气道慢性炎症性疾病。这种慢性炎症导致气道高反应性,通常出现广泛多变的可逆性气流受限,并引起反复发作性的喘息、气急、胸闷或咳嗽等症状,常在夜间和(或)清晨发作、加剧,多数患者可自行缓解或经治疗缓解。如果哮喘急性发作,虽经积极吸入糖皮质激素($\leqslant 1\ 000\ \mu g/$天)和应用长效 β_2 受体激动药或茶碱类药物治疗数小时,病情不缓解或继续恶化;或哮喘呈暴发性发作,哮喘发作后短时间内即进入危重状态,则称为重症哮喘。如病情不能得到有效控制,可迅速发展为呼吸衰竭而危及生命,故需住院治疗。

一、病因和发病机制

（一）病因

哮喘的病因还不十分清楚,目前认为同时受遗传因素和环境因素的双重影响。

（二）发病机制

哮喘的发病机制不完全清楚,可能是免疫-炎症反应、神经机制和气道高反应性及其之间的相互作用。重症哮喘目前已经基本明确的发病因素主要有以下几种。

1.诱发因素的持续存在

诱发因素的持续存在使机体持续地产生抗原-抗体反应,发生气道炎症、气道高反应性和支气管痉挛,在此基础上,支气管黏膜充血水肿、大量黏液分泌并形成黏液栓,阻塞气道。

2.呼吸道感染

细菌、病毒及支原体等的感染可引起支气管黏膜充血肿胀及分泌物增加,加重气道阻塞;某些微生物及其代谢产物还可以作为抗原引起免疫-炎症反应,使气道高反应性加重。

3.糖皮质激素使用不当

长期使用糖皮质激素常常伴有下丘脑-垂体-肾上腺皮质轴功能抑制,突然减量或停用,可造成体内糖皮质激素水平的突然降低,造成哮喘的恶化。

4.脱水、痰液黏稠、电解质紊乱

哮喘急性发作时,呼吸道丢失水分增加、多汗造成机体脱水,痰液黏稠不易咳出而阻塞大小气道,加重呼吸困难,同时由于低氧血症可使无氧酵解增加,酸性代谢产物增加,合并代谢性酸中毒,使病情进一步加重。

5.精神心理因素

许多学者提出心理社会因素通过对中枢神经、内分泌和免疫系统的作用而导致哮喘发作,是使支气管哮喘发病率和死亡率升高的一个重要因素。

二、病理生理

重症哮喘的支气管黏膜充血水肿、分泌物增多甚至形成黏液栓以及气道平滑肌的痉挛导致呼吸道阻力在吸气和呼气时均明显升高,小气道阻塞,肺泡过度充气,肺内残气量增加,加重吸气肌肉的负荷,降低肺的顺应性,内源性呼气末正压(PEEPi)增大,导致吸气功耗增大。小气道阻塞,肺泡过度充气,相应区域毛细血管的灌注减低,引起肺泡通气/血流(V/Q)比例的失调,患者常出现低氧血症,多数患者表现为过度通气,通常 $PaCO_2$ 降低,若 $PaCO_2$ 正常或升高,应警惕呼吸衰竭的可能性或是否已经发生了呼吸衰竭。重症哮喘患者,若气道阻塞不迅速解除,潮气量将进行性下降,最终将会发生呼吸衰竭。哮喘发作持续不缓解,也可能出现血液循环的紊乱。

三、临床表现

1.症状

重症哮喘患者常出现极度严重的呼气性呼吸困难、被迫采取坐位或端坐呼吸,干咳或咳大量白色泡沫痰,不能讲话、紧张、焦虑、恐惧、大汗淋漓。

2.体征

患者常出现呼吸浅快,呼吸频率增快(>30/分钟),可有三凹征,呼气期两肺满布哮鸣音,也可哮鸣音不出现,即所谓的"寂静胸",心率增快(>120/分钟),可有血压下降,部分患者出现奇脉、胸腹反常运动、意识障碍,甚至昏迷。

四、实验室检查和其他检查

1.痰液检查

哮喘患者痰涂片显微镜下可见到较多嗜酸性粒细胞、脱落的上皮细胞。

2.呼吸功能检查

哮喘发作时,呼气流速指标均显著下降,第1秒钟用力呼气容积(FEV_1)、第1秒钟用力呼气容积占用力肺活量比值($FEV_1/FVC\%$,即1秒率)以及呼气峰值流速(PEF)均减少。肺容量指标可见用力肺活量减少、残气量增加、功能残气量和肺总量增加,残气占肺总量百分比增高。大多数成人哮喘患者呼气峰值流速<50%预计值则提示重症发作,呼气峰值流速<33%预计值提示危重或致命性发作,需做血气分析检查以监测病情。

3.血气分析

由于气道阻塞且通气分布不均,通气/血流比例失衡,大多数重症哮喘患者有低氧血症,PaO_2<8.0 kPa(60 mmHg),少数患者 PaO_2<6.0 kPa(45 mmHg),过度通气可使 $PaCO_2$ 降低,pH 上升,表现为

呼吸性碱中毒;若病情进一步发展,气道阻塞严重,可有缺氧及 CO_2 潴留,$PaCO_2$ 上升,血 pH 下降,出现呼吸性酸中毒;若缺氧明显,可合并代谢性酸中毒。$PaCO_2$ 正常往往是哮喘恶化的指标,高碳酸血症是哮喘危重的表现,需给予足够的重视。

4.胸部 X 线检查

早期哮喘发作时可见两肺透亮度增强,呈过度充气状态,并发呼吸道感染时可见肺纹理增加及炎性浸润阴影。重症哮喘要注意气胸、纵隔气肿及肺不张等并发症的存在。

5.心电图检查

重症哮喘患者心电图常表现为窦性心动过速、电轴右偏、偶见肺性 P 波。

五、诊断

1.哮喘的诊断标准

(1)反复发作喘息、气急、胸闷或咳嗽,多与接触变应原、冷空气、物理、化学性刺激以及病毒性上呼吸道感染、运动等有关。

(2)发作时双肺可闻及散在或弥漫性,以呼气相为主的哮鸣音,呼气相延长。

(3)上述症状和体征可经治疗缓解或自行缓解。

(4)除去其他疾病所引起的喘息、气急、胸闷和咳嗽。

(5)临床表现不典型者(如无明显喘息或体征),应至少具备以下 1 项试验阳性:①支气管激发试验或运动激发试验阳性。②支气管舒张试验阳性,第 1 秒用呼气容积增加≥12%,且第 1 秒用呼气容积增加绝对值≥200 mL。③呼气峰值流速日内(或 2 周)变异率≥20%。

符合(1)～(4)条或(4)～(5)条者,可以诊断为哮喘。

2.哮喘的分期及分级

根据临床表现,哮喘可分为急性发作期、慢性持续期和临床缓解期。急性发作是指喘息、气促、咳嗽、胸闷等症状突然发生,或原有症状急剧加重,常有呼吸困难,以呼气流量降低为其特征,常因接触变应原、刺激物或呼吸道感染诱发。哮喘急性发作时病情严重程度可分为轻度、中度、重度、危重四级(表 3-3)。

表 3-3　哮喘急性发作时病情严重程度的分级

临床特点	轻度	中度	重度	危重
气短	步行、上楼时	稍事活动	休息时	
体位	可平卧	喜坐位	端坐呼吸	
谈话方式	连续成句	常有中断	仅能说出字和词	不能说话
精神状态	可有焦虑或尚安静	时有焦虑或烦躁	常有焦虑、烦躁	嗜睡、意识模糊
出汗	无	有	大汗淋漓	
呼吸频率(次/分钟)	轻度增加	增加	>30	
辅助呼吸肌活动及三凹征	常无	可有	常有	胸腹矛盾运动
哮鸣音	散在,呼气末期	响亮、弥漫	响亮、弥漫	减弱、甚至消失
脉率(次/分钟)	<100	100～120	>120	脉率变慢或不规则
奇脉(深吸气时收缩压下降,mmHg)	无,<10	可有,10～25	常有,>25	无
使用 β_2 受体激动药后呼气峰值流速占预计值或个人最佳值%	>80%	60%～80%	<60%或<100 L/min 或作用时间<2 小时	
PaO_2(吸空气,mmHg)	正常	≥60	<60	<60
$PaCO_2$(mmHg)	<45	≤45	>45	>45
SaO_2(吸空气,%)	>95	91～95	≤90	≤90
pH				降低

注:1mmHg=0.133kPa

六、鉴别诊断

1.左侧心力衰竭引起的喘息样呼吸困难

(1)患者多有高血压、冠状动脉粥样硬化性心脏病、风湿性心脏病和二尖瓣狭窄等病史和体征。

(2)阵发性咳嗽,咳大量粉红色泡沫痰,两肺可闻及广泛的湿啰音和哮鸣音,左心界扩大,心率增快,心尖部可闻及奔马律。

(3)胸部 X 线及心电图检查符合左心病变。

(4)鉴别困难时,可雾化吸入 β_2 受体激动药或静脉注射氨茶碱缓解症状后,进一步检查,忌用肾上腺素或吗啡,以免造成危险。

2.慢性阻塞性肺疾病

(1)中老年人多见,起病缓慢、病程较长,多有长期吸烟或接触有害气体的病史。

(2)慢性咳嗽、咳痰,晨间咳嗽明显,气短或呼吸困难逐渐加重。有肺气肿体征,两肺可闻及湿啰音。

(3)慢性阻塞性肺疾病急性加重期和哮喘区分有时十分困难,用支气管扩张药和口服或吸入激素做治疗性试验可能有所帮助。慢性阻塞性肺疾病也可与哮喘合并同时存在。

3.上气道阻塞

(1)呼吸道异物者有异物吸入史。

(2)中央型支气管肺癌、气管支气管结核、复发性多软骨炎等气道疾病,多有相应的临床病史。

(3)上气道阻塞一般出现吸气性呼吸困难。

(4)胸部 X 线摄片、CT、痰液细胞学或支气管镜检查有助于诊断。

(5)平喘药物治疗效果不佳。

此外,应和变态反应性肺浸润、自发性气胸等相鉴别。

七、急诊处理

哮喘急性发作的治疗取决于发作的严重程度以及对治疗的反应。对于具有哮喘相关死亡高危因素的患者,应给予高度重视。高危患者包括:①曾经有过气管插管和机械通气的濒于致死性哮喘的病史。②在过去 1 年中因为哮喘而住院或看急诊。③正在使用或最近刚刚停用口服糖皮质激素。④目前未使用吸入糖皮质激素。⑤过分依赖速效 β_2 受体激动药,特别是每月使用沙丁胺醇(或等效药物)超过 1 支的患者。⑥有心理疾病或社会心理问题,包括使用镇静药。⑦有对哮喘治疗不依从的历史。

(一)轻度和部分中度急性发作哮喘患者可在家庭中或社区中治疗

治疗措施主要为重复吸入速效 β_2 受体激动药,在第 1 小时每次吸入沙丁胺醇 $100\sim200~\mu g$ 或特布他林 $250\sim500\mu g$,必要时每 20 分钟重复 1 次,随后根据治疗反应,轻度调整为 $3\sim4$ 小时再用 $2\sim4$ 喷,中度 $1\sim2$ 小时用 $6\sim10$ 喷。如果对吸入性 β_2 受体激动药反应良好(呼吸困难显著缓解,呼气峰值流速占预计值>80%或个人最佳值,且疗效维持 $3\sim4$ 小时),通常不需要使用其他药物。如果治疗反应不完全,尤其是在控制性治疗的基础上发生的急性发作,应尽早口服糖皮质激素(泼尼松龙 $0.5\sim1~mg/kg$ 或等效剂量的其他激素),必要时到医院就诊。

(二)部分中度和所有重度急性发作均应到急诊室或医院治疗

1.联合雾化吸入 β_2 受体激动药和抗胆碱能药物:

β_2 受体激动药通过对气道平滑肌和肥大细胞等细胞膜表面的 β_2 受体的作用,舒张气道平滑肌、减少肥大细胞脱颗粒和介质的释放等,缓解哮喘症状。重症哮喘时应重复使用速效 β_2 受体激动药,推荐初始治疗时连续雾化给药,随后根据需要间断给药(6/天)。雾化吸入抗胆碱药物,如溴化异丙托品(常用剂量为 $50\sim125~\mu g$,$3\sim4$/天)、溴化氧托品等可阻断节后迷走神经传出支,通过降低迷走神经张力而舒张支气管,与 β_2 受体激动药联合使用具有协同、互补作用,能够取得更好的支气管舒张作用。

2.静脉使用糖皮质激素

糖皮质激素是最有效的控制气道炎症的药物,重度哮喘发作时应尽早静脉使用糖皮质激素,特别是对吸入速效 β_2 受体激动药初始治疗反应不完全或疗效不能维持者。如静脉及时给予琥珀酸氢化可的松(400~1 000 mg/天)或甲泼尼龙(80~160 mg/天),分次给药,待病情得到控制和缓解后,改为口服给药(如静脉使用激素2~3天,继之以口服激素3~5天),静脉给药和口服给药的序贯疗法有可能减少激素用量和不良反应。

3.静脉使用茶碱类药物

茶碱具有舒张支气管平滑肌作用,并具有强心、利尿、扩张冠状动脉、兴奋呼吸中枢和呼吸肌等作用。临床上在治疗重症哮喘时静脉使用茶碱作为症状缓解药,静脉注射氨茶碱[首次剂量为4~6 mg/kg,注射速度不宜超过 0.25 mg/(kg·min),静脉滴注维持剂量为 0.6~0.8 mg/(kg·h)],茶碱可引起心律失常、血压下降,甚至死亡,其有效、安全的血药浓度范围应在 6~15 μg/mL,在有条件的情况下应监测其血药浓度,及时调整浓度和滴速。发热、妊娠、抗结核治疗可以降低茶碱的血药浓度;而肝疾患、充血性心力衰竭以及合用西咪替丁(甲氰咪胍)、喹诺酮类、大环内酯类药物等可影响茶碱代谢而使其排泄减慢,增加茶碱的毒性作用,应引起重视,并酌情调整剂量。

4.静脉使用 β_2 受体激动药

平喘作用较为迅速,但因全身不良反应的发生率较高,国内较少使用。

5.氧疗

使 $SaO_2 \geqslant 90\%$,吸氧浓度一般30%左右,必要时增加至50%,如有严重的呼吸性酸中毒和肺性脑病,吸氧浓度应控制在30%以下。

6.气管插管机械通气

重度和危重哮喘急性发作经过氧疗、全身应用糖皮质激素、β_2 受体激动药等治疗,临床症状和肺功能无改善,甚至继续恶化,应及时给予机械通气治疗,其指征主要包括意识改变、呼吸肌疲劳、$PaCO_2 \geqslant$ 6.0 kPa(45 mmHg)等。可先采用经鼻(面)罩无创机械通气,若无效应及早行气管插管机械通气。哮喘急性发作机械通气需要较高的吸气压,可使用适当水平的呼气末正压治疗。如果需要过高的气道峰压和平台压才能维持正常通气容积,可试用允许性高碳酸血症通气策略以减少呼吸机相关肺损伤。

八、急救护理

(一)护理目标

(1)及早发现哮喘先兆,保障最佳治疗时机,终止发作。

(2)尽快解除呼吸道阻塞,纠正缺氧,挽救患者生命。

(3)减轻患者身体、心理的不适及痛苦。

(4)提高患者的活动能力,提高生活质量。

(5)健康指导,提高自护能力,减少复发,维护肺功能。

(二)护理措施

(1)院前急救时的护理:①首先做好出诊前的评估。接到出诊联系电话时询问患者的基本情况,做出预测评估及相应的准备。除备常规急救药外,需备短效的糖皮质激素及 β_2 受体激动剂(气雾剂)、氨茶碱等。做好机械通气的准备,救护车上的呼吸机调好参数,准备吸氧面罩。②到达现场后,迅速评估病情及周围环境,判断是否有诱发因素。简单询问相关病史,评估病情。立即监测生命体征、意识状态的情况,发生呼吸、心搏骤停时立即配合医生进行心肺复苏,建立人工气道进行机械辅助通气。尽快解除呼吸道阻塞,及时纠正缺氧是抢救患者的关键。给予氧气吸入,面罩或者用高频呼吸机通气吸氧。遵医嘱立即帮助患者吸入糖皮质激素和 β_2 受体激动剂定量气雾剂,氨茶碱缓慢静脉滴注,肾上腺素 0.25~0.5 mg 皮下注射,30分钟后可重复1次。迅速建立静脉通道。固定好吸氧、输液管,保持通畅。重症哮喘病情危急,严重缺氧导致极其恐惧、烦躁,护士要鼓励患者,端坐体位做好固定,扣紧安全带,锁定担架平车与救护车定位把手,并在旁扶持。运送途中,密切监护患者的呼吸频率及节律、血氧饱和度、血压、心率、意识的变化,观察用药反应。

(2)到达医院后,帮助患者取坐位或半卧位,放移动托板,使其身体伏于其上,利于通气和减少疲劳。立即连接吸氧装置,调好氧流量。检查静脉通道是否通畅。备吸痰器、气管插管、呼吸机、抢救药物、除颤器。连接监护仪,监测呼吸、心电、血压等生命体征。观察患者的意识、呼吸频率、哮鸣音高低变化。一般哮喘发作时,两肺布满高调哮鸣音,但重危哮喘患者,因呼吸肌疲劳和小气道广泛痉挛,使肺内气体流速减慢,哮鸣音微弱,出现"沉默胸",提示病情危重。护士对病情变化要有预见性,发现异常及时报告医生处理。

(3)迅速收集病史、以往药物服用情况,评估哮喘程度。如果哮喘发作经数小时积极治疗后病情仍不能控制,或急剧进展,即为重症哮喘,此时病情不稳定,可危及生命,需要加强监护、治疗。

(4)确保气道通畅维护有效排痰、保持呼吸道通畅是急重症哮喘的护理重点。①哮喘发作时,支气管黏膜充血水肿,腺体分泌亢进,合并感染更重,产生大量痰液。而此时患者因呼吸急促、喘息,呼吸道水分丢失,致使痰液黏稠不易咳出,大量黏痰形成痰栓阻塞气管、支气管,导致严重气道阻塞,加上气道痉挛,气道内压力明显增加,加重喘息及感染。因此必须注意补充水分、湿化气道,积极排痰,保持呼吸道通畅。②按时协助患者翻身、叩背,加强体位引流;雾化吸入,湿化气道,稀释痰液,防止痰栓形成。采用小雾量、短时间、间歇雾化方式,湿化时密切观察患者呼吸状态,发现喘息加重、血氧饱和度下降等异常立即停止雾化。床边备吸痰器,防止痰液松解后大量涌出导致窒息。吸痰时动作轻柔、准确,吸力和深度适当,尽量减少刺激并达到有效吸引。每次吸痰时间不超过 15 秒,该过程中注意观察患者的面色、呼吸、血氧饱和度、血压及心率的变化。严格无菌操作,避免交叉感染。

(5)吸氧治疗的护理:①给氧方式、浓度和流量根据病情及血气分析结果予以调节。一般给予鼻导管吸氧,氧流量 4~6 L/min;有二氧化碳潴留时,氧流量 2~4 L/min;出现低氧血症时改用面罩吸氧,氧流量 6~10 L/min。经过吸氧和药物治疗病情不缓解,低氧血症和二氧化碳潴留加剧时进行气管插管呼吸机辅助通气。此时应做好呼吸机和气道管理,防止医源性感染,及时有效地吸痰和湿化气道。气管插管患者吸痰前后均应吸入纯氧 3~5 分钟。②吸氧治疗时,观察呼吸窘迫有无缓解,意识状况,末梢皮肤黏膜颜色、湿度等,定时监测血气分析。高浓度吸氧(>60%)持续 6 小时以上时应注意有无烦躁、情绪激动、呼吸困难加重等中毒症状。

(6)药物治疗的护理:终止哮喘持续发作的药物根据其作用机制可分为:具有抗炎作用和缓解症状作用两大类。给药途径包括吸入、静脉和口服。①吸入给药的护理吸入的药物局部抗炎作用强,直接作用于呼吸道,所需剂量较小,全身性不良反应较少。剂型有气雾剂、干粉和溶液。护士指导患者正确吸入药物。先嘱患者将气呼尽,然后开始深吸气,同时喷出药液,吸气后屏气数秒,再慢慢呼出。吸入给药有口咽部局部的不良反应,包括声音嘶哑、咽部不适和念珠菌感染,吸药后让患者及时用清水含漱口咽部。密切观察与用药效果和不良反应,严格掌握吸入剂量。②静脉给药的护理经静脉用药有糖皮质激素、茶碱类及 β 受体激动剂。护士要熟练掌握常用静脉注射平喘药物的药理学、药代动力学、药物的不良反应、使用方法及注意事项,严格执行医嘱的用药剂量、浓度和给药速度,合理安排输液顺序。保持静脉通路畅通,药液无外渗,确保药液在规定时间内输入。观察治疗反应,监测呼吸频率、节律、血氧饱和度、心率、心律和哮喘症状的变化等。应用拟肾上腺素和茶碱类药物时应注意观察有无心律失常、心动过速、血压升高、肌肉震颤、抽搐、恶心、呕吐等不良反应,严格控制输入速度,及时反馈病情变化,供医生及时调整医嘱,保持药物剂量适当;应用大剂量糖皮质激素类药物应观察是否有消化道出血或水钠潴留、低钾性碱中毒等表现,发现后及时通知医师处理。③口服给药重度哮喘吸入大剂量激素治疗无效的患者应早期口服糖皮质激素,一般使用半衰期较短的糖皮质激素,如泼尼松、泼尼松龙或甲基泼尼松龙等。每次服药护士应协助,看患者服下,防止漏服或服用时间不恰当。正确的服用方法是每日或隔日清晨顿服,以减少外源性激素对脑垂体-肾上腺轴的抑制作用。

(7)并发症的观察和护理:重危哮喘患者主要并发症是气胸、皮下气肿、纵隔气肿、心律失常、心功能不全等,发生时间主要在发病 48 小时内,尤其是前 24 小时。在入院早期要特别注意观察,尤应注意应用呼吸机治疗者及入院前有肺气肿和(或)肺心病的重症哮喘患者。①气胸气胸是发生率最高的并发症。气胸发生的征象是清醒患者突感呼吸困难加重、胸痛、烦躁不安,血氧饱和度降低。由于胸内压增加,使用呼吸机时机器报警。护士此时要注意观察有无气管移位,血流动力学是否稳定等,并立即报告医生处理。②皮下气肿一般发生在颈胸部,重者可累及到腹部。表现为颈胸部肿胀,触诊有握雪感或捻发感。单纯皮下气肿一般对患者影响较轻,但是皮下气肿多来自气胸或纵隔气肿,如处理不及时可危及生命。③纵隔气肿纵隔气肿是最严重的并发症,可直接影响到循环系统,导致血压下降、心律失常,甚至心搏骤停,短时间内导致患者死亡。发现皮下气肿,同时有血压、心律的明显改变,应考虑到纵隔气肿的可能,立即报告医生急救处理。④心律失常患者存在的低氧及高碳酸血症、氨茶碱过量、电解质紊乱、胸部并发症等,均可导致各种早搏、快速心房纤颤、室上速等心律失常。发现新出现的心律失常或原有心律失常加重,要针对性地观察是否存在上述原因,做出相应的护理并报告医生处理。

(8)出入量管理:急重症哮喘发作时因张口呼吸、大量出汗等原因容易导致脱水、痰液黏稠不易咳出,必须严格出入量管理,为治疗提供准确依据。监测尿量,必要时留置导尿,准确记录 24 小时出入量及每小时尿量,观察出汗情况、皮肤弹性,若尿量少于 30 mL/h,应通知医生处理。神志清醒者,鼓励饮水。对口服不足及神志不清者,经静脉补充水分,一般每日补液 2 500～3 000 mL,根据患者的心功能状态调整滴速,避免诱发心力衰竭、急性肺水肿。在补充水分的同时应严密监测血清电解质,及时补充纠正,保持酸碱平衡。

(9)基础护理:哮喘发作时,患者生活不能自理,护士要做好各项基础护理。尽量维护患者的舒适感。①保持病室空气新鲜流通,温度(18℃～22℃)、湿度(50%～60%)适宜,避免寒冷、潮湿、异味。注意保暖,避免受凉感冒。室内不摆放花草,整理床铺时防止尘埃飞扬。护理操作尽量集中进行,保障患者休息。②帮助患者取舒适的半卧位和坐位,适当用靠垫等维持,减轻患者体力。每日 3 次进行常规口腔、鼻腔清洁护理,有利于呼吸道通畅,预防感染并发症。口唇干燥时涂石蜡油。③保持床铺清洁、干燥、平整。对意识障碍加强皮肤护理,保持皮肤清洁、干燥,及时擦干汗液,更换衣服,每 2 小时翻身 1 次,避免局部皮肤长期受压。协助床上排泄,提供安全空间,尊重患者,及时清理污物并清洗会阴。

(10)安全护理:为意识不清、烦躁的患者提供保护性措施,使用床档,防止坠床摔伤。哮喘发作时,患者常采取强迫坐位,给予舒适的支撑物,如移动餐桌、升降架等。哮喘缓解后,协助患者侧卧位休息。

(11)饮食护理:给予高热量、高维生素、易消化的流质食物,病情好转后改半流质、普通饮食。避免产气、辛辣、刺激性食物及容易引起过敏的食物,如鱼、虾等。

(12)心理护理:严重缺氧时患者异常痛苦,有窒息和濒死感,患者均存在不同程度的焦虑、烦躁或恐惧,后者诱发或加重哮喘,形成恶性循环。护士应主动与患者沟通,提供细致护理,给患者精神安慰及心理支持,说明良好的情绪能促进缓解哮喘,帮助患者控制情绪。

(13)健康教育:为了有效控制哮喘发作、防止病情恶化,必需提高患者的自我护理能力,并且鼓励亲属参与教育计划,使其准确了解患者的需求,能提供更合适的帮助。患者经历自我处理成功的体验后会增加控制哮喘的信心,改善生活质量,提高治疗依从性。具体内容主要有:哮喘相关知识,包括支气管哮喘的诱因、前驱症状、发作时的简单处理、用药等;自我护理技能的培养,包括气雾剂的使用、正确使用峰流速仪监测、合理安排日常生活和定期复查等。

1)指导环境控制识别致敏源和刺激物,如宠物、花粉、油漆、皮毛、灰尘、吸烟、刺激性气体等,尽量减少与之接触。居室或工作学习的场所要保持清洁,常通风。

2)呼吸训练指导患者正确的腹式呼吸法、轻咳排痰法及缩唇式呼吸等,保证哮喘发作时能有效地呼吸。

3)病情监护指导指导患者自我检测病情,每天用袖珍式峰流速仪监测最大呼出气流速,并进行评定和记录。急性发作前的征兆有:使用短效 β 受体激动剂次数增加、早晨呼气峰流速下降、夜间苏醒次数增加或不能入睡、夜间症状严重等。一旦有上述征象,及时复诊。嘱患者随身携带止喘气雾剂,一出现哮喘先兆时立即吸入,同时保持平静。通过指导患者及照护者掌握哮喘急性发作的先兆和处理常识,把握好急性加重前的治疗时间窗,一旦发生时能采取正确的方式进行自救和就医,避免病情恶化或争取抢救时间。

4)指导患者严格遵医嘱服药指导患者应在医生指导下坚持长期、规则、按时服药,向患者及照护者讲明各种药物的不良反应及服用时注意事项,指导其加强病情观察。如疗效不佳或出现严重不良反应时立即与医生联系,不能随意更改药物种类、增减剂量或擅自停药。

5)指导患者适当锻炼,保持情绪稳定在缓解期可做医疗体操、呼吸训练、太极拳等,戒烟,减少对气道的刺激。避免情绪激动、精神紧张和过度疲劳,保持愉快情绪。

6)指导个人卫生和营养细菌和病毒感染是哮喘发作的常见诱因。哮喘患者应注意与流感者隔离,定期注射流感疫苗,预防呼吸道感染。保持良好的营养状态,增强抗感染的能力。胃肠道反流可诱发哮喘发作,睡前 3 小时禁饮食、抬高枕头可预防。

(党生梅)

第九节　支气管扩张

支气管扩张(bronchiectasis)是指直径大于 2 mm 的支气管由于管壁的肌肉和弹性组织破坏引起的慢性异常扩张。临床特点为慢性咳嗽、咳大量脓性痰和(或)反复咯血。患者常有童年麻疹、百日咳或支气管肺炎等病史。随着人民生活条件的改善,麻疹、百日咳疫苗的预防接种,以及抗生素的应用,本病发病率已明显降低。

一、病因及发病机制

(一)支气管-肺组织感染和支气管阻塞

是支气管扩张的主要病因。感染和阻塞症状相互影响,促使支气管扩张的发生和发展。其中婴幼儿期支气管—肺组织感染是最常见的病因,如婴幼儿麻疹、百日咳、支气管肺炎等。

由于儿童支气管较细,易阻塞,且管壁薄弱,反复感染破坏支气管壁各层结构,尤其是平滑肌和弹性纤维的破坏削弱了对管壁的支撑作用。支气管炎使支气管黏膜充血、水肿、分泌物阻塞管腔,导致引流不畅而加重感染。支气管内膜结核、肿瘤、异物引起管腔狭窄、阻塞,也是导致支气管扩张的原因之一。由于左下叶支气管细长,且受心脏血管压迫引流不畅,容易发生感染,故支气管扩张左下叶比右下叶多见。肺结核引起的支气管扩张多发生在上叶。

(二)支气管先天性发育缺陷和遗传因素

此类支气管扩张较少见,如巨大气管-支气管症、Kartagener 综合征(支气管扩张、鼻窦炎和内脏转位)、肺囊性纤维化、先天性丙种球蛋白缺乏症等。

(三)全身性疾病

目前已发现类风湿关节炎、Crohn 病、溃疡性结肠炎、系统性红斑狼疮、支气管哮喘等疾病可同时伴有支气管扩张;有些不明原因的支气管扩张患者,其体液免疫和(或)细胞免疫功能有不同程度的异常,提示支气管扩张可能与机体免疫功能失调有关。

二、临床表现

(一)症状

1.慢性咳嗽、大量脓痰

痰量与体位变化有关。晨起或夜间卧床改变体位时,咳嗽加剧、痰量增多。痰量多少可估计病情严重程度。感染急性发作时,痰量明显增多,每日可达数百毫升,外观呈黄绿色脓性痰,痰液静置后出现分层的特征:上层为泡沫;中层为脓性黏液;下层为坏死组织沉淀物。合并厌氧菌感染时痰有臭味。

2.反复咯血

50%～70%的患者有程度不等的反复咯血,咯血量与病情严重程度和病变范围不完全一致。大量咯血最主要的危险是窒息,应紧急处理。部分发生于上叶的支气管扩张,引流较好,痰量不多或无痰,以反复咯血为唯一症状,称为"干性支气管扩张"。

3.反复肺部感染

其特点是同一肺段反复发生肺炎并迁延不愈。

4.慢性感染中毒症状

反复感染者可出现发热、乏力、食欲减退、消瘦、贫血等,儿童可影响发育。

(二)体征

早期或干性支气管扩张多无明显体征,病变重或继发感染时在下胸部、背部常可闻及局限性、固定性湿啰音,有时可闻及哮鸣音;部分慢性患者伴有杵状指(趾)。

三、辅助检查

(一)胸部 X 线检查

早期无异常或仅见患侧肺纹理增多、增粗现象。典型表现是轨道征和卷发样阴影,感染时阴影内出现液平面。

(二)胸部 CT 检查

管壁增厚的柱状扩张或成串成簇的囊状改变。

(三)纤维支气管镜检查

有助于发现患者出血的部位,鉴别腔内异物、肿瘤或其他支气管阻塞原因。

四、诊断要点

根据患者有慢性咳嗽、大量脓痰、反复咯血的典型临床特征,以及肺部闻及固定而局限性的湿啰音,结合儿童时期有诱发支气管扩张的呼吸道病史,一般可作出初步临床诊断。胸部影像学检查和纤维支气管镜检查可进一步明确诊断。

五、治疗要点

治疗原则是保持呼吸道引流通畅,控制感染,处理咯血,必要时手术治疗。

(一)保持呼吸道通畅

1.药物治疗

祛痰药及支气管舒张药具有稀释痰液、促进排痰作用。

2.体位引流

对痰多且黏稠者作用尤其重要。

3.经纤维支气管镜吸痰

若体位引流排痰效果不理想,可经纤维支气管镜吸痰及生理盐水冲洗痰液,也可局部注入抗生素。

(二)控制感染

是支气管扩张急性感染期的主要治疗措施。应根据症状、体征、痰液性状,必要时参考细菌培养及药物敏感试验结果选用抗菌药物。

(三)手术治疗

对反复呼吸道急性感染或大咯血,病变局限在一叶或一侧肺组织,经药物治疗无效,全身状况良好的患者,可考虑手术切除病变肺段或肺叶。

六、常用护理诊断

（一）清理呼吸道无效

咳嗽、大量脓痰、肺部湿啰音与痰液黏稠和无效咳嗽有关。

（二）有窒息的危险

与痰多、痰液黏稠或大咯血造成气道阻塞有关。

（三）营养失调

乏力、消瘦、贫血、发育迟缓与反复感染导致机体消耗增加以及患者食欲不振、营养物质摄入不足有关。

（四）恐惧

精神紧张、面色苍白、出冷汗与突然或反复大咯血有关。

七、护理措施

（一）一般护理

1.休息与环境

急性感染或咯血时应卧床休息，大咯血患者需绝对卧床，取患侧卧位。病室内保持空气流通，维持适宜的温、湿度，注意保暖。

2.饮食护理

提供高热量、高蛋白、高维生素饮食，发热患者给予高热量流质或半流质饮食，避免冰冷、油腻、辛辣食物诱发咳嗽。鼓励患者多饮水，每天 1 500 mL 以上，以稀释痰液。指导患者在咳痰后及进食前后用清水或漱口液漱口，保持口腔清洁，促进食欲。

（二）病情观察

观察痰液量、颜色、性质、气味和与体位的关系，记录 24 小时痰液排出量；定期测量生命体征，记录咯血量，观察咯血的颜色、性质及量；病情严重者需观察有无窒息前症状，发现窒息先兆，立即向医生汇报并配合处理。

（三）对症护理

1.促进排痰

（1）指导有效咳嗽和正确的排痰方法。

（2）采取体位引流者需依据病变部位选择引流体位，使病肺居上，引流支气管开口向下，利于痰液流出。一般于饭前 1 小时进行。引流时可配合胸部叩击，提高引流效果。

（3）必要时遵医嘱选用祛痰剂或 β_2 受体激动剂喷雾吸入，扩张支气管、促进排痰。

2.预防窒息

（1）痰液排除困难者，鼓励多饮水或雾化吸入，协助患者翻身、拍背或体位引流，以促进痰液排除，减少窒息发生的危险。

（2）密切观察患者的表情、神志、生命体征，观察并记录痰液的颜色、量与性质，及时发现和判断患者有无发生窒息的可能。如患者突然出现烦躁不安、神志不清、面色苍白或发绀、出冷汗、呼吸急促、咽喉部明显的痰鸣音，应警惕窒息的发生，并及时通知医生。

（3）对意识障碍、年老体弱、咳嗽咳痰无力、咽喉部明显的痰鸣音、神志不清者、突然大量呕吐物涌出等高危患者，立即做好抢救准备，如迅速备好吸引器、气管插管或气管切开等用物，积极配合抢救工作。

（四）心理护理

病程较长，咳嗽、咳痰、咯血反复发作或逐渐加重时，患者易产生焦虑、沮丧情绪。护士应多与其交谈，讲明支气管扩张反复发作的原因及治疗进展，帮助患者树立战胜疾病的信心，缓解焦虑不安情绪。咯血时医护人员应陪伴、安慰患者，帮助情绪稳定，避免因情绪波动加重出血。

（五）健康教育

1.疾病知识指导

帮助患者及家属了解疾病发生、发展与治疗、护理过程。与其共同制定长期防治计划。宣传防治百日咳、麻疹、支气管肺炎、肺结核等呼吸道感染的重要性；及时治疗上呼吸道慢性病灶；避免受凉，预防感冒；戒烟、减少刺激性气体吸入，防止病情恶化。

2.生活指导

讲明加强营养对机体康复的作用，使患者能主动摄取必需的营养素，以增强机体抗病能力。鼓励患者参加体育锻炼，建立良好的生活习惯，劳逸结合，以维护心、肺功能状态。

3.用药指导

向患者介绍常用药物的用法和注意事项，观察疗效及不良反应。指导患者及家属学习和掌握有效咳嗽、胸部叩击、雾化吸入和体位引流的方法，以利于长期坚持，控制病情的发展；了解抗生素的作用、用法和不良反应。

4.自我监测指导

定期复查。嘱患者按医嘱服药，教患者学会观察药物的不良反应。教会患者识别病情变化的征象，观察痰液量、颜色、性质、气味和与体位的关系，并记录 24 小时痰液排出量。如有咯血，窒息先兆，立即前往医院就诊。

（党生梅）

第十节　呼吸衰竭

一、概述

呼吸衰竭是指各种原因引起的肺通气和（或）换气功能严重障碍，以至在静息状态下亦不能维持足够的气体交换，导致缺氧伴（或不伴）二氧化碳潴留，进而引起一系列病理生理改变和代谢紊乱的临床综合征。主要表现为呼吸困难、发绀、精神、神经症状等。常以动脉血气分析作为呼吸衰竭的诊断标准：在水平面、静息状态、呼吸空气条件下，动脉血氧分压（PaO_2）小于 7.98 kPa（60 mmHg），伴或不伴 CO_2 分压（$PaCO_2$）大于 6.65 kPa（50 mmHg），并排除心内解剖分流和原发于心排血量降低等致低氧因素，可诊断为呼吸衰竭。

（一）病因

参与呼吸运动过程的任何一个环节发生病变，都可导致呼吸衰竭。临床上常见的病因有以下几种。

1.呼吸道阻塞性病变

气管－支气管的炎症、痉挛、肿瘤、异物、纤维化瘢痕，如慢性阻塞性肺疾病（COPD）、重症哮喘等引起呼吸道阻塞和肺通气不足。

2.肺组织病变

各种累及肺泡和（或）肺间质的病变，如肺炎、肺气肿、严重肺结核、弥漫性肺纤维化、肺水肿、肺不张、硅沉着病（矽肺）等均可导致肺容量减少、有效弥散面积减少、肺顺应性减低、通气/血流比值失调。

3.肺血管疾病

肺栓塞、肺血管炎、肺毛细血管瘤、多发性微血栓形成等可引起肺换气障碍，通气/血流比值失调，或部分静脉血未经氧合直接进入肺静脉。

4.胸廓与胸膜疾病

胸外伤引起的连枷胸、严重的自发性或外伤性气胸等均可影响胸廓活动和肺脏扩张，造成通气障碍。

严重的脊柱畸形、大量胸腔积液或伴有胸膜增厚、粘连,亦可引起通气减少。

5.神经—肌肉疾病

脑血管疾病、颅脑外伤、脑炎以及安眠药中毒,可直接或间接抑制呼吸中枢。脊髓高位损伤、脊髓灰质炎、多发性神经炎、重症肌无力、有机磷中毒、破伤风以及严重的钾代谢紊乱,均可累及呼吸肌,使呼吸肌动力下降而引起通气不足。

（二）分类

1.按发病的缓急分类

（1）急性呼吸衰竭:多指原来呼吸功能正常,由于某些突发因素,如创伤、休克、溺水、电击、急性呼吸道阻塞、药物中毒、颅脑病变等,造成肺通气和(或)换气功能迅速出现严重障碍,短时间内引起呼吸衰竭。

（2）慢性呼吸衰竭:指在一些慢性疾病,包括呼吸和神经肌肉系统疾病的基础上,呼吸功能障碍逐渐加重而发生的呼吸衰竭。最常见的原因为COPD。

2.按动脉血气分析分类

（1）Ⅰ型呼吸衰竭:即缺氧性呼吸衰竭,血气分析特点为:$PaO_2 < 7.98$ kPa(60 mmHg),$PaCO_2$降低或正常。主要见于弥散功能障碍、通气/血流比值失调、动-静脉分流等肺换气障碍性疾病,如急性肺栓塞、间质性肺疾病等。

（2）Ⅱ型呼吸衰竭:即高碳酸性呼吸衰竭,血气分析特点为:$PaO_2 < 7.98$ kPa(60 mmHg),同时$PaCO_2 > 6.65$ kPa(50 mmHg)。因肺泡有效通气不足所致。单纯通气不足引起的缺氧和高碳酸血症的程度是平行的,若伴有换气功能障碍,则缺氧更严重,如COPD。

（三）发病机制和病理生理

1.缺氧(低氧血症)和二氧化碳潴留(高碳酸血症)的发生机制

（1）肺通气不足:各种原因造成呼吸道管腔狭窄,通气障碍,使肺泡通气量减少,肺泡氧分压下降,二氧化碳排出障碍,最终导致缺氧和二氧化碳潴留。

（2）弥散障碍:指氧气、二氧化碳等气体通过肺泡膜进行气体交换的物理弥散过程发生障碍。由于氧气和二氧化碳通透肺泡膜的能力相差很大,氧的弥散力仅为二氧化碳的1/20,故在弥散障碍时,通常表现为低氧血症。

（3）通气/血流比失调:正常成年人静息状态下,肺泡通气量为4 L/min,肺血流量为5 L/min,通气/血流比为0.8。病理情况下,通气/血流比失调有两种形式:①部分肺泡通气不足,如肺泡萎陷、肺炎、肺不张等引起病变部位的肺泡通气不足,通气/血流比减小,静脉血不能充分氧合,形成动-静脉样分流。②部分肺泡血流不足,肺血管病变如肺栓塞引起栓塞部位血流减少,通气正常,通气/血流比增大,吸入的气体不能与血流进行有效交换,形成无效腔效应,又称死腔样通气。通气/血流比失调的结果主要是缺氧,而无二氧化碳潴留。

（4）氧耗量增加:加重缺氧的原因之一。发热、战栗、呼吸困难和抽搐均增加氧耗量,正常人可借助增加通气量以防止缺氧。而原有通气功能障碍的患者,在氧耗量增加的情况下会出现严重的低氧血症。

2.缺氧对人体的影响

（1）对中枢神经系统的影响:脑组织对缺氧最为敏感。缺氧对中枢神经影响的程度与缺氧的程度和发生速度有关。轻度缺氧仅有注意力不集中、智力减退、定向障碍等;随着缺氧的加重可出现烦躁不安、神志恍惚、谵妄、昏迷。由于大脑皮质神经元对缺氧的敏感性最高,因此临床上缺氧的最早期表现是精神症状。

严重缺氧可使血管的通透性增加,引起脑组织充血、水肿和颅内压增高,压迫脑血管,可进一步加重缺血、缺氧,形成恶性循环。

（2）对循环系统的影响:缺氧可反射性加快心率,使血压升高、冠状动脉血流增加以维持心肌活动所必需的氧。心肌对缺氧十分敏感,早期轻度缺氧即可在心电图上表现出来,急性严重缺氧可导致心室颤动或心搏骤停。长期慢性缺氧可引起心肌纤维化、心肌硬化。缺氧、肺动脉高压以及心肌受损等多种病理变化最终导致肺源性心脏病。

(3)对呼吸系统的影响:呼吸的变化受到低氧血症和高碳酸血症所引起的反射活动及原发病的影响。轻度缺氧可刺激颈动脉窦和主动脉体化学感受器,反射性兴奋呼吸中枢,使呼吸加深加快。随着缺氧的逐渐加重,这种反射迟钝,呼吸抑制。

(4)对酸碱平衡和电解质的影响:严重缺氧可抑制细胞能量代谢的中间过程,导致能量产生减少,乳酸和无机磷大量积蓄,引起代谢性酸中毒。而能量的不足使体内离子转运泵受到损害,钾离子由细胞内转移到血液和组织间,钠和氢离子进入细胞内,导致细胞内酸中毒和高钾血症。代谢性酸中毒产生的固定酸与缓冲系统中碳酸氢盐起作用,产生碳酸,使组织的二氧化碳分压增高。

(5)对消化、血液系统的影响:缺氧可直接或间接损害肝细胞,使丙氨酸氨基转移酶升高。慢性缺氧可引起继发红细胞增多,增加了血黏度,严重时加重肺循环阻力和右心负荷。

3.二氧化碳潴留对人体的影响

(1)对中枢神经系统的影响:轻度二氧化碳潴留,可间接兴奋皮质,引起失眠、精神兴奋、烦躁不安等症状,随着二氧化碳潴留的加重,皮质下层受到抑制,表现为嗜睡、昏睡甚至昏迷,称为二氧化碳麻醉。二氧化碳还可扩张脑血管,使脑血流量增加,严重时造成脑水肿。

(2)对循环系统的影响:二氧化碳潴留可引起心率加快,心排血量增加,肌肉及腹腔血管收缩,冠状动脉、脑血管及皮肤浅表血管扩张,早期表现为血压升高。二氧化碳潴留的加重可直接抑制心血管中枢,引起血压下降、心律失常等严重后果。

(3)对呼吸的影响:二氧化碳是强有力的呼吸中枢兴奋剂,$PaCO_2$急骤升高,呼吸加深加快,通气量增加;长时间的二氧化碳潴留则会对呼吸中枢产生抑制,此时的呼吸运动主要靠缺氧对外周化学感受器的刺激作用得以维持。

(4)对酸碱平衡的影响:二氧化碳潴留可直接导致呼吸性酸中毒。血液 pH 取决于 HCO_3^-/H_2CO_3 比值,前者靠肾脏的调节(1~3 天),而 H_2CO_3 的调节主要靠呼吸(仅需数小时)。急性呼吸衰竭时二氧化碳潴留可使 pH 迅速下降;而慢性呼吸衰竭时,因二氧化碳潴留发展缓慢,肾减少 HCO_3^- 排出,不致使 pH 明显减低。

(5)对肾脏的影响:轻度二氧化碳潴留可使肾血管扩张,肾血流量增加而使尿量增加。二氧化碳潴留严重时,由于 pH 减低,使肾血管痉挛,血流量减少,尿量亦减少。

二、急性呼吸衰竭

(一)病因

1.呼吸系统疾病

严重呼吸系统感染、急性呼吸道阻塞病变、重度或持续性哮喘、各种原因引起的急性肺水肿、肺血管疾病、胸廓外伤或手术损伤、自发性气胸和急剧增加的胸腔积液等,导致肺通气和换气障碍。

2.神经系统疾病

急性颅内感染、颅脑外伤、脑血管病变等直接或间接抑制呼吸中枢。

3.神经-肌肉传导系统病变

脊髓灰质炎、重症肌无力、有机磷中毒及颈椎外伤等可损伤神经-肌肉传导系统,引起通气不足。

(二)临床表现

急性呼吸衰竭的临床表现主要是低氧血症所致的呼吸困难和多器官功能障碍。

1.呼吸困难

其是呼吸衰竭最早出现的症状。表现为呼吸节律、频率和幅度的改变。

2.发绀

发绀是缺氧的典型表现。当动脉血氧饱和度低于 90%时,可在口唇、甲床等末梢部位出现紫蓝色称为发绀。血红蛋白增高和休克时易出现发绀,严重贫血者即使缺氧也无明显发绀。发绀还受皮肤色素及心功能的影响。

3. 精神神经症状

急性缺氧可出现精神错乱、狂躁、抽搐、昏迷等症状。

4. 循环系统表现

多数患者有心动过速；严重低氧血症、酸中毒可引起心肌损害，亦可引起周围循环衰竭、血压下降、心律失常、心搏骤停。

5. 消化和泌尿系统表现

严重缺氧损害肝、肾细胞，引起转氨酶、尿素氮升高；个别病例可出现蛋白尿和管型尿。因胃肠道黏膜屏障功能损伤，导致胃肠道黏膜充血、水肿、糜烂或应激性溃疡，引起上消化道出血。

（三）诊断

根据急性发病的病因及低氧血症的临床表现，急性呼吸衰竭的诊断不难做出，结合动脉血气分析可确诊。

（四）治疗

急性呼吸衰竭时，机体往往来不及代偿，故需紧急救治。

1. 改善与维持通气

保证呼吸道通畅是最基本最重要的治疗措施。立即进行口对口人工呼吸，必要时建立人工呼吸道（气管插管或气管切开）。用手压式气囊做加压人工呼吸，将更利于发挥气体弥散的作用，延长氧分压在安全水平的时间，为进一步抢救赢得机会。

若患者有支气管痉挛，应立即由静脉给予支气管扩张药。

2. 高浓度给氧

及时给予高浓度氧或纯氧，尽快缓解机体缺氧状况，保护重要器官是抢救成功的关键。但必须注意吸氧浓度和时间，以免造成氧中毒。一般吸入纯氧小于 5 小时。

3. 其他抢救措施

见本节慢性呼吸衰竭。

三、慢性呼吸衰竭

慢性呼吸衰竭是由慢性胸肺疾病引起呼吸功能障碍逐渐加重而发生的呼吸衰竭。由于机体的代偿适应，尚能从事较轻体力工作和日常活动者称代偿性慢性呼吸衰竭；当并发呼吸道感染、呼吸道痉挛等原因致呼吸功能急剧恶化，代偿丧失，出现严重缺氧和二氧化碳潴留及代谢紊乱者称失代偿性慢性呼吸衰竭。以 II 型呼吸衰竭最常见。

（一）病因

以慢性阻塞性肺疾病（COPD）最常见，其次为重症哮喘发作、弥漫性肺纤维化、严重肺结核、尘肺、广泛胸膜粘连、胸廓畸形等。呼吸道感染常是导致失代偿性慢性呼吸衰竭的直接诱因。

（二）临床表现

除原发病的相应症状外，主要是由缺氧和二氧化碳潴留引起的多器官功能紊乱。慢性呼吸衰竭的临床表现与急性呼吸衰竭大致相似，但在以下几方面有所不同。

1. 呼吸困难

COPD 所致的呼吸衰竭，病情较轻时表现为呼吸费力伴呼气延长，严重时呈浅快呼吸。若并发二氧化碳潴留，$PaCO_2$ 显著升高或升高过快，可出现二氧化碳麻醉，患者由深而慢的呼吸转为浅快呼吸或潮式呼吸。

2. 精神神经症状

慢性呼吸衰竭伴二氧化碳潴留时，随着 $PaCO_2$ 的升高，可表现为先兴奋后抑制。抑制之前的兴奋症状有烦躁、躁动、夜间失眠而白天嗜睡（睡眠倒错）等，抑制症状有神志淡漠、注意力不集中、定向力障碍、昏睡甚至昏迷，亦可出现腱反射减弱或消失、锥体束征阳性等，称为肺性脑病。

3.循环系统表现

二氧化碳潴留使外周体表静脉充盈、皮肤充血、温暖多汗、血压升高、心排血量增多而致脉搏洪大,多数患者有心率加快,因脑血管扩张产生搏动性头痛。

(三)诊断

根据患者有慢性肺疾患或其他导致呼吸功能障碍的疾病史,新近有呼吸道感染,有缺氧、二氧化碳潴留的临床表现,结合动脉血气分析可做出诊断。

(四)治疗

治疗原则是畅通呼吸道、纠正缺氧、增加通气量、纠正酸碱失衡及电解质紊乱和去除诱因。

1.保证呼吸道通畅

呼吸道通畅是纠正呼吸衰竭的首要措施。应鼓励患者咳嗽,对无力咳嗽、咳痰或意识障碍的患者要加强翻身拍背和体位引流,昏迷患者可采用多孔导管通过口腔、鼻腔、咽喉部,将分泌物或胃内反流物吸出。痰液黏稠不易咳出者,可采用雾化吸入稀释痰液;对呼吸道痉挛者可给予支气管解痉药,必要时建立人工呼吸道,并采用机械通气辅助呼吸。

2.氧疗

常用鼻塞或鼻导管吸氧,Ⅱ型呼吸衰竭应给予低流量(1~2 L/min)低浓度(25%~33%)持续吸氧。因Ⅱ型呼吸衰竭时,呼吸中枢对高二氧化碳的反应性差,呼吸的维持主要靠缺氧的刺激,若给予高浓度吸氧,可消除缺氧对呼吸的驱动作用,而使通气量迅速降低,二氧化碳分压更加升高,患者很快进入昏迷。Ⅰ型呼吸衰竭时吸氧浓度可较高(35%~45%),宜用面罩吸氧。应防止高浓度(>60%)长时间(>24小时)吸氧引起氧中毒。

3.增加通气量

减少二氧化碳潴留,二氧化碳潴留主要是由于肺泡通气不足引起的,只有增加肺泡通气量才能有效地排出二氧化碳。目前临床上常通过应用呼吸兴奋药和机械通气来改善肺泡通气功能。

(1)合理应用呼吸兴奋药可刺激呼吸中枢或周围化学感受器,增加呼吸频率和潮气量,使通气改善,还可改善神志,提高咳嗽反射,有利于排痰。常用尼可刹米1.875~3.75 g加入5%葡萄糖液500 mL中静脉滴注,但应注意供氧,以弥补其氧耗增多的弊端。氨茶碱、地高辛可增强膈肌收缩而增加通气量,可配合应用。必要时还可选用纳洛酮以促醒。

(2)机械通气的目的在于提供维持患者代谢所需要的肺泡通气;提供高浓度的氧气以纠正低氧血症,改善组织缺氧;代替过度疲劳的呼吸肌完成呼吸作用,减轻心肺负担,缓解呼吸困难症状。对于神志尚清,能配合的呼吸衰竭患者,可采用无创性机械通气,如做鼻或口鼻面罩呼吸机机械通气;对于病情危重神志不清或呼吸道有大量分泌物者,应建立人工呼吸道,如气管插管气管切开安装多功能呼吸机机械通气。机械通气为正压送气,操作时各项参数(潮气量、呼吸频率、吸呼比、氧浓度等)应适中,以免出现并发症。

4.抗感染

慢性呼吸衰竭急性加重的常见诱因是感染,一些非感染因素诱发的呼吸衰竭也容易继发感染。因此,抗感染治疗是慢性呼吸衰竭治疗的重要环节之一,应注意根据病原学检查及药物敏感试验合理应用抗生素。

5.纠正酸碱平衡失调

慢性呼吸衰竭常有二氧化碳潴留,导致呼吸性酸中毒。呼吸性酸中毒的发生多为慢性过程,机体常常以增加碱储备来代偿。因此,在纠正呼吸性酸中毒的同时,要注意纠正潜在的代谢性碱中毒,可给予盐酸精氨酸和补充钾盐。

6.营养支持

呼吸衰竭患者由于呼吸功能增加、发热等因素,导致能量消耗上升,机体处于负代谢,长时间会降低免疫功能,感染不易控制,呼吸肌易疲劳。故可给予患者高蛋白、高脂肪和低糖,以及多种维生素和微量元素的饮食,必要时静脉滴注脂肪乳。

7.病因治疗

病因治疗是治疗呼吸衰竭的根本所在。在解决呼吸衰竭本身造成的危害的前提下,应针对不同病因采取适当的治疗措施。

(五)转诊

1.转诊指征

呼吸衰竭一旦确诊,应立即转上一级医院诊治。

2.转诊注意事项

转诊前需给予吸氧、吸痰、强心、应用呼吸兴奋药等。

(六)健康指导

缓解期鼓励患者进行耐寒锻炼和呼吸功能锻炼,以增强体质及抗病能力;注意保暖,避免受凉及呼吸道感染,若出现感染症状,应及时治疗;注意休息,掌握合理的家庭氧疗;加强营养,增加抵抗力,减少呼吸道感染的机会。

四、护理评估

(一)致病因素

引起呼吸衰竭的病因很多,凡参与肺通气和换气的任何一个环节的严重病变都可导致呼吸衰竭。

(1)呼吸系统疾病:常见于慢性阻塞性肺疾病(COPD)、重症哮喘、肺炎、严重肺结核、弥散性肺纤维化、肺水肿、严重气胸、大量胸腔积液、硅沉着病、胸廓畸形等。

(2)神经肌肉病变:如脑血管疾病、颅脑外伤、脑炎、镇静催眠药中毒、多发性神经炎、脊髓颈段或高位胸段损伤、重症肌无力等。

上述病因可引起肺泡通气量不足、氧弥散障碍、通气/血流比例失调,导致缺氧或合并二氧化碳潴留而发生呼吸衰竭。

(二)身体状况

呼吸衰竭除原发疾病症状、体征外,主要为缺氧、二氧化碳潴留所致的呼吸困难和多脏器功能障碍。

1.呼吸困难

呼吸困难是最早、最突出的表现。主要为呼吸频率增快,病情严重时辅助呼吸肌活动增加,出现"三凹征"。若并发二氧化碳潴留,$PaCO_2$升高过快或显著升高时,患者可由呼吸过快转为浅慢呼吸或潮式呼吸。

2.发绀

发绀是缺氧的典型表现,可见口唇、指甲和舌发绀。严重贫血患者由于红细胞和血红蛋白减少,还原型血红蛋白的含量减低可不出现发绀。

3.精神神经症状

主要是缺氧和二氧化碳潴留的表现。早期轻度缺氧可表现为注意力分散,定向力减退;缺氧程度加重,出现烦躁不安、神志恍惚、嗜睡、昏迷。轻度二氧化碳潴留,表现为兴奋症状,即失眠、躁动、夜间失眠而白天嗜睡;重度二氧化碳潴留可抑制中枢神经系统导致肺性脑病,表现为神志淡漠、间歇抽搐、肌肉震颤、昏睡,甚至昏迷等二氧化碳麻醉现象。

4.循环系统表现

二氧化碳潴留使外周体表静脉充盈、皮肤充血、温暖多汗、血压升高、心排血量增多而致脉搏洪大;多数患者有心率加快;因脑血管扩张产生搏动性头痛。

5.其他

可表现为上消化道出血、谷丙转氨酶升高、蛋白尿、血尿、氮质血症等。

(三)心理社会状况

患者常因躯体不适、气管插管或气管切开、各种监测及治疗仪器的使用等感到焦虑或恐惧。

（四）实验室及其他检查

1.动脉血气分析

$PaO_2 < 8.0$ kPa(60 mmHg)，伴或不伴 $PaCO_2 > 6.7$ kPa(50 mmHg)，为最重要的指标，可作为呼吸衰竭的诊断依据。

2.血 pH 及电解质测定

呼吸性酸中毒合并代谢性酸中毒时，血 pH 明显降低常伴有高钾血症。呼吸性酸中毒合并代谢性碱中毒时，常有低钾和低氯血症。

3.影像学检查

胸部 X 线片、肺 CT 和放射性核素肺通气/灌注扫描等，可协助分析呼吸衰竭的原因。

五、护理诊断及医护合作性问题

（1）气体交换受损：与通气不足、通气/血流失调和弥散障碍有关。

（2）清理呼吸道无效：与分泌物增加、意识障碍、人工气道、呼吸肌功能障碍有关。

（3）焦虑：与呼吸困难、气管插管、病情严重、失去个人控制及对预后的不确定有关。

（4）营养失调，低于机体需要量，与食欲缺乏、呼吸困难、人工气道及机体消耗增加有关。

（5）有受伤的危险：与意识障碍、气管插管及机械呼吸有关。

（6）潜在并发症：如感染、窒息等。

（7）缺乏呼吸衰竭的防治知识。

六、治疗及护理措施

（一）治疗要点

慢性呼吸衰竭治疗的基本原则是治疗原发病、保持气道通畅、纠正缺氧和改善通气，维持心、脑、肾等重要脏器的功能，预防和治疗并发症。

1.保持呼吸道通畅

保持呼吸道通畅是呼吸衰竭最基本、最重要的治疗措施。主要措施：清除呼吸道的分泌物及异物；积极使用支气管扩张药物缓解支气管痉挛；对昏迷患者采取仰卧位，头后仰，托起下颌，并将口打开；必要时采用气管切开或气管插管等方法建立人工气道。

2.合理氧疗

吸氧是治疗呼吸衰竭必需的措施。

3.机械通气

根据患者病情选用无创机械通气或有创机械通气。临床上常用的呼吸机分压力控制型及容量控制型2大类，是一种用机械装置产生通气，以代替、控制或辅助自主呼吸，达到增加通气量，改善通气功能的目的。

4.控制感染

慢性呼吸衰竭急性加重的常见诱因是呼吸道感染，因此应选用敏感有效的抗生素控制感染。

5.呼吸兴奋药的应用

必要时给予呼吸兴奋药如都可喜等兴奋呼吸中枢，增加通气量。

6.纠正酸碱平衡失调

以机械通气的方法能较为迅速地纠正呼吸性酸中毒，补充盐酸精氨酸和氯化钾可同时纠正潜在的碱中毒。

（二）护理措施

1.病情观察

重症患者需持续心电监护，密切观察患者的意识状态、呼吸频率、呼吸节律和深度、血压、心率和心律。

观察排痰是否通畅、有无发绀、球结膜水肿、肺部异常呼吸音及啰音；监测动脉血气分析、电解质检查结果、机械通气情况等；若患者出现神志淡漠、烦躁、抽搐时，提示有肺性脑病的发生，应及时通知医师进行处理。

2. 生活护理

（1）休息与体位：急性发作时，安排患者在重症监护病室，绝对卧床休息；协助和指导患者取半卧位或坐位，指导、教会病情稳定的患者缩唇呼吸。

（2）合理饮食：给予高热量、高蛋白、富含维生素、低糖类、易消化、少刺激性的食物；昏迷患者常规给予鼻饲或肠外营养。

3. 氧疗的护理

（1）氧疗的意义和原则：氧疗能提高动脉血氧分压，纠正缺氧，减轻组织损伤，恢复脏器功能。临床上根据患者病情和血气分析结果采取不同的给氧方法和给氧浓度。原则是在畅通气道的前提下，Ⅰ型呼吸衰竭的患者可短时间内间歇给予高浓度（＞35％）或高流量（4～6 L/min）吸氧；Ⅱ型呼吸衰竭的患者应给予低浓度（＜35％）、低流量（1～2 L/min）鼻导管持续吸氧，使 PaO_2 控制在 8.0 kPa（60 mmHg）或 SaO_2 在 90％以上，以防因缺氧完全纠正，使外周化学感受器失去低氧血症的刺激而导致呼吸抑制，加重缺氧和 CO_2 潴留。

（2）吸氧方法：有鼻导管、鼻塞、面罩、气管内和呼吸机给氧。临床常用、简便的方法是鼻导管、鼻塞法吸氧，其优点为简单、方便，不影响患者进食、咳嗽。缺点为氧浓度不恒定，易受患者呼吸影响，高流量对局部黏膜有刺激，氧流量不能大于 7 L/min。吸氧过程中应注意保持吸入氧气的湿化，输送氧气的面罩、导管、气管应定期更换消毒，防止交叉感染。

（3）氧疗疗效的观察：若吸氧后呼吸困难缓解、发绀减轻、心率减慢、尿量增多、皮肤转暖、神志清醒，提示氧疗有效；若呼吸过缓或意识障碍加深，提示二氧化碳潴留加重。应根据动脉血气分析结果和患者的临床表现，及时调整吸氧流量或浓度。若发绀消失、神志清楚、精神好转、PaO_2＞8.0 kPa（60 mmHg）、$PaCO_2$＜6.7 kPa（50 mmHg），可间断吸氧几日后，停止氧疗。

4. 药物治疗的护理

用药过程中密切观察药物的疗效和不良反应。使用呼吸兴奋药必须保持呼吸道通畅，脑缺氧、脑水肿未纠正而出现频繁抽搐者慎用；静脉滴注时速度不宜过快，如出现恶心、呕吐、烦躁、面色潮红、皮肤瘙痒等现象，需要减慢滴速。对烦躁不安、夜间失眠患者，禁用对呼吸有抑制作用的药物，如吗啡等，慎用镇静药，以防止引起呼吸抑制。

5. 心理护理

呼吸衰竭的患者常对病情和预后有顾虑、心情忧郁、对治疗丧失信心，应多了解和关心患者的心理状况，特别是对建立人工气道和使用机械通气的患者，应经常巡视，让患者说出或写出引起或加剧焦虑的因素，针对性解决。

6. 机械通气的护理

详见急救护理和重症监护相关章节的内容。

7. 健康指导

（1）疾病知识指导：向患者及家属讲解疾病的发病机制、发展和转月。告诉患者及家属慢性呼吸衰竭患者度过危重期后，关键是预防和及时处理呼吸道感染等诱因，以减少急性发作，尽可能延缓肺功能恶化的进程。

（2）生活指导：从饮食、呼吸功能锻炼、运动、避免呼吸道感染、家庭氧疗等方面进行指导。

（3）病情监测指导：指导患者及家属学会识别病情变化，如出现咳嗽加剧、痰液增多、色变黄、呼吸困难、神志改变等，应及早就医。

（党生梅）

第十一节 急性呼吸窘迫综合征

急性呼吸窘迫综合征(acute respiratory distress syndrome,ARDS)是指严重感染、创伤、休克等非心源性疾病过程中,肺毛细血管内皮细胞和肺泡上皮细胞损伤造成弥漫性肺间质及肺泡水肿,导致的急性低氧性呼吸功能不全或衰竭,属于急性肺损伤(acute lung injury,ALI)的严重阶段。以肺容积减少、肺顺应性降低、严重的通气/血流比例失调为病理生理特征。临床上表现为进行性低氧血症和呼吸窘迫,肺部影像学表现为非均一性的渗出性病变。本病起病急、进展快、死亡率高。

ALI 和 ARDS 是同一疾病过程中的两个不同阶段,ALI 代表早期和病情相对较轻的阶段,而 ARDS 代表后期病情较为严重的阶段。发生 ARDS 时患者必然经历过 ALI,但并非所有的 ALI 都要发展为 ARDS。引起 ALI 和 ARDS 的原因和危险因素很多,根据肺部直接和间接损伤对危险因素进行分类,可分为肺内因素和肺外因素。肺内因素是指致病因素对肺的直接损伤,包括:①化学性因素,如吸入毒气、烟尘、胃内容物及氧中毒等。②物理性因素,如肺挫伤、放射性损伤等。③生物性因素,如重症肺炎。肺外因素是指致病因素通过神经体液因素间接引起肺损伤,包括严重休克、感染中毒症、严重非胸部创伤、大面积烧伤、大量输血、急性胰腺炎、药物或麻醉品中毒等。ALI 和 ARDS 的发生机制非常复杂,目前尚不完全清楚。多数学者认为,ALI 和 ARDS 是由多种炎性细胞、细胞因子和炎性介质共同参与引起的广泛肺毛细血管急性炎症性损伤过程。

一、临床特点

ARDS 的临床表现可以有很大差别,取决于潜在疾病和受累器官的数目和类型。

(一)症状体征

(1)发病迅速:ARDS 多发病迅速,通常在发病因素攻击(如严重创伤、休克、败血症、误吸)后 12~48 小时发病,偶尔有长达 5 天者。

(2)呼吸窘迫:是 ARDS 最常见的症状,主要表现为气急和呼吸频率增快,呼吸频率大多在 25~50/分钟。其严重程度与基础呼吸频率和肺损伤的严重程度有关。

(3)咳嗽、咳痰、烦躁和神志变化:ARDS 可有不同程度的咳嗽、咳痰,可咳出典型的血水样痰,可出现烦躁、神志恍惚。

(4)发绀:是未经治疗 ARDS 的常见体征。

(5)ARDS 患者也常出现呼吸类型的改变,主要为呼吸浅快或潮气量的变化。病变越严重,这一改变越明显,甚至伴有吸气时鼻翼煽动及三凹征。在早期自主呼吸能力强时,常表现为深快呼吸,当呼吸肌疲劳后,则表现为浅快呼吸。

(6)早期可无异常体征,或仅有少许湿啰音;后期多有水泡音,亦可出现管状呼吸音。

(二)影像学表现

1.X 线胸片

早期病变以间质性为主,胸部 X 线片常无明显异常或仅见血管纹理增多,边缘模糊,双肺散在分布的小斑片状阴影。随着病情进展,上述的斑片状阴影进一步扩展,融合成大片状,或两肺均匀一致增加的毛玻璃样改变,伴有支气管充气征,心脏边缘不清或消失,称为"白肺"。

2.胸部 CT

与 X 线胸片相比,胸部 CT 尤其是高分辨 CT(HRCT)可更为清晰地显示出肺部病变分布、范围和形态,为早期诊断提供帮助。由于肺毛细血管膜通透性一致性增高,引起血管内液体渗出,两肺斑片状阴影呈现重力依赖性现象,还可出现变换体位后的重力依赖性变化。在 CT 上表现为病变分布不均匀:①非重力依赖区(仰卧时主要在前胸部)正常或接近正常。②前部和中间区域呈毛玻璃样阴影。③重力依赖区呈现实变影。这些提示肺实质的实变出现在受重力影响最明显的区域。无肺泡毛细血管膜损伤时,两肺斑片状阴影均匀分布,既不出现重力依赖现象,也无变换体位后的重力依赖性变化。这一特点有助于与感染性疾病鉴别。

(三)实验室检查

1.动脉血气分析

$PaO_2<8.0$ kPa(60 mmHg),有进行性下降趋势,在早期 $PaCO_2$ 多不升高,甚至可因过度通气而低于正常;早期多为单纯呼吸性碱中毒;随病情进展可合并代谢性酸中毒,晚期可出现呼吸性酸中毒。氧合指数较动脉氧分压更能反映吸氧时呼吸功能的障碍,而且与肺内分流量有良好的相关性,计算简便。氧合指数参照范围为 53.2～66.5 kPa(400～500 mmHg),在 ALI 时≤300mmHg,ARDS 时≤200mmHg。

2.血流动力学监测

通过漂浮导管,可同时测定并计算肺动脉压(PAP)、肺动脉楔压(PAWP)等,不仅对诊断、鉴别诊断有价值,而且对机械通气治疗亦为重要的监测指标。肺动脉楔压一般<1.6 kPa(12 mmHg),若>2.4 kPa(18 mmHg),则支持左侧心力衰竭的诊断。

3.肺功能检查

ARDS 发生后呼吸力学发生明显改变,包括肺顺应性降低和气道阻力增高,肺无效腔/潮气量是不断增加的,肺无效腔/潮气量增加是早期 ARDS 的一种特征。

二、诊断及鉴别诊断

1999 年,中华医学会呼吸病学分会制定的诊断标准如下。

(1)有 ALI 和(或)ARDS 的高危因素。

(2)急性起病、呼吸频数和(或)呼吸窘迫。

(3)低氧血症:ALI 时氧合指数≤300mmHg;ARDS 时氧合指数≤200mmHg。

(4)胸部 X 线检查显示两肺浸润阴影。

(5)肺动脉楔压≤2.4 kPa(18 mmHg)或临床上能除外心源性肺水肿。

符合以上 5 项条件者,可以诊断 ALI 或 ARDS。必须指出,ARDS 的诊断标准并不具有特异性,诊断时必须排除大片肺不张、自发性气胸、重症肺炎、急性肺栓塞和心源性肺水肿(表 3-4)。

表 3-4　ARDS 与心源性肺水肿的鉴别

类别	ARDS	心源性肺水肿
特点	高渗透性	高静水压
病史	创伤、感染等	心脏疾病
双肺浸润阴影	＋	＋
重力依赖性分布现象	＋	＋
发热	＋	可伴
白细胞增多	＋	可伴
胸腔积液	－	＋
吸纯氧后分流	较高	可较高
肺动脉楔压	正常	高
肺泡液体蛋白	高	低

三、急诊处理

ARDS 是呼吸系统的一个急症,必须在严密监护下进行合理治疗。治疗目标是:改善肺的氧合功能,纠正缺氧,维护脏器功能和防治并发症。治疗措施如下。

（一）氧疗

应采取一切有效措施尽快提高 PaO_2，纠正缺氧。可给高浓度吸氧，使 $PaO_2 \geqslant 8.0$ kPa（60 mmHg）或 $SaO_2 \geqslant 90\%$。轻症患者可使用面罩给氧，但多数患者需采用机械通气。

（二）去除病因

病因治疗在 ARDS 的防治中占有重要地位，主要是针对涉及的基础疾病。感染是 ALI 和 ARDS 常见原因也是首位高危因素，而 ALI 和 ARDS 又易并发感染。如果 ARDS 的基础疾病是脓毒症，除了清除感染灶外，还应选择敏感抗生素，同时收集痰液或血液标本分离培养病原菌和进行药敏试验，指导下一步抗生素的选择。一旦建立人工气道并进行机械通气，即应给予广谱抗生素，以预防呼吸道感染。

（三）机械通气

机械通气是最重要的支持手段。如果没有机械通气，许多 ARDS 患者会因呼吸衰竭在数小时至数天内死亡。机械通气的指征目前尚无统一标准，多数学者认为一旦诊断为 ARDS，就应进行机械通气。在 ALI 阶段可试用无创正压通气，使用无创机械通气治疗时应严密监测患者的生命体征及治疗反应。神志不清、休克、气道自洁能力障碍的 ALI 和 ARDS 患者不宜应用无创机械通气。如无创机械通气治疗无效或病情继续加重，应尽快建立人工气道，行有创机械通气。

为了防止肺泡萎陷，保持肺泡开放，改善氧合功能，避免机械通气所致的肺损伤，目前常采用肺保护性通气策略，主要措施包括以下两方面。

1. 呼气末正压

适当加用呼气末正压可使呼气末肺泡内压增大，肺泡保持开放状态，从而达到防止肺泡萎陷，减轻肺泡水肿，改善氧合功能和提高肺顺应性的目的。应用呼气末正压应首先保证有效循环血容量足够，以免因胸内正压增加而降低心排血量，而减少实际的组织氧运输；呼气末正压先从低水平 $0.29 \sim 0.49$ kPa（3~5 cmH_2O）开始，逐渐增加，直到 $PaO_2 > 8.0$ kPa（60 mmHg）、$SaO_2 > 90\%$ 时的呼气末正压水平，一般呼气末正压水平为 $0.49 \sim 1.76$ kPa（5~18 cmH_2O）。

2. 小潮气量通气和允许性高碳酸血症

ARDS 患者采用小潮气量（6~8 mL/kg）通气，使吸气平台压控制在 $2.94 \sim 34.3$ kPa（30~35 cmH_2O）以下，可有效防止因肺泡过度充气而引起的肺损伤。为保证小潮气量通气的进行，可允许一定程度的 CO_2 潴留[$PaCO_2$ 一般不宜高于 $10.7 \sim 13.3$ kPa（80~100 mmHg）]和呼吸性酸中毒（pH7.25~7.30）。

（四）控制液体入量

在维持血压稳定的前提下，适当限制液体入量，配合利尿药，使出入量保持轻度负平衡（每天 500 mL 左右），使肺脏处于相对"干燥"状态，有利于肺水肿的消除。液体管理的目标是在最低（0.7~1.1 kPa 或 5~8 mmHg）的肺动脉楔压下维持足够的心排血量及氧运输量。在早期可给予高渗晶体液，一般不推荐使用胶体液。存在低蛋白血症的 ARDS 患者，可通过补充清蛋白等胶体溶液和应用利尿药，有助于实现液体负平衡，并改善氧合。若限液后血压偏低，可使用多巴胺和多巴酚丁胺等血管活性药物。

（五）加强营养支持

营养支持的目的在于不但纠正现有的患者的营养不良，还应预防患者营养不良的恶化。营养支持可经胃肠道或胃肠外途径实施。如有可能应尽早经胃肠补充部分营养，不但可以减少补液量，而且可获得经胃肠营养的有益效果。

（六）加强护理、防治并发症

有条件时应在 ICU 中动态监测患者的呼吸、心律、血压、尿量及动脉血气分析等，及时纠正酸碱失衡和电解质紊乱。注意预防呼吸机相关性肺炎的发生，尽量缩短病程和机械通气时间，加强物理治疗，包括体位、翻身、拍背、排痰和气道湿化等。积极防治应激性溃疡和多器官功能障碍综合征。

（七）其他治疗

糖皮质激素、肺泡表面活性物质替代治疗、吸入一氧化氮在 ALI 和 ARDS 的治疗中可能有一定价值，但疗效尚不肯定。不推荐常规应用糖皮质激素预防和治疗 ARDS。糖皮质激素既不能预防 ARDS 的发生，对早期 ARDS 也没有治疗作用。ARDS 发病＞14 天应用糖皮质激素会明显增加病死率。感染性休克并发 ARDS 的患者，如合并肾上腺皮质功能不全，可考虑应用替代剂量的糖皮质激素。肺表面活性物质，有助于改善氧合，但是还不能将其作为 ARDS 的常规治疗手段。

四、急救护理

在救治 ARDS 过程中，精心护理是抢救成功的重要环节。护士应做到及早发现病情，迅速协助医生采取有力的抢救措施。密切观察患者生命体征，做好各项记录，准确完成各种治疗，备齐抢救器械和药品，防止机械通气和气管切开的并发症。

（一）护理目标

（1）及早发现 ARDS 的迹象，及早有效地协助抢救。维持生命体征稳定，挽救患者生命。

（2）做好人工气道的管理，维持患者最佳气体交换，改善低氧血症，减少机械通气并发症。

（3）采取俯卧位通气护理，缓解肺部压迫，改善心脏的灌注。

（4）积极预防感染等各种并发症，提高救治成功率。

（5）加强基础护理，增加患者舒适感。

（6）减轻患者心理不适，使其合作、平静。

（二）护理措施

（1）及早发现病情变化 ARDS 通常在疾病或严重损伤的最初 24～48 小时后发生。首先出现呼吸困难，通常呼吸浅快。吸气时可存在肋间隙和胸骨上窝凹陷。皮肤可出现发绀和斑纹，吸氧不能使之改善。

护士发现上述情况要高度警惕，及时报告医生，进行动脉血气和胸部 X 线等相关检查。一旦诊断考虑 ARDS，立即积极治疗。若没有机械通气的相应措施，应尽早转至有条件的医院。患者转运过程中应有专职医生和护士陪同，并准备必要的抢救设备，氧气必不可少。若有指征行机械通气治疗，可以先行气管插管后转运。

（2）迅速连接监测仪，密切监护心率、心律、血压等生命体征，尤其是呼吸的频率、节律、深度及血氧饱和度等。观察患者意识、发绀情况、末梢温度等。注意有无呕血、黑粪等消化道出血的表现。

（3）氧疗和机械通气的护理治疗 ARDS 最紧迫问题在于纠正顽固性低氧，改善呼吸困难，为治疗基础疾病赢得时间。需要对患者实施氧疗甚至机械通气。

严密监测患者呼吸情况及缺氧症状。若单纯面罩吸氧不能维持满意的血氧饱和度，应予辅助通气。首先可尝试采用经面罩持续气道正压吸氧等无创通气，但大多需要机械通气吸入氧气。遵医嘱给予高浓度氧气吸入或使用呼气末正压呼吸（positive end expiratory pressure，PEEP）并根据动脉血气分析值的变化调节氧浓度。

使用 PEEP 时应严密观察，防止患者出现气压伤。PEEP 是在呼气终末时给予气道以一恒定正压使之不能回复到大气压的水平。可以增加肺泡内压和功能残气量改善氧合，防止呼气使肺泡萎陷，增加气体分布和交换，减少肺内分流，从而提高 PaO_2。由于 PEEP 使胸腔内压升高，静脉回流受阻，致心搏减少，血压下降，严重时可引起循环衰竭，另外正压过高，肺泡过度膨胀、破裂有导致气胸的危险。所以在监护过程中，注意 PEEP 观察有无心率增快、突然胸痛、呼吸困难加重等相关症状，发现异常立即调节 PEEP 压力并报告医生处理。

帮助患者采取有利于呼吸的体位，如端坐位或高枕卧位。

人工气道的管理有以下几方面：

1）妥善固定气管插管，观察气道是否通畅，定时对比听诊双肺呼吸音。经口插管者要固定好牙垫，防止阻塞气道。每班检查并记录导管刻度，观察有无脱出或误入一侧主支气管。套管固定松紧适宜，以能放入一指为准。

2）气囊充气适量。充气过少易产生漏气，充气过多可压迫气管黏膜导致气管食管瘘，可以采用最小漏气技术,用来减少并发症发生。方法:用 10 mL 注射器将气体缓慢注入,直至在喉及气管部位听不到漏气声,向外抽出气体 0.25～0.5 mL/次,至吸气压力到达峰值时出现少量漏气为止,再注入 0.25～0.5 mL 气体,此时气囊容积为最小封闭容积,气囊压力为最小封闭压力,记录注气量。观察呼吸机上气道峰压是否下降及患者能否发音说话,长期机械通气患者要观察气囊有无破损、漏气现象。

3)保持气道通畅。严格无菌操作,按需适时吸痰。过多反复抽吸会刺激黏膜,使分泌物增加。先吸气道再吸口、鼻腔,吸痰前给予充分气道湿化、翻身叩背、吸纯氧 3 分钟,吸痰管最大外径不超过气管导管内径的 1/2,迅速插吸痰管至气管插管,感到阻力后撤回吸痰管 1～2 cm,打开负压边后退边旋转吸痰管,吸痰时间不应超过 15 秒。吸痰后密切观察痰液的颜色、性状、量及患者心率、心律、血压和血氧饱和度的变化,一旦出现心律失常和呼吸窘迫,立即停止吸痰,给予吸氧。

4)用加温湿化器对吸入气体进行湿化,根据病情需要加入盐酸氨溴索、异丙阿托品等,每日 3 次雾化吸入。湿化满意标准为痰液稀薄、无泡沫、不附壁能顺利吸出。

5)呼吸机使用过程中注意电源插头要牢固,不要与其他仪器共用一个插座;机器外部要保持清洁,上端不可放置液体;开机使用期间定时倒掉管道及集水瓶内的积水,集水瓶安装要牢固;定时检查管道是否漏气、有无打折、压缩机工作是否正常。

(4)维持有效循环,维持出入液量轻度负平衡。循环支持治疗的目的是恢复和提供充分的全身灌注,保证组织的灌流和氧供,促进受损组织的恢复。在能保持酸碱平衡和肾功能前提下达到最低水平的血管内容量。①护士应迅速帮助完成该治疗目标。选择大血管,建立 2 个以上的静脉通道,正确补液,改善循环血容量不足。②严格记录出入量、每小时尿量。出入量管理的目标是在保证血容量、血压稳定前提下,24 小时出量大于入量约 500～1 000 mL,利于肺内水肿液的消退。充分补充血容量后,护士遵医嘱给予利尿剂,消除肺水肿。观察患者对治疗的反应。

(5)俯卧位通气护理:由仰卧位改变为俯卧位,可使 75% ARDS 患者的氧合改善。可能与血流重新分布,改善背侧肺泡的通气,使部分萎陷肺泡再膨胀达到"开放肺"的效果有关。随着通气/血流比例的改善进而改善了氧合。但存在血流动力学不稳定、颅内压增高、脊柱外伤、急性出血、骨科手术、近期腹部手术、妊娠等为禁忌实施俯卧位。①患者发病 24～36 小时后取俯卧位,翻身前给予纯氧吸入 3 分钟。预留足够的管路长度,注意防止气管插管过度牵拉致脱出。②为减少特殊体位给患者带来的不适,用软枕垫高头部 15°～30°,嘱患者双手放在枕上,并在髋、膝、踝部放软枕,每 1～2 小时更换 1 次软枕的位置,每 4 小时更换 1 次体位,同时考虑患者的耐受程度。③注意血压变化,因俯卧位时支撑物放置不当,可使腹压增加,下腔静脉回流受阻而引起低血压,必要时在翻身前提高吸氧浓度。④注意安全、防坠床。

(6)预防感染的护理:①注意严格无菌操作,每日更换气管插管切口敷料,保持局部清洁干燥,预防或消除继发感染。②加强口腔及皮肤护理,以防护理不当而加重呼吸道感染及发生褥疮。③密切观察体温变化,注意呼吸道分泌物的情况。

(7)心理护理,减轻恐惧,增加心理舒适度:①评估患者的焦虑程度,指导患者学会自我调整心理状态,调控不良情绪。主动向患者介绍环境,解释治疗原则,解释机械通气、监测及呼吸机的报警系统,尽量消除患者的紧张感。②耐心向患者解释病情,对患者提出的问题要给予明确、有效和积极的信息,消除心理紧张和顾虑。③护理患者时保持冷静和耐心,表现出自信和镇静。④如果患者由于呼吸困难或人工通气不能讲话,可提供纸笔或以手势与患者交流。⑤加强巡视,了解患者的需要,帮助患者解决问题。⑥帮助并指导患者及家属应用松弛疗法、按摩等。

(8)营养护理:ARDS 患者处于高代谢状态,应及时补充热量和高蛋白、高脂肪营养物质。能量的摄取既应满足代谢的需要,又应避免糖类的摄取过多,蛋白摄取量一般为每天 1.2～1.5 g/kg。

尽早采用肠内营养,协助患者取半卧位,充盈气囊,证实胃管在胃内后,用加温器和输液泵匀速泵入营养液。若有肠鸣音消失或胃潴留,暂停鼻饲,给予胃肠减压。一般留置 5～7 天后拔除,更换到对侧鼻孔,以减少鼻窦炎的发生。

（三）健康指导

在疾病的不同阶段，根据患者的文化程度做好有关知识的宣传和教育，让患者了解病情的变化过程。

（1）提供舒适安静的环境以利于患者休息，指导患者正确卧位休息，讲解由仰卧位改变为俯卧位的意义，尽可能减少特殊体位给患者带来的不适。

（2）向患者解释咳嗽、咳痰的重要性，指导患者掌握有效咳痰的方法，鼓励并协助患者咳嗽，排痰。

（3）指导患者自己观察病情变化，如有不适及时通知医护人员。

（4）嘱患者严格按医嘱用药，按时服药，不要随意增减药物剂量及种类。服药过程中，需密切观察患者用药后反应，以指导用药剂量。

（5）出院指导指导患者出院后仍以休息为主，活动量要循序渐进，注意劳逸结合。此外，患者病后生活方式的改变需要家人的积极配合和支持，应指导患者家属给患者创造一个良好的身心休养环境。出院后1个月内来院复查1~2次，出现情况随时来院复查。

（党生梅）

第十二节　急性肺血栓栓塞症

肺栓塞是以各种栓子阻塞肺动脉系统为其发病原因的一组疾病或临床综合征的总称，包括肺血栓栓塞症、脂肪栓塞综合征、羊水栓塞、空气栓塞等。其中，肺血栓栓塞症占肺栓塞中的绝大多数，该病在我国绝非少见病，且发病率有逐年增高的趋势，死亡率高，但临床上易漏诊或误诊，如果早期诊断和治疗得当，生存的希望甚至康复的可能性是很大的。

肺血栓栓塞症为来自静脉系统或右心的血栓阻塞肺动脉或其分支所致疾病，以肺循环和呼吸功能障碍为其主要临床和病理生理特征。引起肺血栓栓塞症的血栓主要来源于深静脉血栓形成。

急性肺血栓栓塞症造成肺动脉较广泛阻塞时，可引起肺动脉高压，至一定程度导致右心失代偿、右心扩大，出现急性肺源性心脏病。

一、病理与病理生理

引起肺血栓栓塞症的血栓可以来源于下腔静脉径路、上腔静脉径路或右心腔，其中，大部分来源于下肢深静脉，特别是从腘静脉上端到髂静脉段的下肢近端深静脉。肺血栓栓塞症栓子的大小有很大的差异，可单发或多发，一般多部位或双侧性的血栓栓塞更为常见。

1.对循环的影响

栓子阻塞肺动脉及其分支达一定程度后，通过机械阻塞作用，加之神经体液因素和低氧所引起的肺动脉收缩，使肺循环阻力增加，肺动脉高压，继而引起右室扩大与右侧心力衰竭。右心扩大致室间隔左移，使左室功能受损，导致心排血量下降，进而可引起体循环低血压或休克；主动脉内低血压和右心房压升高，使冠状动脉灌注压下降，心肌血流减少，特别是右心室内膜下心肌处于低灌注状态。

2.对呼吸的影响

肺动脉栓塞后不仅引起血流动力学的改变，同时还可因栓塞部位肺血流减少，肺泡无效腔量增大；肺内血流重新分布，通气/血流比例失调；神经体液因素引起支气管痉挛；肺泡表面活性物质分泌减少，肺泡萎陷，呼吸面积减小，肺顺应性下降等因素导致呼吸功能不全，出现低氧血症和低碳酸血症。

二、危险因素

肺血栓栓塞症的危险因素包括任何可以导致静脉血液淤滞、静脉系统内皮损伤和血液高凝状态的因素。原发性危险因素由遗传变异引起。继发性危险因素包括骨折、严重创伤、手术、恶性肿瘤、口服避孕药、充血性心力衰竭、心房颤动、因各种原因的制动或长期卧床、长途航空或乘车旅行和高龄等。上述危险因素可以单独存在,也可同时存在,协同作用。年龄可作为独立的危险因素,随着年龄的增长,肺血栓栓塞症的发病率逐渐增高。

三、临床特点

肺血栓栓塞症临床表现的严重程度差别很大,可以从无症状到血流动力学不稳定,甚至发生猝死,主要取决于栓子的大小、多少、所致的肺栓塞范围、发作的急缓程度,以及栓塞前的心肺状况。肺血栓栓塞症的临床症状也多种多样,不同患者常有不同的症状组合,但均缺乏特异性。

(一)症状

1.呼吸困难及气促(80%～90%)

呼吸困难及气促是肺栓塞最常见的症状,呼吸频率＞20次/分钟,伴或不伴有发绀。呼吸困难严重程度多与栓塞面积有关,栓塞面积较小,可基本无呼吸困难,或呼吸困难发作较短暂。栓塞面积大,呼吸困难较严重,且持续时间长。

2.胸痛

其包括胸膜炎性胸痛(40%～70%)或心绞痛样胸痛(4%～12%),胸膜炎性胸痛多为钝痛,是由于栓塞部位附近的胸膜炎症所致,常与呼吸有关。心绞痛样胸痛为胸骨后疼痛,与肺动脉高压和冠状动脉供血不足有关。

3.晕厥(11%～20%)

其主要表现为突然发作的一过性意识丧失,多合并有呼吸困难和气促表现。多由于巨大栓塞所致,晕厥与脑供血不足有关;巨大栓塞可导致休克,甚至猝死。

4.烦躁不安、惊恐甚至濒死感(55%)

其主要由严重的呼吸困难和胸痛所致。当出现该症状时,往往提示栓塞面积较大,预后差。

5.咯血(11%～30%)

其常为小量咯血,大咯血少见;咯血主要反映栓塞局部肺泡出血性渗出。

6.咳嗽(20%～37%)

其多为干咳,有时可伴有少量白痰,合并肺部感染时可咳黄色脓痰。主要与炎症反应刺激呼吸道有关。

(二)体征

(1)呼吸急促(70%):是常见的体征,呼吸频率＞20次/分钟。

(2)心动过速(30%～40%):心率＞100次/分钟。

(3)血压变化:严重时出现低血压甚至休克。

(4)发绀(11%～16%):并不常见。

(5)发热(43%):多为低热,少数为中等程度发热。

(6)颈静脉充盈或搏动(12%)。

(7)肺部可闻及哮鸣音或细湿啰音。

(8)胸腔积液的相应体征(24%～30%)。

(9)肺动脉瓣区第二音亢进,$P_2 > A_2$,三尖瓣区收缩期杂音。

四、辅助检查

1.动脉血气分析

其常表现为低氧血症,低碳酸血症,肺泡-动脉血氧分压差$[P_{(A-a)}O_2]$增大。部分患者的结果可以正常。

2.心电图

大多数患者表现有非特异性的心电图异常。较为多见的表现包括 V_1-V_4 的 T 波改变和 ST 段异常;部分患者可出现 $S_1Q_{III}T_{III}$ 征(即 I 导 S 波加深,III 导出现 Q/q 波及 T 波倒置);其他心电图改变包括完全或不完全右束支传导阻滞、肺型 P 波、电轴右偏、顺钟向转位等。心电图的动态演变对于诊断具有更大意义。

3.血浆 D-二聚体

D-二聚体是交联纤维蛋白在纤溶系统作用下产生的可溶性降解产物。对急性肺血栓栓塞有排除诊断价值。若其含量 $<500~\mu g/L$,可基本除外急性肺血栓栓塞症。

4.胸部 X 线片

胸部 X 线片多有异常表现,但缺乏特异性。可表现为:①区域性肺血管纹理变细、稀疏或消失,肺野透亮度增加。②肺野局部浸润性阴影,尖端指向肺门的楔形阴影,肺不张或膨胀不全。③右下肺动脉干增宽或伴截断征,肺动脉段膨隆以及右心室扩大征。④患侧横膈抬高。⑤少到中量胸腔积液征等。仅凭 X 线胸片不能确诊或排除肺栓塞,但在提供疑似肺栓塞线索和除外其他疾病方面具有重要作用。

5.超声心动图

超声心动图是无创的能够在床旁进行的检查,为急性肺血栓栓塞症的诊断提供重要线索。不仅能够诊断和除外其他心血管疾患,而且对于严重的肺栓塞患者,可以发现肺动脉高压、右室高负荷和肺源性心脏病的征象,提示或高度怀疑肺栓塞。若在右心房或右心室发现血栓,同时患者临床表现符合肺栓塞,可以做出诊断。超声检查偶可因发现肺动脉近端的血栓而确定诊断。

6.核素肺通气/灌注扫描(V/Q 显像)

其是肺血栓栓塞症重要的诊断方法。典型征象是呈肺段分布的肺灌注缺损,并与通气显像不匹配。但由于许多疾病可以同时影响患者的通气及血流状况,使通气灌注扫描在结果判定上较为复杂,需密切结合临床。通气/灌注显像的肺栓塞诊断分为高度可能、中度可能、低度可能及正常。如显示中度可能及低度可能,应进一步行其他检查以明确诊断。

7.螺旋 CT 和电子束 CT 造影(CTPA)

由于电子束 CT 造影是无创的检查且方便,现指南中将其作为首选的肺栓塞诊断方法。该项检查能够发现段以上肺动脉内的栓子,是确诊肺栓塞的手段之一,但 CT 对亚段肺栓塞的诊断价值有限。直接征象为肺动脉内的低密度充盈缺损,部分或完全包在不透光的血流之间,或者呈完全充盈缺损,远端血管不显影;间接征象包括肺野楔形密度增高影,条带状的高密度区或盘状肺不张,中心肺动脉扩张及远端血管分支减少或消失等。CT 扫描还可以同时显示肺及肺外的其他胸部疾患。电子束 CT 扫描速度更快,可在很大程度上避免因心搏和呼吸的影响而产生伪影。

8.肺动脉造影

肺动脉造影为诊断肺栓塞的金标准。是一种有创性检查,且费用昂贵。发生致命性或严重并发症的可能性分别为 0.1% 和 1.5%,应严格掌握其适应证。

9.下肢深静脉血栓形成的检查

有超声技术、肢体阻抗容积图(IPG)、放射性核素静脉造影等。

五、诊断与鉴别诊断

(一)诊断

肺血栓栓塞症诊断分三个步骤,疑诊—确诊—求因。

1.根据临床情况疑诊肺血栓栓塞症

(1)对存在危险因素,特别是并存多个危险因素的患者,要有强的诊断意识。

(2)结合临床症状、体征,特别是在高危患者出现不明原因的呼吸困难、胸痛、晕厥和休克,或伴有单侧或双侧不对称性下肢肿胀、疼痛。

(3)结合心电图、X线胸片、动脉血气分析、D-二聚体、超声心动图下肢深静脉超声。

2.对疑诊肺栓塞患者安排进一步检查以明确肺栓塞诊断

(1)核素肺通气/灌注扫描。

(2)CT肺动脉造影(CTPA)。

(3)肺动脉造影。

3.寻找肺血栓栓塞症的成因和危险因素

只要疑诊肺血栓栓塞症,即要明确有无深静脉血栓形成,并安排相关检查尽可能发现其危险因素,并加以预防或采取有效的治疗措施。

(二)急性肺血栓栓塞症临床分型

1.大面积肺栓塞

临床上以休克和低血压为主要表现,即体循环动脉收缩压<12.0 kPa(90 mmHg)或较基础血压下降幅度≥5.3 kPa(40 mmHg),持续15分钟以上。需除外新发生的心律失常、低血容量或感染中毒症等其他原因所致的血压下降。

2.非大面积肺栓塞

不符合以上大面积肺血栓栓塞症的标准,即未出现休克和低血压的肺血栓栓塞症。非大面积肺栓塞中有一部分患者属于次大面积肺栓塞,即超声心动图显示右心室运动功能减退或临床上出现右心功能不全。

(三)鉴别诊断

肺血栓栓塞症应与急性心梗、ARDS、肺炎、胸膜炎、支气管哮喘、自发性气胸等鉴别。

六、急诊处理

急性肺血栓栓塞症病情危重的,须积极抢救。

(一)一般治疗

(1)应密切监测呼吸、心率、血压、心电图及血气分析的变化。

(2)要求绝对卧床休息,不要过度屈曲下肢,保持大便通畅,避免用力。

(3)对症处理:有焦虑、惊恐症状的可给予适当使用镇静药;胸痛严重者可给吗啡5~10 mg皮下注射,昏迷、休克、呼吸衰竭者禁用。对有发热或咳嗽的给予对症治疗。

(二)呼吸循环支持

对有低氧血症者,给予吸氧,严重者可使用经鼻(面)罩无创性机械通气或经气管插管行机械通气,应避免行气管切开,以免在抗凝或溶栓过程发生不易控制的大出血。

对出现右心功能不全,心排血量下降,但血压尚正常的患者,可予多巴酚丁胺和多巴胺治疗。合并休克者给予增大剂量,或使用其他血管加压药物,如间羟胺、肾上腺素等。可根据血压调节剂量,使血压维持在12.0/8.0 kPa(90/60 mmHg)以上。对支气管痉挛明显者,应给予氨茶碱0.25 g静点,必要时加地塞米松,同时积极进行溶栓、抗凝治疗。

(三)溶栓治疗

可迅速溶解血栓,恢复肺组织再灌注,改善右心功能,降低死亡率。溶栓时间窗为14天,溶栓治疗指征:主要适用于大面积肺栓塞患者,对于次大面积肺栓塞,若无禁忌证也可以进行溶栓;对于血压和右心室运动功能均正常的患者,则不宜溶栓。

1.溶栓治疗的禁忌证

(1)绝对禁忌证,有活动性内出血,近期自发性颅内出血。

(2)相对禁忌证,2周内的大手术、分娩、器官活检或不能以压迫止血部位的血管穿刺;2个月内的缺血性脑卒中;10天内的胃肠道出血;15天内的严重创伤;1个月内的神经外科和眼科手术;难以控制的重度高血压;近期曾行心肺复苏;血小板计数低于$100×10^9$/L;妊娠;细菌性心内膜炎及出血性疾病;严重肝肾功能不全。

对于大面积肺血栓栓塞症,因其对生命的威胁性大,上述绝对禁忌证应视为相对禁忌证。

2.常用溶栓方案

(1)尿激酶2小时法,尿激酶20 000 U/kg加入0.9%氯化钠液100 mL持续静脉滴注2小时。

(2)尿激酶12小时法,尿激酶负荷量4 400 U/kg,加入0.9%氯化钠液20 mL静脉注射10分钟,随后以2 200 U/(kg·h)加入0.9%氯化钠液250 mL持续静脉滴注12小时。

(3)重组组织型纤溶酶原激活剂50 mg加入注射用水50 mL持续静脉滴注2小时。使用尿激酶溶栓期间不可同用肝素。溶栓治疗结束后,应每2~4小时测定部分活化凝血活酶时间,当其水平低于正常值的2倍,即应开始规范的肝素治疗。

3.溶栓治疗的主要并发症为出血

为预防出血的发生,或发生出血时得到及时处理,用药前要充分评估出血的危险性,必要时应配血,做好输血准备。溶栓前宜留置外周静脉套管针,以方便溶栓中能够取血化验。

(四)抗凝治疗

抗凝治疗可有效地防止血栓再形成和复发,是肺栓塞和深静脉血栓的基本治疗方法。常用的抗凝药物为普通肝素、低分子肝素、华法林。

1.普通肝素

采取静脉滴注和皮下注射的方法。持续静脉泵入法:首剂负荷量80 U/kg(或5 000~10 000 U)静脉注射,然后以18 U/(kg·h)持续静脉滴注。在开始治疗后的最初24小时内,每4~6小时测APTT,根据APTT调整肝素剂量,尽快使APTT达到并维持于正常值的1.5~2.5倍(表3-5)。

表3-5 根据APTT监测结果调整静脉肝素用量的方法

APTT	初始剂量及调整剂量	下次APTT测定的间隔时间
测基础APTT	初始剂量:80 U/kg静脉注射,然后按18 U/(kg·h)静脉滴注	4~6小时
APTT<35秒	予80 U/kg静脉注射,然后增加静脉滴注剂量4 U/(kg·h)	6小时
APTT35~45秒	予40 U/kg静脉注射,然后增加静脉滴注剂量2 U/(kg·h)	6小时
APTT46~70秒	无需调整剂量	6小时
APTT71~90秒	减少静脉滴注剂量2 U/(kg·h)	6小时
APTT>90秒	停药1小时,然后减少剂量3 U/(kg·h)后恢复静脉滴注	6小时

2.低分子肝素

采用皮下注射。应根据体重给药,每日1~2次。对于大多数患者不需监测APTT和调整剂量。

3.华法林

在肝素或低分子肝素开始应用后的第24~48小时加用口服抗凝剂华法林,初始剂量为3.0~5.0 mg/天。由于华法林需要数天才能发挥全部作用,因此与肝素需至少重叠应用4~5天,当连续2天测定的国际标准化比率(INR)达到2.5(2.0~3.0)时,或PT延长至1.5~2.5倍时,即可停止使用肝素或低分子肝素,单独口服华法林治疗,应根据INR或PT调节华法林的剂量。在达到治疗水平前,应每日测定INR,其后2周每周监测2~3次,以后根据INR的稳定情况每周监测1次或更少。若行长期治疗,每4周测定INR并调整华法林剂量1次。

(五)深静脉血栓形成的治疗

70%~90%急性肺栓塞的栓子来源于深静脉血栓形成的血栓脱落,特别是下肢深静脉尤为常见。深静脉血栓形成的治疗原则是卧床、患肢抬高、溶栓(急性期)、抗凝、抗感染及使用抗血小板聚集药等。为防止血栓脱落肺栓塞再发,可于下腔静脉安装滤器,同时抗凝。

(六)手术治疗

肺动脉血栓摘除术适用于:

（1）大面积肺栓塞，肺动脉主干或主要分支次全阻塞，不合并固定性肺动脉高压（尽可能通过血管造影确诊）。

（2）有溶栓禁忌证者。

（3）经溶栓和其他积极的内科治疗无效者。

七、急救护理

（一）基础护理

为了防止栓子的脱落，患者绝对卧床休息 2 周。如果已经确认肺栓塞的位置应取健侧卧位。避免突然改变体位，禁止搬动患者。肺栓塞栓子 86% 来自下肢深静脉，而下肢深静脉血栓者 51% 发生肺栓塞。因此有下肢静脉血栓者应警惕肺栓塞的发生。抬高患肢，并高于肺平面 20～30 cm。密切观察患肢的皮肤有无青紫、肿胀、发冷、麻木等感觉障碍。一经发现及时通知医生处理，严禁挤压、热敷、针刺、按摩患肢，防止血栓脱落，造成再次肺栓塞。指导患者进食高蛋白、高维生素、粗纤维、易消化饮食，多饮水，保持大便通畅，避免便秘、咳嗽等，以免增加腹腔压力，影响下肢静脉血液回流。

（二）维持有效呼吸

本组病例 89% 患者有低氧血症。给予高流量吸氧，5～10 L/min，均以文丘里面罩或储氧面罩给氧，既能消除高流量给氧对患者鼻腔的冲击所带来的不适，又能提供高浓度的氧，注意及时根据血氧饱和度指数或血气分析结果来调整氧流量。年老体弱或痰液黏稠难以咳出患者，每日给予生理盐水 2 mL 加盐酸氨溴索 15 mg 雾化吸入 2 次。使痰液稀释，易于咳出，必要时吸痰，注意观察痰液的量、色、气味、性质。呼吸平稳后指导患者深呼吸运动，使肺早日膨胀。

（三）加强症状观察

肺栓塞临床表现多样化、无特异性，据报道典型的胸痛、咯血、呼吸困难三联征所占比例不到 1/3，而胸闷、呼吸困难、晕厥、咯血、胸痛等都可为肺栓塞首要症状。因此接诊的护士除了询问现病史外，还应了解患者的基础疾病。目前已知肺栓塞危险因素如静脉血栓、静脉炎、血液黏滞度增加、高凝状态、恶性肿瘤、术后长期静卧、长期使用皮质激素等。患者接受治疗后，我们注意观察患者发绀、胸闷、憋气、胸部疼痛等症状有无改善。有 21 例患者胸痛较剧，导致呼吸困难加重，血氧饱和度为 72%～84%，给予加大吸氧浓度，同时氨茶碱 0.25 g＋生理盐水 50 mL 微泵静脉推注 5 mL/h，盐酸哌替啶 50 mg 肌内注射。经以上处理，胸痛、呼吸困难缓解，病情趋于稳定。

（四）监测生命体征

持续多参数监护仪监护，专人特别护理。每 15～30 分钟记录 1 次，严密观察心率、心律、血氧饱和度、血压、呼吸的变化，发现异常及时报告医生，平稳后测 P、R、BP，1 次/h。

（五）溶栓及抗凝护理

肺栓塞一旦确诊，最有效的方法是用溶栓和抗凝疗法，使栓塞的血管再通，维持有效的怖循环血量，迅速降低有心前阻力。溶栓治疗最常见的并发症是出血，平均为 5%～7%，致死性出血约为 1%。因此要注意观察有无出血倾向，注意皮肤、黏膜、牙龈及穿刺部位有无出血，是否有咯血、呕血、便血等现象。严密观察患者意识、神志的变化，发现有头痛、呕吐症状，要及时报告医生处理。谨防脑出血的发生。溶栓期间要备好除颤器、利多卡因等各种抢救用品，防止溶栓后血管再通，部分未完全溶解的栓子随血流进入冠状动脉，发生再灌注心律失常。用药期间应监测凝血时间及凝血酶原时间。

（六）注重心理护理

胸闷、胸痛、呼吸困难，易给患者带来紧张、恐惧的情绪，甚至造成濒死感。有文献报道，情绪过于激动也可诱发栓子脱落，因此我们要耐心指导患者保持情绪的稳定。尽量帮助患者适应环境，接受患者这个特殊的角色，同时向患者讲解治疗的目的、要求、方法，使其对诊疗情况心中有数，减少不必要的猜疑和忧虑。及时取得家属的理解和配合。指导加强心理支持，采取心理暗示和现身说教，帮助患者树立信心，使其积极配合治疗。

（赵春玲）

第十三节　肺结核

肺结核是由结核分枝杆菌感染引起的肺部慢性传染性疾病。排菌患者为重要传染源,病原菌通过呼吸道传播感染,当机体抵抗力降低时发病。可累及全身多个脏器,以肺部感染最为常见。发病以青壮年居多,男性多于女性。结核病为全球流行的传染病之一,为传染疾病的主要死因,在我国仍属于需要高度重视的公共卫生问题。

一、病因及发病机制

（一）结核菌

肺炎致病菌为结核分枝杆菌,又称抗酸杆菌。可分为人型、牛型、非洲型和鼠型 4 类,引起人类感染的为人型结核分枝杆菌,少数为牛型菌感染。结核菌抵抗力强,在阴湿处能生存 5 个月以上,但在烈日暴晒下 2 小时,5％～12％甲酚（来苏水）接触 2～12 小时,70％乙醇接触 2 分钟,或煮沸1分钟,即被杀死。该病原菌有较强的耐药性,最简单灭菌方法是将痰吐在纸上直接焚烧。

（二）感染途径

肺结核通过呼吸道传播,患者随地吐痰,痰液干燥后随尘埃飞扬;病原菌也可通过飞沫传播,免疫力低下者吸入传染源喷出的带菌飞沫可发病。少数患者可经饮用未消毒的带菌牛奶引起消化道传染。其他感染途径少见。

（三）人体反应性

机体对入侵结核菌的反应有两种。

1.免疫力

机体对结核菌的免疫力分非特异性和特异性免疫力两种。后者通过接种卡介苗或感染结核菌后获得免疫力。机体免疫力强可不发病或病情较轻,免疫力低下者易感染发病,或引发原病灶重新发病。

2.变态反应

结核菌入侵 4～8 周后,机体针对致病菌及其代谢产物所发生的变态反应,属Ⅳ型（迟发型）变态反应。

（四）结核感染及肺结核的发生发展

1.原发性结核

初次感染结核,病菌毒力强、机体抵抗力弱,病原菌在体内存活并大量繁殖引起局部炎性病变,称原发病灶。可经淋巴引起血行播散。

2.继发性结核

原发病灶遗留的结核分枝杆菌重新活动引起结核病,属内源性感染;由结核分枝杆菌再次感染而发病,由于机体具备特异性免疫力,一般不引起局部淋巴结肿大和全身播散,但可导致空洞形成和干酪性坏死。

（五）临床类型

1.Ⅰ型肺结核（原发性肺结核）

Ⅰ型肺结核多发生于儿童或边远山区、农村初次进入城市的成人。初次感染肺结核即发病,以上叶底部、中叶或下叶上部多见,X 线典型征象为哑铃型阴影。通常病灶逐渐自行吸收或钙化。

2.Ⅱ型肺结核（血行播散型肺结核）

Ⅱ型肺结核分急性、慢性或亚急性血行播散型肺结核。成人多见·结核病灶破溃,致病菌短时间内大量进入血液循环可引起肺内广泛播散引起急性病征,X 线显示肺内病灶细如粟米、均匀散布于两肺。若机体免疫力强,少量致病菌经血分批侵入肺部,形成亚急性或慢性血行性播散型肺结核。

3.Ⅲ型肺结核(浸润型肺结核)

Ⅲ型肺结核包括干酪性肺炎和结核球两种特殊类型。以成人多见,抵抗力降低时,原发病灶重新活动,引起渗出和细胞浸润,是最常见的继发性肺结核。病灶多位于上肺野,X线显示渗出和浸润征象,可有不同程度的干酪样病变和空洞形成。

4.Ⅳ型肺结核(慢性纤维空洞型肺结核)

Ⅳ型肺结核为各种原因使肺结核迁延不愈,症状起伏所致,属于肺结核晚期,痰中常有结核菌,为结核病的重要传染源。X线显示单或双侧肺有厚壁空洞,伴明显胸膜肥厚。由于肺组织纤维收缩,肺门向上牵拉,肺纹理呈垂柳状阴影,纵隔向患侧移位,健侧呈代偿性肺气肿。

5.Ⅴ型肺结核(结核性胸膜炎)

Ⅴ型肺结核多见于青少年,结核菌累及胸膜引起渗出性胸膜炎。X线显示病变部位均匀致密阴影,可随体位变换而改变。

二、临床表现

(一)症状与体征

1.全身症状

起病缓慢,病程长。常有午后低热、面颊潮红、乏力、食欲缺乏、体重减轻、盗汗等结核毒性症状。当肺部病灶急剧进展播散时,可出现持续高热。妇女可有月经失调、结节性红斑。

2.呼吸系统症状

干咳或有少量黏液痰。继发感染时,痰呈黏液性或脓性。痰中偶有干酪样物,约1/3患者有痰血或不同程度咯血。少数患者可出现大量咯血。胸痛、干酪样肺炎或大量胸腔积液者,可有发绀和渐进性呼吸困难。病灶范围大而表浅者可有实变体征,叩诊呈浊音。大量胸腔积液局部叩诊浊音或实音。锁骨上下及肩胛间区可闻及湿啰音。慢性纤维空洞型肺结核及胸膜增厚者可有胸廓内陷,肋间变窄,气管偏移等。

(二)并发症

可并发自发性气胸、脓气胸、支气管扩张、慢性肺源性心脏病等。

三、辅助检查

(一)血常规检查

活动性肺结核有轻度白细胞计数升高,红细胞沉降率增快,急性粟粒型肺结核时白细胞计数可减少,有时出现类白血病反应的血象。

(二)结核菌检查

痰中查到结核菌是确诊肺结核的主要依据。涂片抗酸染色镜检快捷方便,痰菌量较少可用集菌法。痰培养、聚合酶链反应(PCR)检查更为敏感。痰菌检查阳性,提示病灶为开放性有传染性。

(三)影像学检查

胸部X线检查可早期发现肺结核。常见肺结核X线检查表现有:有纤维钙化的硬结病灶者呈高密度、边缘清晰的斑点、条索或结节;浸润性病灶则呈现出低密度、边缘模糊的云雾状阴影;X线征象呈现出较高密度、浓淡不一,有环形边界的透光空洞者,提示干酪样病灶。胸部CT检查可发现微小、隐蔽性病变。

(四)结核菌素(简称结素)试验

用于测定人体是否感染过结核菌。常用PPD试验,方法为:取0.1 mL纯结素(5 U)稀释液,常规消毒后于左前臂屈侧中、上1/3交界处行皮内注射,48~72小时后观察皮肤硬结的直径,<5 mm为阴性,5~9 mm为弱阳性,10~19 mm为阳性反应,超过20 mm。以上或局部发生水疱与坏死者为强阳性反应。

我国城镇居民的结核感染率高,5 U阳性表示已有结核感染,若1 U皮试强阳性提示体内有活动性结核病灶。成人结素试验阳性表示曾感染过结核菌或接种过卡介苗,并不一定患病,反之,则提示未感染过结核菌,或感染初期机体变态反应尚未建立。机体免疫功能低下或受抑制,可显示结素试验阴性。

（五）其他检查

纤维支气管镜检查对诊断有重要价值。

（六）诊治结果的描述和记录

描述内容包括肺结核类型、病变范围、痰菌检查、治疗史等。

1.肺结核类型的记录

血行播散型肺结核应注明"急性"或"慢性";继发性肺结核应注明"浸润型"或"纤维空洞"。

2.病变范围的描述

按左、右侧,以第 2 肋和第 4 肋下缘内侧端为分界线又分为上、中、下肺野。

3.痰菌检查结果的描记

分别用"（－）"或"（＋）"描述;痰涂片、痰集菌和痰培养检查分别用"涂""集""培"表示,患者无痰或未查痰,应注明"无痰"或"未查"。

4.治疗史的描记

可分为"初治""复治"。初治指未开始抗结核治疗;正进行标准化疗疗程未满;不规则化疗未满 1 个月者。复治则指初治失败;规则满疗程用药后痰菌复阳性;不规范化疗趃过 1 个月;慢性排菌者。

以上条件符合其中任何 1 条即为初治或复治。

5.并发症或手术情况描述

并发症如"自发性气胸、肺不张"等;并存病如"糖尿病"等以及手术情况。

描述举例:右侧浸润型肺结核涂（＋）,初治,支气管扩张、糖尿病。

四、诊断要点

根据患者症状体征和病史,结合体格检查、痰结核菌检查及胸部 X 线检查结果可做出诊断。确诊后应进一步明确肺结核是否处于活动期,有无排菌等,以确定是否属于传染源。

（1）经确定为活动性病变必须给予治疗。活动性病变胸片可显示有中心溶解和空洞或播散病灶。无活动性肺结核胸片显示钙化、硬结或纤维化,痰检查不排菌,无肺结核症状。

（2）肺结核的转归的综合判断:①进展期:新发现的活动性病变;病变较前增多、恶化;新出现空洞或空洞增大;痰菌转阳性。凡有其中任何 1 条,即属进展期。②好转期:病变较前吸收好转;空洞缩小或闭合;痰菌减少或转阴。凡具备其中 1 条,即为好转期。③稳定期:病变无活动性,空洞关闭,痰菌连续 6 个月均为阴性者(每月至少查 1 次),若有空洞存在者,则痰菌连续阴性 1 年以上。

五、治疗要点

治疗原则为监督患者全程化疗,加强支持疗法,彻底根治病灶,达痊愈目的。

（一）抗结核化学药物治疗（简称化疗）

化疗对疾病控制起关键作用,凡为活动性肺结核患者均需化疗。

(1)化疗原则:治疗强调早期、规律、全程、联合和适量用药,即肺结核一经确诊立即给予化疗,根据病情及药物特点,联合使用两种以上的药物,以增强疗效,减少耐药性的产生。严格遵医嘱按时按量用药,指导患者执行治疗方案,途中无遗漏或间断,坚持完成规定疗程,以达彻底杀菌和减少疾病复发的目的。

(2)常规用药见表 3-6。

表 3-6　常用抗结核药物剂量、不良反应和注意事项

药名	每日剂量(g)	间歇疗法(g/天)	主要不良反应	注意事项
异烟肼 (H,INH)	0.3 空腹顿服	0.6~0.8 2~3次/周	周围神经炎、偶有肝功能损害、精神异常、皮疹、发热	避免与抗酸药同服,注意消化道反应,肢体远端感觉及精神状态,定期查肝功能
利福平 (R,REP)	0.45~0.6 空腹顿服	0.6~0.9 2~3次/周	肝、肾功能损害、胃肠不适、腹泻	体液及分泌物呈橘黄色,监测肝脏毒性及变态反应,会加速口服避孕药、茶碱等药物的排泄,降低药效
链霉素 (S,SM)	0.75~1.0 一次肌注	0.75~1.0 2次/周	听神经损害、眩晕、听力减退、口唇麻木、发热、肝功能损害、痛风	进行听力检查,了解有无平衡失调及听力改变,了解尿常规及肾功能变化
吡嗪酰胺 (Z,PZA)	1.5~2.0 顿服	2~3 2~3次/周	可引起发热、黄疸、肝功能损害、痛风	警惕肝脏毒性,注意关节疼痛、皮疹反应,定期监测 ALT 及血清尿酸,避免日光过度照射
乙胺丁醇 (E,EMB)	0.75~1.0 顿服	1.5~2.0 3次/周	视神经炎	检查视觉灵敏度和颜色的鉴别力
对氨基水杨酸钠 (P,PAS)	8~12 分 3 次饭后服	10~12 3次/周	胃肠道反应,变态反应,肝功能损害	定期查肝功能,监测不良反应的症状和体征

(3)化疗方法:两阶段化疗法。开始 1~3 个月为强化阶段,联合应用 2 种或 2 种以上的抗生素,迅速控制病情,至痰菌检查阴性或病灶吸收好转后,维持治疗或称巩固期治疗,疗程为 9~15 个月。

间歇疗法:有规律用药,每周 2~3 次,由于用药后结核菌生长受抑制,当致病菌重新生长繁殖时再度高剂量用药,使病菌最终被消灭。此法与每天给药效果相同,其优点在于可减少用药的次数,节约经费,减少药物毒性作用。一般主张在巩固期采用。

顿服:即一次性将全天药物剂量全部服用,使血药浓度维持相对高峰,效果优于分次口服。

(4)化疗方案:应根据病情轻重、痰菌检查和细菌耐药情况,结合药源供应和个人经济条件等,选择化疗方案。分长程和短程化疗。

长程化疗为联合应用异烟肼、链霉素及对氨基水杨酸钠,疗程为 12~18 个月。常用方案为 2HSP/10HP、2HSE/16H₃E₃,即前 2 个月为强化阶段,后 10 个月为巩固阶段,H_3E_3 表示间歇用药,每周 3 次。其中英文字母为各种药物外文缩写,数字为用药疗程"月",下标数字代表每周用药的次数。

短程化疗总疗程为 6~9 个月,联合应用 2 个或 2 个以上的杀菌剂。常用方案有 2SHR/4HR、2HRZ/4HR、2HRZ/4H₃R₃ 等,短程化疗与标准化疗相比,患者容易接受和执行,因而已在全球推广。

(二)对症治疗

(1)毒性症状:轻度结核毒性症状会在有效治疗 1~3 周消退,重症者可酌情加用肾上腺糖皮质激素对症治疗。

(2)胸腔积液:胸腔积液过多引起呼吸困难者,可行胸腔穿刺抽液,每次抽液量不超过 1 L,抽液速度不宜过快,操作中患者出现头晕、心悸、四肢发凉等胸膜反应时,应立即停止操作,让患者平卧,密切观察血压变化,必要时皮下注射肾上腺素,防止休克。

(三)手术治疗

肺结核以内科治疗为主,手术适用于合理化疗无效,多重耐药的厚壁空洞、大块干酪灶、支气管胸膜瘘和大咯血非手术治疗无效者。

六、护理评估

(一)健康史

患者既往健康状况,有无结核病史,了解患病及治疗经过,有无接受正规治疗,有无传染源接触史,有无接受卡介苗注射,有无长期使用激素或免疫抑制药,居住环境如何,日常活动与休息、饮食情况等。

（二）身体状况

测量生命体征，了解全身有无盗汗、乏力、午后低热及消瘦等中毒症状，有无咳嗽、咳痰、呼吸困难及咯血，咯血量的大小等。

（三）心理及社会因素

了解患者及家属对疾病的认知及态度，有无心理障碍，经济状况如何，家庭支持程度如何，需要何种干预。

（四）实验室及其他检查

痰培养结果，X线胸片及血常规检查是否异常。

七、护理诊断及合作性问题

（1）知识缺乏：与缺乏疾病预防及化疗方面的知识。

（2）营养失调：低于机体需要量与长期低热消耗增多及摄入不足有关。

（3）活动无耐力：与长期低热、咳嗽、体重逐渐下降有关。

（4）社交孤立：与呼吸道隔离沟通受限及健康状况改变有关。

八、护理目标

（1）加强相关知识宣教，提高患者及家属对疾病的认知、治疗依从性增加。

（2）患者体重增加，恢复基础水平，清蛋白、血红蛋白值在正常范围内。

（3）进行适当的户外活动，无气促疲乏感。

（4）能描述新的应对行为所带来的积极效果，能尽快恢复健康与人沟通和交流。

九、护理措施

（一）一般护理

室内保持良好的空气流通。肺结核活动期，有咯血、高热等重症者，应卧床休息，症状轻者适当增加户外活动，保证充足的睡眠，做到劳逸结合。盗汗者及时擦汗和更衣，避免受凉。

（二）饮食护理

供给高热量、高蛋白、高维生素、富含钙质饮食，促进机体康复。成人每天蛋白质为 $1.5\sim2.0\ g/kg$，以优质蛋白为主。适量补充矿物质和水分，如铁、钾、钠和水分。注意饮食调配，患者不需忌口，食物应多样化，荤素搭配，色、香、味俱全，刺激患者食欲。患者在化疗期间尤其注意营养的补充。每周测量体重1次。

（三）用药护理

本病疗程长，短期化疗不少于6~10个月。应提供药物治疗知识，强调早期、联合、适量、规律、全程化学治疗的重要性，告知耐药产生与加重经济负担等不合理用药的后果，使患者理解规范治疗的重要意义，提高用药的依从性。督促患者按时按量用药，告知并密切观察药物疗效及药物不良反应，如有胃肠不适、眩晕、耳鸣、巩膜黄染等症状时，应及时与医师沟通，不可擅自停药。

（四）咯血的护理

患者大咯血出现窒息征象时，立即协助其取头低足高位，头偏一侧，快速清除气道和口咽部血块，及时解除呼吸道阻塞。必要时气管插管、气管切开或气管镜直视下吸出血凝块。

（五）消毒隔离

痰涂片阳性的肺结核患者住院治疗期间须进行呼吸道隔离，要求病室光线充足，通风良好，定时进行空气消毒。患者衣被要经常清洗，被褥、书籍在烈日下暴晒6小时以上。餐具要专用，经煮沸或消毒液浸泡消毒，剩下饭菜应煮沸后弃掉。注意个人卫生，打喷嚏时应用纸巾遮掩口鼻，纸巾焚烧处理；不要随地吐痰，痰液吐在有盖容器中，患者的排泄物、分泌物应消毒后排放。减少探视，避免患者与健康人频繁接触，探视者应戴口罩。患者外出应戴口罩，口罩要每天煮沸清洗。医护人员与患者接触可戴呼吸面罩、接触患者应穿隔离衣、戴手套。处置前、后应洗手。传染性消失应及时解除隔离措施。

（六）心理护理

结核病是慢性传染病，病程长，恢复慢，在工作、生活等方面对患者乃至整个家庭产生不良影响，患者情绪变化呈多样性，护士及家属应主动了解患者的心理状态，应给予良好的心理支持，督促患者按要求用药，告知不规则用药的后果，使患者树立战胜疾病的信心，安心休息，积极配合治疗。一般情况下，痰涂片阴性和经有效抗结核治疗4周以上，无传染性或仅有极低传染性者，鼓励患者回归家庭和社会，以消除隔离感。

十、护理评价

（1）患者治疗的依从性是否提高，能否自觉按时按量服药。

（2）营养状况如何，饮食摄入量是否充足，体重有无改变。

（3）日常活动耐受水平是否有改变。

（4）是否有孤独感，与周围环境的关系如何。

十一、健康教育

（1）加强疾病传播知识的宣教，普及新生儿接种卡介苗制度，疾病的高危人群应定期到医院体检或进行相应预防性处理。

（2）培养良好的卫生习惯，不随地吐痰和凌空打喷嚏，同桌共餐应使用公筷。

（3）注意营养，忌烟酒，避免疲劳，增强体质，预防呼吸道感染。

（4）处于传染活动期的患者，应进行隔离治疗。

（5）全程督导结核患者坚持化学治疗，避免复发，定期复查肝功能和胸片。

（赵春玲）

第四章 心内科疾病的护理

第一节 心绞痛

心绞痛是冠状动脉供血不足,心肌急剧的、暂时的缺血与缺氧所引起的临床综合征。其特点为阵发性的前胸压榨性疼痛感觉,主要位于胸骨后部,可放射至心前区和左上肢,常发生于劳动或情绪激动时,持续数分钟,休息或用硝酸酯制剂后消失。

一、病因和发病机制

本病多见于男性,多数患者在 40 岁以上,劳累、情绪激动、饱食、受寒、阴雨天气、急性循环衰竭等为常见诱因。除冠状动脉粥样硬化外,本病还可由主动脉瓣狭窄或关闭不全、梅毒性主动脉炎、原发性肥厚型心肌病、先天性冠状动脉畸形、风湿性冠状动脉炎等引起。

对心脏予以机械性刺激并不引起疼痛,但心肌缺血与缺氧则引起疼痛。当冠状动脉的供血与心肌的需血之间发生矛盾,冠状动脉血流量不能满足心肌代谢的需要,引起心肌急剧的、暂时的缺血与缺氧时,即产生心绞痛。

心肌耗氧的多少由心肌张力、心肌收缩强度和心率所决定。心肌张力=左室收缩压(动脉收缩压)×心室半径。心肌收缩强度和心室半径经常不变,因此常用"心率×收缩玉"(即二重乘积)作为估计心肌氧耗的指标。心肌能量的产生要求大量的氧供,心肌细胞摄取血液氧含量的 $65\%\sim75\%$,而身体其他组织则仅摄取 $10\%\sim25\%$,因此心肌平时对血液中氧的吸收已接近于最大量,氧需要增加时已难以从血液中更多地摄取氧,只能依靠增加冠状动脉的血流量来提供。在正常情况下,冠状循环有很大的储备力,其血流量可增加到休息时的 $6\sim7$ 倍。缺氧时,冠状动脉也扩张,能使其流量增加 $4\sim5$ 倍。动脉粥样硬化而致冠状动脉狭窄或部分分支闭塞时,其扩张性减弱,血流量减少,且对心肌的供血量相对地比较稳定。心肌的血液供给如减低到尚能应付心脏平时的需要,则休息时可无症状。一旦心脏负荷突然增加,如劳累、激动、左心衰竭等,使心肌张力增加(心腔容积增加、心室舒张末期压力增高)、心肌收缩力增加(收缩压增高、心室压力曲线量大压力随时间变化率增加)和心率增快等而致心肌氧耗量增加时,心肌对血液的需求增加;或当冠状动脉发生痉挛(如吸烟过度或神经体液调节障碍)时,冠状动脉血流量进一步减少;或在突然发生循环血流量减少的情况下(如休克、极度心动过速等),心肌血液供求之间的矛盾加深,心肌血液供给不足,遂引起心绞痛。严重贫血的患者,在心肌供血量虽未减少的情况下,可由于红细胞减少,血液携氧量不足而引起心绞痛。

在多数情况下,劳累诱发的心绞痛常在同一"心率×收缩压"值的水平上发生。

产生疼痛的直接因素,可能是在缺血缺氧的情况下,心肌内积聚过多的代谢产物,如乳酸、丙酮酸、磷酸等酸性物质;或类似激肽的多肽类物质,刺激心脏内自主神经的传入纤维末梢,经第1~5胸交感神经节和相应的脊髓段,传至大脑,产生疼痛的感觉。这种痛觉反应在与自主神经进入水平相同脊髓的脊神经所分布的皮肤区域,即胸骨后及两臂的前内侧与小指,尤其是在左侧,而多不在心脏解剖位置处。有人认为,在缺血区内富有神经供应的冠状血管的异常牵拉和收缩,可以直接产生疼痛冲动。

病理解剖检查显示心绞痛的患者,至少有一支冠状动脉的主支管腔显著狭窄达横切面的 75% 以上。有侧支循环形成者,则冠状动脉的主支有更严重的阻塞才会发生心绞痛。另一方面,冠状动脉造影发现 $5\%\sim10\%$ 的心绞痛患者,其冠状动脉的主要分支无明显病变,提示这些患者的心肌血供和氧供不足,可能是冠状动脉痉挛、冠状循环的小动脉病变、血红蛋白和氧的离解异常、交感神经过度活动、儿茶酚胺分泌过多或心肌代谢异常等所致。

患者在心绞痛发作之前,常有血压增高、心率增快、肺动脉压增高和肺毛细血管压增高的变化,反映心脏和肺的顺应性减低,发作时可有左心室收缩力和收缩速度降低、喷血速度减慢、左心室收缩压下降、心搏量和心排血量降低、左心室舒张末期压和血容量增加等左心衰竭的病理生理变化。左心室壁可呈收缩不协调或部分心室壁有收缩减弱的现象。

二、临床表现

(一)症状

1.典型发作

突然发生的胸骨后上、中段可波及心前区压榨性、闷胀性或窒息性疼痛,可放射至左肩、左上肢前内侧及无名指和小指。重者有濒死的恐惧感和冷汗,往往迫使患者停止活动。疼痛历时1~5分钟,很少超过15分钟,休息或含化硝酸甘油多在1~2分钟内(很少超过5分钟)缓解。

2.不典型发作

(1)疼痛部位可出现在上腹部、颈部、下颌、左肩胛部或右前胸、左大腿内侧等。

(2)疼痛轻微或无疼痛,而出现胸部闷感、胸骨后烧灼感等,称心绞痛的相当症状。上述症状亦应为发作型,休息或含化硝酸甘油可缓解。

心前区刺痛,手指能明确指出疼痛部位,以及持续性疼痛或胸闷,多不是心绞痛。

(二)体征

平时一般无异常体征。心绞痛发作时可出现心率增快、血压增高、表情焦虑、出汗,有时出现第四或第三心音奔马律,可有暂时性心尖区收缩期杂音(乳头肌功能不全)。

(三)心绞痛严重程度的分级

根据加拿大心血管学会分类分为四级。①Ⅰ级:一般体力活动(如步行和登楼)不受限,仅在强、快或长时间劳力时发生心绞痛。②Ⅱ级:一般体力活动轻度受限。快步、饭后、寒冷或刮风中、精神应激或醒后数小时内步行或登楼;步行两个街区以上、登楼一层以上和爬山,均引起心绞痛。③Ⅲ级:一般体力活动明显受限,步行1~2个街区,登楼一层引起心绞痛。④Ⅳ级:一切体力活动都引起不适,静息时可发生心绞痛。

三、分型

(一)劳累性心绞痛

由活动和其他可引起心肌耗氧增加的情况下而诱发。又可分为:

1.稳定型劳累性心绞痛特点

(1)病程>1个月。

(2)胸痛发作与心肌耗氧量增加多有固定关系,即心绞痛阈值相对不变。

(3)诱发心绞痛的劳力强度相对固定,并可重复。

(4)胸痛发作在劳力当时,被迫停止活动,症状可缓解。

(5)心电图运动试验多呈阳性。

此型冠脉固定狭窄度超过管径70%,多支病变居多,冠脉动力性阻塞多不明显,粥样斑块无急剧增大或破裂出血,故临床病情较稳定。

2.初发型劳力性心绞痛特点

(1)病程<1个月。

(2)年龄较轻。

(3)男性居多。

(4)临床症状差异大。①轻型:中等度劳力时偶发。②重型:轻微用力或休息时频发;梗塞前心绞痛为回顾性诊断。

此型单支冠脉病变多，侧支循环少，因冠脉痉挛或粥样硬化进展迅速，斑块破裂出血，血小板聚集，甚至有血栓形成，导致病情不稳定。

3.恶化型劳累性心绞痛特点

(1)心绞痛发作次数、持续时间、疼痛程度在短期内突然加重。

(2)活动耐量较以前明显降低。

(3)日常生活中轻微活动均可诱发，甚至安静睡眠时也可发作。

(4)休息或用硝酸甘油对缓解疼痛作用差。

(5)发作时心电图有明显的缺血性 ST-T 改变。

(6)血清心肌酶正常。

此型多属多支冠脉严重粥样硬化，并存在左主干病变，病情突然恶化可能因斑块脂质浸润急剧增大或破裂或出血，血小板凝聚血栓形成，使狭窄管腔更堵塞，至活动耐量减低。

(二)自发性心绞痛

心绞痛发作与心肌耗氧量增加无明显关系，而与冠状血流储备量减少有关，可单独发生或与劳累性心绞痛并存。与劳累性心绞痛相比，疼痛持续时间一般较长，程度较重，且不易为硝酸甘油所缓解。包括：

1.卧位型心绞痛特点

(1)有较长的劳累性心绞痛史。

(2)平卧时发作，多在午夜前，即入睡 1～2 小时内发作。

(3)发作时需坐起甚至需站立。

(4)疼痛较剧烈，持续时间较长。

(5)发作时 ST 段下降显著。

(6)预后差，可发展为急性心肌梗死或发生严重心律失常而死亡。

此型发生机制尚有争论，可能与夜梦、夜间血压降低或发生未被察觉的左心室衰竭，以致狭窄的冠状动脉远端心肌灌注不足；或平卧时静脉回流增加，心脏工作量增加，需氧增加等有关。

2.变异型心绞痛特点

(1)发病年龄较轻。

(2)发作与劳累或情绪多无关。

(3)易于午夜到凌晨时发作。

(4)几乎在同一时刻呈周期性发作。

(5)疼痛较重，历时较长。

(6)发作时心电图示有关导联的 ST 段抬高，与之相对应的导联则 ST 段可压低。

(7)含化硝酸甘油可使疼痛迅速缓解，抬高的 ST 段随之恢复。

(8)血清心肌酶正常。

本型心绞痛是由于在冠状动脉狭窄的基础上，该支血管发生痉挛，引起一片心肌缺血所致。冠状动脉造影正常的患者，也可由于该动脉痉挛而引起。冠状动脉痉挛可能与 c 肾上腺素能受体受到刺激有关，患者迟早会发生心心肌梗死。

3.中间综合征

亦称急性冠状动脉功能不全特点

(1)心绞痛发作持续时间长，可达 30 分钟至 1 小时以上。

(2)常在休息或睡眠中发作。

(3)心电图、放射性核素和血清学检查无心肌坏死的表现。本型心绞痛其性质介于心绞痛与心肌梗死之间，常是心肌梗死的前奏。

4.梗死后心绞痛

梗死后心绞痛是急性心肌梗死发生后1月内(不久或数周)又出现的心绞痛。由于供血的冠状动脉阻塞发生心肌梗死,但心肌尚未完全坏死,一部分未坏死的心肌处于严重缺血状态下又发生疼痛,随时有再发生梗死的可能。

(三)混合性心绞痛

混合性心绞痛的特点为:

(1)劳累性与自发性心绞痛并存,如兼有大支冠状动脉痉挛,除劳累性心绞痛外可并存变异型心绞痛,如兼有中等大冠脉收缩则劳累性心绞痛可在通常能耐受的劳动强度以下发生。

(2)心绞痛阈值可变性大,临床表现为在当天不同时间、当年不同季节的心绞痛阈值有明显变化,如伴有 ST 段压低的心绞痛患者运动能力的昼夜变化,或一天中首次劳累性发作的心绞痛。劳累性心绞痛患者遇冷诱发及餐后发作的心绞痛多属此型。

此类心绞痛为一支或多支冠脉有临界固定狭窄病变限制了最大冠脉储备力,同时有冠脉痉挛收缩的动力性阻塞使血流减少,故心肌耗氧量增加与心肌供氧量减少两个因素均可诱发心绞痛。

近年"不稳定型心绞痛"一词在临床上被广泛应用,指介于稳定型劳累性心绞痛与急性心肌梗死和猝死之间的中间状态。它包括了除稳定型劳累性心绞痛外的上述所有类型的心绞痛,还包括冠状动脉成形术后心绞痛、冠状动脉旁路术后心绞痛等新近提出的心绞痛类型。其病理基础是在原有病变基础上发生冠状动脉内膜下出血、粥样硬化斑块破裂、血小板或纤维蛋白凝集、形成血栓、冠状动脉痉挛等。

四、辅助检查

(一)心电图

1.静息时心电图

约半数患者在正常范围,也可有非特异性 ST-T 异常或陈旧性心肌梗死图形,有时有房室或束支传导阻滞、过早搏动等。

2.心绞痛发作时心电图

绝大多数患者可出现暂时性心肌缺血引起的 ST 段移位;ST 段水平或下斜压低$\geqslant$1 mm,ST 段抬高$\geqslant$2 mm(变异型心绞痛);T 波低平或倒置,平时 T 波倒置者发作时变直立(伪改善)。可出现各种心律失常。

3.心电图负荷试验

用于心电图正常或可疑时。有双倍二级梯运动试验(master 试验)、活动平板运动试验、蹬车试验潘生丁试验、心房调搏和异丙肾上腺素静脉滴注试验等。

4.动态心电图

24 小时持续记录以证实胸痛时有无心电图缺血改变及无痛性禁忌缺血发作。

(二)放射性核素检查

1. ^{201}铊(^{201}Tl)心肌显像或兼作负荷(运动)试验

休息时铊显像所示灌注缺损主要见于心肌梗死后瘢痕部位。而缺血心肌常在心脏负荷后显示灌注缺损,并在休息后复查出现缺损区再灌注现象。近年用^{99m}Tc-MIBI 作心肌灌注显像(静息或负荷)取得良好效果。

2.放射性核素心腔造影

静脉内注射焦磷酸亚锡被细胞吸附后,再注射^{99m}Tc,即可使红细胞被标记上放射性核素,得到心腔内血池显影。可测定左心室射血分数及显示室壁局部运动障碍。

(三)超声心动图

二维超声心动图可检出部分冠状动脉左主干病变,结合运动试验可观察到心室壁节段性运动异常,有助于心肌缺血的诊断,静息状态下心脏图像阴性,尚可通过负荷试验确定,近年三维、经食管、血管内和心内超声检查增加了其诊断的阳性率和准确性。

（四）心脏 X 线检查

无异常发现或见心影增大、肺充血等。

（五）冠状动脉造影

可直接观察冠状动脉解剖及病变程度与范围是确诊冠心病的最可靠方法。但它是一种有一定危险的有创检查，不宜作为常规诊断手段。其主要指征为：

（1）胸痛疑似心绞痛不能确诊者。

（2）内科治疗无效的心绞痛，需明确冠状病变情况而考虑手术者。

（六）激发试验

为诊断冠脉痉挛，常用冷加压、过度换气及麦角新碱作激发试验，前丙种试验较安全，但敏感性差，麦角新碱可引起冠脉剧烈收缩，仅适用于造影时冠脉正常或固定狭窄病变<50%的可疑冠脉痉挛患者。

五、诊断要点

根据典型的发作特点和体征，含用硝酸甘油后缓解，结合年龄和存在冠心病易患因素，除外其他原因所致的心绞痛，一般即可建立诊断。下列几方面有助于临床上判别心绞痛。

（一）性质

心绞痛应是压榨紧缩、压迫窒息、沉重闷胀性疼痛，而非刀割样尖锐痛或抓痛、短促的针刺样或触电样痛或昼夜不停的胸闷感觉。其实也并非"绞痛"。在少数患者可为烧灼感、紧张感或呼吸短促伴有咽喉或气管上方紧窄感。疼痛或不适感开始时较轻，逐渐增剧，然后逐渐消失，很少为体位改变或呼吸所影响。

（二）部位

疼痛或不适处常位于胸骨或其邻近，也可发生在上腹部至咽部之间的任何水平处，但极少在咽部以上。有时可位于左肩或左臂，偶尔也可位于右臂、下颌、下颈椎、上胸椎、左肩胛骨间或肩胛骨上区，然而位于左腋下或左胸下者很少。对于疼痛或不适感分布的范围，患者常需用整个手掌或拳头来指示，仅用一手指的指端来指示者极少。

（三）时限

为 1～15 分钟，多数 3～5 分钟，偶有达 30 分钟的（中间综合征除外）。疼痛持续仅数秒钟或不适感（多为闷感）持续整天或数天者均不似心绞痛。

（四）诱发因素

以体力劳累为主，其次为情绪激动，再次为寒冷环境、进冷饮及身体其他部位的疼痛。在体力活动后而不是在体力活动的当时发生的不适，不似心绞痛。体力活动再加情绪激动，则更易诱发，自发性心绞痛可在无任何明显诱因下发生。

（五）硝酸甘油的效应

舌下含用硝酸甘油片如有效，心绞痛应于 1～2 分钟内缓解（也有需 5 分钟的，要考虑到患者可能对时间的估计不够准确），对卧位型的心绞痛，硝酸甘油可能无效。在评定硝酸甘油的效应时，还要注意患者所用的药物是否已经失效或接近失效。

（六）心电图

发作时心电图检查可见以 R 波为主的导联中，ST 段压低，T 波平坦或倒置（变异型心绞痛者则有关导联 ST 段抬高），发作过后数分钟内逐渐恢复。心电图无改变的患者可考虑做负荷试验。发作不典型者，诊断要依靠观察硝酸甘油的疗效和发作时心电图的改变；如仍不能确诊，可多次复查心电图、心电图负荷试验或 24 小时动态心电图连续监测，如心电图出现阳性变化或负荷试验诱致心绞痛发作时亦可确诊。

六、鉴别诊断

(一)X 综合征

目前临床上被称为 X 综合征的有两种情况:一是 1973 年 Kemp 所提出的原因未明的心绞痛;二是 1988 年 Keaven 所提出的与胰岛素抵抗有关的代谢失常。心绞痛需与 Kemp 的 X 综合征相鉴别。X 综合征(Kemp)目前被认为是小的冠状动脉舒缩功能障碍所致,以反复发作劳累性心绞痛为主要表现,疼痛亦可在休息时发生,发作时或负荷后心电图可示心肌缺血表现、核素心肌灌注可示灌注缺损、超声心动图可示节段性室壁运动异常。但本病多见于女性,冠心病的易患因素不明显,疼痛症状不甚典型,冠状动脉造影阴性,左心室无肥厚表现,麦角新碱试验阴性,治疗反应不稳定而预后良好则与冠心病心绞痛不同。

(二)心脏神经官能症

多发于青年或更年期的女性患者,心前区刺痛或经常性胸闷,与体力活动无关,常伴心悸及叹息样呼吸,手足麻木等。过度换气或自主神经功能紊乱时可有 T 波低平或倒置,但心电图心得安试验或氯化钾试验时 T 波多能恢复正常。

(三)急性心肌梗死

本病疼痛部位与心绞痛相仿,但程度更剧烈,持续时间多在半小时以上,硝酸甘油不能缓解。常伴有休克、心律失常及心衰;心电图面向梗死部位的导联 ST 段抬高,常有异常 Q 波;血清心肌酶增高。

(四)其他心血管病

如主动脉夹层形成、主动脉窦瘤破裂、主动脉瓣病变、肥厚型心肌病、急性心包炎等。

(五)颈胸疾患

如颈椎病、胸椎病、肋软骨炎、肩关节周围炎、胸肌劳损、肋间神经痛、带状疱疹等。

(六)消化系统疾病

如食管裂孔疝、贲门痉挛、胃及十二指肠溃疡、急性胰腺炎、急性胆囊炎及胆石症等。

七、治疗

预防主要是防止动脉粥样硬化的发生和发展。治疗原则是改善冠状动脉的供血和减轻心肌的耗氧,同时治疗动脉粥样硬化。

(一)发作时的治疗

1.休息

发作时立刻休息,一般患者在停止活动后症状即可消除。

2.药物治疗

较重的发作,可使用作用快的硝酸酯制剂。这类药物除扩张冠状动脉、降低其阻力、增加其血流量外,还通过对周围血管的扩张作用,减少静脉回心血量,降低心室容量、心腔内压、心排血量和血压,减低心脏前后负荷和心肌的需氧,从而缓解心绞痛。

(1)硝酸甘油:可用 0.3～0.6 mg 片剂,置于舌下含化,使其迅速为唾液所溶解而吸收,1～2 分钟即开始起作用,约半小时后作用消失,对约 92% 的患者有效,其中 76% 在 3 分钟内见效。延迟见效或完全无效时提示患者并非患冠心病或患严重的冠心病,也可能所含的药物已失效或未溶解,如属后者可嘱患者轻轻嚼碎之继续含化。长期反复应用可由于产生耐药性而效力减低,停用 10 天以上,可恢复有效性。近年还有喷雾剂和胶囊制剂,能达到更迅速起效的目的。不良反应有头昏、头胀痛、头部跳动感、面红、心悸等,偶尔有血压下降,因此第一次用药时,患者宜取平卧位,必要时吸氧。

(2)硝酸异山梨酯(消心痛):可用 5～10 mg,舌下含化,2～5 分钟见效,作用维持 2～3 小时。或用喷雾剂喷到口腔两侧黏膜上,每次 1.25 mg,1 分钟见效。

(3)亚硝酸异戊酯:为极易气化的液体,盛于小安瓿内,每安瓿 0.2 mL,用时以小手帕包裹敲碎,立即盖于鼻部吸入。作用快而短,在 10～15 秒内开始,几分钟即消失。本药作用与硝酸甘油相同,其降低血压的作用更明显,有引起晕厥的可能,目前多数学者不推荐使用。同类制剂还有亚硝酸辛酯。

在应用上述药物的同时,可考虑用镇静药。

(二)缓解期的治疗

宜尽量避免各种确知足以诱致发作的因素。调节饮食,特别是一次过食不应过饱,禁绝烟酒。调整日常生活与工作量;减轻精神负担;保持适当的体力活动,但以不致发生疼痛症状为度;有血脂质异常者积极调整血脂;一般不需卧床休息。在初次发作(初发型)或发作增多、加重(恶化型)或卧位型、变异型、中间综合征、梗死后心绞痛等,疑为心肌梗死前奏的患者,应予休息一段时间。

使用作用持久的抗心绞痛药物,应防止心绞痛发作,可单独选用、交替应用或联合应用下列作用持久的药物。

1. 硝酸酯制剂

(1)硝酸异山梨酯:① 硝酸异山梨酯:口服后半小时起作用,持续 3～5 小时,常用量为 10～20 mg/4～6 小时,初服时常有头痛反应,可将单剂改为 5 mg,以后逐渐加量。②单硝酸异山梨酯(异乐定):口服后吸收完全,解离缓慢,药效达 8 小时,常用量为 20～40 mg/8～12 小时。近年倾向于应用缓释制剂减少服药次数,硝酸异山梨酯的缓释制剂 1 次口服作用持续 8 小时,可用20～60 mg/8 小时;单硝酸异山梨酯的缓释制剂用量为 50 mg,每天 1～2 次。

(2)长效硝酸甘油制剂:①硝酸甘油缓释制剂:口服后使硝酸甘油部分药物得以逃逸肝脏代谢,进入体循环而发挥其药理作用。一般服后半小时起作用,时间可长达8～12 小时,常用剂量为2.5 mg,每天 2 次。②硝酸甘油软膏和贴片制剂:前者为 2%软膏,均匀涂于皮肤上,每次直径2～5厘米,涂药 60～90 分钟起作用,维持 4～6 小时;后者每贴含药 20 mg,贴于皮肤上后 1 小时起作用,维持 12～24 小时。胸前或上臂皮肤为最合适于涂或贴药的部位。

患青光眼、颅内压增高、低血压或休克者不宜选用本类药物。

2. β肾上腺素能受体阻滞剂(β受体阻滞剂)

β受体有 β₁ 和 β₂ 两个亚型。心肌组织中 β₁ 受体占主导地位而支气管和血管平滑肌中以 β₂ 受体为主。所有 β 受体阻滞剂对两型 β 受体都能抑制,但对心脏有些制剂有选择性作用。它们具有阻断拟交感胺类对心率和心收缩力受体的刺激作用,减慢心率,降低血压,减低心肌收缩力和氧耗量,从而缓解心绞痛的发作。此外,还减低运动时血流动力的反应,使在同一运动量水平上心肌耗氧量减少;使不缺血的心肌区小动脉(阻力血管)缩小,从而使更多的血液通过极度扩张的侧支循环(输送血管)流入缺血区。国外学者建议用量要大。不良反应有心室射血时间延长和心脏容积增加,这虽可能使心肌缺血加重或引起心力衰竭,但其使心肌耗氧量减少的作用远超过其不良反应。常用制剂有:

(1)普萘洛尔(心得安):每天 3～4 次,开始时每次 10 mg,逐步增加剂量,达每天80～200 mg;其缓释制剂用 160 mg,1 次/天。

(2)氧烯洛尔(心得平):每天 3～4 次,每次 20～40 mg。

(3)阿普洛尔(心得舒):每天 2～3 次,每次 25～50 mg。

(4)吲哚洛尔(心得静):每天 3～4 次,每次 5 mg,逐步增至 60 mg/天。

(5)索他洛尔(心得怡):每天 2～3 次,每次 20 mg,逐步增至 200 mg/天。

(6)美托洛尔(美多心安):每天 2 次,每次 25～100 mg;其缓释制剂用 200 mg,1 次/天。

(7)阿替洛尔(氨酰心安):每天 2 次,每次 12.5～75 mg。

(8)醋丁洛尔(醋丁酰心安):每天 200～400 mg,分 2～3 次服。

(9)纳多洛尔(康加多尔):每天 1 次,每次 40～80 mg。

(10)噻吗洛尔(噻吗心安):每天 2 次,每次 5～15 mg。

本类药物有引起心动过缓、降低血压、抑制心肌收缩力、引起支气管痉挛等作用,长期应用有些可以引起血脂增高,故选用药物时和用药过程中要加以注意和观察。新的一代制剂中赛利洛尔具有心脏选择性β₁ 受体阻滞作用,同时部分的激动 β₂ 受体。其减缓心率的作用较轻,甚至可使夜间心率增快;有轻度兴奋心脏的作用;有轻度扩张支气管平滑肌的作用;使血胆固醇、低密度脂蛋白和甘油三酯降低而高密度脂蛋白胆固醇增高;使纤维蛋白降低而纤维蛋白原增高;长期应用对血糖无影响,因而更适用于老年冠心患者。剂量为200～400 mg,每天1次。我国患者对降受体阻滞剂的耐受性较差宜用低剂量。

β受体阻滞剂可与硝酸酯合用,但要注意:①β受体阻滞剂可与硝酸酯有协同作用,因而剂量应偏小,开始剂量尤其要注意减小,以免引起体位性低血压等不良反应。②停用β受体阻滞剂时应逐步减量,如突然停用有诱发心肌梗死的可能。③心功能不全,支气管哮喘以及心动过缓者不宜用。由于其有减慢心律的不良反应,因而限制了剂量的加大。

3.钙通道阻滞剂亦称钙拮抗剂

此类药物抑制钙离子进入细胞内,也抑制心肌细胞兴奋,收缩耦联中钙离子的利用。因而抑制心肌收缩,减少心肌耗氧,扩张冠状动脉,解除冠状动脉痉挛,改善心内膜下心肌的血供;扩张周围血管,降低动脉压,减轻心脏负荷;还降低血液黏度,抗血小板聚集,改善心肌的微循环。常用制剂有:

(1)苯烷胺衍生物:最常用的是维拉帕米(异搏定)80～120 mg,每天3次;其缓释制剂240～480 mg,每天1次。不良反应有头晕、恶心、呕吐、便秘、心动过缓、PR间期延长、血压下降等。

(2)二氢吡啶衍生物:①硝苯地平(心痛定):10～20 mg,每4～8小时1次口服;舌下含用3～5分钟后起效;其缓释制剂用量为20～40 mg,每天1～2次。②氨氯地平(络活喜):5～10 mg,每天1次。③尼卡地平:10～30 mg,每天3～4次。④尼索地平:10～20 mg,每天2～3次。⑤非洛地平(波依定):5～20 mg,每天1次。⑥伊拉地平:2.5～10 mg,每12小时1次。

本类药物的不良反应有头痛、头晕、乏力、面部潮红、血压下降、心率增快、下肢水肿等,也可有胃肠道反应。

(3)苯噻氮䓬衍生物:最常用的是地尔硫䓬(恬尔心、合心爽),30～90 mg,每天3次,其缓释制剂用量为45～90 mg,每天2次。

不良反应有头痛、头晕、皮肤潮红、下肢水肿、心率减慢、血压下降、胃肠道不适等。

以钙通道阻滞剂治疗变异型心绞痛的疗效最好。本类药可与硝酸酯同服,其中二氢吡啶衍生物类如硝苯地平尚可与β阻滞剂同服,但维拉帕米和地尔硫䓬与β阻滞剂合用时则有过度抑制心脏的危险。停用本类药时也宜逐渐减量然后停服,以免发生冠状动脉痉挛。

4.冠状动脉扩张剂

冠状动脉扩张剂为能扩张冠状动脉的血管扩张剂,从理论上说将能增加冠状动脉的血流,改善心肌的血供,缓解心绞痛。但由于冠心病时冠状动脉病变情况复杂,有些血管扩张剂如双嘧达莫,可能扩张无病变或轻度病变的动脉较扩张重度病变的动脉远为显著,减少侧支循环的血流量,引起所谓"冠状动脉窃血",增加了正常心肌的供血量,使缺血心肌的供血量反而更减少,因而不再用于治疗心绞痛。目前仍用的有:

(1)吗多明:1～2 mg,每天2～3次,不良反应有头痛、面红、胃肠道不适等。

(2)胺碘酮:100～200 mg,每天3次,也用于治疗快速心律失常,不良反应有胃肠道不适、药疹、角膜色素沉着、心动过缓、甲状腺功能障碍等。

(3)乙氧黄酮:30～60 mg,每天2～3次。

(4)卡波罗孟:75～150 mg,每天3次。

(5)奥昔非君:8～16 mg,每天3～4次。

(6)氨茶碱:100～200 mg,每天3～4次。

(7)罂粟碱:30～60 mg,每天3次等。

(三)中医中药治疗

根据祖国医学辨证论治,采用治标和治本两法。治标,主要在疼痛期应用,以"通"为主,有活血、化瘀、理气、通阳、化痰等法;治本,一般在缓解期应用,以调整阴阳、脏腑、气血为主,有补阳、滋阴、补气血、调理脏腑等法。其中以"活血化瘀"法(常用丹参、红花、川芎、蒲黄、郁金等)和"芳香温通"法(常用苏合香丸、苏冰滴丸、宽胸丸、保心丸、麝香保心丸等)最为常用。此外,针刺或穴位按摩治疗也有一定疗效。

（四）其他药物和非药物治疗

右旋糖酐 40 或羟乙基淀粉注射液:250～500 mL/天,静脉滴注 14～30 天为一疗程,作用为改善微循环的灌流,可能改善心肌的血流灌注,可用于心绞痛的频繁发作。高压氧治疗增加全身的氧供应,可使顽固的心绞痛得到改善,但疗效不易巩固。体外反搏治疗可能增加冠状动脉的血供,也可考虑应用。兼有早期心力衰竭者,治疗心绞痛的同时宜用快速作用的洋地黄类制剂。鉴于不稳定型心绞痛的病理基础是在原有冠状动脉粥样硬化病变上发生冠状动脉内膜下出血、斑块破裂、血小板或纤维蛋白凝集形成血栓,近年对之采用抗凝血、溶血栓和抗血小板药物治疗,收到较好的效果。

（五）冠状动脉介入性治疗

1.经皮冠状动脉腔内成形术(PTCA)

为用带球囊的心导管经周围动脉送到冠状动脉,在导引钢丝的引导下进入狭窄部位,向球囊内注入造影剂使之扩张,在有指征的患者中可收到与外科手术治疗同样的效果。过去认为理想的指征为:

(1)心绞痛病程(<1年)药物治疗效果不佳,患者失健。

(2)1支冠状动脉病变,且病变在近端、无钙化或痉挛。

(3)有心肌缺血的客观证据。

(4)患者有较好的左心室功能和侧支循环。施行本术如不成功需作紧急主动脉-冠状动脉旁路移植手术。

近年随着技术的改进,经验的累积,手术指征已扩展到:①治疗多支或单支多发病变。②治疗近期完全闭塞的病变,包括发病 6 小时内的急性心肌梗死。③治疗病情初步稳定 2～3 周后的不稳定型心绞痛。④治疗主动脉-冠状动脉旁路移植术后血管狭窄。无血供保护的左冠状动脉主干病变为用本手术治疗的禁忌。本手术即时成功率在 90% 左右,但术后 3～6 个月内,25%～35% 患者可再发生狭窄。

2.冠状动脉内支架安置术(ISI)

以不锈钢、钴合金或钽等金属和高分子聚合物制成的筛网状、含槽的管状和环绕状的支架,通过心导管置入冠状动脉,由于支架自行扩张或借球囊膨胀作用使其扩张,支撑在血管壁上,从而维持血管内血流畅通。用于:

(1)改善 PTCA 的疗效,降低再狭窄的发生率,尤其适于 PTCA 扩张效果不理想者。

(2)PTCA 术时由于冠状动脉内膜撕脱、血管弹性而回缩、冠状动脉痉挛或血栓形成而出现急性血管闭塞者。

(3)慢性病变冠状动脉近于完全阻塞者。

(4)旁路移植血管段狭窄者。

(5)急性心肌梗死者。术后使用抗血小板治疗预防支架内血栓形成,目前认为新一代的抗血小板制剂-血小板 GPⅡb/Ⅲ受体阻滞剂有较好效果,可用 abciximab 静脉注射,0.25 mg/kg,然后静脉滴注 10 μg/kg/h,共 12 小时;或 eptifibatibe 静脉注射,180 μg/kg,然后,静脉滴注每分钟2 μg/kg,共 96 小时;或 tirofiban,静脉滴注每分钟 0.4 μg/kg,共 30 分钟,然后每分钟 0.1 μg/kg,滴注 48 小时。口服制剂有:xemilofiban:5～20 mg,每天 2 次等。也可口服常用的抗血小板药物如阿司匹林、双嘧达莫、噻氯吡啶或较新的氯吡格雷等。

3.其他介入性治疗

尚有冠状动脉斑块旋切术、冠状动脉斑块旋切吸引术、冠状动脉斑块旋磨术、冠状动脉激光成形术等,这些在 PTCA 的基础上发展的方法,期望使冠状动脉再通更好,使再狭窄的发生率降低。近年还有用冠状动脉内超声、冠状动脉内放射治疗的介入性方法,其结果有待观察。

（六）运动锻炼疗法

谨慎安排进度适宜的运动锻炼有助于促进侧支循环的发展,提高体力活动的耐受量,改善症状。

（七）不稳定型心绞痛的处理

各种不稳定型心绞痛的患者均应住院卧床休息,在密切监护下,进行积极的内科治疗,尽快控制症状和防止发生心肌梗死。需取血测血清心肌酶和观察心电图变化以除外急性心肌梗死,并注意胸痛发作时的 ST 段改变。胸痛时可先含硝酸甘油 0.3～0.6 mg,如反复发作可舌下含硝酸异山梨酯 5～10 mg,每 2 小时 1 次,必要时加大剂量,以收缩压不过于下降为度,症状缓解后改为口服。如无心力衰竭可加用 β 受体阻滞剂和/或钙通道阻滞剂,剂量可偏大些。胸痛严重而频繁或难以控制者,可静脉内滴注硝酸甘油,以 1 mg 溶于 5% 葡萄糖液 50～100 mL 中,开始时 10～20 $\mu g/min$,需要时逐步增加至 100～200 $\mu g/min$;也可用硝酸异山梨酯 10 mg 溶于 5% 葡萄糖 100 mL 中,以 30～100 $\mu g/min$ 静脉滴注。对发作时 ST 段抬高或有其他证据提示其发作主要由冠状动脉痉挛引起者,宜用钙通道阻滞剂取代 β 受体阻滞剂。鉴于本型患者常有冠状动脉内粥样斑块破裂、血栓形成、血管痉挛以及血小板聚集等病变基础,近年主张用阿司匹林口服和肝素或低分子肝素皮下或静脉内注射以预防血栓形成。情况稳定后行选择性冠状动脉造影,考虑介入或手术治疗。

八、护理

（一）护理评估

1.病史

询问有无高血压、高脂血症、吸烟糖尿病、肥胖等危险因素,及劳累、情绪激动、饱食、寒冷、吸烟、心动过速、休克等诱因。

2.身体状况

主要评估胸痛的特征,包括诱因、部位、性质、持续时间、缓解方式及心理感受等。典型心绞痛的特征为:①发作在劳力等诱因的当时。②疼痛部位在胸骨体上段或中段之后,可波及心前区约手掌大小范围,甚至横贯前胸,界限不很清楚,常放射至左肩臂内侧达无名指和小指,或至颈、咽、下颌部。③疼痛性质为压迫、紧缩性闷痛或烧灼感,偶伴濒死感,迫使患者立即停止原来的活动,直至症状缓解。④疼痛一般持续 3～5 分钟,经休息或舌下含化硝酸甘油,几分钟内缓解,可数日或数周发作 1 次,或一日发作多次。⑤发作时多有紧张或恐惧,发作后有焦虑、多梦。

发作时体检常有心率加快、血压升高、面色苍白、冷汗,部分患者有暂时性心尖部收缩期杂音、舒张期奔马律、交替脉。

3.实验室及其他检查

（1）心电图检查:主要是在 R 波为主的导联上,ST 段压低,T 波平坦或倒置等。

（2）心电图负荷试验:通过增加心脏负荷及心肌氧耗量,激发心肌缺血性 ST-T 改变,有助于临床诊断和疗效评定等。常用的方法有:饱餐试验、双倍阶梯运动试验及次极量运动试验(蹬车运动试验、活动平板运动试验)等。

（3）动态心电图:可以连续 24 小时记录心电图,观察缺血时的 ST-T 改变,有助于诊断、观察药物治疗效果以及有无心律失常。

（4）超声波检查:二维超声显示:左主冠状动脉及分支管腔可能变窄,管壁不规则增厚及回声增强。心绞痛发作时或运动后局部心肌运动幅度减低或无运动及心功能减低。超声多普勒于二尖瓣上取样,可测出舒张早期血液速度减低,舒张末期流速增加,表示舒张早期心肌顺应性减低。

（5）X 线检查:冠心病患者在合并有高血压病或心功能不全时,可有心影扩大、主动脉弓屈曲延长;心衰重时,可合并肺充血改变;有陈旧心肌梗死合并室壁瘤时,X 线下可见心室反向搏动(记波摄影)。

（6）放射性核素检查:静脉注射 ^{201} 铊,心肌缺血区不显像。^{201} 铊运动试验以运动诱发心肌缺血,可使休息时无异常表现的冠心病患者呈现不显像的缺血区。

（7）冠状动脉造影:可发现中动脉粥样硬化引起的狭窄性病变及其确切部位、范围和程度,并能估计狭窄处远端的管腔情况。

（二）护理目标

（1）患者主诉疼痛次数减少，程度减轻。

（2）患者能够掌握活动规律并保持最佳活动水平，表现为活动后不出现心律失常和缺氧表现。心率、血压、呼吸维持在预定范围。

（3）患者能够运用有效的应对机制减轻或控制焦虑。

（4）患者能了解本病防治常识，说出所服用药物的名称、用法、作用和不良反应。

（5）无并发症发生。

（三）护理措施

1. 一般护理

（1）患者应卧床休息，嘱患者避免突然用力的动作，饭后不宜进行体力活动，防止精神紧张、情绪激动、受寒、饱餐及吸烟酗酒，宜少量多餐，用清淡饮食，不宜进含动物脂肪及高胆固醇的食物。

对有恐惧和焦虑心理的患者，应向患者解释冠心病的性质，只要注意生活保健，坚持治疗，可以防止病情的发展；对情绪不稳者，可适当应用镇静剂。

（2）保持大小便通畅，做好皮肤及口腔的护理。

2. 病情观察与护理

（1）不稳定型心绞痛患者应放监护室予以监护，密切观察病情和心电图变化，观察胸痛持续的时间、次数，并注意观察硝酸盐类等药物的不良反应。发现异常，及时报告医师，并协助相应的处理。

（2）患者心绞痛发作时，嘱其安静卧床休息，做心电图检查观察其 ST-T 的改变，并给予舌下含化硝酸甘油 0.6 mg，吸氧。对有频繁发作的心绞痛或属自发型心绞痛的患者，需提高警惕，用心电监护观察有无发展为心肌梗死。如有上述变化，应及时报告医生。

（四）健康教育

（1）患者及家属讲解有关疾病的病因及诱发因素，防止过度脑力劳动，适当参加体力活动；合理搭配饮食结构；肥胖者需限制饮食；戒烟酒。积极防治高血压、高脂血症和糖尿病。有上述疾病家族史的青年，应早期注意血压及血脂变化，争取早期发现，及时治疗。

（2）心绞痛症状控制后，应坚持服药治疗。避免导致心绞痛发作的秀因。对不经常发作者，需鼓励作适当的体育锻炼如散步、打太极拳等，这样有利于冠状动脉侧支循环的建立。随身携带硝酸甘油片或亚硝酸异戊酯等药物，以备心绞痛发作时自用。

（3）出院时指导患者根据病情调整饮食结构，坚持医生、护士建议的合理化饮食。教会家属正确测量血压、脉搏、体温的方法。教会患者及家属识别与自身有关的诱发因素·如吸烟，情绪激动等。

（4）出院带药，给患者提供有关的书面材料，指导患者正确用药。

（5）教会患者门诊随访知识。

（黄丽媛）

第二节　急性心肌梗死

急性心肌梗死（acute myocardial infarction，AMI）是急性心肌缺血性坏死。是在冠状动脉病变的基础上，发生冠状动脉血供急剧减少或中断，使相应的心肌严重而持久地急性缺血所致。原因通常是在冠状动脉样硬化病变的基础上继发血栓形成所致。非动脉粥样硬化所导致的心肌梗死可由感染性心内膜炎、血栓脱落、主动脉夹层形成、动脉炎等引起。

本病在欧美常见，20 世纪 50 年代美国本病死亡率＞300/10 万人口，20 世纪 70 年代以后降到＜200/10 万人口。美国 35～84 岁人群中年发病率男性为 71‰，女性为 22‰；每年约有 80 万人发生心肌梗死,45 万人再梗死。在我国本病远不如欧美多见,70 年代和 80 年代北京、河北、哈尔滨、黑龙江、上海、广州等省市年发病率仅 0.2‰～0.6‰,其中以华北地区最高。

一、病因和发病机制

急性心肌梗死绝大多数(90％以上)是由于冠状动脉粥样硬化所致。由于冠状动脉有弥漫而广泛的粥样硬化病变,使管腔有＞75％的狭窄。侧支循环尚未充分建立。一旦由于管腔内血栓形成、劳力、情绪激动、休克、外科手术或血压剧升等诱因而导致血供进一步急剧减少或中断,使心肌严重而持久急性缺血达 1 小时以上,即可发生心肌梗死。

冠状动脉闭塞后约半小时,心肌开始坏死,1 小时后心肌凝固性坏死,心肌间质充血、水肿、炎性细胞浸润。以后坏死心肌逐渐溶解,形成肌溶灶,随后渐有肉芽组织形成,坏死组织约有 1～2 周后开始吸收,逐渐纤维化,在 6～8 周形成瘢痕而愈合,即为陈旧性心肌梗死。坏死心肌波及心包可引起心包炎。心肌全层坏死,可产生心室壁破裂,游离壁破裂或室间隔穿孔,也可引起乳头肌断裂。若仅有心内膜下心肌坏死,在心室腔压力的冲击下,外膜下层向外膨出,形成室壁膨胀瘤,造成室壁运动障碍甚至矛盾运动,严重影响左心室射血功能。冠状动脉可有一支或几支闭塞而引起所供血区部位的梗死。

急性心肌梗死时,心脏收缩力减弱,顺应性减低,心肌收缩不协调,心排出量下降,严重时发生泵衰竭、心源性休克及各种心律失常,病死率高。

二、病理生理

主要出现左心室舒张和收缩功能障碍的一些血流动力学变化,其严重度和持续时间取决于梗死的部位、程度和范围。心脏收缩力减弱、顺应性减低、心肌收缩不协调,左心室压力曲线最大上升速度(dp/dt)减低,左心室舒张末期压增高、舒张和收缩末期容量增多。射血分数减低,心搏量和心排血量下降,心率增快或有心律失常,血压下降,静脉血氧含量降低。心室重构出现心壁厚度改变、心脏扩大和心力衰竭(先左心衰竭然后全心衰竭),可发生心源性休克。右心室梗死在心肌梗死患者中少见,其主要病理生理改变是右心衰竭的血流动力学变化,右心房压力增高,高于左心室舒张末期压,心排血量减低,血压下降。

急性心肌梗死引起的心力衰竭称为泵衰竭,按 Killip 分级法可分为:Ⅰ级尚无明显心力衰竭;Ⅱ级有左心衰竭;Ⅲ级有急性肺水肿;Ⅳ级有心源性休克等不同程度或阶段的血流动力学变化。心源性休克是泵衰竭的严重阶段。但如兼有肺水肿和心源性休克则情况最严重。

三、临床表现

(一)病史

发病前常有明显诱因,如精神紧张、情绪激动、过度体力活动、饱餐、高脂饮食、糖尿病未控制、感染、手术、大出血、休克等。少数在睡眠中发病。约有半数以上的患者过去有高血压及心绞痛史。部分患者则无明确病史及先兆表现,首次发展即是急性心肌梗死。

(二)症状

1.先兆症状

急性心肌梗死多突然发病,少数患者起病症状轻微。约 1/2～2/3 的患者起病前 1～2 日至 1～2 周或更长时间有先兆症状,其中最常见的是稳定性心绞痛转变为不稳定型;或既往无心绞痛,突然出现心绞痛,且发作频繁,程度较重,用硝酸甘油难以缓解,持续时间较长。伴恶心、呕吐、血压剧烈波动。心电图显示 ST 段一时性明显上升或降低,T 波倒置或增高。这些先兆症状如诊断及时,治疗得当,约半数以上患者可免于发生心肌梗死;即使发生,症状也较轻,预后较好。

2.胸痛

为最早出现而突出的症状。其性质和部位多与心绞痛相似,但程度更为剧烈,呈难以忍受的压榨、窒息,甚至"濒死感",伴有大汗淋漓及烦躁不安。持续时间可长达 1～2 小时甚至 10 小时以上,或时重时轻达数天之久。用硝酸甘油无效,需用麻醉性镇痛药才能减轻。疼痛部位多在胸骨后,但范围较为广泛,常波及整个心前区,约10%的病例波及剑突下及上腹部或颈、背部,偶尔到下颌、咽部及牙齿处。约25%病例无明显的疼痛,多见于老年、糖尿病(由于感觉迟钝)或神志不清患者,或有急性循环衰竭者,疼痛被其他严重症状所掩盖。15%~20%病例在急性期无症状。

3.心律失常

见于75%~95%的患者,多发生于起病后1~2周内,而以24小时内最多见。经心电图观察可出现各种心律失常,可伴乏力、头晕、晕厥等症状,且为急性期引起死亡的主要原因之一。其中最严重的心律失常是室性异位心律(包括频发性早搏、阵发性心动过速和颤动)。频发(>5次/分钟),多源,成对出现,或R波落在T波上的室性早搏可能为心室颤动的先兆。房室传导阻滞和束支传导阻滞也较多见,严重者可出现完全性房室传导阻滞。室上性心律失常则较少见,多发生于心力衰竭患者。前壁心肌梗死易发生室性心律失常。下壁(膈面)梗死易发生房室传导阻滞。

4.心力衰竭

主要是急性左心衰竭,为心肌梗死后收缩力减弱或不协调所致,可出现呼吸困难、咳嗽、烦躁及紫绀等症状。严重时两肺满布湿啰音,形成肺水肿,进一步则导致右心衰竭。右心室心肌梗死者可一开始就出现右心衰竭。

5.低血压和休克

仅于疼痛剧烈时血压下降,未必是休克。但如疼痛缓解而收缩压仍低于10.7 kPa(80 mmHg),伴有烦躁不安、大汗淋漓、脉搏细快、尿量减少(<20 mL/h)、神志恍惚甚至晕厥时,则为休克,主要为心源性,由于心肌广泛坏死、心输出量急剧下降所致。而神经反射引起的血管扩张尚属次要,有些患者还有血容量不足的因素参与。

6.胃肠道症状

疼痛剧烈时,伴有频繁的恶心呕吐、上腹胀痛、肠胀气等,与迷走神经张力增高有关。

7.坏死物质吸收引起的症状

主要是发热,一般在发病后1~3天出现,体温38 ℃左右,持续约一周。

(三)体征

①约半数患者心浊音界轻度至中度增大,有心力衰竭时较显著。②心率多增快,少数可减慢。③心尖区第一心音减弱,有时伴有奔马律。④10%~20%的患者在病后2~3天出现心包摩擦音,多数在几天内又消失,是坏死波及心包面引起的反应性纤维蛋白性心包炎所致。⑤心尖区可出现粗糙的收缩期杂音或收缩中晚期喀喇音,为二尖瓣乳头肌功能失调或断裂所致。⑥可听到各种心律失常的心音改变。⑦常见到血压下降到正常以下(病前高血压者血压可降至正常),且可能不再恢复到起病前水平。⑧还可有休克、心力衰竭的相应体征。

(四)并发症

心肌梗死除可并发心力衰竭及心律失常外,还可有下列并发症:

1.动脉栓塞

主要为左室壁血栓脱落所引起。根据栓塞的部位,可能产生脑部或其他部位的相应症状,常在起病后1~2周发生。

2.心室膨胀瘤

梗死部位在心脏内压的作用下,显著膨出。心电图常示持久的ST段抬高。

3.心肌破裂

少见。可在发病1周内出现,患者常突然休克甚至造成死亡。

4.乳头肌功能不全

乳头肌功能不全的病变可分为坏死性与纤维性2种,在发生心肌梗死后,心尖区突然出现响亮的全收缩期杂音,第一心音减低。

5.心肌梗死后综合征

发生率约 10%，于心肌梗死后数周至数月内出现，可反复发生，表现为发热、胸痛、心包炎、胸膜炎或肺炎等症状、体征，可能为机体对坏死物质的变态反应。

四、诊断要点

（一）诊断标准

诊断 AMI 必须至少具备以下标准中的两条：

（1）缺血性胸痛的临床病史，疼痛常持续 30 分钟以上。

（2）心电图的特征性改变和动态演变。

（3）心肌坏死的血清心肌标记物浓度升高和动态变化。

（二）诊断步骤

对疑为 AMI 的患者，应争取在 10 分钟内完成：

（1）临床检查（问清缺血性胸痛病史，如疼痛性质、部位、持续时间、缓解方式、伴随症状；查明心、肺、血管等的体征）。

（2）描记 18 导联心电图（常规 12 导联加 $V_7 \sim V_9$，$V_{3R} \sim V_{5R}$），并立即进行分析、判断。

（3）迅速进行简明的临床鉴别诊断后做出初步诊断（老年人突发原因不明的休克、心衰、上腹部疼痛伴胃肠道症状、严重心律失常或较重而持续性胸痛或胸闷，应慎重考虑有无本病的可能）。

（4）对病情做出基本评价并确定即刻处理方案。

（5）继之尽快进行相关的诊断性检查和监测，如血清心肌标记物浓度的检测，结合缺血性胸痛的临床病史、心电图的特征性改变，做出 AMI 的最终诊断。此外，尚应进行血常规、血脂、血糖、凝血时间、电解质等检测，二维超声心动图检查，床旁心电监护等。

（三）危险性评估

（1）伴下列任一项者，如高龄（>70 岁）、既往有心肌梗死史、心房颤动、前壁心肌梗死、心源性休克、急性肺水肿或持续低血压等可确定为高危患者。

（2）病死率随心电图 ST 段抬高的导联数的增加而增加。

（3）血清心肌标记物浓度与心肌损害范围呈正相关，可助估计梗死面积和患者预后。

五、鉴别诊断

（一）不稳定型心绞痛

疼痛的性质、部位与心肌梗死相似，但发作持续时间短、次数频繁、含服硝酸甘油有效。心电图的改变及酶学检查是与心肌梗死鉴别的主要依据。

（二）急性肺动脉栓塞

大块的栓塞可引起胸痛、呼吸困难、咯血、休克，但多出现右心负荷急剧增加的表现如有心室增大，P_2 亢进、分裂和有心衰体征。无心肌梗死时的典型心电图改变和血清心肌酶的变化。

（三）主动脉夹层

该病也具有剧烈的胸痛，有时出现休克，其疼痛常为撕裂样，一开始即达高峰，多放射至背部、腹部、腰部及下肢。两上肢的血压和脉搏常不一致是本病的重要体征。可出现主动脉瓣关闭不全的体征，心电图和血清心肌酶学检查无 AMI 时的变化。X 线和超声检查可出现主动脉明显增宽。

（四）急腹症

急性胆囊炎、胆石症、急性坏死性胰腺炎、溃疡病穿孔等常出现上腹痛及休克的表现，但应有相应的腹部体征，心电图及酶学检查有助于鉴别。

（五）急性心包炎

尤其是非特异性急性心包炎，也可出现严重胸痛、心电图 ST 段抬高，但该病发病前常有上呼吸道感染,呼吸和咳嗽时疼痛加重,早期即有心包摩擦音。无心电图的演变及酶学异常。

六、处理

(一)治疗原则

改善冠状动脉血液供给,减少心肌耗氧,保护心脏功能,挽救因缺血而濒死的心肌,防止梗死面积扩大,缩小心肌缺血范围,及时发现、处理、防治严重心律失常、泵衰竭和各种并发症,防止猝死。

(二)院前急救

流行病学调查发现,50%的患者发病后1小时在院外猝死,死因主要是可救治的心律失常。因此,院前急救的重点是尽可能缩短患者就诊延误的时间和院前检查、处理、转运所用的时间;尽量帮助患者安全、迅速地转送到医院;尽可能及时给予相关急救措施,如嘱患者停止任何主动性活动和运动,舌下含化硝酸甘油,高流量吸氧,镇静止痛(吗啡或杜冷丁),必要时静脉注射或滴注利多卡因,或给予除颤治疗和心肺复苏;缓慢性心律失常给予阿托品肌内注射或静脉注射;及时将患者情况通知急救中心或医院,在严密观察、治疗下迅速将患者送至医院。

(三)住院治疗

急诊室医生应力争在10~20分钟内完成病史、临床检数记录18导联心电图,尽快明确诊断。对ST段抬高者应在30分钟内收住冠心病监护病房(CCU)并开始溶栓,或在90分钟内开始行急诊PTCA治疗。

1. 休息

患者应卧床休息,保持环境安静,减少探视,防止不良刺激。

2. 监测

在冠心病监护室进行心电图、血压和呼吸的监测5~7日,必要时进行床旁血流动力学监测,以便于观察病情和指导治疗。

3. 护理

第一周完全卧床,加强护理,对进食、漱洗、大小便、翻身等,都需要别人帮助。第二周可从床上坐起,第三至四周可逐步离床和室内缓步走动。但病重或有并发症者,卧床时间宜适当延长。食物以易消化的流质或半流质为主,病情稳定后逐渐改为软食。便秘3日者可服轻泻剂或用甘油栓等,必须防止用力大便造成病情突变。焦虑、不安患者可用地西泮等镇静剂。禁止吸烟。

4. 吸氧

在急性心肌梗死早期,即便未合并有左侧心力衰竭或肺疾病,也常有不同程度的动脉低氧血症。其原因可能由于细支气管周围水肿,使小气道狭窄,增加小气道阻力,气流量降低,局部换气量减少,特别是两肺底部最为明显。有些患者虽未测出动脉低氧血症,由于增加肺间质液体,肺顺应性一过性降低,而有气短症状。因此,应给予吸氧,通常在发病早期用鼻塞给氧24~48小时,3~5 L/min。有利于氧气运送到心肌,可能减轻气短、疼痛或焦虑症状。在严重左侧心力衰竭、肺水肿和并有机械并发症的患者,多伴有严重低氧血症,需面罩加压给氧或气管插管并机械通气。

5. 补充血容量

心肌梗死患者,由于发病后出汗,呕吐或进食少,以及应用利尿药等因素,引起血容量不足和血液浓缩,从而加重缺血和血栓形成,有导致心肌梗死面积扩大的危险。因此,如每日摄入量不足,应适当补液,以保持出入量的平衡。一般可用极化液。

6. 缓解疼痛

AMI时,剧烈胸痛使患者交感神经过度兴奋,产生心动过速、血压升高和心肌收缩力增强,从而增加心肌耗氧量。并易诱发快速性室性心律失常,应迅速给予有效镇痛药。本病早期疼痛是难以区分坏死心肌疼痛和可逆性心肌缺血疼痛,二者常混杂在一起。先予含服硝酸甘油,随后静脉点滴硝酸甘油,如疼痛不能迅速缓解,应即用强的镇痛药,吗啡和派替啶最为常用。吗啡是解除急性心肌梗死后疼痛最有效的药物。其作用于中枢阿片受体而发挥镇痛作用,并阻滞中枢交感神经冲动的传出,导致外周动、静脉扩张,从而降低心脏前后负荷及心肌耗氧量。通过镇痛,减轻疼痛引起的应激反应,使心率减慢。1 次给药后10～20 分钟发挥镇痛作用,1～2 小时作用最强,持续 4～6 小时。通常静脉注射吗啡 3 mg,必要时每 5 分钟重复 1 次,总量不宜超过 15 mg。吗啡治疗剂量时即可发生不良反应,随剂量增加,发生率增加。不良反应有恶心、呕吐、低血压和呼吸抑制。其他不良反应有眩晕,嗜睡,表情淡漠,注意力分散等。一旦出现呼吸抑制,可每隔 3 分钟静脉注射纳洛酮有拮抗吗啡的作用,剂量为 0.4 mg,总量不超过 1.2 mg。一般用药后呼吸抑制症状可很快消除,必要时采用人工辅助呼吸。哌替啶有消除迷走神经作用和镇痛作用,其血流动力学作用与吗啡相似,75 mg 哌替啶相当于 10 mg 吗啡,不良反应有致心动过速和呕吐作用,但较吗啡轻。可用阿托品 0.5 mg 对抗之。临床上可肌内注射 25～75 mg,必要时 2～3 小时重复,过量出现麻醉作用和呼吸抑制,当引起呼吸抑制时,也可应用纳洛酮治疗。对重度烦躁者可应用冬眠疗法,经肌内注射哌替啶 25 mg 异丙嗪(非那根)12.5 mg,必要时 4～6 小时重复 1 次。

中药可用复方丹参滴丸,麝香保心丸口服,或复方丹参注射液 16 mL 加入 5%葡萄糖液250～500 mL中静脉滴注。

(四)再灌注心肌

起病 3～6 小时内,使闭塞的冠状动脉再通,心肌得到再灌注,濒临坏死的心肌可能得以存活或使坏死范围缩小,预后改善,是一种积极的治疗措施。

1.急诊溶栓治疗

溶栓治疗是 20 世纪 80 年代初兴起的一项新技术,其治疗原理是针对急性心肌梗死发病的基础,即大部分穿壁性心肌梗死是由于冠状动脉血栓性闭塞引起的。血栓是由于凝血酶原在异常刺激下被激活,形成凝血酶,使纤维蛋白原转化为纤维蛋白,然后与其他有形成分如红细胞、血小板一起形成的。机体内存在一个纤维蛋白溶解系统,它是由纤维蛋白溶解原和内源性或外源性激活物组成的。在激活物的作用下,纤维蛋白溶酶原被激活,形成纤维蛋白溶酶,它可以溶解稳定的纤维蛋白血栓,还可以降解纤维蛋白原,促使纤维蛋白裂解、使血栓溶解。但是纤维蛋白溶酶的半衰期很短,要想获得持续的溶栓效果,只有依靠连续输入外源性补给激活物的办法。现在临床常用的纤溶激活物有两大类,一类为非选择性纤溶剂,如链激酶、尿激酶。它们除了激活与血栓相关的纤维蛋白溶酶原外,还激活循环中的纤溶酶原,导致全身的纤溶状态,因此可以引起出血并发症。另一类为选择性纤溶剂,有重组组织型纤溶酶原激活剂(αt-Pa),单链尿激酶型纤溶酶原激活剂(SCUPA)及乙酰纤溶酶原-链激酶激活剂复合物(APSAC)。它们选择性的激活与血栓有关的纤溶酶原,而对循环中的纤溶酶原仅有中等度的作用。这样可以避免或减少出血并发症的发生。

(1)溶栓疗法的适应证:①持续性胸痛超过半小时,含服硝酸甘油片后症状不能缓解。②相邻两个或更多导联 ST 段抬高>0.2 mV。③发病 6 小时内,或虽超过 6 小时,患者仍有严重胸痛,并且 ST 段抬高的导联有 R 波者,也可考虑溶栓治疗。

(2)溶栓治疗的禁忌证:①近 10 天内施行过外科手术者,包括活检、胸腔或腹腔穿刺和心脏体外按压术等。②10 天内进行过动脉穿刺术者。③颅内病变,包括出血、梗死或肿瘤等。④有明显出血或潜在的出血性病变,如溃疡性结肠炎、胃十二指肠溃疡或有空洞形成的肺部病变。⑤有出血性或脑栓死倾向的疾病,如各种出血性疾病、肝肾疾病、心房纤颤、感染性心内膜炎、收缩压>24 kPa(180 mmHg),舒张压>14.7 kPa(110 mmHg)等。⑥妊娠期和分娩后头 10 天。⑦在半年至 1 年内进行过链激酶治疗者。⑧年龄>65 岁,因为高龄患者溶栓疗法引起颅内出血者多,而且冠脉再通率低于中年。

1)链激酶(Streptokinase SK):SK 是 C 类乙型链球菌产生的酶,在体内将前活化素转变为活化素,后者将纤溶酶原转变为纤溶酶。有抗原性,用前需做皮肤过敏试验。静脉滴注常用量为 50～100 万 U 加入5%葡萄糖液 100 mL 内,30～60 分钟滴完,后每小时给予 10 万 U,滴注 24 小时。治疗前半小时肌注异丙嗪 25 mg,加少量(2.5～5 mg)地塞米松同时滴注可减少变态反应的发生。用药前后进行凝血方面的化验检查,用量大时尤应注意出血倾向。冠脉内注射时先做冠脉造影,经导管向闭塞的冠状动脉内注入硝酸甘油 0.2～0.5 mg,后注入 SK2 万 U,继之每分钟 2 000～4 000 U,共 30～90 分钟至再通后继用每分钟 2 000 U30～60 分钟。患者胸痛突然消失,ST 段恢复正常,心肌酶峰值提前出现为再通征象,可每分钟注入 1 次造影剂观察是否再通。

2)尿激酶(Urokinase UK):作用于纤溶酶原使之转变为纤溶酶。本品无抗原性,作用较 SK 弱。50～100 万U 静脉滴注,60 分钟滴完。冠状动脉内应用时每分钟 6 000 U 持续 1 小时以上至溶栓后再维持 0.5～1 小时。

3)组织型重组纤维蛋白溶酶原激活剂(rt-PA):本品对血凝块有选择性,故疗效高于 SK。冠脉内滴注 0.375 mg/kg,持续 45 分钟。静脉滴注用量为 0.75 mg/kg,持续 90 分钟。

其他制剂还有单链尿激酶型纤维蛋白溶酶原激活剂(SCUPA),异化纤维蛋白溶酶原链激酶激活剂复合物(APSAC)等。

(3)以上溶栓剂的选择:文献资料显示,用药 2～3 小时的开通率 rt-PA 为 65%～80%,SK 为 65%～75%,UK 为 50%～68%,APSAC 为 68%～70%。究竟选用哪一种溶栓剂,不能根据以上的数据武断的选择,而应根据患者的病变范围、部位、年龄、起病时间的长短以及经济情况等因素选择。比较而言,如患者年轻(年龄小于 45 岁)、大面积前壁 AMI、到达医院时间较早(2 小时内)、无高血压,应首选 rt-PA。如果年龄较大(大于 70 岁)、下壁 AMI、有高血压,应选 SK 或 UK。由于 APSAC 的半衰期最长(70～120 分钟),因此它可在患者家中或救护车上一次性快速静脉注射;rt-PA 的半衰期最短(3～4 分钟),需静脉持续滴注 90～180 分钟;SK 的半衰期为 18 分钟,给药持续时间为 60 分钟;UK 半衰期为 40 分钟,给药时间为 30 分钟。SK 与 APSAC 可引起低血压和变态反应,UK 与 rt-PA 无这些不良反应。rt-PA 需要联合使用肝素,SK、UK、APSAC除具有纤溶作用外,还有明显的抗凝作用,不需要积极使用静脉肝素。另外,rt-PA 价格较贵,SK、UK 较低廉。以上这些因素在临床选用溶栓剂时应予以考虑。

(4)溶栓治疗的并发症。

1)出血:①轻度出血:皮肤、黏膜、肉眼及显微镜下血尿、或小量咯血·呕血等(穿刺或注射部位少量淤斑不作为并发症)。②重度出血:大量咯血或消化道大出血,腹膜后出血等引起失血性休克或低血压,需要输血者。③危及生命部位的出血:颅内、蛛网膜下隙、纵隔内或心包出血。

2)再灌注心律失常,注意其对血流动力学的影响。

3)一过性低血压及其他的变态反应。

溶栓治疗急性心梗的价值是肯定的。加速血管再通,减少和避免冠脉早期血栓性再堵塞,可望进一步增加疗效。已证实有效的抗凝治疗可加速血管再通和有助于保持血管通畅。今后研究应着重于改进治疗方法或使用特异性溶栓剂,以减少纤维蛋白分解、防止促凝血活动和纤溶酶原偷窃;研制合理的联合使用的药物和方法。如此,可望使现已明显降低的急性心梗死亡率进一步下降。

2.经皮腔内冠状动脉成形术(PTCA)

(1)直接 PTCA(direct PTCA):急性心肌梗死发病后直接做 PTCA。指征:静脉溶栓治疗有禁忌证者;合并心源性休克者(急诊 PTCA 挽救生命是作为首选治疗);诊断不明患者,如急性心肌梗死病史不典型或左束支传导阻滞(LBBB)者,可从直接冠状动脉造影和 PTCA 中受益;有条件在发病后数小时内行 PTCA 者。

(2)补救性 PTCA(rescue PTCA):在发病 24 小时内,静脉溶栓治疗失败,患者胸痛症状不缓解时,行急诊 PTCA,以挽救存活的心肌,限制梗死面积进一步扩大。

(3)半择期 PTCA(semi-elective PTCA):溶栓成功患者在梗死后 7～10 天内,有心肌缺血指征或冠脉再闭塞者。

(4)择期 PTCA(elective PTCA):在急性心肌梗死后 4～6 周,用于再发心绞痛或有心肌缺血客观指征,如运动试验、动态心电图、²⁰¹Tl 运动心肌断层显像等证实有心肌缺血。

(5)冠状动脉旁路移植术(CABG):适用于溶栓疗法及 PTCA 无效,而仍有持续性心肌缺血;急性心肌梗死合并有左房室瓣关闭不全或室间隔穿孔等机械性障碍需要手术矫正和修补,同时进行 CABG;多支冠状动脉狭窄或左冠状动脉主干狭窄。

（五）缩小梗死面积

AMI是心肌氧供/氧需的严重失衡,纠正这种失衡,就能挽救濒死的心肌,限制梗死的扩大,有效地减少并发症和改善患者的预后。控制心律失常,适当补充血容量和治疗心力衰竭,均有利于减少梗死区。目前多主张采用:

1.扩血管药物

扩血管药物必须应用于梗死初期的发展阶段,即起病后4～6小时之内。一般首选硝酸甘油静滴或消心痛舌下含化,也可在皮肤上用硝酸甘油贴片或软膏。使用时应注意:静脉给药时,最好有血流动力学监测,当肺动脉楔嵌压小于2～2.4 kPa,动脉压正常或增高时,其疗效较好,反之,则可使病情恶化;应从小剂量开始,在应用过程中保持肺动脉楔嵌压不低于2 kPa(2～2.4 kPa之间),且动脉压不低于正常低限,以保证必需的冠状动脉灌注。

2.β受体阻滞剂

大量临床资料表明,在AMI发生后的4～12小时内,给心得安或心得舒、氨酰心安、美多心安等药治疗(最好是早期静脉内给药),常能达到明显降低患者的最高血清酶(CPK,CK-MB等)水平,提示有限制梗死范围扩大的作用。但因这些药的负性肌力、负性频率作用,临床应用时,当心率低于每分钟60次,收缩压≤14.6 kPa,有心衰及下壁心梗者应慎用。

3.低分子右旋糖酐及复方丹参等活血化淤药物

一般可选用低分子右旋糖酐每日静滴250～500 mL,7～14天为一疗程。在低分子右旋糖酐内加入活血化瘀药物如血栓通4～6 mL、川芎嗪80～160 mg或复方丹参注射液12～30 mL,疗效更佳。心功能不全者低分子右旋糖酐者慎用。

4.极化液(GIK)

可减少心肌坏死,加速缺血心肌的恢复。但近几年因其效果不显著,已趋向不用,仅用于AMI伴有低血容量者。其他改善心肌代谢的药物有维生素C(3～4 g)、辅酶A(50～100 U)、肌苷(0.2～0.6 g)、维生素B_6(50～100 mg),每日1次静滴。

5.其他

有人提出用大量激素(氢化可的松150 mg/kg)或透明质酸酶(每次500 U/kg,每6小时1次,日4次),或用钙拮抗剂(心痛定20 mg,每4小时1次)治疗AMI,但对此分歧较大,尚无统一结论。

（六）严密观察,及时处理并发症

1.左心功能不全

AMI时左心功能不全因病理生理改变的程度不同,可表现轻度肺淤血、急性左心衰(肺水肿)、心源性休克。

(1)急性左心衰(肺水肿)的治疗:可选用吗啡、利尿剂(呋塞米等)、硝酸甘油(静脉滴注),尽早口服ACEI制剂(以短效制剂为宜)。肺水肿合并严重高血压时应静脉滴注硝普钠,由小剂量(10 μg/min)开始,据血压调整剂量。伴严重低氧血症者可行人工机械通气治疗。洋地黄制剂在AMI发病24小时内不主张使用。

(2)心源性休克:在严重低血压时应静脉滴注多巴胺5～15 μg/(kg·min),一旦血压升至90 mmHg以上,则可同时静脉滴注多巴酚丁胺3～10 μg/(kg·min),以减少多巴胺用量。如血压不升应使用大剂量多巴胺[≥15 μg/(kg·min)]。大剂量多巴胺无效时,可静脉滴注去甲肾上腺素2～8 μg/min。轻度低血压时,可用多巴胺或与多巴酚丁胺合用。药物治疗无效者,应使用主动脉内球囊反搏(IABP)。AMI合并心源性休克提倡PTCA再灌注治疗。中药可酌情选用独参汤、参附汤、生脉散等。

2.抗心律失常

急性心肌梗死约有90%以上出现心律失常,绝大多数发生在梗死后72小时内,不论是快速性或缓慢性心律失常,对急性心肌梗死患者均可引起严重后果。因此,及早发现心律失常,特别是严重的心律失常前驱症状,并给予积极的治疗。

(1)对出现室性早搏的急性心肌梗死患者,均应严密心电监护及处理。频发的室性早搏或室速,应以利多卡因 50～100 mg 静注,无效时 5～10 分钟可重复,控制后以每分钟 1～3 mg 静滴维持,情况稳定后可改为药物口服;美西律 150～200 mg,普鲁卡因酰胺 250～500 mg,溴苄胺 100～200 mg 等,6 小时 1 次维持。

(2)对已发生室颤应立即行心肺复苏术,在进行心脏按压和人工呼吸的同时争取尽快实行电除颤,一般首次即采取较大能量(200～300 J)争取 1 次成功。

(3)对窦性心动过缓如心率小于每分钟 50 次,或心率在每分钟 50～60 次但合并低血压或室性心律失常,可以阿托品每次 0.3～0.5 mg 静注,无效时 5～10 分钟重复,但总量不超过 2 mg。也可以氨茶碱 0.25 g 或异丙基肾上腺素 1 mg 分别加入 300～500 mL 液体中静滴,但这些药物有可能增加心肌氧耗或诱发室性心律失常,故均应慎用。以上治疗无效症状严重时可采用临时起搏措施。

(4)对房室传导阻滞Ⅰ度和Ⅱ度量型者,可应用肾上腺皮质激素、阿托品、异丙肾上腺素治疗,但应注意其不良反应。对Ⅲ度及Ⅱ度Ⅱ型者宜行临时心脏起搏。

(5)对室上性快速心律失常可选用 β 阻滞剂、洋地黄类(24 小时内尽量不用)、异搏定、乙胺碘呋酮、奎尼丁、普鲁卡因酰胺等治疗,对阵发性室上性、房颤及房扑药物治疗无效可考虑直流同步电转复或人工心脏起搏器复律。

3.机械性并发症的处理

(1)心室游离壁破裂:可引起急性心包填塞致突然死亡,临床表现为电-机械分离或心脏停搏,常因难以即时救治而死亡。亚急性心脏破裂应积极争取冠状动脉造影后行手术修补及血管重建术。

(2)室间隔穿孔:伴血流动力学失代偿者,提倡在血管扩张剂和利尿剂治疗及 IABP 支持下,早期或急诊手术治疗。如穿孔较小,无充血性心衰,血流动力学稳定,可保守治疗,6 周后择期手术。

(3)急性二尖瓣关闭不全:急性乳头肌断裂时突发左心衰和(或)低血压,主张用血管扩张剂、利尿剂及 IABP 治疗,在血流动力学稳定的情况下急诊手术。因左心室扩大或乳头肌功能不全者,应积极应用药物治疗心衰,改善心肌缺血并行血管重建术。

(七)恢复期处理

住院 3～4 周后,如病情稳定,体力增进,可考虑出院。近年主张出院前作症状限制性运动负荷心电图、放射性核素和(或)超声显像检查,如显示心肌缺血或心功能较差,宜行冠状动脉造影检查考虑进一步处理。心室晚电位检查有助于预测发生严重室性心律失常的可能性。

七、护理

(一)护理评估

1.病史

发病前常有明显诱因,如精神紧张、情绪激动、过度体力活动、饱餐、高脂饮食、糖尿病未控制、感染、手术、大出血、休克等。少数在睡眠中发病。约有半数以上的患者过去有高血压及心绞痛史。部分患者则无明确病史及先兆表现,首次发展即是急性心肌梗死。

2.身体状况

(1)先兆:约半数以上患者在梗死前数日至数周,有乏力、胸部不适、活动时心悸、气急、心绞痛等,最突出为心绞痛发作频繁,持续时间较长,疼痛较剧烈,甚至伴恶心、呕吐、大汗、心动过缓,硝酸甘油疗效差等,特称为梗前先兆。应警惕近期内发生心肌梗死的可能,要及时住院治疗。

(2)症状:急性心肌梗死的临床表现与梗死的大小、部位、发展速度及原来心脏的功能情况等有关。

1)疼痛:是最常见的起始症状。典型的疼痛部位和性质与心绞痛相似,但疼痛更剧烈,诱因多不明显,持续时间较长,多在 30 分钟以上,也可达数小时或更长,休息和含服硝酸甘油多不能缓解。患者常烦躁不安、出汗、恐惧,或有濒死感。老年人、糖尿病患者以及脱水、休克患者常无疼痛。少数患者以休克、急性心力衰竭、突然晕厥为始发症状。部分患者疼痛位于上腹部,或者疼痛放射至下颌、颈部、背部上方,易被误诊,应与相关疾病鉴别。

2)全身症状:有发热和心动过速等。发热由坏死物质吸收所引起,一般在疼痛后 24～48 小时出现,体温一般在 38 ℃左右,持续约 1 周。

3)胃肠道症状:常伴有恶心、呕吐、肠胀气和消化不良,特别是下后壁梗死者。重症者可发生呃逆。

4)心律失常:见于 75%～95% 的患者,以发病 24 小时内最多见,可伴心悸、乏力、头晕、晕厥等症状。其中以室性心律失常居多,可出现室性期前收缩、室性心动过速、心室颤动或加速性心室自主心律。如出现频发的、成对的、多源的和 R 落在 T 的室性期前收缩,或室性心动过速,常为心室颤动的先兆。室颤是急性心肌梗死早期主要的死因。室上性心律失常则较少,多发生在心力衰竭者中。缓慢型心律失常中以房室传导阻滞最为常见,束支传导阻滞和窦性心动过缓也较多见。

5)低血压和休克:见于约 20%～30% 的患者。疼痛期的血压下降未必是休克。如疼痛缓解后收缩压仍低于 10.7 kPa(80 mmHg),伴有烦躁不安、面色苍白、皮肤湿冷、大汗淋漓、脉细而快、少尿、精神迟钝、甚或昏迷者,则为休克表现。休克多在起病后数小时至 1 周内发生,主要是心源性,为心肌收缩力减弱、心排血量急剧下降所致,尚有血容量不足、严重心律失常、周围血管舒缩功能障碍和酸中毒等因素参与。

6)心力衰竭:主要为急性左心衰竭。可在发病最初的几天内发生,或在疼痛、休克好转阶段出现。是因为心肌梗死后心脏收缩力显著减弱或不协调所致。患者可突然出现呼吸困难、咳泡沫痰、紫绀等,严重时可发生急性肺水肿,也可继而出现全心衰竭。

(3)体征。

1)一般情况:患者常呈焦虑不安或恐惧,手抚胸部,面色苍白,皮肤潮湿,呼吸增快;如左心功能不全时呼吸困难,常采半卧位或咯粉红色泡沫痰;发生休克时四肢厥冷,皮肤有蓝色斑纹。多数患者于发病第 2 天体温升高,一般在 38 ℃左右,1 周内退至正常。

2)心脏:心脏浊音界可轻至中度增大;心率增快或减慢;可有各种心律失常;心尖部第一心音常减弱,可出现第三或第四音奔马律;一般听不到心脏杂音,二尖瓣乳头肌功能不全或腱索断裂时心尖部可听到明显的收缩期杂音;室间隔穿孔时,胸骨左缘可闻及响亮的全收缩期杂音;发生严重的左心衰竭时,心尖部也可闻及收缩期杂音;约 1%～20% 的患者可在发病 1～3 天内出现心包摩擦音,持续数天,少数可持续 1 周以上。

3)肺部:发病早期肺底可闻及少数湿啰音,常在 1～2 天内消失,啰音持续存在或增多常提示左心衰竭。

3.实验室及其他检查

(1)心电图:可起到定性、定位、定期的作用。透壁性心肌梗死典型改变是:出现异常、持久的 Q 波或 QS 波。损伤型 ST 段的抬高,弓背向上与 T 波融合形成单向曲线,起病数小时之后出现,数日至数周回到基线。T 波改变:起病数小时内异常增高,数日至 2 周左右变为平坦,继而倒置。但约有 5%～15% 病例心电图表现不典型,其原因:小灶梗死,多处或对应性梗死,再发梗死,心内膜下梗死以及伴室内传导阻滞,心室肥厚或预激综合征等。以上情况可不出现坏死性 Q 波,只表现为 QRS 波群高度、ST 段、T 波的动态改变。另外,右心梗死,真后壁和局限性高侧壁心肌梗死,常规导联中不显示梗死图形,应加做特殊导联以明确诊断。

(2)心向量图:当心电图不能肯定诊断为心肌梗死时,往往可通过心向量图得到证实。

(3)超声心动图:超声心动图并不用来诊断急性心肌梗死,但对探查心肌梗死的各种并发症极有价值,尤其是室间隔穿孔破裂,乳头肌或腱索断裂或功能不全造成的二尖瓣关闭不全、脱垂、室壁瘤和心包积液。

(4)放射性核素检查:放射性核素心肌显影及心室造影[99m]锝及[131]碘等形成热点成像或[201]铊[42]钾等冷点成像可判断梗死的部位和范围。用门电路控制 γ 闪烁照相法进行放射性核素血池显像,可观察壁动作及测定心室功能。

(5)心室晚电位(LPs):心肌梗死时 LPs 阳性率 28%～58%,其出现不似陈旧性心梗稳定,但与室速与室颤有关,阳性者应进行心电监护及予以有效治疗。

(6)磁共振成像(MRI技术):易获得清晰的空间隔像,故对发现间隔段运动障碍、间隔心肌梗死并发症较其他方法优越。

(7)实验室检查。

1)血常规:白细胞计数上升,达 $10 \sim 20 \times 10^9/L$,中性粒细胞增至 $75\% \sim 90\%$ 。

2)红细胞沉降率:增快,可持续 1~3 周。

3)血清酶学检查:心肌细胞内含有大量的酶,受损时这些酶进入血液,测定血中心肌酶谱对诊断及估计心肌损害程度有十分重要的价值。常用的有:①血清肌酸磷酸激酶(CPK):发病4~6小时在血中出现,24小时达峰值,后很快下降,2~3天消失。②乳酸脱氢酶(LDH)在起病8~10小时后升高,达到高峰时间在2~3天,持续1~2周恢复正常。其中CPK的同工酶CPK-MB和LDH的同工酶CDH,诊断的特异性最高,其增高程度还能更准确地反映梗死的范围。

4)肌红蛋白测定:血清肌红蛋白升高出现时间比CPK略早,约在4小时左右,多数24小时即恢复正常;尿肌红蛋白在发病后5~40小时开始排泄,持续时间平均达83小时。

(二)护理目标

(1)患者疼痛减轻。

(2)患者能遵医嘱服药,说出治疗的重要性。

(3)患者的活动量增加、心率正常。

(4)生命体征维持在正常范围。

(5)患者看起来放松。

(三)护理措施

1.一般护理

(1)安置患者于冠心病监护病房(CCU),连续监测心电图、血压、呼吸5~7日,对行漂浮导管检查者做好相应护理,询问患者有无心悸、胸闷、胸痛、气短、乏力、头晕等不适。

(2)病室保持安静、舒适,限制探视,有计划地护理患者,减少对患者的干扰,保证患者充足的休息和睡眠时间,防止任何不良刺激。据病情安置患者于半卧位或平卧位。第1~3日绝对卧床休息,翻身、进食、洗漱、排便等均由护理人员帮助料理;第4~6日可在床上活动肢体,无并发症者可在床上坐起,逐渐过渡到坐在床边或椅子上,每次20分钟,每日3~5次,鼓励患者深呼吸;第1~2周后开始在室内走动,逐步过渡到室外行走;第3~4周可试着上下楼梯或出院。病情严重或有并发症者应适当延长卧床时间。

(3)介绍本病知识和监护室的环境。关心、尊重、鼓励、安慰患者,以和善的态度回答患者提出的问题,帮助其树立战胜疾病的信心。

(4)给予低钠、低脂、低胆固醇、无刺激、易消化的饮食,少量多餐,避免进食过饱。

(5)心肌梗死患者由于卧床休息、消化功能减退、哌替啶或吗啡等止痛药物的应用,使胃肠功能和膀胱收缩无力抑制,易发生便秘和尿潴留。应予以足够的重视,酌情给予轻泻剂,嘱患者排便时勿屏气,避免增加心脏负担和导致附壁血栓脱落。排便不畅时宜加用开塞露,对5日无大便者可保留灌肠或给低压盐水灌肠。对排尿不畅者,可采用物理或诱导法,协助排尿,必要时行导尿。

(6)吸氧:氧治疗可提高改善低氧血症,有利于心肌梗死的康复。急性期给患者高流量吸氧,持续48小时。氧流量在每分钟3~5L,病情变化可延长吸氧时间。待疼痛减轻,休克解除,可减低氧流量。注意鼻导管的通畅,24小时更换1次。如果合并急性左心衰竭,出现重度低氧血症时。死亡率较高,可采用加压吸氧或酒精除泡沫吸氧。

(7)防止血栓性静脉炎或深部静脉血栓形成:血栓性静脉炎表现为受累静脉局部红、肿、痛,可延伸呈条索状,多因反复静脉穿刺输液和多种药物输注所致。所以行静脉穿刺时应严格无菌操作,患者感觉输液局部皮肤疼痛或红肿,应及时更换穿刺部位,并予以热敷或理疗。下肢静脉血栓形成一般在血栓较大引起阻塞时才出现患肢肤色改变,皮肤温度升高和可凹性水肿。应注意每日协助患者做被动下肢活动2~3次,注意下肢皮肤温度和颜色的变化避免选用下肢静脉输液。

2.病情观察与护理

急性心肌梗死系危重疾病、应早期发现危及患者生命的先兆表现,如能得到及时处理,可使病情转危为安。故需严密观察以下情况:

(1)血压:始发病时应 0.5～1 小时测量一次血压,随血压恢复情况逐步减少测量次数为每日 4～6 次,基本稳定后每日 1～2 次。若收缩压在 12 kPa(90 mmHg)以下,脉压减小,且音调低落,要注意患者的神志状态、脉搏、面色、皮肤色泽及尿量等,是否有心源性休克的发生。此时,在通知医生的同时,对休克者采取抗休克措施,如补充血容量,应用升压药、血管扩张剂以及纠正酸中毒,避免脑缺氧,保护肾功能等。有条件者应准备好中心静脉压测定装登或漂浮导管测定肺微血管楔嵌压设备,以正确应用输液量及调节液体滴速。

(2)心率、心律:在冠心病监护病房(CCU)进行连续的心电、呼吸监测,在心电监测示波屏上,应注意观察心率及心律变化。及时检出可能作为恶性心动过速先兆的任何室性期前收缩,以及室颤或完全性房室传导阻滞,严重的窦性心动过缓,房性心律失常等,如发现室性早搏为:①每分钟 5 次以上。②呈二、三联律。③多原性早搏。④室性早搏的 R 波落在前一次主搏的 T 波之上,均为转变阵发性室性心动过速及心室颤动的先兆,易造成心搏骤停。遇有上述情况,在立即通知医生的同时,需应用相应的抗心律失常药物,并准备好除颤器和人工心脏起搏器,协同医生抢救处理。

(3)胸痛:急性心肌梗死患者常伴有持续剧烈的胸痛,因此,应注意观察患者的胸痛程度,因剧烈胸痛可导致低血压,加重心肌缺氧,扩大梗死面积,引起心力衰竭、休克及心律失常。常用的止痛剂有罂粟碱肌肉注射或静滴,硝酸甘油 0.6 mg 含服,疼痛较重者可用杜冷丁或吗啡。在护理中应注意可能出现的药物不良反应,同时注意观察血压、尿量、呼吸及一般状态,确保用药的安全。

(4)呼吸急促:注意观察患者的呼吸状态,对有呼吸急促的患者应注意观察血压,皮肤黏膜的血循环情况,肺部体征的变化以及血流动力学和尿量的变化。发现患者有呼吸急促,不能平卧,烦躁不安,咳嗽,咯泡沫样血痰时,立即取半坐位,给予吸氧,准备好快速强心、利尿剂,配合医生按急性心力衰竭处理。

(5)体温:急性心肌梗死患者可有低热,体温在 37℃～38.5℃,多持续 3 天左右。如体温持续升高,1 周后仍不下降,应疑有继发肺部或其他部位感染,及时向医生报告。

(6)意识变化:如发现患者意识恍惚,烦躁不安,应注意观察血流动力学及尿量的变化。警惕心源性休克的发生。

(7)器官栓塞:在急性心肌梗死第 1、2 周内,注意观察组织或脏器有无发生栓塞现象。因左心室内附壁血栓可脱落,而引起脑、肾、四肢、肠系膜等动脉栓塞,应及时向医生报告。

(8)心室膨胀瘤:在心肌梗死恢复过程中,心电图表现虽有好转,但患者仍有顽固性心力衰竭或心绞痛发作,应疑有心室膨胀瘤的发生。这是由于在心肌梗死区愈合过程中,心肌被结缔组织所替代,成为无收缩力的薄弱纤维瘢痕区。该区内受心腔内的压力而向外呈囊状膨出,造成心室膨胀瘤。应配合医生进行 X 线检查以确诊。

(9)心肌梗死后综合征:需注意在急性心肌梗死后 2 周、数月甚至 2 年内,可并发心肌梗死后综合征。表现为肺炎、胸膜炎和心包炎征象,同时也有发热、胸痛、血沉和白细胞升高现象,酷似急性心肌梗死的再发。这是由于坏死心肌引起机体自身免疫变态反应所致。如心肌梗死的特征性心电图变化有好转现象又有上述表现时,应做好 X 线检查的准备,配合医生做出鉴别诊断。因本病应用激素治疗效果良好,若因误诊而用抗凝药物,可导致心腔内出血而发生急性心包填塞。故应严密观察病情,在确诊为本病后,应向患者及家属做好解释工作,解除顾虑,必要时给患者应用镇痛及镇静剂;做好休息、饮食等生活护理。

(四)健康教育

(1)注意劳逸结合,根据心功能进行适当的康复锻炼。

(2)避免紧张、劳累、情绪激动、饱餐、便秘等诱发因素。

(3)节制饮食,禁忌烟酒、咖啡、酸辣刺激性食物,多吃蔬菜、蛋白质类食物,少食动物脂肪、胆固醇含量较高的食物。

(4)按医嘱服药,随身常备硝酸甘油等扩张冠状动脉药物,定期复查。

(5)指导患者及家属,病情突变时,采取简易应急措施。

(黄丽媛)

第三节　心源性休克

心源性休克(Cardiogenic shock)系指由于严重的心脏泵功能衰竭或心功能不全导致心排出量减少,各重要器官和周围组织灌注不足而发生的一系列代谢和功能障碍综合征。

一、临床表现

多数心源性休克患者,在出现休克之前有相应心脏病史和原发病的各种表现,如急性肌梗死患者可表现严重心肌缺血症状,心电图可能提示急性冠状动脉供血不足,尤其是广泛前壁心肌梗死;急性心肌炎者则可有相应感染史,并有发热、心悸、气短及全身症状,心电图可有严重心律失常;心脏手术后所致的心源性休克,多发生于手术1周内。

心源性休克目前国内外比较一致的诊断标准是:

(1)收缩压低于 12 kPa(90 mmHg)或原有基础血压降低 4 kPa(30 mmHg),非原发性高血压患者一般收缩压小于 10.7 kPa(80 mmHg)。

(2)循环血量减少的征象:①尿量减少,常少于 20 mL/h。②神志障碍、意识模糊、嗜睡、昏迷等。③周围血管收缩,伴四肢厥冷、冷汗,皮肤湿凉、脉搏细弱快速、颜面苍白或发绀等末梢循环衰竭征象。

(3)纠正引起低血压和低心排出量的心外因素(低血容量、心律失常、低氧血症、酸中毒等)后,休克依然存在。

二、诊断

(1)有急性心肌梗死、急性心肌炎、原发或继发性心肌病、严重的恶性心律失常、具有心肌毒性的药物中毒、急性心脏压塞以及心脏手术等病史。

(2)早期患者烦躁不安、面色苍白、诉口干、出汗,但神志尚清;后逐渐表情淡漠、意识模糊、神志不清直至昏迷。

(3)体检心率逐渐增快,常＞120 次/分。收缩压＜10.64 kPa(80 mmHg),脉压差＜2.67 kPa(20 mmHg),后逐渐降低,严重时血压测不出。脉搏细弱,四肢厥冷,肢端发绀,皮肤出现花斑样改变。心音低纯,严重者呈单音律。尿量＜17 mL/h,甚至无尿。休克晚期出现广泛性皮肤、黏膜及内脏出血,即弥漫性血管内凝血的表现,以及多器官衰竭。

(4)血流动力学监测提示心脏指数降低、左室舒张末压升高等相应的血流动力学异常。

三、检查

(1)血气分析。

(2)弥漫性血管内凝血的有关检查。血小板计数及功能检测,出凝血时间,凝血酶原时间,凝血因子Ⅰ,各种凝血因子和纤维蛋白降解产物(FDP)。

(3)必要时做微循环灌注情况检查。

(4)血流动力学监测。

(5)胸部 X 线片,心电图,必要时做动态心电图检查,条件允许时行床旁超声心动图检查。

四、治疗

(一)一般治疗

(1)绝对卧床休息,有效止痛,由急性心肌梗死所致者吗啡 3～5 mg 或杜冷丁 50 mg,静注或皮下注射,同时予安定、苯巴比妥(鲁米那)。

(2)建立有效的静脉通道,必要时行深静脉插管。留置导尿管监测尿量。持续心电、血压、血氧饱和度监测。

(3)氧疗:持续吸氧,氧流量一般为 4～6 L/min,必要时气管插管或气管切开,人工呼吸机辅助呼吸。

(二)补充血容量

首选低分子右旋糖酐 250～500 mL 静滴,或 0.9% 氯化钠液、平衡液 500 mL 静滴,最好在血流动力学监护下补液,前 20 分钟内快速补液 100 mL,如中心静脉压上升不超过 0.2 kPa(1.5 mmHg),可继续补液直至休克改善,或输液总量达 500～750 mL。无血流动力学监护条件者可参照以下指标进行判断:诉口渴,外周静脉充盈不良,尿量<30 mL/h,尿比重>1.02,中心静脉压<0.8 kPa(6 mmHg),则表明血容量不足。

(三)血管活性药物的应用

首选多巴胺或与间羟胺(阿拉明)联用,从 2～5 μg/(kg·min)开始渐增剂量,在此基础上根据血流动力学资料选择血管扩张剂:①肺充血而心输出量正常,肺毛细血管嵌顿压>2.4 kPa(18 mmHg),而心脏指数>2.2 L/(min·m²)时,宜选用静脉扩张剂,如硝酸甘油 15～30 μg/min 静滴或泵入,并可适当利尿。②心输出量低且周围灌注不足,但无肺充血,即心脏指数<2.2 L/(min·m²),肺毛细血管嵌顿压<2.4 kPa(18 mmHg)而肢端湿冷时,宜选用动脉扩张剂,如酚妥拉明 100～300 μg/min 静滴或泵入,必要时增至 1 000～2 000 μg/min。③心输出量低且有肺充血及外周血管痉挛,即心脏指数<2.2 L/(min·m²),肺毛细血管嵌顿压<2.4 kPa(18 mmHg)而肢端湿冷时,宜选用硝普钠,10 μg/min开始,每 5 分钟增加5～10 μg/min,常用量为 40～160 μg/min,也有高达 430 μ/min 才有效。

(四)正性肌力药物的应用

1.洋地黄制剂

一般在急性心肌梗死的 24 小时内,尤其是 6 小时内应尽量避免使用洋地黄制剂,在经上述处理休克无改善时可酌情使用西地兰 0.2～0.4 mg,静注。

2.拟交感胺类药物

对心输出量低,肺毛细血管嵌顿压不高,体循环阻力正常或低下,合并低血压时选用多巴胺,用量同前;而心输出量低,肺毛细血管嵌顿压高,体循环血管阻力和动脉压在正常范围者,宜选用多巴酚丁胺 5～10 μg/(kg·min),亦可选用多培沙明 0.25～1.0 μg/(kg·min)。

3.双异吡啶类药物

常用氨力农 0.5～2 mg/kg,稀释后静注或静滴,或米力农 2～8 mg,静滴。

(五)其他治疗

1.纠正酸中毒

常用 5% 碳酸氢钠或摩尔乳酸钠,根据血气分析结果计算补碱量。

2.激素应用

早期(休克 4～6 小时内)可尽早使用糖皮质激素,如地塞米松(氟美松)10～20 mg 或氢化可的松 100～200 mg,必要时每 4～6 小时重复 1 次,共用 1～3 天,病情改善后迅速停药。

3.纳洛酮

首剂 0.4～0.8 mg,静注,必要时在 2～4 小时后重复 0.4 mg,继以 1.2 mg 置于 500 mL 液体内静滴。

4.机械性辅助循环

经上述处理后休克无法纠正者,可考虑主动脉内气囊反搏(IABP)、体外反搏、左室辅助泵等机械性辅助循环。

5.原发疾病治疗

如急性心肌梗死患者应尽早进行再灌注治疗,溶栓失败或有禁忌证者应在 IABP 支持下进行急诊冠状动脉成形术;急性心包填塞者应立即心包穿刺减压;乳头肌断裂或室间隔穿孔者应尽早进行外科修补等。

6.心肌保护

1,6-二磷酸果糖 5～10 g/天,或磷酸肌酸(护心通)2～4 g/天,酌情使用血管紧张素转换酶抑制剂等。

(六)防治并发症

1.呼吸衰竭

包括持续氧疗,必要时呼气末正压给氧,适当应用呼吸兴奋剂,如尼可刹米(可拉明)0.375 g 或洛贝林(山梗菜碱)3～6 mg 静注;保持呼吸道通畅,定期吸痰,加强抗感染等。

2.急性肾衰竭

注意纠正水、电解质紊乱及酸碱失衡,及时补充血容量,酌情使用利尿剂如速尿 20～40 mg 静注。必要时可进行血液透析、血液滤过或腹膜透析。

3.保护脑功能

酌情使用脱水剂及糖皮质激素,合理使用兴奋剂及镇静剂,适当补充促进脑细胞代谢药,如脑活素、胞二磷胆碱、三磷酸腺苷等。

4.防治弥散性血管内凝血(DIC)

休克早期应积极应用低分子右旋糖酐、阿司匹林(乙酰水杨酸)、双嘧达莫(潘生丁)等抗血小板及改善微循环药物,有 DIC 早期指征时应尽早使用肝素抗凝,首剂 3 000～6 000 u 静注,后续以 500～1 000 u/h 静滴,监测凝血时间调整用量,后期适当补充消耗的凝血因子,对有栓塞表现者可酌情使用溶栓药如小剂量尿激酶(25 万～50 万 u)或链激酶。

五、护理

(一)急救护理

(1)护理人员熟练掌握常用仪器、抢救器材及药品。

(2)各抢救用物定点放置、定人保管、定量供应、定时核对,定期消毒,使其保持完好备用状态。

(3)患者一旦发生晕厥,应立即就地抢救并通知医师。

(4)应及时给予吸氧,建立静脉通道。

(5)按医嘱准、稳、快地使用各类药物。

(6)若患者出现心脏骤停,立即进行心、肺、脑复苏。

(二)护理要点

1.给氧用面罩或鼻导管给氧

面罩要严密,鼻导管吸氧时,导管插入要适宜,调节氧流量 4～6 L/分,每日更换鼻导管一次,以保持导管通畅。如发生急性肺水肿时,立即给患者端坐位,两腿下垂,以减少静脉回流,同时加用 30%酒精吸氧,降低肺泡表面张力,特别是患者咯大量粉红色泡沫样痰时,应及时用吸引器吸引,保持呼吸道通畅,以免发生窒息。

2.建立静脉输液通道

迅速建立静脉通道。护士应建立静脉通道一至两条。在输液时,输液速度应控制,应当根据心率、血压等情况,随时调整输液速度,特别是当液体内有血管活性药物时,更应注意输液通畅,避免管道滑脱、输液外渗。

3.尿量观察

单位时间内尿量的观察,对休克病情变化及治疗是十分敏感和有意义的指标。如果患者六小时无尿或每小时少于 20～30 mL,说明肾小球滤过量不足,如无肾实质变说明血容量不足。相反,每小时尿量大于 30 mL，表示微循环功能良好，肾血灌注好，是休克缓解的可靠指标。如果血压回升，而尿量仍很少，考虑发生急性肾功衰竭，应及时处理。

4. 血压、脉搏、末梢循环的观察

血压变化直接标志着休克的病情变化及预后，因此，在发病几小时内应严密观察血压，15～30 分钟一次，待病情稳定后 1～2 小时观察一次。若收缩压下降到 80 mmHg（10.7 kPa）以下，脉压差小于 20 mmHg（2.7 kPa）或患者原有高血压，血压的数值较原血压下降 20～30 mmHg（2.7～4.0 kPa）以上，要立即通知医生迅速给予处理。

脉搏的快慢取决于心率，其节律是否整齐，也与心搏节律有关，脉搏强弱与心肌收缩力及排血量有关。所以休克时脉搏在某种程度上反映心功能，同时，临床上脉搏的变化，往往早于血压变化。

心源性休克由于心排出量减少，末梢循环灌注量减少，血流留滞，末梢发生紫绀，尤其以口唇、黏膜及甲床最明显，四肢也因血运障碍而冰冷，皮肤潮湿。这时，即使血压不低，也应按休克处理。当休克逐步好转时，末梢循环得到改善，紫绀减轻，四肢转温。所以末梢的变化也是休克病情变化的一个标志。

5. 心电监护的护理患者入院后

立即建立心电监护，通过心电监护可及时发现致命的室速或室颤。当患者入院后一般监测 24～48 小时，有条件可直到休克缓解或心律失常纠正。常用标准 II 导进行监测，必要时描记心电记录。在监测过程中，要严密观察心律、心率的变化，对于频发室早（每分钟 5 个以上）、多源性室早，室早呈二联律、三联律、室性心动过速、R-on-T、R-on-P（室早落在前一个 P 波或 T 波上）立即报告医生，积极配合抢救，准备各种抗心律失常药，随时做好除颤和起搏的准备，分秒必争，以挽救患者的生命。

此外，还必须做好患者的保温工作，防止呼吸道并发症和预防褥疮等方面的基础护理工作。

（黄丽媛）

第四节　原发性高血压

原发性高血压的病因复杂，不是单个因素引起，与遗传有密切关系，是环境因素与遗传相互作用的结果。要诊断高血压，必须根据患者与血压对照规定的高血压标准，在未服降压药的情况下，测两次或两次以上非同日多次重复的血压所得的平均值为依据，偶然测得一次血压增高不能诊断为高血压，必须重复和进一步观察。测得高血压时，要做相应的检查以排除继发性高血压，若患者是继发性高血压，未明确病因即当成原发性高血压而长期给予降压治疗，不但疗效差，而且原发性疾病严重发作常可危及生命。

一、一般表现

原发性高血压通常起病缓慢，早期常无症状，可以多年自觉良好而偶于体格检查时发现血压升高，少数患者则在发生心、脑、肾等并发症后才被发现。高血压患者可有头痛、眩晕、气急、疲劳、心悸、耳鸣等症状，但并不一定与血压水平呈正比。往往是在患者得知患有高血压后才注意到。

高血压病初期只是在精神紧张、情绪波动后血压暂时升高，随后可恢复正常，以后血压升高逐渐趋于明显而持久，但一天之内白昼与夜间血压水平仍可有明显的差异。

高血压病后期的临床表现常与心、脑、肾功能不全或器官并发症有关。

二、实验室检查

（1）为了原发性高血压的诊断、了解靶器官（主要指心、脑、肾、血管）的功能状态并指导正确选择药物治疗，必须进行下列实验室检查：血、尿常规、肾功能、血尿酸、脂质、糖、电解质、心电图、胸部 X 线和眼底检查。早期患者上述检查可无特殊异常，后期高血压患者可出现尿蛋白增多及尿常规异常，肾功能减退，胸部 X 线可见主动脉弓迂曲延长、左室增大,心电图可见左心室肥大劳损。部分患者可伴有血清总胆固醇、甘油三酯、低密度脂蛋白胆固醇的增高和高密度脂蛋白胆固醇的降低,亦常有血糖或尿酸水平增高。目前认为,上述生化异常可能与原发性高血压的发病机制有一定的内在联系。

(2)眼底检查有助于对高血压严重程度的了解,眼底分级法:标准如下:Ⅰ级,视网膜动脉变细、反光增强;Ⅱ级,视网膜动脉狭窄、动静脉交叉压迫;Ⅲ级,上述血管病变基础上有眼底出血、棉絮状渗出;Ⅳ级,上述基础上出现视神经盘水肿。大多数患者仅为Ⅰ、Ⅱ级变化。

(3)动态血压监测(ABPM)与通常血压测量不同,动态血压监测是由仪器自动定时测量血压,可每隔 15～30 分钟自动测压(时间间隔可调节),连续 24 小时或更长。可测定白昼与夜间各时间段血压的平均值和离散度,能较敏感、客观地反映实际血压水平。

正常人血压呈明显的昼夜波动,动态血压曲线呈双峰一谷,即夜间血压最低,清晨起床活动后血压迅速升高,在上午 6～10 时及下午 4～8 时各有一高峰,继之缓慢下降。中、轻度高血压患者血压昼夜波动曲线与正常类似,但血压水平较高。早晨血压升高可伴有血儿茶酚胺浓度升高,血小板聚集增加及纤溶活性增高会变化,可能与早晨较多发生心脑血管急性事件有关。

血压变异性和血压昼夜节律与靶器官损害及预后有较密切的关系,即伴明显靶器官损害或严重高血压患者其血压的昼夜节律可消失。

目前尚无统一的动态血压正常值,但可参照采用以下正常上限标准:24 小时平均血压值 <17.33/10.66 kPa,白昼均值<18/11.33 kPa,夜间<16.66/10 kPa。夜间血压均值比白昼降低>10%,如降低不及 10%,可认为血压昼夜节律消失。

动态血压监测可用于:诊断"白大衣性高血压",即在诊所内血压升高,而诊所外血压正常;判断高血压的严重程度,了解其血压变异性和血压昼夜节律;指导降压治疗和评价降压药物疗效;诊断发作性高血压或低血压。

三、原发性高血压危险度的分层

原发性高血压的严重程度并不单纯与血压升高的水平有关,必须结合患者总的心血管疾病危险因素及合并的靶器官损害作全面的评价,治疗目标及预后判断也必须以此为基础。心血管疾病危险因素包括吸烟、高脂血症、糖尿病、年龄>60 岁、男性或绝经后女性、心血管疾病家族史(发病年龄女性<65 岁,男性<55 岁)。靶器官损害及合并的临床疾病包括心脏疾病(左心室肥大、心绞痛、心肌梗死、既往曾接受冠状动脉旁路手术、心力衰竭),脑血管疾病(脑卒中或短暂性脑缺血发作),肾脏疾病(蛋白尿或血肌肝升高),周围动脉疾病,高血压视网膜病变(大于等于Ⅲ级)。危险度的分层是把血压水平及危险因素及合并的器官受损情况相结合分为低、中、高和极高危险组。治疗时不仅要考虑降压,还要考虑危险因素及靶器官损害的预防及逆转。

低度危险组:高血压 1 级,不伴有上列危险因素,治疗以改善生活方式为主,如 6 个月后无效,再给药物治疗。

中度危险组:高血压 1 级伴 12 个危险因素或高血压 2 级不伴有或伴有不超过 2 个危险因素者。治疗除改善生活方式外,给予药物治疗。

高度危险组:高血压 1～2 级伴至少 3 个危险因素者,必须药物治疗。

极高危险组:高血压 3 级或高血压 1～2 级伴靶器官损害及相关的临床疾病者(包括糖尿病),必须尽快给予强化治疗。

四、临床类型

原发性高血压大多起病及进展均缓慢,病程可长达十余年至数十年,症状轻微,逐渐导致靶器官损害。但少数患者可表现为急进重危,或具特殊表现而构成不同的临床类型。

（一）高血压急症

是指高血压患者血压显著的或急剧的升高［收缩压＞26.66 kPa（200 mmHg），舒张压＞17.33 kPa（130 mmHg）］，常同时伴有心、脑、肾及视网膜等靶器官功能损害的一种严重危及生命的临床综合征，其舒张压＞18.67～20 kPa 和（或）收缩压＞29.33 kPa，无论有无症状，也应视为高血压急症。高血压急症包括高血压脑病、高血压危象、急进型高血压、恶性高血压，高血压合并颅内出血、急性冠状动脉功能不全、急性左心衰竭、主动脉夹层血肿以及子痫、嗜铬细胞瘤危象等。

（二）恶性高血压

约 1％～5％的中、重度高血压患者可发展为恶性高血压，其发病机制尚不清楚，可能与不及时治疗或治疗不当有关。病理上以肾小动脉纤维样坏死为突出特征。临床特点：①发病较急骤；多见于中、青年；②血压显著升高，舒张压持续＞17.33 kPa。③头痛、视力模糊、眼底出血、渗出和乳头水肿。④肾脏损害突出，表现为持续蛋白尿、血尿及管型尿，并可伴肾功能不全。⑤进展迅速，如不给予及时治疗，预后不佳，可死于肾衰竭、脑卒中或心力衰竭。

（三）高血压危重症

1.高血压危象

在高血压病程中，由于周围血管阻力的突然上升，血压明显升高，出现头痛、烦躁、眩晕、恶心、呕吐、心悸、气急及视力模糊等症状。伴靶器官病变者可出现心绞痛、肺水肿或高血压脑病。血压以收缩压显著升高为主，也可伴舒张压升高。发作一般历时短暂、控制血压后病情可迅速好转；但易复发。危象发作时交感神经活动亢进，血中儿茶酚胺升高。

2.高血压脑病

是指在高血压病程中发生急性脑血液循环障碍，引起脑水肿和颅内压增高而产生的临床征象。发生机制可能为过高的血压突破了脑血管的自身调节机制，导致脑灌注过多，液体渗入脑血管周围组织，引起脑水肿。临床表现有严重头痛、呕吐、神志改变，较轻者可仅有烦躁、意识模糊，严重者可发生抽搐、昏迷。

（四）急进型高血压

约占高血压患者中 1％～8％，多见于年轻人，男性居多。临床特点：①收缩压，舒张压均持续升高，舒张压常持续≥17.3 kPa（130 mmHg），很少有波动。②症状多而明显进行性加重，有一些患者高血压是缓慢病程，但后突然迅速发展，血压显著升高。③出现严重的内脏器官的损害，常在 1～2 年内发生心、脑、肾损害和视网膜病变，出现脑卒中、心梗、心衰、尿毒症及视网膜病变（眼底Ⅲ级以上改变）。

（五）缓进型高血压

这种类型占 95％以上，临床上又称之为良性高血压。因其起病隐匿，病情发展缓慢，病程较长，可达数十年，多见于中老年人。临床表现：①早期可无任何明显症状，仅有轻度头痛或不适，休息之后可自行缓解。偶测血压时才发现高血压。②逐渐发展，患者表现为头痛、头晕、失眠、乏力、记忆力减退症状，血压也随着病情发展是逐步升高并趋向持续性，波动幅度也随之减小并伴随着心、脑、肾等器官的器质性损害。

此型高血压病由于病程长，早期症状不明显所以患者容易忽视其治疗，思想上不重视，不能坚持服药，最终造成不可逆的器官损害，危及生命。

（六）老年人高血压

年龄超过 60 岁达高血压诊断标准者即为老年人高血压。临床特点：①半数以上以收缩压为主；即单纯收缩期高血压（收缩压＞18.66 kPa；舒张压＜12 kPa），此与老年人大动脉弹性减退、顺应性下降有关，使脉压增大。流行病资料显示，单纯收缩压的升高也是心血管病致死的重要危险因素。②部分老年人高血压是由中年原发性高血压延续而来，属收缩压和舒张压均增高的混合型。③老年人高血压患者心、脑、肾器官常有不同程度损害，靶器官并发症如脑卒中、心衰、心肌梗死和肾功能不全较为常见。④老年人压力感受路敏感性减退；对血压的调节功能降低、易造成血压波动及体位性低血压，尤其在使用降压药物治疗时要密切观察。老年人选用高血压药物时宜选用平和、缓慢的制剂，如利尿剂和长效钙拮抗剂及 ACEI 等；常规给予抗凝剂治疗；定期测量血压以予调整剂量。

（七）难治性高血压

难治性高血压又称顽固性或有抵抗性的高血压。临床特点：①治疗前血压≥24/15.32 kPa，经过充分的、合理的、联合应用三种药物（包括利尿剂），血压仍不能降至 21.33/7.5 kPa 以下。②治疗前血压<24/15.33 kPa，而适当的三联药物治疗仍不能达到：<18.66/12 kPa，则被认为是难治性高血压。③对于老年单纯收缩期高血压，如治疗前收缩压>26.66 kPa，经三联治疗，收缩压不能降至 22.66 kPa 以下，或治疗前收缩压 21.33～26.66 kPa，而治疗后不能降至21.33 kPa 以下及至少低 1.33 kPa，亦称为难治性高血压。充分的合理的治疗应包括至少三种不同药理作用的药物，包括利尿剂并加之以下两种：β阻断剂，直接的血管扩张药，钙拮抗剂或血管紧张素转化酶抑制剂。应当说明的是，并不是所有严重的高血压都是难治性高血压，也不是难治性高血压都是严重高血压。

诊断难治性高血压应排除假性高血压及白大衣高血压，并排除继发性高血压，如嗜铬细胞瘤、原发性醛固酮增生症、肾血管性高血压等；中年或老年患者过去有效的治疗以后变得无效，则强烈提示肾动脉硬化及狭窄，肾动脉造影可确定诊断肾血管再建术可能是降低血压的唯一有效方法。

难治性高血压的主要原因可能有以下几种：①患者的依从性不好即患者没有按医生的医嘱服药，这可能是最主要的原因。依从性不好的原因可能药物方案复杂或服药次数频繁，患者未认识到控制好血压的重要性，药物费用及不良反应等。②患者食盐量过高（>5 g/天），或继续饮酒，体重控制不理想。应特别注意来自加工食品中的盐，如咸菜、罐头、腊肉、香肠、酱油、酱制品、咸鱼、成豆制品等，应劝说患者戒烟、减肥，肥胖者减少热量摄入量。③医生不愿使用利尿药或使用多种作用机制相同的药物。④药物相互作用，如阿司匹林或非甾体类抗炎药因抑制前列腺素合成而干扰高血压的控制，拟交感胺类可使血压升高，麻黄素、口服避孕药、雄性激素、过多的甲状腺素、糖皮质激素等可使血压升高或加剧原先的高血压；消胆胺可妨碍抗高血压药物的经肠道吸收。三环类抗忧郁药，苯异丙胺、抗组织胺、单胺氧化酶抑制剂及可卡因干扰胍乙啶的药理作用。

（八）儿童高血压

关于儿童高血压的诊断标准尚未统一。如 WHO 规定：13 岁以上正常上限为18.66/12 kPa，13 岁以下则为 18/11.33 kPa。《实用儿科学》中规定：8 岁以下舒张压>10.66 kPa，8 岁以上>12 kPa；或收缩压>16 kPa 与舒张压>10.66 kPa 为高血压。儿童血压测量方法与成年人有所不同：①舒张压以 Korotloff 第四音为难。②根据美国心脏病协会规定，使用袖带的宽度为：1 岁以下为 2.5，1～4 岁 5～6，5～8 岁8～9，成人 12.5，否则将会低估或高估血压的高度。诊断儿童高血压应十分慎重，特别是轻度高血压者应加强随访。一经确诊为儿童高血压后，首先除外继发性高血压。继发性高血压中最常见的病因是肾脏疾病，其次是肾动脉血栓、肾动脉狭窄、先天性肾动脉异常、主动脉缩窄、嗜铬细胞瘤等。

临床特点：①5%的患者有高血压的家族史。②早期一般无明显症状，部分患者可有头痛，尤在剧烈运动时易发生。③超体重肥胖者达 50%。④平素心动过速，心前区搏动明显，呈现高动力循环状态。⑤尿儿茶酚胺水平升高，尿缓激肽水平降低，血浆肾素活性轻度升高，交感神经活性增高。⑥对高血压的耐受力强，一般不引起心、肾、脑及眼底的损害。

（九）青少年高血压

青少年时期高血压的研究已越来越被人们重视。大量调查发现，青少年原发性高血压起源于儿童期，并认为青少年高血压与成人高血压及并发症有密切关系，同儿童期高血压病因相似，常见于继发性高血压，在青春期继发性高血压病例中，肾脏疾病仍然是主要的病因。大量的调查发现青少年血压与年龄有直接相关，青少年高血压诊断标准在不同时间（每次间隔三个月以上）三次测量坐位血压，收缩压和（或）舒张压高于 95 百分位以上可诊断为高血压。见表 4-1。

表 4-1　我国青少年年龄血压百分位值表

年龄	男性/P95	女性/P95
1~12	128/81	119/82
13~15	133/84	124/81
16~18	136/89	127/82

（十）精神紧张性高血压

交感神经系统在发病中起着重要作用。交感神经系统活性增强可导致：①血浆容量减少，血小板聚集，因而易诱发血栓形成。②激活肾素-血管紧张素系统，再加上儿茶酚胺的作用，引起左室肥厚的血管肥厚，肥厚的血管更易引起血管痉挛。③副交感神经系统活性较低和交感神经系统活性增强，是易引起心律失常，心动过速的因素。④降低骨骼肌对胰岛素的敏感性，其主要机制为：在紧急情况下；交感神经系统活性增高引起血管收缩，导致运输至肌肉的葡萄糖减少；去甲肾上腺素刺激 β 受体也可引起胰岛素耐受，持续的交感神经系统还可以造成肌肉纤维类型由胰岛素耐受性慢收缩纤维转变成胰岛素耐受性快收缩纤维，这些变化可致血浆胰岛素浓度水平升高，并促进动脉粥样硬化。

（十一）白大衣性高血压

白大衣性高血压（WCH）是指在诊疗单位内血压升高，但在诊疗单位外血压正常。有人估计，在高血压患者中，约有 20%~30% 为白大衣高血压，故近年来提出患者自我血压监测（HBPM）。HBPM 有下列好处：①能更全面更准确地反应患者的血压。②没有"白大衣效应"。③提高患者服药治疗和改变生活方式的顺从性。④无观察者的偏倚现象。自测血压可使用水银柱血压计，亦可使用动态血压监测（ABPM）的方法进行判断。有人认为"白大衣高血压"也应予以重视，它可能是早期高血压的表现之一。我国目前的参考诊断标难为 WCH 患者诊室收缩压＞21.33 kPa 和（或）舒张压＞12 kPa 并且白昼动态血压收缩压＜18 kPa，舒张压＜10.66 kPa，这还需要经过临床的验证和评价。

"白大衣性高血压"多见于女性、年轻人、体型瘦以及诊所血压升高、病程较短者。在这类患者中，规律性的反复出现的应激方式，例如上班工作，不会引起血压升高。ABPM 有助于诊断"白大衣性高血压"。其确切的自然史与预后还不很清楚。

（十二）应激状态

偏快的心率是处于应激状态的一个标志，心动过速是交感神经活性增高的一个可靠指标，同时也是心血管病死亡率的一个独立危险因素。心率增快与血压升高、胆固醇升高、甘油三酯升高、血球压积升高、体重指数升高、胰岛素抵抗、血糖升高、高密度脂蛋白-胆固醇降低等密切相关。

（十三）夜间高血压

24 小时动态血压监测发现部分患者的血压正常节律消失，夜间收缩压或舒张压的降低小于日间血压平均值的 10%，甚至夜间血压反高于日间血压。夜间高血压常见于某些继发性高血压（如嗜铬细胞瘤、原发性醛固酮增多症、肾性高血压）、恶性高血压和合并心肌梗死、脑卒中的原发性高血压。夜间高血压的产生机制与神经内分泌正常节律障碍、夜间上呼吸道阻塞、换气过低和睡眠觉醒有关，其主要症状是响而不规则的大鼾、夜间呼吸暂停及日间疲乏和嗜睡。这种患者常伴有超重、易发生脑卒中、心肌梗死、心律失常和猝死。

（十四）肥胖型高血压

肥胖者易患高血压，其发病因素是多方面的，伴随的危险因素越多，则预后越差。本型高血压患者心、肾、脑、肺功能均较无肥胖者更易受损害，且合并糖尿病、高脂血症、高尿酸血症者多，患冠心病、心力衰竭、肾功能障碍者明显增加。

（十五）夜间低血压性高血压

是指日间为高血压（特别是老年收缩期性高血压），夜间血压过度降低，即夜间较日间血压低超过20%。其发病机制与血压调节异常、血压节律改变有关。该型高血压易发生腔隙性脑梗死，可能与夜间脑供血不足、高凝状态有关。治疗应注意避免睡前使用降压药(尤其是能使夜间血压明显降低的药物)。

(十六)顽固性高血压

顽固性高血压是指高血压患者服用三种以上的不同作用机制的全剂量降压药物,测量血压仍不能控制在 18.66/12.66 kPa 以下或舒张压(DBP)≥13.33 kPa,老年患者血压仍＞21.33/12 kPa,或收缩压(SBP)不能降至 18.66 kPa 以下。顽固性高血压的原因:①治疗不当。应采用不同机制的降压药物联合应用。②对药物的不能耐受。由于降压药物引起不良反应;而中断用药,常不服药或间断服药,造成顺应性差。③继发性高血压。当患者血压明显升高并对多种治疗药物呈抵抗状态的,应考虑排除继发因素。常见肾动脉狭窄、肾动脉粥样斑块形成、肾上腺疾病等。④精神因素。工作繁忙造成白天血压升高,夜间睡眠时血压正常。⑤过度摄钠。尤其对高血压人群中,约占 50% 的盐敏感性高血压,例如老年患者和肾功能减退者,盐摄入量过高更易发生顽固性高血压,而低钠饮食可改善其对药物的抵抗性。

五、护理评估

(一)病史

应注意询问患者有无高血压家族史,个性特征,职业、人际关系、环境中有无引发本病的应激因素,生活与饮食习惯、烟酒嗜好,有无肥胖、心脏病、肾脏病、糖尿病、高脂血症、痛风、支气管哮喘等病史及用药情况。

(二)身体状况

高血压病根据起病和病情进展缓急分为缓进型和急进型两类,前者多见,后者约占高血压病的 1%~5%。

1. 一般表现

缓进型原发性高血压起病隐匿,病程进展缓慢,早期多无症状,偶在体格检查时发现血压升高,少数患者在发生心、脑、肾等并发症后才被发现。高血压患者可在精神紧张、情绪激动或劳累后有头晕、头痛、眼花、耳鸣、失眠、乏力、注意力不集中等症状,但症状与血压增高程度并不一定一致。

患者血压随季节、昼夜、情绪等因素有较大波动,表现为冬季较夏季高、清晨较夜间高、激动时较平静时高等特点。体检时可听到主动脉瓣区第二心音亢进、主动脉瓣区收缩期杂音,少数患者在颈部或腹部可听到血管杂音。长期持续高血压可有左心室肥厚。

高血压病早期血压仅暂时升高,去除原因和休息后可恢复,称为波动性高血压阶段。随病情进展,血压呈持久增高,并有脏器受损表现。

2. 并发症

主要表现心、脑、肾等重要器官发生器质性损害和功能性障碍。

(1)心脏:血压长期升高,增加了左心室的负担。左室因代偿而心肌肥厚,继而扩张,形成高血压性心脏病。在心功能代偿期,除有劳累性心悸外,其他症状不明显。心功能失代偿时,则表现为心力衰竭。由于高血压后期可并发动脉粥样硬化,故部分患者可并发冠心病,发生心绞痛、心肌梗死。

(2)脑:重要的脑血管病变表现有,一时性(间歇性)脑血管痉挛:可使脑组织缺血,产生头痛、一时性失语、失明、肢体活动不灵或偏瘫。可持续数分钟至数日,一般在 24 小时内恢复。脑出血:一般在紧张的体力或脑力劳动时容易发生,例如情绪激动、搬重物等时突然发生。其临床表现因出血部位不同而异,最常见的部位在脑基底节豆状核,故常损及内囊,又称内囊出血。其主要表现为突然摔倒,迅速昏迷,头、眼转向出血病灶的同侧,出血病灶对侧的"三偏"症状,即偏瘫、偏身感觉障碍和同侧偏盲。呼吸深沉而有鼾声,大小便失禁。瘫痪肢体开始完全弛缓,腱反射常引不出。数日后瘫痪肢体肌张力增高,反射亢进,出现病理反射。脑动脉血栓形成:多在休息睡眠时发生,常先有头晕、失语、肢体麻木等症状,然后逐渐发生偏瘫,一般无昏迷。随病情进展,可发生昏迷甚至死亡。上述脑血管病变的表现,祖国医学统称为"中风"或"卒中",现代医学统称为"脑血管意外"。高血压脑病:是指脑小动脉发生持久而严重的痉挛、脑循环发生急性障碍,导致脑水肿和颅内压增高,可发生于急进或严重的缓进型高血压病患者。表现血压持续升高,常超过 26.7/16.0 kPa(200/120 mmHg),剧烈头痛、恶心、呕吐、眩晕、抽搐、视力模糊、意识障碍、直至昏迷。发作可短至数分钟,长者可达数小时或数日。

(3)肾的表现:长期高血压可致肾小动脉硬化,当肾功能代偿时,临床上无明显肾功能不全表现。当肾功能转入失代偿期时,可出现多尿、夜尿增多、口渴、多饮,提示肾浓缩功能减低,尿比重固定在 1.010 左右,称为等渗尿。当肾功能衰退时,可发展为尿毒症,血中肌肝、尿素氮增高。

(4)眼底视网膜血管改变:目前我国采用 Keith-Wegener4 级眼底分级法。Ⅰ级,视网膜动脉变细;Ⅱ级,视网膜动脉狭窄,动脉交叉压迫;Ⅲ级,眼底出血或棉絮状渗出;Ⅳ级,视神经盘水肿。眼底的改变可反映高血压的严重程度。

3.急进型高血压病

急进型高血压占高血压病的 1% 左右,可由缓进型突然转变而来,也可起病即为急进型。多见于青年和中年。基本的临床表现与缓进型高血压病相似,但各种症状更为突出,具有病情严重、发展迅速、肾功能急剧恶化和视网膜病变(眼底出血、渗出、乳头水肿)等特点。血压显著增高,舒张压持续在 17.3～18.6 kPa(130～140 mmHg)或更高,常于数月或 1～2 年内出现严重的心、脑、肾损害、最后常为尿毒症死亡,也可死于急性脑血管疾病或心力衰竭。经治疗后,少数病情亦可转稳定。

高血压危象:是指短期内血压急剧升高的严重临床表现。它是在高血压的基础上,交感神经亢进致周围小动脉强烈痉挛,这是血压进一步升高的结果,常表现为剧烈头痛、神志改变、恶心、呕吐、心悸、呼吸困难等。收缩压可高达 34.7kPa(260 mmHg),舒张压 16 kPa(120 mmHg)以上。

(三)实验室及其他检查

1.尿常规检查

可阴性或有少量蛋白和红细胞,急进型高血压患者尿中常有大量蛋白、红细胞和管型,肾功能减退时尿比重降低,尿浓缩和稀释功能减退,血中肌酐和尿素氮增高。

2.X 线检查

轻者主动脉迂曲延长或扩张、并发高血压性心脏病时,左心室增大,心脏至靴形样改变。

3.超声波检查

心脏受累时,二维超声显示:早期左室壁搏动增强,第Ⅱ期多见室间隔肥厚,继则左心室后型肥厚;左心房轻度扩大;超声多普勒于二尖瓣上可测出舒张期血流速度减慢,舒张末期速度增快。

4.心电图和心向量图检查

心脏受累的患者又可见左心室增厚或兼有劳损,P 波可增宽或有切凹,P 环振幅增大,特别终末向后电力更为明显。偶有心房颤动或其他心律失常。

5.血浆肾素活性和血管紧张素Ⅱ浓度测定

二者可增高,正常或降低。

6.血浆心钠素浓度测定

心钠素浓度降低。

六、护理目标

(1)头痛减轻或消失。

(2)焦虑减轻或消失。

(3)血压维持在正常水平,未发生意外伤害。

(4)能建立良好的生活方式,合理膳食。

七、护理措施

(一)一般护理

(1)头痛、眩晕、视力模糊的患者应卧床休息,抬高床头,保证充足的睡眠。指导患者使用放松技术,如缓慢呼吸、心理训练、音乐治疗等,避免精神紧张、情绪激动和焦虑,保持情绪平稳。保持病室安静,减少声光刺激和探视,护理操作动作要轻巧并集中进行,少打扰患者。对因焦虑而影响睡眠的患者遵医嘱应用镇静剂。

(2)有氧运动可降压减肥、改善脏器功能、提高活动耐力、减轻胰岛素抵抗,指导轻症患者选择适当的运动,如慢跑、健身操、骑自行车、游泳等(避免竞技性、力量型的运动),一般每周 3~5 次,每次 30~40 分钟,出现头晕、心慌、气短、极度疲乏等症状时应立即停止运动。

(3)合理膳食,每日摄钠量不超过 6g,减少热量、胆固醇、脂肪摄入,适当增加蛋白质,多吃蔬菜、水果,摄入足量的钾、镁、钙,避免过饱,戒烟酒及刺激性的饮料,可以降低血压,减轻体重,防止高血脂和动脉硬化,防止便秘,减轻心脏负荷。

(二)病情观察与护理

(1)注意神志、血压、心率、尿量、呼吸频率等生命体征的变化,每日定时测量并记录血压。血压有持续升高时,密切注意有无剧烈头痛、呕吐、心动过速、抽搐等高血压脑病和高血压危象的征象。出现上述现象时应给予氧气吸入,建立静脉通路,通知病危,准备各种抢救物品及急救药物,详细书写特别护理记录单;配合医生采取紧急抢救措施,加快速降压、制止抽搐,以防脑血管疾病的发生。

(2)注意用药及观察:高血压患者服药后应注意观察服药反应,并根据病情轻重、血压的变化决定用药剂量与次数,详细做好记录。若有心、脑、肾严重并发症,则药物降压不宜过快,否则供血不足易发生危险。血压变化大时,要立即报告医师予以及时处理。要告诉患者按时服药及观察,忌乱用药或随意增减剂量与擅自停药。用降压药期间要经常测量血压并做好记录,以提供治疗参考,注意起床动作要缓慢,防止体位性低血压引起摔倒。用利尿剂降压时注意记出入量,排尿多的患者应注意补充含钾高的食物和饮料,如玉米面、海带、蘑菇、枣、桃、香蕉、橘子汁等。用心得安药物要逐渐减量、停药,避免突然停用引起心绞痛发作。

(3)患者如出现肢体麻木,活动欠灵,或言语含糊不清时,应警惕高血压并发脑血管疾病。对已有高血压心脏病者,要注意有无呼吸困难、水肿等心力衰竭表现;同时检查心率、心律有无心律失常的发生。观察尿量及尿的化验变化,以发现肾脏是否受累。发现上述并发症时,要协助医生相应的治疗及做好护理工作。

(4)高血压急症时,应迅速准确按医嘱给予降压药、脱水剂及镇痉药物,注意观察药物疗效及不良反应,严格按药物剂量调节滴速,以免血压骤降引起意外。

(5)出现脑血管意外、心力衰竭、肾衰竭者,给予相应抢救配合。

八、健康教育

(1)向患者提供有关本病的治疗知识,注意休息和睡眠,避免劳累。

(2)同患者共同讨论改变生活方式的重要性,低盐、低脂、低胆固醇、低热量饮食,禁烟、酒及刺激性饮料。肥胖者节制饮食。

(3)教会患者进行自我心理平衡调整,自我控制活动量,保持良好的情绪,掌握劳逸适度,懂得愤怒会使舒张压升高,恐惧焦虑会使收缩压升高的道理,并竭力避免之。

(4)定期、准确、及时服药,定期复查。

(5)保持排便通畅,规律的性生活,避免婚外性行为。

(6)教会患者怎样测量血压及记录。让患者掌握药物的作用及不良反应,告诉患者不能突然停药。

(7)指导患者适当地进行运动,可增加患者的健康感觉和松弛紧张的情绪,增高 HDL-C。推荐作渐进式的有 O_2 运动,如散步、慢跑;也可打太极拳、练气功;避免举高重物及作等长运动(如举重、哑铃)。

(王文红)

第五节　心律失常

正常心律起源于窦房结,并沿正常房室传导系统顺序激动心房和心室,频率为60～100次/分钟(成人),节律基本规则。心律失常是指心脏冲动的起源、频率、节律、传导速度和传导顺序等异常。

一、分类

心律失常按其发生机制分为冲动形成异常和冲动传导异常两大类。

(一)冲动形成异常

1.窦性心律失常

(1)窦性心动过速。

(2)窦性心动过缓。

(3)窦性心律不齐。

(4)窦性停搏等。

2.异位心律

(1)主动性异位心律:①期前收缩(房性、房室交界区性、室性)。②阵发性心动过速(房性、房室交界区性、室性)。③心房扑动、心房颤动。④心室扑动、心室颤动。

(2)被动性异位心律:①逸搏(房性、房室交界区性、室性)。②逸搏心律(房性、房室交界区性、室性)。

(二)冲动传导异常

1.生理性

干扰及房室分离。

2.病理性

(1)窦房传导阻滞。

(2)房内传导阻滞。

(3)房室传导阻滞。

(4)室内传导阻滞(左、右束支及左束支分支传导阻滞)。

3.房室间传导途径异常

预激综合征。

此外,临床上依据心律失常发作时心率的快慢分为快速性心律失常和缓慢性心律失常。

二、病因及发病机制

(一)生理因素

健康人均可发生心律失常,特别是窦性心律失常和期前收缩等。情绪激动、精神紧张、过度疲劳、大量吸烟、饮酒、喝浓茶或咖啡等常为诱发因素。

(二)器质性心脏病

各种器质性心脏病是引发心律失常的最常见原因,以冠心病、心肌病、心肌炎、风湿性心脏病多见,尤其发生心力衰竭或心肌梗死时。

(三)非心源性疾病

除了心脏病外,其他系统的严重疾病,均可引发心律失常,如急性脑血管病、甲状腺功能亢进、慢性阻塞性肺病等。

(四)其他

电解质紊乱(低钾血症、低钙血症、高钾血症等)、药物作用(洋地黄、肾上腺素等)、心脏手术或心导管检查、中暑、电击伤等均可引发心律失常。

心律失常发生的基本原理是由于多种原因引起心肌细胞的自律性、兴奋性、传导性改变,导致心脏冲动形成异常、冲动传导异常,或两者兼而有之。

三、诊断要点

通过病史、体征可以做出初步判定。确定心律失常的类型主要依靠心电图,某些心律失常尚需做心电生理检查。

(一)病史

心律失常的诊断应从详尽采集病史入手,让患者客观描述发生心悸等症状时的感受。症状的严重程度取决于心律失常对血流动力学的影响,轻者可无症状或出现心悸、头晕;严重者可诱发心绞痛、心力衰竭、晕厥甚至猝死,增加心血管病死亡的危险性。

(二)体格检查

包括心脏视诊、触诊、叩诊、听诊的全面检查,并注意检查患者的神志、血压、脉搏频率及节律。

(三)辅助检查

心电图是诊断心律失常最重要的一项无创性检查技术。应记录多导联心电图,并记录能清楚显示 P 波导联的心电图长条以备分析,通常选择 Ⅱ 或 V₁ 导联。其他辅助诊断的检查还有动态心电图、运动试验和食管心电图等。临床心电生理检查,如食管心房调搏检查、心室内心电生理检查对明确心律失常的发病机制、治疗、预后均有很大帮助。

四、各种心律失常的概念、临床意义及心电图特点

(一)窦性心律失常

正常心脏起搏点位于窦房结,由窦房结发出冲动引起的心律称窦性心律,成人频率为 60～100 次/分钟。正常窦性心律的心电图特点(图 4-1)为:①P 波在 Ⅰ、Ⅱ、aVF 导联直立,aVR 导联倒置。②PR 间期 0.12～0.20 秒。③PP 间期之差＜0.12 秒。窦性心律的频率可因年龄、性别、体力活动等不同有显著差异。

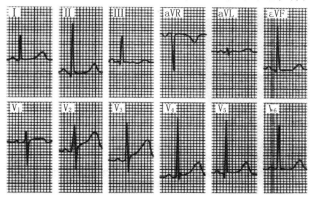

图 4-1　正常心电图

1.窦性心动过速

(1)成人窦性心律的频率超过 100 次/分钟,称为窦性心动过速,其心率的增快和减慢是逐渐改变的。

(2)心电图特点(图 4-2)为窦性心律,PP 间期＜0.60 秒,成人频率大多在 100～180 次/分钟。

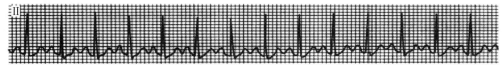

图 4-2　窦性心动过速

(3)窦性心动过速一般不需特殊治疗。治疗主要针对原发病和去除诱因,必要时可应用β受体阻滞剂(如普萘洛尔)或镇静剂(如地西泮)。

2.窦性心动过缓

(1)成人窦性心律的频率低于60次/分钟,称为窦性心动过缓。

(2)心电图特点(图4-3)为窦性心律,PP间期>1.0秒。常伴窦性心律不齐,即PP间期之差>0.12秒。

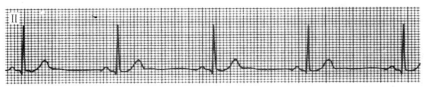

图 4-3 窦性心动过缓

(3)无症状的窦性心动过缓通常无需治疗。因心率过慢出现头晕、乏力等心排血量不足症状时,可用阿托品、异丙肾上腺素等药物,必要时需行心脏起搏治疗。

3.窦性停搏

(1)窦性停搏是指窦房结冲动形成暂停或中断,导致心房及心室活动相应暂停的现象,又称窦性静止。

(2)心电图特点(图4-4)为一个或多个PP间期显著延长,而长PP间期与窦性心律的基本PP间期之间无倍数关系,其后可出现交界性或室性逸搏或逸搏心律。

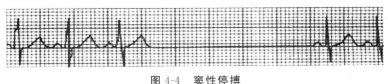

图 4-4 窦性停搏

(3)窦性停搏可由迷走神经张力增高或洋地黄、胺碘酮、钾盐、乙酰胆碱等药物,高钾血症、心肌炎、心肌病、冠心病等引起。临床症状轻重不一,轻者无症状或偶尔出现心搏暂停,重者可发生阿-斯综合征甚至死亡。

4.病态窦房结综合征

(1)病态窦房结综合征(SSS),简称病窦综合征。由窦房结及其邻近组织病变引起的窦房结起搏功能和(或)窦房结传导功能障碍,从而产生多种心律失常的综合表现。

(2)病窦综合征常见病因为冠心病、心肌病、心肌炎,亦可见于结缔组织病、代谢性疾病及家族性遗传性疾病等,少数病因不明。主要临床表现为心动过缓所致脑、心、肾等脏器供血不足症状,尤以脑供血不足症状为主。轻者表现为头晕、心悸、乏力、记忆力减退等,重者可发生短暂晕厥或阿-斯综合征。部分患者合并短阵室上性快速性心律失常发作(慢-快综合征),进而可出现心悸、心绞痛或心力衰竭。

(3)心电图特点(图4-5)为:①持续而显著的窦性心动过缓(<50次/分钟)。②窦性停搏或(和)窦房阻滞。③窦房传导阻滞与房室传导阻滞并存。④心动过缓-心动过速综合征,又称慢-快综合征,是指心动过缓与房性快速性心律失常(如房性心动过速、心房扑动、心房颤动)交替发作,房室交界区性逸搏心律。

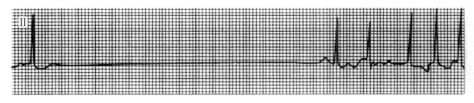

图 4-5 病态窦房结综合征(慢—快综合征)

（4）积极治疗原发疾病。无症状者,不必给予治疗,仅定期随访观察;反复出现严重症状及心电图大于3秒长间歇者宜首选安装人工心脏起搏器。慢-快综合征应用起搏器治疗后,患者仍有心动过速发作,则可同时用药物控制快速性心律失常发作。

（二）期前收缩

期前收缩又称过早搏动,简称早搏。是指窦房结以外的异位起搏点发出的过早冲动引起的心脏搏动。根据异位起搏点的部位不同可分为房性、房室交界性和室性。早搏可偶发或频发,如每个窦性搏动后出现一个早搏,称为二联律;每两个窦性搏动后出现一个早搏,称三联律。在同一导联上如室性早搏的形态不同,称为多源性室性早搏。

期前收缩可见于健康人,其发生与情绪激动、过度疲劳、过量饮酒或吸烟、饮浓茶、咖啡等有关。冠心病急性心肌梗死、风湿性心瓣膜病、心肌病、心肌炎等各种心脏病常可引起。此外,药物毒性作用,电解质紊乱,心脏手术或心导管检查均可引起期前收缩。

1.临床意义

偶发的期前收缩一般无症状,部分患者可有漏跳的感觉。频发的期前收缩由于影响心排血量,可引起头痛、乏力、晕厥等;原有心脏病者可诱发或加重心绞痛或心力衰竭。听诊心律不规则,期前收缩的第一心音增强,第二心音减弱或消失。脉搏触诊可发现脉搏脱落。

2.心电图特点

（1）房性期前收缩（图4-6）:提前出现的房性异位P′波,其形态与同导联窦性P波不同;P′R间期>0.12秒;P波后的QRS波群有三种可能:①与窦性心律的QRS波群相同。②因室内差异性传导出现宽大畸形的QRS波群。③提前出现的P波后无QRS波群,称为未下传的房性期前收缩;多数为不完全性代偿间歇（即期前收缩前后窦性P波之间的时限常短于2个窦性PP间期）。

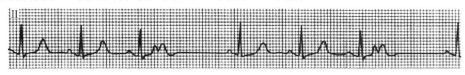

图4-6　房性期前收缩

（2）房室交界区性期前收缩（图4-7）:提前出现的QRS波群,其形态与同导联窦性心律QRS波群相同,或因室内差异性传导而变形;逆行P波（Ⅰ、Ⅱ、aVF导联倒置,aVR导联直立）有三种可能:①P波位于QRS波群之前,PR间期<0.12秒。②P波位于QRS波群之后,RP间期<0.20秒。③P波埋于QRS波群中,QRS波群之前后均看不见P波;多数为完全性代偿间期（即期前收缩前后窦性P波之间的时限等于2个窦性PP间期）。

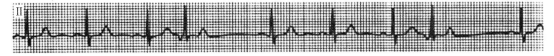

图4-7　房室交界性期前收缩

（3）室性期前收缩（图4-8）:①提前出现的QRS波群宽大畸形,时限>0.12秒。②QRS波群前无相关的P波。③T波方向与QRS波群主波方向相反。④多数为完全性代偿间歇。

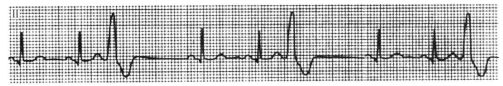

图4-8　室性期前收缩

3.治疗要点

（1）病因治疗:积极治疗原发病,解除诱因。如改善心肌供血,控制心肌炎症,纠正电解质紊乱,避免情绪激动或过度疲劳等。

（2）药物治疗：无明显自觉症状或偶发的期前收缩者，一般无需抗心律失常药物治疗，可酌情使用镇静剂，如地西泮等。如频繁发作，症状明显或有器质性心脏病者，必须积极治疗。根据期前收缩的类型选用不同的药物。房性期前收缩、交界性期前收缩可选用维拉帕米、普罗帕酮、莫雷帕酮或β受体阻滞剂等药物。室性期前收缩选用β受体阻滞剂、美西律、普罗帕酮、莫雷帕酮等药物。

（3）其他：急性心肌梗死早期发生的室性期前收缩可选用利多卡因；洋地黄中毒引起的室性期前收缩者首选苯妥英钠。

（三）阵发性心动过速

阵发性心动过速是一种阵发性快速而规律的异位心律，是由三个或三个以上连续发生的期前收缩形成，根据异位起搏点的部位不同可分为房性、房室交界性和室性阵发性心动过速。由于房性、房室交界性阵发性心动过速在临床上难以区别，故统称为阵发性室上性心动过速（PSVT）。阵发性室上性心动过速常见于无器质性心脏病者，其发作与体位改变、情绪激动、过度疲劳、烟酒过量等有关。阵发性室性心动过速多见于心肌病变广泛而严重的患者，如冠心病发生急性心肌梗死时；其次是心肌病、心肌炎、二尖瓣脱垂、心瓣膜病等。

1.临床意义

（1）阵发性室上性心动过速突然发作、突然终止，持续时间长短不一。发作时患者常有心悸、焦虑、紧张、乏力，甚至诱发心绞痛、心功能不全、晕厥或休克。症状轻重取决于发作时的心率、持续时间和有无心脏病变等。听诊，心律规则，心率150～250次/分钟，心尖部第一心音强度不变。

（2）阵发性室性心动过速症状轻重取决于室速发作的频率、持续时间、有无器质性心脏病及心功能状况。非持续性室速（发作时间＜30秒）患者通常无症状或仅有心悸；持续性室速患者常伴明显血流动力学障碍与心肌缺血，可出现低血压、晕厥、心绞痛、休克或急性肺水肿。听诊心律略不规则，心率常在100～250次/分钟。如发生完全性房室分离，则第一心音强度不一致。

2.心电图特点

（1）阵发性室上性心动过速（图4-9）：①三个或三个以上连续而迅速的室上性早搏，频率范围达150～250次/秒，节律规则。②P波不易分辨。③绝大多数患者QRS波群形态与时限正常。

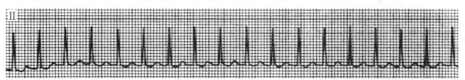

图4-9　阵发性室上性心动过速

（2）阵发性室性心动过速（图4-10）：①三个或三个以上连续而迅速的室性早搏，频率范围达100～250次/分钟，节律较规则或稍有不齐。②QRS波群形态畸形，时限＞0.12秒，有继发ST-T改变。③如有P波，则P波与QRS波无关，且其频率比QRS频率缓慢。④常可见心室夺获与室性融合波。

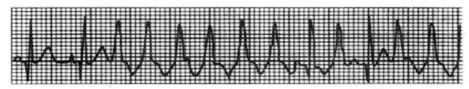

图4-10　阵发性室性心动过速

3.治疗要点

（1）阵发性室上性心动过速。急性发作时治疗：①刺激迷走神经：可起到减慢心率、终止发作的作用。方法包括刺激悬雍垂诱发恶心、呕吐；深吸气后屏气，再用力做呼气动作（Valsalva动作）；颈动脉窦按摩等。上述方法可重复多次使用。②药物终止发作：当刺激迷走神经无效时，可采用维拉帕米或三磷酸腺苷（ATP）静脉注射。

预防复发:除避免诱因外,发作频繁者可选用地高辛、长效钙通道阻滞剂、长效普萘洛尔等药物。

对于反复发作或药物治疗无效者,可考虑施行射频消融术。该方法具有安全、迅速、有效且能治愈心动过速的优点,可作为预防发作的首选方法。

(2)阵发性室性心动过速:由于室速多发生于器质性心脏病者,往往导致血流动力学障碍,甚至发展为室颤,应严密观察予以紧急处理,终止其发作。

一般遵循的原则是:无器质性心脏病者发生的非持续性室速,如无症状,无需进行治疗;持续性室速发作,无论有无器质性心脏病,均应给予治疗;有器质性心脏病的非持续性室速亦应考虑治疗。药物首选利多卡因,静脉注射 100 mg,有效后可予静滴维持。其他药物如普罗帕酮、胺碘酮也有疗效。如使用上述药物无法终止发作,且患者已出现低血压、休克、脑血流灌注不足等危险表现,应立即给予同步直流电复律。

(四)扑动与颤动

当自发性异位搏动的频率超过阵发性心动过速的范围时,形成扑动或颤动。根据异位起搏点的部位不同可分为心房扑动(简称房扑)与心房颤动(简称房颤);心室扑动(简称室扑)与心室颤动(简称室颤)。房颤是成人最常见的心律失常之一,远较房扑多见,二者发病率之比为 10:1~20:1,绝大多数见于各种器质性心脏病,其中以风湿性心瓣膜病最为常见。室扑与室颤是最严重的致命性心律失常,室扑多为室颤的前奏,而室颤则是导致心源性猝死的常见心律失常,也是心脏病或其他疾病临终前的表现。

1.临床意义

(1)心房扑动与心房颤动:房扑和房颤的症状取决于有无器质性心脏病、基础心功能以及心室率的快慢。如心室率不快且无器质性心脏病者可无症状;心室率快者可有心悸、胸闷、头晕、乏力等。房颤时心房有效收缩消失,心排血量减少 25%~30%,加之心室率增快,对血流动力学影响较大,导致心排血量、冠状循环及脑部供血明显减少,引起心力衰竭、心绞痛或晕厥;还易引起心房内附壁血栓的形成,部分血栓脱落可引起体循环动脉栓塞,以脑栓塞最常见。体检时房扑的心室律可规则或不规则。房颤时,听诊第一心音强弱不等,心室律绝对不规则;心室率较快时,脉搏短绌(脉率慢于心率)明显。

(2)心室扑动与心室颤动:室扑和室颤对血流动力学的影响均等于心室停搏,其临床表现无差别,二者具有下列特点:意识突然丧失,常伴有全身抽搐,持续时间长短不一;心音消失,脉搏触不到,血压测不出;呼吸不规则或停止;瞳孔散大,对光反射消失。

2.心电图特点

(1)心房扑动心电图特征(图 4-11):①P 波消失,代之以 250~350 次/分钟,间隔均匀,形状相似的锯齿状心房扑动波(F 波)。②F 波与 QRS 波群成某种固定的比例,最常见的比例为2:1房室传导,有时比例关系不固定,则引起心室律不规则。③QRS 波群形态一般正常,伴有室内差异性传导者 QRS 波群可增宽、变形。

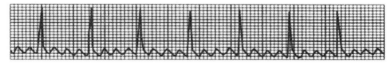

图 4-11　心房扑动(2:1 房室传导)

(2)心房颤动心电图特征(图 4-12):①P 波消失,代之以大小不等、形态不一、间期不等的心房颤动波(f 波),频率为 350~600 次/分钟。②RR 间期绝对不等。③QRS 波群形态通常正常,当心室率过快,发生室内差异性传导时,QRS 波群增宽、变形。

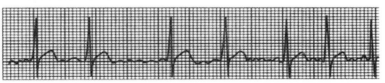

图 4-12　心房颤动

(3)心室扑动的心电图特点(图4-13):P-QRS-T波群消失,代之以150~300次/分钟波幅大而较规则的正弦波(室扑波)图形。

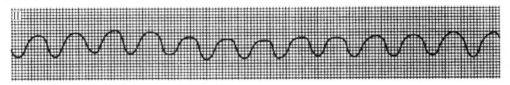

图4-13　心室扑动

(4)心室颤动的心电图特点(图4-14):P-QRS-T波群消失,代之以形态、振幅与间隔绝对不规则的颤动波(室颤波),频率为150~500次/分钟。

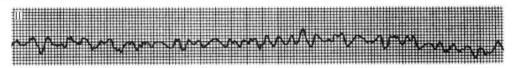

图4-14　心室颤动

3.治疗要点

(1)心房扑动和颤动:房扑或房颤伴有较快心室率时,可使用洋地黄类药物减慢心室率,以保持血流动力学的稳定,此法可以使有些房扑或房颤转为窦性心律。其他药物如维拉帕米、地尔硫䓬等也能起到终止房扑、房颤的作用。对于持续性房颤的患者,符合条件者可采用药物如奎尼丁、胺碘酮等进行复律。无效时可使用电复律。

(2)心室扑动和颤动:室扑或室颤发生后,如果不迅速采取抢救措施,患者一般在3~5分钟内死亡,因此必须争分夺秒、尽快恢复有效心律。一旦心电监测确定为心室扑动或颤动时,立即采用除颤器进行非同步直流电除颤,同时配合胸部按压及人工呼吸等心肺复苏术,并经静脉注射利多卡因以及其他复苏药物如肾上腺素等。

(五)房室传导阻滞

房室传导阻滞(AVB)是指冲动从心房传到心室的过程中,冲动传导的延迟或中断。根据病因不同,其阻滞部位可发生在房室结、房室束以及束支系统内,按阻滞程度可分为三类。常见器质性心脏病,偶尔第一度和第二度Ⅰ型房室传导阻滞可见于健康人,与迷走神经张力过高有关。

1.临床意义

(1)第一度房室传导阻滞:指传导时间延长(PR间期延长);患者多无自觉症状,听诊时第一心音可略为减弱。

(2)第二度房室传导阻滞:指心房冲动部分不能传入心室(心搏脱漏);心搏脱漏仅偶尔出现时,患者多无症状或偶有心悸,如心搏脱漏频繁心室率缓慢时,可有乏力、头晕甚至短暂晕厥;听诊有心音脱漏,触诊脉搏脱落,若为2:1传导阻滞,则可听到慢而规则的心室率。

(3)第三度房室传导阻滞:指心房冲动全部不能传入心室;患者症状取决于心室率的快慢,如心室率过慢,心排血量减少,导致心脑供血不足,可出现头晕、疲乏、心绞痛、心力衰竭等,如心室搏动停顿超过15秒可引起晕厥、抽搐,即阿-斯综合征发生,严重者可猝死;听诊心律慢而规则,心室率多为35~50次/分钟,第一心音强弱不等,间或闻及心房音及响亮清晰的第一心音(大炮音)。

2.心电图特点

(1)第一度房室传导阻滞心电图特征(图4-15)①PR间期延长,成人>0.20秒(老年人>0.21秒);②每个P波后均有QRS波群。

(2)第二度房室传导阻滞:按心电图表现可分为Ⅰ型和Ⅱ型。

第二度Ⅰ型房室传导阻滞心电图特征(图4-16):①PR间期在相继的心搏中逐渐延长,直至发生心室脱漏,脱漏后的第一个PR间期缩短,如此周而复始。②相邻的RR间期进行性缩短,直至P波后QRS波群脱漏。③心室脱漏造成的长RR间期小于两个PP间期之和。

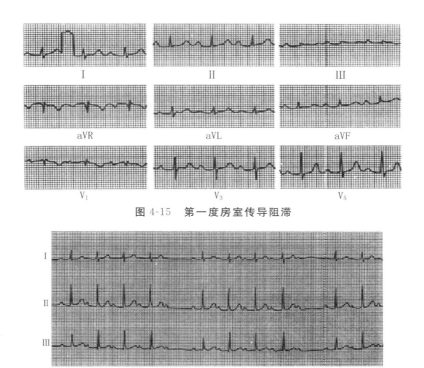

图 4-15　第一度房室传导阻滞

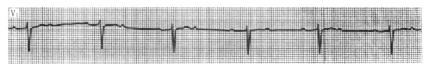

图 4-16　第二度Ⅰ型房室传导阻滞

第二度Ⅱ型房室传导阻滞心电图特征(图 4-17)：①PR 间期固定不变(可正常或延长)；②数个 P 波之后有一个 QRS 波群脱漏，形成 2∶1、3∶1、3∶2 等不同比例房室传导阻滞；③QRS 波群形态一般正常，亦可有异常。

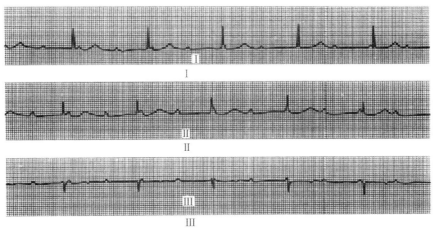

图 4-17　第二度Ⅱ型房室传导阻滞

如果第二度Ⅱ型房室传导阻滞下传比例≥3∶1 时，称为高度房室传导阻滞。

(3)第三度房室传导阻滞心电图特征(图 4-18)：①P 波与 QRS 波群各有自己的规律，互不相关，呈完全性房室分离。②心房率＞心室率。③QRS 波群形态和时限取决于阻滞部位，如阻滞位于希氏束及其附近，心室率约 40～60 次/分钟，QRS 波群正常。④如阻滞部位在希氏束分叉以下，心室率可在 40 次/分钟以下，QRS 波群宽大畸形。

图 4-18　第三度房室传导阻滞

3.治疗要点

（1）病因治疗：积极治疗引起房室传导阻滞的各种心脏病，纠正电解质紊乱，停用有关药物，解除迷走神经过高张力等。第一度或第二度Ⅰ型房室传导阻滞，心室率不太慢（＞50次/分钟）且无症状者，仅需病因治疗，心律失常本身无需进行治疗。

（2）药物治疗：第二度Ⅱ型或第三度房室传导阻滞，心室率慢并影响血流动力学，应及时提高心室率以改善症状，防止发生阿-斯综合征。常用药物有：①异丙肾上腺素持续静脉滴注，使心室率维持在60～70次/分钟，对急性心肌梗死患者要慎用。②阿托品静脉注射，适用于阻滞部位位于房室结的患者。

（3）人工心脏起搏治疗：对心室率低于40次/分钟，症状严重者，特别是曾发生过阿-斯综合征者，应首选安装人工心脏起搏器。

五、常见护理诊断

（一）活动无耐力

与心律失常导致心排血量减少有关。

（二）焦虑

与心律失常致心跳不规则、停跳及反复发作、治疗效果不佳有关。

（三）潜在并发症

心力衰竭、猝死。

六、护理措施

（一）一般护理

1.体位与休息

当心律失常发作患者出现胸闷、心悸、头晕等不适时，应采取高枕卧位、半卧位或其他舒适体位，尽量避免左侧卧位。有头晕、晕厥发作或曾有跌倒病史者应卧床休息，加强生活护理。

2.饮食护理

给予清淡易消化、低脂和富于营养的饮食，且少量多餐，避免刺激性饮料。有心力衰竭患者应限制钠盐摄入，对服用利尿剂者应鼓励多进食富含钾盐的食物，避免出现低钾血症而诱发心律失常。

（二）病情观察

（1）评估心律失常可能引起的临床症状，如心悸、乏力、胸闷、头晕、晕厥等，注意观察和询问这些症状的程度、持续时间以及给患者日常生活带来的影响。

（2）定期测量心率和心律，判断有无心动过速、心动过缓、过早搏动、房颤等心律失常发生。对于房颤患者，两名护士应同时测量患者心率和脉率一分钟，并记录，以观察脉短绌的变化发生情况。

（3）心电图检查是判断心律失常类型及检测心律失常病情变化的最重要的手段，护士应掌握心电图机的使用方法，在患者心律失常突然发作时及时描记心电图并表明日期和时间。行24小时动态心电图检查的患者，应嘱其保持平素的生活和活动，并记录症状出现的时间及当时所从事的活动，以利于发现病情及查找病因。

（4）对持续心电监测的患者，应注意观察是否出现心律失常及心律失常的类型、发作次数、持续时间、治疗效果等情况。当患者出现频发、多源性室性早搏、RonT现象、阵发性室性心动过速、第二度Ⅱ型及第三度房室传导阻滞时，应及时通知医生。

（三）用药护理

严格遵医嘱按时按量应用抗心律失常药物，静脉注射抗心律失常药物时速度应缓慢，静滴速度严格按医嘱执行。用药期间严密监测脉率、心律、心率、血压及患者的反应，及时发现因用药而引起的新的心律失常和药物中毒，做好相应的护理。

1.奎尼丁

毒性反映较重,可致心力衰竭、窦性停搏、房室传导阻滞、室性心动过速等心脏毒性反应,故在给药前要测量血压、心率、心律,如有血压低于 12.0/8.0 kPa(90/60 mmHg),心率慢于60次/分钟,或心律不规则时需告知医生。

2.普罗帕酮

可引起恶心、呕吐、眩晕、视物模糊、房室传导阻滞,诱发和加重心力衰竭等。餐时或餐后服用可减少胃肠道刺激。

3.利多卡因

有中枢抑制作用和心血管系统不良反应,剂量过大可引起震颤、抽搐,甚至呼吸抑制和心脏停搏等,应注意给药的剂量和速度。对心力衰竭、肝肾功能不全、酸中毒和老年人应减少剂量。

4.普萘洛尔

可引起低血压、心动过缓、心力衰竭等,并可加重哮喘与慢性阻塞性肺部疾病。在给药前应测量患者的心率,当心率低于50次/分钟时应及时停药。糖尿病患者可能引起低血糖、乏力。

5.胺碘酮

可致胃肠道反应、肝功能损害、心动过缓、房室传导阻滞,久服可影响甲状腺功能和引起角膜碘沉着,少数患者可出现肺纤维化,是其最严重的不良反应。

6.维拉帕米

可出现低血压、心动过缓、房室传导阻滞等。严重心衰、高度房室传导阻滞及低血压者禁用。

7.腺苷

可出现面部潮红、胸闷、呼吸困难,通常持续时间小于1分钟。

(四)特殊护理

当患者发生较严重心律失常时应采取如下护理措施。

(1)嘱患者卧床休息,保持情绪稳定,以减少心肌耗氧量和对交感神经的刺激。

(2)给予鼻导管吸氧,改善因心律失常造成血流动力学改变而引起的机体缺氧。立即建立静脉通道,为用药、抢救做好准备。

(3)准备好纠正心律失常的药物、其他抢救药品及除颤器、临时起搏器等。对突然发生室扑或室颤的患者,应立即施行非同步直流电除颤。

(4)遵医嘱给予抗心律失常药物,注意药物的给药途径、剂量、给药速度,观察药物的作用效果和不良反应。用药期间严密监测心电图、血压,及时发现因用药而引起的新的心律失常。

(五)健康教育

1.疾病知识指导

向患者及家属讲解心律失常的常见病因、诱因及防治知识,使患者和家属能充分了解该疾病,而与医护人员配合共同控制疾病。

2.生活指导

快速心律失常患者应改变不良的生活习惯,如吸烟、饮酒、喝咖啡、浓茶等;避开造成精神紧张激动的环境,保持乐观稳定的情绪,分散注意力,不要过分注意心悸的感受。使患者和亲属明确无器质性心脏病的良性心律失常对人的影响主要是心理因素。帮助患者协调好活动与休息,根据心功能情况合理安排,注意劳逸结合。运动有诱发心律失常的危险,建议做较轻微的运动或最好在有家人陪同的条件下运动。心动过缓者应避免屏气用力的动作,以免兴奋迷走神经而加重心动过缓。

3.用药指导

让患者认识服药的重要性,按医嘱继续服用抗心律失常药物,不可自行减量或撤换药物。教会患者观察药物疗效和不良反应,必要时提供书面材料,嘱有异常时及时就医。对室上性阵发性心动过速的患者和家属,教会采用刺激迷走神经的方法,如刺激咽后壁诱发恶心;深吸气后屏气再用力呼气,上述方法可终止或缓解室上速。教会患者家属徒手心肺复苏的方法,以备紧急需要时应用。

4.自我监测指导

教会患者及家属测量脉搏的方法,每天至少一次,每次应在一分钟以上并做好记录。告诉患者和家属何时应来医院就诊:①脉搏过缓,少于 60 次/分钟,并有头晕、目眩、或黑矇。②脉搏过快,超过100 次/分钟,休息及放松后仍不减慢。③脉搏节律不齐,出现漏搏、期前收缩超过5次/分钟。④原本整齐的脉搏出现脉搏忽强忽弱、忽快忽慢的现象。⑤应用抗心律失常药物后出现不良反应。出现上述情形应及时就诊,并能按时随诊复查。

(王文红)

第六节　风湿性心脏瓣膜病

风湿性心脏病简称风心病。本病多见于 20～40 岁,女性多于男性,约1/3 的患者无典型风湿热病史。二尖瓣病变最常见,发生率达 95％～98％;主动脉瓣病变次之,发生率为 20％～35％;三尖瓣病变为 5％;肺动脉瓣病变仅为 1％;联合瓣膜病变占 20％～30％。非风湿性心瓣膜病见于老年瓣膜病、二尖瓣脱垂综合征、先天性瓣膜异常、感染性心内膜炎、外伤等。

一、二尖瓣狭窄

(一)病因和发病机制

二尖瓣狭窄(MS)几乎均为风湿性,2/3 为女性,急性风湿热一般 10 年后(至少 2 年)才出现杂音,常于 25～30 岁时出现症状。先天性 MS 罕见,患儿的存活时间一般不超过 2 年。老年性二尖瓣狭窄患者并不罕见。占位性病变,如左心房黏液瘤或血栓形成很少导致 MS。

MS 是一种进行性损害性病变,狭窄程度随年龄增加而逐渐加重。无症状期为 10～20 年。多数患者在风湿热发作后 10 年内无狭窄的临床症状。在随后的 10 年内,多数患者可做出二尖瓣狭窄的诊断,但患者常无症状。正常二尖瓣瓣口面积为 4～6 cm²,当瓣口缩小到1.5～2.5 cm² 时,才出现明显的血流动力学障碍,患者可感到劳累时心悸气促,此时患者一般在 20～40 岁。再过 10 年,当瓣口缩小到 1.1～1.5 cm² 时,就会出现明显的左心力衰竭症状。当瓣口小于 1.0 cm² 时,肺动脉压明显升高,患者出现右心衰竭的症状和体征,随后因反复发作心力衰竭而死亡。

(二)临床表现

1.症状

MS 的临床表现主要有呼吸困难、咯血、咳嗽、心悸,少数患者可有胸痛、晕厥。合并快速性心房颤动、肺部感染等,可发生急性左心衰竭。有胸痛者,常提示合并冠心病、严重主动脉瓣病变或肺动脉高压(致右心室缺血)等。出现晕厥者少见,如反复发生晕厥多提示合并主动脉瓣狭窄、左心房球形血栓、并发肺栓塞或左心房黏液瘤等。由于患者左心房扩大和肺动脉扩张而挤压左喉返神经而引起声音嘶哑,压迫食管可引起吞咽困难。肺水肿为重度二尖瓣狭窄的严重并发症,患者突然出现重度呼吸困难,不能平卧,咳粉红色泡沫样痰,双肺布满啰音,如不及时抢救,往往致死。长期的肺淤血可引起肺动脉高压、右心衰竭而使患者出现颈静脉怒张、肝大、直立性水肿和胸腔积液、腹水等;右心衰竭发生后患者的呼吸困难减轻,发生急性肺水肿和大咯血的危险性减少。

MS 常并发心房颤动(发生率为 20％～60％,平均为 50％),主要见于病程晚期;房颤发生后心输出量减少 20％左右,可诱发、加重心功能不全,甚至引起急性肺水肿。房颤发生后平均存活年限为 5 年左右,但也有存活长达 25 年以上者。由于房颤后心房内血流缓慢及淤滞,故易促发心房内血栓形成,血栓脱落后可引起栓塞。其他并发症有感染性心内膜炎(8％)、肺部感染等。

2.体征

查体可有二尖瓣面容——双颧绀红色,心尖区第一心音(S_1)亢进和开瓣音(如瓣膜钙化僵硬则第一心音减弱、开瓣音消失),心尖区有低调的隆隆样舒张中晚期杂音,常伴舒张期震颤。肺动脉高压时可有肺动瓣第二音(P_2)亢进,也可有肺动脉扩张及三尖瓣关闭不全的杂音。心房颤动特别是伴有较快心室率时,心尖区舒张期杂音可发生改变或暂时消失,心率变慢后杂音又重新出现。所谓"哑型 MS"是指有 MS 存在,但临床上未能闻及心尖区舒张期杂音,这种情况可见于快速性心房颤动、合并重度二尖瓣反流或主动脉瓣病变、心脏重度转位、合并肺气肿、肥胖以及重度心功能不全等。

(三)诊断

1.辅助检查

(1)X 线:典型表现为二尖瓣型心脏,左心房大、右心室大、主动脉结小,食管下段后移,肺淤血,间质性肺水肿和含铁血黄素沉着等征象。

(2)心电图:可出现二尖瓣型 P 波,PTFV1(＋),心电轴右偏和右心室肥厚。

(3)超声心动图:可确定狭窄瓣口面积及形态,M 型超声可见二尖瓣运动曲线呈典型"城垛样改变"。

2.诊断要点

查体发现心尖区隆隆样舒张期杂音、心尖区 S_1 亢进和开瓣音、P_2 亢进,可考虑 MS 的诊断。辅助检查可明确诊断。

依瓣口大小,将 MS 分为轻、中、重度;其瓣口面积分别为 $1.5\sim2.0\ cm^2$、$1.0\sim1.5\ cm^2$、小于 $1.0\ cm^2$。

3.鉴别诊断

临床上应与下列情况的心尖区舒张期杂音相鉴别,如功能性 MS、左心房黏液瘤或左心房球形血栓、扩张型或肥厚型心肌病、三尖瓣狭窄、Austin—Flint 杂音、Carey—Coombs 杂音以及甲状腺功能亢进、贫血、二尖瓣关闭不全、室缺等流经二尖瓣口的血流增加时产生的舒张期杂音。

(四)治疗

MS 患者左心室并无压力负荷或容量负荷过重,因此没有任何特殊的内科治疗。内科治疗的重点是针对房颤和防止血栓栓塞并发症。对出现肺淤血或肺水肿的患者,可慎用利尿药和静脉血管扩张药,以减轻心脏前负荷和肺淤血。洋地黄仅适用于控制快速性房颤时的心室率。β受体阻滞药仅适用于心房颤动并快速心室率或有窦性心动过速时。MS 的主要治疗措施是手术。

二、二尖瓣关闭不全

(一)病因和发病机制

二尖瓣关闭(MR)包括急性和慢性 2 种类型。急性二尖瓣关闭不全起病急,病情重。急性 MR 多为腱索断裂或乳头肌断裂引起,此外,感染性心内膜炎所致的瓣膜穿孔、二尖瓣置换术后发生的瓣周漏、MS 的闭式二尖瓣分离术或球囊扩张术的瓣膜撕裂等也可引起。慢性 MR 在我国以风心病为其最常见原因,在西方国家则二尖瓣脱垂为常见原因。其他原因有冠心病、老年瓣膜病、感染性心内膜炎、左心室显著扩大、先天畸形、特发性腱索断裂、系统性红斑狼疮、类风湿关节炎、肥厚型梗阻性心肌病、心内膜心肌纤维化和左心房黏液瘤等。

急性 MR 时,左心房压急速上升,进而导致肺淤血,甚至急性肺水肿,相继出现肺动脉高压及右心衰竭;而左心室的前向排血量明显减少。慢性 MR 时,左心房顺应性增加,左心房扩大。同时扩大的左心房、左心室在较长时间内适应容量负荷增加,使左心房室压不至于明显上升,故肺淤血出现较晚。持续的严重过度负荷,终致左心衰竭,肺淤血、肺动脉高压、右心衰竭相继出现。

(二)临床表现

1.症状

轻度 MR 患者,如无细菌性心内膜炎等并发症,可无症状。最早症状常为活动后易疲乏,或体力活动后心悸、呼吸困难。当出现左心衰竭时,可表现为活动后呼吸困难或端坐呼吸,但较少发生肺水肿及咯血。

一旦出现左心衰竭,多呈进行性加重,病情多难以控制。急性 MR 时,起病急,病情重,肺淤血,甚至急性肺水肿,相继出现肺动脉高压及右心衰竭。

2.体征

查体于心尖区可闻及全收缩期吹风样高调一贯性杂音,可伴震颤;杂音一般向左腋下和左肩胛下区传导。心尖搏动呈高动力型;瓣叶缩短所致重度关闭不全者,第一心音常减弱。

二尖瓣脱垂者的收缩期非喷射性喀喇音和收缩晚期杂音为本病的特征。凡使左心室舒张末期容积减少的因素,如从平卧位到坐位或直立位、吸入亚硝酸异戊酯等都可以使喀喇音提前和收缩期杂音延长;凡使左心室舒张末期容积增加的因素,如下蹲、握拳、使用普萘洛尔(心得安)等均使喀喇音出现晚和收缩期杂音缩短。严重的二尖瓣脱垂产生全收缩期杂音。

(三)诊断

1.辅助检查

(1)左心室造影:为本病半定量反流严重程度的"金标准"。

(2)多普勒超声:诊断 MR 敏感性几乎达100%,一般将左心房内最大反流面积<4 cm² 为轻度反流,4~8 cm² 为中度反流,>8 cm² 为重度反流。

(3)超声心动图:可显示二尖瓣形态特征,并提供心腔大小、心功能及并发症等情况。

2.诊断要点

MR 的主要诊断依据为心尖区响亮而粗糙的全收缩期杂音,伴左心房、左心室增大。确诊有赖于超声心动图等辅助检查。

3.鉴别诊断

因非风湿性 MR 占全部 MR 的55%,加之其他心脏疾患也可在心尖区闻及收缩期杂音,故应注意鉴别。非风湿性 MR 杂音可见于房缺合并 MR、乳头肌功能不全或断裂、室间隔缺损、三尖瓣关闭不全、主动脉瓣狭窄及关闭不全、二尖瓣腱索断裂或瓣叶穿孔、二尖瓣脱垂、二尖瓣环钙化、扩张型心肌病、直背综合征等。

(四)治疗

1.二尖瓣关闭不全

无症状的慢性 MR、左心室功能正常时,并无公认的内科治疗。如无高血压,也无应用扩血管药或 ACEI 的指征。主要的治疗措施是手术。

2.二尖瓣脱垂

二尖瓣脱垂不伴有 MR 时,内科治疗主要是预防心内膜炎和防止栓塞。β受体阻滞药可应用于二尖瓣脱垂患者伴有心悸、心动过速或伴交感神经兴奋增加的症状以及有胸痛、忧虑的患者。

三、主动脉瓣狭窄

(一)病因和发病机制

主动脉瓣狭窄(AS)的主要原因是风湿性、先天性和老年退行性瓣膜病变。风湿性 AS 约占慢性风湿性心脏病的25%,男性多见,几乎均伴发二尖瓣病变和主动脉瓣关闭不全。

正常瓣口面积为大于或等于3.0 cm²。当瓣口面积减少一半时,收缩期无明显跨瓣压差;小于或等于1.0 cm² 时,左心室收缩压明显增高,压差显著。左心室对慢性 AS 所致后负荷增加的代偿机制为进行性左心室壁向心性肥厚,顺应性降低,左心室舒张末期压力进行性增高;进而导致左心房代偿性肥厚,最终由于室壁应力增高、心肌缺血和纤维化而致左心衰竭。严重的 AS 致心肌缺血。

(二)临床表现

1.症状

AS 可多年无症状,一旦出现症状平均寿命仅3年。典型的 AS 三联症是晕厥、心绞痛和劳力性呼吸困难。呼吸困难是最常见的症状,约见于90%的患者,先是劳力性呼吸困难,进而发生端坐呼吸、阵发性夜间呼吸困难和急性肺水肿。心绞痛见于60%的有症状患者,多发生于劳累或卧床时,3%~5%的患者可发生猝死。晕厥或晕厥先兆可见于 1/3 的有症状患者,可发生于用力或服用硝酸甘油时,表明 AS 严重。晕厥也可由心室纤颤引起。少部分患者可发生心律失常、感染性心内膜炎、体循环栓塞、胃肠道出血和猝死等。

2.体征

查体心尖部抬举性搏动十分有力且有滞留感,心尖部向左下方移位。80%的患者于心底部主动脉瓣区可能触及收缩期震颤,反映跨膜压差＞5.3 kPa(40 mmHg)。典型的 AS 收缩期杂音在 3/6 级以上,为喷射性,呈递增-递减型,菱峰位于收缩中期,在胸骨右缘第 2 肋间及胸骨左缘第 3~4 肋间最清楚。主动脉瓣区第二心音减弱或消失。收缩压显著降低,脉压小,脉搏弱。高度主动脉瓣狭窄时,杂音可不明显,而心尖部可闻及第四心音,提示狭窄严重,跨膜压差在9.3 kPa(70 mmHg)以上。

(三)诊断

1.辅助检查

(1)心电图:可表现为左心室肥厚、伴 ST-T 改变和左心房增大。

(2)超声心动图:有助于确定瓣口狭窄的程度和病因诊断。

(3)心导管检查:可测出跨瓣压差并据此计算出瓣口面积,＞1.0 cm² 为轻度狭窄,0.75~1.0 cm² 为中度狭窄,＜0.75 cm² 为重度狭窄。根据压差判断,则平均压差＞6.7 kPa(50 mmHg)或峰压差＞9.3 kPa(70 mmHg)为重度狭窄。

2.诊断和鉴别诊断

根据病史、主动脉瓣区粗糙而响亮的喷射性收缩期杂音和收缩期震颤,诊断多无困难。应鉴别是风湿性、先天性、老年钙化性 AS 或特发性肥厚型主动脉瓣下狭窄(IHSS)。病史、超声心动图等可助鉴别。

(四)治疗

无症状的 AS 患者并无特殊内科治疗。有症状的 AS 则必须手术。有肺淤血的患者,可慎用利尿药。ACEI 具有血管扩张作用,应慎用于瓣膜狭窄的患者,以免前负荷过度降低致心输出量减少,引起低血压、晕厥等。AS 患者亦应避免应用 β 受体阻滞药等负性肌力药物。重度 AS 患者应选用瓣膜置换术。经皮主动脉球囊成形术尚不成熟,仅适用于不能手术患者的姑息治疗。

四、主动脉瓣关闭不全

(一)病因和发病机制

主动脉瓣关闭不全(AR)系由主动脉瓣和主动脉根部病变所引起,分急性与慢性两类。慢性 AR 的病因有风湿性、先天性畸形、主动脉瓣脱垂、老年瓣膜病变、主动脉瓣黏液变性、梅毒性 AR、升主动脉粥样硬化与扩张、马方综合征、强直性脊柱炎、特发性升主动脉扩张、严重高血压和(或)动脉粥样硬化等,其中2/3 的 AR 为风心病引起,单纯风湿性 AR 少见。

急性 AR 的原因有:感染性心内膜炎、主动脉根部夹层或动脉瘤、由外伤或其他原因导致的主动脉瓣破裂或急性脱垂、AS 行球囊成形术或瓣膜置换术的并发症。

急性 AR 时,心室舒张期血流从主动脉反流入左心室,左心室同时接受左心房和主动脉反流的血液,左心室急性扩张以适应容量过度负荷的能力有限,故左心室舒张压急剧上升,随之左心房压升高、肺淤血、肺水肿。同时,AR 使心脏前向排血量减少。

慢性 AR 时,常缓慢发展、逐渐加重,故左心室有充足的时间进行代偿;使左心室能够在反流量达心输出量 80%左右的情况下,多年不出现严重循环障碍的症状;晚期才出现心室收缩功能降低,左心衰竭。

(二)临床表现

1.症状

急性 AR,轻者可无症状,重者可出现急性左心衰竭和低血压。慢性 AR 可多年(5~10 年)无症状,首发症状可为心悸、胸壁冲撞感、心前区不适、头部强烈搏动感;随着左心功能减退,出现劳累后气急或呼吸困难,左心衰竭逐渐加重后,可随时发生阵发性夜间呼吸困难、肺水肿及端坐呼吸,随后发生右心衰竭。亦可发生心绞痛(较主动脉瓣狭窄少见)和晕厥。在出现左心衰竭后,病情呈进行性恶化,常于1～2年内死亡。

2.体征

查体在胸骨左缘第3～4肋间或胸骨右缘第2肋间闻及哈气样递减型舒张期杂音。该杂音沿胸骨左缘向下传导,达心尖部及腋前线,取坐位、前倾、深呼气后屏气最清楚。主动脉瓣区第二心音减弱或消失。脉压升高,有水冲脉,周围血管征常见。

(三)诊断

1.辅助检查

(1)X线胸片:表现为左心室、左心房大,心胸比率增大,左心室段延长及隆突,心尖向下延伸,心腰凹陷,心脏呈主动脉型,主动脉继发性扩张。

(2)心电图:表现为左心室肥厚伴劳损。

(3)超声心动图:可见主动脉增宽,AR时存在裂隙或瓣膜撕裂、穿孔等,二尖瓣前叶舒张期纤细扑动或震颤(为AR的可靠征象,但敏感性只有43%),左心室扩大,室间隔活动增强并向右移动等。

(4)心脏多普勒超声心动图:可显示血液自主动脉反流入左心室。

(5)主动脉根部造影:是诊断本病的金标准,若注射造影剂后,造影剂反流到左心室,可确定AR的诊断,若左心室造影剂浓度低于主动脉内造影剂浓度,则提示为轻度AR;若两者浓度相近,则提示中度反流;若左心室浓度高于主动脉浓度,则提示重度反流。

2.诊断要点

如在胸骨左缘或主动脉瓣区有哈气样舒张期杂音,左心室明显增大,并有周围血管征,则AR之诊断不难确立。超声心动图、心脏多普勒超声心动和主动脉根部造影可明确诊断。风湿性AR常与AS并存,同时合并二尖瓣病变。

3.鉴别诊断

风湿性AR需与老年性和梅毒性AR、马方综合征及瓣膜松弛综合征、先天性主动脉瓣异常、细菌性心内膜炎、高血压和动脉粥样硬化性主动脉瓣病变、主动脉夹层、动脉瘤以及外伤等所致的AR相鉴别。

(四)治疗

有症状的AR患者必须手术治疗,而不是长期内科治疗的对象。血管扩张药(包括ACEI)应用于慢性AR患者,目的是减轻后负荷,增加前向心输出量而减轻反流,但是否能有效降低左心室舒张末容量,增加LVEF尚不肯定。

五、护理措施

注意休息,劳逸结合,避免过重体力活动。但在心功能允许情况下,可进行适量的轻体力活动或轻体力的工作。预防感冒、防止扁桃体炎、牙龈炎等。如果发生感染可选用青霉素治疗。对青霉素过敏者可选用红霉素或林可霉素治疗。心功能不全者应控制水分的摄入,饮食中适量限制钠盐,每天以10 g以下为宜,切忌食用盐腌制品。服用利尿剂者应吃些水果,如香蕉、橘子等。房颤的患者不宜做剧烈活动。应定期门诊随访;在适当时期要考虑行外科手术治疗,何时进行,应由医生根据具体情况定。如需拔牙或作其他小手术,术前应采用抗生素预防感染。

(党生梅)

第七节　慢性肺源性心脏病

慢性肺源性心脏病简称肺心病,是由于肺、胸廓或肺动脉的慢性病变所致的肺循环阻力增加、肺动脉高压,进而引起右心室肥厚、扩大、甚或右心衰竭的心脏病。

一、常见病因

按原发病在支气管与肺组织、胸廓和肺血管的不同,可分为三大类:①支气管、肺疾病:以慢支并发阻塞性肺气肿最常见,约占 $80\%\sim90\%$,其次为哮喘、支气管扩张、重症肺结核、尘肺。其他如慢性弥漫性肺间质纤维化、结节病、农民肺(蘑菇孢子吸入)、恶性肿瘤等则较少见。②胸廓运动障碍性疾病:较少见,包括严重的脊柱后凸、侧凸、脊椎结核、类风湿性关节炎、胸膜广泛粘连及胸廓成形术后等造成的严重胸廓或脊柱畸形,以及神经肌肉疾患如脊髓灰质炎等。③肺血管疾病:甚少见,如原发性肺动脉高压、反复多发性小动脉栓塞、结节性多动脉炎等。

二、临床表现

(一)临床特点

首先具有原发病灶慢性支气管炎、肺气肿或其他肺胸疾病的历史和临床表现,如长期或间断性咳嗽、咳痰、喘息、发热等症状。

(二)体征

剑突下出现收缩期搏动,肺动脉瓣区第二音亢进,三尖瓣区心音较心尖部明显增强或出现收缩期杂音。

(三)X 线表现

除有肺、胸基础疾病及急性肺部感染的特征外,尚可有肺动脉高压症,如右下肺动脉干扩张,其横径 $\geqslant15$ mm;其横径与气管横径之比值 $\geqslant1.07$;肺动脉段明显突出或其高度 $\geqslant7$ mm;右心室增大征,皆为诊断肺心病的主要依据。

(四)心电图表现

主要有右心室肥大和肺动脉高压表现:电轴右偏、额面半均电轴 $\geqslant90°$,重度顺钟向转位, $Rv_1+Sv_5\geqslant$ 1.05mV 及肺型 P 波,均为诊断肺心病主要条件。也可右束支传导阻滞及肢体导联低电压,可作为诊断肺心病的参考条件。在 V_1 、 V_2 甚至 V_3 ,可出现酷似陈旧性前间壁心肌梗死的 QS 波,应注意鉴别。其他尚可有心律失常图形。

(五)超声表现

二维超声:①右室大,右室前壁明显肥厚,大于 5 mm,(正常右室前壁厚度小于或等于4 mm),右室前壁搏动强;②右房大,右室流出道增宽;③主肺动脉增宽大于 20 mm,右肺动脉增宽大于 18 mm;④肺动脉瓣出现肺动脉高压征象;⑤室间隔右室面增厚大于 11 mm,与左室后壁呈同向运动。

通过测定右心室流出道内径($\geqslant30$ mm),右心室内径($\geqslant20$ mm),右心室前壁的厚度($\geqslant5$ mm),左、右室内径的比值(<2),右肺动脉内径($\geqslant18$ mm)或肺动脉干($\geqslant20$ mm)及右心房增大($\geqslant25$ mm)等指标,以诊断肺心病。

三、护理

(一)护理要点

解除气道阻塞,合理用氧、减轻呼吸困难;给以心理支持;维持体液及酸碱平衡;并发症的预防及护理;

遵医嘱及时合理用药;注意观察病情变化。

（二）护理措施

1.解除气道阻塞,改善肺泡通气

及时清除痰液,神志清醒患者应鼓励咳嗽,痰稠不易咳出时,可有效湿化分泌物,危重体弱患者,定时更换体位,叩击背部使痰易于咳出。对神志不清者,可进行机械吸痰,需注意无菌操作,抽吸压力要适当,动作轻柔,每次抽吸时间不超过15秒,以免加重缺氧。

2.合理用氧、减轻呼吸困难

根据缺氧和二氧化碳潴留的程度不同,合理用氧,一般给予低流量、低浓度持续吸氧。如病情需要提高氧浓度,应辅以呼吸兴奋剂刺激通气或使用呼吸机改善通气。吸氧后如呼吸困难缓解、呼吸频率减慢、节律正常、血压上升,心率减慢,心律正常,紫绀减轻,皮肤转暖、神经转清、尿量增加等,表示氧疗有效,若呼吸过缓意识障碍加深,需考虑二氧化碳潴留加重,必要时采取增加通气量措施。

3.心理护理

肺心病是一种慢性病,患者常感力不从心,精神苦闷应关心体贴患者,多与患者沟通,给以心理安慰,增强抗病信心。生活上给予照顾、细心护理,解除因不能自理带来的多种不便,缓解病痛不适。

4.维持体液及酸碱平衡

正确记录24小时出入液量及观察体重变化,及时采集血清标本测定电解质,并按医嘱完成输液计划,当呼吸性酸中毒合并代谢性酸中毒时,应观察患者有无乏力,头痛、气促、嗜睡,呼吸深快及意识不清等,如出现上述症状及时与医师联系,切忌随意用镇静剂,造成呼吸抑制。

5.并发症的预防及护理

常见的并发症有上消化道出血、弥散性血管内凝血、心律失常、休克。

（1）上消化道出血:注意患者恶心呕吐症状、呕吐物颜色、性状及粪便色、质、量、观察心率、血压,检查肠鸣音,给予患者精神安慰,避免紧张,作好饮食护理等。改善缺氧和二氧化碳潴留,使胃黏膜应激性溃疡得到愈合。迅速控制出血。

（2）弥散性血管内凝血:早期发现皮肤黏膜有无出血点,注射部位有无渗血、出血或上消化道出血倾向,及时控制感染,按医嘱早期应用抗凝治疗。

（3）心律失常:发现患者脉搏强弱不等,节律不规则时应同时进行心脏听诊并及时与医师联系。

（4）休克:观察患者体温、脉搏、呼吸神志、血压、肢体温度、尿量,及早发现诱因,做好休克患者的相应护理。

（三）用药及注意事项

1.控制感染

根据痰培养和药物敏感试验选择抗菌药物。院外感染以革兰氏阳性菌为主,院内感染以革兰阴性菌占多数。一般主张联合应用抗菌药物。

2.保持呼吸道畅通,改善呼吸功能

给予祛痰、解痉、平喘药物,低浓度持续给氧,纠正缺氧和二氧化碳潴留。

3.控制心力衰竭

可适当选用利尿、强心或血管扩张药物。

（1）利尿剂:以作用轻、剂量小、疗程短、间歇和交替用药为原则。根据病情选用氢氯噻嗪、氨苯喋啶、呋塞米（速尿）等。用药后需密切观察精神神经症状,痰液黏稠度,有无腹胀,四肢无力,抽搐等,准确记录出液量与体重,及时补充电解质。

（2）强心剂:由于长期缺氧,患者对洋地黄类药物耐受性降低,故疗效差,易中毒,使用要慎重,以选用剂量小、作用快、排泄快药物为原则,一股为常用剂量的1/2或2/3。用药后须严密观察疗效和有无不良反应。

（3）血管扩张剂:可降低肺动脉高压,减轻心脏前、后负荷,降低心肌耗氧量,对部分顽固性心衰有作用,但同时降低体循环血压,反射性引起心率增快,血氧分压降低、二氧化碳分压升高等不良反应,限制了其临床使用。

4.控制心律失常

经抗感染、纠正缺氧等治疗后,心律失常一般可消失,如不消失可酌情对症使用抗心律失常药。

5.呼吸兴奋剂

使用应在保持呼吸道通畅的前提下,可配合吸氧解痉、祛痰等措施,不能长期和大剂量应用。严重呼衰时,因脑缺氧和脑水肿未纠正而出现频繁抽搐者,应慎用呼吸兴奋剂,用药过程中如出现呕吐或肢体抽搐提示药物过量应及时与医师联系。

(四)健康教育

(1)增强体质:病情缓解期应根据心肺功能情况与体力强弱适当进行体育锻炼,如散步、气功、太极拳、腹式呼吸运动等,以增强体质,改善心肺功能,也可进行缩唇呼吸,增加潮气量,提高肺泡氧分压,鼓励患者进行耐寒锻炼,增加机体抵抗力和免疫力,防止受凉感冒。

(2)消除呼吸道不良刺激:耐心劝告患者戒烟,说明烟可刺激呼吸道黏液组织,使腺体大量增生,导致气道阻塞。居室需适宜的温度、湿度,保持空气清新,定时开窗、通风,防止忽冷忽热的温差刺激。

(3)合理选择食谱,宜选用高热量、高蛋白、低盐,易消化食物,补充机体消耗,增加抗病能力。

(4)积极防治慢性呼吸道疾患,避免各种诱发因素:预防慢性支气管炎反复发作,感染时应及早选用抗生素,有效地控制呼吸道继发细菌感染,指导患者取适当卧位,注意口腔卫生,多饮水稀释痰液或指导患者家属帮助翻身拍背,保持呼吸道通畅。

(5)注意病情变化,定期门诊随访:患者如感呼吸困难加重,咳嗽加剧,咳痰不畅,尿量减少,水肿明显或亲属发现患者神志淡漠、嗜睡或兴奋躁动,口唇青紫加重,大便色泽及咳痰声音改变,均提示病情变化或加重,需及时就医诊治。

(党生梅)

第八节 心肌炎

心肌炎是指心肌细胞及其组织间隙局限性或弥漫性炎症,其中感染性心肌炎最多见,风湿热等变态反应所致的心肌炎次之。目前,在我国最常见的是病毒性心肌炎。

一、病因及诱发因素

病毒直接侵犯心肌,引起心肌损伤和功能障碍,为病毒性心肌炎的主要病因。劳累过度、营养不良、呼吸道感染、缺氧、原有细菌感染及心肌损伤,为主要诱发因素。

二、临床表现

(1)多数患者发病前有上呼吸道感染或消化道感染史,表现为发热、全身酸痛、咽痛、腹泻等,上述症状常在发病前1～3周出现,部分患者上述症状和心脏症状同时出现。

(2)心脏受累症状:常有心悸、气短、心前区不适或隐痛,部分患者可出现剧烈胸痛。严重患者,在短期内迅速出现心力衰竭、心源性休克或严重的心律失常而发生晕厥或猝死。

(3)体检:可有心脏扩大,心率增速与体温不相称,或心率异常缓慢。各种心律失常均可出现。

(4)并发症:常见的并发症有心律失常、心力衰竭、心源性休克,甚至猝死。

三、护理

(一)观察要点

(1)生命体征及心率、心律、尿量的变化。

（2）有无心悸、呼吸困难、发绀、颈静脉怒张、下肢水肿等。

（3）有无胸痛、咳嗽、咯血、偏瘫及突然晕厥现象。

（4）药物治疗的效果及毒副作用。

（二）护理常规

（1）执行心血管疾病一般护理常规。

（2）一级护理，绝对卧床休息，直至体温正常、脉搏低于每分钟100次、心电图显示无心肌损伤、听诊无心包摩擦音、血沉正常、无自觉症状。

（3）给予高蛋白、高维生素、高热量、富于营养、易消化饮食，少量多餐。病情严重伴有水肿者，应限制钠盐摄入量。

（4）观察体温、脉搏、呼吸、血压、心率、心律的变化。

（5）应用激素、洋地黄制剂及抗凝药物时，注意观察药物疗效、毒性反应和不良反应。

（6）呼吸困难者应取半卧位，间断或持续吸氧，出现心律失常应遵医嘱处理。

（7）保持病房整洁、安静，保证患者充分休息。烦躁不安者可给予镇静剂，合并右心衰竭时禁用吗啡。

（8）注意保暖，避免受凉，预防上呼吸道感染。

（9）戒除烟、酒及刺激性食物，保持大便通畅。

（10）高热时，按高热护理常规护理。

（11）合并心力衰竭，按心力衰竭护理常规护理。

（12）出现心律失常，按心律失常护理常规护理。

（三）护理措施

（1）提供良好的休息环境和情绪支持，保证患者充分休息，减轻心脏负担。应卧床休息直至症状消失。

（2）给予高蛋白、高热量、高维生素、富于营养的饮食，严重水肿或有心力衰竭者，限制钠盐摄入。

（3）注意药物治疗的效果及毒、副作用。

（四）预防指导

（1）避免过度劳累及精神紧张。

（2）增强体质，积极预防上呼吸道、肠道感染。

（3）及时治疗各种细菌感染性疾病及原有的心肌疾患。

（4）病毒性心肌炎，经适当的治疗大多可以痊愈，且不留任何症状或体征，少数患者可能遗留有心律失常后遗症，部分患者可能反复发作而演变为慢性心肌炎。引起死亡的患者只是极少数。

（5）教会患者及家属如何测量脉率、节律，发现有心悸及脉率、心律变化时，应及时通知医护人员。

（6）为防止并发症及反复发作，应要求患者定期复诊，遵医嘱服药。

（党生梅）

第九节　急性心包炎

急性心包炎为心包脏层和壁层的急性炎症，可由细菌、病毒、自身免疫、物理、化学等因素引起。主要病因为风湿热、结核及细菌性感染。近年来，病毒感染、肿瘤、尿毒症及心肌梗死性心包炎发病率明显增多。分为纤维蛋白性和渗出性两种。

一、病因

（一）感染性心包炎

以细菌最为常见，尤其是结核菌和化脓菌感染，其他病菌有病毒、肺炎支原体、真菌和寄生虫等。

（二）非感染性心包炎

以风湿性为最常见,其他有心肌梗死、尿毒症性、结缔组织病性、变态反应性、肿瘤性、放射线性和乳糜性等。临床上以结核性、风湿性、化脓性和急性非特异性心包炎较为多见。

二、临床表现

（一）心前区疼痛

为纤维蛋白性心包炎的主要症状。可放射到颈部、左肩、左臂及左肩胛骨。疼痛也可呈压榨样,位于胸骨后。

（二）呼吸困难

心包积液时最突出的症状。可有端坐呼吸、身体前倾、呼吸浅速、面色苍白、发绀。

（三）心包摩擦音

是纤维蛋白性心包炎的特异性征象,以胸骨左缘第 3、第 4 肋间听诊最为明显。渗出性心包炎心脏叩诊浊音界向两侧增大为绝对浊音区,心尖搏动弱,心音低而遥远,大量心包积液时可出现心包积液征。可出现奇脉、颈静脉怒张、肝大、腹水及下肢水肿等。

三、诊断要点

根据心前区疼痛、呼吸困难、全身中毒症状,以及心包摩擦音、心音遥远等临床征象,结合心电图、X 线表现和超声心动图等检查,便可确诊。

四、治疗

如结核性心包炎应给予抗结核治疗,总疗程不少于半年至 1 年;化脓性心包炎除使用足量、有效的抗生素外,应早期施行心包切开引流术;风湿性心包炎主要是抗风湿治疗 急性非特异性心包炎目前常采用抗生素及皮质激素合并治疗。心包渗液较多且心脏受压明显者,可行心包穿刺,以解除心包填塞症状。

五、评估要点

（一）一般情况

观察生命体征有无异常,询问有无过敏史、家族史、有无发热、消瘦等 了解患者对疾病的认识。

（二）专科情况

(1)呼吸困难的程度、肺部啰音的变化。

(2)心前区疼痛的性质、部位及其变化,是否可闻及心包摩擦音。

(3)是否有颈静脉怒张、肝大、下肢水肿等心功能不全的表现。

(4)是否有心包积液征:左肩胛骨下出现浊音及左肺受压时引起的支气管呼吸音。心脏叩诊的性质。

（三）实验室及其他检查

1.心电图

改变主要由心外膜下心肌受累而引起,多个导联出现弓背向下的 ST 段抬高;心包渗液时可有 QRS 波群低电压。

2.超声心动图

是简而易行的可靠方法,可见液性暗区。

3.心包穿刺

证实心包积液的存在,并进一步确定积液的性质以及药物治疗。

六、护理诊断

(一)气体交换受损

与肺淤血、肺或支气管受压有关。

(二)疼痛

心前区痛与心包炎有关。

(三)体温过高

与细菌、病毒等因素导致急性炎症反应有关。

(四)活动无耐力

与心排血量减少有关。

七、护理措施

(1)给予氧气吸入,充分休息,保持情绪稳定,注意防寒保暖,防止呼吸道感染。

(2)给予高热量、高蛋白、高维生素易消化饮食,限制钠盐摄入。

(3)帮助患者采取半卧位或前倾坐位,保持舒适。

(4)记录心包抽液的量、性质,按要求留标本送检。

(5)控制输液滴速,防止加重心脏负荷。

(6)加强巡视,及早发现心包填塞的症状,如心动过速、血压下降等。

(7)遵医嘱给予抗菌、抗结核、抗肿瘤等药物治疗,密切观察药物不良反应。

(8)应用止痛药物时,观察止痛药物的疗效。

八、应急措施

出现心包压塞征象时,保持患者平卧位;迅速建立静脉通路,遵医嘱给予升压药;密切观察生命体征的变化,准备好抢救物品;配合医生做好紧急心包穿刺。

九、健康教育

(1)嘱患者应注意充分休息,加强营养。注意防寒保暖,防止呼吸道感染。

(2)告诉患者应坚持足够疗程的药物治疗,勿擅自停药。

(3)对缩窄性心包炎的患者应讲明行心包切除术的重要性,解除其顾虑,尽早接受手术治疗。

(王荣花)

第十节　感染性心内膜炎

感染性心内膜炎是指病原微生物经血液直接侵犯心内膜、瓣膜或大动脉内膜而引起的感染性炎症,常伴有赘生物形成。根据病情和病程,分为急性感染性心内膜炎和亚急性感染性心内膜炎,其中亚急性心内膜炎较多见。根据瓣膜类型可分为自体瓣膜心内膜炎、人工瓣膜心内膜炎和静脉药瘾者的心内膜炎。

一、护理评估

(一)致病因素

急性感染性心内膜炎发病机制尚不清楚,主要累及正常瓣膜,病原菌来自皮肤、肌肉、骨骼或肺等部位的活动感染灶;而亚急性病例至少占 2/3 以上,主要发生于器质性心脏病基础上,其中以风湿性心脏瓣膜病的二尖瓣关闭不全和主动脉瓣关闭不全最常见,其次是先天性心脏病的室间隔缺损、法洛四联症等。

1.病原体

亚急性感染性心内膜炎致病菌以草绿色链球菌最常见,而急性感染性心内膜炎则以金黄色葡萄球菌最常见;其他病原微生物有肠球菌、表皮葡萄球菌、溶血性链球菌、大肠埃希菌、真菌及立克次体等。

2.感染途径

可因上呼吸道感染、咽峡炎、扁桃体炎及扁桃体切除术、拔牙、流产、导尿、泌尿道器械检查及心脏手术等途径侵入血流。静脉药瘾者,通过静脉将皮肤致病微生物带入血流而感染心内膜。

3.发病机制

由于心脏瓣膜原有病变或先天性血管畸形的存在,异常的高速血流冲击心脏或大血管内膜,导致内膜损伤,有利于血小板、纤维蛋白及病原微生物在该部位聚集和沉积,形成赘生物和心内膜炎症。

(二)身体状况

1.症状和体征

(1)发热:是最常见的症状。亚急性者多低于39 ℃,呈弛张热,可有乏力、食欲缺乏、体重减轻等非特异性症状,头痛、背痛和肌肉关节痛常见。急性者有高热寒战,突发心力衰竭者较为常见。

(2)心脏杂音:绝大多数患者可闻及心脏杂音,可由基础心脏病和(或)心内膜炎导致瓣膜损害所致。急性者比亚急性更易出现杂音强度和性质的变化,或出现新的杂音。

(3)周围血管体征:系细菌性微栓塞和免疫介导系统激活引起的微血管炎所致,多为非特异性。①瘀点,以锁骨以上皮肤、口腔黏膜和睑结膜最常见。②指(趾)甲下线状出血。③Osier结节,为指和趾垫出现的豌豆大的红或紫色痛性结节。④Janeway损害,是位于手掌或足底直径1~4 cm无压痛出血红斑。⑤Roth斑,为视网膜的卵圆形出血斑,其中心呈白色。

(4)动脉栓塞:赘生物引起动脉栓塞占20%~30%,栓塞可发生在机体的任何部位,如脑栓塞、脾栓塞、肾栓塞、肠系膜动脉栓塞、四肢动脉栓塞和肺栓塞等,并出现相应的临床表现。

(5)其他:出现轻、中度贫血,病程超过6周者有脾大。

2.并发症

可出现心力衰竭、细菌性动脉瘤、迁移性脓肿、神经系统受累及肾脏受累的表现。

3.急性与亚急性感染性心内膜炎的比较

急性与亚急性感染性心内膜炎的比较见表4-2。

表4-2 急性与亚急性感染性心内膜炎的比较

表现	急性	亚急性
病原体	金黄色葡萄球菌	草绿色链球菌
中毒症状	明显	轻
病程	进展迅速,数周或数月引起瓣膜破坏	进展缓慢,病程较长
感染迁移	多见	少见

(三)心理社会状况

由于症状逐渐加重,患者烦躁、焦虑;当病情进展且疗效不佳时,往往出现精神紧张、悲观、绝望等心理反应。

(四)实验室及其他检查

1.血液检查

亚急性心内膜炎多呈进行性贫血;白细胞计数正常或升高、血沉增快;50%以上的患者血清类风湿因子阳性。

2.尿液检查

常有镜下血尿和轻度蛋白尿,肉眼血尿提示肾梗死。

3.血培养

是诊断感染性心内膜炎的最重要方法,血培养阳性是诊断本病最直接的证据,药物敏感试验可为治疗提供依据。

4.超声心动图

可探测赘生物,观察瓣叶、瓣环、室间隔及心肌脓肿等。

二、护理诊断及医护合作性问题

(1)体温过高:与感染有关。

(2)营养失调,低于机体需要量,与食欲下降、长期发热导致机体消耗过多有关。

(3)焦虑:与发热、疗程长或病情反复有关。

(4)潜在并发症:栓塞、心力衰竭。

三、治疗及护理措施

(一)治疗要点

1.抗生素治疗

(1)治疗原则:①早期用药。②选用敏感的杀菌药。③剂量充足,疗程长。④联合用药。⑤以静脉给药为主。

(2)常用药物:首选青霉素。本病大多数致病菌对其敏感,且青霉素毒性小,常用剂量为2 000万~4 000万U/天,青霉素过敏者可用万古霉素;青霉素与氨基糖苷类抗生素如链霉素、庆大霉素、阿米卡星等联合应用可以增加杀菌能力。也可根据细菌培养结果和药物敏感试验针对性选择抗生素。

(3)治愈标准:①自觉症状消失,体温恢复正常。②脾脏缩小。③未再发生出血点和栓塞。④抗生素治疗结束后的第1、2、6周分别做血培养阴性。

2.对症治疗

加强营养,纠正贫血,积极治疗各种并发症等。

3.手术治疗

如对抗生素治疗无效,有严重心内并发症者应考虑手术治疗。

(二)护理措施

1.病情观察

密切观察患者的体温变化情况,每4~6小时测量体温1次并记录;注意观察皮肤瘀点、甲床下出血、Osler结节、Janeway结节等皮肤黏膜病损及消退情况;观察有无脑、肾、脾、肺、冠状动脉、肠系膜动脉及肢体动脉栓塞,一旦发现立即报告医师并协助处理。

2.生活护理

根据患者病情适当调节活动,严重者避免剧烈运动和情绪激动;饮食宜高热量、高蛋白、高维生素、低胆固醇、清淡、易消化的半流食或软食,以补充发热引起的机体消耗;有心力衰竭者按心力衰竭患者饮食进行指导。

3.药物治疗护理

长期、大剂量静脉应用抗生素时,应严格遵医嘱用药,以确保维持有效的血液浓度。注意保护静脉,避免多次穿刺增加患者的痛苦,同时用药过程中,注意观察药物疗效及毒性反应。

4.发热的护理

高热患者给予物理降温如冰袋、温水擦浴等,及时记录体温变化。患者出汗多要及时更换衣服,以增加舒适感,鼓励患者多饮水,同时做好口腔护理。

5.正确采集血培养标本

告知患者暂时停用抗生素和反复多次采集血培养的必要性,以取得患者的理解与配合。

（1）对未经治疗的亚急性患者,应在第 1 天间隔 1 小时采血 1 次,共 3 次;如次日未见细菌生长,重复采血 3 次后,开始抗生素治疗。

（2）已用抗生素者,停药 2～7 天后采血。

（3）急性患者应在入院后立即安排采血,在 3 小时内每隔 1 小时采血 1 次,共取 3 次血标本后,按医嘱开始治疗。

（4）本病的菌血症为持续性,无需在体温升高时采血。

（5）每次采血 10～20 mL,同时做需氧和厌氧菌培养。

6.心理护理

关心患者,耐心解释治疗目的与意义,避免精神紧张,积极配合治疗与护理。

7.健康指导

嘱患者平时注意保暖、避免感冒、增强机体抵抗力;避免挤压痤疮等感染病灶,减少病原体入侵的机会;教会患者自我监测病情变化,如有异常及时就医。

（王荣花）

第十一节　心力衰竭

心力衰竭(heart failure)是由于心脏收缩机能及(或)舒张功能障碍,不能将静脉回心血量充分排出心脏,造成静脉系统淤血及动脉系统血液灌注不足,而出现的综合征。

一、病因

（一）基本病因

1.心肌损伤

任何大面积(大于心室面积的 40%)的心肌损伤都会导致心脏收缩及/或舒张功能的障碍。

2.心脏负荷过重

压力负荷(后负荷)过重,心脏排血阻力增大,心排血量降低,心室收缩期负荷过度,引起心室肥厚性心力衰竭;容量负荷(前负荷)过重,心脏舒张期容量增大,心排血量减低,引起心室扩张性心力衰竭。

3.机械障碍

腱索或乳头肌断裂,心室间隔穿孔,心脏瓣膜严重狭窄或关闭不全等引起的心脏机械功能衰退,导致心力衰竭。

4.心脏负荷不足

如缩窄性心包炎,大量心包积液,限制性心肌病等,使静脉血液回心受限,因而心室心房充盈不足,腔静脉及门脉系统淤血,心排血量减低。

5.血液循环容量过多

如静脉过多过快输液,尤其在无尿少尿时超量输液,急性或慢性肾炎引起高度水钠潴留,高度水肿等均引起血液循环容量急剧膨胀而致心力衰竭。

（二）诱发因素

1.感染

感染可增加基础代谢,增加机体耗氧,增加心脏排血量而诱发心力衰竭,尤其呼吸道感染较多见。

2.体力过劳

正常心脏在体力活动时,随身体代谢增高心脏排血量也随之增加。而有器质性心脏病患者体力活动时,心率增快,心肌耗氧量增加,心排血量减少,冠状动脉血液灌注不足,导致心肌缺血,心慌气急,诱发心力衰竭。

3.情绪激动

情绪激动促使儿茶酚胺释放,心率增快,心肌耗氧增加,动脉与静脉血管痉挛,增加心脏前后负荷而诱发心力衰竭。

4.妊娠与分娩

风湿性心脏病或先天性心脏病患者,心功能低下,在妊娠32～34周,分娩期及产褥期最初3天内心脏负荷最重,易诱发心力衰竭。

5.动脉栓塞

心脏病患者长期卧床,静脉系统长期处于淤血状态,容易形成血栓,一旦血栓脱落导致肺栓塞,加重肺循环阻力诱发心力衰竭。

6.水、钠摄入量过多

心功能减退时,肾脏排水排钠机能减弱,如果水、钠摄入量过多可引起水钠潴留,血容量扩增。

7.心律失常

心动过速可使心脏无效收缩次数增加而加重心脏负荷;心脏舒张期缩短使心室充盈受限进而降低心排血量,同时心脏氧渗透期缩短不利于心肌代谢。

8.冠脉痉挛

冠状动脉粥样硬化,易发生冠脉痉挛,引起心肌缺血导致心脏收缩或舒张功能障碍。

9.药物反应

因用药或停药不当导致的心力衰竭或心力衰竭恶化不在少数。慢性心力衰竭不该停用强心剂而停用,服用过量洋地黄、利尿药或抗心律失常药,都可导致心力衰竭恶化。

二、病理生理

(一)心脏的代偿机制

正常心脏有比较充足的储备能力,以适应一般生活需要所增加的心脏负担。当心脏功能减退,心排血量降低不足以供应机体需要时,机体将同时通过神经、体液等机制进行调整,力争恢复心排血量。

(1)反射性交感神经兴奋,迷走神经抑制,代偿性心率加快及心肌收缩力加强,以维持心排血量。由于交感神经兴奋,周围血管及,小动脉收缩可使血压维持正常而不随心排血量降低而下降;小静脉收缩可使静脉回心血量增加,从而使心搏血量增加。

(2)心肌肥厚:长期的负荷加重,使心肌肥厚和心室扩张,维持心输出量。然而,扩大和肥厚的心脏虽然完成较多的工作,但它耗氧量也随之增加,可是心肌内毛细血管数量并没有相应的增加,所以,扩大肥厚的心肌细胞相对的供血不足。

(3)心率增快:心率加快在一定范围内使心输出量增加,但如果心率太快则心脏舒张期显著缩短,使心室充盈不足,导致心输出量降低及静脉淤血加重。

(二)心脏的失代偿机制

当心脏储备力耗损至不能适应机体代谢的需要时,心功能便由代偿转为失代偿阶段,即心力衰竭。

心力衰竭时,心排血量相对或绝对的降低,一方面供给各器官的血流不足,引起各器官组织的功能改变,血液重新分配,首先为保证心、脑、肾血液供应,皮肤、内脏、肌肉的供血相应有较大的减少。肾血流量减少时,可使肾小球滤过率降低和肾素分泌增加,进而促使肾上腺皮质的醛固酮分泌增加,引起水、钠潴留,血容量增加,静脉和毛细血管充血和压力增加。另一方面,心脏收缩力减弱,不能完全排出静脉回流的血液,心室收缩末期残留血量增多,心室舒张末期压力升高,遂使静脉回流受阻,引起静脉淤血和静脉压力升高,从而引起外周毛细血管的漏出增加,水分渗入组织间隙引起各脏器淤血水肿;肝脏淤血时对醛固酮的灭活减少;以及抗利尿激素分泌增加,肾排水量进一步减少,水、钠潴留进一步加重,这也是水肿发生和加重的原因。

根据心脏代偿功能发挥的情况及失代偿的程度,可将心力衰竭分为三度,或心功能Ⅳ级。

Ⅰ级:有心脏病的客观证据,而无呼吸困难,心悸,水肿等症状。(心功能代偿期)

Ⅱ级:日常劳动并无异常感觉,但稍重劳动即有心悸,气急等症状。(心力衰竭Ⅰ度)

Ⅲ级:普通劳动亦有症状,但休息时消失。(心力衰竭Ⅱ度)

Ⅳ级:休息时也有明显症状,甚至卧床仍有症状。(心力衰竭Ⅲ度)

三、临床表现

心力衰竭在早期可仅有一侧衰竭,临床上以左心力衰竭为多见,但左心力衰竭后,右心也相继发生功能损害,最后导致全心力衰竭。临床表现的轻重,常依病情发展的快慢和患者的耐受能力的不同而不同。

(一)左心力衰竭

1.呼吸困难

轻症患者自觉呼吸困难,重者同时有呼吸困难和短促的征象。早期仅发生于劳动或运动时,休息后很快消失。这是由于劳动促使回心血量增加,肺淤血加重的缘故。随着病情加重,轻度劳动即感到呼吸困难,严重者休息时亦感呼吸困难,以致被迫采取半卧位或坐位,为端坐呼吸。

2.阵发性呼吸困难

多发生于夜间,故又称为阵发性夜间性呼吸困难。患者常在熟睡中惊醒,出现严重呼吸困难及窒息感,被迫坐起,咳嗽频繁,咯粉红色泡沫样痰液。轻者数分钟,重者经1～2小时逐渐停止。阵发性呼吸困难的发生原因,可能为:①睡眠时平卧位,回心血量增加,超过左心负荷的限度,加重了肺淤血。②睡眠时,膈肌上升,肺活量减少。③夜间迷走神经兴奋性增高,使冠状动脉和支气管收缩,影响了心肌的血液供应,发生支气管痉挛,降低心肌收缩性能和肺通气量,肺淤血加重。④熟睡时中枢神经敏感度降低,因此,肺淤血必须达到一定程度后方能使患者因气喘惊醒。

3.急性肺水肿

急性肺水肿是左心力衰竭的重症表现,是阵发性呼吸困难的进一步发展。常突然发生,呈端坐呼吸,表情焦虑不安,频频咳嗽,咯大量泡沫状或血性泡沫性痰液,严重时可有大量泡沫样液体由鼻涌出,面色苍白,口唇青紫,皮肤湿冷,两肺布满湿啰音及哮鸣音,血压可下降,甚至休克。

4.咳嗽和咯血

咳嗽和咯血为肺泡和支气管黏膜淤血所致,多与呼吸困难并存,咯白色泡沫样黏痰或血性痰。

5.其他症状

可有疲乏无力、失眠、心悸、发绀等。严重患者脑缺氧缺血时可出现陈—施氏呼吸、嗜睡、眩晕、意识丧失、抽搐等。

6.体征

除原有心脏病体征外,可有舒张期奔马律、交替脉、肺动脉瓣区第2心音亢进。轻症肺底部可听到散在湿性啰音,重症则湿啰音满布全肺。有时可伴哮鸣音。

7.X线及其他检查

X线检查,可见左心扩大及肺淤血,肺纹理增粗。急性肺水肿时可见由肺门伸向肺野呈蝶形的云雾状阴影。心电图检查可出现心率快及左心室肥厚图形。臂舌循环时间延长(正常10～15秒),臂肺时间正常(4～8秒)。

(二)右心力衰竭

1.水肿

皮下水肿是右心力衰竭的典型症状。在水肿出现前,由于体内已有钠、水潴留,体液潴留达5kg以上才出现水肿,故多只有体重增加。水肿多先见于下肢,卧床患者则在腰、背及骶部等低垂部位明显,呈凹陷性水肿。重症则波及全身。水肿多于傍晚发生或加重,休息一夜后消失或减轻,伴有夜间尿量增加。这是由于夜间休息时,回心血量比白天活动时增多,心脏能将静脉回流血量排出,心室收缩末期残留血量减少,静脉和毛细血管压力有所减轻,因而水肿减轻或消退。

少数患者可出现胸水和腹水。胸水可同时见于左、右两侧胸腔,但以右侧较多,其原因不甚明了。由于壁层胸膜静脉回流体静脉,而脏层胸膜静脉血流入肺静脉,因而胸水多见于左右心力衰竭并存时。腹水多由心源性肝硬化引起。

2.颈静脉怒张和内脏淤血

坐位或半卧位时可见颈静脉怒张,其出现常较皮下水肿或肝大出现为早,同时可见舌下、手臂等浅表静脉异常充盈。肝肿大并压痛可先于皮下水肿出现。长期肝淤血,缺氧,可引起肝细胞变性、坏死,并发展为心源性肝硬化,肝功能检查异常或出现黄疸。若有三尖瓣关闭不全并存,肝脏触诊呈扩张性搏动。胃肠道淤血常引起消化不良,食欲减退,腹胀,恶心和呕吐等症状。肾淤血致尿量减少,尿中可有少量蛋白和细胞。

3.发绀

右心力衰竭患者多有不同程度发绀,首先见于指端,口唇和耳郭,较单纯左心功能不全者为显著,其原因除血红蛋白在肺部氧合不全外,与血流缓慢,组织自身毛细血管中吸取较多的氧而使还原血红蛋白增加有关。严重贫血者则不出现发绀。

4.神经系统症状

可有神经过敏,失眠,嗜睡等症状。重者可发生精神错乱,可能是脑淤血,缺氧或电解质紊乱等原因引起。

5.心脏及其他检查

主要为原有心脏病体征,由于右心力衰竭常继发于左心力衰竭的基础上,因而左、右心均可扩大。右心扩大引起了三尖瓣关闭不全时,在三尖瓣音区可听到收缩期吹风样杂音。静脉压增高。臂肺循环时间延长,因而臂舌循环时间也延长。

(三)全心力衰竭

左、右心功能不全的临床表现同时存在,但患者或以左心力衰竭的表现为主或以右心力衰竭的表现为主,左心力衰竭肺充血的临床表现可因右心力衰竭的发生而减轻。

四、护理

(一)护理要点

(1)减轻心脏负担,预防心力衰竭的发生。

(2)合理使用强心,利尿,扩血管药物,改善心功能。

(3)密切观察病情变化,及时救治急性心力衰竭。

(4)健康教育。

(二)减轻心脏负担,预防心力衰竭

休息可减少全身肌肉活动,减少氧的消耗,也可减少静脉回心血量及减慢心率,从而减轻心脏负担。根据患者病情适当安排其生活和劳动,可以尽量减轻心脏负荷。对于轻度心力衰竭患者,可仅限制其体力活动,并规定充分的午睡时间或较正常人多一些的夜间睡眠时间。较重的心力衰竭患者均应卧床休息,并尽可能使卧床休息患者的体位舒适。当心力衰竭表现有明显改善时,应尽快允许和鼓励患者逐渐恢复体力活动,恢复体力活动的速度和程度视患者心力衰竭的严重程度和发作时间的长短及患者对治疗的反应等而定。如心脏功能已完全恢复正常或接近正常,则每日可作轻度的体力活动。

饮食应少食多餐,给予低热量、多维生素、易消化食物,避免过饱,加重心脏负担。目前由于利尿剂应用方便。对钠盐限制不必过于严格,一般轻度心力衰竭患者每日摄入食盐 5 g 左右(正常人每日摄入食盐 10 g 左右),中度心力衰竭患者给予低盐饮食(含钠 2~4 g),重度心力衰竭患者给予无钠饮食。如果经一般限盐、利尿,病情未能很好控制者,则应进一步严格限盐,摄入量不超过 1 g。饮水量一般不加限制,仅在并发稀释性低钠血症者,限制每日入水量 500 mL 左右。

（三）合理使用强心药物并观察毒性反应

洋地黄类强心甙是目前治疗心力衰竭的主要药物，能直接加强心肌收缩力，增加心排血量，从而使心脏收缩末期残余血量减少，舒张末期压力下降，有利于缓解各器官的淤血，增加尿量，减慢心率。常用的给药方法：负荷量加维持量，在短期内，1～3 天给予一定的负荷量，以后每日用维持量，适用于急性心力衰竭，较重的心力衰竭或需尽快控制病情的患者；单用维持量，近年来证实，洋地黄类药物治疗剂量的大小与其增强心肌收缩力作用呈线性关系，故对较轻的心力衰竭和易发生中毒的患者可用较小的剂量，而不采用惯用的洋地黄负荷量法，尤其对慢性心力衰竭更适用。

洋地黄用量的个体差异大，且治疗剂量与中毒剂量较接近，故用药期间需要密切观察洋地黄的毒性反应。洋地黄毒性反应有：①消化道反应：食欲不振、恶心、呕吐、腹泻等。②神经系统反应：头痛、眩晕，视觉改变（黄视或绿视）。③心脏反应：可发生各种心律失常，常见的心律失常类型为：室性期前收缩，尤其是呈二联、三联或呈多源性者。其他有房性心动过速伴有房室传导阻滞，交界性心动过速，各种不同程度的房室传导阻滞，室性心动过速，心房纤维颤动等。④血清洋地黄含量：放射性核素免疫法测定血清地高辛含量＜2.0 ng/mL，或洋地黄毒苷＜20 μg/mL 为安全剂量。中毒者多数大于以上浓度。

使用洋地黄类药物时注意事项：①服药前要先了解病史，如询问已用洋地黄情况，利尿剂的使用情况及电解质浓度如何，如果存在低钾，低镁易诱发洋地黄中毒。②心力衰竭反复发作，严重缺氧，心脏明显扩大的患者对洋地黄药物耐受性差，宜小剂量使用。③询问有无合并使用增加或降低洋地黄敏感性的药物，如心得安、利血平、利尿剂、抗甲状腺药物、异搏停、胺碘酮、肾上腺素等可增加洋地黄敏感性；而消胆胺，抗酸药物，降胆固醇药及巴比妥类药则可降低洋地黄敏感性。④了解肝脏肾脏功能，地高辛主要自肾脏排泄，肾功能不全的，宜减少用量；洋地，黄毒苷经肝脏代谢胆管排泄，部分转化为地高辛。⑤密切观察洋地黄毒性反应。⑥静脉给药时应用 5%～20% 的 GS 溶液稀释，混匀后缓慢静推，一般不少于 10～15 分钟，用药时注意听诊心率及节律的变化。

（四）观察应用利尿剂后的反应

慢性心力衰竭患者，首选噻嗪类药，采用间歇用药，即每周固定服药 2～3 天，停用 4～5 天。若无效可加服氨苯蝶啶或安体舒通。如果上两药联用效果仍不理想可以速尿代替噻嗪类药物。急性心力衰竭或肺水肿者，首选速尿或利尿酸钠或撒利尿等快速利尿药。在应用利尿剂 1 小时后，静脉缓慢注射氨茶碱 0.25 g，可增加利尿效果。应用利尿剂后要密切观察尿量，每日测体重，准确记录 24 小时液体出入量，大量利尿者应测血压，脉搏和抽血查电解质，观察有无利尿过度引起的脱水，低血容量和电解质紊乱的表现，尤其是应用排钾利尿剂后有无乏力、恶心、呕吐、腹胀等低钾表现。对于利尿反应差者，应找出利尿不佳的原因，如了解肾脏功能情况，是否存在低血压、低血钾、低血镁或稀释性低钠血症，及用药是否合理等。

（五）合理使用扩血管药物并观察用药反应

血管扩张剂可以扩张周围小动脉，减轻心脏排血时的阻力，而减轻心脏后负荷；又可以扩张周围静脉，减少回心血量，减轻心脏前负荷，进而改善心功能。常用的扩张静脉为主的药物有：硝酸甘油、硝酸脂类及吗啡类药物；扩张动脉为主的药物有：平胺唑啉，肼苯达嗪、硝苯吡啶；兼有扩张动脉和静脉的药物有：硝普钠、哌唑嗪及卡托普利等。在开始使用血管扩张剂时，要密切观察病情和用药前后血压，心率的变化，慎防血管扩张过度，心脏充盈不足，血压下降，心率加快等不良反应。用血管扩张药注意，应从小剂量开始，用药前后对比心率，血压变化情况或床边监测血流动力学。根据具体情况，每 5～10 分钟测量 1 次，若用药后血压较用药前降低 1.33～2.66 kPa，应谨慎调整药物浓度或停用。

（六）急性肺水肿的救治及护理

急性肺水肿为急性左心功能不全或急性左心力衰竭的主要表现。多因突发严重的左心室排血不足或左心房排血受阻引起肺静脉及肺毛细血管压力急剧升高所致。当肺毛细血管压升高超过血浆胶体渗透压时，液体即从毛细血管漏到肺间质、肺泡甚至气道内，引起肺水肿。典型发作表现为突然严重气急，每分钟呼吸可达 30～40 次，端坐呼吸，阵阵咳嗽，面色苍白，大汗，常咯出泡沫样痰，严重者可从口腔和鼻腔内涌出大量粉红色泡沫液体。发作时心率、脉搏增快，血压在起始时可升高，以后降至正常或低于正常。两肺内可闻及广泛的水泡音和哮鸣音。心尖部可听到奔马律。

1.治疗原则

(1)减少肺循环血量和静脉回心血量。

(2)增加心搏量,包括增强心肌收缩力和降低周围血管阻力。

(3)减少血容量。

(4)减少肺泡内液体漏出,保证气体交换。

2.护理措施

(1)使患者取坐位或半卧位,两腿下垂,减少下肢静脉回流,减少回心血量。

(2)立即皮下注射吗啡 10 mg 或杜冷丁 50~100 mg,使患者安静及减轻呼吸困难。但对昏迷、严重休克、有呼吸道疾病或痰液极多者忌用,年老,体衰,瘦小者应减量。

(3)改善通气一换气功能,轻度肺水肿早期高流量氧气吸入,开始是 2~3 L/min,以后逐渐增至 4~6 L/min,氧气湿化瓶内加 75 %酒精或选用有机硅消泡沫剂,以降低肺泡内泡沫的表面张力,使泡沫破裂,改善通气功能。肺水肿明显出现即应作气管插管进行加压辅助呼吸,改善通气与氧的弥散,减少肺内分流,提高血氧分压。肺水肿基本控制后,可采用呼吸机间歇正压呼吸,如果动脉血氧分压<9.31 kPa 时,可改为持续正压呼吸。

(4)速给西地兰 0.4 mg 或毒毛旋花子甙 K 0.25 mg,加入葡萄糖溶液中缓慢静推。

(5)快速利尿,如速尿 20~40 mg 或利尿酸钠 25 mg 静脉注射。

(6)静脉注射氨茶碱 0.25 g 用 50 %葡萄糖液 20~40 mL 稀释后缓慢注入,减轻支气管痉挛,增加心肌收缩力和促进尿液排出。

(7)氢化考的松 100~200 mg 或地塞米松 10 mg 溶于葡萄糖中静脉注射。

(七)健康教育

随着人们生活水平的不断提高,人们对生活质量的要求也越来越高。心力衰竭的转归及治愈程度将直接影响患者的生活质量,预防心力衰竭发生以保证患者的生活质量就显得更为重要。首先要避免诱发因素,如气候转换时要预防感冒,及时添加衣服;以乐观的态度对待生活,情绪平稳,不要大起大落过于激动;体力劳动不要过重;适当掌握有关的医学知识以便自我保健等。其次,对已明确心功能Ⅱ级、Ⅲ级的患者要按一般治疗标准,合理正确按医嘱服用强心、利尿、扩血、管药物,注意休息和营养,并定期门诊随访。

(赵春玲)

第五章 血液内科疾病的护理

第一节 贫 血

贫血是指外周血中单位容积内红细胞数量与血红蛋白量低于正常值的下限。世界卫生组织(WHO)诊断贫血的血红蛋白标准(按氰化高铁血红蛋白法测定值)为：成年男性低于 130 g/L,成年女性低于 120 g/L,孕妇低于 110 g/L。据国内各地调查资料表明,沿海和平原地区诊断贫血的血红蛋白标准为：成人男性低于 120 g/L,女性低于 110 g/L,孕妇低于 100 g/L。

贫血是一种临床综合征,不同性质的贫血,具有不同的病因;许多种疾病亦可伴有贫血,临床诊断贫血容易,但查明每个患者的贫血性质和原因,有时很复杂,因此,贫血的诊治一直是医界关注的问题之一。贫血在世界各地属常见病症,在发展中国家及血红蛋白病与葡萄糖-6-磷酸脱氢酶缺乏症的高发地区,贫血问题更为突出。在我国,贫血仍是临床医学中的一个重要问题,尤其是各种原因引起的缺铁性贫血较为普遍。

一、病因与发病机制

贫血按不同的病因、发病机制和细胞形态学的特征进行分类。按病因和发病机制可分为造血不良、红细胞破坏过度及急、慢性失血三类。按形态学分类则可分为正常红细胞、大红细胞、单纯小红细胞和小红细胞低色素四型。

二、共同临床表现

贫血的病理生理学基础是血红蛋白减少,血液携氧能力减低,全身组织和器官发生缺氧。贫血症状的有无及轻重,除原发疾病的性质外,主要的是取决于贫血的程度及其发生速度,同时也与患者年龄、有无其他心肺疾病以及心血管系统的代偿能力有关。

(一)一般症状

皮肤苍白和面色无华,是由于皮内毛细血管缺血所致,这是贫血最常见和最显著的客观体征。疲倦、乏力、头晕耳鸣、记忆力减退、思想不集中等都是贫血早期和常见的症状。贫血严重时可有低热和基础代谢率增高。

(二)呼吸道症状

稍活动或情绪激动后即有气急、呼吸费力和短促等,严重者出现呼吸困难。

(三)循环系统症状

中度贫血患者有明显的循环系统代偿变化,表现为窦性心动过速、脉搏充实、脉压增宽,循环时间加速及心输出量增多。当血红蛋白低于 60 g/L,约 30% 患者有心电图改变,表现为低电压,ST 段压低,T 波平坦或倒置;严重时可有 QT 时间延长,心房颤动等。当血红蛋白低于 30 g/L 以下或贫血进展较快的患者,有明显的全心扩大。最终可导致充血性心力衰竭。重度贫血患者可发生水肿。

(四)消化系统症状

食欲不振、恶心呕吐、腹胀,甚至腹泻。部分患者有明显的舌炎。

(五)泌尿生殖系统症状

早期多尿,尿比重降低及酚红排泄减少,严重者出现蛋白尿。月经失周(闭经)和性欲减退也颇常见。

三、各类贫血的特殊临床表现

（一）缺铁性贫血

口角炎与舌炎，胃黏膜萎缩，胃酸缺乏等。皮肤干燥，毛发干枯易脱落，指甲扁平或凹陷。

（二）溶血性贫血

可见黄疸、肝脾肿大等（除急性溶血症状外）。

（三）巨幼红细胞贫血

有舌炎、舌痛、口腔黏膜溃疡、食欲不振、腹胀、腹泻或便秘，体重减轻和神经系统症状，如四肢麻木、软弱无力、共济失调、深部感觉减退等。

（四）再生障碍性贫血

易并发感染和出血。表现为口腔黏膜、呼吸道感染，重者合并败血症，高热不退。皮肤淤点、淤斑、鼻衄、牙龈出血，重者消化道出血、咯血、尿血，甚至脑出血、昏迷。

根据患者的临床表现与血红蛋白量将贫血程度分为四度，见表5-1。

表 5-1 患贫血程度的分度

贫血程度	血红蛋白（g/L）	临床表现
轻度	120～90	无症状
中度	90～60	体力劳动后心慌、气短
重度	60～30	卧床休息心悸、气短
极重度	30 以下	常合并有贫血性心脏病

四、实验室检查

是对贫血定量的检测，并进一步确立贫血的性质。一般检查项目包括：红细胞指数、网织红细胞计数、周围血象和骨髓象等。

五、护理

（一）观察要点

（1）观察判断贫血程度，制定日常活动计划。

（2）评估患者营养状况，做好饮食护理。

（3）观察并发症的发生，积极预防感染和出血。

（4）观察药物疗效，指导药物治疗配合。

（5）观察心理状态，树立治疗信心。

（二）评估贫血程度及症状

通过临床症状和体征的观察，结合实验室检查结果，对患者贫血的程度作出正确的判断，制定日常活动计划。

（1）轻度贫血（血红蛋白 90～120 g/L）者可从事正常工作，但应避免中、重体力劳动。

（2）中度贫血（血红蛋白 60～90 g/L）患者做到有计划的适量活动，可参加部分轻体力劳动，如轻家务活，生活基本自理。

（3）重度贫血（血红蛋白＜60 g/L）患者，以卧床休息为主，限制活动范围，防晕厥，避免情绪激动和公共场所活动，指导患者有效地活动。协助部分生活护理。

（4）极重度贫血（血红蛋白＜30 g/L）患者，绝对卧床休息，视呼吸状况给予间断吸氧或持续吸氧。做好生活护理。

（三）饮食指导

（1）纠正偏食习惯，饮食规律适量，营养丰富易消化。

（2）高蛋白饮食，蛋白质摄入量＞100 g/天，多食瘦肉、禽蛋、鱼类、牛奶、豆制品等。

（3）富含维生素饮食，多食新鲜蔬菜、水果等，给予足够的热量，主食＞300 g/天，总热能约9.5～11 MJ/天。

（4）含铁丰富的饮食。动物性铁的吸收率较高为10％～20％，植物性铁吸收率仅3％～4％。含铁量高的动物性食物有：动物内脏、瘦肉、鸡蛋黄等，含铁植物性食物有：大豆、麦芽、水果、绿叶菜、海带、木耳、香菇、玉米、芝麻等。

（5）低脂饮食：脂肪摄入量40～50 g/天，采用蒸、煮、炖、氽、卤等用油量较少的烹调方法。

（四）预防感染和出血

贫血患者抵抗力低，尤其再生障碍性贫血患者，血小板减少，毛细血管脆性增加，极易发生各种细菌或真菌感染和不同程度的出血症状，护理上应密切观察，积极预防。

（1）居室整洁，空气清新，定期紫外线消毒，限制探视，防止交叉感染。

（2）指导良好的个人卫生习惯，不用手抠鼻，不用牙签剔牙，不搔抓皮肤。经常温水擦浴，保持皮肤清洁。

（3）注意口腔卫生，有口腔溃疡、舌炎患者，做好口腔护理，嘱患者早晚刷牙，餐后漱口，1％碘甘油涂患处。

（4）肌注或静脉穿刺时严格消毒，注射毕延长压迫时间，防止出血和注射部位感染。保持大便通畅，便后坐浴，防止肛周感染。

（5）做好发热时护理，防止受凉感冒。

（五）缺铁性贫血铁剂治疗

口服铁剂价廉方便，是治疗缺铁性贫血的有效药物。常用铁剂有硫酸亚铁（0.3～0.6 g/天），10％枸橼酸铁铵（10 mL，3次/天），富马酸铁（0.2 g，3次/天）。口服铁剂时应注意以下几点。

（1）为减少胃肠反应，应予饭后服用，开始剂量不宜过大，0.2 g，2～3次/天。

（2）为使铁剂更好吸收，同时服用维生素C 100 mg，3次/天。禁忌饮用茶叶，避免与磷酸盐、碳酸盐以及牛奶同时服用，以免影响铁的吸收。

（3）嘱患者服用铁剂药物勿与牙齿接触，以防牙变黑。肠道内未吸收铁可使粪便发黑，应与上消化道出血相鉴别，并向患者解释说明。

（4）铁剂治疗时间应充分，需维持治疗3～6个月。一般口服铁剂4～5天，网织红细胞开始上升，7～12天达高峰至6％～16％，此后逐渐下降。同时，血红蛋白上升，平均每天升高1.5 g/L。如铁剂治疗2～3周无效时，应注意查明原因。

（5）肌内注射铁剂治疗时，应采用深部注射，经常更换注射部位，必要时局部热敷，以减轻疼痛，防止硬结形成。注射完毕留观15分钟，注意观察是否有铁剂变态反应，表现为面色潮红、头昏、头痛、皮肤瘙痒、荨麻疹、胸闷不适，重者腹痛、恶心、呕吐、腹泻、眩晕、寒战及发热，甚至气促、胸前压迫感、心动过速、大汗等，可在注射后数分钟，也可在几小时后发生。一旦发生变态反应，立即给予抗过敏、抗休克等急救措施。

（六）丙酸睾丸酮治疗再生障碍性贫血

有蛋白同化作用的雄性激素睾丸酮制剂，能促进红细胞生成素的生成，具有刺激骨髓造血，促进红细胞增生的作用，是目前治疗再生障碍性贫血的主要药物之一。用药时应注意以下几点。

（1）采用长针头深部肌内注射，经常更换注射部位。如局部发生硬结，应及早热敷、理疗，以免影响药物的吸收并防止感染。

（2）观察药物的不良反应，如痤疮、毛发增多，女患者停经或男性化等。用药前向患者说明治疗目的及药物的不良反应，以消除顾虑，取得配合。

（3）疗效观察：一般治疗时间为4～6个月，总有效率为50％左右。疗效出现缓慢，达到治疗目的后则作用持久。有效者网织红细胞增高，2个月左右血红蛋白量开始上升。若治疗6个月以上无网织红细胞升高趋势，则可能无效，应及时更换治疗方案。

（七）心理护理

针对不同类型的贫血患者,做好必要的疏导和解释工作。如缺铁性贫血可以治愈,应使患者消除顾虑,配合治疗;溶血性贫血多数是先天性或遗传性疾病,不可能根治,只能控制症状,患者反复住院治疗,易产生急躁、厌烦情绪,护理上多与患者交谈,帮助其正确对待疾病,保持乐观情绪;急性再生障碍性贫血临床症状重,出血感染并发症多,故患者思想负担重,焦虑不安,情绪低落。应给予生活上关心体贴,精神上安慰支持,宣教新的治疗方法与技术,树立患者信心,使积极配合治疗。

（八）其他

（1）保持良好的生活、卫生、饮食习惯和精神上的乐观。劳逸结合,适当营养,增强身体素质。

（2）严格掌握用药禁忌证,嘱患者勿乱用药,尤其应避免使用对骨髓造血系统有抑制作用的药物,如氯霉素、消炎镇痛药等。

（3）向患者说明贫血的原因及预防措施,避免诱发和加重贫血的各种因素,如阵发性睡眠性血红蛋白尿患者,忌食酸性食物和药物;葡萄糖-6-磷酸脱氢酶缺乏者,忌食蚕豆和氧化性药物;对经常接触影响造血功能的有害物质人员,应加强劳动保护,定期查体,检查血象。

（4）按照医生制定的治疗方案,合理治疗服药,定期复查,早期发现并及时治疗并发症。

（5）对恶性贫血和胃切除后贫血的患者,说明需终身注射维生素 B_{12} 的原因,以取得配合。

（6）在传染病流行季节勿去公共场所,以防感染。一旦发生感染,要及时有效地治疗。

（7）积极防治寄生虫病和慢性出血性疾病,如溃疡病、痔疮出血、月经失血量过多等。

（刘　畅）

第二节　特发性血小板减少性紫癜

特发性血小板减少性紫癜（idiopathic thrombocytopenic purpura,ITP）是一种自身免疫性出血综合征,也称自身免疫性血小板减少。因体内血小板免疫性破坏,导致外周血中血小板减少,从而导致皮肤、黏膜及内脏出血的疾病。

一、病因与发病机制

病因未明。

1.感染

有文献证实 80% 的急性 ITP 患者,发病前约 2 周有上呼吸道感染史;慢性 ITP 患者也因感染而加重病情。

2.免疫因素

免疫因素是 ITP 发病的重要因素。正常血小板输入 ITP 患者体内,生存期缩短（12~24 小时）,提示患者血浆中存在破坏血小板的抗体;80% 以上的 ITP 患者血小板表面测到血小板相关抗体（PAIg）,多为IgG。感染与自身免疫的关系:①感染造成人体免疫监视系统紊乱,导致自身抗体产生;或病毒作为半抗原,与某些血小板糖蛋白结合形成抗原,刺激 PAIg 抗体产生,PAIg 直接作用于血小板糖蛋白,导致血小板破坏。②病毒抗原（主要为外壳蛋白）与 PAIg 结合形成 IC,IC 与血小板膜上的 Fc 等受体结合,导致血小板构型变化,随之被单核-巨噬细胞系统（脾）清除,感染可增强单核-巨噬细胞系统的吞噬功能,故可加重本病。③固定于血小板表面的 IC 吸附补体,通过补体溶解反应破坏血小板。

3.肝、脾的作用

脾是 ITP 患者产生 PAIg 的场所;与 PAIg 或补体结合的血小板,其表面性状发生改变,滞留在脾脏的时间延长,被单核-巨噬细胞系统吞噬、清除。肝也有类似的作用。

4. 遗传因素

HLA-DRW9 及 HLA-DQW3 阳性与 ITP 密切相关的事实表明,ITP 发生在一定程度上可能受基因调控。其机制有待进一步阐明。

5. 其他因素

ITP 多发生于 40 岁以前,且以女性为多见,因此 ITP 可能与雌激素有关。

雌激素可能有抑制血小板生成和(或)增强单核-巨噬细胞系统对与抗体结合的血小板的吞噬作用。

二、临床表现

1. 急性型(≤6 个月)

(1)多见于儿童,发病前 1~2 周多有呼吸道或病毒感染史,以上呼吸道感染、风疹、麻疹、水痘居多,也可在疫苗接种后发病。成人急性型少见,常与药物有关,病情比小儿严重。

(2)起病急,常有畏寒、发热。

(3)主要表现为皮肤、黏膜出血,往往较严重。皮肤出血呈大小不等的淤点,分布不均,以四肢为主。此外还可有消化道、泌尿道、眼结合膜下出血,颅内出血是致死的主要原因。

2. 慢性型(>6 个月)

(1)约占 ITP 的 80%,以 40 岁以下女性多见。

(2)起病缓慢,出血症状相对较轻,常反复发生皮肤黏膜淤点、淤斑,可出现于任何部位的皮肤和黏膜,但以四肢远端较多。女性患者月经过多较常见。颅内出血少见,但是在急性发作时仍可发生。

(3)长期月经过多可出现贫血,反复发作者常有轻度脾大。

3. 分度

(1)轻度:血小板<100×10^9/L 而>50×10^9/L,只在外伤后出血。

(2)中度:血小板≤50×10^9/L 而>25×10^9/L,尚无广泛出血。

(3)重度:血小板<25×10^9/L 而>10×10^9/L,见广泛出血,外伤处出血不止。

(4)极重度:血小板<10×10^9/L,自发性出血不止,危及生命(包括颅内出血)。

三、辅助检查

1. 血象

多次化验呈现血小板减少,急性型发作期血小板常为<20×10^9/L,慢性型常为(30~80)×10^9/L。血小板平均体积偏大,易见大型血小板。出血时间延长,血块收缩不良。血小板的功能一般正常。

2. 骨髓象

巨核细胞增加或正常,少数亦可减少,但有血小板形成的巨核细胞显著减少。急性型骨髓巨核细胞数量轻度增加或正常,慢性型骨髓象中巨核细胞显著增加。巨核细胞发育成熟障碍,急性型者尤为明显,表现为巨核细胞体积变小,胞浆内颗粒减少,幼稚巨核细胞增加。有血小板形成的巨核细胞显著减少(<30%)。红系及粒系、单核系正常。

3. 免疫学检查

80%以上的 ITP 患者 PAIg 及 PAC3 为阳性,主要抗体成分为 IgG,亦可为 IgM、IgA,偶有两种以上抗体同时出现。抗体增高的程度与血小板数量负相关。

四、治疗要点

1. 一般治疗

出血严重者应注意休息。血小板低于 20×10^9/L 者,应严格卧床,避免外伤。禁用阿司匹林等一切影响血小板聚集的药物,以免加重出血。适当应用普通止血药及局部止血措施。

2.肾上腺糖皮质激素

其作用是:可抑制单核巨噬细胞系统的吞噬作用,从而使抗体被覆的血小板的寿命延长;降低毛细血管的渗透脆性,改善出血,刺激骨髓造血。常用强的松。剂量:急性型时为防止颅内出血,需用剂量较大,2～3 mg/(kg·d),直到血小板达到安全水平为止;慢性型,0.5～1 mg/(kg·d),一般需 2～3 周方能显效,然后逐步减少剂量,5～10 mg/天或隔日口服,维持期 4～6 个月。出血较重者静脉滴注甲基强的松龙 500 mg/m²,连用 3～5 天,然后逐渐减量,改用强的松。何种情况下需行糖皮质激素等治疗,国内外学者意见尚不一致。国外有学者认为,ITP 患者如无明显出血倾向,血小板计数＞30×10⁹/L 者,可不予治疗。国内多数学者将此指标定在 50×10⁹/L 以上。

3.免疫球蛋白

机制:抑制自身抗体的产生;抑制单核巨噬细胞的 Fc 受体,使致敏的血小板消除速度减慢;保护血小板免被血小板抗体附着,以避免血小板被单核巨噬细胞过早破坏。适应证:并发严重出血的急性重症 ITP;慢性 ITP 患者术前准备;难治性 ITP。疗效 60% 左右,能快速升高血小板,但不能持久。首次剂量 400 mg/kg。静脉滴注,连续 5 天。皮质激素能影响免疫球蛋白对巨噬细胞的阻断作用,不宜合用。

4.免疫抑制剂

长春新碱为最常用药物,除具免疫抑制作用外,还可能有促进血小板生成及释放的作用,每次 1 mg,溶于 250 mL 生理盐水,缓慢静滴 8～12 小时,每 7 天一次,3～6 次为一疗程,疗效较好。环磷酰胺 50～100 mg/天,口服,3～6 周为一疗程,出现疗效后逐渐减量,维持 4～6 周;或 400～600 mg/天,静脉注射,每3～4周一次。硫唑嘌呤 100～200 mg/天,口服,3～6 周为一疗程,随后以 25～50 mg/天维持 8～12 周。本药不良反应较小,相对安全。环孢素主要用于难治性 ITP 的治疗。250～500 mg/天,口服,3～6 周为一疗程,输量 50～100 mg/天,可持续半年以上。适应证:①糖皮质激素或脾切除疗效不佳者。②有使用糖皮质激素或脾切除禁忌证。③与糖皮质激素合用以提高疗效及减少糖皮质激素的用量。

5.脾切除

脾切除是 ITP 的有效疗法之一。适应证:①慢性 ITP,激素治疗 6 个月无效。②肾上腺皮质激素治疗有效但发生对激素依赖性,即在停药或减量后复发或需用较大剂量维持者(30～40 mg/天)。③对激素或免疫抑制应用禁忌者。④⁵¹Cr 标记血小板检查,若血小板主要阻留在脾脏,则脾脏有效率可达 90%;若阻留在肝脏,则 70% 的脾切除无效。若年龄少于 2 岁,处于妊娠期或者是患有其他不适合手术的疾病等为脾切除的禁忌。脾切除有效率可达 70%～90%,术后复发率 9.6%～22.7%。长期效果为 50%～60%。近年来部分学者以脾动脉栓塞代替脾切除,亦取得良好效果。

6.输注血小板悬液

用于有危及生命的出血患者或术前准备。16 U/天,每输注血小板 2.5 U(每单位相当于 200 mL 全血所含血小板),可使血小板升高 10×10⁹/L。如先输注免疫球蛋白再输注血小板,可使血小板寿命延长。输注血小板易使受者产生同种抗体,影响以后输注效果。

7.达那唑(danazol,炔羟雄烯异恶唑)

达那唑是一种合成雄激素,其作用是与恢复抑制性 T 细胞功能使抗体减少有关。剂量为每日口服 400～800 mg,疗程≥2 个月。孕妇禁用。因药物对肝功能有损害,因此,应定期查肝功。

8.促血小板生成药

氨肽素 1 g/天,分次口服,8 周为一疗程。有报道其有效率可达 40%。

9.ITP 急症的处理

(1)适应证:①血小板低于 20×10⁹/L 者。②出血严重、广泛者。③疑有或已发生颅内出血者。④近期将实施手术或分娩者,需紧急处理。

(2)处理方法:①血小板输注:成人按 10～20 U/次给予,根据病情可重复使用(从 200 mL 循环血中单采所得的血小板为 1 单位血小板)。②静脉注射丙种球蛋白 0.4 g/kg,静脉滴注,4～5 日为一疗程。1 个月后可重复。作用机制与 Fc 受体封闭、抗体中和、单核—巨噬细胞系统廓清干扰及免疫调节等有关。③血浆置换3～5天内连续3次以上，每次置换，3 000 mL血浆，可有效清除患者血浆中的PAIg。④大剂量甲泼尼龙1 g/天，静脉注射，3～5次为一疗程，可通过抑制单核-巨噬细胞系统对血小板的破坏而发挥治疗作用。

10.治疗效果评价

（1）显效：无出血，血小板数恢复正常，持续3个月以上，两年以上无复发者为基本治愈。

（2）良效：无或基本无出血，血小板升至$50\times10^9/L$以上或较原来水平升高$30\times10^9/L$以上，持续2个月。

（3）进步：出血改善，血小板有所上升，持续半个月以上。

（4）无效：出血及血小板计数均无改善。

五、护理要点

（一）一般护理

1.休息与活动

血小板计数在$(30\sim40)\times10^9/L$以上者，出血不重，可适当活动；血小板在$(30\sim40)\times10^9/L$以下者，要减少活动，卧床休息；血小板$<30\times10^9/L$者，应绝对卧床休息。

2.饮食

给予富含高蛋白、高维生素、无渣流食，3天以后进少量流食，1周后给予半流食，禁止食坚硬带刺食物，有消化道出血时，应给予温凉流质饮食。

3.基础护理

住院环境最好是单人间或双人间。房间通风，每天2次；用紫外线照射房间，每次30分钟，每天2次。固定陪护，减少探视，以免交叉感染。随时更换湿、脏的被服、衣裤，医务人员严格遵守无菌技术操作原则，接触患者前后要认真洗手，预防医院感染。做好个人卫生，指导患者培养良好的卫生习惯，嘱患者经常洗手，尤其是大小便后、餐前。并注意饮食卫生，勿食不洁生食。保持皮肤清洁、干燥，每日用温水擦洗全身，勿搔抓皮肤，勤剪指甲，避免损伤。保持口腔清洁，每日多次用盐开水、朵贝氏液、口泰交替含漱，清除食物残渣，并观察口腔黏膜有无异常，牙龈有无红肿。保持良好的排便习惯，多饮水，防止大便干结致腹内压增高而引起出血。

（二）出血的护理

1.预防

在静脉注射或其他穿刺部位加压止血，延长按压时间，直到不出血为止。尽量避免肌肉注射、皮下注射；提高穿刺准确度，穿刺针头宜选小号的，减少穿刺次数。在测血压时，不要将袖带充气太足，避免用电子血压计测量。在做口腔护理时，动作轻柔，刷牙使用软毛牙刷，不要用牙签剔牙，防损伤牙龈出血。必要时用湿棉签湿润，防止干裂出血。避免使用阿司匹林、潘生丁等血小板解聚剂及抗凝药。大便时避免过于用力，养成按时排便的习惯，保持大便通畅，防止便秘致肛裂出血，必要时使用开塞露、番泻叶等协助排便，避免腹内压增高引起出血。勤剪指甲，不搔抓皮肤。饮水、食物、洗浴的水温不宜过高，约40 ℃即可。注意自我保护，防止损伤或创伤。

2.护理

牙龈出血者可用干棉签和明胶海绵压迫止血，或用肾上腺素盐水含漱止血，同时注意用3%过氧化氢清洗口腔。鼻出血者，用冷敷和1：1 000肾上腺素棉球压迫止血，如仍出血不止，请耳鼻喉科医生用凡士林纱条行后鼻腔填塞术，术后用薄荷油滴入，保持鼻腔黏膜湿润，48～72小时轻轻取出油纱条，如仍有出血，需更换油纱条重新填塞。消化道出血者，根据出血量的多少决定是否禁食，出血停止24小时后进流食或冷流食，逐步改为少渣半流、软饭、普食等。注意观察患者腹痛、恶心、呕吐次数、呕吐物及大便的颜色、性状。严密监测血压、脉搏、呼吸、神志变化等并详细做好护理记录。及时发现出血性休克的早期表现，通知并配合医师抢救，并做好输血的准备工作。颅内出血，血小板$<20\times10^9/L$时，严密观察有无剧烈头痛、呕吐、视物模糊、颈项强直、意识障碍等颅内出血表现，指导患者卧床休息；如有颅内出血表现，则及时通知

医师，头部给予冷敷、平卧、吸氧，保持呼吸道通畅；建立静脉通道，遵医嘱输入脱水剂、血小板悬液，同时做好抢救准备。

（三）观察要点

1.病情观察

注意观察皮肤黏膜、消化道、泌尿生殖道等部位的出血倾向、出血量，了解化验结果，如血小板计数、凝血四项等。如有大量出血，应及时通知医师与对症处理，并做好抢救准备。应有专人护理，定时测量与记录血压、脉搏、呼吸。有休克时，执行休克护理常规。

2.用药观察与护理

（1）糖皮质激素：作为急性发作期的首选药物，较大剂量可提高血小板数量。其作用机理为减少毛细血管通透性、抑制抗体产生和抗原抗体反应、抑制网状内皮系统，特别是脾脏中巨噬细胞对血小板的吞噬破坏作用。治疗中注意观察糖皮质激素可能导致的高血压、糖尿病、消化性溃疡、感染、水电解质紊乱与库兴综合征等不良反应，预先向患者做好解释工作，以求得配合。并注意给低盐饮食，定期检查血压、血糖、血常规，发现异常及时通知医师并做好记录。

（2）免疫抑制剂：最常用长春新碱，除免疫抑制外，其还有促进血小板生成及释放作用。用药时注意观察有无神经毒性出现，观察有无指、趾麻木、肌无力、腱反射抑制、外周神经炎、体位性低血压等，观察注射部位是否发生静脉炎及有无组织坏死，用药时加强巡视，卧床休息，发现异常及时处理。环磷酰胺：用药期间注意观察有无骨髓抑制引起的白细胞及血小板减少、胃肠道反应、出血性膀胱炎及脱发等。硫唑嘌呤：用药时应观察有无骨髓抑制、胃肠道反应、口腔食管溃疡、肝损害等不良反应。环孢素：用药时注意观察有无肝肾毒性、高血压、胃肠道反应、神经功能紊乱及多毛等。

（3）丙种球蛋白：特别适用于术前治疗和对严重出血的特发性血小板减少性紫癜患者的处理。多数病例在注射后1～2日内即可见血小板计数上升，出血倾向减轻。丙种球蛋白的主要作用：封闭巨噬细胞受体、抑制巨噬细胞对血小板的结合与吞噬，从而干扰单核细胞吞噬血小板的作用；在血小板上形成保护膜，抑制血浆中 IgG 或免疫复合物与血小板结合，从而使血小板避免被吞噬细胞所破坏；抑制自身免疫反应，使抗血小板的抗体减少。开始输注时速度为 1.0 mL/min，15 分钟后若无头痛、心悸、恶心等不良反应，可逐渐加快速度。若有不良反应可减慢或暂停输注，一般在 24 小时内可自行恢复。

（4）输注血小板护理：①严格执行医嘱。②认真核对。核对受血者和献血者 A、B、O 和 Rh 血型相同。③注意血小板取回后要立即输注，开始 5 分钟要慢，无反应后输注速度要快，以患者可以耐受为准，一般每分钟 80～100 滴。④输注过程中护士不得离开，要密切观察患者有无发生过敏反应，如皮肤瘙痒、荨麻疹等。如单纯荨麻疹可减慢输注速度，或遵医嘱给抗组织胺类药物。输注结束后用生理盐水冲净管道的血小板。

（5）心理护理：向患者及家属讲解此病的病因与特征以及有关用药知识和不良反应。正确认识出血的表现，以及疾病的预后，消除恐惧心理。对于鼻出血患者，通过各种方法如与其交谈分散转移其注意力，以减轻其紧张心理。同时鼓励患者与家属、病友进行沟通，激发其积极向上的心理，主动配合治疗与护理。

（刘　畅）

第三节　白血病

白血病是造血系统的恶性肿瘤。其特征为造血细胞（主要为白细胞）有数量和质量的异常增生，具有恶性肿瘤特征，故亦称"血癌"。病变主要累及骨髓、肝、脾、淋巴结，并浸润体内各脏器组织。疾病自然发展过程呈不可逆性，最终导致死亡。

一、发病情况

我国白血病的发病率约在 3/10 万～4/10 万之间,已被列为我国十大高发恶性肿瘤之一。白血病的发病率在不同年龄组有一定的差别,一般来说,年龄曲线呈两个高峰,婴幼儿至 4 岁阶段是第一个高峰,以后则渐渐下降,至 10 岁时下降至最低点,20～29 岁之间则又趋上升。第二个高峰出现在 45 岁以后,至 55 岁到达顶点。在我国,急性白血病发病率较高,尤其在年轻人与儿童中不但占肿瘤发病率中的首位,而且其死亡率亦逐渐上升为该年龄组的前几位。

二、分类

白血病分类的目的,是为了进一步认识不同类型白血病的性质,并分别作出诊断,拟订治疗方案,预测治疗效果。按白血病发病经过分为急性和慢性,按细胞形态又分若干亚型。1976 年法、美及英国血液病学者制定的 FAB 细胞形态学分类法已为世界各国所接受,即急性髓性白血病(AML)分为 $M_1 \sim M_7$ 个亚型:

M_1:急性粒细胞白血病未分化型

M_2:急性粒细胞白血病部分分化型

M_3:急性早幼粒细胞白血病

M_4:急性粒单核细胞白血病

M_5:急性单核细胞白血病

M_6:急性红白血病

M_7:急性巨核细胞性白血病

急性淋巴细胞白血病(ALL)分为 L_1、L_2、L_3 亚型。

三、生存与预后

近 20 年来,由于对白血病的病因及发病机制进行了积极的研究,对疾病本质的认识有所提高,诊断及治疗方法亦有较多改进,故白血病的缓解率以及存活时间都有显著提高。儿童急性淋巴细胞白血病 5 年存活率已超过 50%,甚至有治愈者。其他类型白血病的疗效也有不同程度的提高。白血病已不再是一种令人极为悲观的绝症,而是一种有可能根治的疾病。

四、病因与发病机制

人类白血病的病因与发病机制比较复杂。目前认为可能是多方面因素相互作用的结果。

(一)病毒因素

目前已能从多种患有白血病的动物分离到 RNA 肿瘤病毒。实验证明 C 型 RNA 肿瘤病毒可能是人类白血病的病因之一。1980 年成人 T 细胞白血病(ATLV)的发现,对病毒学说是有力的支持。

(二)物理因素

接触 γ 射线达到一定剂量后可使白血病的发病率增加。人体受电离辐射后可能会引起细胞核型克隆的畸变而导致单株性恶性增生发病。

(三)化学因素

能引起骨髓损伤的药物可导致白血病的发生。苯与甲苯与白血病的发病有一定的关系。氯霉素、保太松、六六六也有致白血病作用。烷化剂等细胞毒药物能诱发白血病。

(四)其他因素

关于家族性或遗传性的倾向则尚需作深入的调查,需排除有否相同的环境因素的可能。

五、临床表现

急性白血病的基本病理改变为白血病细胞的增生与浸润,出血、组织营养不良和坏死,以及继发感染。

临床表现与血液中正常细胞的减少及白血病细胞浸润有密切关系。

（一）起病可急骤或缓慢

急骤者常以高热、贫血、显著出血倾向及全身酸痛为主要症状；起病较缓慢者先有一段时间的进行性乏力、贫血、体重减轻，甚至局部疼痛，然后表现为上述急骤症状。

（二）发热

发热是白血病最常见的主要症状之一，于各病例中程度不同，热型也不同。近年来认为感染是发热的主要原因。常见的感染是上呼吸道感染、肺炎、肠炎、肾盂肾炎、肛周炎、疖肿等。严重的感染有败血症、重症肺炎等，有时发热而找不到明显的感染灶。易有病毒感染，如流感、带状疱疹等，治疗过程中易并发真菌感染。易感染的原因为：①缺乏功能成熟的粒细胞；②白血病细胞广泛浸润与组织出血增加了细菌滋生的机会；③机体免疫力减退；④抗白血病药物进一步抑制白细胞和免疫力。

（三）出血

出血的程度轻重不一，部位可遍及全身，尤以急性早幼粒细胞白血病最为严重。早期以皮肤、口腔、鼻黏膜的出血较为多见，可为淤点、淤斑、鼻衄及齿龈出血、阴道出血等，严重时有消化道、呼吸道大出血和颅内出血，可以致命。出血的原因系由于：①血小板量和质的异常；②白血病细胞浸润血管壁；③凝血因子减少；④纤维蛋白溶解或弥散性血管内凝血。

（四）贫血

常见面色苍白，伴软弱、乏力、心悸、气急，头晕、头痛、耳鸣等。贫血为进行性，病情加重时多为中至重度贫血，但与出血程度不成比例。贫血主要由于：①幼红细胞的生成、增殖、分化受到异常增生的白血病细胞的干扰；②免疫性红细胞生成；③红细胞寿命缩短；④急性、慢性出血，脾功能亢进等。

（五）淋巴结及肝、脾肿大

以急性淋巴细胞白血病较明显。多数系全身淋巴结肿大，少数仅表现为局部淋巴结（颌下、颈部、腋窝、腹股沟）肿大。一般呈轻至中度肿大，质地中等，无压痛，与周围组织无粘连。

（六）骨和关节疼痛

白血病细胞浸润破坏骨皮质、骨膜和关节时可引起疼痛，以隐痛、酸痛为主。临床常见胸骨压痛，对诊断有意义。游走性关节疼痛较为常见，多为大关节，局部无红、肿、发热。

（七）神经系统表现

由于化疗药物不易透过血脑屏障，白血病细胞浸润脑膜引起脑膜白血病，以急性淋巴细胞白血病多见。可有颅内压增高的症状，如头痛、恶心、呕吐、视盘水肿等，而脊髓压迫会出现截瘫、大小便障碍等。

（八）急性白血病的特殊表现

1.牙龈增生

白血病细胞浸润使牙龈肿胀、糜烂、出血。在急性白血病时有所见，以急性粒单核细胞及急性单核细胞白血病显著，系由于单核细胞对皮肤和黏膜浸润的倾向较大之故。白血病性牙龈增生沿唇侧及舌侧很快发展，充血呈海绵状，质较松软，重者可将牙冠全部盖住。局部可坏死、出血，有不同程度的继发感染。口腔其他部位黏膜可有红斑、出血或溃疡。

2.白细胞淤滞综合征

为内科急症，多见于 AML，少见于 ALL。外周血白细胞 $\geq 100 \times 10^9/L$ 可发生此综合征。如 $>200 \times 10^9/L$ 几乎均有小血管内白细胞壅滞。临床表现因脏器而异，主要发生于脑和肺。脑小血管白血病细胞淤滞患者很快出现眩晕、视力障碍，共济失调、搐搦、脑内出血、视网膜静脉扩张，视神经盘水肿、谵妄、嗜睡、木僵、昏迷等。肺白血病细胞淤滞表现有呼吸急促、呼吸困难、发绀、心动过速。血气分析有明显低氧血症。急性早幼粒细胞白血病应用全反式维甲酸（ATRA）治疗过程中可出现白细胞增高，引起白细胞淤滞综合征。

3.坏死性脓皮病

作为白血病患者对白血病细胞的一种特异性反应，PG 可为首发表现，而于 1 年内发生急非淋或慢性粒细胞白血病。皮损单发或多发,先为小红斑,继之水泡,向心性扩展,边缘红色或紫色,有水泡,有痛感,多分布于下肢胫前,亦见于躯干、腹部,也可发生在注射或穿刺部位皮肤,容易继发感染,为细菌进入体内的重要途径。

4. Sweet 综合征(SS)

本病亦称急性热病性中性粒细胞增多性皮病,常与白血病同在或于白血病病程中出现,也是患者对白血病细胞的反应。临床表现有发热、疼痛性皮损,暗红色或棕红色,圆形或椭圆形或不规则隆起,红斑或结节,可有大泡及溃疡。多分布在颜面、颈、上肢,亦可累及下肢和口腔黏膜。且有系统症状,如发热、关节肌肉痛,结膜炎、虹膜炎、蛋白尿、血尿甚至肾衰竭、肝炎及肺浸润等。

5. 妊娠期白血病

急性白血病为妊娠期恶性肿瘤之一,比较少见,发生率约 1/10 万。若不治疗容易引起流产、早产、死胎及孕妇死亡。急性早幼粒细胞白血病在生育期较多,故妊娠期白血病常为此型。

(九)化疗期并发症

1. 急性肿瘤溶解综合征

ATLS 为对化疗较敏感的白血病细胞,或白细胞增多型白血病经化疗后大量白血病细胞破坏,释出其内容物,引起的核酸代谢亢进,特别是 ALL 容易发生。主要表现有高尿酸血症、高磷血症和低钙血症,高尿酸性肾病,以及出血倾向。

2. 高血氨综合征

常发生在强烈化疗后骨髓抑制、白细胞减少或有严重感染时。表现为不同程度眩晕、无力、呕吐、肌肉震颤、躁动、运动失调、换气过度、呼吸性碱中毒,进行性嗜睡,终而昏迷。

3. 维甲酸综合征

用全反式维甲酸(ATRA)治疗急性早幼粒细胞白血病,无论白细胞增高与否均可发生。表现为发热、呼吸困难、体重增加、下肢水肿、胸腔积液、胸片示肺间质浸润,可有肾功能减退,低血压、高胆红素血症,也可有心包积液和皮肤浸润等。

4. 高颅压综合征

ATRA 治疗过程中可出现头痛、畏光、呕吐、颈有抵抗,视神经乳头边缘模糊,视网膜水肿,脑脊液压力增高,潘氏试验阴性。减量或停药可缓解。

六、实验室检查

(一)血象

红细胞与血红蛋白均降低,贫血程度轻重不等,血红蛋白常低于 70 g/L,红细胞计数低于 $2.5×10^{12}$/L。血小板计数早期可正常或轻度减少,晚期则明显减少,可低于 $30×10^9$/L,其功能也发生改变。白细胞计数一般在$(2\sim20)×10^9$/L 也可高达 $100×10^9$/L 甚至更多,提示预后多不良。分类中可出现大量原始及幼稚的白血病细胞。

(二)骨髓象

骨髓象多呈增生活跃,明显活跃甚至极度活跃,少数可呈增生低下,见于 50 岁以上的急粒白血病患者。骨髓中主要为一种细胞系列的原始和幼稚(早幼粒)细胞的大量增生。按国际通用标准原始加幼稚(早幼粒)达到 50% 者诊断应确定。

(三)急性白血病化疗期检查常规

急性白血病化疗期检查常规内容见表 5-2。

表 5-2　急性白血病患者化疗期间检查常规

①每周系统体检 1 次,包括血压、体重,注意口腔情况、肛周感染、睾丸。
②每周三次血常规检查。包括白细胞、血红蛋白、血小板与分类,白细胞、血小板过低患者须每日检查血象。
③化疗程与每疗程末各作一次骨髓检查,以后每 2 周检查 1 次,直至 CR。
④体温>38.5 ℃,2 小时不退,则作血培养;持续不退则作骨髓培养。
⑤每月胸片 1 次。
⑥每周至少查血清生化 21 项(包括肝、肾、心脏指标、糖、某些电解质)1 次。
⑦应用对肾功能有损害药物时应每日查尿常规、记录尿量,隔日查血尿素氮。
⑧应用门冬酰胺酶时,测血浆纤维蛋白原,每周 1~2 次。
⑨多次输血患者测乙与丙型肝炎等抗原与抗体。
⑩查脑脊液、心电图,必要时咽拭子与痰培养。

当患者出现并发症时,还须作相应的常规检查与处理。

七、护理

(一)观察要点

(1)评估临床症状与体征,提供诊治依据,制定护理计划。

(2)观察生命体征变化,早期发现并发症,及时防治。

(3)观察化疗、放疗后反应,做好并发症的防护。

(4)定期观察血象、骨髓象变化,了解疗效和预后。

(5)观察患者心理反应和行为变化,评估患者对疾病的认知程度,给予宣教。

(二)一般护理

1. 病室环境要求

病室清洁,阳光充足,空气清新。每日用消毒液擦拭环境、物品、地面,紫外线消毒空气 1 次,定时开窗通风,室内空气细菌总数不超过 500 个/m³。病床间距符合要求,防止交叉感染。限制探视。

2. 休息

有发热、严重贫血及明显出血时应卧床休息,一级护理。

3. 饮食

给予高热量、高蛋白、高维生素、低脂肪、易消化饮食。化疗、放疗期给予清淡饮食。

(三)发热护理

(1)观察 24 小时体温变化,热型特点。

(2)及时物理降温或药物降温,勿用酒精擦浴。

(3)协助多饮水,出汗多时用干毛巾擦干全身,及时更衣,注意保暖,防止感冒,加强口腔护理。

(4)体温升高至 39 ℃以上时,抽取血培养。

(5)合理、有效使用抗生素。

(四)预防出血

(1)评估患者出血的症状和体征,制定护理措施。

(2)监测血小板计数,当血小板计数低于 50×10^9/L 时,实施全面预防措施。

(3)尽量避免肌内、皮下注射,必须注射时,选择较细针头,注射毕延长压迫时间或局部冷敷 5 分钟。

(4)嘱患者不搔抓皮肤,不用手抠鼻,不用牙签剔牙,不穿过紧的衣服,使用软毛牙刷。

(5)静脉穿刺时,止血带不宜过紧,时间不宜过长。测血压时,袖带不要过度充气。

(6)防止外伤,特别是当患者高热、神志不清和虚弱时,注意防护。

(7)保持大便通畅,养成按时排便的习惯。

(8)当有黏膜出血时,给予冷敷或使用明胶海绵、止血纤维、凝血酶等止血药物。

(9)多部位广泛出血时,应考虑弥散性血管内凝血的可能,尤其是急性早幼粒细胞白血病患者更易发生,应作相应临床与实验检测。

(10)静脉输注止血药物,必要时输注新鲜血小板悬液。

(11)避免使用影响血小板功能的药物,如阿司匹林或阿司匹林的制品、非甾体类药物和抗凝药等。

(12)避免情绪过分激动和任何不良刺激。

(13)密切观察颅内出血,眼底出血是颅内出血的预兆,若患者有头痛、视力模糊,须警惕颅内出血的发生,注意瞳孔大小、有无颈项强直、意识障碍、偏瘫、昏迷等征象。此时多伴有血压升高,喷射性呕吐。一旦发生颅内出血,即予脱水、止血、肾上腺皮质激素、输注新鲜血小板悬液等措施。

(五)预防感染

(1)评估患者感染的症状与体征,采取相应的预防护理措施。

(2)监测白细胞和中性粒细胞计数,当粒细胞绝对值低于 1.0×10^9/L 时,给予保护性隔离措施,预防外源性感染。

(3)遵医嘱,按时给予抗细菌、抗真菌、抗病毒药物,维持药物浓度,发挥其最大的药效。

(4)严格执行无菌技术操作,尤其加强留置静脉导管的护理。

(5)避免接触患有传染性疾病的人。

(6)指导患者保持个人卫生,如正确的洗手方法和良好的卫生习惯,经常温水洗浴,勤换内衣;早晚刷牙、饭后漱口;便后 1:5000 高锰酸钾或 1:2000 洗必泰坐浴 20 分钟,女患者会阴护理每日 2 次,注意经期卫生。

(7)有口腔溃疡、牙龈糜烂、出血时,加强口腔护理每日 3 次,0.05% 洗必泰与 4% 碳酸氢钠交替含漱每日 4 次,1% 碘甘油涂口腔患处每日 4 次。

(六)化疗期护理

(1)卧床休息为主,协助生活护理。

(2)观察化疗药物的不良反应,对症处理。

(3)积极预防感染、出血、静脉炎等。

(4)密切观察血象,粒细胞绝对值低于 0.5×10^9/L 时,应住隔离病房。

(5)预防高尿酸血症,于化疗前、化疗期预防性应用别嘌呤醇减少尿酸的形成,监测肾功能变化,观察有无恶心、呕吐、嗜睡、肾绞痛、痛风等症状,嘱患者多饮水,每日液量不少于 3000 mL,碱化尿液,尿pH7~8,准确记录 24 小时出入量。

(6)使用抗癌灵(三氧化二砷)时,须严防外渗,防过敏,并定期查肝肾功能。

(七)心理护理

当患者得知身患白血病时,往往在情绪上受到极大打击而不能自持,但是如不告知诊断则会使其无从配合,后果更坏。因此,在适当的时候,采用适当的方式向患者说明诊断是必要的;同时,介绍白血病的现代治疗进展,使其对治疗抱乐观态度。当病情危重恶化时,应采取保护性医疗制度,不应将疾病的全部真相告诉患者。当患者有某些异常行为或精神症状时,预防重于治疗。要细致观察患者有无异常行为,因为在精神急症发生的前几日往往已有异常行为的蛛丝马迹。精神急症包括:自杀的意念或行为,暴力或攻击行为,拒绝治疗,甚至扬言自动出院,狂躁或极度激动,幻觉与精神错乱、反应迟钝等。诊断时要除外颅内器质性病变和某些药物引起的精神症状。护士应作为患者的朋友,理解他们的悲痛,尊重他们的感受,与他们进行有效的沟通,在精神上给予支持,在生活上给予关心、照顾,使患者能够现实地面对生活,积极地配合治疗。

(八)其他

(1)针对处于疾病不同时期的患者,直接或间接使患者对诊断、治疗计划和预后有所了解,教育患者正确对待疾病,接受各项治疗与护理。

(2)解释可能发生的并发症、出血和感染,使患者充分了解积极配合预防、治疗的必要性。

(3)介绍治疗白血病的信息和治疗后长期缓解的病例,以建立治疗信心。

(4)宣教良好的生活、卫生、饮食习惯,指导预防感染、出血的方法,做好自我保护。

(5)教育患者必须按照治疗计划坚持治疗,定期随访。

(刘　畅)

第四节　恶性淋巴瘤

淋巴瘤是一组原发于淋巴结或淋巴组织的恶性肿瘤,在我国的发病率约为 3/10～4/10 万,占肿瘤性疾病的 3%～8%。根据病理组织细胞形态学特征的不同,以及起病方式、淋巴结外组织器官的涉及率、病程进展以及对治疗反应的不同,可将本病分为霍奇金病(HD)和非霍奇金淋巴瘤(NHL)两大类。本类疾病共同的临床特征为无痛性、进行性淋巴组织增生,尤以浅表淋巴结肿大为显著,常伴有肝脾肿大,晚期贫血,发热和恶病质表现。由于临床经过变化大,不经治疗,病变将继续发展,终至死亡。

近 20 年来,由于诊断和治疗方案的不断改进,早期 HD 患者 90% 可存活 5 年。对 NHL 的认识亦在不断深入,并已有治愈的报道。

一、病因与发病机制

淋巴瘤的病因迄今尚未阐明。多数认为淋巴瘤系多种因素相互作用,导致淋巴组织呈肿瘤性克隆扩增的结果。

(1)病毒病因学说:目前最受重视,与 EB 病毒有关。

(2)免疫异常:遗传性或后天获得性免疫缺陷伴发淋巴瘤者较正常人为多。

(3)炎症性疾病(主要指 HD 与结核病的相关性)。

(4)某些职业(苯接触者、橡胶工、木工等)、X 线辐射、某些药物(免疫抑制剂)、某些疾病(脊髓灰白质炎、多发性硬化、进行性多灶性脑白质病等)和淋巴瘤的发生有关。

淋巴瘤的病理学特征为正常滤泡结构被大量异常淋巴细胞或组织细胞破坏,被膜周围组织有大量细胞浸润,被膜被破坏,并可侵犯邻近器官,而发生压迫等相应的症状。

二、临床表现

1.淋巴结肿大

多为无痛性、进行性浅表淋巴结肿大(约占 90%),颈部最多见(占 60%～80%),其次为腋下(占 6%～20%)、腹股沟(6%～12%),肿大的淋巴结质硬,相互间可粘连融合。深部淋巴结肿大,如腹腔、腹膜后及纵隔等部位,常给诊断带来困难。

2.肝脾肿大

常见于晚期病例。肝脏严重累及者可发生黄疸、腹水,甚至肝功能衰竭而死亡。

3.淋巴结肿大的压迫症状

肿大的纵隔淋巴结压迫食道,可引起吞咽困难;压迫上腔静脉引起上腔静脉综合征;压迫气管导致咳嗽、胸闷、呼吸困难、发绀等。腹腔淋巴结肿大压迫肠腔引起胀痛、恶心、呕吐等胃肠功能失调症状。腹膜后淋巴结肿大压迫输尿管引起肾盂积水,双侧积水会导致肾衰竭;硬膜外肿块导致脊髓压迫症状,有下肢软弱无力,大小便困难,甚至截瘫。上腔静脉、气管或脊髓被压迫均属内科急症,要及时诊断和治疗。

4.淋巴结外器官侵犯

肺部侵犯较常见,可导致咳嗽、气促、胸闷、胸痛,呼吸衰竭。胸腔积液提示胸部已有广泛病变,是预后不良的征象。其他有胃肠道、骨骼、中枢神经系统等。

5.全身症状

可有不规则、持续性或周期性发热,盗汗,食欲减退,体重减轻,乏力,皮肤瘙痒等,也有咽部异物感,鼻塞、鼻衄、声音嘶哑和咽喉痛等。

6.并发白血病

NHL晚期有时发生骨髓浸润,继而转化为白血病,称淋巴瘤性白血病,预后较差。

三、临床分期

根据诊断时病变范围,将 HD 分为四期,目的是判断 HD 的严重程度,以选择治疗方案和估计预后。见表 5-3 霍奇金病分期法。

表 5-3　霍奇金病分期法

Ⅰ期	病变涉及单个淋巴结区
Ⅱ期	病变涉及横膈一侧 2 个或 2 个以上淋巴结区(Ⅱ)或伴有淋巴结外局部器官或组织涉及(ⅡE)
Ⅲ期	病变涉及横膈两侧淋巴结区(Ⅲ)或伴有脾涉及(ⅢS)或伴有淋巴结外局部器官或组织涉及(ⅢE)
Ⅳ期	弥漫性或弥散性涉及 1 个或更多淋巴结外器官或组织,伴有或不伴有淋巴结涉及

四、分期的检查方法

为了确定分期需进行全面的体检和实验室检查,具体检查方法见(表 5-4)。

表 5-4　霍奇金病临床分期检查方法

诊断检查	①适当的活检,应经血液病学专家鉴定;②详细的病史,包括发热、盗汗、皮痒及体重减轻;③全面的体格检查,包括淋巴结、咽淋巴环、肝、脾肿大及骨骼压痛;④实验室检查,包括血常规及血小板计数、血沉、血清碱性磷酸酶,肝及肾功能;⑤放射学检查:胸片(正位及侧位)、腹部 CT 扫描、双下肢淋巴管造影;⑥骨髓象或活检。
必要时的检查	①全胸断层或胸部 CT 扫描;②胃肠造影、静脉肾盂造影、超声波检查或下腔静脉造影;③X 线检查骨骼疼痛或压痛区;④肝活检;⑤腹窥镜检查;⑥剖腹探查和脾切除。
其他辅助检查	①全身^{67}镓扫描;②肝、脾扫描;③骨扫描;④有关免疫学检查。

五、护理

(一)观察要点

(1)观察患者肝、脾、淋巴结肿大程度及其出现的相应症状,协助诊断。

(2)监测体温变化,观察热型特点及伴随症状,做好发热期护理。

(3)观察患者有无发绀、呼吸困难等呼吸道受阻或压迫症状,及时救治。

(4)观察化疗、放疗后反应,做好并发症防护。

(二)休息

早期适当活动,晚期患者应卧床休息。

(三)饮食护理

给予高热量、高蛋白、高维生素易消化饮食。

(四)口腔护理

经常 0.05% 洗必泰漱口,预防溃疡与感染。

(五)皮肤护理

保持皮肤清洁,皮肤瘙痒时勿用手抓,可用温水擦洗。

(六)发热护理

高热时及时降温,协助多饮水,及时更衣,防受凉感冒。

（七）检查护理

护士要了解各项检查的目的、意义和配合，协助患者完成检查，配合医生提高诊治水平。

（八）其他

（1）淋巴瘤确诊后，使患者对诊断、治疗和预后有所了解，说明淋巴瘤早期治疗能够根治，即使中期，有计划、较长期的坚持治疗，也能长期缓解或治愈，教育患者接受和配合治疗。

（2）介绍治疗淋巴瘤的信息，消除患者顾虑，建立治疗信心。

（3）指导良好的生活、卫生、饮食习惯，积极预防感染。

（4）出院时教育患者，经化疗、放疗缓解后，仍需定期诱导、巩固治疗，长达 3～5 年之久，嘱患者按治疗计划坚持治疗，定期随访。淋巴瘤Ⅰ期患者局部放疗根治后，一般不需化疗维持巩固，只需定期随访观察。

（刘　畅）

第六章 泌尿内科疾病的护理

第一节 急性肾小球肾炎

急性肾小球肾炎(acute glomerulonephritis,AGN)简称急性肾炎,是以急性肾炎综合征为主要表现的一组疾病。其特点为起病急,患者出现血尿、蛋白尿、水肿和高血压,可伴有一过性氮质血症。本病好发于儿童,男性居多。常有前驱感染,多见于链球菌感染后,其他细菌、病毒和寄生虫感染后也可引起。本部分主要介绍链球菌感染后的急性肾炎。

一、病因及发病机制

急性肾小球肾炎常发生于 β-溶血性链球菌"致肾炎菌株"引起的上呼吸道感染(多为扁桃体炎)或皮肤感染(多为脓疱疮)后,感染导致机体产生免疫反应而引起双侧肾脏弥漫性的炎症反应。目前多认为,链球菌的主要致病抗原是胞质或分泌蛋白的某些成分,抗原刺激机体产生相应抗体,形成免疫复合物沉积于肾小球而致病。同时,肾小球内的免疫复合物可激活补体,引起肾小球内皮细胞及系膜细胞增生,并吸引中性粒细胞及单核细胞浸润,导致肾脏病变。

二、临床表现

(一)症状与体征

1.尿异常

几乎所有患者均有肾小球源性血尿,约 30% 出现肉眼血尿,且常为首发症状或患者就诊的原因。可伴有轻、中度蛋白尿,少数(<20%)患者可呈大量蛋白尿。

2.水肿

80% 以上患者可出现水肿,常为起病的初发表现,表现为晨起眼睑水肿,呈"肾炎面容",可伴有下肢轻度凹陷性水肿,少数严重者可波及全身。

3.高血压

约 80% 患者患病初期水钠潴留时,出现一过性轻、中度高血压,经利尿后血压恢复正常。少数患者可出现高血压脑病、急性左心衰竭等。

4.肾功能异常

大部分患者起病时尿量减少(40～700 mL/天),少数为少尿(<400 mL/天)。可出现一过性轻度氮质血症。一般于 1～2 周后尿量增加,肾功能于利尿后数日恢复正常,极少数出现急性肾衰竭。

(二)并发症

前驱感染后常有 1～3 周(平均 10 天左右)的潜伏期。呼吸道感染的潜伏期较皮肤感染短。本病起病较急,病情轻重不一,轻者仅尿常规及血清补体 C_3 异常,重者可出现急性肾衰竭。大多预后良好,常在数月内临床自愈。

三、辅助检查

(1)尿液检查:均有镜下血尿,呈多形性红细胞。尿蛋白多为(+)～(++)。尿沉渣中可有红细胞管型、颗粒管型等。早期尿中白细胞、上皮细胞稍增多。

(2)血清 C_3 及总补体:发病初期下降,于 8 周内恢复正常,对本病诊断意义很大。血清抗链球菌溶血素"O"滴度可增高,部分患者循环免疫复合物(circulating immune complex,CIC)阳性。

(3)肾功能检查:内生肌酐清除率(endogenous creatinie clearance rate,CC)降低,血尿素氮(blood urea nitrogen,BUN)、血肌酐(creaitinine,Cr)升高。

四、诊断要点

(1)链球菌感染后 1~3 周出现血尿、蛋白尿、水肿、高血压,甚至少尿及氮质血症。

(2)血清补体 C_3 降低(8 周内恢复正常),即可临床诊断为急性肾小球肾炎。

(3)若肾小球滤过率进行性下降或病情 1~2 个月尚未完全好转的应及时做肾活检,以明确诊断。

五、治疗要点

治疗原则:以休息、对症处理为主,缩短病程,促进痊愈。本病为自限性疾病,不宜用肾上腺糖皮质激素及细胞毒药物。急性肾衰竭患者应予透析。

(一)对症治疗

利尿治疗可消除水肿,降低血压。利尿后高血压控制不满意时,可加用其他降压药物。

(二)控制感染灶

以往主张使用青霉素或其他抗生素 10~14 天,现其必要性存在争议。对于反复发作的慢性扁桃体炎,待肾炎病情稳定后,可作扁桃体摘除术,手术前后 2 周应注射青霉素。

(三)透析治疗

对于少数发生急性肾衰竭者,应予血液透析或腹膜透析治疗,帮助患者度过急性期,一般不需长期维持透析。

六、护理评估

(1)健康史:询问发病前 2 个月有无上呼吸道和皮肤感染史,起病急缓,就诊原因等。既往呼吸道感染史。

(2)身体状况:评估水肿的部位、程度、特点,血压增高程度;有无局部感染灶存在。

(3)心理及社会因素:因患者多为儿童,对疾病的后果常不能理解,因而不重视疾病,不按医嘱注意休息,家属则往往较急,过分约束患者,年龄较大的患者因休学、长期休息而产生焦虑、悲观情绪。评估患者及家属对疾病的认识,目前的心理状态等。

(4)辅助检查:周围血象有无异常,淋巴细胞是否升高。

七、护理目标

(1)能自觉控制水、盐的摄入,水肿明显消退。

(2)患者能逐步达到正常活动量。

(3)无并发症发生,或能早期发现并发症并积极配合抢救。

八、护理措施

(一)一般护理

急性期患者应绝对卧床休息,以增加肾血流量和减少肾脏负担。应卧床休息 6 周~2 个月,尿液检查只有蛋白尿和镜下血尿时,方可离床活动。病情稳定后逐渐增加运动量,避免劳累和剧烈活动,坚持 1~2 年,待完全康复后才能恢复正常的体力劳动。存在水肿、高血压或心力衰竭时,应严格限制盐的摄入,一般进盐应低于 3 g/天,特别严重的病例应完全禁盐。在急性期,为减少蛋白质的分解代谢,限制蛋白质的摄取量为 0.5~0.8 g/(kg·d)。当血压下降,水肿消退,尿蛋白减少后,即可逐渐增加食盐和蛋白质的量。除限制钠盐外,也应限制液体摄入量,进水量的控制本着宁少勿多的原则。每日进水量应为不显性失水量

(约 500 mL)加上 24 小时尿量,此进水量包括饮食、饮水、服药、输液等所含水分的总量。另外,饮食应注意热量充足、易于消化和吸收。

（二）病情观察

注意观察水肿的范围、程度,有无胸水、腹水,有无呼吸困难、肺部湿啰音等急性左心衰竭的征象;监测高血压动态变化,监测有无头痛、呕吐、颈项强直等高血压脑病的表现;观察尿的变化及肾功能的变化,及早发现有无肾衰竭的可能。

（三）用药护理

在使用降压药的过程中,要注意一定要定时、定量服用,随时监测血压的变化,还要嘱患者服药后在床边坐几分钟,然后缓慢站起,防止眩晕及直立性低血压。

（四）心理护理

患者尤其是儿童对长期的卧床会产生忧郁、烦躁等心理反应,加上担心血尿、蛋白尿是否会恶化,会进一步会加重精神负担。故应尽量多关心、巡视患者,随时注意患者的情绪变化和精神需要,按照患者的要求予以尽快解决。关于卧床休息需要持续的时间和病情的变化等,应适当予以说明,并要组织一些有趣的活动活跃患者的精神生活,使患者能以愉快、乐观的态度安心接受治疗。

九、护理评价

(1)能否接受限制钠、水的治疗和护理,尿量已恢复正常,水肿有减轻甚至消失。

(2)能正确面对患病现实,说出心理感受,保持乐观情绪。

(3)无并发症发生。

十、健康指导

(1)预防指导:平时注意加强锻炼,增强体质。注意个人卫生,防止化脓性皮肤感染。有上呼吸道或皮肤感染时,应及时治疗。注意休息和保暖,限制活动量。

(2)生活指导:急性期严格卧床休息,按照病情进展调整作息制度。掌握饮食护理的意义及原则,切实遵循饮食计划。指导患者及其家属掌握本病的基本知识和观察护理方法,消除各种不利因素,防止疾病进一步加重。

(3)用药指导:遵医嘱正确使用抗生素、利尿药及降压药等,掌握不同药物的名称、剂量、给药方法,观察各种药物的疗效和不良反应。

(4)心理指导:增强战胜疾病的信心,保持良好的心境,积极配合诊疗计划。

（王文红）

第二节　慢性肾小球肾炎

慢性肾小球肾炎简称慢性肾炎,是最常见的一组原发于肾小球的疾病,以蛋白尿、血尿、高血压及水肿为基本表现,可有不同程度的肾功能减退,大多数患者会发展成慢性肾衰竭。本病起病方式各不相同,病情迁延,进展缓慢;可发生于任何年龄,以中青年居多,男性多于女性。

一、病因及诊断检查

（一）致病因素

慢性肾炎的病因尚不完全清楚,大多数由各种原发性肾小球疾病迁延不愈发展而成。目前认为其发病与感染有明确关系,细菌、原虫、病毒等感染后可引起免疫复合物介导性炎症而导致肾小球肾炎,故认为发病起始因素为免疫介导性炎症。另外,在发病过程中也有非免疫非炎症性因素参与,如高血压、超负荷的蛋白饮食等。仅少数慢性肾炎由急性肾炎演变而来。在发病过程中可因感染、劳累、妊娠和使用肾毒性药物等使病情加重。

(二)身体状况

1.症状体征

慢性肾炎多数起病隐匿,大多无急性肾炎病史,病前也无感染史,发病已为慢性肾炎;少数为急性肾炎迁延不愈超过 1 年以上而成为慢性。临床表现差异大,症状轻重不一。主要表现如下。

(1)水肿:多为眼睑水肿和(或)轻度至中度下肢水肿,一般无体腔积液,缓解期可完全消失。

(2)高血压:部分患者可以高血压为首发或突出表现,多为持续性中等程度以上高血压。持续血压升高可加速肾小球硬化,使肾功能迅速恶化,预后较差。

(3)全身症状:表现为头晕、乏力、食欲缺乏、腰膝酸痛等,其中贫血较为常见。随着病情进展可出现肾功能减退,最终发展成为慢性肾衰竭。

(4)尿异常:可有尿量减少,偶有肉眼血尿。

2.并发症

(1)感染:易合并呼吸道及泌尿道感染。

(2)心脏损害:心脏扩大、心律失常和心力衰竭。

(3)高血压脑病:因血压骤升所致。

(4)慢性肾衰竭:是慢性肾炎最严重的并发症。

(三)心理社会状况

患者常因病程长、反复发作、疗效不佳、药物不良反应大、预后较差等而出现焦虑、恐惧、悲观的情绪。

(四)实验室及其他检查

1.尿液检查

尿比重多在 1.020 以下;最具有特征的是蛋白尿,尿蛋白(＋～＋＋＋),尿蛋白定量1～3 g/24 小时;尿沉渣镜检可见红细胞和颗粒管型。

2.血液检查

早期多正常或有轻度贫血,晚期红细胞计数和血红蛋白多明显降低。

3.肾功能检查

慢性肾炎可导致肾功能逐渐减退,表现为肾小球滤过率下降,内生肌酐清除率下降、血肌酐和尿素氮增高。

二、护理诊断及医护合作性问题

(1)体液过多:与肾小球滤过率下降及血浆胶体渗透压下降有关。

(2)营养失调(低于机体需要量):与蛋白丢失、摄入不足及代谢紊乱有关。

(3)焦虑:与担心疾病复发和预后有关。

(4)潜在并发症:感染、心脏损害、高血压脑病、慢性肾衰竭。

三、治疗及护理措施

(一)治疗要点

慢性肾小球肾炎的主要治疗目的是防止或延缓肾功能恶化,改善症状,防止严重并发症。

1.一般治疗

适当休息、合理饮食、防治感染等。

2.对症治疗

(1)利尿:水肿明显的患者可使用利尿药,常用氢氯噻嗪、螺内酯、呋塞米,既可利尿消肿,也可降低血压。

（2）控制血压：高血压可加快肾小球硬化，因此及时有效地维持适宜的血压是防止病情恶化的重要环节。容量依赖性高血压首选利尿药，肾素依赖性高血压首选血管紧张素转化酶抑制药（卡托普利等）和β受体阻滞药（普萘洛尔等）。

3. 抗血小板药物

长期使用抗血小板药物可改善微循环，延缓肾衰竭。常用双嘧达莫和阿司匹林。

4. 糖皮质激素和细胞毒性药物

一般不主张应用。可试用于血压不高、肾功能正常、尿蛋白较多者，常选用泼尼松、环磷酰胺等。

（二）护理措施

1. 病情观察

因高血压易加剧肾功能的损害，故应密切观察患者的血压变化。准确记录 24 小时出入液量，监测尿量、体重和腹围，观察水肿的消长情况。监测肾功能变化，及时发现肾衰竭。

2. 生活护理

（1）适当休息：因卧床休息能增加肾血流量，减轻水肿、蛋白尿及改善肾功能，故慢性肾炎患者宜多卧床休息，避免重体力劳动。特别是有明显水肿、大量蛋白尿、血尿及高血压或合并感染、心力衰竭、肾衰竭及急性发作期的患者，应限制活动，绝对卧床休息。

（2）饮食护理：水肿少尿者应限制钠、水的摄入，食盐摄入量为 1～3 g/天，每日进水量不超过 1500 mL，记录 24 小时出入液量；每日测量腹围、体重，监测水肿消长情况。低蛋白、低磷饮食可减轻肾小球内高压、高灌注及高滤过状态，延缓肾功能减退，宜尽早采用富含必需氨基酸的优质低蛋白饮食（如鸡肉、牛奶、瘦肉等），蛋白质的摄入量为 0.5～0.8 g/(kg·d)，低蛋白饮食亦可达到低磷饮食的目的。补充多种维生素及锌。适当增加糖类和脂肪的摄入比例，保证足够热量，减少自体蛋白的分解。

3. 药物治疗的护理

使用利尿药时应注意有无电解质、酸碱平衡紊乱；服用降压药起床时动作宜缓慢，以防直立性低血压；应用血管紧张素转化酶抑制药时，注意观察患者有无持续性干咳；应用抗血小板药物时，注意观察有无出血倾向等。

4. 对症护理

包括对水肿、高血压、少尿等症状的护理。

5. 心理护理

注意观察患者的心理活动，及时发现患者的不良情绪，主动与患者沟通，鼓励患者说出其内心感受，做好疏导工作，帮助患者调整心态，积极配合治疗及护理。

6. 健康指导

（1）指导患者严格按照饮食计划进餐。注意休息，保持精神愉快，避免劳累、受凉和使用肾毒性药物，以延缓肾功能减退。

（2）进行适当锻炼，提高机体抵抗力，预防呼吸道感染。

（3）遵医嘱服药，定期复查尿常规和肾功能。

（4）育龄妇女注意避孕，以免因妊娠导致肾炎复发和病情恶化。

（王文红）

第三节　肾病综合征

肾病综合征(nephrotic syndrome,NS)是肾小球疾病中最常见的一组临床综合症候群。肾病综合征传统上分为原发性和继发性两类。原发性是指原发于肾小球疾病并除外继发于全身性疾病引起的肾小球病变,如系统性红斑狼疮、糖尿病、多发性骨髓瘤、药物、毒物、过敏性紫癜和淀粉样变等。在肾病综合征中,约75%是由原发性肾小球疾病引起,约25%为继发性肾小球疾病引起,因此它不是一个独立性的疾病。NS临床诊断并不困难,但不同病理改变引起者治疗效果不一,某些病理类型易发展为肾功能不全,但即使预后较好的病理类型,也可因其引起的严重全身水肿(胸腹水、心包积液等)影响到各脏器功能并易出现各种严重并发症如威胁生命的感染和肺动脉栓塞等,因此强调早期病因和病理类型诊断与整体治疗的重要性。本节仅讨论原发性肾病综合征。

一、病理

原发性肾病综合征在国内以肾小球系膜增殖最为常见,占1/4～1/3,其次为膜性肾病,占1/5～1/4,以成人较为多见;微小病变成人约占1/5,再次为膜增殖,约为15%,局灶性、节段性肾小球硬化占10%～15%。局灶性、节段性系膜增殖较少发生肾病综合征。各病理类型中均可伴有肾间质不同程度炎症改变和(或)纤维化,其中以炎症较为明显的类型如系膜增殖、膜增殖和少部分局灶节段性肾小球硬化常伴有肾间质炎症或纤维化改变;膜性引起者亦不罕见,肾间质炎症程度和纤维化范围对肾小球滤过功能减退有较大影响。

原发性肾病综合征病理类型不同,与临床表现(除均可有肾病综合征外)有一定关联,如微小病变和膜性肾病引起者多表现为单纯性肾病综合征,早期少见血尿、高血压和肾功能损害,但肾病综合征临床表现多较严重、突出,经尿丢失蛋白质多,可高达20g/天;而系膜增殖和膜增殖等炎症明显类型尚常伴有血尿、高血压和不同程度肾功能损害,且肾功能损害发生相对较早。局灶、节段性肾小球硬化,常有明显高血压和肾功能损害,出现镜下血尿亦较多见。少数情况病理类型改变与临床表现相关性可不完全一致。

二、临床表现及发病机制

(一)大量蛋白尿

大量蛋白尿是指每日从尿液中丢失蛋白质多达3.0～3.5g,儿童为50mg/kg,因此,体重为60kg的成人尿液丢失3g/天,即可认为大量蛋白尿。大量蛋白尿的产生是由于肾小球滤过膜通透性异常所致。正常肾小球滤过膜对血浆蛋白有选择性滤过作用,能有效阻止绝大部分血浆蛋白从肾小球滤过,只有极小量的血浆蛋白进入肾小球滤液。肾小球病变引起滤过膜对大中分子量蛋白质选择性滤过屏障作用损伤,导致大分子蛋白和中分子量清蛋白等大量漏出。其次,肾小球疾病时,肾小球基底膜组织结构功能异常,涎酸成分明显减少,使带负电荷的清蛋白滤过基底膜增多,出现蛋白尿。此外,肾小球血流动力学改变也能影响肾小球滤过膜的通透性,血压增高,尿蛋白增多,血压降低,蛋白尿减轻。肾内血管紧张素Ⅱ增加使出球小动脉收缩,肾小球内毛细血管压力增加,亦可增加蛋白质漏出。使用血管紧张素转换酶抑制剂或血管紧张素Ⅱ受体阻滞剂可因降低出球小动脉阻力而降低肾小球毛细血管压力,从而减轻蛋白尿。

临床上对肾病综合征患者不仅要定期进行准确的24小时尿液蛋白定量测定,以了解蛋白尿程度和判断治疗效果,从而调整治疗方案,而且要进行尿液系列蛋白检查,以了解丢失蛋白的成分,从而判断蛋白丢失部位是在肾小球或肾小管间质。尿液蛋白量多寡有时不能说明肾脏病变的广泛程度和严重程度,但蛋白尿成分的测定则可反映肾小球病变的程度,如尿液中出现大量IgG成分,说明大分子量蛋白从尿液中丢失,提示肾小球滤过膜体积屏障结构破坏严重,若尿液中蛋白几乎均为中分子量的清蛋白或转铁蛋白,一般提示病变在肾小球或肾小管间质,此时参考丢失蛋白质多寡甚为重要,一般说来肾小管性尿蛋白丢失较少超过3g/天,个别超过3g/天,后者多数对治疗反应相对较佳;若尿液出现较多小分子量蛋白,则应进一步检查以明确是否轻链蛋白引起大量蛋白尿,故尿蛋白成分检查有时尚有助于病因诊断。

（二）低清蛋白血症

低清蛋白血症见于绝大部分肾病综合征患者,即血浆清蛋白水平在 30g/L 以下。其主要原因是尿中丢失清蛋白,但二者可不完全平行,因为血浆清蛋白值是清蛋白合成与分解代谢平衡的结果,它主要受以下几种因素影响:①肝脏合成清蛋白增加。在低蛋白血症和清蛋白池体积减小时,清蛋白分解速度是正常的,甚至下降。肝脏代偿性合成清蛋白量增加,如果饮食中能给予足够的蛋白质及热量,正常人肝脏每日可合成清蛋白达 20g 以上。体质健壮和摄入高蛋白饮食的患者可不出现低蛋白血症。有人认为,血浆胶体渗透压在调节肝脏合成清蛋白方面可能有重要的作用。②肾小管分解清蛋白的量增加。正常人肝脏合成的清蛋白 10% 在肾小管内代谢。在肾病综合征时,由于近端小管摄取和分解滤过蛋白明显增加,肾内代谢可增加至 16%～30%。③严重水肿时胃肠道吸收能力下降,肾病综合征患者常呈负氮平衡状态。年龄、病程、慢性肝病、营养不良均可影响血浆清蛋白水平。

由于低清蛋白血症,药物与清蛋白的结合会有所减少,因而血中游离药物的水平升高(如激素约 90% 与血浆蛋白结合而具有生物活性的部分仅占 10% 左右),此时,即使常规剂量也可产生毒性或不良反应。低蛋白血症时,花生四烯酸和血浆蛋白结合减少,促使血小板聚集和血栓素(TXA_2)增加,后者可加重蛋白尿和肾损害。

（三）水肿

水肿多较明显,与体位有关,严重者常见头枕部凹陷性水肿、全身水肿、两肋部皮下水肿、胸腔和腹腔积液,甚至出现心包积液以及阴囊或会阴部高度水肿,此种情况多见于微小病变或部分膜性肾病患者。一般认为,水肿的出现及其严重程度与低蛋白血症的程度呈正相关,然而也有例外的情况。机体自身具有抗水肿形成能力,其调节机制为:①当血浆清蛋白浓度降低,血浆胶体渗透压下降的同时,从淋巴回流组织液大大增加,从而带走组织液内的蛋白质,使组织液的胶体渗透压同时下降,两者的梯度差值仍保持正常范围;②组织液水分增多,则其静水压上升,可使毛细血管前的小血管收缩,从而使血流灌注下降,减少了毛细血管床的面积,使毛细血管内静水压下降,从而抑制体液从血管内向组织间逸出;③水分逸出血管外,使组织液蛋白浓度下降,而血浆内蛋白浓度上升。鉴于淋巴管引流组织液蛋白质的能力有限,上述体液分布自身平衡能力有一定的限度,当血浆胶体渗透压进一步下降时,组织液的胶体渗透压无法调节至相应的水平,两者间的梯度差值不能维持正常水平而产生水肿。大多数肾病综合征水肿患者血容量正常,甚至增多,并不一定都减少,血浆肾素正常或处于低水平,提示肾病综合征的钠潴留,是由于肾脏调节钠平衡的障碍,而与低血容量激活肾素-血管紧张素-醛固酮系统无关。肾病综合征水肿的发生不能仅以一个机制来解释。血容量的变化,仅在某些患者身上可能是造成水、钠潴留,加重水肿的因素,可能尚与肾内某些调节机制的障碍有关。此外,水肿严重程度虽与病变严重性并无相关,但严重水肿本身如伴有大量胸腔积液、心包积液或肺间质水肿,则会引起呼吸困难和心肺功能不全;若患者长期低钠饮食和大量应用利尿剂,尚可造成有效血容量减少性低血压甚至低血容量性休克。

（四）高脂血症

肾病综合征时脂代谢异常的特点为血浆中几乎各种脂蛋白成分均增加,如血浆总胆固醇(Ch)和低密度脂蛋白胆固醇(LD-C)明显升高,甘油三酯(TG)和极低密度脂蛋白胆固醇(VLDL-C)升高。高密度脂蛋白胆固醇(HDL-C)浓度可以升高、正常或降低;HDL 亚型的分布异常,即 HDL_3 增加而 HDL_2 减少,表明 HDL_3 的成熟障碍。在疾病过程中各脂质成分的增加出现在不同的时间,一般以 Ch 升高出现最早,其次才为磷脂及 TG。除浓度发生改变外,各脂质的比例也发生改变,各种脂蛋白中胆固醇/磷脂及胆固醇/甘油三酯的比例均升高。载脂蛋白也常有异常,如 ApoB 明显升高,ApoC 和 ApoE 轻度升高。脂质异常的持续时间及严重程度与病程及复发频率明显相关。

肾病综合征时脂质代谢异常的发生机制为:①肝脏合成 Ch、TG 及脂蛋白增加;②脂质调节酶活性改变及 LDL 受体活性或数目改变导致脂质的清除障碍;③尿中丢失 HDL 增加。在肾病综合征时,HDL 的 ApoA I 可以有 50%～100% 从尿中丢失,而且患者血浆 HDL_3 增加而 HDL_2 减少,说明 HDL_3 在转变为较大的 HDL_2 颗粒之前即在尿中丢失。

肾病综合征患者的高脂血症对心血管疾病发生率的影响,主要取决于高脂血症出现时间的长短、LDL与HDL的比例、高血压史及吸烟等因素。长期的高脂血症,尤其是LDL上升而HDL下降,可加速冠状动脉粥样硬化的发生,增加患者发生急性心肌梗死的危险性。脂质引起肾小球硬化的作用已在内源性高脂血症等的研究中得到证实。脂代谢紊乱所致肾小球损伤的发病机制及影响因素较为复杂,可能与下述因素有关:肾小球内脂蛋白沉积、肾小管间质脂蛋白沉积、LDL氧化、单核细胞浸润、脂蛋白导致的细胞毒性致内皮细胞损伤、脂类介质的作用和脂质增加基质合成。

(五)血中其他蛋白浓度改变

肾病综合征时多种血浆蛋白浓度可发生变化。如血清蛋白电泳显示 α_2 和 β 球蛋白水平升高,而 α_2 球蛋白水平可正常或降低,IgG水平可显著下降,而IgA、IgM和IgE水平多正常或升高,但免疫球蛋白的变化同原发病有关。补体激活旁路B因子的缺乏可损害机体对细菌的调理作用,这是肾病综合征患者易发生感染的原因之一。纤维蛋白原和凝血因子V、Ⅶ、X可升高;血小板也可轻度升高;抗凝血酶Ⅲ可从尿中丢失而导致严重减少;C蛋白和S蛋白浓度多正常或升高,但其活性降低;血小板凝集力增加和 β 血栓球蛋白的升高,后者可能是潜在的自发性血栓形成的一个征象。

三、肾病综合征的常见并发症

(一)感染

感染是最常见且严重的并发症。NS患者对感染抵抗力下降最主要的原因是:①免疫抑制剂的长期使用引起机体免疫损害。②尿中丢失大量IgG。③B因子(补体的替代途径成分)的缺乏导致机体对细菌免疫调理作用缺陷。④营养不良时,机体非特异性免疫应答能力减弱,造成机体免疫功能受损。⑤转铁蛋白和锌大量从尿中丢失。转铁蛋白为维持正常淋巴细胞功能所必需,锌离子浓度与胸腺素合成有关。⑥局部因素。胸腔积液、腹腔积液、皮肤高度水肿引起的皮肤破裂和严重水肿使局部体液因子稀释、防御功能减弱,均为肾病综合征患者的易感因素。细菌感染是肾病综合征患者的主要死因之一,严重的感染主要发生在有感染高危因素的患者,如高龄、全身营养状态较差、长期使用激素和(或)免疫抑制剂及严重低蛋白血症者。临床上常见的感染有原发性腹膜炎、蜂窝织炎、呼吸道感染和泌尿道感染等。一旦感染诊断成立,应立即予以相应治疗,并根据感染严重程度,减量或停用激素和免疫抑制剂。

(二)静脉血栓形成

肾病综合征患者存在高凝状态,主要是由于血中凝血因子的改变。包括Ⅸ、Ⅺ因子下降,V、Ⅷ、X因子、纤维蛋白原、 β 血栓球蛋白和血小板水平增加;血小板的黏附和凝集力增强;抗凝血酶Ⅲ和抗纤溶酶活力降低。因此,促凝集和促凝血因子的增高,抗凝集和抗凝血因子的下降及纤维蛋白溶解机制的损害,是肾病综合征患者产生高凝状态的原因和静脉血栓形成的基础。激素和利尿剂的应用为静脉血栓形成的加重因素,激素经凝血蛋白发挥作用,而利尿剂则使血液浓缩、血液黏滞度增加,高脂血症亦是引起血浆黏滞度增加的因素。

肾病综合征时,当血浆清蛋白低于20g/L时,肾静脉血栓形成的危险性增加。肾静脉血栓在膜性肾病患者中的发生率可高达50%,在其他病理类型中,其发生率为5%~16%。肾静脉血栓形成的急性型患者可表现为突然发作的腰痛、血尿、尿蛋白增加和肾功能减退。慢性型患者则无任何症状,但血栓形成后的肾瘀血常使蛋白尿加重,出现血尿或对治疗反应差,有时易误认为是激素剂量不足或激素拮抗等而增加激素用量。明确诊断需进行肾静脉造影,Doppler血管超声、CT、MRI等无创伤性检查也有助于诊断。血浆 β 血栓蛋白增高提示潜在的血栓形成,血中仅 α_2 抗纤维蛋白溶酶增加也被认为是肾静脉血栓形成的标志。外周深静脉血栓形成率约为6%,常见于小腿深静脉,仅12%有临床症状,25%可由Doppler超声发现。肺栓塞的发生率为7%,仍有12%无临床症状。其他静脉累及罕见。

(三)急性肾损伤

为肾病综合征最严重的并发症。急性肾损伤系指患者在48小时内血清肌酐绝对值升高26.5 μmol/L(0.3mg/dL),或较原先值升高50%,或每小时尿量少于0.5mg/kg,且持续6小时以上。常见的病因为:

①血流动力学改变:肾病综合征常有低蛋白血症及血管病变,特别是老年患者多伴肾小动脉硬化,对血容量变化及血压下降非常敏感,故当呕吐、腹泻所致体液丢失、腹水、大量利尿及使用抗高血压药物后,都能使血压进一步下降,导致肾灌注骤然减少,进而使肾小球滤过率降低,并因急性缺血后小管上皮细胞肿胀、变性及坏死,导致急性肾损伤;②肾间质水肿:低蛋白血症可引起周围组织水肿,同样也会导致肾间质水肿,肾间质水肿压迫、肾小管,使近端小管鲍曼囊静水压增高,GFR下降;③药物引起的急性间质性肾炎;④双侧肾静脉血栓形成;⑤蛋白管型堵塞远端肾小管,可能是肾病综合征患者发生急性肾衰竭的机制之一;⑥急进性肾小球肾炎;⑦肾炎活动;⑧心源性因素,特别是老年患者常因感染诱发心力衰竭。一般认为心排出量减少 1L/min,即可使肾小球滤过率降低 24mL/min,故原发性 NS 患者若心力衰竭前血肌酐为 $177\mu mol/L(2mg/$天 L$)$,则轻度心力衰竭后血肌酐浓度可能成倍上升,严重者导致少尿。

（四）肾小管功能减退

肾病综合征患者的肾小管功能减退,以儿童多见。其机制被认为是肾小管对滤过蛋白的大量重吸收,使小管上皮细胞受到损害。常表现为糖尿、氨基酸尿、高磷酸盐尿、肾小管性失钾和高氯性酸中毒,凡出现多种肾小管功能缺陷者常提示预后不良。但肾小球疾病减少肾小管血供和肾小球疾病合并乙肝病毒感染导致肾小管损伤亦是肾小管功能减退的常见原因。

（五）骨和钙代谢异常

肾病综合征时血液循环中的维生素 D 结合蛋白(分子量 65kD)和维生素 D 复合物从尿中丢失,使血中 1,25-$(OH)_2D_3$ 水平下降,致使肠道钙吸收不良和骨质对 PTH 耐受,因而肾病综合征患者常表现有低钙血症。此外体内部分钙与清蛋白结合,大量蛋白尿使钙丢失,亦是造成低钙血症的常见原因。

（六）内分泌及代谢异常

肾病综合征患者经尿丢失甲状腺结合蛋白(TBG)和皮质激素结合蛋白(CBG)。临床上甲状腺功能可正常,但血清 TBG 和 T_3 常下降,游离 T_3 和 T_4、TSH 水平正常。由于血中 CBG 和 17 羟皮质醇都减低,游离和结合皮质醇比值可改变,组织对药理剂量的皮质醇反应也不同于正常。由于铜蓝蛋白(分子量 151kD)、转铁蛋白(分子量 80kD)和清蛋白从尿中丢失,肾病综合征常有血清铜、血清铁和血清锌浓度下降。锌缺乏可引起阳痿、味觉障碍、伤口难愈及细胞介导免疫受损等。持续转铁蛋白减少可引起临床上对铁剂治疗有抵抗性的小细胞低色素性贫血。此外,严重低蛋白血症可导致持续性的代谢性碱中毒,因血浆蛋白减少 10g/L,则血浆重碳酸盐会相应增加 3mmol/L。

四、诊断与鉴别诊断

临床上根据大量蛋白尿(3～3.5g/天)、低清蛋白血症(<30g/L)、水肿和高脂血症四个特点,即可作出肾病综合征诊断;若仅有大量蛋白尿和低清蛋白血症,而无水肿和高脂血症者也可考虑诊断,因可能为病程早期所致。确定肾病综合征后,应鉴别是原发性或继发性;两者病因各异,治疗方法不一,一般需先排除继发性因素才能考虑原发性;故对常见继发性病因应逐一排除。继发性肾病综合征患者常伴有全身症状(如皮疹、关节痛、各脏器病变等)、血沉增快、血 IgG 增高、血清蛋白电泳 γ 球蛋白增多、血清补体下降等征象,而原发性则罕见。肾组织检查对病理类型诊断十分重要,对指导治疗十分有帮助,多数情况下也可作出病因诊断,但有时相同病理改变如膜性肾病,可由各种病因引起,故临床上必须结合病史、体征、实验室检查和病理形态、免疫荧光及电镜等检查作出综合诊断与鉴别诊断。

五、治疗

（一）引起肾病综合征的原发疾病治疗

1.糖皮质激素

一般认为只有对微小病变性肾病的疗效最为肯定,故首选治疗原发性 NS 中的原发性肾小球肾病(微小病变)。一般对微小病变首治剂量为泼尼松 0.8～1mg/(kg·d),治疗 8 周,有效者应逐渐减量,一般每 1～2 周减原剂量的 10%～20%,剂量越少递减的量越少,减量速度越慢。激素的维持量和维持时间因病例不同而异,以不出现临床症状而采用的最小剂量为度,以低于 15mg/天为宜。成人首次治疗的完全缓解率可达 80%或 80%以上。在维持阶段有体重变化、感染、手术和妊娠等情况时应调整激素用量。经 8 周以上正规治疗无效病例,需排除影响疗效的因素,如感染、水肿所致的体重增加和肾静脉血栓形成等,应尽可能及时诊断与处理。若无以上情况存在,常规治疗 8 周无效不能认为是对激素抵抗,激素使用到 12 周才奏效的患者不在少数。

除微小病变外,激素尚适用于膜性肾病,部分局灶、节段性肾小球硬化,对增生明显的病理类型亦有一定的疗效,对伴有肾间质各种炎症细胞浸润也有抑制作用。此外,临床上对病理上有明显的肾间质炎症病变,小球弥漫性增生,细胞性新月体形成和血管纤维素样坏死以及有渗出性病变等活动性改变的患者,特别是伴有近期血肌酐升高者,应予以甲基泼尼松龙静脉滴注治疗,剂量为 120~240mg/天,疗程 3~5 天,以后酌情减为 40~80mg/天并尽早改为小剂量,这样可减少感染等不良反应。此外,NS 伴严重水肿患者,其胃肠道黏膜亦有明显肿胀,影响口服药物吸收,此时亦应改为静脉用药。

长期应用激素可产生很多不良反应,有时相当严重。激素导致的蛋白质高分解状态可加重氮质血症,促使血尿酸增高,诱发痛风,加剧肾功能减退。大剂量应用有时可加剧高血压,促发心衰。长期使用激素时的感染症状有时可不明显,特别容易延误诊断,使感染扩散。激素长期应用可加重肾病综合征的骨病,甚至产生无菌性股骨颈缺血性坏死和白内障等。因此,临床上强调适时、适量用药和密切观察,对难治性 NS 患者要时时权衡治疗效果与治疗风险。

2.细胞毒药物

对激素治疗无效,或激素依赖型或反复发作型,或因不能耐受激素不良反应且全身情况尚可而无禁忌证的肾病综合征可以试用细胞毒药物治疗。由于此类药物多系非选择性杀伤各型细胞,可降低人体抵抗力,存在诱发肿瘤的危险,因此,它仅作为二线治疗药物,在用药指征及疗程上应慎重掌握。对严重肾病综合征特别是高度水肿、血清蛋白在 20g/L 或以下,有学者不选择环磷酰胺(CTX)治疗。目前临床上常用的为 CTX、硫唑嘌呤和苯丁酸氮芥(CB-1348),三者选一,首选 CTX。CTX 作用于 G_2 期即 DNA 合成后期、有丝分裂前期,起到抑制细胞 DNA 合成、干扰细胞增殖并降低 B 淋巴细胞功能、抑制抗体形成的作用。约 30%活性 CTX 经肾脏排泄,故肾功能减退者慎用。CTX 的参考用量为 1.5~2.5mg/(kg·d),起始宜从小剂量开始,疗程 8 周,以静脉注射或滴注为主。对微小病变、膜性肾炎引起的肾病综合征,有主张选用 CTX 间歇静脉滴注治疗,参考剂量为 8~10mg/(kg·次),每 3~4 周 1 次,连用 5~6 次,以后按患者的耐受情况延长用药间隙期,总用药剂量可达 6~12g。间歇静脉治疗目的为减少激素用量,降低感染并发症并提高疗效,但应根据肝、肾功能和血白细胞数选择剂量或忌用。应用细胞毒药物应定期测定血常规和血小板计数、肝功能和尿常规,注意造血功能抑制、病毒和细菌感染及出血性膀胱炎等。

硫唑嘌呤每日剂量为 50~100mg;苯丁酸氮芥 0.1mg/(kg·d),分 3 次口服,疗程 8 周,累积总量达 7~8mg/kg 则易发生毒性不良反应。对用药后缓解、停药又复发者多不主张进行第二次用药,以免产生毒性反应。目前这两者已较少应用。

3.环孢素(CsA)

CsA 能可逆性抑制 T 淋巴细胞增殖,降低 Th 细胞功能,减少 IL-2 和其他淋巴细胞因子的生成和释放。目前临床上以微小病变、膜性肾病和膜增生性肾炎疗效较好。与激素和细胞毒药物相比,应用 CsA 最大优点是减少蛋白尿及改善低蛋白血症疗效可靠,不影响生长发育或抑制造血细胞功能,新剂型新山地明还具有吸收快的特点。但此药亦有多种不良反应,最严重的不良反应为肾肝毒性。其肾损害发生率在 20%~40%,长期应用可导致间质纤维化,个别病例在停药后易复发,故不宜长期用此药治疗肾病综合征,更不宜轻易将此药作为首选药物。CsA 治疗起始剂量为 3.5~4.0mg/(kg·d),分 2 次给药,使血药浓度的谷值在 75~200μg/mL(全血,HPLC 法),可同时加用硫氮唑酮 30mg 每日 3 次以提高血药浓度、减少环孢素剂量。一般在用药后 2~8 周起效,但个体差异很大,个别患者则需更长的时间才显效,见效后应逐渐减量。用药过程中出现血肌酐升高应警惕 CsA 致肾损害的可能。血肌酐在 221μmol/L(2.5mg/dL)不宜使用 CsA。疗程一般为 3~6 个月,复发者再用仍可有效。

4.麦考酚吗乙酯

选择性地抑制 T 淋巴细胞增生和 B 淋巴细胞增生,对肾小球系膜细胞增生亦有抑制作用,此外尚抑制血管黏附分子,对血管炎症亦有较好的抑制作用,故近几年来已广泛用于治疗小血管炎和狼疮性肾炎,并试用于治疗原发性肾小球疾患特别是膜性肾炎、系膜增生性肾炎和 IgA 肾病,参考剂量为 1.5～2.0g/天,维持量为 0.5～1.0g/天,疗程为 3～6 个月,由于目前费用昂贵尚不能列为首选药物,不良反应为腹泻、恶心、呕吐和疱疹病毒感染等。

(二)对症治疗

1.休息

NS 患者应绝对休息,直到尿蛋白消失或减至微量 3 个月后再考虑部分复课或半日工作。

2.低清蛋白血症治疗

(1)饮食疗法:肾病综合征患者通常存在负氮平衡,如能摄入高蛋白次食,则有可能改善氮平衡。但肾病综合征患者摄入过多蛋白会导致尿蛋白增加,加重肾小球损害。因此,建议每日蛋白摄入量为 1g/kg,每摄入 1g 蛋白质,必须同时摄入非蛋白热量 138kJ(33kcal)。供给的蛋白质应为优质蛋白,如牛奶、鸡蛋和鱼、肉类。

(2)静脉注射或滴注清蛋白:使用人血清清蛋白应严格掌握适应证:①血清清蛋白浓度低于 25g/L 伴全身水肿,或胸腔积液、心包腔积液;②使用呋塞米利尿后,出现血浆容量不足的临床表现;③因肾间质水肿引起急性肾衰竭。

3.水肿的治疗

(1)限钠饮食:肾功能正常者每日摄入钠盐均可由尿液等量排出,但肾病综合征患者常因水肿、激素、中药治疗、伴有高血压等,应酌情适量限制食盐摄入。但又由于患者多同时使用袢利尿剂,加之长期限钠后患者食欲不振,影响了蛋白质和热量的摄入,可导致体内缺钠,甚至出现低钠性休克,应引起注意。建议饮食的食盐含量为 3～5g/天,应根据水肿程度、有无高血压、血钠浓度、激素剂量等调整钠摄入量,必要时测定尿钠排出量,作为摄钠量参考。

(2)利尿剂:袢利尿剂,如呋塞米(速尿)和布美他尼(丁尿胺)。一般呋塞米剂量为 20～40mg/天,布美他尼 1～3mg/天。严重水肿者应以静脉用药为妥,若使用静脉滴注者宜以生理盐水 50～100mL 稀释滴注。噻嗪类利尿剂对肾病综合征严重水肿效果较差,现已被袢利尿剂替代。排钠潴钾利尿剂螺内酯(安体舒通)常用剂量为 60～120mg/天,单独使用此类药物效果较差,故常与非钾利尿剂合用。渗透性利尿剂可经肾小球自由滤过而不被肾小管重吸收,从而增加肾小管的渗透浓度,阻止近端小管和远端小管对水、钠的重吸收,而达到利尿效果。对无明显肾功能损害的高度水肿患者可间歇、短程使用甘露醇 125～250mL/天,但肾功能损害者慎用。对用利尿剂无效的全身高度水肿患者可根据肾功能情况分别选用单纯超滤或连续性血液滤过,每日超滤量一般不超过 2L 为宜。

4.高凝状态治疗

肾病综合征患者特别是重症患者均有不同程度的血液高凝状态,尤其当血浆清蛋白低于 20～25g/L 时,即有静脉血栓形成可能。因此,抗凝治疗应列为本综合征患者常规预防性治疗措施。目前临床常用的抗凝药物如下。

(1)肝素:主要通过激活抗凝血酶Ⅲ(ATⅢ)活性而发挥作用。常用剂量 50～75mg/天静滴,使 ATⅢ 活力单位在 90% 以上。肝素与清蛋白均为负电荷物质,两者电荷相斥,故尚可减少肾病综合征的尿蛋白排出。目前尚有小分子量肝素 5000U 皮下注射,每日 1 次,但价格昂贵,不列为首选抗凝药物。

(2)尿激酶(UK):直接激活纤溶酶原,致使纤维蛋白溶解导致纤溶。常用剂量为 2 万～8 万 U/天,使用时从小剂量开始,并可与肝素同时静滴。

(3)华法林:抑制肝细胞内维生素 K 依赖因子Ⅱ、Ⅶ、Ⅸ、Ⅹ的合成,常用剂量 2.5mg/天,口服,监测凝血酶原时间,使其在正常人的 50%～70%。

有静脉血栓形成者:①手术移去血栓;②溶栓:经介入导管在肾动脉端一次性注入 UK24 万 U 以溶解

肾静脉血栓,此方法可重复应用;③全身静脉抗凝,即肝素加尿激酶,尿激酶 4 万～8 万 U/天,可递增至 12 万 U/天,疗程 2～8 周。

抗凝和溶栓治疗均有潜在出血可能,在治疗过程中应加强观察和监测。有出血倾向者,低分子肝素相对安全;对尿激酶治疗剂量偏大者,应测定优球蛋白溶解时间,以维持在 90～120 分钟为宜;长期口服抗凝剂者应监测凝血酶原时间,叮嘱患者勿超量服用抗凝剂。

5.高脂血症治疗

肾病综合征患者,高脂血症与低蛋白血症密切相关,提高血清蛋白浓度可降低高脂血症程度,但对肾病综合征多次复发、病程较长者,其高脂血症持续时间亦久,部分患者即使肾病综合征缓解后,高脂血症仍持续存在。近年来认识到高脂血症对肾脏疾病进展的影响,而一些治疗肾病综合征的药物如肾上腺皮质激素及利尿药,均可加重高脂血症,故目前多主张对肾病综合征的高脂血症使用降脂药物。可选用的降脂药物有:①纤维酸类药物:非诺贝特每日 3 次,每次 100mg,吉非贝齐每日 2 次,每次 600mg,其降血甘油三酯作用强于降胆固醇。此药偶引起胃肠道不适和血清转氨酶升高。②HMG-CoA 还原酶抑制剂:适用于降低血胆固醇浓度,普伐他汀 10～20mg/天或氟伐他汀 20～40mg/天,此类药物主要使细胞内 Ch 下降,降低血浆 LDL-C 浓度,减少肝细胞产生 VLDL 及 LDL。阿托伐他汀 20mg,每日 1 次,既可降低血胆固醇,亦可控制甘油三酯。③血管紧张素转换酶抑制剂(ACEI):主要作用有降低血浆中 Ch 及 TG 浓度,使血浆中 HDL 升高,而且其主要的载脂蛋白 ApoAI 和 ApoAII 也升高,可以加速清除周围组织中的 Ch,减少 LDL 对动脉内膜的浸润,保护动脉管壁。此外 ACEI 尚可有不同程度降低蛋白尿的作用。

6.急性肾损伤治疗

肾病综合征合并急性肾损伤时因病因不同而治疗方法各异。对于由血流动力学因素所致者,主要治疗原则包括合理使用利尿剂、肾上腺皮质激素,纠正低血容量和透析疗法。血液透析不仅控制氮质血症、维持电解质酸碱平衡,且可较快清除体内水分潴留。因肾间质水肿所致的急性肾衰竭经上述处理后,肾功能恢复较快。使用利尿剂时需注意:①适时使用利尿剂:肾病综合征伴急性肾衰竭有严重低蛋白血症者,在未补充血浆蛋白就使用大剂量利尿剂时,会加重低蛋白血症和低血容量,肾衰竭更趋恶化。故应在补充血浆清蛋白后(每日静脉用 10～50g 人体清蛋白)再予以利尿剂。一次过量补充血浆清蛋白又未及时用利尿剂时,又可能导致肺水肿。②适量使用利尿剂:由于肾病综合征患者有相对血容量不足和低血压倾向,此时用利尿剂应以每日尿量 2L 左右或体重每日下降在 1kg 左右为宜。③伴血浆肾素水平增高的患者,使用利尿剂血容量下降后使血浆肾素水平更高,利尿治疗不但无效反而加重病情。此类患者只有纠正低蛋白血症和低血容量后再用利尿剂才有利于肾功能恢复。对肾间质活动病变应加用甲基泼尼松龙。

肾病综合征合并急性肾损伤一般均为可逆性,大多数患者在治疗后,随着尿量增加,肾功能逐渐恢复。少数患者在病程中多次发生急性肾衰竭也均可恢复。预后与急性肾衰竭的病因有关,一般来说急进性肾小球肾炎、肾静脉血栓形成的患者预后较差,而单纯与肾病综合征相关者预后较好。

六、肾病综合征的护理

(一)护理诊断

1.体液过多

与低蛋白血症致血浆胶体渗透压下降有关。

2.有感染的危险

与皮肤水肿,大量蛋白尿致机体营养不良,免疫抑制剂和细胞毒性药物的应用致机体免疫功能低下有关。

3.营养失调

低于机体需要量与蛋白丢失、食欲下降及饮食限制有关。

4.焦虑

与本病的病程长,易反复发作有关。

5.潜在并发症

电解质紊乱、血栓形成、急性肾衰竭、心脑血管并发症、皮肤完整性受损。

（二）护理措施

1.休息与活动

（1）有全身严重水肿、血压高、尿量减少,应绝对卧床休息,最好取半坐卧位,以利于减轻心肺负担。

（2）水肿减轻,血压、尿量正常可逐步进行简单室内活动。

（3）恢复期患者,应在其体能范围适当活动。整个治疗过程中患者应避免剧烈运动和劳累。

（4）协助患者在床上做四肢运动,防止肢体血栓形成。

2.摄入适当饮食

（1）蛋白质:选择优质蛋白(动物性蛋白),1.0g/(kg·d)。当肾功能不全时,应根据肌酐清除率调整蛋白质的摄入量。

（2）热量:不少于 147kJ/(kg·d),多食植物油、鱼油、麦片及豆类。

（3）水肿时给予低盐饮食,勿食腌制食品。

3.监测生命体征

监测生命体征、体重、腹围,出入量变化。

4.观察用药后反应

在应用激素、细胞毒药物、利尿剂、抗凝药和中药时应观察用药后反应,出现不良情况时应及时给予处理。

5.关注患者心理

及时调整患者负面情绪,根据评估资料,调动患者的社会支持系统,为患者提供最大限度的物质和精神支持。

（三）应急措施

（1）出现左心衰竭时,应立即协助患者取端坐位或半坐卧位,双腿下垂。

（2）迅速建立静脉通路,遵医嘱静脉给予强心利尿剂。

（3）吸氧或 20%～30%酒精湿化吸氧。

（4）必要时行血液透析。

七、健康教育

（1）讲解积极预防感染的重要性,讲究个人卫生,注意休息。

（2）给予饮食指导,严格掌握、限制盐和蛋白质的摄入。

（3）坚持遵守医嘱用药,切勿自行减量或停用激素,了解激素及细胞毒药物的常见不良反应。

（4）及时疏导患者心理问题,多交流、多沟通,及时反馈各种检查结果。

（5）出院后要定期门诊随访。

（王文红）

第四节　肾盂肾炎

肾盂肾炎是由各种病原微生物感染所引起的肾盂、肾盏及肾实质的感染性炎症,是泌尿系感染中最常见的临床类型。肾盂肾炎为上尿路感染,尿道炎和膀胱炎为下尿路感染。而肾盂肾炎常伴有下尿路感染,临床上在感染难以定位时可统称为尿路感染。本病好发于女性,尤多见于育龄期妇女、女婴、老年女性和免疫功能低下者。

一、病因及诊断检查

（一）致病因素

1.病因

尿路感染最常见的致病菌是肠道革兰阴性杆菌，其中以大肠埃希菌最常见，占 70％以上，其次为副大肠杆菌、变形杆菌、克雷白杆菌、产气杆菌、沙雷杆菌、产碱杆菌和葡萄球菌等。致病菌常为 1 种，极少数为两种以上细菌混合感染。偶可由真菌、病毒和原虫感染引起。

2.易感因素

由于机体具有多种防御尿路病原微生物感染发生的机制，所以，正常情况下细菌进入膀胱不会引起肾盂肾炎的发生。主要易感因素如下。

（1）尿路梗阻和尿流不畅：是最主要的易感因素，以尿路结石最常见。尿路不畅时，尿路的细菌不能被及时冲刷清除出尿道，在局部生长和繁殖，易引起肾盂肾炎。

（2）解剖因素：女性尿道短、直而宽，尿道口距肛门、阴道较近，易被细菌污染，故易发生上行感染。

（3）尿路器械操作：应用尿道插入性器械时，如留置导尿管和膀胱镜检查、尿道扩张等可损伤尿道黏膜，或使细菌进入膀胱和上尿路而致感染。

（4）机体抵抗力低下：糖尿病、重症肝病、癌症晚期、艾滋病、长期应用激素和免疫抑制药等均易发生尿路感染。

3.感染途径

（1）上行感染：为最常见的感染途径，病原菌多为大肠埃希菌，以女性多见。细菌由尿道外口经膀胱、输尿管逆流上行到肾盂，引起肾盂炎症，再经肾盏、肾乳头至肾实质。

（2）血行感染：致病菌多为金黄色葡萄球菌。病原菌从体内感染灶如扁桃体炎、鼻窦炎、龋齿或皮肤化脓性感染等侵入血流，到达肾皮质引起多发性小脓肿，再沿肾小管向下扩散至肾乳头、肾盂及肾盏，引起肾盂肾炎。

（3）淋巴道感染：病原菌从邻近器官的病灶经淋巴管感染。

（4）直接感染：外伤或肾、尿路附近的器官与组织感染，细菌直接蔓延至肾引起肾盂肾炎。

（二）身体状况

按病程和病理变化可将肾盂肾炎分为急性和慢性两型。

1.急性肾盂肾炎

（1）起病急剧，病程不超过半年。

（2）全身表现：常有寒战、高热，体温升高达 38.5 ℃～40 ℃，常伴有全身不适、头痛、乏力、食欲缺乏、恶心呕吐等全身毒血症状。

（3）泌尿系统表现：可有腰痛、肾区不适和尿路刺激征，上输尿管点或肋腰点压痛，肾区叩击痛。重者尿外观浑浊，呈脓尿、血尿。

2.慢性肾盂肾炎

急性肾盂肾炎反复发作，迁延不愈，病程超过半年即转为慢性肾盂肾炎。慢性肾盂肾炎症状一般较轻，或仅有低热、倦怠，无尿路感染症状，但多次尿细菌培养均呈阳性，称"无症状菌尿"。急性发作时与急性肾盂肾炎症状相似，如不及时治疗可导致肾功能减退，最终可发展为肾衰竭。

3.并发症

常见有慢性肾衰竭、肾盂积水、肾盂积脓、肾周围脓肿等。

（三）心理社会状况

由于起病急，症状明显，女性患者羞于检查，或反复发作迁延不愈，患者易产生焦虑、紧张和悲观情绪。

（四）实验室及其他检查

1.尿常规

尿液外观浑浊；急性期尿沉渣镜检可见大量白细胞和脓细胞，如出现白细胞管型，对肾盂肾炎有诊断价值;少数患者有肉眼血尿。

2.血常规

急性期白细胞总数及中性粒细胞增高。

3.尿细菌学检查

是诊断肾盂肾炎的主要依据。新鲜清洁中段尿细菌培养,菌落计数不低于 $10^5/mL$ 为阳性,菌落计数低于 $10^4/mL$ 为污染,如介于两者之间为可疑阳性,需复查或结合病情判断。

4.肾功能检查

急性肾盂肾炎肾功能多无改变,慢性肾盂肾炎可有夜尿增多、尿比重低而固定,晚期可出现氮质血症。

5.X 线检查

X 线腹部平片及肾盂造影可了解肾的大小、形态、肾盂肾盏变化以及尿路有无结石、梗阻、畸形等情况。

6.超声检查

可准确判断肾大小、形态以及有无结石、囊肿、肾盂积水等。

二、护理诊断及医护合作性问题

(1)体温过高:与细菌感染有关。

(2)排尿异常:与尿路感染所致的尿路刺激征有关。

(3)焦虑:与症状明显或病情反复发作有关。

(4)潜在并发症:有慢性肾衰竭、肾盂积水、肾盂积脓和肾周围脓肿。

三、治疗及护理措施

(一)治疗要点

1.一般治疗

急性期全身症状明显者应卧床休息,饮食应富有热量和维生素并易于消化,高热脱水时应静脉补液,鼓励患者多饮水、勤排尿,促使细菌及炎性渗出物迅速排出。

2.抗菌药物治疗

原则上应根据致病菌和药敏试验结果选用抗菌药,但由于大多数病例为革兰阴性杆菌感染,急性型患者常不等尿培养结果,即首选对此类细菌有效,而且在尿中浓度高的药物治疗。

(1)常用药物:①喹诺酮类。如环丙沙星、氧氟沙星,为目前治疗尿路感染的常用药物,病情轻者,可口服用药;较严重者宜静脉滴注,环丙沙星 0.25 g,或氧氟沙星 0.2 g,每 12 小时 1 次。②氨基糖苷类。庆大霉素肌内注射或静脉滴注。③头孢类。头孢唑啉肌内或静脉注射。④磺胺类。复方磺胺甲基异噁唑(复方新诺明)口服。

(2)疗效与疗程:若药物选择得当,用药 24 小时后症状即可好转,如经 48 小时仍无效,应考虑更换药物。抗菌药用至症状消失,尿常规转阴和尿培养连续 3 次阴性后 3~5 天为止。急性肾盂肾炎一般疗程为 10~14 天,疗程结束后每周复查尿常规和尿细菌培养 1 次,共 2~3 周,若均为阴性,可视为临床治愈。慢性肾盂肾炎疗程应适当延长,选用敏感药物联合治疗,疗程 2~4 周;或轮换用药,每组使用 5~7 天查尿细菌,如连续 2 周(每周 2 次)尿细菌检查阴性,6 周后再复查 1 次仍为阴性,则为临床治愈。

(二)护理措施

1.病情观察

观察生命体征,尤其是体温变化;观察尿路刺激征及伴随症状的变化,有无并发症等。

2.生活护理

(1)休息:为患者提供安静、舒适的环境,增加休息和睡眠时间。高热患者应卧床休息,体温超过 39 ℃时需行冰敷、乙醇擦浴等措施进行物理降温。

(2)饮食护理:给予高蛋白、丰富维生素和易消化的清淡饮食,鼓励患者多饮水,每日饮水量不少于

2000 mL。

3.药物治疗的护理

(1)遵医嘱用药,轻症者尽可能单一用药,口服有效抗生素2周;严重感染宜联合用药,采用肌内注射或静脉给药;已有肾功能不全者,则避免应用肾毒性抗生素。

(2)观察药物疗效,协助医师判断停药指征。

(3)注意药物的不良反应:诺氟沙星、环丙沙星可引起轻微消化道反应、皮肤瘙痒等;氨基糖苷类药物对肾脏和听神经有毒性作用,可引起耳鸣、听力下降,甚至耳聋;磺胺类药物服药期间要多饮水和服用碳酸氢钠以碱化尿液,增强疗效和减少磺胺结晶的形成。

4.尿细菌学检查的标本采集

(1)宜在使用抗生素前或停药5天后留取尿标本。

(2)留取清洁中段尿标本前用肥皂水清洗外阴部,不宜用消毒剂,指导患者留取尿标本于无菌容器内,于1小时内送检。

(3)最好取清晨第1次(尿液在膀胱内停留6～8小时或以上)的清洁、新鲜中段尿送检,以提高阳性率。

(4)尿标本中注意勿混入消毒液;女性患者留取尿标本时应避开月经期,防止阴道分泌物及经血混入。

5.心理护理

向患者说明紧张情绪不利于尿路刺激征的缓解,指导患者放松身心,消除紧张情绪及恐惧心理,树立战胜疾病的信心,共同制订护理计划,积极配合治疗。

6.健康教育

(1)向患者及家属讲解肾盂肾炎发病和加重的相关因素,积极治疗和消除易感因素。尽量避免导尿及尿道器械检查,如果必须进行,应严格无菌操作,术后应用抗菌药以防泌尿系感染。

(2)指导患者保持良好的生活习惯,合理饮食,多饮水,勤排尿,尽量不留残尿;保持外阴清洁,女性患者忌盆浴,注意月经期、妊娠期、产褥期卫生。

(3)加强身体锻炼,提高机体抵抗力。

(4)育龄妇女患者,急性期治愈后1年内应避免妊娠。与性生活有关的反复发作患者,应于性生活后立即排尿和行高锰酸钾坐浴。

(5)告知患者遵医嘱坚持按疗程应用抗菌药物是最重要的治疗措施,嘱患者不可随意增减药量或停药,以达到彻底治愈的目的,避免因治疗不彻底而演变为慢性肾盂肾炎。慢性肾盂肾炎应按医嘱用药,定期检查尿液,出现症状立即就医。

(孟庆婷)

第五节　肾衰竭

一、急性肾衰竭

急性肾衰竭(acute renal failure)是由于各种病因引起肾功能急骤、进行性减退而出现的临床综合征。临床主要表现为肾小球滤过率明显降低所致的氮质尿潴留,以及肾小管重吸收和排泌功能障碍所致的水、电解质和酸碱平衡失调。根据尿量减少与否分为少尿(无尿)型和非少尿型。在治疗上,对重症患者早期施行透析疗法可明显降低感染、出血和心血管并发症的发生率。预后与原发病、患者年龄、诊治早晚和有否严重的并发症等因素有关。

急性肾衰竭传统分为肾前性、肾后性、肾实质性三大类。其中肾前性和肾后性起源于肾脏之外,若及时将原因去除,肾功能仍能恢复正常,否则可造成肾脏损伤。肾实质性衰竭通常是由于肾小球和肾小管病变所致,预后比前两者差。

（一）护理目标

1.患者了解控制水钠摄入的必要性和重要性,浮肿减轻。

2.患者生命体征平稳,表现为血压、心率、心律、呼吸正常,肢端温暖。

（二）护理措施

1.观察病情及尿量的变化

(1)每1～2小时测量血压和脉搏一次。

(2)观察呼吸状况,以发现是否有肺水肿或心力衰竭发生。

(3)注意意识状态的改变,发现意识混乱或抽搐现象时,应保护患者的安全。

(4)观察是否出现血钾过高或血钾过低的症状。

(5)正确记录24小时出入水量。

(6)每天测量体重一次,以了解水分潴留情况。

2.加强基础及心理护理

(1)急性期应卧床休息,保持环境安静,以降低新陈代谢率,使废物产生减少、肾脏负担减轻。

(2)当尿量增加、病情好转时,可逐渐增加活动量。

(3)每天口腔护理2～4次,以除去唾液中尿素引起的口腔不适感。

(4)保持皮肤清洁,减轻瘙痒不适。

(5)给予精神支持和安慰,减轻其焦虑不安的情绪。

3.控制液体的摄入量

(1)急性期:肾前性衰竭者应增加液体摄入量,以增加肾脏的灌流。肾实质性衰竭者,每天的液体入量以前一日尿量加上500～800 mL给予。

(2)多尿期:每天的液体入量为前一天尿量乘以2/3再加上720 mL给予。

4.高钾血症的处理

最有效的方法为血液透析或腹膜透析。准备透析治疗前应予以急诊处理。

(1)由静脉注射10％葡萄糖酸钙。

(2)静脉注射11.2％乳酸钠40～200 mL,伴代谢性酸中毒时给5％碳酸氢钠250 mL静脉滴注。

(3)静脉滴注25％葡萄糖250 mL加胰岛素16～20 U,使钾从细胞外回到细胞内。

(4)利尿剂:速尿20～200 mg肌注或用葡萄糖稀释后静脉注入,使钾从尿中排出。

二、慢性肾衰竭

慢性肾衰竭(chronic renal failure,CRF)是发生在各种慢性肾脏疾病基础上,由于肾单位严重受损,缓慢出现的肾功能减退至不可逆转的肾衰,其临床表现为肾功能异常,代谢产物潴留,水电解质和酸碱平衡失调,某些内分泌活性物质生成和灭活障碍,以致于不能维持机体内环境的稳定,而出现一系列严重的临床综合征。在治疗上,早期病例可采用保守疗法,及时解除可纠正因素,延缓病情进展。目前有不少学者致力于此阶段研究,寻找一套最佳方案。实践证明,早期保守治疗确能拖延尿毒症出现时间。晚期则以透析疗法和肾移植为主。随着科学技术的发展,透析疗法方案趋向个体化,患者透析周期缩短,透析时间短,透析效率高,明显延长生命。肾脏移植成功率大大提高,患者生存质量好。

慢性肾衰预后仍较悲观,死因主要为各类并发症。

（一）观察要点

(1)观察尿量,体重,早期发现水潴留及脱水。

(2)观察贫血程度,有无出血倾向(消化道、皮肤、黏膜、咯血、脑出血)。

(3)观察血压波动情况。

（4）观察透析后并发症和瘘管使用情况。

（5）观察肾功能，电解质变化。

（6）观察饮食疗法执行情况，随时调整饮食方案。

（7）观察心理活动和情绪波动，及时疏导不良情绪。

（二）饮食管理

给优质低蛋白饮食，浮肿时限制盐和水的摄入量。摄入优质蛋白的原则（表 6-1）。

表 6-1　内生肌酐清除率与优质蛋白质摄入量的关系

内生肌酐清除率（mL/min）	优质蛋白质摄入量
20～40	40～45
10～20	30～40
5～10	30
<5	20～30

（三）具体护理措施

（1）鼓励患者进食高生物价的食物，如鱼、肉、禽、蛋、奶酪等。

（2）限制植物蛋白的摄入，如米、面、豆制品，而代以麦淀粉、山芋、芋头、南瓜等。

（3）指导患者食谱，参见治疗节中饮食治疗。

（4）帮助和指导患者有关增进食欲的技巧：①更换不同质地和味道的流汁，如水果汁，奶油汤；②应用商品或家制高蛋白及高热卡的补充饮食，如浓缩牛奶，拌入各种调料，如香蕉糖浆、新鲜或冰冻水果；③饭前吸吮柠檬以刺激唾液分泌；④指导患者用香料改进食物的味道和香味（柠檬、薄荷、丁香、熏猪肉片等）；⑤鼓励与他人共餐，提供令人愉快的、舒畅的进餐气氛；⑥避免过甜、过油或油煎食物。

（5）避免摄入高钠食品如咸肉、泡菜、酱油等。对钠含量中等的食物如蛋类、牛乳、番茄汁及钠含量低的食物如水果、鸡、肝、新鲜蔬菜等可适量饮食。

（6）摄入含磷低的食物如无磷海鲜类。

（四）心理护理

慢性肾衰患者常有焦虑、抑郁、悲伤等心理表现，护理人员应经常与患者交谈，了解他们的心理活动情况，并辅以其他措施，如①向患者介绍尿毒症的治疗进展，用幻灯、录相、图片等，鼓励患者战胜疾病；②加强治疗，减轻症状，提高生活质量；③鼓励长期透析患者参加社会活动，恢复力所能及的工作；④做好家属工作，给患者更多的家庭温暖；⑤做好单位领导协调工作，妥善解决医疗费用的来源，保证治疗不中断。

（五）仔细监测液体出入量

（1）力求每天在同样时间，同样条件下测量患者体重；体重的波动是液体潴留的较准确指标：0.5 kg＝500 mL；1 kg＝1000 mL。每日波动在 0.3～0.5 kg。

（2）每日统计尿量，以尿量作为饮水量的参考值。每天允许的入量要分次给予，并将服药时的饮水量也计算在内，特别是无尿或少尿患者。已使用替代疗法的患者，更要强调量出为入的原则。为解决患者烦渴现象，可让患者以冰块代饮水。有肾移植条件的患者，不宜饮人参茶等滋补药液，可选择菊花茶、绿茶等饮品。

（3）每日测量血压，力求做到四定（定时间、定体位、定血压计、定肢体）。血压的变化也常提示体内液量的多少。容量负荷增加时血压升高明显，同时可伴有第 3 间隙积液或黏膜、肢体、皮肤疏松部位水肿。除给予降压治疗外，减少体内液量对于降血压、改善患者体征作用明显，临床常用利尿、增加透析次数或透析时加大超滤等方法。

（六）注意监测肾功能变化和其他并发症

（1）慢性肾功能衰竭患者需每月检测尿素氮、肌酐、电解质，用以了解肾功能动态变化，及时调整治疗方案。

（2）及时发现并预防可能的并发症，如心衰、心律失常、出血、感染等。专科护士要重视血透后2～4小时的观察，此时往往会出现脑出血或消化道出血，告诫患者透析后以卧床休息为主，6～8小时后可自由活动。心衰、心律失常以夜间发作为多见，故护士应加强晚夜间巡视，心衰的发生常循序渐进，先为端坐呼吸，进而呼吸困难，咳泡沫痰，患者夜间不能平卧时要警惕心衰的发生，此时可给予吸氧、半卧体、双下肢下垂、口含扩血管药等措施，仍不能缓解者应加透一次。

（七）注意观察药物治疗情况

（1）使用降压药、利尿药、强心药等要定时测血压，根据血压波动情况调整药量。

（2）使用抗生素宜选择肾毒性小的品种，且剂量为正常用量的1/2。

（3）使用促红细胞生成素时应注意经常更换注射部位，观察用药后反应。

（4）选择血透治疗的患者，药物使用时间以透析结束后使用为宜。

（八）健康教育

慢性肾功能衰竭病程拖延可长达数年，一般为不可逆病变。故患者教育甚为重要。

（1）饮食教育：对于病变处于肾贮备能力丧失期和氮质血症期的患者，出院前教会计算饮食蛋白量，已行替代疗法的患者饮食进行教育。

（2）瘘管护理：已行血液净化疗法的患者学会瘘管的保护方法，避免堵塞、感染。

（3）定期复查血肌酐，尿素氮值及血常规，电解质。

（4）建立病情观察监测表，记录每日血压、体重、尿量。每月肾功能检查数值；透析次数及反应；来院就诊时供医师参考。

（孟庆婷）

第七章 内分泌科疾病的护理

第一节 甲状腺功能亢进症

甲状腺功能亢进症（简称甲亢）是由多种病因引起的甲状腺激素分泌过多的常见内分泌病。多发生于女性，发病年龄以20～40岁女性为最多，临床以弥漫性甲状腺肿大、神经兴奋性增高、高代谢综合征和突眼为特征。

一、病因

甲状腺功能亢进症的病因及发病机制目前得到公认的主要与以下因素有关。

（一）自身免疫性疾病

已发现多种甲状腺自身抗体，包括有刺激性抗体和破坏性抗体，其中最重要的抗体是TSH受体抗体（TRAb）。TRAb在本病患者血清阳性检出率约90％左右。该抗体具有加强甲状腺细胞功能的作用。

（二）遗传因素

可见同一家族中多人患病，甚至连续几代有患病。同卵双胞胎日后患病率高达50％。本病患者家族成员患病率明显高于普通人群。有研究表明本病有明显的易感基因存在。

（三）精神因素

精神因素可能是本病的重要诱发因素。

二、临床表现

（一）高代谢症群

怕热、多汗、体重下降、疲乏无力、皮肤温暖湿润、可有低热（体温<38℃），碳水化合物、蛋白质及脂肪代谢异常。

（二）神经系统

神经过敏、烦躁多虑、多言多动、失眠、多梦、思想不集中。少数患者表现为寡言抑郁、神情淡漠、舌平伸及手举细震颤、腱反射活跃、反射时间缩短。

（三）心血管系统

心悸及心动过速，常达100～120次/分钟，休息与睡眠时心率仍快，收缩压增高，舒张压降低，脉压差增大，严重者发生甲亢性心脏病：①心律失常，最常见的是心房纤颤。②心肌肥厚或心脏扩大。③心力衰竭。

（四）消化系统

食欲亢进，大便次数增多或腹泻，肝脏受损，重者出现黄疸，少数患者（以老年人多见）表现厌食，病程长者表现为恶液质。

（五）运动系统

慢性甲亢性肌病、急性甲亢性肌病、甲亢性周期性四肢麻痹、骨质稀疏。

（六）生殖系统

女性月经紊乱或闭经、不孕，男性性功能减退、乳房发育、阳痿及不育。

（七）内分泌系统

甲亢可以影响许多内分泌腺体，其中垂体-性腺异常和垂体-肾上腺异常较明显。前者表现性功能和性激素异常,后者表现色素轻度沉着和血 ACTH 及皮质醇异常。

（八）造血系统

部分患者伴有贫血,其原因主要是铁利用障碍和维生素 B_{12} 缺乏。部分者有白细胞和血小板减少,其原因可能是自身免疫破坏。

（九）甲状腺肿大

甲状腺肿大常呈弥漫性,质较柔软、光滑,少数为结节性肿大,质较硬,可触及震颤和血管杂音（表 7-1）。

表 7-1　甲状腺肿大临床分度

分度	体征
I	甲状腺触诊可发现肿大,但视诊不明显
II	视诊即可发现肿大
III	甲状腺明显肿大,其外界超过胸锁乳突肌外象

（十）突眼多为双侧性

1.非浸润性突眼（称良性突眼）

主要由于交感神经兴奋性增高影响眼睑和睑外肌,突眼度小于 18 mm,可出现下列眼征:

（1）凝视征:睑裂增宽,呈凝视或惊恐状。

（2）瞬目减少征:瞬目少。

（3）上睑挛缩征:上睑挛缩,而下视时,上睑不能随眼球同时下降,致使上方巩膜外露。

（4）辐辏无能征:双眼球内聚力减弱。

2.浸润性突眼（称恶性突眼）

突眼度常大于 19 mm,患者有畏光、流泪、复视、视力模糊、结膜充血水肿、灼痛、刺痛、角膜暴露,易发生溃疡,重者可失明。

三、实验室检查

（一）反映甲状腺激素水平的检查

1.血清 TT_3（总 T_3）、TT_4（总 T_4）测定

95%～98%的甲亢患者 TT_3、TT_4 增高,以 TT_3 增高更为明显。少数患者只有 TT_3 增高,TT_4 则在正常范围。

2.血清 FT_3（游离 T_3）、FT_4（游离 T_4）测定

FT_3、FT_4 是有生物活性的部分。诊断优于 TT_3、TT_4 测定。

3.基础代谢率测定

基础代谢率测定＞+15%。

（二）反映垂体－甲状腺轴功能的检查

（1）血 TSH 测定:血中甲状腺激素水平增高可以抑制垂体 TSH 的分泌,因此,甲亢患者血清 TSH 水平降低。

（2）甲状腺片抑制试验有助于诊断。

（三）鉴别甲亢类型的检查

（1）甲状腺吸^{131}I 率:摄取率增高、高峰前移,且不被甲状腺激素抑制试验所抑制。

（2）甲状腺微粒体抗体（TMAb）,甲状腺球蛋白抗体（TGAb）:桥本甲状腺炎伴甲亢患者 TGAb、TMAb 可以明显增高。

（3）甲状腺扫描:对伴有结节的甲亢患者有一定的鉴别诊断价值。

四、护理观察要点

(一)病情判断

以下情况出现提示病情严重。

(1)甲亢患者在感染或其他诱因下,可能会诱发甲亢危象,在甲亢危象前,临床常有一些征兆:①出现精神意识的异常,突然表现为烦躁或嗜睡。②体温增高超过 39 ℃。③出现恶心,呕吐或腹泻等胃肠道症状。④心率在原有基础上增加至 120 次/分钟以上,应密切观察,警惕甲亢危象的发生。

(2)甲亢患者合并有甲亢性心脏病,提示病情严重,表现为心律失常、心动过速或出现心衰。

(3)患者合并甲亢性肌病,其中危害最大的是急性甲亢肌病,严重者可因呼吸肌受累致死。

(4)恶性突眼患者有眼内异物感、怕光流泪、灼痛、充血水肿常因不能闭合导致失明,会给患者带来很大痛苦,在护理工作中要细心照料。

(二)对一般甲亢患者观察要点

(1)体温、脉搏、心率(律)、呼吸改变。

(2)每日饮水量、食欲与进食量、尿量及液体量出入平衡情况。

(3)出汗、皮肤状况、大便次数、有无腹泻、脱水症状。

(4)体重变化。

(5)突眼症状改变。

(6)甲状腺肿大情况。

(7)精神、神经、肌肉症状:失眠、情绪不安、神经质、指震颤、肌无力、肌力消失等改变。

五、具体护理措施

(一)一般护理

(1)休息:①因患者常有乏力、易疲劳等症状,故需有充分的休息、避免疲劳,且休息可使机体代谢率降低。②重症甲亢及甲亢合并心功能不全、心律失常,低钾血症等必须卧床休息。③病区要保持安静,室温稍低、色调和谐,避免患者精神刺激或过度兴奋,使患者得到充分休息和睡眠。

(2)为满足机体代谢亢进的需要,给予高热量、高蛋白、高维生素饮食,并多给饮料以补充出汗等所丢失的水分,忌饮浓茶、咖啡等兴奋性饮料,禁用刺激性食物。

(3)由于代谢亢进、产热过多、皮肤潮热多汗,应加强皮肤护理。定期沐浴,勤更换内衣,尤其对多汗者要注意观察,在高热盛暑期,更要防止中暑。

(二)心理护理

(1)甲亢是与神经、精神因素有关的内分泌系统心身疾病,必须注意对躯体治疗的同时进行精神治疗。

(2)患者常有神经过敏、多虑、易激动、失眠、思想不集中、烦躁易怒,严重时可抑郁或躁狂等,任何不良刺激均可使症状加重,故医护人员应耐心、温和、体贴,建立良好的护患关系,解除患者焦虑和紧张心理,增强治愈疾病的信心。

(3)指导患者自我调节,采取自我催眠、放松训练、自我暗示等方法来恢复已丧失平衡的心身调节能力,必要时辅以镇静、安眠药。同时医护人员给予精神疏导、心理支持等综合措施,促进甲亢患者早日康复。

六、检查护理

(一)基础代谢率测定(BMR)护理

(1)测试前晚必须睡眠充足,过度紧张、易醒、失眠者可服用小剂量镇静剂。

(2)试验前晚 8 时起禁食,要求测试安排在清晨初醒卧床安静状态下测脉率与脉压,采用公式:BMR＝(脉率＋脉压)－111 进行计算。可做为治疗效果的评估。

（二）摄^{131}I率测定护理

甲状腺具有摄取和浓集血液中无机碘作为甲状腺激素合成的原料,一般摄碘高低与甲状腺激素合成和释放功能相平行,临床由此了解甲状腺功能。

1.方法

检查前日晚餐后不再进食,检查日空腹 8:00 服^{131}I 2 微居里,服后 2、4、24 小时测定其摄^{131}I放射活性值,然后计算^{131}I率。

2.临床意义

正常人 2 小时摄^{131}I率<15%,4 小时<25%,24 小时<45%,摄碘高峰在 24 小时,甲亢患者摄碘率增高,高峰前移。

3.注意事项

做此试验前,必须禁用下列食物和药品:①含碘较高的海产食品,如鱼虾、海带、紫菜;含碘中药,如海藻、昆布等,应停服 1 个月以上。②碘剂、溴剂及其他卤族药物,亦应停用 1 个月以上。③甲状腺制剂（甲状腺干片）应停服 1 个月。④硫脲类药物,应停用 2 周。⑤如用含碘造影剂,至少要 3 个月后才进行此项检查。

（三）甲状腺片（或 T₃）抑制试验

正常人口服甲状腺制剂可抑制垂体前叶分泌 TSH,因而使摄碘率下降。甲亢患者因下丘脑-垂体-甲状腺轴功能紊乱,服甲状腺制剂后,摄碘率不被抑制。亦可用于估计甲亢患者经药物长期治疗结束后,其复发的可能性。

1.方法

(1)服药前 1 天做^{131}I摄取率测定。

(2)口服甲状腺制剂,如甲状腺干片 40 mg,每日 3 次,共服 2 周;或 T320/μg,每日 3 次,共服 7 天。

(3)服药后再作^{131}I摄取率测定。

2.临床意义

单纯性甲状腺肿和正常人^{131}I抑制率大于 50%,甲亢患者抑制率小于 50%。

3.注意事项

(1)一般注意事项同摄^{131}I试验。

(2)老年人或冠心病者不宜做此试验。

(3)服甲状腺制剂过程中要注意观察药物反应,如有明显高代谢不良反应应停止进行。

（四）血 T₄（甲状腺素）和 T₃（三碘甲腺原氨酸）测定

二者均为甲状腺激素,T₃、T₄ 测定是目前反映甲状腺功能比较敏感而又简便的方法,检查结果不受血中碘浓度的影响。由于 T₃、T₄ 与血中球蛋白结合,故球蛋白高低对测定结果有影响。一般 TT₃、TT₄、FT₃、FT₄、TSH 共五项指标,采静脉血 4 mL 送检即可,不受饮食影响。

七、治疗护理

甲亢发病机制未完全明确,虽有少部病例可自行缓解,但多数病例呈进行性发展,如不及时治疗可诱发甲亢危象和其他并发症。治疗目的是:切除、破坏甲状腺组织或抑制甲状腺激素的合成和分泌,使循环中甲状腺激素维持在生理水平;控制高代谢症状,防治并发症。常用治疗方法有药物治疗、手术次全切除甲状腺、放射性碘治疗三种方法。

（一）抗甲状腺药物

常用硫脲类衍生物如他巴唑、甲基（或丙基）硫氧嘧啶。主要作用是阻碍甲状腺激素的合成,对已合成的甲状腺激素不起作用。适用于病情较轻、甲状腺肿大不明显、甲状腺无结节的患者。用药剂量按病情轻重区别对待,治疗过程常分三个阶段。

1.症状控制阶段

症状控制阶段约需 2～3 个月。

2.减量阶段

症状基本消失,心率 80 次/分钟左右,体重增加,T_3、T_4 接近正常,即转为减量期,此期一般用原药量的 2/3 量,约需服药 3～6 个月。

3.维持阶段

一般用原量的 1/3 量以下,常需 6～12 个月。

4.用药观察

药物治疗副反应常有:①白细胞减少,甚至粒细胞缺乏,多发生于用药 3～8 周,故需每周复查白细胞 1 次,如 WBC<4×10^9/L 需加升白细胞药,如 WBC<3×10^9/L,应立即停药,如有咽痛、发烧等应立即报告医师,必要时应予以保护性隔离,防止感染,并用升白细胞药。②药物疹:可给抗组织胺药物,无效可更换抗甲状腺药物。③突眼症状可能加重。④部分患者可出现肝功能损害。

(二)心得安

为 β 受体阻滞剂,对拟交感胺和甲状腺激素相互作用所致自主神经不稳定和高代谢症状的控制均有帮助,可改善心悸、多汗、震颤等症状,为治疗甲亢的常用辅助药。有支气管哮喘史者禁用此药。

(三)甲状腺制剂

甲亢患者应用此类药物,主要是为了稳定下丘脑-垂体-甲状腺轴的功能,防止或治疗药物性甲状腺功能减退,控制突眼症状。

(四)手术治疗

1.适应证

(1)明显甲状腺肿大。

(2)结节性甲状腺肿大。

(3)药物治疗复发,或药物过敏。

(4)无放射性碘治疗条件、又不能用药治疗。

2.禁忌证

恶性突眼、青春期、老年心脏病、未经药物充分准备。

3.术后护理

密切观察有否并发症发生,观察有无局部出血、伤口感染、喉上或喉返神经损伤,甲状旁腺受损出现低钙性抽搐或甲亢危象等。

(五)放射性同位素碘治疗

1.适应证

(1)中度的弥漫性甲亢,年龄 30 岁以上。

(2)抗甲状腺药物治疗无效或不能坚持用药。

(3)有心脏病和肝肾疾病不宜手术治疗者。

2.禁忌证

(1)妊娠、哺乳期。

(2)年龄 30 岁以下。

(3)WBC 计数低于 3×10^9/L 者。

3.护理要点

(1)服^{131}I 后不宜用手按压甲状腺,要注意观察服药后反应,警惕可能发生的甲亢危象症状。

(2)服药后 2 小时勿吃固体食物,以防呕吐而丧失^{131}I。

(3)鼓励患者多饮水(2 000～3 000 mL/日)至少 2～3 天,以稀释尿液,排出体外。

(4)服药后 24 小时内避免咳嗽及吐痰,以免^{131}I 流失。

（5）服^{131}I后一般要3～4周才见效,此期应卧床休息,如高代谢症状明显者,宜加用心得安,不宜加抗甲状腺药物。

（6）部分患者可暂时出现放射治疗反应,如头昏、乏力、恶心、食欲不振等,一般很快消除。

（7）如在治疗后(3～6个月)出现甲减症状,给予甲状腺激素替代治疗。

八、并发症护理

（一）甲亢合并突眼

（1）对严重突眼者应加强思想工作,多关心体贴,帮助其树立治疗的信心,避免烦躁焦虑。

（2）配合全身治疗,给予低盐饮食,限制进水量。

（3）加强眼部护理,对于眼睑不能闭合者必须注意保护角膜和结膜,经常点眼药,防止干燥、外伤及感染,外出戴墨镜或用眼罩以避免强光、风沙及灰尘的刺激。睡眠时头部抬高,以减轻眼部肿胀,涂抗生素眼膏,并戴眼罩。结膜发生充血水肿时,用0.5%醋酸考的松滴眼,并加用冷敷。

（4）突眼异常严重者,应配合医师做好手术前准备,作眶内减压术,球后注射透明质酸酶,以溶解眶内组织的粘多糖类,减低眶内压力。

（二）甲亢性肌病

甲亢性肌病是患者常有的症状,常表现为肌无力、轻度肌萎缩、周期性麻痹。重症肌无力和急性甲亢肌病,要注意在甲亢肌病患者中观察病情,尤其是重症肌无力或急性甲亢肌病患者,有时病情发展迅速出现呼吸肌麻痹、一旦发现,要立即通知医师,并注意保持呼吸道通畅,及时清除口腔内分泌物,给氧,必要时行气管切开。

对吞咽困难及失语者,要注意解除思想顾虑,给予流质或半流质饮食,维持必要的营养素、热量供应,可采用鼻饲或静脉高营养。

（三）甲亢危象

甲亢危象是甲亢患者的致命并发症,来势凶猛,死亡率高。其诱因主要为感染、外科手术或术前准备不充足、应激、药物治疗不充分或间断等,导致大量甲状腺激素释放入血液中,引起机体反应和代谢率极度增高所致。其治疗原则是迅速降低血中甲状腺激素的浓度,控制感染,降温等对症处理。其护理要点为主要有以下几点。

（1）严密观察病情变化,注意血压、脉搏,呼吸、心率的改变、观察神志、精神状态、腹泻、呕吐、脱水状况的改善情况。

（2）安静:嘱患者绝对卧床休息,安排在光线较暗的单人房间内。加强精神护理,解除患者精神紧张,患者处于兴奋状态,烦躁不安时可适当给予镇静剂,如安定5～10 mg。

（3）迅速进行物理降温:头戴冰帽、大血管处放置冰袋、必要时可采用人工冬眠。

（4）备好各种抢救药品、器材。

（5）建立静脉给药途径,按医嘱应用下列药物:①丙基硫氧嘧啶600 mg(或他巴唑60 mg)口服,以抑制甲状腺激素合成。不能口服者可鼻饲灌入。②碘化钠0.5～1 g加入10%葡萄糖液内静滴,以阻止甲状腺激素释放入血,亦可用卢戈液30～60滴口服。③降低周围组织对甲状腺激素的反应:常用心得安20 mg,4小时1次;或肌注利血平1 mg,每日2次。④拮抗甲状腺激素,应用氢化考的松200～300 mg静脉滴入。

（6）给予高热量饮食,鼓励患者多饮水,饮水量每日不少于2 000～3 000 mL,昏迷者给予鼻饲饮食。注意水电平衡。有感染者应用有效抗生素。

（7）呼吸困难、发绀者给予半卧位、吸氧(2～4 L/min)。

（8）对谵妄、躁动者注意安全护理,可用床档,防止坠床。

（9）昏迷者防止吸入性肺炎,防止各种并发症。

（王荣花）

第二节　甲状腺功能减退症

甲状腺功能减退症(hypothyroidism)简称甲减,系由多种原因引起的 TH 合成、分泌减少或生物效应不足导致的以全身新陈代谢率降低为特征的内分泌疾病。本病如始于胎、婴儿,则称克汀病或呆小症。始于性发育前儿童,称幼年型甲减,严重者称幼年黏液性水肿。成年发病则称甲减,严重时称黏液性水肿。按病变部位分为甲状腺性、垂体性、下丘脑性和受体性甲减。

一、护理目标

(1)维持理想体重。

(2)促进正常排便。

(3)增进自我照顾能力。

(4)维护患者的安全。

(5)预防并发症。

二、护理措施

(一)给予心理疏导及支持

(1)多与患者交心、谈心,交流患者感兴趣的话题。

(2)鼓励患者参加娱乐活动,调动参加活动的积极性。

(3)安排患者听轻松、愉快的音乐,使其心情愉快。

(4)嘱患者家属多探视、关心患者,使患者感到温暖和关怀,以增强其自信心。

(5)给患者安排社交活动的时间,以减轻其孤独感。

(二)合理营养与饮食

(1)进食高蛋白、低热量、低钠饮食。

(2)注意食物的色、味、香,以促进患者的食欲。

(3)鼓励患者少量多餐,注意选择适宜的进食环境。

(三)养成正常的排便习惯

(1)鼓励患者多活动,以刺激肠蠕动、促进排便。

(2)食物中注意纤维素的补充(如蔬菜、糙米等)。

(3)指导患者进行腹部按摩,以增加肠蠕动。

(4)遵医嘱给予缓泻剂。

(四)提高自我照顾能力

(1)鼓励患者由简单完成到逐渐增加活动量。

(2)协助督促完成患者的生活护理。

(3)让患者参与活动,并提高活动的兴趣。

(4)提供安全的场所,避免碰、撞伤的发生。

(五)预防黏液性水肿性昏迷(甲减性危象)

(1)密切观察甲减性危象的症状:①严重的黏液水肿。②低血压。③脉搏减慢,呼吸减弱。④体温过低(<35 ℃)。⑤电解质紊乱,血钠低。⑥痉挛,昏迷。

(2)避免过多的刺激,如寒冷、感染、创伤。

(3)谨慎地使用药物,避免镇静药、安眠剂使用过量。

(4)甲减性危象的护理:①定时进行动脉血气分析。②注意保暖,但不宜作加温处理。③详细记录出入水量。④遵医嘱给予甲状腺激素及糖皮质激素。

（王荣花）

第三节　腺垂体功能减退症

腺垂体功能减退症，是由多种病因引起一种或多种腺垂体激素减少或缺乏所致的一系列临床综合征。腺垂体功能减退症可原发于垂体病变，或继发于下丘脑病变，表现为甲状腺、肾上腺、性腺等功能减退症和（或）蝶鞍区占位性病变。由于病因多，涉及的激素种类和数量多，故临床症状变化大，但补充所缺乏激素治疗后症状可快速缓解。

一、病因与发病机制

1.垂体瘤

成人最常见的原因，大都属于良性肿瘤。肿瘤可分为功能性和无功能性。腺瘤增大可压迫正常垂体组织，引起垂体功能减退或功能亢进，并与腺垂体功能减退症同时存在。

2.下丘脑病变

如肿瘤、炎症、浸润性病变（如淋巴瘤、白血病等）、肉芽肿（如结节病）等，可直接破坏下丘脑神经内分泌细胞，使释放激素分泌减少。

3.垂体缺血性坏死

妊娠期垂体呈生理性肥大，血供丰富，若围生期前置胎盘、胎盘早期剥离、胎盘滞留、子宫收缩无力等引起大出血、休克、血栓形成，可使腺垂体大部分缺血坏死和纤维化，致腺垂体功能低下，临床称为希恩综合征。糖尿病血管病变使垂体供血障碍也可导致垂体缺血性坏死。

4.蝶鞍区手术、放疗和创伤

垂体瘤切除、术后放疗以及乳腺癌做垂体切除治疗等，均可导致垂体损伤。颅底骨折可损毁垂体柄和垂体门静脉血液供应。鼻咽癌放疗也可损坏下丘脑和垂体，引起腺垂体功能减退。

5.感染和炎症

细菌、病毒、真菌等感染引起的脑炎、脑膜炎、流行性出血热、梅毒或疟疾等均可损伤下丘脑和垂体。

6.糖皮质激素长期治疗

可抑制下丘脑-垂体-肾上腺皮质轴，突然停用糖皮质激素后可出现医源性腺垂体功能减退，表现为肾上腺皮质功能减退。

7.先天遗传性

腺垂体激素合成障碍可有基因遗传缺陷，转录因子突变可见于特发性垂体单一或多激素缺乏症患者。

8.垂体卒中

垂体瘤内突然出血，瘤体骤然增大，压迫正常垂体组织和邻近视神经束，可出现急症危象。

9.其他

自身免疫性垂体炎、空泡蝶鞍、颞动脉炎、海绵窦处颈内动脉瘤均可引起腺垂体功能减退。

二、临床表现

垂体组织破坏达95％临床表现为重度，75％临床表现为中度，破坏60％为轻度，破坏50％以下者不出现功能减退症状。促性腺激素、生长激素（GH）和催乳素（PRL）缺乏为最早表现；促甲状腺激素（TSH）缺乏次之；然后可伴有促皮质素（ACTH）缺乏。希恩综合征患者往往因围生期大出血休克而有全垂体功能减退症，即垂体激素均缺乏，但无占位性病变发现。腺垂体功能减退主要表现为相应靶腺（性腺、甲状腺、肾上腺)功能减退。

1.靶腺功能减退表现

(1)性腺(卵巢、睾丸)功能减退。常最早出现。女性多数有产后大出血、休克、昏迷病史,表现为产后无乳、绝经、乳房萎缩、性欲减退、不育、性交痛、阴道炎等。查体见阴道分泌物减少,外阴、子宫和阴道萎缩,毛发脱落,尤以阴毛、腋毛为甚。成年男子表现为性欲减退、阳痿、无男性气质等,查体见肌力减弱、皮脂分泌减少、睾丸松软缩小、胡须稀少、骨质疏松等。

(2)甲状腺功能减退。表现与原发性甲状腺功能减退症相似,但通常无甲状腺肿。

(3)肾上腺功能减退。表现与原发性慢性肾上腺皮质功能减退症相似,所不同的是本病由于缺乏黑素细胞刺激素,故皮肤色素减退,表现为面色苍白、乳晕色素浅淡,而原发性慢性肾上腺功能减退症则表现为皮肤色素加深。

(4)生长激素不足。成人一般无特殊症状,儿童出现生长障碍,表现为侏儒症。

2.垂体内或其附近肿瘤压迫症群

最常见的为头痛及视神经交叉受损引起的偏盲甚至失明。

3.垂体功能减退性危象

在全垂体功能减退症基础上,各种应激如感染、败血症、腹泻、呕吐、失水、饥饿、寒冷、急性心肌梗死、脑血管意外、手术、外伤、麻醉及使用镇静药、安眠药、降糖药等均可诱发垂体功能减退性危象(简称垂体危象)。临床表现为:①高热型(体温>40 ℃)。②低温型(体温<30 ℃)。③低血糖型。④低血压、循环虚脱型。⑤水中毒型。⑥混合型。各种类型可伴有相应的症状,突出表现为消化系统、循环系统和神经精神方面的症状,如高热、循环衰竭、休克、恶心、呕吐、头痛、神志不清、谵妄、抽搐、昏迷等严重垂危状态。

三、医学检查

1.性腺功能测定

女性有血雌二醇水平降低,没有排卵及基础体温改变,阴道涂片未见雌激素作用的周期性改变;男性见血睾酮水平降低或正常低值,精液检查精子数量减少,形态改变,活动度差,精液量少。

2.甲状腺功能测定

游离 T_4、血清总 T_4 均降低,而游离 T_3、总 T_3 可正常或降低。

3.肾上腺皮质功能测定

24 小时尿 17-羟皮质类固醇及游离皮质醇排出量减少;血浆皮质醇浓度降低,但节律正常;葡萄糖耐量试验显示血糖曲线低平。

4.腺垂体分泌激素测定

如 FSH、LH、TSH、ACTH、GH、PRL 均减少。

5.腺垂体内分泌细胞的储备功能测定

可采用 TRH、PRL 和 LRH 兴奋试验。胰岛素低血糖激发试验忌用于老年人、冠心病、惊厥和黏液性水肿的患者。

6.其他检查

通过 X 线、CT、MRI 无创检查来了解、辨别病变部位、大小、性质及其对邻近组织的侵犯程度。肝、骨髓和淋巴结等活检,可用于判断原发性疾病的原因。

四、诊断要点

本病诊断须根据病史、症状、体征,结合实验室检查和影像学发现进行全面分析,排除其他影响因素和疾病后才能明确。

五、治疗

1.病因治疗

肿瘤患者可通过手术、放疗或化疗等措施缓解症状,对于鞍区占位性病变,首先必须解除压迫及破坏作用,减轻和缓解颅内高压症状;出血、休克而引起的缺血性垂体坏死,预防是关键,应加强产妇围生期的监护。

2.靶腺激素替代治疗

需长期甚至终身维持治疗。①糖皮质激素:为预防肾上腺危象发生,应先补糖皮质激素。常用氢化可的松,20～30 mg/天,服用方法按照生理分泌节律为宜,剂量根据病情变化做相应调整。②甲状腺激素:常用左甲状腺素50～150 μg/天,或甲状腺干粉片40～120 mg/天。对于冠心病、老年人、骨密度低的患者,用药从最小剂量开始缓慢递增剂量,防止诱发危象。③性激素:育龄女性病情较轻者可采用人工月经周期治疗,维持第二性征和性功能;男性患者可用丙酸睾酮治疗,以改善性功能与性生活。

3.垂体危象抢救

抢救过程见图7-1。抢救过程中,禁用或慎用麻醉剂、镇静药、催眠药或降糖药等。

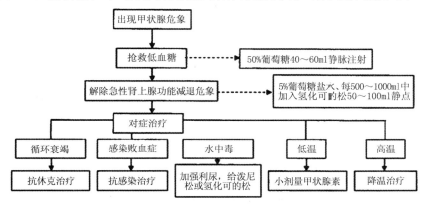

图 7-1　垂体危象抢救

六、护理诊断/问题

1.性功能障碍

与促性腺激素分泌不足有关。

2.自我形象紊乱

与身体外观改变有关。

3.体温过低

与继发性甲状腺功能减退有关。

4.潜在并发症

垂体危象。

七、护理措施

1.安全与舒适管理

根据自身体力情况安排适当的活动量,保持情绪稳定,注意生活规律,避免感染、饥饿、寒冷、手术、外伤、过劳等诱因。更换体位时注意动作易缓慢,以免发生晕厥。

2.疾病监测

(1)常规监测:观察有无视力障碍,脑神经压迫症状及颅内压增高征象。

(2)并发症监测:严密观察患者生命体征、意识、瞳孔变化,一旦出现低血糖、低血压、高热或体温过低、谵妄、恶心、呕吐、抽搐甚至昏迷等垂体危象的表现,立即通知医生并配合抢救。

3.对症护理

对于性功能障碍的患者,应安排恰当的时间与患者沟通,了解患者目前的性功能、性活动与性生活情况。向患者解释疾病及药物对性功能的影响,为患者提供信息咨询服务的途径,如专业医师、心理咨询师、性咨询门诊等。鼓励患者与配偶交流感受,共同参加性健康教育及阅读有关性健康教育的材料。女性患者若存在性交痛,推荐使用润滑剂。

4.用药护理

向患者介绍口服药物的名称、剂量、用法、剂量不足和过量的表现;服甲状腺激素应观察心率、心律、体温及体重的变化;嘱患者避免服用镇静剂、麻醉剂等药物。应用激素替代疗法的患者,应使其认识到长期坚持按量服药的重要性和随意停药的危险性。严重水中毒浮肿明显者,应用利尿剂应注意观察药物治疗效果,加强皮肤护理,防止擦伤,皮肤干燥者涂以油剂。

5.垂体危象护理

急救配合:立即建立静脉通路,维持输液通畅,保证药物、液体输入;保持呼吸道通畅,氧气吸入;做好对症护理,低温者可用热水袋或电热毯保暖,但要注意防止烫伤;高热者应进行降温处理,如酒精擦浴、冰敷或遵医嘱用药。加强基础护理,如口腔护理、皮肤护理,防止感染。

八、健康指导

1.预防疾病

保持皮肤清洁,注意个人卫生,督促患者勤换衣、勤洗澡。保持口腔清洁,避免到人多拥挤的公共场所。鼓励患者活动,减少皮肤感染和皮肤完整性受损的机会;告知患者要注意休息,保持心情愉快,避免精神刺激和情绪激动。

2.管理疾病

指导患者定期复查,发现病情加重或有变化时及时就诊。嘱患者外出时随身携带识别卡,以便发生意外时能及时救治。

3.康复指导

遵医嘱定时、定量服用激素,勿随意停药。若需要生育者,可在医生指导下使用性激素替代疗法,以期精子(卵子)生成。

(王荣花)

第四节　皮质醇增多症

皮质醇增多症又称库欣(Cushing)综合征,是由于多种原因使肾上腺皮质分泌过盛的糖皮质激素所引起的综合征。主要表现为向心性肥胖、多血质貌、皮肤紫纹、高血压等。女性多于男性,成人多于儿童。

一、病因

肾上腺皮质通常是在 ACTH 作用下分泌皮质醇,当皮质醇超过生理水平时,就反馈抑制 ACTH 的释放。本病的发生表明皮质醇或 ACTH 分泌调节失衡或肾上腺无需 ACTH 作用就能自行分泌皮质醇或是皮质醇对 ACTH 分泌不能发挥正常的抑制作用。

(一)原发性肾上腺皮质病变——原发于肾上腺的肿瘤

其中皮质腺瘤约占 20%,皮质腺癌约占 5%,其生长与分泌不受 ACTH 控制。

(二)垂体瘤或下丘脑-垂体功能紊乱

继发于下丘脑-垂体病者可引起肾上腺皮质增生型皮质醇增多症或库欣病(约占 70%)。

(三)异源 ACTH 综合征

由垂体以外的癌瘤产生类 ACTH 活性物质,少数可能产生类促肾上腺皮质激素释放因子(CRF)样物质,刺激肾上腺皮质增生,分泌过多的皮质类固醇。多见于肺燕麦细胞癌(约占50%),其次是胸腺癌与胰腺癌(约占10%)。

（四）医源性糖皮质激素增多症

由于长期大量应用糖皮质激素治疗所致。

二、临床表现

（一）体型改变

因脂肪代谢障碍造成头、颈、躯干肥胖,即水牛背;尤其是面部,由于两侧颊部脂肪堆积,造成脸部轮廓呈圆型,即满月脸;嘴唇前突微开,前齿外露,多血质面容,四肢消瘦为临床诊断提供线索。

（二）蛋白质分解过多

表现皮肤变薄,真皮弹力纤维断裂出现紫纹、肌肉消瘦、乏力、骨质疏松,容易发生骨折。

（三）水钠潴留

患者表现高血压、足踝部水肿。

（四）性腺功能障碍

表现多毛、痤疮、女性月经减少或停经或出现胡须、喉结增大等,男性可出现性欲减退、阴茎缩小、睾丸变软等。

（五）抵抗力降低

患者易发生霉菌及细菌感染,甚至出现菌血症、败血症。

（六）精神障碍

患者常有不同程度的情绪变化,如烦躁、失眠、个别患者可发生偏狂。

三、检查

（一）生化检查

(1)尿17-羟皮质类固醇(17-OHCS)＞20 mg/24小时。

(2)小剂量地塞米松抑制试验不能被抑制。

(3)尿游离皮质醇＞110 μg/24小时。

(4)血浆皮质醇增高,节律消失。

(5)低血钾性碱中毒。

（二）肾上腺病变部位检查

腹膜后充气造影、肾上腺同位素扫描、B超或CT扫描等。

（三）蝶鞍部位检查

X线蝶鞍正侧位片或断层,CT扫描,如发现蝶鞍扩大,骨质破坏,说玥垂体有占位性病变。

四、护理

（一）观察要点

(1)病情判断:皮质醇增多的临床表现如前所述,但由于病因不同,可有不同表现,应仔细观察,以提供临床诊断依据。肾上腺肿瘤所致的库欣氏综合征没有色素沉着,而垂体性库欣病和异源ACTH综合征由于血浆ACTH高,皮肤色素加深,且以异源ACTH综合征更为明显。肾上腺恶性肿瘤多见于儿童,并且多有性征改变。异源ACTH综合征由恶性肿瘤所致,消瘦、水肿明显,并且有严重低血钾性碱中毒。

(2)观察体型异常状态的改变。

(3)观察心率、有无高血压及心脑缺血表现。

(4)观察有无发热等各种感染症状。

(5)观察皮肤、肌肉、骨骼状态：皮肤干燥、皮下出血、痤疮、创伤化脓、四肢末梢发绀、水肿、多毛、肌力低下、乏力、疲劳感,骨质疏松与病理性骨折等。

(6)观察尿量、尿液性状改变：有无血尿、蛋白尿、尿糖。

(7)观察有无失眠、烦躁不安、抑郁、兴奋、精神异常等表现。

(8)有无电解质紊乱和糖尿病等症状。

(9)有无月经异常、性功能改变等。

(二)检查的护理

皮质醇增多症的确诊、病理分类及定位诊断依赖于实验室检查。有没有皮质醇增多症存在,是什么原因引起,在做治疗之前,都需要检查清楚。

(1)筛选试验：检查有无肾上腺皮质分泌的异常,方法有：①24 小时尿 17-OHCS、17-KS、游离皮质醇测定。②血浆皮质醇测定。③皮质醇分泌节律检查：正常皮质醇分泌呈昼夜节律性改变。清晨高,午夜低。检查时可分别于 8：00、16：00、24：00 抽血测皮质醇。皮质醇增多症患者不但分泌量改变,而且节律消失,下午血皮质醇浓度等于或高于清晨血皮质醇浓度。皮质醇节律消失是该病的早期表现。④小剂量地塞米松抑制试验：(服地塞米松 0.5 mg,6 小时 1 次,共 48 小时)皮质醇增多症者不受小剂量地塞米松抑制。

(2)定性试验：为了进一步鉴别肾上腺皮质为增生或肿瘤、可行大剂量地塞米松抑制试验。将地塞米松增加至 2 mg,方法同小剂量法。对肾上腺皮质增生者至少可抑制 50% 以上,而肾上腺肿瘤或异源ACTH 综合征呈阴性结果。

(3)其他：头颅、胸、肾的 X 线照片、CT、MRI 检查、血生化指标等。

在这些检查中,除了保证方法和收集标本正确外,试验药物的服用时间、剂量的准确是试验成败的关键,护士一定要按量、按时投送药物并看患者服下全部药物,如有呕吐,要补足剂量。

(三)预防感染

(1)患者由于全身抵抗力下降,易引起细菌或真菌感染,但感染症状不明显。因此,对患者的日常生活要进行卫生指导。

(2)早期发现感染症状,如出现咽痛、发热以及尿路感染等症状,及时报告医师,及时处理。

(四)观察精神症状、防止发生意外

(1)患者多表现为精神不安、抑郁状态、失眠或兴奋状态。失眠往往是精神症状的早期表现,应予重视。护理人员需特别注意抑郁状态之后企图自杀者,患者身边不宜放置危险物品。

(2)患者情绪不稳定时,避免讲刺激性的言语,要耐心倾听其谈话。

(3)要理解患者由于肥胖等原因引起容貌、体态的变化而产生的苦闷,多给予解释、安慰。

(五)饮食护理

(1)给予高蛋白、高维生素、低钠、高钾饮食。

(2)患者每餐进食不宜过多或过少,宜均匀进餐,指导患者采用正确摄取营养平衡的饮食。

(3)并发糖尿病者,应按糖尿病饮食要求限制主食摄入量。

(六)防止外伤、骨折

(1)患者容易发生肋骨、脊柱自发性骨折,如有骨质疏松、肌力低下,容易挫伤、骨折,应关心患者日常生活活动的安全,防止受伤。

(2)本病患者皮肤菲薄,易发生皮下淤斑,注射、抽血后按压针眼时间宜长、嘱患者要穿着柔软的睡衣,不要系紧腰带;勿用力搓澡、防止碰伤。

(3)嘱患者在疲劳、倦怠时,不要勉强参加劳动,活动范围与运动量也应有所限制。指导患者遵守日常生活制度。

（七）治疗护理

1.病因治疗

对已查明的垂体或肾上腺腺瘤或腺癌给予手术和（或）放射治疗，去除病因。异位分泌 ACTH 的肿瘤亦争取定位，行手术和（或）放射治疗。

2.抑制糖皮质激素合成的药物

抑制糖皮质激素合成的药物适用于存在严重代谢紊乱（低血钾、高血糖、骨质疏松）患者作术前准备。对不能手术治疗的异位分泌 ACTH 肿瘤患者行姑息性治疗。服药剂量宜由小至大，注意药物不良反应，多于饭后服用，以减少胃肠道反应。

3.并发症的预防与护理

皮质醇增多症如果不予治疗，患者可于数年内死于感染、高血压或自杀，所以对于本病应争取早期诊断、早期治疗，防止并发症、预防感染和外伤，控制高血压及糖尿病；更应注意精神护理，防止自杀。

（八）心理护理

（1）绝大多数患者呈向心性肥胖、满月脸、水牛背等特殊状态改变，心理上不愿承受这一现实，医护人员切勿当面议论其外表。

（2）手术是治疗本病的重要手段，患者往往对手术有顾虑而焦躁不安、情绪低落、不思饮食，有的患者因手术费用高，担心预后等也可引起情绪的改变，针对以上心理状态，医护人员应向其讲解手术治疗的效果、手术成功事例及术前注意事项，以消除其顾虑，树立战胜疾病的信心。

（王荣花）

第五节　嗜铬细胞瘤

嗜铬细胞瘤起源于肾上腺髓质、交感神经节或其他部位的嗜铬组织，这种瘤持续或间断地释放大量儿茶酚胺，引起持续性或阵发性高血压和多个器官功能及代谢紊乱。本病以 20～50 岁最多见，男女发病率无明显差异。嗜铬细胞瘤大多为良性，如及早诊治，手术切除可根治。恶性肿瘤约占 10%，治疗困难，已发生转移者预后不一，重者在数月内死亡，少数可存活 10 年以上，5 年生存率为 45%。

一、病因与发病机制

发病原因尚不明确。肿瘤位于肾上腺者约占 80%～90%，大多为一侧性，少数为双侧性或一侧肾上腺瘤与另一侧肾上腺外瘤并存，多见于儿童和家族性患者。

肾上腺髓质的嗜铬细胞瘤可产生去甲肾上腺素和肾上腺素，以前者为主，极少数只分泌肾上腺素，家族性者以肾上腺素为主，尤其在早期、肿瘤较小时；肾上腺外的嗜铬细胞瘤，除主动脉旁嗜铬体所致者外，只产生去甲肾上腺素，不能合成肾上腺素。

嗜铬细胞瘤可产生多种肽类激素，并可引起一些不典型的症状，如面部潮红、便秘、腹泻、面色苍白、血管收缩及低血压或休克等。

二、临床表现

以心血管症状为主，兼有其他系统的表现。

1.心血管系统表现

（1）高血压。为最主要症状，有阵发性和持续性两型，持续性者亦可有阵发性加剧。

（2）低血压、休克。本病可发生低血压，甚至休克；或出现高血压和低血压相交替的表现。这种患者还可发生急性腹痛、心前区痛、高热等。

（3）心脏表现。大量儿茶酚胺可引起儿茶酚胺性心肌病，伴心律失常，如期前收缩、阵发性心动过速，甚至心室颤动。部分患者可发生心肌退行性变、坏死、炎性改变。

2.代谢紊乱

（1）基础代谢增高。肾上腺素可作用于中枢神经及交感神经系统控制下的代谢过程，使患者耗氧量增加。代谢亢进可引起发热、消瘦。

（2）糖代谢紊乱。肝糖原分解加速及胰岛素分泌受抑制而致糖异生加强，可引起血糖过高，糖耐量减低。

（3）脂代谢紊乱。脂肪分解加速、血游离脂肪酸增高。

（4）电解质紊乱。少数患者可出现低钾血症、高钙血症。

3.其他临床表现

（1）消化系统。肠坏死、出血、穿孔、便秘、甚至肠扩张，且胆石症发生率较高。

（2）腹部肿块。少数患者在左或右侧中上腹部可触及肿块，个别肿块可很大，扪及时应注意有可能诱发高血压。恶性嗜铬细胞瘤可转移到肝，引起肝脏肿大。

（3）泌尿系统。肾功能减退、高血压发作、膀胱扩张，无痛性肉眼血尿。

（4）血液系统。血容量减少，血细胞重新分布，周围血中白细胞增多，有时红细胞也可增多。

（5）伴发其他疾病。嗜铬细胞瘤可伴发于一些因基因种系突变而致的遗传性疾病，如 2 型多发性内分泌腺瘤病、多发性神经纤维瘤等疾病。

三、医学检查

1.血、尿儿茶酚胺及其代谢物测定

持续性高血压型患者尿儿茶酚胺及其代谢物香草基杏仁酸（VMA）及甲氧基肾上腺素（MN）和甲氧基去甲肾上腺素（NMN）皆升高，常在正常高限的两倍以上。阵发性者平时儿茶酚胺可不明显升高，而在发作后才高于正常，故需测定发作后血或尿儿茶酚胺。摄入可乐、咖啡类饮料及左旋多巴、拉贝洛尔、普萘洛尔（心得安）、四环素等药物可导致假阳性结果；休克、低血糖、高颅内压可使内源性儿茶酚胺增高。

2.胰升糖素激发试验

对于阵发性，且一直等不到发作者可作该试验。

3.影像学检查

（1）B 超作肾上腺及肾上腺外肿瘤定位检查，对直径 1 cm 以上者，阳性率较高。

（2）CT 扫描，90％以上的肿瘤可准确定位。

（3）MRI 有助于鉴别嗜铬细胞瘤和肾上腺皮质肿瘤，可用于孕妇。

（4）放射性核素标记定位。

（5）静脉导管术。

四、诊断要点

本病的早期诊断尤为重要，诊断的重要依据必须建立在 24 小时尿儿茶酚胺或其他代谢产物增加的基础上。对于高血压呈阵发性或持续性发作的患者，尤其是儿童和年轻人，要考虑本病的可能性。并根据家族史、临床表现、实验室检查等确定诊断。并要与其他继发性高血压及原发性高血压相鉴别。

五、治疗

1.药物治疗

嗜铬细胞瘤手术切除前可采用 α 受体阻断药使血压下降，减轻心脏负担，使原来缩减的血管容量扩大。常用口服的 α 受体阻断药有酚苄明、哌唑嗪。

2.手术治疗

手术治疗可根治良性的嗜铬细胞瘤,但手术切除时有一定危险性。在麻醉诱导期,手术过程中,尤其在接触肿瘤时,可出现血压急骤升高、心律失常和休克。瘤被切除后,血压一般降至 90/60 mmHg。如血压低,表示血容量不足,应补充适量全血或血浆,必要时可静脉滴注适量去甲肾上腺素,但不可用缩血管药来代替补充血容量。

3.并发症的治疗

当患者发生高血压危象时,应立即予以抢救(图 7-2)。

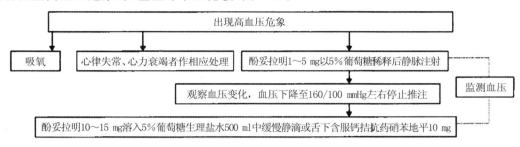

图 7-2　高血压危象抢救

4.恶性嗜铬细胞瘤的治疗

较困难,一般对放疗和化疗不敏感,可用抗肾上腺素药作对症治疗。

六、护理诊断/问题

1.组织灌注无效

与去甲肾上腺素分泌过量致持续性高血压有关。

2.疼痛

头痛与血压升高有关。

3.潜在并发症

高血压危象。

七、护理措施

1.安全与舒适管理

急性发作时应绝对卧床休息,保持环境安静,光线宜偏暗,避免刺激。护理人员操作应集中进行以免过多打扰患者。高血压发作间歇期患者可适量活动,但不能剧烈活动。

2.饮食营养

给予高热量、高蛋白质、高维生素、易消化饮食,避免饮含咖啡因的饮料

3.疾病监测

(1)常规监测:密切观察血压变化,注意阵发性或持续性高血压,或高血压和低血压交替出现,或阵发性低血压、休克等病情变化,定时、定血压计、定体位、定人进行血压测量;观察有无头痛及头痛程度、持续时间,是否有其他伴随症状;观察患者的发病是否存在诱发因素;记录液体出入量,监测患者水、电解质变化。

(2)并发症监测:如患者出现剧烈头痛、面色苍白、大汗淋漓、恶心、呕吐、视力模糊、复视等高血压危象表现,或心力衰竭、肾衰竭、高血压脑病的症状和体征。应立即通知医生,并配合抢救。

4.高血压危象急救配合

(1)卧床休息,吸氧,抬高床头以减轻脑水肿,加用床栏以防患者因躁动而坠床。

(2)按医嘱给予酚妥拉明等急救药.

(3)持续心电图、血压监测,每 15 分钟记录 1 次测量结果。

（4）因情绪激动、焦虑不安可加剧血压升高，应专人护理，及时解释病情变化，安抚患者，使其保持平静。

（5）若有心律失常、心力衰竭、高血压脑病、脑卒中和肺部感染者，协助医生处理并给予相应的护理。

5. 用药护理

α受体阻滞剂在降低血压的同时易引起直立性低血压，因此要严密观察血压变化及药物不良反应，指导患者服药后平卧30分钟，缓慢更换体位，防止意外发生。此外，患者还可能出现鼻黏膜充血、心动过速、低钠倾向等，要及时发现、及时处理；头痛剧烈者按医嘱给予镇静剂。

6. 心理护理

因本病发作突然，症状严重，患者常有恐惧感，渴望早诊早治。护士要主动关心患者，向其介绍有关疾病知识、治疗方法及注意事项。患者发作时，护士要守护在患者身边，使其具有安全感，消除恐惧心理和紧张情绪。

八、健康指导

1. 预防疾病

患者充分休息，生活有规律，避免劳累，保持情绪稳定、心情舒畅。

2. 管理疾病

告知患者当双侧肾上腺切除后，需终身应用激素替代治疗，并使患者知晓药物的作用、服药时间、剂量、过量或不足的征象、常见的不良反应。

3. 康复指导

嘱患者随身携带识别卡，以便发生紧急情况时能得到及时处理。并定期返院复诊，以便及时调整药物剂量。

（王荣花）

第六节　糖尿病

糖尿病是一常见的代谢内分泌疾病，可分为原发性和继发性两类。原发者简称糖尿病，其基本病理生理改变为胰岛素分泌绝对或相对不足，从而引起糖、脂肪和蛋白质代谢紊乱。临床以血糖升高、糖耐量降低和尿糖以及多尿、多饮、多食和消瘦为特点。长期血糖控制不良可并发血管、神经、眼和肾脏等慢性并发症，急性并发症中以酮症酸中毒和高渗非酮性昏迷最多见和最严重。糖尿病的患病率在国内为2%～3.6%。继发性糖尿病又称症状性糖尿病，大多继发于拮抗胰岛素的内分泌疾病。

一、病因

本病病因至今未明，目前认为与下列因素有关。

（一）遗传因素

遗传因素在糖尿病发病中的重要作用较为肯定，但遗传方式不清。糖尿病患者，尤其成年发病的糖尿病患者有明显的遗传因素已在家系调查中得到证实。同卵孪生子，一个发现糖尿病，另一个发病的机会就很大。

（二）病毒感染

尤以柯萨奇病毒B、巨细胞病毒、心肌炎、脑膜炎病毒感染后，导致胰岛β细胞破坏致糖尿病。幼年型发病的糖尿病患者与病毒感染致胰岛功能减退关系更为密切。

（三）自身免疫紊乱

糖尿病患者常发现同时并发其他自身免疫性疾病，如甲亢、慢性淋巴细胞性甲状腺炎等。此外，在部分糖尿病患者血清中可发现抗胰岛细胞的抗体。

(四)胰高糖素过多

胰岛细胞分泌胰岛糖素,其分泌受胰岛素和生长激素抑制因子的抑制。糖尿病患者常发现胰高糖素水平增高,故认为糖尿病除有胰岛素相对或绝对不足外,还有胰高糖素的分泌增多。

(五)其他因素

现公认的现代生活方式、摄入的热卡过高而体力活动减少导致肥胖、紧张的生活工作节奏、社会、精神等应激增加等都与糖尿病的发病有密切的关系。

二、糖尿病的分类

(一)Ⅰ型糖尿病

Ⅰ型糖尿病其特征为起病较急,三多一少症状典型,有酮症倾向,体内胰岛素绝对缺乏,故必须用胰岛素治疗,多为幼年发病。多伴特异性免疫或自身免疫反应,血中抗胰岛细胞抗体阳性。

(二)Ⅱ型糖尿病

Ⅱ型糖尿病多为成年起病,症状不典型,病情进展缓慢。对口服降糖药反应好,但后期可因胰岛 β 细胞功能衰竭而需胰岛素治疗。本型中有部分糖尿病患者幼年起病、肥胖、有明显遗传倾向,无须胰岛素治疗,称为幼年起病的成年型糖尿病(MODY)。Ⅱ型糖尿病中体重超过理想体重的20%为肥胖型,余为非肥胖型。

(三)与营养失调有关的糖尿病(MROM,Ⅲ型)

近年来在热带、亚热带地区发现一些糖尿病患者表现为营养不良、消瘦;需要但不完全依赖胰岛素,对胰岛素的需要量大,且不敏感,但不易发生酮症。发病年龄在 $10\sim35$ 岁,有些病例常伴有胰腺炎,提示糖尿病为胰源性,已发现长期食用一种高碳水化合物、低蛋白的木薯与Ⅲ型糖尿病有关。该型中至少存在两种典型情况:

1. 纤维结石性胰性糖尿病(FCPD)

小儿期有反复腹痛发作史,病理可见胰腺弥漫性纤维化及胰管的钙化。我国已有该型病例报道。

2. 蛋白缺乏性胰性糖尿病(PDPD)

PDPD该型无反复腹痛既往史,有胰岛素抵抗性但无胰管内钙化或胰管扩张。

(四)其他类型(继发性糖尿病)

(1)因胰腺损伤、胰腺炎、肿瘤、外伤、手术等损伤了胰岛,引起糖尿病。

(2)内分泌疾病引起的糖尿病:如继发于库欣综合征、肢端肥大症、嗜铬细胞瘤、甲状腺功能亢进症等,升糖激素分泌过多。

(3)药物或化学物质损伤了胰岛 β 细胞引起糖尿病。

(4)胰岛素受体异常。

(5)某些遗传性综合征伴发的糖尿病。

(6)葡萄糖耐量异常:一般无自觉症状,多见于肥胖者。葡萄糖耐量显示血糖水平高于正常人,但低于糖尿病的诊断标准。有报道,对这部分人跟踪观察,其中50%最终转化为糖尿病。部分经控制饮食减轻体重,可使糖耐量恢复正常。

(7)妊娠期糖尿病(GDM):指妊娠期发生的糖尿病或糖耐量异常。多数患者分娩后,糖耐量可恢复正常,约1/3患者以后可转化为真性糖尿病。

三、临床表现

(一)代谢紊乱综合征

1. Ⅰ型糖尿病

Ⅰ型糖尿病以青少年多见,起病急,症状有口渴、多饮、多尿、多食、善饥、乏力,组织修复力和抵抗力降低,生长发育障碍等,易发生酮症酸中毒。

2.Ⅱ型糖尿病

40 岁以上,体型肥胖的患者多发。症状较轻,有些患者空腹血糖正常,仅进食后出现高血糖,尿糖阳性。部分患者饭后胰岛素分泌持续增加,3～5 小时后甚至引起低血糖。在急性应激情况下,患者亦可能发生酮症酸中毒。

(二)糖尿病慢性病变

1.心血管病变

大、中动脉硬化主要侵犯主动脉、冠状动脉、大脑动脉、肾动脉和肢体外周动脉,引起冠心病(心肌梗死)、脑血栓形成、肾动脉硬化、肢体动脉硬化等。患病年龄较轻,病情进展也较快。冠心病和脑血管意外的患病率较非糖尿病者高 2～3 倍,是近代糖尿病的主要死因。肢体外周动脉硬化常以下肢动脉病变为主,表现为下肢疼痛、感觉异常和间歇性跛行等症状,严重者可导致肢端坏疽,糖尿病者肢端坏疽的发生率约为正常人的 70 倍,我国少见。心脏微血管病变及心肌代谢紊乱,可导致心肌广泛损害,称为糖尿病性心肌病。其主要表现为心律失常、心力衰竭、猝死。

2.糖尿病性肾病变

糖尿病史超过 10 年者合并肾脏病变较常见,主要表现在糖尿病性微血管病变,毛细血管间肾小球硬化症,肾动脉硬化和慢性肾盂肾炎。毛细血管间肾小球硬化症表现为蛋白尿、水肿、高血压,Ⅰ型糖尿病患者约 40%死于肾衰竭。

3.眼部病变

糖尿病患者眼部表现较多,血糖增高可使晶体和眼液(房水和玻璃体)中葡萄糖浓度也相应增高,临床表现为视觉模糊、调节功能减低、近视、玻璃体混浊和白内障。最常见的是糖尿病视网膜病变。糖尿病病史超过 10～15 年,半数以上患者出现这些并发症,并可有小静脉扩张、水肿、渗出、微血管病变,严重者可导致失明。

4.神经病变

神经病变最常见的是周围神经病变,病程在 10 年以上者 90%以上均出现。临床表现为对称性长袜形感觉异常,轻者为对称性麻木、触觉过敏、蚁行感。典型症状是针刺样或烧灼样疼痛,卧床休息时明显,活动时可稍减轻,以致患者不能安宁,触觉和疼觉在晚期减退是患者肢端易受创伤的原因。亦可有运动神经受累、肌张力低下、肌力减弱、肌萎缩等晚期运动神经损害的表现。自主神经损害表现为体位性低血压、瞳孔小而不规则、光反射消失、泌汗异常、心动过速、胃肠功能失调、胃张力降低、胃内容物滞留、便秘与腹泻交替、排尿异常、尿潴留、尿失禁、性功能减退、阳痿等。

5.皮肤及其他病变

皮肤感染极为常见,如疖、痈、毛囊炎。真菌感染多见于足部感染,阴道炎、肛门周围脓肿。

四、实验室检查

(1)空腹尿糖、餐后 2 小时尿糖阳性。

(2)空腹血糖>7 mmol/L,餐后 2 小时血糖>11.1 mmol/L。

(3)血糖、尿糖检查不能确定糖尿病诊断时,可作口服葡萄糖耐量试验,如糖耐量减低,又能排除非糖尿病所致的糖耐量降低的因素,则有助于糖尿病的诊断。

(4)血浆胰岛素水平:胰岛素依赖型者,空腹胰岛素水平低于正常值。

五、护理观察要点

(一)病情判断

糖尿病患者入院后首先要明确患者是属于哪一型的,是Ⅰ型还是Ⅱ型。病情的轻重、有无并发症,包括急性和慢性并发症。对于合并急性并发症如糖尿病酮症酸中毒,高渗非酮性昏迷等应迅速抢救,做好给氧、输液、定时检测血糖、血气分析、血电解质及尿糖、尿酮体等检查准备。

（二）胰岛素相对或绝对不足所致代谢紊乱症群观察

（1）葡萄糖利用障碍：由于肝糖原合成降低，分解加速，糖异生增加，临床出现明显高血糖和尿糖，口渴、多饮、多尿，善饥多食症状加剧。

（2）蛋白质分解代谢加速，导致负氮平衡，患者表现为体重下降、乏力，组织修复和抵抗力降低，儿童则出现发育障碍、延迟。

（3）脂肪动用增加，血游离脂肪酸浓度增高，酮体的生成超过组织排泄速度，可发展为酮症及酮症酸中毒。脂肪代谢紊乱可导致动脉粥样硬化，影响眼底动脉、脑动脉、冠状动脉、肾动脉及下肢动脉，发生相应的病变如心肌梗死、脑血栓形成、肾动脉硬化、肢端坏死等。

（三）其他糖尿病慢性病变观察

神经系统症状、视力障碍、皮肤变化，有无创伤、感染等。

（四）生化检验

尿糖、血糖、糖化血红蛋白、血脂、肝功能、肾功能、血电解质、血气分析等。

（五）糖尿病酮症酸中毒观察

1.诱因

常见的诱因是感染、胰岛素中断或减量过多、饮食不当、外伤、手术、分娩、情绪压力、过度疲劳等，对胰岛素的需要量增加。

2.症状

症状有烦渴、多尿、消瘦、软弱加重，逐渐出现恶心、呕吐、脱水，甚至少尿、肌肉疼痛、痉挛。亦可有不明原因的腹部疼痛，中枢神经系统有头痛、嗜睡，甚至昏迷。

3.体征

（1）有脱水征：皮肤干燥，缺乏弹性、眼球下陷。

（2）库司毛耳呼吸：呼吸深快和节律不整，呼气有酮味（烂苹果味）。

（3）循环衰竭表现：脉细速、四肢厥冷、血压下降甚至休克。

（4）各种反射迟钝、消失，嗜睡甚至昏迷。

4.实验室改变

血糖显著升高＞16.7 mmol/L，血酮增高，二氧化碳结合力降低、尿糖及尿酮体呈强阳性反应，血白细胞增高。酸中毒失代偿期血 pH＜7.35，动脉 HCO_3^- 低于 15 mmol/L，剩余碱负值增大，血 K^+、Na^+、Cl^- 降低。

（六）低血糖观察

1.常见原因

糖尿患者过多使用胰岛素，口服降糖药物，进食减少，或活动量增加而未增加食物的摄入。

2.症状

头晕、眼花、饥饿感、软弱无力、颤抖、出冷汗、心悸、脉快、严重者出现精神、神经症状甚至昏迷。

3.体征

面色苍白、四肢湿冷、心率加快、初期血压上升后期下降，共济失调，定向障碍甚至昏迷。

4.实验室改变

血糖＜2.78 mmol/L。

（七）高渗非酮性糖尿病昏迷的观察

1.诱因

最常见于老年糖尿病患者，常突然发作。感染、急性胃肠炎、胰腺炎、脑血管意外、严重肾脏疾患、血液透析治疗、手术及服用加重糖尿病的某些药物：如可的松、免疫抑制剂，噻嗪类利尿剂，在病程早期因误诊而输入葡萄糖液，口服大量糖水、牛奶，诱发或促使病情发展恶化，出现高渗非酮性糖尿病昏迷。

2.症状

多尿、多饮、发热、食欲减退、恶心、失水、嗜睡、幻觉、上肢震颤、最后陷入昏迷。

3.体征

失水及休克体征。

4.实验室改变

高血糖＞33.0 mmol/L、高血浆渗透压＞330 mmol/L，高钠血症＞155 mmol/L和氮质血症，血酮、尿酮阴性或轻度增高。

六、检查护理

（一）血糖

关于血糖的监测目前国内大多地区一直用静脉抽取血浆（或离心取血清）测血糖，这对于病情轻，血糖控制满意者，只需数周观察一次血糖者仍是目前常用方法。但这种方法不可能自我监测。近年来袖珍式快速毛细血管血糖计的应用日渐趋普遍，用这种方法就可能由患者自己操作，进行监测。这种测定仪器体积较小，可随身携带，取手指血或耳垂血，只需一滴血，滴在血糖试纸条的有试剂部分，袖珍血糖计的种类很多，从操作来说大致可分二类：一类是要抹去血液的，另一类则不必抹去血液。约 1 分钟左右即可得到血糖结果。血糖监测的频度应该根据病情而定。袖珍血糖计只要操作正确，即可反映血糖水平，但操作不符合要求，如对于要抹去血液的血糖计，如血液抹得不干净、血量不足、计时不准确等可造成误差。国外医院内设有专门的 DM 教员，由高级护师担任，指导患者正确的使用方法、如何校正血糖计、更换电池等。

1.空腹血糖

一般指过夜空腹 8 小时以上，于晨 6～8 时采血测得的血糖。反映了无糖负荷时体内的基础血糖水平。测定结果可受前 1 天晚餐进食量及成分、夜间睡眠情况、情绪变化等因素的影响。故于测试前晚应避免进食过量或含油脂过高的食物，在保证睡眠及情绪稳定时检测。一般从肘静脉取血，止血带压迫时间不宜过长，应在几秒内抽出血液，以免血糖数值不准确。采血后立即送检。正常人空腹血糖为 3.8～6.1 mmol/L，如空腹血糖大于 7 mmol/L，提示胰岛分泌能力减少 3/4。

2.餐后 2 小时血糖

指进餐后 2 小时所采取的血糖。有标准餐或随意餐 2 种进餐方式。标准餐是指按统一规定的碳水化合物含量所进的饮食，如 100 g 或 75 g 葡萄糖或 100 g 馒头等；随意餐多指患者平时常规早餐，包括早餐前、后常规服用的药物，为平常治疗效果的 1 个观察指标。均反映了定量糖负荷后机体的耐受情况。正常人餐后 2 小时血糖应小于 7 mmol/L。

3.即刻血糖

根据病情观察需要所选择的时间采血测定血糖，反映了所要观察时的血糖水平。

4.口服葡萄糖耐量试验（OGTT）

观察空腹及葡萄糖负荷后各时点血糖的动态变化，了解机体对葡萄糖的利用和耐受情况，是诊断糖尿病和糖耐量低减的重要检查。①方法：空腹过夜 8 小时以上，于晨 6～8 时抽血测定空腹血糖，抽血后即饮用含 75 g 葡萄糖的溶液（75 g 葡萄糖溶于 250～300 mL，20℃～30℃的温开水中，3～5 分钟内饮完），于饮葡萄糖水后 1 小时、2 小时分别采血测定血糖。②判断标准：成人服 75 g 葡萄糖后 2 小时血糖≥11.1 mmol/L可诊断为糖尿病。血糖在7～11.1 mmol/L之间为葡萄糖耐量低减（IGT）。

要熟知本试验方法，并注意以下影响因素：①饮食因素：试验前 3 天要求饮食中含糖量每日不少于 150 g。②剧烈体力活动：在服糖前剧烈体力活动可使血糖升高，服糖后剧烈活动可致低血糖反应。③精神因素：情绪剧烈变化可使血糖升高。④药物因素影响：如避孕药、心得安等应在试验前 3 天停药。此外，采血时间要准确，要及时观察患者的反应。

5.馒头餐试验

原理同 OGTT。本试验主要是对已明确诊断的糖尿病患者，须了解其对定量糖负荷后的耐受程度时选用。也可适用于不适应口服葡萄糖液的患者。准备 100 g 的馒头一个,其中含碳化合物的量约等于 75 g葡萄糖;抽取空腹血后食用,10 分钟内吃完,从吃第 1 口开始计算时间,分别是于食后 1 小时、2 小时采血测定血糖。结果判断同 OGTT。

（二）尿糖

检查尿糖是诊断糖尿病最简单的方法,正常人每天仅有极少量葡萄糖从尿中排出(小于100 mg/天),一般检测方法不能测出。如果每日尿中排糖量大于 150 mg,则可测出。但除葡萄糖外,果糖、乳糖或尿中一些还原性物质(如吗啡、水杨酸类、水合氯醛、氨基比林、尿酸等)都可发生尿糖阳性。尿糖含量的多少除反映血糖水平外,还受到肾糖阈的影响,故对尿糖结果的判定要综合分析。下面是临床常用的尿糖测定的方法。

1.定性测定

定性测定为较粗糙的尿糖测定方法,依尿糖含量的高低,分为 5 个等级(表7-2)。因检测方便,易于为患者接受。常用班氏试剂检测法:试管内滴班氏试剂 20 滴加尿液 2 滴煮沸冷却,观察尿液的颜色以判断结果。近年来尿糖试纸亦广泛应用,为患者提供了方便。根据临床需要,常用以下几种测定形式。

表 7-2　尿糖定性结果

颜色	定性	定量(g/dL)
蓝色	0	0
绿色	+<	0.5
黄色	++	0.5~1
橘红	+++	1~2
砖红	++++	>2

2.随机尿糖测定

随机尿糖测定常做为粗筛检查。随机留取尿液测定尿糖,其结果反映测定前末次排尿后至测定时这一段时间所排尿中的含糖量。

3.次尿糖测定

次尿糖测定也称即刻尿糖测定。方法是准备测定前先将膀胱内原有尿液排尽,适量(200 mL)饮水,30 分钟后再留尿测定尿糖,此结果反映了测定当时尿中含糖量,常作为了解餐前血糖水平的间接指标。常用于新入院或首次使用胰岛素的患者、糖尿病酮症酸中毒患者抢救时,可根据三餐前及睡前四次尿糖定性结果,推测患者即时血糖水平,以利随时调整胰岛素的用量。

4.分段尿糖测定

将 1 天(24 小时)按 3 餐进食,睡眠分为 4 个阶段,测定每个阶段尿□的排糖情况及尿量,间接了解机体在 3 餐进餐后及夜间空腹状态下的血糖变化情况,作为调整饮食及治疗药物用量的观察指标。方法为按四段时间分别收集各阶段时间内的全部尿液,测量各段尿量并记录,分别留取四段尿标本 10 mL 测定尿糖。第 1 段:早餐后至午餐前(上午 7~11 时);第 2 段:午餐后至晚餐前(上午 11 时~下午 5 时);第 3 段:晚餐后至睡前(下午 5 时~晚上 10 时);第 4 段:入睡后至次日早餐前(晚上 10 时~次日上午 7 时)。

5.尿糖定量测定

尿糖定量测定指单位时间内排出尿糖的定量测定。通常计算 24 小时尿的排糖量。此项检查是对糖尿患者病情及治疗效果观察的一个重要指标。方法如下:留取 24 小时全部尿液收集于一个储尿器内,测量总量并记录,留取 10 mL 送检,余尿弃之。或从已留取的四段尿标本中用滴管依各段尿量按比例(50 mL取 1 滴)吸取尿液,混匀送检即可。经葡萄糖氧化酶法测定每 100 mL 尿液中含糖量,结果乘以全天尿量(mL 数),再除以 100,即为检查日 24 小时排糖总量。

七、饮食治疗护理

饮食治疗是糖尿病治疗中最基本的措施。通过饮食控制,减轻胰岛 3 细胞负担,以求恢复或部分恢复胰岛的分泌功能,对于年老肥胖者饮食治疗常常是主要或单一的治疗方法。

（一）饮食细算法

1.计算出患者的理想体重

身高(cm)－105＝体重(kg)。

2.饮食总热卡的估计

根据理想体重和工作性质,估计每日所需总热量。

儿童、孕妇、乳母、营养不良及消瘦者、伴有消耗性疾病者应酌情增加;肥胖者酌减,使患者体重逐渐下降到正常体重±5%左右。

3.食物中糖、蛋白质、脂肪的分配比例

蛋白质按成人每日每千克体重$(1\sim1.5)\times10^{-3}$ kg 计算,脂肪约每日每千克体重$(0.6\sim1)\times10^{-3}$ kg,从总热量中减去蛋白质和脂肪所供热量,余则为糖所提供的热量。总括来说:糖类约占饮食总热量的50%~60%,蛋白质约占 12%~15%,脂肪约占 30%。但近来有实验证明,在总热卡不变的情况下,增加糖供热卡的比例,即糖类占热卡的 60%~65%,对糖尿病的控制有利。此外,在糖类食物中,以高纤维碳水化合物更为有利。

4.热卡分布

三餐热量分布约 1/5、2/5、2/5 或 1/3、1/3、1/3,亦可按饮食习惯和病情予以调整,如可以分为四餐等。

（二）饮食粗算法

(1)肥胖患者,每日主食 4~6 两(200~300 g),副食中蛋白质约 30~60 g,脂肪 25 g。

(2)体重在正常范围者:轻体力劳动每日主食 250~400 g,重体力劳动,每日主食 400~500 g。

（三）注意事项

(1)首先向患者阐明饮食治疗的目的和要求,使患者自觉遵守医嘱按规定进食。

(2)应严格定时进食,对于使用胰岛素治疗的患者,尤应注意。如因故不能进食,餐前应暂停注射胰岛素,注射胰岛素后,要定时进食。

(3)除三餐主食外,糖尿患者不宜食用糖和糕点甜食。水果含糖量多,病情控制不好时应禁止食用;病情控制较好,可少量食用。医护人员应劝说患者亲友不送其他食物,并要检查每次进餐情况,核对数量是否符合要求,患者是否按量进食。

(4)患者需甜食时,一般食用糖精或木糖醇或其他代糖品。

(5)控制饮食的关键在于控制总热量。在治疗开始,患者会因饮食控制而出现易饥的感觉,此时可增加蔬菜,豆制品等副食。在蔬菜中碳水化合物含量少于 5%的有南瓜、青蒜、小白菜、油菜、菠菜、西红柿、冬瓜、黄瓜、芹菜、大白菜、茄子、卷心菜、茭白、韭菜、丝瓜、倭瓜等。豆制品含碳水化合物为 1%~3%的有豆浆,豆腐,含 4%~6%的有豆腐干等均可食用。

(6)在总热量不变的原则下,凡增加一种食物应同时相应减去其他食物,以保证平衡。指导患者熟悉并灵活掌握食品热量交换表。

(7)定期测量体重,一般每周 1 次。定期监测血糖、尿糖变化,观察饮食控制效果。

(8)当患者腹泻或饮食锐减时,要警惕腹泻诱发的糖尿病急性并发症,同时也应注意有无电解质失衡,必要时给予输液以免过度脱水。

八、运动疗法护理

（一）运动的目的

运动能促进血液循环中的葡萄糖与游离脂肪酸的利用,降低血糖、甘油三酯,增加人体对胰岛素的敏感性,使胰岛素与受体的结合率增加。尤其对肥胖的糖尿病患者,运动既可减轻体重,降低血压,又能改善机体的异常代谢状况,改善血液循环与肌肉张力,增强体力,同时还能减轻患者的压力和紧张性。

（二）运动方式

最好做有氧运动,如散步、跑步、骑自行车、做广播操、游泳、爬山、打太极拳、打羽毛球、滑冰、划船等。其中步行安全简便,容易坚持,可作为首选的锻炼方式。如步行 30 分钟约消耗能量0.4 J,如每天坚持步行 30 分钟,1 年内可减轻体重 4 kg。骑自行车每小时消耗 1.2 J,游泳每小时消耗 1.2 J,跳舞每小时消耗 1.21 J,球类活动每小时消耗 1.6～2.0 J。

（三）运动时间的选择

Ⅱ型患者运动时肌肉利用葡萄糖增多、血糖明显下降,但不易出现低血糖。因此,Ⅱ型患者什么时候进行运动无严格限制。Ⅰ型患者在餐后 0.5～1.5 小时运动较为合适,可使血糖下降。

（四）注意事项

（1）在运动前,首先请医生评估糖尿病的控制情况,有无增殖性视网膜病变、肾病和心血管病变。有微血管病变的糖尿病患者,在运动时最大心率应限制在同年龄正常人最大心率的 80%～85%,血压升高不要超过 26.6/13.8 kPa,晚期病变者,应限于快步走路或轻体力活动。

（2）采用适中的运动量,逐渐增加,循序渐进。

（3）不在胰岛素作用高峰时间运动,以免发生低血糖。

（4）运动肢体注射胰岛素,可使胰岛素吸收加快,应予注意。

（5）注意运动诱发的迟发性低血糖,可在运动停止后数小时发生。

（6）制定运动计划,持之以恒,不要随便中断,但要避免过度运动,反而使病情加重。

九、口服降糖药物治疗护理

口服降糖药主要有磺脲类和双胍类,是治疗大多数Ⅱ型的有效药物。

（一）磺脲类

磺脲类包括 D860、优降糖、达美康、美吡哒、克糖利、糖适平等。

1.作用机制

主要是刺激胰岛 β 细胞释放胰岛素,还可以减少肝糖原输出,增加周围组织对糖的利用。

2.适应证与禁忌证

只适用于胰岛 β 细胞有分泌胰岛素功能者。①Ⅱ型的轻、中度患者。②单纯饮食治疗无效的Ⅱ型。③Ⅰ型和重度糖尿病、有酮症史或出现严重的并发症以及肝、肾疾患和对磺脲类药物过敏者均不宜使用。

3.服药观察事项

（1）磺脲类药物,尤其是优降糖,用药剂量过大时,可发生低血糖反应,甚至低血糖昏迷,如果患者伴有肝、肾功能不全或同时服用一些可以延长磺脲类药物作用时间的药物,如心得安、苯妥英钠、水杨酸制剂等都可能促进低血糖反应出现。

（2）胃肠道反应,如恶心、厌食、腹泻等。出现这些不良反应时,服用制酸剂可以使症状减轻。

（3）出现较少的不良反应如变态反应,表现为皮肤红斑、荨麻疹。

（4）发生粒细胞减少,血小板减少、全血细胞减少和溶血性贫血。这些症状常出现在用药6～8周后,出现这些症状或不良反应时,应及时停药和予以相应处理。

（二）双胍类

常用药物有降糖片（二甲双胍）。降糖灵现已少用。

1.作用机制

双胍类降糖药可增加外周组织对葡萄糖的利用,减少糖原异生,使肝糖原输出下降,也可通过抑制肠道吸收葡萄糖、氨基酸、脂肪、胆固醇来发挥作用。

2.适应证

（1）主要用于治疗Ⅱ型中经饮食控制失败者。

（2）肥胖需减重但又难控制饮食者。

（3）Ⅰ型用胰岛素后血糖不稳定者可加服降糖片。

（4）已试用磺脲类药物或已加用运动治疗失效时。

3.禁忌证

（1）凡肝肾功能不好、低血容量等用此药物易引发乳酸性酸中毒。

（2）Ⅰ型糖尿病者不能单用此药。

（3）有严重糖尿病并发症。

4.服药观察事项

服用本药易发生胃肠道反应，因有效剂量与发生不良反应剂量很接近，常见胃肠症状有厌食、恶心、呕吐、腹胀、腹泻等；多发生在用药1～2天内，易致体重下降，故消瘦者慎用。双胍类药物可抑制维生素 B₁₂吸收，导致维生素 B₁₂缺乏；可引起乳酸性酸中毒；长期服用可致嗜睡、头昏、倦怠、乏力。

十、胰岛素治疗护理

胰岛素能加速糖利用，抑制糖原异生以降低血糖，并改善脂肪和蛋白质代谢，目前使用的胰岛素制剂是从家畜（牛、猪）或鱼的胰腺制取，现已有人工基因重组合成的人胰岛素也常用，如诺和灵、优泌林等。因胰岛素是一种蛋白质，口服后易被消化酶破坏而失效，故需用注射法给药。

（一）适应证

①Ⅰ型患者。②重型消瘦型。③糖尿病急性并发症或有严重心、肾、眼并发症的糖尿病。④饮食控制或口服降糖药不能控制病情时。⑤外科大手术前后。⑥妊娠期、分娩期。

（二）制剂类型

可分为速（短）效、中效和长效三种。三种均可经皮下或肌内注射，而仅短效胰岛素可作静脉注射用。

（三）注意事项

（1）胰岛素的保存：长效及中效胰岛素在5℃可放置3年效价不变，而普通胰岛素（RI）在5℃放置3个月后效价稍减。一般而言，中效及长效胰岛素比 RI 稳定。胰岛素在使用时放在室温中1个月效价不会改变。胰岛素不能冰冻，温度太低可使胰岛素变性。在使用前应注意观察，如发现有异样或结成小粒的情况应弃之不用。

（2）注射胰岛素剂量需准确，用1 mL 注射器抽吸。要注意剂量换算，有的胰岛素1 mL 内含40 U，也有含80U、100 U 的，必须分清，注意不要把 U 误认为 mL。

（3）使用时注意胰岛素的有效期，一般各种胰岛素出厂后有效期多为1～2年，过期胰岛素影响效价。

（4）用具和消毒：1 mL 玻璃注射器及针头用高压蒸气消毒最理想，在家庭中可采用75％乙醇浸泡法，每周用水煮沸15分钟。现多采用一次性注射器、笔式胰岛素注射器等。

（5）混合胰岛素的抽吸：普通胰岛素（RI）和鱼精蛋白锌胰岛素（PZI）同时注射时要先抽 RI 后抽 PZI 并充分混匀，因为 RI 是酸性，其溶液不含酸碱缓冲液，而 PZI 则含缓冲液，若先抽 PZI 则可能使 RI 因 pH 改变而变性，反之，如果把小量 RI 混至 PZI 中，因 PZI 有缓冲液，对 pH 的影响不大。另外 RI 与 PZI 混合后，在混合液中 RI 的含量减少，而 PZI 含量增加，这是因为 PZI 里面所含鱼精蛋白锌只有一部分和胰岛素结合，一部分没有结合，当 RI 与其混合后，没有结合的一部分能和加入的 RI 结合，使其变成 PZI。大约1U 可结合0.5U，也有人认为可以结合1U。

（6）注射部位的选择与轮替：胰岛素采用皮下注射法，宜选择皮肤疏松部位，如上臂三角肌、臀大肌、股部、腹部等，若患者自己注射以股部和腹部最方便。注射部位要有计划地轮替进行（左肩→右肩→左股→右股→左臀→右臀→腹部→左肩），针眼之间应间隔1.5～2 cm，1周内不要在同一部位注射2次。以免形成局部硬结，影响药物的吸收及疗效。

（7）经常运动的部位会造成胰岛素吸收太快，应避免注射。吸收速度依注射部位而定，如普通胰岛素（RI）注射于三角肌后吸收速度快于大腿前侧，大腿、腹部注射又快于臀部。

（8）餐前15～30分钟注射胰岛素，严格要求患者按时就餐，注射时间与进餐时间要密切配合好，防止低血糖反应的发生。

(9)各种原因引起的食欲减退、进食量少或因胃肠道疾病呕吐、腹泻、而未及时减少胰岛素用量,都可引起低血糖,因此注射前要注意患者的病情变化,询问进食情况,如有异常,及时报告医师做相应处理。

(10)如从动物胰岛素改换成人胰岛素,则应减少剂量,大约减少1/4剂量。

(四)不良反应观察

1.低血糖反应

低血糖反应是最常见副反应,其反应有饥饿、头晕、软弱、心悸、出汗、脉速等,重者晕厥、昏迷、癫痫等,轻者进食饼干、糖水,重者静注50％的葡萄糖20～40 mL。

2.变态反应

极少数人有,如荨麻疹、血管神经性水肿、紫癜等。可用抗组织胺类药物,重者需调换胰岛素剂型,或采用脱敏疗法。

3.胰岛素性水肿

胰岛素性水肿多发生在糖尿病控制不良、糖代谢显著失调经胰岛素治疗迅速得到控制时出现。表现为下肢轻度水肿直至全身性水肿,可自然消退。处理方法主要给患者低盐饮食、限制水的摄入,必要时给予利尿剂。

4.局部反应

注射部位红肿、发痒、硬结、皮下脂肪萎缩等,多见于小儿与青年。预防可采用高纯度胰岛素制剂,注射部位轮替、胰岛素深部注射法。

十一、慢性并发症的护理

(一)感染的预防护理

糖尿病患者因三大代谢紊乱,机体抵抗力下降,易发生各种感染,因此,需采取以下护理措施。

(1)加强皮肤护理:因高血糖及维生素B代谢紊乱,可致皮肤干燥、发痒;在酮症酸中毒时酮体自汗腺排出可刺激皮肤而致瘙痒。故须勤沐浴,以减轻刺痒,避免因皮肤抓伤而引起感染,皮肤干燥者可涂擦羊毛脂保护。

(2)女患者因尿糖刺激,外阴常瘙痒,必须每晚用温水清洗,尿后可用4％硼酸液冲洗。

(3)对皮肤感觉障碍者,应避免任何刺激。避免用热水袋保暖,防止烫伤。

(4)每晚用温水泡脚,水温不宜过热,防止烫伤。穿宽松柔软鞋袜,修剪趾甲勿损伤皮肤,以免发生感染,形成糖尿病足。

(5)保持口腔卫生,坚持早晚刷牙,饭后漱口,酮症酸中毒患者口腔有烂苹果味,必须加强口腔护理。

(6)嘱患者预防呼吸系统感染,及时增减衣服,注意保暖,已有感染时,应及时治疗,预防并发肺炎。

(7)根据细菌感染的病变部位,进行针对性观察护理。如泌尿道感染时,要注意有无排尿困难、尿少、尿频、尿痛等症状,注意尿标本的收集,保持外阴部清洁;皮肤化脓感染时进行清洁换药。

(二)糖尿病肾脏病变护理

除积极控制高血糖外,主要是限制患者活动,给予低盐高蛋白饮食,对应用激素的患者,注意观察用药效果和不良反应。一旦出现肾衰,则需限制蛋白。由于肾衰竭,胰岛素灭活减弱,一些应用胰岛素治疗的患者,常因胰岛素未能及时调整而产生低血糖反应,甚至低血糖昏迷。

(三)神经病变的护理

(1)密切观察病情,及早控制高血糖,以减轻或预防神经病变。

(2)对于因周围神经损害而剧烈疼痛者除用止痛剂及大量维生素B_1外,要进行局部按摩和理疗,以改善血液循环。对于那些痛觉异常过敏,不能接触皮肤,甚至接触被服亦难忍受者,要注意室内保暖,用支撑架支撑被褥,以避免接触引起的剧痛,并注意安慰患者,解除其烦恼。教会患者每天检查足部,预防糖尿病足的发生。

（3）如出现五更泻或膀胱收缩无力等自主神经症状，要注意勤换内裤、被褥，做好肛周清洁护理，防止损伤肛周皮肤。

（4）对膀胱收缩无力者，鼓励患者定时自行解小便和按压下腹部尽量排出残余尿，并要训练患者白天每2～3小时排尿一次，以弥补排尿感缺乏造成的不足。尿潴留明显须导尿时应严格无菌技术操作，采用闭式引流，每日用1∶5 000呋喃西林液冲洗膀胱，病情允许时尽早拔尿管。

（5）颅神经损害者，依不同病变部位采取不同的措施，如面神经损害影响眼睛不能闭合时，应注意保护眼睛，定期涂眼膏、戴眼罩。第Ⅸ、Ⅹ对颅神经损害进食困难者，应鼻饲流质饮食、维持营养，并防止吸入性肺炎、口腔炎及化脓性腮腺炎的发生。

（四）糖尿病足的护理

1. 原因

因糖尿病引起神经功能缺损及循环障碍，引起下肢及足部缺血、疼痛、麻木、感觉异常。40岁以上糖尿病患者或糖尿病病史10年以上者，糖尿病足的发病率明显增高。

2. 糖尿病足的危险信号

（1）吸烟者，因为吸烟可使循环障碍加重。

（2）末梢神经感觉丧失及末梢动脉搏动减弱或消失者。

（3）足的畸形如高足弓爪形趾者。

（4）有足部溃疡或截肢史者。

3. 护理措施

（1）每日查足部是否有水泡、裂口、擦伤以及其他异常改变。如发现有皮肤发红、肿胀或脓肿等感染征象时，应立即到医院治疗。

（2）每日晚上用温水（低于40 ℃）及软皂洗足，用柔软而吸水性强的毛巾，轻柔地将脚擦干。然后用羊毛脂或植物油涂抹并按摩足部皮肤，以保护皮肤的柔软性，防止干燥。

（3）如为汗脚者，可放少许滑石粉于趾间、鞋里及袜中。

（4）勿赤足行走，以免足部受伤。

（5）严禁用强烈的消毒药物如碘酒等，避免使用侵蚀性药物抹擦鸡眼和胼胝。

（6）为防止烫伤足，禁用热水袋、电热毯及其他热源温暖足部。可通过多穿袜子、穿护脚套等保暖。但不要有松紧带，以免妨碍血液循环。

（7）足部变形者应选择质地柔软、透气性好，鞋头宽大的运动鞋或软底布鞋。

（8）每日做小腿和足部运动，以改善血液循环。

（9）若趾甲干脆，可用1％的硼砂温水浸泡半小时，以软化趾甲。

（10）指导患者每天检查并按摩双脚，注意足部皮肤颜色、完整性、表面温度及感染征象等。

十二、急性并发症抢救护理

（一）酮症酸中毒的护理

（1）按糖尿病及昏迷护理常规。

（2）密切观察T、P、R、BP、神志以及全身症状，尤其要注意呼吸的气味，深度和频度的改变。

（3）留好标本提供诊治依据：尽快留取好血糖、钾、钠、氯、CO_2结合力、肾功能、动脉血气分析、尿酮体等标本，及时送检。切勿在输液肢体抽取血标本，以免影响化验结果。

（4）患者入院后立即建立两条静脉通道，一条通道用以输入胰岛素，另一条通道主要用于大量补液及输入抗生素和碱性液体、电解质，以维持水电解质及酸碱平衡。

（5）采用小剂量胰岛素疗法，按胰岛素4～10 U/h，如24 U胰岛素加入1 000 mL生理盐水中静滴，调整好输液速度250 mL/h，70滴/分钟左右，最好使用输液泵调节。

（6）禁食，待神志清醒后改为糖尿病半流或普食。

(7)做好基础护理,预防皮肤、口腔、肺部及泌尿系感染等并发症。

(二)低血糖的护理

(1)首先了解胰岛素治疗情况,根据低血糖临床表现做出正确判断(与低血糖昏迷鉴别)。

(2)立即测定血糖浓度。

(3)休息与补糖:低血糖发作时卧床休息,轻者食用少量馒头、饼干等食物,重者(血糖低于2.7 mmol/L)立即口服或静注50%葡萄糖40~60 mL。

(4)心理护理:对神志清楚者,给予精神安慰,嘱其勿紧张,主动配合治疗。

(三)高渗非酮性昏迷的护理

(1)按糖尿病及昏迷护理常规。

(2)严密观察患者神志、精神、体温、脉搏、呼吸、血压、瞳孔等变化。

(3)入院后立即采集血糖、乳酸、CO_2结合力、血 pH、K^+、Na^+、Cl^-及血、尿渗透压标本送检,并注意观察其结果,及时提供诊断治疗依据。

(4)立即建立静脉通道,做好补液护理,补液内容应依据所测得的血生化指标参数,正确选择输液种类。无血压下降者遵医嘱静脉滴注低渗盐水(0.45%~0.6%),输入时速度宜慢,慎防发生静脉内溶血及血压下降,注意观察血压、血钠、血糖情况。小剂量应用胰岛素,在血糖稳步下降的同时,严密观察患者有无低血糖的症状,一旦发现及时与医师联系进行处理。补钾时,注意液体勿渗出血管外,以免血管周围组织坏死。

(5)按昏迷护理常规,做好基础护理。

(王焕利)

第七节　高脂血症

高脂血症是指脂质代谢或运转异常而使血浆中一种或几种脂质高于正常的一类疾病。由于血脂在血液中是以脂蛋白的形式进行运转的,因此高脂血症实际上也可认为是高脂蛋白血症。老年人高脂血症的发病率明显高于年轻人。LDL、TC、HDL 与临床心血管病事件发生密切相关。

一、护理评估

(一)健康史

(1)询问患者病史,主要是引起高脂血症的相关疾病,如有无糖尿病、甲状腺功能减退症、肾病综合征、透析、肾移植、胆道阻塞等。

(2)询问患者有无高脂饮食、嗜好油炸食物、酗酒、运动少等不良生活和饮食习惯。

(二)临床表现

患者血脂中一项或多项脂质检测指标超过正常值范围。此外,部分患者的临床特征是眼睑黄斑瘤、肌腱黄色瘤及皮下结节状黄色瘤(好发于肘、膝、臀部)。易伴发动脉粥样硬化、肥胖或糖尿病。少数患者有肝、脾大。此外,患者常有眩晕、心悸、胸闷、健忘、肢体麻木等自觉症状,但部分患者虽血脂高而无任何自觉症状。

(三)实验室及其他检查

1.血脂

常规检查血浆 TC 和 TG 的水平。我国血清 TC 的理想范围是低于 5.20 mmol/L,5.23~5.69 mmol/L 为边缘升高,高于 5.72 mmol/L 为升高。TG 的合适范围是低于 1.70 mmol/L,高于 1.70 mmol/L 为升高。

2.脂蛋白

正常值 LDL<3.12 mmol/L,3.15～3.61 mmol/L 为边缘升高,>3.64 mmol/L 为升高;正常 HDL ≥1.04 mmol/L,<0.91 mmol/L 为减低。

(四)心理—社会状况

了解老年患者对高脂血症的认识和患病的态度,有无治疗的意愿。

二、主要护理诊断

1.活动无耐力

活动无耐力与肥胖导致体力下降有关。

2.知识缺乏

缺乏高脂血症的有关知识。

3.个人应对无效

个人应对无效与不良饮食习惯有关。

三、护理目标

(1)患者体重接近或恢复正常。

(2)患者血脂指标恢复正常或趋于正常。

(3)患者自觉饮食习惯得到纠正。

四、主要护理措施

1.建立良好的生活习惯,纠正不良的生活方式

(1)饮食:由于降血脂药物的不良反应及考虑治疗费用,并且大部分人经过饮食控制可以使血脂水平有所下降,故提倡首先采用饮食治疗。饮食控制应长期自觉地进行。膳食宜清淡、低脂肪,烹调用植物油,每日低于 25 g。少吃动物脂肪、内脏、甜食、油炸食品及含热量较高的食品,宜多吃新鲜蔬菜和水果,少饮酒、不吸烟。设计饮食治疗方案时应仔细斟酌膳食,尽可能与患者的生活习惯相吻合。以便使患者可接受而又不影响营养需要的最低程度。主食每天不要超过300 g可适当饮绿茶,以利降低血脂。

(2)休息:生活要有规律,注意劳逸结合,保证充足睡眠。

(3)运动:鼓励老年人进行适当的体育锻炼,如散步、慢跑、太极拳、门球等,不仅能增加脂肪的消耗、减轻体重,而且可减轻高脂血症。活动量应根据患者的心脑功能、生活习惯和身体状况而定,提倡循序渐进,不宜剧烈运动。若经过饮食和调节生活方式达半年以上,血脂仍未降至正常水平,则可考虑使用药物治疗。

2.用药护理

对饮食治疗无效,或有冠心病、动脉粥样硬化等危险因素的患者应考虑药物治疗。治疗前应向患者进行药物治疗目的、药物的作用与不良反应等方面的详细指导,以利长期合作。向患者详述服药的剂量和时间,并定期随诊,监测血脂水平。常用的调节血脂药有以下几种:

(1)羟甲基戊二酰辅酶 A(hydroxy-methyl-glutaryl coenzyme A,HMG-CoA):主要能抑制胆固醇的生物合成。

(2)贝特类:此类药不良反应较轻微,主要有恶心、呕吐、腹泻等胃肠道症状。肝肾功能不全者忌用。

(3)胆酸螯合树脂质:此类药阻止胆酸或胆固醇从肠道吸收,使其随粪便排出。不良反应有胀气、恶心、呕吐、便秘,并干扰叶酸、地高辛、甲状腺素及脂溶性维生素的吸收。

(4)烟酸:有明显的调脂作用。主要不良反应有面部潮红、瘙痒、胃肠道症状。

3.心理护理

主动关心患者,耐心解答其各种问题,使患者明了本病经过合理的药物和非药物治疗病情可控制,解

除患者思想顾虑,使其保持乐观情绪,树立战胜疾病的信心,并长期坚持治疗,以利控制病情。

五、健康教育

(1)向患者及其家属讲解老年高脂血症的有关知识,使其明了糖尿病、肾病综合征和甲减等可引起高脂血症,积极治疗原发病。

(2)引导患者及其家属建立健康的生活方式,坚持低脂肪、低胆固醇、低糖、清淡的饮食原则,控制体重;生活规律,坚持运动,劳逸结合;戒烟、戒酒。

(3)交代患者严格遵医嘱服药,定期监测血脂、肾功能等。

（王焕利）

第八节　肥胖症

肥胖症指体内脂肪堆积过多和(或)分布异常、体重增加,是包括遗传和环境因素在内的多种因素相互作用所引起的慢性代谢性疾病。肥胖症分单纯性肥胖症和继发性肥胖症两大类。临床上无明显内分泌及代谢性病因所致的肥胖症,称单纯性肥胖症。若作为某些疾病的临床表现之一,称为继发性肥胖症,约占肥胖症的1%。据估计,在西方国家成年人中,约有半数人超重和肥胖。我国肥胖症患病率也迅速上升,据《中国居民营养与健康现状(2004年)》中报道,我国成人超重率为22.8%,肥胖率为7.1%。肥胖症已成为重要的世界性健康问题之一。

一、病因与发病机制

病因未明,被认为是包括遗传和环境因素在内的多种因素相互作用的结果。总的来说,脂肪的积聚是由于摄入的能量超过消耗的能量。

1.遗传因素

肥胖症有家族聚集倾向,但遗传基础未明,也不能排除共同饮食、活动习惯的影响。

2.中枢神经系统

体重受神经系统和内分泌系统双重调节,最终影响能量摄取和消耗的效应器官而发挥作用。

3.内分泌系统

肥胖症患者均存在血中胰岛素升高,高胰岛素血症可引起多食和肥胖。

4.环境因素

通过饮食习惯和生活方式的改变,如坐位生活方式、体育运动少、体力活动不足使能量消耗减少、进食多、喜甜食或油腻食物,使摄入能量增多。

5.其他因素

(1)与棕色脂肪组织(BAT)功能异常有关:可能由于棕色脂肪组织产热代谢功能低下,使能量消耗减少。

(2)肥胖症与生长因素有关:幼年起病者多为增生型或增生肥大型,肥胖程度较重,且不易控制;成年起病者多为肥大型。

(3)调定点说:肥胖者的调定点较高,具体机制仍未明了。

二、临床表现

肥胖症可见于任何年龄,女性较多见。多有进食过多和(或)运动不足,肥胖家族史。引起肥胖症的病因不同,其临床表现也不相同。

1.体型变化

脂肪堆积是肥胖的基本表现。脂肪组织分布存在性别差异,通常男性型主要分布在腰部以上,以颈项部、躯干部为主,称为苹果型。女性型主要分布在腰部以下,以下腹部、臀部、大腿部为主,称为梨型。

2.心血管疾病

肥胖患者血容量、心排血量均较非肥胖者增加而加重心脏负担,引起左心室肥厚、扩大;心肌脂肪沉积导致心肌劳损,易发生心力衰竭。由于静脉回流障碍,患者易发生下肢静脉曲张、栓塞性静脉炎和静脉血栓形成。

3.内分泌与代谢紊乱

常有高胰岛素血症、动脉粥样硬化、冠心病等,且糖尿病发生率明显高于非肥胖者。

4.消化系统疾病

胆石症、胆囊炎发病率高,慢性消化不良、脂肪肝、轻至中度肝功能异常较常见。

5.呼吸系统疾病

由于胸壁肥厚,腹部脂肪堆积,使腹内压增高、横膈升高而降低肺活量,引起呼吸困难。严重者导致缺氧、发绀、高碳酸血症,可发生肺动脉高压和心力衰竭。还可引起睡眠呼吸暂停综合征及睡眠窒息。

6.其他

恶性肿瘤发生率升高,如女性子宫内膜癌、乳腺癌;男性结肠癌、直肠癌、前列腺癌发生率均升高。因长期负重易发生腰背及关节疼痛。皮肤皱褶易发生皮炎、擦烂,并发化脓性或真菌感染。

三、医学检查

肥胖症的评估包括测量身体肥胖程度、体脂总量和脂肪分布,其中后者对预测心血管疾病危险性更为准确。常用测量方法如下。

1.体重指数(BMI)

测量身体肥胖程度,BMI＝体重(kg)/身长(m)^2,是诊断肥胖症最重要的指标。我国成年人 BMI 值≥24 为超重,≥28 为肥胖。

2.腰围(WC)

目前认为测定腰围更为简单可靠,是诊断腹部脂肪积聚最重要的临床指标。WHO 建议男性WC＞94 cm,女性 WC＞80 cm 为肥胖。中国肥胖问题工作组建议,我国成年男性 WC≥85 cm、女性WC≥80 cm 为腹部脂肪积蓄的诊断界限。

3.腰臀比(WHR)

反映脂肪分布。腰围测量髂前上棘和第 12 肋下缘连线的中点水平,臀围测量环绕臀部的骨盆最突出点的周径。正常成人 WHR 男性＜0.90,女性＜0.85,超过此值为中央性(又称腹内型或内脏型)肥胖。

4.CT 或 MRI

计算皮下脂肪厚度或内脏脂肪量。

5.其他

身体密度测量法、生物电阻抗测定法、双能 X 线(DEXA)吸收法测定体脂总量等。

四、诊断要点

目前国内外尚未统一。根据病史、临床表现和判断指标即可诊断。在确定肥胖后,应鉴别单纯性或继发性肥胖症,并注意肥胖症并非单纯体重增加。

五、治疗

治疗要点:减少热量摄取、增加热量消耗。

1. 行为治疗

教育患者采取健康的生活方式,改变饮食和运动习惯,并自觉地长期坚持。

2. 营养治疗

控制总进食量,采用低热卡、低脂肪饮食。对肥胖患者应制订能为之接受、长期坚持下去的个体化饮食方案,使体重逐渐减轻到适当水平,再继续维持。

3. 体力活动和体育运动

体力活动和体育运动与医学营养治疗相结合,并长期坚持,尽量创造多活动的机会、减少静坐时间,鼓励多步行。运动方式和运动量应适合患者具体情况,注意循序渐进,有心血管并发症和肺功能不好的患者必须更为慎重。

4. 药物治疗

长期用药可能产生药物不良反应及耐药性,因而选择药物必须十分慎重,减重药物应根据患者个体情况在医生指导下应用。

5. 外科治疗

外科治疗仅用于重度肥胖、减重失败、又有能通过体重减轻而改善的严重并发症者。对伴有糖尿病、高血压和心肺功能疾病的患者应给予相应监测和处理。可选择使用吸脂术、切脂术和各种减少食物吸收的手术,如空肠回肠分流术、胃气囊术、小胃手术或垂直结扎胃成形术等。

6. 继发性肥胖

应针对病因进行治疗。

六、护理诊断/问题

1. 营养失调

高于机体需要量与能量摄入和消耗失衡有关。

2. 身体意像紊乱

身体意像紊乱与肥胖对身体外形的影响有关。

3. 有感染的危险

与机体抵抗力下降有关。

七、护理措施

1. 安全与舒适管理

肥胖症患者的体育锻炼应长期坚持,并提倡进行有氧运动,包括散步、慢跑、游泳、跳舞、太极拳、球类活动等,运动方式根据年龄、性别、体力、病情及有无并发症等情况确定。

(1)评估患者的运动能力和喜好。帮助患者制定每天活动计划并鼓励实施,避免运动过度和过猛。

(2)指导患者固定每天运动的时间。每次运动 30～60 分钟,包括前后 10 分钟的热身及整理运动,持续运动 20 分钟左右。如出现头昏、眩晕、胸闷或胸痛、呼吸困难、恶心、丧失肌肉控制能力等应停止活动。

2. 饮食护理

(1)评估。评估患者肥胖症的发病原因,仔细询问患者单位时间内体重增加的情况,饮食习惯,了解患者每天进餐量及次数,进食后感觉和消化吸收情况,排便习惯。有无气急、行动困难、腰痛、便秘、怕热、多汗、头晕、心悸等伴随症状及其程度。是否存在影响摄食行为的精神心理因素。

(2)制定饮食计划和目标。与患者共同制定适宜的饮食计划和减轻体重的具体目标,饮食计划应为患者能接受并长期坚持的个体化方案,护士应监督和检查计划执行情况,使体重逐渐减轻(每周降低 0.5～1 kg)直到理想水平并保持。①热量的摄入:采用低热量、低脂肪饮食,控制每日总热量的摄入。②采用混合的平衡饮食,合理分配营养比例,进食平衡饮食:饮食中蛋白质占总热量的 15%～20%,碳水化合物占 50%～55%,脂肪占 30% 以下。③合理搭配饮食:饮食包含适量优质蛋白质、复合糖类(如谷类)、足量的新鲜蔬菜(400～500 g/天)和水果(100～200 g/天)、适量维生素及微量营养素。④养成良好的饮食习惯:少食多餐、细嚼慢咽、蒸煮替代煎炸、粗细搭配、少脂肪多蔬菜、多饮水、停止夜食及饮酒、控制情绪化饮食。

3.疾病监测

定期评估患者营养状况和体重的控制情况,观察生命体征、睡眠、皮肤状况,动态观察实验室有关检查的变化。注意热量摄入过低可引起衰弱、脱发、抑郁、甚至心律失常,应严密观察并及时按医嘱处理。对于焦虑的患者,应观察焦虑感减轻的程度,有无焦虑的行为和语言表现;对于活动无耐力的患者,应观察活动耐力是否逐渐增加,能否耐受日常活动和一般性运动。

4.用药护理

对使用药物辅助减肥者,应指导患者正确服用,并观察和处理药物的不良反应。①服用西布曲明患者可出现头痛、口干、畏食、失眠、便秘、心率加快,血压轻度升高等不良反应,故禁用于冠心病、充血性心力衰竭、心律失常和脑卒中的患者。②奥利司他主要不良反应为胃肠胀气、大便次数增多和脂肪便。由于粪便中含有脂肪多而呈烂便、脂肪泻、恶臭,肛门常有脂滴溢出而容易污染内裤,应指导患者及时更换,并注意肛周皮肤护理。

5.心理护理

鼓励患者表达自己的感受;与患者讨论疾病的治疗及预后,增加战胜疾病的信心;鼓励患者自身修饰;加强自身修养,提高自身的内在气质;及时发现患者情绪问题,及时疏导,严重者建议心理专科治疗。

八、健康指导

1.预防疾病

加强患者的健康教育,特别是有肥胖家族史的儿童,妇女产后及绝经期,男性中年以上或病后恢复期尤应注意。说明肥胖对健康的危害,使其了解肥胖症与心血管疾病、高血压、糖尿病、血脂异常等密切相关。告知肥胖患者体重减轻5%～10%,就能明显改善以上与肥胖相关的心血管病危险因素以及并发症。

2.管理疾病

向患者宣讲饮食、运动对减轻体重及健康的重要性,指导患者坚持运动,并养成良好的进食习惯。

3.康复指导

运动要循序渐进并持之以恒,避免运动过度或过猛,避免单独运动;患者运动期间,不要过于严格控制饮食;运动时注意安全,运动时有家属陪伴。

(王焕利)

第八章 急诊内科疾病的护理

第一节 休 克

休克是人体在各种病因打击下引起的以有效循环血量急剧减少,组织器官的氧和血液灌流不足,末梢循环障碍为特点的一种病理综合征。

目前休克分为低血容量性休克、感染性休克、创伤性休克、心源性休克、神经源性休克和过敏性休克六类。在外科中常见的是低血容量性休克、感染性休克和创伤性休克。

一、特级护理

对休克患者 24 小时专人护理,制订护理计划,在实施过程中根据患者休克的不同阶段和病情变化,及时修改护理计划。随时做好重症护理记录。

二、严密观察病情变化

除至少每 15～30 分钟为患者测量脉搏、呼吸、血压外,还应观察以下变化:

1. 意识和表情

休克患者的神态改变如烦躁、淡漠、恐惧,昏迷是全身组织器官血液灌注不足的一种表现,应将患者仰卧位,头及躯干部抬高 20°～30°,下肢抬高 15°～20°,防止膈肌及腹腔脏器上移,影响心肺功能,并可增加回心血量,改善脑血流灌注量。

2. 皮肤色泽及温度

休克时患者面色及口唇苍白,皮肤湿冷,四肢发凉,皮肤出现出血点或淤斑,可能为休克已进入弥散性血管内凝血阶段。

3. 血压、脉压差及中心静脉压

休克时一般血压常低于 10.6/6.6 kPa(80/50 mmHg),脉压差<4 kPa(<30 mmHg)。因其是反应血容量最可靠的方法,对心功能差的患者,可放置 Swau-Gonz 导管,监测右房压、肺动脉压、肺毛细血管嵌压及心输出量,以了解患者的血容量及心功能情况。

4. 脉搏及心率

休克患者脉搏增快,随着病情发展,脉搏减速或出现心律不齐,甚至脉搏摸不到。

5. 呼吸频率和深度

注意呼吸的次数和节律,如呼吸增快、变浅,不规则为病情恶化,当呼吸每分钟增至 30 次以上或下降至 8 次以下,为病情危重。

6. 体温

休克患者体温一般偏低,感染性休克的患者,体温可突然升高至 40 ℃以上,或骤降至常温以下,均反映病情危重。

7. 瞳孔

观察双侧瞳孔的大小,对光反射情况,如双侧瞳孔散大,对光反射消失,说明脑缺氧和患者病情严重。

8. 尿量及尿比重

休克患者应留置导尿管,每小时测尿量一次,如尿量每小时少于 30 mL,尿比重增高,说明血容量不足;每小时尿量在 30 mL 以上,说明休克有好转。若输入相当量的液体后尿量仍不足平均每小时 30 mL,

则应监测尿比重和血肌酐,同时注意尿沉渣的血细胞、球型等。疑有急性肾小球坏死者,更应监测血钠、尿钠和尿肌酐,以便了解肾脏的损害情况。

三、补充血容量注意输液速度

休克主要是全身组织、器官血液灌注不足引起。护士应在血压及血液动力学监测下调节输液速度。当中心静脉压低于正常值(6~12 cmH$_2$O)时,应加快输液速度;高于正常值时,说明液体输入过多、过快,应减慢输液速度,防止肺水肿及心肺功能衰竭。

四、保持呼吸道通畅

休克(尤其是创伤性休克)有呼吸反常现象,应随时注意清除患者口腔及鼻腔的分泌物,以保持呼吸道通畅,同时给予 O$_2$ 吸入。昏迷患者口腔内应放置通气管,并注意听诊肺部,监测动脉血气分析,以便及时发现缺 O$_2$ 或通气不足。吸 O$_2$ 浓度一般为 40%~50%,每分钟 6~8 L 的流量。

五、应用血管活性药物的护理

1.从低浓度慢速开始

休克患者应用血管活性药,应从低浓度慢速开始,每 5 分钟监测血压 1 次,待血压平稳后改为每15~30 分钟监测 1 次。并按等量浓度严格掌握输液滴数,使血压维持在稳定状态。

2.严防液体外渗

静脉滴入升压药时,严防液体外渗,造成局部组织坏死。出现液体外渗时,应立即更换输液部位,外渗部位应用 0.25%普鲁卡因做血管周围组织封闭。

六、预防并发症的护理

1.防止坠床

对神态不清、烦躁不安的患者,应固定输液肢体,并加床挡防止坠床,必要时将四肢以约束带固定于床旁。

2.口腔感染

休克、神态不清的患者,由于唾液分泌少容易发生口腔感染,床旁应备口腔护理包。根据口腔 pH 值选择口腔护理液,每天做 4 次口腔护理,保持口腔清洁,神态不清的患者做口腔护理时,要认真检查黏膜有无异常。

3.肺部感染

休克、神态不清的患者由于平卧位,活动受限,易发生坠积性肺炎。因此,应每天 4 次雾化吸入,定时听诊双肺部以了解肺部情况,必要时给予吸痰。

4.压疮

休克患者由于血液在组织灌注不足,加之受压部位循环不良,极易发生压疮。因此,应保持皮肤护理,保持皮肤清洁、干燥、卧位舒适,定时翻身,按摩受压部位及骨突处,检查皮肤有无损伤,并严格接班。

(许靖涵)

第二节　昏　迷

昏迷是一种严重的意识障碍,随意运动丧失,对体内外(如语言、声音、光、疼痛等)一切刺激均无反应并出现病理反射活动的一种临床表现。在临床上,可由多种原因引起,并且是病情危重的表现之一。因此,如遇到昏迷的患者,应及时判断其原因,选择正确的措施,争分夺秒地抢救,以挽救患者生命。

昏迷的原因分为颅内、颅外因素:①颅内因素有:中枢神经系统炎症(脑膜炎、脑脓肿、脑炎等),脑血管意外(脑出血、脑梗死、蛛网膜下隙出血),占位性病变(脑肿瘤、颅内血肿),脑外伤,癫痫。②颅外病因包括:严重感染(败血症、伤寒、中毒性肺炎等),心血管疾病(休克、高血压脑病、阿-斯综合征等),内分泌与代谢性疾病(糖尿病酮症酸中毒、低血糖、高渗性昏迷、肝昏迷、尿毒症等),药物及化学物品中毒(有机磷农药、一氧化碳、安眠药、麻醉剂、乙醚等),物理因素(中暑、触电)。

一、昏迷的临床表现

昏迷是病情危重的标志,病因不同其临床表现也各异。

(1)伴有抽搐者,见于癫痫、高血压脑病、脑水肿、尿毒症、脑缺氧、脑缺血等。

(2)伴有颅内压增高者,见于脑水肿、脑炎、脑肿瘤、蛛网膜下隙出血等。

(3)伴有高血压者见于高血压脑病、脑卒中、嗜铬细胞瘤危象。

(4)伴有浅弱呼吸者见于肺功能不全、药物中毒、中枢神经损害。

(5)患者呼出气体的气味对诊断很有帮助,如尿毒症患者呼出气体有氨气味,酮症酸中毒有烂苹果味,肝昏迷有肝臭味,乙醇中毒者有乙醇味,DDV中毒有DDV味。

二、护理评估

(一)健康史

应向患者的家属或有关人员详细询问患者以往有无癫痫发作、高血压病、糖尿病以及严重的心、肝、肾和肺部等疾病。了解患者发作现场情况,发病之前有无外伤或其他意外事故(如服用毒物、高热环境下长期工作、接触剧毒化学药物和煤气中毒等),最近患者的精神状态和与周围人的关系。

(二)身体状况

1.主要表现

应向患者家属或有关人员详细询问患者的发病过程、起病时有无诱因、发病的急缓、持续的时间、演变经过;昏迷是首发症状还是由其他疾病缓慢发展而来的,昏迷前有无其他表现(指原发病的表现:如有无剧烈头痛、喷射样呕吐;有无心前区疼痛;有无剧烈的咳嗽、咳粉红色痰液、严重的呼吸困难、发绀;有无烦躁不安、胡言乱语;有无全身抽搐;有无烦渴、多尿、烦躁、呼吸深大、呼气呈烂苹果味等),以往有无类似发作史,昏迷后有无其他的表现。

2.体格检查

(1)观察检查生命体征。

1)体温:高热提示有感染性或炎症性疾患。过高可能为中暑或中枢性高热(脑干或下丘脑损害)。过低提示为休克、甲状腺功能低下、低血糖、冻伤或镇静安眠药过量。

2)脉搏:不齐可能为心脏病。微弱无力提示休克或内出血等。过速可能为休克、心力衰竭、高热或甲亢危象。过缓可能为房室传导阻滞或阿-斯综合征。缓慢而有力提示颅内压增高。

3)呼吸:深而快的规律性呼吸常见于糖尿病酸中毒,称为Kussmual呼吸;浅而快速的规律性呼吸见于休克、心肺疾患或安眠药中毒引起的呼吸衰竭;脑的不同部位损害可出现特殊的呼吸类型,如潮式呼吸提示大脑半球广泛损害,中枢性过度呼吸提示病变位于中脑被盖部,长吸式呼吸为桥脑上部损害所致,丛集式呼吸系脑桥下部病变所致,失调式呼吸是延髓特别是其下部损害的特征性表现。

4)血压:过高提示颅内压增高、高血压脑病或脑出血。过低可能为脱水、休克、心肌梗死、镇静安眠药中毒、深昏迷状态等。

昏迷时不同水平脑组织受损的表现见表8-1。

表 8-1　昏迷对不同水平脑组织受损的表现

脑受损部位	意识	呼吸	瞳孔	眼球运动	运动功能
大脑	嗜睡、昏睡、昏迷、去皮质状态	潮式呼吸	正常	游动、向病灶侧凝视	偏瘫、去皮质强直
间脑	昏睡、昏迷、无动性缄默	潮式呼吸	小	游动、向病灶侧凝视	偏瘫、去皮质强直
中脑	昏睡、昏迷、无动性缄默	过度换气	大、光反应消失	向上或向下偏斜	交叉偏、去大脑强直
脑桥	昏睡、昏迷、无动性缄默	长吸气性、喘息性	小如针尖样	浮动向病灶对侧凝视	交叉偏、去大脑强直较轻
延髓	昏睡、昏迷、无动性缄默	失调性、丛集性呼吸	小或大	眼-脑反射消失	交叉性瘫呈迟缓状态

（2）神经系统检查。

1）瞳孔：正常瞳孔直径为 2.5～4 mm，小于 2 mm 为瞳孔缩小，大于 5 mm 为瞳孔散大。双侧瞳孔缩小见于吗啡中毒、有机磷杀虫药中毒、巴比妥类药物中毒、中枢神经系统病变等，如瞳孔针尖样缩小（小于 1 mm），常为桥脑病变的特征，1.5～2.0 mm 常为丘脑或其下部病变。双侧瞳孔散大见于阿托品、山莨菪碱、多巴胺等药物中毒，中枢神经病变见于中脑功能受损；双侧瞳孔散大且对光反射消失表示病情危重。两侧瞳孔大小若相差 0.5 mm 以上，常见于小脑天幕病及 Horner 征。

2）肢体瘫痪：可通过自发活动的减少及病理征的出现来判断昏迷患者的瘫痪肢体。昏迷程度深的患者可重压其眶上缘，疼痛可刺激健侧上肢出现防御反应，患侧则无；可观察患者面部疼痛的表情判断有无面瘫；也可将患者双上肢同时托举后突然放开任其坠落，瘫痪侧上肢坠落较快，即坠落试验阳性；偏瘫侧下肢常呈外旋位，且足底的疼痛刺激下肢回缩反应差或消失，病理征可为阳性。

3）脑膜刺激征：伴有发热者常提示中枢神经系统感染；不伴发热者多为蛛网膜下隙出血。如有颈项强直应考虑有无中枢神经系统感染、颅内血肿或其他造成颅内压升高的原因。

4）神经反射：昏迷患者若没有局限性的脑部病变，各种生理反射均呈对称性减弱或消失，但深反射也可亢进。昏迷伴有偏瘫时，急性期患侧肢体的深、浅反射减退。单侧病理反射阳性，常提示对侧脑组织存在局灶性病变，如果同时出现双侧的病理反射阳性，表明存在弥漫性颅内损害或脑干病变。

5）姿势反射：观察昏迷患者全身的姿势也很重要，临床上常见两种类型：一种为去大脑强直，表现为肘、腕关节伸直，上臂内旋和下肢处于伸展内旋位。提示两大脑半球受损且中脑及间脑末端受损。另一种为去皮质强直，表现为肘、腕处于弯曲位，前臂外翻和下肢呈伸展内旋位。提示中脑以上大脑半球受到严重损害。这两种姿势反射，可为全身性，亦可为一侧性。

（3）检查患者有无原发病的体征：有无大小便失禁，呼气有无特殊气味，皮肤颜色有无异常，肢端是否厥冷，肺部听诊有无湿啰音，听诊心脏的心音有无低钝，有无心脏杂音，腹肌有无紧张，四肢肌肉有无松弛，四肢肌力有无减退，眼球偏向哪侧，眼底检查有无视乳头水肿。

（三）心理状况

由于患者病情发展快，病情危重，抢救中紧张的气氛，繁多的抢救设施，常引起患者家属的焦虑，而病情的缓解需要时间，家属常因关心患者而产生对治疗效果不满意。

（四）实验室检查

（1）CT 或 MRI：怀疑脑血管意外的患者可采取本项目，可显示病变的性质、部位和范围。

（2）脑脊液检查：怀疑脑膜炎、脑炎、蛛网膜下隙出血的患者可选择，可提示病变的原因。

（3）血糖、尿酮测定：怀疑糖尿病酮症酸中毒、高渗性昏迷、低血糖的患者可选择本项目，能及时诊断，并在治疗中监测病情变化。此外，根据昏迷患者的其他病因选择相应的检查项目，以尽快做出诊断，为挽救患者生命争取时间。

（五）判断昏迷程度

由于昏迷患者无法沟通，导致询问病史困难，因此，护士能够正确地进行病情观察和判断就显得非常重要，首先应先确认呼吸和循环系统是否稳定，而详细完整的护理体检应等到对患者昏迷的性质和程度判断后再进行。

1.临床分级法

主要是给予言语和各种刺激,观察患者反应情况,加以判断,如呼叫姓名、推摇肩臂、压迫眶上切迹、针刺皮肤、与之对话和嘱其执行有目的的动作等。注意区别意识障碍的不同程度:①嗜睡:是程度最浅的一种意识障碍,患者经常处于睡眠状态,唤醒后定向力基本完整,但注意力不集中,记忆稍差,如不继续对答,很快又入睡。②昏睡:处于较深睡眠状态,不易唤醒,醒时睁眼,但缺乏表情,对反复问话仅能做简单回答,回答时含混不清,常答非所问,各种反射活动存在。③昏迷:意识活动丧失,对外界各种刺激或自身内部的需要不能感知。按刺激反应及反射活动等可分三度(表8-2)。

表 8-2　昏迷的临床分级

昏迷分级	疼痛刺激反应	无意识自发动作	腱反射	瞳孔对光反射	生命体征
浅昏迷	有反应	可有	存在	存在	无反应
中昏迷	重刺激可有	很少	减弱或消失	迟钝	轻度变化
深昏迷	无反应	无	消失	消失	明显变化

2.昏迷量表评估法

(1)格拉斯哥昏迷计分法:(GCS)是在1974年英国Teasdale和Jennett制定的。以睁眼(觉醒水平)、言语(意识内容)和运动反应(病损平面)三项指标的15项检查结果来判断患者昏迷和意识障碍的程度。以上三项检查共计15分,凡积分低于8分,预后不良;5~7分预后恶劣;积分小于4分者罕有存活。即以GCS分值愈低,脑损害的程度愈重,预后亦愈差。而意识状态正常者应为满分(15分)。

此评分简单易行,比较实用。但临床发现:3岁以下小孩不能合作;老年人反应迟钝,评分偏低;语言不通、聋哑人、精神障碍患者等使用受到限制;眼外伤影响判断;有偏瘫的患者应根据健侧作判断依据。此外,有人提出,Glasgow昏迷计分法用于评估患者意识障碍的程度,不能反映出极为重要的脑干功能状态(表8-3)。

表 8-3　GCS 计分法

记分项目	反应	计分
Ⅰ.睁眼反应	自动睁眼	4
	呼唤睁眼	3
	刺激睁眼	2
	任何刺激不睁眼	1
Ⅱ.语言反应	对人物、时间、地点定向准确	5
	不能准确回答以上问题	4
	胡言乱语、用词不当	3
	散发出无法理解的声音	2
	无语言能力	1
Ⅲ.运动反应	能按指令动作	6
	对刺痛能定位	5
	对刺痛能躲避	4
	刺痛时肢体屈曲(去皮质强直)	3
	刺痛时肢体过伸(去大脑强直)	2
	对刺痛无任何反应	1
总分		

(2)Glasgow-Pittsburgh昏迷观察表:在GCS的临床应用过程中,有人提出尚需综合临床检查结果进行全面分析,同时又强调脑干反射检查的重要性。为此,Pittsburgh又加以改进补充了另外四个昏迷观察项目,即对光反射、脑干反射、抽搐情况和呼吸状态,称之Glasgow-Pittsburgh昏迷观察表,见表8-2。合

计为七项 35 级,最高为 35 分,最低为 7 分。在颅脑损伤中,35～28 分为轻型,27～21 分为中型, 20～15 分为重型,14～7 分为特重型颅脑损伤。该观察表即可判定昏迷程度,也反映了脑功能受损水平 (表 8-4)。

表 8-4　Glasgow-Pittsburgh 昏迷观察表

	项目	评分		项目	评分
Ⅰ.睁眼反应	自动睁眼	4		大小不等	2
	呼之睁眼	3		无反应	1
	疼痛引起睁眼	2	Ⅴ.脑干反射	全部存	5
	不睁眼	1		睫毛反射消失	4
Ⅱ.语言反应	言语正常(回答正确)	5		角膜反射消失	3
	言语不当(回答错误)	4		眼脑及眼前庭反射消失	2
	言语错乱	3		上述反射皆消失	1
	言语难辨	2	Ⅵ.抽搐情况	无抽搐	5
	不语	1		局限性抽搐	4
Ⅲ.运动反应	能按吩咐动作	6		阵发性大发作	3
	对刺激能定位	5		连续大发作	2
	对刺痛能躲避	4		松弛状态	1
	刺痛肢体屈曲反应	3	Ⅶ.呼吸状态	正常	5
	刺痛肢体过伸反应	2		周期性	4
	无反应(不能运动)	1		中枢过度换气	3
Ⅳ.对光反应	正常	5		不规则或低换气	2
	迟钝	4		呼吸停止	1
	两侧反应不同	3			

三、护理诊断

1.意识障碍

与各种原因引起的大脑皮质和中脑的网状结构发生有度抑制有关。

2.清理呼吸道无效

与患者意识丧失不能正常咳嗽有关。

3.有感染的危险

与昏迷患者的机体抵抗力下降、呼吸道分泌物排出不畅有关。

4.有皮肤完整性受损的危险

与患者意识丧失而不能自主调节体位、长期卧床有关。

四、护理目标

(1)患者的昏迷减轻或消失。

(2)患者的皮肤保持完整,无压疮发生。

(3)患者无感染的发生。

五、昏迷的救治原则

昏迷患者的处理原则。主要是维持基本生命体征,避免脏器功能的进一步损害,积极寻找和治疗病因。具体包括以下内容:

（1）积极寻找和治疗病因。

（2）维持呼吸遭通畅，保证充足氧供，应用呼吸兴奋剂，必要时进行插管行辅助呼吸。

（3）维持循环功能，强心，升压，抗休克。

（4）维持水、电解质和酸碱平衡。对颅内压升高者，应迅速给予脱水治疗。每日补液量 1 500～2 000 mL，总热量约 1 500～2 000 kcal 左右。

（5）补充葡萄糖，减轻脑水肿，纠正低血糖。用法是每次 50% 葡萄糖溶液 60～100 mL 静脉滴注，每 4～6 小时一次。但疑为高渗性非酮症糖尿病昏迷者，最好等血糖结果回报后再给葡萄糖。

（6）对症处理。防治感染，控制高血压、高热和抽搐，注意补充营养。注意口腔呼吸道、泌尿道和皮肤护理。

（7）给于脑细胞代谢促进剂。

六、护理措施

（一）急救护理

（1）速使患者安静平卧，下颌抬高以使呼吸通畅。

（2）松解腰带、领扣，随时清除口咽中的分泌物。

（3）呼吸暂停者立即给氧或口对口人工呼吸。

（4）注意保暖，尽量少搬动患者。

（5）血压低者注意抗休克。

（6）有条件尽快输液。

（7）尽快呼叫急救站或送医院救治。

（二）密切观察病情

（1）密切观察患者的生命指征，神志、瞳孔的变化，神经生理反射有无异常，注意患者的抽搐、肺部的啰音、心音、四肢肢端温度、尿量、眼底视神经、脑膜刺激征、病理反射等，并及时、详细记录，随时对病情做出正确的判断，以便及时通知医生并及时做出相应的护理，并预测病情变化的趋势，采取措施预防病情的恶化。

（2）如患者出现呼吸不规则（潮式呼吸或间停呼吸）、脉搏减慢变弱、血压明显波动（迅速升高或下降）、体温骤然升高、瞳孔散大、对光反射消失，提示患者病情恶化，须及时通知医生，并配合医生进行抢救。

（三）呼吸道护理

协助昏迷患者取平卧位，头偏向一侧，防止呕吐物误吸造成窒息（图 8-1）。帮助患者肩下垫高，使颈部舒展，防止舌后坠阻塞呼吸道，保持呼吸道通畅。立即检查口腔、喉部和气管有无梗阻，及时吸引口、鼻内分泌物，痰黏稠时给予雾化吸入。用鼻管或面罩吸氧，必要时需插入气管套管，机械通气。一般应使 PaO_2 至少高于 80 mmHg（10.67 kPa），$PaCO_2$ 在 30～35 mmHg（4～4.67 kPa）左右。

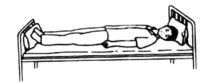

图 8-1　昏迷患者的卧位

（四）基础护理

（1）预防感染：每 2～3 小时翻身拍背一次，并刺激患者咳嗽，及时吸痰。口腔护理 3～4 次/天，为防止口鼻干燥，可用 0.9% 氯化钠水溶液纱布覆盖口鼻。患者眼睑不能闭合时，涂抗生素眼膏加盖纱布。做好会阴护理，防止泌尿系感染。

（2）预防压疮：昏迷患者由于不能自主调整体位，肢体长期受压容易发生压疮，护理人员应每天观察患者的骶尾部、股骨大转子、肩背部、足跟、外踝等部位，保持床单柔软、清洁-平整，勤翻身，勤擦洗，骨突处做定时按摩,协助患者被动活动肢体,并保持功能位,有条件者可使用气垫床。

(3)控制抽搐:可镇静止痉,目前首选药物是地西泮,10～20 mg 静脉滴注,抽搐停止后再静脉滴注苯妥英钠 0.5～1.0 g,可在 4～6 小时内重复给药。

(4)营养支持:给昏迷患者插胃管,采取管喂补充营养,应保证患者每天摄入高热量、高蛋白、高维生素、易消化的流质饮食,如牛奶、豆浆或混合奶、菜汤、肉汤等。维生素 B 族有营养神经的作用,应予以补充。鼻饲管应每周清洗、消毒一次。

(5)清洁卫生:①每天帮患者清洁皮肤,及时更换衣服,保持床铺的清洁干燥;如患者出现大小便失禁,应及时清除脏衣服,用清水清洁会阴部皮肤,迅速更换干净的衣服,长期尿失禁或尿潴留的患者,可留置尿管,定期开放(每 4 小时一次),每天更换一次尿袋,每周更换一次尿管,每天记录尿量和观察尿液颜色,如患者意识转清醒后,应及时拔出尿管,鼓励和锻炼患者自主排尿;如患者出汗,应及时抹干净,防止患者受凉。②每天对患者进行口腔清洁,观察口腔和咽部有无痰液或其他分泌物、呕吐物积聚,如发现有,应及时清理口咽部和气管,防止患者误吸造成窒息。

(五)协助医生查明和去除病因

(1)遵医嘱采取血液、尿液、脑脊液、呕吐物等标本进行相应的检查,以查明患者昏迷的病因。

(2)及时建立静脉通道,为临床静脉用药提供方便。

(3)针对不同病因,遵照医嘱采取相应的医疗措施进行抢救。如有开放性伤口应及时止血、缝合、包扎;如消化道中毒者,及时进行催吐、洗胃、注射解毒剂;如糖尿病酮症酸中毒患者,及时应用胰岛素治疗并迅速补充液体;如癫痫持续状态患者,应及时应用苯妥英钠等药物。

(4)遵照医嘱维持患者的循环和脑灌注压,对直接病因已经去除的患者,可行脑复苏治疗(应用营养脑细胞的药物)以促进神经功能的恢复。

(六)健康教育

应向患者家属介绍如何照顾昏迷的患者,应注意哪些事项,如病情恶化,应保持镇静,及时与医生和护士联系。患者意识清醒后,应向患者和家属宣传疾病的知识,指导他们如何避免诱发原发病病情恶化的因素,并指导患者学会观察病情,及时发现恶化征象,及时就诊,以防止昏迷的再次发生。

七、护理评价

(1)患者的意识是否转清醒。

(2)患者的痰液是否有效排出。

(3)呼吸道是否保持通畅。

(4)皮肤是否保持完整,有无压疮,肺部有无感染发生。

(许靖涵)

第三节　急性中毒

一、急性中毒的诊断

急性中毒的诊断主要根据中毒病史和临床表现以及实验室检查。

(一)中毒病史

采集中毒病史是诊断的首要环节。生产性中毒者重点询问工种、操作过程,接触的毒物种类和数量、接触途径、同伴发病情况。非生产性中毒者,了解患者的精神状态、本人或家人经常服用的药物,收集患者可能盛放毒物的容器、纸袋和剩余毒物。仔细询问发病过程、症状、治疗药物与剂量及治疗反应等。

（二）临床表现

急性中毒常有其特征性临床表现,现将具有这些特征的常见毒物举例如下。

1. 呼气、呕吐物和体表的气味

蒜臭味:有机磷农药,磷。

酒味:酒精及其他醇类化合物。

苦杏仁味:氰化物及含氰苷果仁。

尿味:氨水,硝酸铵。

其他有特殊气味的毒物:汽油,煤油,苯,硝基苯。

2. 皮肤黏膜

樱桃红:氰化物,一氧化碳。

潮红:酒精,抗胆碱药(含曼陀罗类)。

发绀:亚硝酸盐,苯的氨基与硝基化合物。

多汗:有机磷毒物,毒蘑菇,解热镇痛剂。

无汗:抗胆碱药。

牙痕:毒蛇和毒虫咬蜇中毒。

3. 眼

瞳孔缩小:有机磷毒物,阿片类。

瞳孔扩大:抗胆碱药,苯丙胺类,可卡因。

视力障碍:有机磷毒物,甲醇,肉毒毒素。

4. 口腔

流涎:有机磷毒物,毒蘑菇。

口干:抗胆碱药,苯丙胺类。

5. 神经系统

嗜睡、昏迷:镇静催眠药,抗组胺类,抗抑郁药,醇类,阿片类,有机磷毒物,有机溶剂等。

抽搐惊厥:毒鼠强,氟乙酰胺,有机磷毒物,氯化烃类,氰化物,肼类(如异烟肼),士的宁。

肌肉颤动:有机磷毒物,毒扁豆碱。

谵妄:抗胆碱药。

瘫痪:肉毒毒素,可溶性钡盐。

6. 消化系统

呕吐:有机磷毒物,毒蘑菇。

腹绞痛:有机磷毒物,毒蘑菇,巴豆,砷、汞化合物,腐蚀性毒物。

腹泻:毒蘑菇,砷、汞化合物,巴豆,蓖麻子。

7. 循环系统

心动过速:抗胆碱药,拟肾上腺素药,醇类。

心动过缓:有机磷毒物,毒蘑菇,乌头,可溶性钡盐,毛地黄类,β受体阻断剂,钙拮抗剂。

血压升高:苯丙胺类,拟肾上腺素药。

血压下降:亚硝酸盐类,各种降压药。

8. 呼吸系统

呼吸减慢:阿片类,镇静安眠药。

哮喘:刺激性气体,有机磷毒物。

肺水肿:刺激性气体,有机磷农药。

急性中毒常侵犯多种器官,不同的毒物中毒侵犯的器官亦异,各种急性中毒引起的不同系统中毒的表现和相关的中毒毒物及可能的中毒机制见表8-5。

表 8-5　急性中毒的临床表现、相关毒物和中毒机制

中毒表现	相关毒物和中毒机制
皮肤黏膜	
1.灼伤	直接腐蚀作用:强酸、强碱、甲醛、苯酚、甲酚皂溶液(来苏儿)
2.发绀	(1)肺水肿:有机磷杀虫剂、刺激性气体、安妥
	(2)高铁血红蛋白血症:亚硝酸盐、苯胺、硝基苯等
3.黄疸	(1)肝损害:四氯化碳、抗结核药、雄激素、毒蕈等
	(2)溶血性贫血:苯胺、硝基苯、有毒动植物(毒蛇、毒蕈)
眼	
1.瞳孔扩大	抗胆碱能作用:阿托品和莨菪碱类
2.瞳孔缩小	胆碱能作用:有机磷杀虫剂、氨基甲酸酯类杀虫剂
3.视神经损害	致代谢障碍:甲醇
呼吸系统	
1.呼吸气味	乙醇(酒味);氰化物(苦杏仁味);有机磷杀虫剂、黄磷、铊(蒜味);硫化氢(臭蛋味);氯化氢胆碱(鱼腥样臭味)
2.呼吸加快	酸中毒:水杨酸类、甲醇
3.呼吸减慢或无力	(1)窒息性毒物:一氧化碳、硫化氢、氰化物
	(2)中枢神经抑制:麻醉药、镇静安眠药、抗精神失常药
	(3)神经肌肉接头麻醉:箭毒、肉毒、蛇毒、河豚
4.呼吸困难	肺水肿:同发绀
循环系统	
1.心律失常	(1)强心苷:洋地黄、夹竹桃、蟾蜍
	(2)兴奋迷走神经:乌头、附子
	(3)兴奋交感神经拟肾上腺素药、三环类抑郁药
	(4)心肌损害:吐根碱、砷剂、锑剂、磷化氢
2.心脏骤停	(1)毒物直接作用于心肌:洋地黄、奎尼丁、氨茶碱、吐根碱
	(2)缺氧:窒息性毒物
	(3)低钾血症:可溶性钡盐、棉酚、排钾性利尿剂
3.低血压、休克	(1)窒息性毒物
	(2)中枢神经抑制:麻醉药、镇静安眠药、抗精神失常药
	(3)降血压药
	(4)剧烈吐泻:三氧化二砷、二氧化汞、硫酸铜
	(5)有毒动物:毒蛇、毒蜘蛛、河豚
消化系统	
急性胃肠炎症状	(1)直接刺激:三氧化二砷等金属
	(2)胆碱能作用:有机磷杀虫剂、毒蕈等
泌尿系统	
急性肾衰竭	(1)肾小管中毒:升汞、四氯化碳、氨基糖甙类抗生素、噻嗪类利尿药、有毒动植物(毒蕈、鱼胆、斑蝥)
	(2)肾缺血:上述引起低血压、休克的毒物
	(3)肾小管堵塞:磺胺药的磺胺结晶、砷化氢引起的血红蛋白尿
血液系统	
1.溶血性贫血	红细胞破坏增多:苯胺、硝基苯、有毒的动植物(毒蛇、毒蕈)
2.再生障碍性贫血或白细胞减少	骨髓造血抑制:抗肿瘤药、放射病

续 表

中毒表现	相关毒物和中毒机制
3.出血	(1)血小板减少:见上述骨髓造血抑制
	(2)血小板功能异常:阿司匹林
	(3)凝血功能异常:肝素、香豆素类、敌鼠钠盐等
神经系统	
1.昏迷	(1)中枢神经抑制:麻醉药、镇静安眠药、抗精神失常药
	(2)抑制呼吸中枢:有机溶剂
	(3)缺氧:窒息样毒物、亚硝酸盐、有机磷杀虫剂等
2.惊厥	(1)窒息性毒物
	(2)中枢神经兴奋药、抗抑郁药
	(3)其他:异烟肼、有机氯杀虫剂

（三）实验室检查

毒物的实验室过筛对确定诊断和判定毒物类型有帮助,急性口服中毒者,检验呕吐物和胃抽吸物或尿液,其阳性率大于血液,对中毒的靶器官可进行相应的功能和器械检查。对于慢性中毒,检查环境中及病尿和血液中的毒物,可帮助确诊或排除诊断。

1.毒物分析

从可疑物质、食物和水检查毒物,也可从中毒患者呕吐物、洗胃液、血、尿检查毒物或其分解产物。

2.特异性化验检查

如有机磷中毒血液胆碱酯酶活性减低,一氧化碳中毒血中可测出碳氧血红蛋白,亚硝酸盐中毒血中可检出高铁血红蛋白。

3.非特异性化验检查

根据病情进行检查:血常规、血气分析、血清电解质、血糖、肌酐、尿素氮、肝功、心电图、X线检查、CT等,从而了解各脏器的功能及并发症。

（四）急性中毒的诊断

若突然出现昏迷、惊厥、呼吸困难、发绀、呕吐等危重症状和体征,又有明确的毒物接触史,平素健康者,诊断急性中毒不难,解毒药试验治疗有效和相应毒物的实验室鉴定可帮助确诊,尤其对毒物接触史不明确者更有意义,还要进行相应的鉴别诊断(图 8-2)。

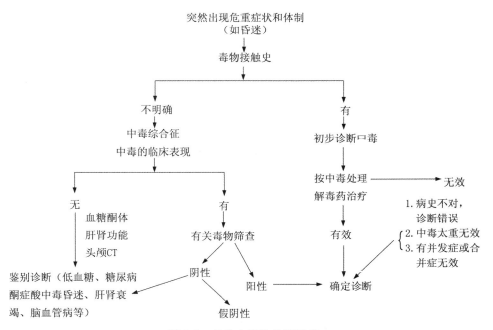

图 8-2　急性中毒的诊断思路

297

二、急性中毒的救治

急性中毒的救治原则是阻止毒物继续作用于人体和维持生命,包括清除未被吸收的毒物、促进已吸收进入血液毒物的排除、特异性抗毒治疗及对症支持疗法。

急救:危重患者先检查生命体征如呼吸、血压、心率和意识状态,立即采取有效急救措施,保证有效循环和呼吸功能。

(一)清除未被吸收的毒物

1.呼吸道染毒

脱离染毒环境,撤至上风或侧风方向,以3‰硼酸、2‰碳酸氢钠拭洗鼻咽腔及含嗽。

2.皮肤染毒

脱去染毒衣服,用棉花、卫生纸吸去肉眼可见的液态毒物,用镊子夹去毒物颗粒,对染毒的皮肤用5‰碳酸氢钠液或肥皂水清洗。

3.眼睛染毒

毒物液滴或微粒溅入眼内或接触有毒气体时,用3‰硼酸、2‰碳酸氢钠或大量清水冲洗。

4.经口中毒

(1)催吐:对神志清醒胃内尚存留有毒物者,立即催吐。常用催吐方法:用压舌板探触咽腭弓或咽后壁催吐,吐前可令其先喝适量温水或温盐水200~300 mL,或口服1/2 000高锰酸钾200~300 mL;口服吐根糖浆15~20 mL,以少量水送服;皮下注射阿扑吗啡3~5 mg(只用于成人)。腐蚀性毒物中毒、惊厥、昏迷、肺水肿,严重心血管疾病及肝病禁催吐,孕妇慎用。

(2)洗胃:经口中毒者,胃内毒物尚未完全排空,可用洗胃法清除毒物。一般在摄入4~6小时内效果最好,饱腹、中毒量大或减慢胃排空的毒物,超过6小时仍要洗胃。腐蚀性毒物中毒禁洗胃,昏迷者要防止误吸。常用洗胃液为1:5 000高锰酸钾,2‰~4‰碳酸氢钠,紧急情况下用一般清水。腐蚀性毒物中毒早期用蛋清或牛奶灌入后吸出1~2次。若已知毒物种类,可选用含相应成分的洗胃液(表8-6),以利于解毒,特别是活性炭作为强有力的吸附剂,能有效地吸收毒物促进排泄,近年来受到重视。

表 8-6　已知毒物对洗胃液的选择

洗胃液的种类	适用的毒物	禁用(无效)的毒物
保护剂		
5%牛奶或蛋清	一般腐蚀性毒物、硫酸铜、氯酸盐、铬酸盐	
溶解剂		
液体石蜡	脂溶性毒物:汽油、煤油等	
吸附剂		无效的毒物:汞、铁、锂、溴化物、碳酸氢物、无机酸和
10%活性炭悬液	大多数毒物,除外右侧无效的毒物	碱、乙醇
氧化解毒剂		
1:5000高锰酸钾	催眠药、镇静药、阿片类、烟碱、生物碱、氰化物、砷化物、无机磷、士的宁	禁用:硫代磷酸酯如对硫磷等
中和剂		
0.3%氧化镁	硫酸、阿司匹林、草酸	
10%面糊和淀粉	碘、碘化物	
沉淀剂		
2%碳酸氢钠	有机磷杀虫剂、氨基甲酸酯类、拟菊酯类、苯、铊、汞、硫、铬、硫酸亚铁、磷	禁用:敌百虫和强酸(硫酸、硝酸、盐酸、碳酸)
1%~3%鞣酸	吗啡类、辛可芬、洋地黄、阿托品、草酸、乌头、藜芦、发芽马铃薯、毒蕈	
5%硫酸钠	氯化钡、碳酸钡	
5%氯化钙	氟化物	

洗胃宜用较粗的胃管,以防食物堵塞。洗胃时应先吸出胃内容物留作毒物鉴定,然后再灌入洗胃液,每次灌入 300～500 mL,反复灌洗,洗胃液总量根据情况而定,一般洗至无毒物气味或高锰酸钾溶液不变色为止,一般成人常需 2～5 L,个别可达 10 L;在拔出胃管时,应将胃管前部夹住,以免残留在管内的液体流入气管而引起吸入性肺炎和窒息。洗胃的禁忌证与催吐的相同,但昏迷患者可气管插管后洗胃,以防误吸。

(3)吸附:洗胃后从胃管灌入药用活性炭 50～100 g 的悬浮液 1～2 次。

(4)导泻:用以清除肠道内尚未吸收的毒物。灌入吸附剂后,再注入泻药如 50％硫酸镁 50 mL、20％甘露醇 50～100 mL。肾功能不全者和昏迷患者不宜使用硫酸镁,以免抑制中枢神经系统。一般不用油类泻药,以免促进脂溶性毒物吸收。近年来提出有效的导泻剂是山梨醇 1～2 g/kg。

(5)洗肠:经导泻处理如无下泻,可用盐水、温水高位灌肠数次。灌肠适用于毒物已摄入 6 小时以上,而导泻尚未发生作用者,对抑制肠蠕动的毒物(如巴比妥类、阿托品类和阿片类等)和重金属所致中毒等尤其适用,而腐蚀剂中毒时禁用。一般用 1％温肥皂水 500～1 000 mL 做高位连续灌洗,若加入活性炭会促使毒物吸附后排出。

(二)排除已吸收进入血液的毒物

1.加强利尿

大量输液加利尿剂,清除大部分分布于细胞外液、与蛋白质结合少,主要经肾由尿排除的毒物或代谢产物。利尿剂与控制尿 pH 相结合可增加毒物的离子化,减少肾小管的再吸收,加速毒物排出。碱性利尿(5％碳酸氢钠静滴使尿 pH 达到 7.5～9.0)对下列毒物排泄效果好:苯巴比妥、阿斯匹林、磺胺。酸性利尿(维生素 C 静滴使尿 pH 达到 4.5～6.0)对苯丙胺类、奎宁、奎尼丁有效。

加强利尿时应注意水、电解质、酸碱平衡,禁忌证为心肾功能不全、低钾等。

2.血液置换

放出中毒者含有毒物的血液,输入健康供血者的血液作置换以排除已吸收的毒物。特别适用于溶血性毒物(如砷化氢)、形成高铁血红蛋白的毒物(如苯胺)及水杨酸类中毒。因大量输血易产生输血反应及其他并发症,目前此法已少用,但在无特效抗毒药及其他有效排除血中毒物方法的情况下,仍可采用。

3.血液透析

血液透析适用于分子量在 350 道尔顿以下、水溶性、不与蛋白质结合、在体内分布比较均匀的毒物中毒,毒物可经透析液排除体外。急性中毒血液透析的适应证:摄入大量可透析的毒物;血药浓度高已达致死量;临床症状重,一般治疗无效;有肝、肾功能损害;已发生严重并发症。

血液透析可清除的毒物如:巴比妥类、副醛、水合氯醛、苯海拉明、苯妥英钠、苯丙胺类、酒精、甲醇、异丙醇、乙二醇、柳酸盐、非那西丁、各种抗生素、卤素化合物、硫氰酸盐、氯酸钠(钾)、重铬酸钾、地高辛、氨甲喋呤、奎宁等。

4.血液灌流

血液灌流适用于分子量大、非水溶性、与蛋白质结合的毒物,比血液透析效果好。适应证与血液透析同。

适用于血液灌流清除的药物如:短效巴比妥类、安眠酮、导眠能、安定类、眠尔通、吩噻嗪类、阿米替林、去郁敏、丙咪嗪、地高辛、普鲁卡因酰胺、毒蕈毒素、有机氯农药、百草枯、有机磷农药等。

5.血浆置换

理论上对存在血浆中的任何毒物均可清除,但实际应用于与血浆蛋白结合牢固,不能以血液透析或血液灌流清除的毒物中毒。用血液分离机可以在短时间内连续从患者体内除去含有毒物的血浆,输入等量的置换液,方法简便安全。

(三)特效解毒治疗

急性中毒诊断明确后,应及时针对不同中毒毒物使用特效解毒剂治疗,常用特效解毒剂见表 8-7。

表 8-7　常用特效解毒剂

特效解毒剂	适应证
纳洛酮	阿片类麻醉性镇痛剂中毒
氯解磷定、碘解磷定、双复磷	有机磷化合物中毒
盐酸戊乙奎醚、阿托品、东莨菪碱	有机磷化合物中毒
二巯丁二钠、二巯丙磺钠	砷、汞、锑等中毒
依地酸钙钠、喷替酸钙钠	铅、铜、镉、钴等中毒
普鲁士蓝(亚铁氰化铁)	铊中毒
去铁胺	急性铁剂过量中毒
亚甲蓝(美蓝)	亚硝酸钠、苯胺等中毒
维生素 K_1	抗凝血类杀鼠剂中毒
氟马西尼	苯二氮䓬类药物中毒
维生素 B_6	肼类(含异烟肼)中毒
亚硝酸钠、亚硝酸异戊酯	氰化物中毒
硫代硫酸钠	氰化物中毒
乙醇	甲醇中毒
毒扁豆碱、催醒宁	莨菪类药物中毒
乙酰半胱氨酸(痰易净)	对乙酰氨基酚(扑热息痛)中毒
乙酰胺(解氟灵)	有机氟农药中毒
氧、高压氧	一氧化碳中毒
特异性地高辛抗体片段	地高辛类药物中毒
各种抗毒血清	肉毒、蛇毒、蜘蛛毒等中毒

特异的解毒药应用后会获得显著疗效,宜尽早使用。常用解毒药的种类、作用机制和用法详见表 8-8。

表 8-8　常用解毒药的种类、作用机制和用法

解毒药	拮抗毒物	作用机制	用法
依地酸钙钠	铅	形成螯合物	1 g/天静滴,3 天为一疗程,休息 3~4 天可重复
二巯丙醇	砷、汞	同上	2~3 mg/kg 肌注,第 1~2 天每 4~6 小时 1 次,第 3~10 天每日 2 次
二巯丙磺钠	砷、汞、铜、锑	同上	5% 溶液 5 mL/天肌注,3 天为一疗程,休息 4 天后可重复
二巯丁二钠	锑、铅、汞、砷、铜	同上	1~2 g/天静注或肌注,连用 3 天为一疗程,休息 4 天可重复
去铁胺	铁	同上	肌注:开始 1 g,以后每 4 小时 1 次,每次 0.5 g,注射 2 天后,每 4~12 小时一次,一日总量<6 g;静注:剂量同肌注,速度保持 15 mg(kg·h)
亚甲蓝(美蓝)	亚硝酸盐、苯胺、硝基苯	还原高铁血红蛋白	1~2 mg/kg 稀释后缓慢静注,必要时 30~60 分钟后重复一次
亚硝酸钠	氰化物	形成氰化高铁血红蛋白	3% 溶液 10 mL 缓慢静注(速度 2 mL/min)
硫代硫酸钠	氰化物	形成毒性低的硫氰酸盐	25% 溶液 50 mL 缓慢静注,紧接在亚硝酸钠后用
盐酸戊乙奎醚	有机磷杀虫剂	抗胆碱能作用	见有机磷中毒部分
阿托品	有机磷杀虫剂、氨基甲酸酯类	抗胆碱能作用	见有机磷中毒部分
氯磷定	有机磷杀虫剂	复活胆碱酯酶	见有机磷中毒部分
纳洛酮	阿片类	拮抗阿片受体	肌注或静注:每次 0.4~0.8 mg,根据病情重复
氟马西尼	苯二氮䓬类	拮抗苯二氮䓬受体	开始静注 0.3 mg,60 秒内未达到要求可重复,连续总量达 20 mg

(四)对症支持疗法

急性中毒不论有无特效解毒药物,应及时给予一般内科对症支持治疗,如给氧、输液、维持电解质酸碱平衡、抗感染、抗休克等。

三、急性中毒的预防

除自杀或他杀性蓄意中毒较难预防外,一般中毒都可通过各种预防措施而收到良好的效果。

1.加强防毒宣传

为防止中毒发生,应针对各种中毒的不同特点做好宣传教育,如冬天农村或部分城镇居民多用煤火炉取暖,应宣传如何预防一氧化碳中毒等。

2.加强环境保护及药品和毒物管理

(1)加强环境保护措施,预防大气和水资源污染,改善生产环境条件,做到有毒车间的化学毒物不发生跑、冒、滴、漏,并进行卫生监督,以预防职业中毒和地方病的发生。

(2)加强药物的管理:医院和家庭用药一定要严格管理,特别是麻醉药品、精神病药品及其他毒物药品,以免误服(特别是小儿)或过量使用中毒。

(3)加强毒物管理:对所有毒物,不管是贮存、运输或使用等过程均应严格按规定管理,以确保安全。

3.预防日常生活中毒

除常见的药物中毒外,主要是预防食用有毒或变质的动植物如各种毒蕈或河豚中毒等。

四、急性中毒的护理

(一)护理目标

(1)挽救患者生命。

(2)终止毒物的继续接触和吸收。

(3)减轻身体、心理痛苦。

(4)健康教育,避免再发生。

(二)护理措施

(1)接诊及护理:①护士要按事先分工有序地开始接诊和施救。首先判断意识、触摸大动脉搏动,对生命功能做出初步评估。如果判断为心脏、呼吸停止,呼叫医生并立即开始心肺复苏。除上述情况之外,测量血压、呼吸、体温,进一步评价。如发现有生命征不稳定,则首先开放和保护气道,建立静脉通道,维持血压,纠正心律失常,在生命征稳定后方能执行其他治疗措施。②接诊昏迷或意识状态改变的患者,一定要将中毒作为可能原因之一,向护送其入院的亲属、同事、医生等询问情况。常见的情况,如找不到原因的昏迷人、从火场救出的伤者、不明原因的代谢性酸中毒者,年轻人发生不明原因可能危及生命的心律失常、小儿发生无法解释的疲倦及意识不清,不明原因的急性多发性器官受损症状、群体出现类似的症状体征等都应考虑到中毒的可能性。怀疑中毒存在时,注意询问毒物接触史、既往史、用药史、生活习惯、生活和工作环境、性格变化等。多数情况能确定中毒原因、背景、时间和初始症状。③护士应时刻保持敏锐的观察力和应变能力,如果预感到有突发特大公共卫生事件发生时,应迅速报告行政部和护理部,迅速启动紧急预案,启动以急诊科为中心的护理救治网络。对大规模患者快速分类,将患者分为重、中、轻、死亡4类并标识。在分类的同时,迅速简洁地分流患者。重症患者原则上在急诊科就地抢救;中度患者在进行一些必要的处理后转运至病房继续治疗;轻度患者在救治人员不足的情况下可暂缓处理或直接在门诊及病房观察。批量患者救治的应急状态工作要流程化,如准备床单位、准备抢救设施、输液等批量工作分别由3名(组)护士执行,可节约时间。建简易病历,固定在床尾,随做随记,便于医生、护士查阅,同时保证患者个人资料的完整性。

(2)清除毒物:①皮肤、黏膜和眼内污染毒物时或者呕吐物粘染患者皮肤时,护士要迅速除去患者衣物,用大量流水或生理盐水冲洗。②指导和帮助患者催吐。机械催吐法,先让患者一次饮入大杯清水(约500 mL),再用手指或汤匙等餐具刺激咽后壁,引起呕吐,排出毒物,反复进行直到吐出物为清水为止,此过程护士予以协助,防止患者呛咳、虚脱或病情变化。催吐禁用于昏迷、惊厥、主动脉瘤、食管静脉曲张、近期发生过心肌梗死的患者及孕妇、服汽油煤油及腐蚀性毒物者。洗胃的护理见"洗胃术"。③胃肠排空后的患者才可给服活性炭吸附毒性物质,若4～6小时后大便中没有出现活性炭,可再给予半量。但观察到患者有肠胀气、肠阻塞为禁忌。服用泻剂时注意观察患者大便次数、量、性状。

(3)密切观察病情:持续监测心电、血压、呼吸等生命体征,注意瞳孔、意识的变化,通过疼痛刺激、呼唤姓名、对话等方法判断意识状态。发现任何异常变化及时报告医生处理。

护士应该熟悉常见毒物中毒的特殊症候群。例如,有机磷中毒的特征性表现是呼吸大蒜味、流涎、多汗、肌颤、瞳孔缩小、肺水肿;急性酒精中毒表现为颜面潮红或苍白,呼气带酒味,情绪激动、兴奋多语,自控力丧失,有时粗鲁无礼。重度中毒表现为躁动不安、昏睡或昏迷、呼吸浅慢;甲醇中毒出现视力模糊,呼吸深大;洋地黄、奎宁类、毒覃等中毒时心动过缓;巴比妥、安定类药物、严重CO中毒时肌力减弱;巴比妥、阿片类、氰化物中毒时呼吸骤停或屏气。各种刺激性毒物,如有机磷、强酸强碱经口服者或毒覃、食物中毒时剧烈腹痛、腹泻伴恶心呕吐;有机磷、吗啡类、毒覃、巴比妥类中毒瞳孔缩小;阿托品、酒精、莨菪碱类、麻黄碱类瞳孔散大;亚硝酸盐类、氰化物、苯胺、麻醉药等皮肤黏膜发绀,而一氧化碳中毒呈樱桃红色;亚硝酸盐中毒时氧疗下仍显著发绀;蛇毒、阿司匹林、肝素等中毒时出血等。

(4)保持呼吸道通畅,有效给氧:对昏迷或意识障碍者立即使其平卧,头后仰、偏向一侧,及时清除口、鼻腔分泌物和呕吐物,防止误吸导致窒息,保持呼吸道畅通。观察患者面色、口唇、指(趾)甲有无发绀,监测血氧饱和度来判断缺氧情况和了解是否改善。在气道通畅的基础上,根据病情采取鼻导管、面罩等不同方法吸氧,重症患者行气管插管、气管切开术后机械通气给氧,做好相应的护理。

(5)在治疗和处置开始前留取血、尿、呕吐物、衣物等标本,注明标本收集时间,由医生、护士双签名封存,以备毒物鉴定时用和作为法律依据。

(6)迅速建立2～3条静脉通道,选肘正中等粗大静脉,大号留置针输液,固定良好,防止因患者烦躁脱落。根据患者血压、心率、中心静脉压、尿量等综合情况调整输液速度,根据治疗需要的急缓,合理安排用药顺序。

(7)留置导尿,观察尿量、颜色、性质,准确记录出入量。尿量是反应组织灌注和有效循环血流量的指标,是临床治疗的重要依据。

(8)意识不清、兴奋、躁动者做好安全防护,经常巡视、防止意外发生。使用床栏,必要时约束肢体,以防坠床。按时翻身,防止褥疮。

(9)心理护理和健康指导:急性中毒中,自杀性中毒占首位,这类患者多有巨大的心理问题,诱因可能是负性生活事件、精神抑郁、对未来失去信心等,了解自杀原因和患者心理,是心理护理的关键。自杀性中毒者常有情绪性自我贬低,存在悔恨、羞耻情绪,心理脆弱,缺乏自我调节和控制能力,不愿交流也不愿亲友探视,有时不配合抢救,甚至再次自杀。护士要加强与患者及其家庭的沟通,鼓励患者找到倾诉对象,通过沟通减轻自杀者心理冲突所致的负性情绪,引导其正确地对待失败和各种心理压力,树立宽容、积极的人生观。要尊重自杀者的人格、感情、志向,不伤害其自尊,消除其自杀未遂的羞耻感,能理智地面对现实,接受治疗。对有强烈自杀倾向的患者,必须设专人陪护,密切观察,与其家人沟通配合,防范再发生类似事件,渡过危机期。

食入不洁食物、含过量亚硝酸盐食物、未煮熟的四季豆、误食毒覃等食物中毒常群体发病,应就有关常识指导患者。农药中毒病死率高,要宣传农药安全使用和保管方法,降低危害。对酗酒和滥用药物者劝诫,说明危害。

(许靖涵)

第九章 普外科疾病的护理

第一节 乳腺疾病

一、概述

（一）乳房的解剖

成年妇女乳房是两个半球形的性征器官，位于胸大肌浅面，在第2、3至第6肋骨水平的浅筋膜浅层和深层之间。

乳房的主要结构是腺体、导管、结缔组织和脂肪。每一乳房有15～20个腺叶。每一腺叶分成很多腺小叶，腺小叶由小乳管和腺泡组成。乳管开口于乳头，在靠近开口的1/3段略膨大，是乳管内乳头状瘤的好发部位。若病变侵犯导管，可导致乳头凹陷、位置不对称或溢液。腺叶间有许多与皮肤垂直的纤维束，上连接浅筋膜浅层，下连接浅筋膜深层，称为Cooper韧带，又称乳房悬韧带，起支持与固定乳房的作用。

乳房的淋巴网甚为丰富，淋巴转移是乳癌最主要的转移途径。

（二）乳腺的生理和病理

乳腺是许多内分泌腺的靶器官，其生理活动受腺垂体激素、肾上腺皮质激素和性激素的影响，呈周期性改变，其中雌激素可促进乳腺导管发育；孕激素促进腺泡发育；催乳素促进乳汁生成及分泌；催产素促进乳汁排出。生理性的变化包括：①随月经周期的变化：月经来潮前乳房稍微变大、胀痛、有硬结感，但月经后即可恢复。②妊娠期乳房变大、腺体明显增生、乳头变大、颜色变深、乳晕颜色加深；产后腺体缩小、乳房稍微下垂。③停经后，腺体逐渐萎缩，为脂肪组织代替。乳房变小、松弛、乳头周围的腺管容易触及。

二、乳房的评估

（一）健康史

（1）月经及生育史：月经初潮和闭经年龄、婚否、生育及哺乳史。

（2）末次月经的日期：乳房检查的最佳时期是在月经后的7～10天。

（3）在月经周期中是否有乳房肿胀感或疼痛，是否触及肿块以及肿块的位置、大小、出现时间、是否固定和疼痛等。

（4）乳头是否有分泌物以及分泌物的颜色、量、气味。

（5）妊娠、哺乳状况。

（6）是否了解乳房自我检查知识，是否实施，方法是否正确。

（7）遗传因素：母系近亲如母亲、外祖母及姐妹中有无乳癌患者。

（二）乳房检查方法

乳房检查可以早期发现乳房疾病。乳房检查时间一般选择在月经后7～10天，此时乳腺最松软，乳腺组织较薄，病变较易被检出。乳房检查应在光线明亮处，受检者端坐，放松胸部，双臂下垂，使两侧乳房充分暴露，检查时注意环境的隐私性。乳腺检查一般先查健侧，后查患侧。

1.视诊

视诊主要是观察两侧乳房的大小、外形、位置。

（1）乳房大小、形状，两侧是否对称，有无局限性隆起或凹陷。

（2）正常时双侧乳头对称，指向前方。若有乳头方向改变和位置高低改变，提示有乳腺病变。注意是否有凹陷(近期出现凹陷有意义)、位置改变(一般左侧乳头稍低,平第 4 肋间,有肿块牵拉可两侧乳头高低不一);是否有皲裂、渗出、溢液;乳晕有无糜烂、有无湿疹样改变。

(3)乳房皮肤,注意有无红肿(首先考虑化脓性炎症、大面积发红伴充血水肿应警惕炎性乳癌)、破溃、凹陷"酒窝征"(乳房悬韧带受癌侵犯,Cooper 韧带收缩而致)、橘皮征(癌细胞侵入表浅淋巴管引起阻塞,导致淋巴水肿)、浅表静脉是否扩张(单侧有意义为晚期乳癌或肉瘤的征象;妊娠、哺乳或颈部静脉受压时为双侧)。

2.触诊

用手指掌面而不是指尖做触诊,不要用手抓捏乳房组织,应按顺序对乳房内上、内下、外下、外上象限及中央(乳头、乳晕)区做全面检查。轻挤乳头,观察有无溢液,若有溢液,依次挤压乳晕四周,并记录溢液来自哪个乳管。

(1)乳房发现肿块时,注意肿块有无压痛及与月经关系,数目、大小、硬度,外形是否整齐,边界是否清晰,表面是否光滑,有无粘连及活动度。

(2)腋窝淋巴结有四组即锁骨下和上组、胸肌组、中央组、肩胛下组。

(三)特殊检查

(1)X 线检查:钼靶 X 线及乳腺腺管造影术。

(2)其他检查:B 超、热像图及红外线扫描。

(3)乳头溢液涂片。

(4)活组织病理检查:此方法最可靠。

三、急性乳腺炎的护理

急性乳腺炎是乳房的急性化脓性感染,多见于初产妇哺乳期,有积乳、乳头破损史。一般发生在产后 3~4 周。

(一)病因

急性乳腺炎的发病,有以下两个方面原因:①乳汁淤积。②细菌入侵:主要为金黄色葡萄球菌,乳头破损或皲裂是感染的主要途径。预防和治疗乳腺炎要从这两个病因着手。

(二)辅助检查

血白细胞计数及中性粒细胞比例均升高。化脓时诊断性脓肿穿刺抽出脓液。

(三)治疗原则

(1)患乳停止哺乳,用吸乳器吸净乳汁;热敷或理疗。

(2)用 25% $MgSO_2$ 湿敷或采用中药水调散局部外敷。

(3)应用抗生素。

(4)脓肿形成后及时切开引流。

(5)出现乳瘘时(切口出现乳汁)需终止乳汁分泌,可口服己烯雌酚,1~2 mg/次,每日 3 次,共2~3天;或中药炒麦芽,每日 60 g,煎服,分两次服用,连服 2~3 日。

(四)护理

1.评估

(1)临床表现。①局部表现:初期乳房肿胀疼痛,压痛性肿块,局部皮肤可有红热。若病情进一步发展,症状可加重,并形成脓肿,压之有波动感和疼痛,局部皮肤表面有脱屑,穿刺可抽出脓液。腋窝淋巴结肿大、疼痛。②全身表现:高热、寒战、食欲缺乏、全身不适、白细胞计数明显升高。

(2)健康史:患者有无乳头发育不良造成新生儿吸吮障碍,有无乳头破损等。

(3)心理和社会状态。

2.护理诊断

主要包括:①体温过高。②疼痛。③知识缺乏。

3.护理措施

(1)预防措施。①避免乳汁淤积:养成定时哺乳、婴儿不含乳头睡觉等良好的哺乳习惯;每次哺乳时尽量让婴儿吸净;哺乳后应清洗乳头。②在妊娠晚期,每日用温水擦洗乳头;用手指按摩乳头,并用70%乙醇擦拭乳头,防止乳头破损。③妊娠期应经常用肥皂水及温水清洗两侧乳头;妊娠后期每日清洗;哺乳前后应清洗乳头,并应注意婴儿口腔卫生;如有乳头破损,应停止哺乳,定期排空乳汁,局部涂抗生素软膏,待伤口愈合后再哺乳。④妊娠期应每日挤捏、提拉乳头,多数乳头内陷者可以纠正,哺乳时有利于婴儿吸吮,防止乳汁淤积。

(2)炎症的护理措施:①适当休息,注意个人卫生;给予高热量、高蛋白、高维生素、低脂肪、易消化饮食,并注意水分的补充。②用乳罩托起肿大的乳房。③消除乳汁淤积,保持乳管通畅。患乳停止哺乳,用吸乳器吸净乳汁。④监测体温、脉搏、呼吸及白细胞变化;注意用药反应,高热患者可给予物理降温。全身应用抗生素。⑤初期未成脓,局部理疗或热敷促进炎症吸收:每次20~30分钟,每天3~4次。⑥脓肿形成后及时切开引流,切开引流应注意:为避免损伤乳管,乳房浅部脓肿应循乳管方向做放射状(轮辐状)切口至乳晕处止,深部或乳房后脓肿沿乳房下缘做弧形切口,乳晕下脓肿应沿乳晕边沿做弧形切口,切开后要注意分离多房脓肿的房间隔膜以利引流,切口要大,位置要低,引流条要深入放置,术后保持伤口引流通畅,及切口敷料清洁等。出现乳瘘,须回乳,停止乳汁分泌,可服用中药炒麦芽、口服己烯雌酚或肌注苯甲酸雌二醇。

四、乳腺良性肿瘤的护理

(一)乳腺纤维瘤

以18~25岁发病最多。其发生与雌激素水平过高有关,故多见于性功能旺盛时期的年轻妇女。临床特点:①患者常无自觉症状,但妊娠及哺乳期时因受雌激素刺激可迅速增大。②肿块好发于乳房外上象限,多为单发。③肿块无压痛;质坚韧,有弹性和包膜,边界清楚,光滑,活动度大;无腋窝淋巴结肿大;肿块变化与月经周期无关。应早期手术切除,并行病理检查,以明确有无恶变。

(二)乳管内乳头状瘤

多见于经产妇,好发于40~50岁,多发生在大乳管近乳头的膨大部位。临床特点:以乳头血性溢液为主要临床特点,溢液为鲜血、血清样或浆液;肿块小,常不能触及,有时乳晕区可触及较小肿块。轻压乳晕区从乳头排出血性液体,对诊断有帮助。可行乳管X线造影及溢液涂片检查。应尽早手术切除,行肿块切除或单纯乳房切除。术中快速冷冻病理检查。

(三)乳房囊性增生病

好发于25~40岁的女性,其发生与卵巢功能失调有密切关系。临床特点:①周期性乳房胀痛:月经来潮前发生或加重,月经过后疼痛消失或减轻,胀痛程度不一。②一侧或双侧内有大小不等、质韧、边界不清的结节性肿块,可推动,与皮肤和基底不粘连。少数有轻压痛,偶有乳头溢液。腋窝淋巴结不肿大。③B超、X线、活组织切片等可助诊断。一般不做手术。症状明显者可口服药物,缓解疼痛;若病变严重或疑有恶变者,做活组织切片。

五、乳腺癌的护理

(一)病因

病因尚不清楚,易患因素有:①性激素变化。②激素因素作用:初潮早于12岁,绝经晚于50岁,未婚,未哺乳,35岁以上未育者发病率高。③遗传因素:母女关系高10倍、姐妹高2~3倍。④饮食习惯:高脂饮食者发病多,肥胖人发病率高。⑤癌前期病变:如乳房囊性增生病、乳腺纤维腺瘤及乳管内乳头状瘤等与乳癌发生也有关系。⑥其他因素:如放射线、致癌药物等。

(二)病理

1.乳腺癌分型

乳腺癌分型方法较多,目前我国多采用以下方法。

(1)非浸润性癌:包括导管内癌(癌细胞未突破导管壁基膜)、小叶原位癌(癌细胞未突破末梢乳管或腺泡基膜)及乳头湿疹样乳房癌(伴发浸润性癌者,不在此列),属早期,预后较好。

(2)早期浸润性癌:包括早期浸润性导管癌(癌细胞突破管壁基膜,开始向间质浸润)及早期浸润性小叶癌(癌细胞突破末梢乳管或腺泡基膜,开始向间质浸润,但未超过小叶范围),仍属早期,预后较好。

(3)浸润性特殊癌:包括乳头状癌、髓样癌(伴大量淋巴细胞浸润)、小管癌(高分化腺癌)、腺样囊性癌、黏液腺癌、大汗腺样癌、鳞状细胞癌、乳头湿疹样癌等。此型癌细胞一般分化程度高,预后尚好。

(4)浸润性非特殊癌:包括浸润性小叶癌、浸润性导管癌、硬癌、髓样癌(无大量淋巴细胞浸润)、单纯癌、腺癌等。此类癌是乳房癌中最常见的类型,占70%~80%,一般分化低,预后较上述类型差。

(5)其他罕见癌:包括分泌型(幼年型)癌、富脂质型(分泌脂质)癌、纤维腺瘤癌变、乳头状瘤癌变等。

2.转移途径

(1)局部扩散:癌细胞沿导管或筋膜间隙蔓延,继而侵及Cooper韧带和皮肤,后期可皮肤破溃形成癌性溃疡。深部癌肿可侵及胸肌筋膜及胸肌。

(2)淋巴转移:可循乳房淋巴液的四条输出途径扩散。转移部位与乳房癌细胞原发部位有一定关系,原发癌灶位于乳头、乳晕区及乳房外侧者,约80%发生腋窝淋巴结转移;位于乳房内侧者,约70%发生胸骨旁淋巴结转移。癌细胞也可通过逆行途径转移到对侧腋窝或腹股沟淋巴结。

(3)血运转移:乳房癌细胞可经淋巴途径进入静脉或直接侵入血液循环而发生远处转移。一般易侵犯肺、骨骼和肝脏。血运转移除见于晚期乳房癌患者外,亦可见于早期乳房癌患者。

(三)临床分期

临床上根据癌肿的大小,与皮肤粘连程度以及腋窝淋巴结转移情况,将病程分为以下四期。

一期:肿块直径<3 cm,与皮肤无粘连,无腋窝淋巴结肿大。

二期:肿块直径<5 cm,与皮肤粘连,尚能推动,同侧腋窝有可活动散在肿大淋巴结。

三期:肿块直径>5 cm,与皮肤广泛粘连或有溃疡,与深部筋膜、胸肌粘连固定,同侧腋窝肿大淋巴结融合成团,但尚能推动。

四期:癌肿广泛扩散,与皮肤或胸肌、胸壁粘连固定,同侧腋窝肿大淋巴结已融合固定,或锁骨下淋巴结肿大,或有远处转移等。

(四)评估

1.临床表现

(1)乳房肿块:多见于外上象限,其次是乳头、乳晕和内上象限。早期表现为无痛、单发、质硬、表面不光滑、与周围组织分界不清、不易推动。一般无自觉症状,常于洗澡、更衣或查体时发现。

(2)皮肤改变:癌肿块侵犯Cooper韧带,可使韧带收缩而失去弹性,导致皮肤凹陷,即所谓"酒窝征";癌细胞阻塞皮下、皮内淋巴管,可引起局部淋巴水肿,皮肤呈"橘皮样"改变(晚期多见)。晚期,癌细胞侵入皮肤,可出现多个坚硬小结节,形成卫星结节在癌细胞侵入背部、对侧胸壁,可限制呼吸,称铠甲胸;有时皮肤破溃形成溃疡呈菜花状。

(3)乳头改变:乳头扁平、回缩、凹陷;若外上象限癌肿可使乳头抬高;乳头深部癌肿侵入乳管使乳头凹陷、两侧乳头不对称等。

(4)区域淋巴结肿大:常为患侧腋窝淋巴结肿大。

(5)全身症状:早期一般无全身症状,晚期患者可有恶性肿瘤转移表现,如:肺转移时出现胸痛、咳嗽、咯血、气急;骨转移时出现腰背痛、病理性骨折(椎体、骨盆、股骨);肝转移时出现肝肿大、黄疸等。

(6)特殊乳癌表现:①炎性乳癌少见,一般发生于年轻女性,尤其在妊娠及哺乳期,发展迅速,转移早,预后极差。表现为:乳房增大,皮肤红肿热痛,似急性炎症表现,触诊整个乳房肿大发硬,无明显局限性肿块。②乳头湿疹样癌(又称 Paget 病):少见,恶性程度低,发展慢。发生在乳头区大乳管内,后发展到乳头。表现为:乳头刺痒、灼痛,湿疹样变,以后出现乳头、乳晕粗糙糜烂、脱屑,如湿疹样,进而形成溃疡。病变发展则乳头内陷、破损。淋巴转移出现晚。

(7)特殊检查:主要是疾病的特有检查及必要的术前检查。

2.健康史及个人史重点评估危险因素

内容包括既往史、月经史、生育史与哺乳史、家族史、乳腺外伤史、手术史、疾病史、内分泌治疗史、盆腔手术史、甲状腺疾病史等。

(五)治疗

以手术为主的综合治疗。手术术式包括乳癌根治术、乳癌扩大根治术、乳癌改良根治术及乳房单纯切除或部分切除术。

1.手术治疗

(1)乳癌标准根治术:切除乳腺+癌肿周围至少 5 cm 皮肤+乳腺周围脂肪,胸大、小肌和筋膜+腋窝、锁骨下脂肪组织后和淋巴结,适用于一、二期的患者。

(2)乳癌改良根治术:单纯乳腺切除,同时做腋窝淋巴结清扫,保留胸肌,适用于腋窝淋巴结无转移或仅少数尚能推动淋巴结转移的患者。

(3)乳癌扩大根治术:根治术+2～4 肋软骨及肋间肌+胸廓内动静脉及周围淋巴结,适用于肿瘤靠内侧的早期有胸骨旁淋巴结转移的患者。

(4)乳房单纯切除或部分切除术:全部或部分切除乳房,适用于晚期或年老体弱不能耐受根治术者。

2.化疗

化疗是一种必要的全身辅助治疗应在手术后及早应用。主要化疗反应有呕吐、静脉炎、肝功能异常、骨髓抑制等。化疗期间应定期检查肝肾功能,每次化疗前检查白细胞计数,如白细胞<$3×10^9$/L,应延长用药间隔时间。

3.放疗

放疗是乳腺癌局部治疗手段之一,以防止术后复发。①术前放疗可用于局部进展期乳癌,杀灭癌肿周围的癌细胞。②术后放疗可减少腋窝淋巴结阳性患者的局部复发率,提高 5 年生存率。③一般术后2～3 周进行放疗,在锁骨上胸骨旁以及腋窝等区域进行照射,可缓解症状。

4.激素治疗

对激素依赖的乳癌可进行内分泌治疗。①去势治疗:年轻妇女可采月卵巢去势治疗,包括药物、手术或 X 线去势。②抗雌激素治疗:适用于绝经前后妇女,常用三苯氧胺。③雌激素治疗:适用绝经 5 年以上的患者。

(六)护理

1.护理诊断

主要包括:自我形象紊乱、体液过多、上肢活动受限、知识缺乏、潜在并发症。

2.护理措施

(1)监测生命体征,尤其扩大根治术患者注意呼吸,及时发现气胸(胸闷、呼吸困难),鼓励患者深呼吸,有效咳嗽,防止肺部并发症。

(2)引流管接负压吸引,妥善固定,保持通畅;观察引流液的量、颜色,注意有无出血。一般引流管在术后 3 天拔除。若出现积血积液,可无菌操作下穿刺抽液,然后加压包扎。

(3)麻醉清醒后取半卧位,有效止痛。

(4)用弹性绷带加压包扎伤口;松紧合适;观察患侧手臂血液循环情况。如包扎过紧,可出现脉搏扪不清,皮肤发紫、发冷等;术后 3 天内患肢肩关节制动,防止腋窝皮瓣移动而影响伤口愈合。

(5)抬高患肢,并按摩,适当活动;保护患肢,避免意外伤害;不在患肢量血压、注射及抽血,患肢负重不宜过大,不宜用强力洗涤剂,不宜戴首饰或手表。

(6)功能锻炼:无特殊情况应早期进行功能锻炼,术后 24 小时内开始活动手指及腕部,可做伸指、握拳、屈腕等活动;3～5 天活动患肢肘关节;7 天后活动肩部,鼓励患者自己进食、梳理头发、洗脸等活动;10 天左右进行手指爬墙活动、画圈、滑轮运动、手臂摇摆运动、用患侧手梳头或经头顶摸至对侧耳郭等。原则是在上肢活动在 7 天以后,7 天之内不要上举,10 天之内不外展,上肢负重不宜过大过久。

(7)健康教育:①患肢功能锻炼。②保护伤口,避免外伤,患肢不能过多负重。③遵医嘱继续化疗及放疗。④手术后 5 年之内避免妊娠。⑤定期检查,每月进行健侧乳房自我检查。

六、乳腺疾病的健康教育

(一)乳房自我检查

1.视诊

脱去上衣,面对穿衣镜,两臂下垂放在身体两侧,观察两侧乳房的大小、形状、轮廓是否对称,有无局限性隆起、凹陷或橘皮样改变;乳头有无回缩、抬高及分泌物;乳晕有无湿疹。然后改换体位,双手撑腰、上举、稍微侧身,从不同角度观察上述内容。

2.触诊

平卧或侧卧触摸乳房,乳房较小者平卧,乳房较大者侧卧,肩下垫软薄枕,左手手臂置于头下,右手手指并拢,用手指掌面轻柔平按,触摸左侧乳房,切忌重按或抓捏。检查一般是从乳房内上、内下、外下、外上象限,最后触摸乳房中央(乳头、乳晕)区。注意乳头有无溢液。然后左臂放下,用右手触摸左侧腋窝淋巴结有无肿大。

用同样的方法检查另一侧。如发现肿块,应及时到医院作进一步检查,以便明确诊断。

(二)乳癌根治术后康复指导

(1)保护伤口处皮肤,患侧上肢避免搬、提重物。

(2)遵医嘱定期复查,按时放疗及化疗。

(3)继续功能锻炼,改善患肢功能。

(4)每月行乳房自我检查。

(5)术后 5 年内避免妊娠。

(贾红岩)

第二节　甲状腺疾病

一、甲状腺功能亢进

(一)概念

甲状腺功能亢进(简称甲亢)是由于甲状腺激素分泌过多引起的内分泌疾病,对人体身心都造成很大影响。女性患者多于男性,男女比例约为 1∶4。甲亢分为原发性、继发性和高功能腺瘤三类。原发性甲亢:最常见,指在甲状腺肿大的同时出现功能亢进症状,患者多在 20～40 岁之间。继发性甲亢:较少见,指在结节性甲状腺肿基础上发生甲亢,患者先有结节性甲状腺肿大多年,以后才逐渐出现功能亢进症状,多发于单纯性甲状腺肿的流行地区,年龄多在 40 岁以上。高功能腺瘤:少见,腺体内有单个的自主性高功能结节,结节周围的甲状腺组织呈萎缩改变。

(二)临床表现

1.甲状腺肿大

一般不引起压迫。由于腺体内血管扩张、血流加速,可触及震颤,闻及杂音,尤其在甲状腺上动脉进入上极处更为明显。原发性甲亢的腺体肿大多为弥漫性,两侧常对称,而继发性甲亢的肿大腺体呈结节状,两侧多不对称。

2.交感神经功能过度兴奋

患者常多语,性情急躁,容易激动,失眠,双手常有细而速的颤动,怕热,多汗,皮肤常较温暖。

3.眼征

典型者双侧眼球突出、眼裂增宽、瞳孔散大。个别突眼严重者,上下眼睑难以闭合,甚至不能盖住角膜。其他眼征可有:凝视时瞬目减少,眼向下看时上眼睑不随眼球下闭,两眼内聚能力差等。原发性甲亢常伴有眼球突,故又称"突眼性甲状腺肿"。

4.心血管功能改变

多诉心悸、胸部不适;脉快有力,脉率常在100次/分钟以上,休息和睡眠时仍快;收缩期血压升高、舒张期血压降低,因而脉压增大。其中,脉率增快及脉压增大尤为重要,常可作为判断病情严重程度和治疗效果的重要标志。如左心逐渐扩张、肥大可有收缩期杂音,严重者出现心律失常、心力衰竭。继发性甲亢容易发生心肌损害。

5.基础代谢率增高

其程度与临床症状的严重程度平行。食欲亢进反而消瘦,体重减轻,易疲乏,工作效率降低。有的患者还出现停经、阳痿等内分泌功能紊乱或肠蠕动亢进、腹泻。极个别病例伴有局限性胫前黏液水肿,常与严重突眼同时或先后发生。

6.心理状态

疾病本身可致情绪不稳、激动,由于环境改变,患者表现为焦躁不安、亢奋。害怕手术,担心术后疼痛。既希望早日安排手术又害怕手术日的来临。

(三)辅助检查

1.基础代谢率测定

用基础代谢检测装置(代谢车)测定,较可靠,也可按公式简单计算:基础代谢率=(脉率+脉压)-111,±10%为正常,+20%~30%为轻度甲亢,+30%~60%为中度甲亢,+60%以上为重度甲亢。测定必须在清晨空腹静卧时反复进行。

2.甲状腺摄^{131}I率测定

正常甲状腺24小时内摄取的^{131}I量为人体总量30%~40%,如果2小时内甲状腺摄^{131}I量超过人体总量25%,24小时内超过50%,且吸^{131}I高峰提前出现,都表示有甲亢。但需说明,摄取的速度和积聚的程度并不能反映甲亢的严重程度。

3.放射免疫法测定

血清中T_3、T_4含量对诊断有肯定价值。

(四)护理措施

甲状腺大部分切除术是目前治疗甲亢的一种常用而有效方法。它能使90%~95%的患者获得痊愈,手术死亡率低于1%,4%~5%的患者术后复发甲亢。

1.术前护理

(1)完善各项术前检查。除全面的体格检查和必要的化验检查外,还包括:①颈部透视或摄片,了解气管有无受压或移位,检查气管壁有无软化。②详细检查心脏有无扩大、杂音或心律不齐等,并做心电图。③喉镜检查,确定声带功能。④测定基础代谢率,了解甲亢程度,选择手术时机。测定基础代谢率要在完全安静、空腹时进行。⑤检查神经肌肉的应激性是否增高,测定血钙、血磷的含量,了解甲状旁腺功能状态。

(2)药物准备。降低基础代谢率,是术前准备的重要环节。通常可开始即用碘剂,2~3周后甲亢症状得到基本控制。其标准是:患者情绪稳定,睡眠好转,体重增加,脉率稳定在每分钟90次以下,脉压恢复正常,基础代谢率+20%以下,便可进行手术,常用的碘剂是复方碘化钾溶液,每日3次,口服,第1日每次

3滴,第2日每次4滴,依此逐日每次增加1滴至每次16滴为止,然后维持此剂量。症状减轻不明显者可加用硫氧嘧啶类药物,但停药后仍需继续单独服用碘剂1~2周,再行手术。

近年来,对于常规应用碘剂或合并应用硫氧嘧啶类药物不能耐受或不起作用的病例主张与碘剂合用或单用普奈洛尔作术前推备,每6小时给药1次,每次20~40 mg,口服,一般服用4~7日后脉率即降至正常水平。由于普奈洛尔半衰期不到8小时,故最末一次服用须在术前1~2小时,术后继续口服普奈洛尔4~7日。术前不用阿托品,以免引起心动过速。

(3)心理支持。消除患者的顾虑和恐惧心理,避免情绪激动。精神过度紧张或失眠者,适当应用镇静剂和安眠药,使患者情绪稳定。安排通风良好、安静的环境,指导患者减少活动,适当卧床休息,以免体力消耗;避免过多外来不良刺激。

(4)饮食护理。给予高热量、高蛋白和富含维生素的食物,并给予足够的液体摄入,加强营养支持。禁用对中枢神经有兴奋作用的浓茶、咖啡等刺激性饮料。

(5)体位训练。术前教会患者头低肩高体位,可用软枕每日练习数次,使机体适应手术时体位的改变。

(6)眼睛保护。对于突眼者,注意保护眼睛,可戴黑眼罩,睡前用抗生素眼膏敷眼,以胶布闭合眼睑或油纱布遮盖,以避免角膜的过度暴露,防止角膜干燥受损,发生溃疡。

(7)戒烟,控制呼吸道感染指导患者深呼吸、有效咳嗽的方法。

(8)术日晨准备麻醉床时,床旁另备无菌手套拆线包及气管切开包。

2.术后护理

(1)加强术后观察和护理:①体位:患者回病室后取平卧位,连接各种引流管道。血压平稳或全麻清醒后患者采用半卧位,以利呼吸和引流切口内积血。在床上变换体位、起身、咳嗽时,指导患者保持头颈部的固定。②病情观察:加强巡视,密切注意患者的呼吸、体温、脉搏、血压的变化,定时测量生命体征。③保持呼吸道通畅:鼓励患者深呼吸、有效咳嗽,必要时行雾化吸入,帮助其及时排出痰液,保持呼吸道通畅,预防肺部并发症。④切口的观察与护理:手术野常规放置橡皮片或引流管引流24~48小时,观察切口渗血情况,注意引流液的量、颜色,及时更换浸湿的敷料,估计并记录出血量。以便了解切口内出血情况和及时引流切口内积血,预防术后气管受压。

(2)术后特殊药物的给予:甲亢患者,术后继续服用复方碘化钾溶液,每日3次,每次16滴开始,逐日每次减少1滴。年轻患者术后常口服甲状腺制剂,每日30~60 mg,连服6~12个月,以抑制促甲状腺激素的分泌,对预防复发有一定的作用。

(3)饮食与营养:术后清醒患者,即可给予少量温凉水,无呛咳、误咽等不适,可逐步给予便于吞咽的流质饮食,注意微温,不可过热,以免颈部血管扩张,加重创口渗血。以后逐步过渡到半流质和软饭。甲状腺手术对胃肠道功能影响很小,只是在吞咽时,感觉疼痛不适。鼓励患者加强营养,促进愈合。

(4)术后并发症的防治与护理。

1)术后呼吸困难和窒息:是术后危及生命的并发症,多发生于术后48小时内。表现为进行性呼吸困难、烦躁、发绀,甚至窒息。可有颈部肿胀,切口渗出鲜血等。

常见原因:①切口内出血压迫气管,主要是手术时止血不完善,或因血管结扎线滑脱引起。②喉头水肿,主要是手术操作创伤所引起,也可由气管插管引起。③气管塌陷,是由于气管壁长期受肿大的甲状腺压迫,发生软化,切除甲状腺体的大部分后,软化的气管壁失去支撑所致。④双侧喉返神经损伤,导致两侧声带麻痹,引起失音或严重的呼吸困难,甚至窒息。

术后经常巡视、密切视察生命体征和伤口情况。对于血肿压迫或气管塌陷者立即配合床边抢救,及时剪开缝线,敞开伤口,迅速除去血肿,如呼吸仍无改善则行气管切开、吸氧;待患者情况好转,再送手术室做进一步止血处理。喉头水肿者应用大剂量激素,地塞米松30 mg静脉滴入,呼吸困难无好转时可行环甲膜穿刺或气管切开。

2)喉返神经损伤:主要是手术操作直接损伤引起,如切断、缝扎、挫夹或牵拉过度;少数由于血肿压迫或瘢痕组织的牵拉而发生。前者在术中立即出现症状,后者在术后数天才出现症状。切断、缝扎引起的是永久性损伤,挫夹、牵拉或血压肿迫所致的多为暂时性,经理疗后,一般 3～6 个月内可逐渐恢复。鼓励患者麻醉清醒后大声讲几句话,了解其发音情况,一侧喉返神经损伤,大都引起声音斯哑,此种声嘶可由健侧声带过度向患侧内收而好转,护士应认真做好安慰解释工作。

3)喉上神经损伤:多为结扎、切断甲状腺上动、静脉时,离开腺体上极较远,未加仔细分离,连同周围组织大束结扎时引起。若损伤外支,会使环甲肌瘫痪,引起声带松弛、音调降低,如损伤内支,则使喉部黏膜感觉丧失,患者失去喉部的反射性咳嗽,进食时,特别是饮水时,容易发生误咽、呛咳。应注意患者饮水进食情况,一般术后数日可恢复正常。

4)手足抽搐:手术时甲状旁腺误被切除、挫伤或其血液供应受累,都可引起甲状旁腺功能低下,血钙浓度下降使神经肌肉的应激性显著提高,引起手足抽搐。症状多在术后 1～2 日出现,多数患者症状轻而短暂,只有面部、唇或手足部的针刺感、麻木感或强直感,经过 2～3 周后,未受损伤的甲状旁腺增生肥大、代偿,症状便可消失。预防的关键在于切除甲状腺体时,必须保留腺体背面部分的完整。护理:适当限制肉类、乳品和蛋类等食品,因其含磷较高,影响钙的吸收。抽搐发作时,立即静脉注射 10％葡萄糖酸钙或氯化钙 10～20 mL。症状轻者指导患者口服葡萄糖酸钙或乳酸钙;症状较重或长期不能恢复者,可加服维生素 D_3。口服二氢速固醇油剂效果更好。

5)甲状腺危象:发病原理迄今不明,可能是甲亢时肾上腺皮质激素的合成、分泌和分解代谢率加速,久之使肾上腺皮质功能减退,肾上腺皮质激素分泌不足,而手术创伤的应激可诱发危象,因此危象多发生于术前准备不够,甲亢症状未能很好控制者。临床表现为术后 12～36 小时内高热,脉快而弱(每分钟在 120 次以上),大汗,烦躁不安,谵妄,甚至昏迷,常伴有呕吐、水泻。如处理不及时或不当,常很快死亡。使甲亢患者基础代谢率降至正常范围再施行手术是预防甲状腺危象的关键。对术后早期患者定期巡视,加强病情观察,一旦发生危象,立即配合治疗:①碘剂:口服复方碘化钾溶液3～5 mL,紧急时用 10％碘化钠 5～10 mL加入 10％葡萄糖 500 mL 中静脉滴注。②氢化可的松:每日 200～400 mg 分次静脉滴注。③利舍平 1～2 mg,肌内注射;或普奈洛尔 5 mg,加入葡萄糖溶液 100 mL 中静脉滴注。④镇静剂:常用苯巴比妥钠,或冬眠合剂Ⅱ号半量肌内注射,6～8 小时 1 次。⑤降温:用退热药物、冬眠药物、物理降温等综合措施,尽量保持患者体温在 37 ℃左右。⑥静脉输入大量葡萄糖溶液。⑦吸氧,减轻组织的缺氧。⑧心力衰竭者,加用洋地黄制剂。⑨保持病室安静,避免强光噪音的刺激。

(5)健康教育:讲解术后并发症的表现和预防办法,共同防治。鼓励患者保持精神愉快、建立良好人际关系。说明术后继续服药的重要性。教会患者术后早期床上活动,尽可能自理,合理安排休息与睡眠,促进康复。嘱咐其定期门诊复查,出现心悸、手足震颤、抽搐等情况及时来院诊治。

二、甲状腺肿瘤

(一)概念

甲状腺肿瘤分良性和恶性两类。良性肿瘤最常见的是甲状腺腺瘤,病理上分为滤泡状和乳头状囊性腺瘤两种,腺瘤周围有完整的包膜。多见于 40 岁以下的妇女。恶性肿瘤最常见的是甲状腺癌,约占全身恶性肿瘤 1％,病理上分为乳头状腺癌、滤泡状腺癌、未分化癌和髓样癌。乳头状腺癌多见于年轻人,常为女性,滤泡状腺癌多见于中年人,未分化癌多见于老年人。在儿童时期出现的甲状腺结节 50％为恶性,发生于男性,特别是年轻男性的单个结节,应警惕恶性的可能。判断甲状腺肿瘤是良性还是恶性关系到治疗方案及手术方式的选择。

(二)临床表现

1.甲状腺腺瘤

大部分患者无任何不适症状,无意中或体检时发现颈部肿块。多为单发,呈圆形或椭圆形,局限在一侧腺体内,位置常靠近甲状腺峡部,质地较软但较周围甲状腺组织硬,表面光滑,边界清楚,无压痛,能随吞咽上下移动。若乳头状囊性腺瘤因囊壁血管破裂而发生囊内出血,此时肿瘤体积可在短期内迅速增大,局部出现胀痛。

2. 甲状腺癌

发病初期多无明显症状,在甲状腺组织内出现单个、固定、质硬而凸凹不平的肿块。肿块逐渐增大,吞咽时肿块上下移动度减低。晚期常压迫喉返神经、气管、食管,出现声嘶、呼吸困难或吞咽困难。如压迫颈交感神经节,可产生 Horner 综合征,颈丛浅支受侵时可有耳、枕、肩等处疼痛。局部转移常在颈部,出现硬而固定的淋巴结,远处转移多见于扁骨(颅骨、椎骨、胸骨、盆骨等)和肺。有些患者的甲状腺肿块并不明显,而以颈、肺、骨骼的转移癌为突出症状。髓样癌由于肿瘤本身可产生激素样活性物质如 5—羟色胺和降钙素,患者可出现腹泻、心悸、颜面潮红和血钙降低等症状。还可伴有其他内分泌腺体的增生。患者常因无意中发现颈部肿块,病史较短或突然,或因较长时间颈部包块突然增大,对肿块的性质不明,担心恶变和预后,害怕手术。有的年轻女性则担心手术伤口影响美观。常出现焦虑、不安、紧张、失眠等。

(三)辅助检查

1. 放射性 ^{131}I 或 ^{99m}Tc 扫描

结节的放射性密度较周围正常甲状腺组织的放射性密度增高者为热结节,与正常相等者为温结节,较正常减弱者为凉结节,完全缺如者为冷结节。甲状腺腺瘤可表现为温结节、冷结节或凉结节,其边缘较清晰,也可能略模糊。甲状腺癌均为冷结节,边缘一般较模糊。热结节常提示高功能腺瘤,一般不癌变。进一步鉴别冷结节的良恶性可用"亲肿瘤"放射性核素(^{131}Cs、^{75}Se、^{67}Ga)做甲状腺显影。

2. B型超声检查

测定甲状腺大小,探测结节的位置、大小、数目及其与邻近组织的关系,区别结节的囊肿性或实体性。

3. 穿刺细胞学检查

一般不需局部麻醉,细针直接刺入结节,以 2~3 个不同方向穿刺抽吸,涂片。诊断正确率可高达80%以上。

(四)护理措施

甲状腺腺瘤有引起甲亢(发生率为20%)和恶变(发生率为10%)的可能,原则上应早期手术切除。一般行患侧甲状腺大部切除,如腺瘤小可行单纯腺瘤切除。各型甲状腺癌因恶性程度、转移途径有所不同,治疗原则亦各异,可行患侧全部切除、对侧腺体大部切除、加行颈淋巴结清扫术,或放射性碘治疗等,手术的范围和疗效与肿瘤的病理类型有关,注意避免损伤神经,保护甲状旁腺。

1. 术前护理

热情对待患者,了解其对所患疾病的感受和认识,对准备接受的治疗方式的想法。告知甲状腺疾病的有关知识。说明手术的必要性、手术的方法、术后恢复过程及预后情况。教导患者练习手术时体位:将软枕垫于肩都,保持头低位。必要时,剃除其耳后毛发,以便行颈淋巴结清扫术。术前晚予以镇静催眠药,使其身心处于接受手术的最佳状态。

2. 术后护理

(1)体位和生命体征:监测患者回病室后,取平卧位。如有引流管,予以正确连接引流装置。监测生命体征,尤其注意患者的呼吸、脉搏变化。血压平稳后,改半卧位,便于呼吸和引流。

(2)病情观察:了解患者的发音和吞咽情况,判断有无声音嘶哑或音调降低、误咽呛咳。及时发现创面敷料潮湿情况,估计渗血量,予以更换。注意引流液的量、颜色及变化,及早发现异常并通知医生。如血肿压迫气管,立即配合床旁抢救,切口拆线、清除血肿。

(3)行颈淋巴结清扫,创面较广泛,手术创伤较大,患者疼痛不适,可给予镇静止痛药,利于休息。注意水电解质的补充。如癌肿较大,长期压迫气管,造成气管软化,术后应尤其注意其呼吸情况,床边备无菌手套和气管切开包,发现窒息的威胁,立即配合医生行气管切开。

(4)饮食病情平稳或全麻清醒后,口饮少量清水,如无不适,鼓励多进食或经吸管吸入便于吞咽的流质饮食,克服吞咽不适的困难,逐步过度为稀软的半流质、软饭等,说明饮食营养对于切口愈合、机体修复的重要性。

(5)功能活动:卧床期间鼓励患者床上适当活动,促进全局血液循环。头颈部在制动一段时间后,可开始逐步活动,促进切口愈合。

(孟庆婷)

第三节 急性化脓性腹膜炎

一、概念

急性化脓性腹膜炎是指由化脓性细菌,包括需氧菌和厌氧菌或两者混合所引起的腹膜腔急性感染。急性化脓性腹膜炎累及整个腹腔称为急性弥漫性腹膜炎,腹膜腔炎症仅局限于病灶局部称为局限性腹膜炎,并可形成脓肿。根据腹腔内有无病变又分为原发性腹膜炎和继发性腹膜炎。腹腔内无原发病灶,而是血源性引起的,称为原发性腹膜炎,占 2%。继发于腹腔内空腔脏器穿孔、损伤破裂、炎症扩散和手术污染等所引起的腹膜炎,称之为继发性腹膜炎,是急性化脓性腹膜炎中最常见的一种,占 98%。

二、临床表现

（一）腹痛

腹痛是最主要的症状,一般都很剧烈,不能忍受,且呈持续性,当患者深呼吸、咳嗽、转动体位时加重,故患者多不愿意改变体位。疼痛先以原发病灶处最明显,随炎症扩散可波及全腹。

（二）恶心、呕吐

恶心、呕吐为早期出现的胃肠道症状。腹膜受到刺激,引起反射性恶心、呕吐,呕吐物为胃内容物。当出现麻痹性肠梗阻时,可吐出黄绿色胆汁,甚至粪质样内容物。

（三）全身症状

随着炎症发展,患者出现高热、大汗、口干、脉速、呼吸浅快等全身中毒症状,后期出现眼窝凹陷、四肢发冷、呼吸急促、脉搏细弱、血压下降、严重缺水、代谢性酸中毒及感染性休克的表现。但年老体衰或病情晚期者体温不一定升高,如脉搏加快,体温反而下降,提示病情恶化。

（四）腹部体征

腹胀明显,腹式呼吸减弱或消失。腹部有压痛、反跳痛、肌紧张,是腹膜炎的重要体征,称为腹膜刺激征。腹肌呈"木板样"多为胃十二指肠穿孔的临床表现,而老年、幼儿或极度虚弱的患者腹肌紧张可不明显,易被忽视。胃十二指肠穿孔时,腹腔可有游离气体,叩诊肝浊音界缩小或消失。腹腔内有较多积液时,移动性浊音呈阳性。

三、辅助检查

（一）血液检查

白细胞总数及中性粒细胞升高,可出现中毒性颗粒。病情危重或机体反应低下时,白细胞计数可不增高。

（二）腹部 X 线检查

立位平片,可见膈下游离气体;卧位片,在腹膜炎有肠麻痹时可见肠袢普遍胀气,肠间隙增宽及腹膜外脂肪线模糊以至消失。

（三）直肠指检

直肠前壁触痛、饱满,可判断有无盆腔感染或盆腔脓肿形成。

（四）B 超检查

B 超检查可帮助判断腹腔病变部位。

（五）腹腔穿刺

腹腔穿刺是指可根据抽出液性状、气味、混浊度作细菌培养、涂片，以及淀粉酶测定来帮助诊断及确定病变部位和性质。

四、护理措施

急性腹膜炎的治疗分为非手术和手术两种方法。非手术疗法主要适用于：原发性腹膜炎；急性腹膜炎原因不明，病情不重，全身情况较好；炎症已有局限化趋势，症状有所好转。手术疗法主要适用于：腹腔内病变严重；腹膜炎严重或腹膜炎原因不明，无局限趋势；患者一般情况差，腹腔积液多，肠麻痹重或中毒症状明显，甚至出现休克者；经短期（一般不超过 8～12 小时）非手术治疗症状及体征不缓解反而加重者。其治疗原则是：处理原发病灶，消除引起腹膜炎的病因，清理或引流腹腔，促使腹腔脓性渗出液尽早局限、吸收。

（一）术前护理

（1）病情观察：定时监测体温、脉搏、呼吸、血压，准确记录 24 小时出入量。观察腹部体征变化，对休克患者应监测中心静脉压及血气分析数值。

（2）禁食：尤其是胃肠道穿孔者，可减少胃肠道内容物继续溢入腹腔。

（3）胃肠减压：可减轻胃肠道内积气、积液，减少胃肠内容物继续溢入腹腔，有利或减轻腹膜的疼痛刺激，减少毒素吸收，降低肠壁张力，改善肠壁血液供给，利于炎症局限，并促进胃肠道蠕动恢复。

（4）保持水、电解质平衡：腹膜炎时，腹腔内有大量液体渗出，加之呕吐，患者不仅丧失水、电解质，也丧失了大量的血浆，应根据患者的临床表现和血生化测定、中心静脉压等监测，输入适量的晶体液和胶体液，纠正水、电解质和酸碱失衡，保持尿量每小时 30 mL 以上。

（5）抗感染：继发性腹膜炎常为混合感染，因此需针对性地、大剂量联合应用抗生素。

（6）对诊断不明确者，应严禁使用止痛剂，以免掩盖病情，贻误诊断和治疗。

（7）积极做好手术准备，做好患者及家属的工作，解除思想顾虑，积极配合治疗。

（二）术后护理

（1）定时监测体温、脉搏、呼吸、血压以及尿量的变化。

（2）患者血压平稳后，应取半卧位，以利于腹腔引流，减轻腹胀，改善呼吸。

（3）补液与营养：由于术前大量体液丧失，患者术后又需禁食，故要注意水、电解质平衡，酸碱平衡和营养的补充。

（4）继续胃肠减压：腹膜炎患者虽经手术治疗，但腹膜的炎症尚未清除，肠蠕动尚未恢复，故应禁食，同时采用有效的胃肠减压，直至肠蠕动恢复，肛门排气后，方可拔除胃管，开始进食。

（5）引流的护理：妥善固定引流管，避免受压、扭曲，保持通畅，观察并记录引流量、颜色、气味等。如需用负压吸引者应注意负压大小，如用双套管引流者，常需用抗生素盐水冲洗，冲洗时应注意无菌操作，记录冲洗量和引流量及性状。冲洗时注意保持床铺的干燥。

（6）应用抗生素以减轻和防治腹腔残余感染。

（7）为了减少患者的不适，酌情使用止痛剂。

（8）鼓励患者早期活动，防止肠粘连。

（9）观察有无腹腔残余脓肿，如患者体温持续不退或下降后又有升高，白细胞计数升高，全身有中毒症状，以及腹部局部体征的变化，大便次数增多等提示有残余脓肿，应及时报告医生处理。

（三）健康教育

（1）术后肠功能恢复后的饮食要根据不同疾病具体计划，先吃流质饮食，再过渡到半流饮食。应指导和鼓励患者吃易消化、高蛋白、高热量、高维生素饮食。

（2）向患者解释术后半卧位的意义。在病情允许的情况下，应鼓励患者尽早下床活动。

（3）出院后如突然出现腹痛加重，应及时到医院就诊。

（孟庆婷）

第四节　肠梗阻

肠腔内容物不能正常运行或通过肠道发生障碍时,称为肠梗阻,是外科常见的急腹症之一。

一、疾病概要

（一）病因和分类

1.按梗阻发生的原因分类

（1）机械性肠梗阻:最常见,是由各种原因引起的肠腔变窄、肠内容物通过障碍。主要原因:①肠腔堵塞:如寄生虫、粪块、异物等。②肠管受压:如粘连带压迫、肠扭转、嵌顿性疝等。③肠壁病变:如先天性肠道闭锁、狭窄、肿瘤等。

（2）动力性肠梗阻:较机械性肠梗阻少见。肠管本身无病变,梗阻原因是由于神经反射和毒素刺激引起肠壁功能紊乱,致肠内容物不能正常运行。可分为:①麻痹性肠梗阻:常见于急性弥漫性腹膜炎、腹部大手术、腹膜后血肿或感染等。②痉挛性肠梗阻:由于肠壁肌肉异常收缩所致,常见于急性肠炎或慢性铅中毒。

（3）血运性肠梗阻:较少见。由于肠系膜血管栓塞或血栓形成,使肠管血运障碍,继而发生肠麻痹,肠内容物不能通过。

2.按肠管血运有无障碍分类

（1）单纯性肠梗阻:无肠管血运障碍。

（2）绞窄性肠梗阻:有肠管血运障碍。

3.按梗阻发生的部位分类

高位性肠梗阻（空肠上段）和低位性肠梗阻（回肠末段和结肠）。

4.按梗阻的程度分类

完全性肠梗阻（肠内容物完全不能通过）和不完全性肠梗阻（肠内容物部分可通过）。

5.按梗阻病情的缓急分类

急性肠梗阻和慢性肠梗阻。

（二）病理生理

1.肠管局部的病理生理变化

（1）肠蠕动增强:单纯性机械性肠梗阻,梗阻以上的肠蠕动增强,以克报肠内容物通过的障碍。

（2）肠管膨胀:肠腔内积气、积液所致。

（3）肠壁充血水肿、血运障碍,严重时可导致坏死和穿孔。

2.全身性病理生理变化

（1）体液丢失和电解质、酸碱平衡失调。

（2）全身性感染和毒血症,甚至发生感染中毒性休克。

（3）呼吸和循环功能障碍。

（三）临床表现

1.症状

（1）腹痛:单纯性机械性肠梗阻的特点是阵发性腹部绞痛;绞窄性肠梗阻表现为持续性剧烈腹痛伴阵发性加剧;麻痹性肠梗阻呈持续性胀痛。

（2）呕吐:早期常为反射性,呕吐胃内容物,随后因梗阻部位不同,呕吐的性质各异。高位肠梗阻呕吐出现早且频繁,呕吐物主要为胃液、十二指肠液、胆汁;低位肠梗阻呕吐出现晚,呕吐物常为粪样物,若呕吐物为血性或棕褐色,常提示肠管有血运障碍;麻痹性肠梗阻呕吐多为溢出性。

（3）腹胀:高位肠梗阻,腹胀不明显;低位肠梗阻及麻痹性肠梗阻则腹胀明显。

（4）停止肛门排气排便：完全性肠梗阻时，患者多停止排气、排便，但在梗阻早期，梗阻以下肠管内尚存的气体或粪便仍可排出。

2.体征

（1）腹部：视诊，单纯性机械性肠梗阻可见腹胀、肠型和异常蠕动波，肠扭转时腹胀多不对称；触诊：单纯性肠梗阻可有轻度压痛但无腹膜刺激征，绞窄性肠梗阻可有固定压痛和腹膜刺激征；叩诊：绞窄性肠梗阻时腹腔有渗液，可有移动性浊音；听诊：机械性肠梗阻肠鸣音亢进，可闻及气过水声或金属音，麻痹性肠梗阻肠鸣音减弱或消失。

（2）全身：单纯性肠梗阻早期多无明显全身性改变，梗阻晚期可有口唇干燥、眼窝凹陷、皮肤弹性差、尿少等脱水征。严重脱水或绞窄性肠梗阻时，可出现脉搏细速、血压下降、面色苍白、四肢发冷等中毒和休克征象。

3.辅助检查

（1）实验室检查：肠梗阻晚期，血红蛋白和血细胞比容升高，并有水、电解质及酸碱平衡失调。绞窄性肠梗阻时，白细胞计数和中性粒细胞比例明显升高。

（2）X线检查：一般在肠梗阻发生4～6小时后，立位或侧卧位X线平片可见肠胀气及多个液气平面。

（四）治疗原则

1.一般治疗

（1）禁食。

（2）胃肠减压：是治疗肠梗阻的重要措施之一。通过胃肠减压，吸出胃肠道内的气体和液体，从而减轻腹胀，降低肠腔内压力，改善肠壁血运，减少肠腔内的细菌和毒素。

（3）纠正水、电解质及酸碱平衡失调。

（4）防治感染和中毒。

（5）其他：对症治疗。

2.解除梗阻

解除梗阻分为非手术治疗和手术治疗两大类。

（五）常见几种肠梗阻

1.粘连性肠梗阻

粘连性肠梗阻是肠粘连或肠管被粘连带压迫所致的肠梗阻，较为常见。其主要由腹部手术、炎症、创伤、出血、异物等所致，以小肠梗阻为多见，多为单纯性不完全性梗阻。粘连性肠梗阻多采取非手术治疗，如无效或发生绞窄性肠梗阻时应及时手术治疗。

2.肠扭转

肠扭转指一段肠管沿其系膜长轴旋转而形成的闭襻性肠梗阻，常发生于小肠，其次是乙状结肠。①小肠扭转：多见于青壮年，常在饱餐后立即进行剧烈活动时发病。表现为突发腹部绞痛，呈持续性伴阵发性加剧，呕吐频繁，腹胀不明显。②乙状结肠扭转：多见于老年人，常有便秘习惯，表现为腹部绞痛，明显腹胀，呕吐不明显。肠扭转是较严重的机械性肠梗阻，可在短时间内发生肠绞窄、坏死，一经诊断，应急症手术治疗。

3.肠套叠

肠套叠指一段肠管套入与其相连的肠管内，以回结肠型（回肠末端套入结肠）最多见。肠套叠多见于2岁以下婴幼儿。典型表现为阵发性腹痛、果酱样血便和腊肠样肿块（多位于右上腹），右下腹触诊有空虚感。X线空气或钡剂灌肠显示空气或钡剂在结肠内受阻，梗阻端的钡剂影像呈"杯口状"或"弹簧状"阴影。早期肠套叠可试行空气灌肠复位，无效者或病期超过48小时，怀疑有肠坏死或肠穿孔者，应行手术治疗。

4.蛔虫性肠梗阻

蛔虫性肠梗阻由于蛔虫聚集成团并刺激肠管痉挛致肠腔堵塞，多见于2～10岁儿童，驱虫不当常为诱因。主要表现为阵发性脐部周围腹痛，伴呕吐，腹胀不明显。部分患者腹部可触及变形、变位的条索状团块。少数患者可并发肠扭转或肠壁坏死穿孔，蛔虫进入腹腔引起腹膜炎。单纯性蛔虫堵塞多采用非手术治疗，包括解痉止痛、禁食、酌情胃肠减压、输液、口服植物油驱虫等,若无效或并发肠扭转、腹膜炎时,应行手术取虫。

二、肠梗阻患者的护理

(一)护理诊断/问题

1.疼痛

疼痛与肠内容物不能正常运行或通过障碍有关。

2.体液不足

体液不足与呕吐、禁食、胃肠减压、肠腔积液有关。

3.潜在并发症

肠坏死、腹腔感染、休克。

(二)护理措施

1.非手术治疗的护理

(1)饮食:禁食,梗阻缓解 12 小时后可进少量流质饮食,忌甜食和牛奶,48 小时后可进半流食。

(2)胃肠减压,做好相关护理。

(3)体位:生命体征稳定者可取半卧位。

(4)解痉挛、止痛:若无肠绞窄或肠麻痹,可用阿托品解除痉挛、缓解疼痛,禁用吗啡类止痛药,以免掩盖病情。

(5)输液:纠正水、电解质和酸碱失衡,记录 24 小时出入液量。

(6)防治感染和中毒:遵照医嘱应用抗生素。

(7)严密观察病情变化:出现下列情况时应考虑有绞窄性肠梗阻的可能,应及早采取手术治疗:①腹痛发作急骤,为持续性剧烈疼痛,或在阵发性加重之间仍有持续性腹痛,肠鸣音可不亢进;②早期出现休克;③呕吐早、剧烈而频繁;④腹胀不对称,腹部有局部隆起或触及有压痛的包块;⑤明显的腹膜刺激征,体温升高、脉快、白细胞计数和中性粒细胞比例增高;⑥呕吐物、胃肠减压抽出液、肛门排出物为血性或腹腔穿刺抽出血性液;⑦腹部 X 线检查可见孤立、固定的肠襻;⑧经积极非手术治疗后症状、体征无明显改善者。

2.手术前后的护理

(1)术前准备:除上述非手术护理措施外,按腹部外科常规行术前准备。

(2)术后护理:①病情观察,观察患者生命体征、腹部症状和体征的变化,伤口敷料及引流情况,及早发现术后并发症;②卧位:麻醉清醒、血压平稳后取半卧位;③禁食、胃肠减压,待排气后,逐步恢复饮食;④防止感染:遵照医嘱应用抗生素;⑤鼓励患者早期活动。

(孟庆婷)

第五节　急性阑尾炎

急性阑尾炎是外科最常见的急腹症之一,多发生于青年人,男性发病率高于女性。

一、病因、病理

(一)病因

(1)阑尾管腔梗阻:是引起急性阑尾炎最常见的病因。阑尾管腔细长,开口较小,容易被食物残渣、粪石、蛔虫等阻塞而引起管腔梗阻。

(2)细菌入侵:阑尾内存有大量大肠杆菌和厌氧菌,当阑尾管腔阻塞后,细菌繁殖并产生毒素,损伤黏膜上皮,细菌经溃疡面侵入阑尾引起感染。

（3）胃肠道疾病的影响:急性肠炎、血吸虫病等可直接蔓延至阑尾或引起阑尾管壁肌肉痉挛,使管壁血运障碍而致炎症。

（二）病理

根据急性阑尾炎发病过程的病理解剖学变化,可分为急性单纯性阑尾炎、急性化脓性阑尾炎、坏疽性及穿孔性阑尾炎、阑尾周围脓肿四种病理类型。

急性阑尾炎的转归取决于机体的抵抗力和治疗是否及时,可有炎症消退、炎症局限化、炎症扩散三种转归。

二、临床表现

（一）症状

1.腹痛

典型症状是转移性右下腹痛。因初期炎症仅限于阑尾黏膜或黏膜下层,由内脏神经反射引起上腹或脐部周围疼痛,范围较弥散。当炎症波及浆膜层和壁层腹膜时,刺激了躯体神经,疼痛固定于右下腹。单纯性阑尾炎的腹痛程度较轻,化脓性及坏疽性阑尾炎的腹痛程度较重。当阑尾穿孔时,腹痛可减轻,因阑尾管腔内的压力骤减,但随着腹膜炎的出现,腹痛可继续加重。

2.胃肠道症状

早期可有轻度恶心、呕吐,部分患者可发生腹泻或便秘。盆腔阑尾炎时,炎症刺激直肠和膀胱,引起里急后重和排尿痛。

3.全身症状

早期有乏力、头痛,炎症发展时,可出现脉快、发热等,体温多在38℃内。坏疽性阑尾炎时,出现寒战、体温明显升高。若发生门静脉炎,可出现寒战、高热和轻度黄疸。

（二）体征

1.右下腹固定压痛

右下腹固定压痛是急性阑尾炎最重要的体征。腹部压痛点常位于麦氏点。

2.反跳痛和腹肌紧张

反跳痛和腹肌紧张提示阑尾已化脓、坏死或即将穿孔。

三、辅助检查

（1）腰大肌试验:若为阳性,提示阑尾位于盲肠后位贴近腰大肌。

（2）结肠充气试验:若为阳性,表示阑尾已有急性炎症。

（3）闭孔内肌试验:若为阳性,提示阑尾位置靠近闭孔内肌。

（4）直肠指诊:直肠右前方有触痛者,提示盆腔位置阑尾炎。若触及痛性肿块,提示盆腔脓肿。

四、治疗原则

急性阑尾炎诊断明确后应尽早行阑尾切除术。部分急性单纯性阑尾炎,可经非手术治疗而获得痊愈;阑尾周围脓肿,先行非手术治疗,待肿块缩小局限、体温正常,3个月后再行阑尾切除术。

五、护理诊断/问题

（1）疼痛:与阑尾炎症、手术创伤有关。

（2）体温过高:与化脓性感染有关。

（3）潜在并发症:急性腹膜炎、感染性休克、腹腔脓肿、门静脉炎。

（4）潜在术后并发症:腹腔出血、切口感染、腹腔脓肿、粘连性肠梗阻。

六、护理措施

（一）非手术治疗的护理

（1）取半卧位。

（2）饮食和输液：流质饮食或禁食，禁食期间做好静脉输液的护理。

（3）控制感染：应用抗生素。

（4）严密观察病情：观察患者的生命体征、精神状态、腹部症状和体征、白细胞计数及中性粒细胞比例的变化。

（二）术后护理

（1）体位：血压平稳后取半卧位。

（2）饮食：术后1～2日胃肠蠕动恢复、肛门排气后可进流食，如无不适可改半流食，术后3～4日可进软质普食。

（3）早期活动：轻症患者术后当天麻醉反应消失后，即可下床活动，以促进肠蠕动的恢复，防止肠粘连的发生。重症患者应在床上多翻身、活动四肢，待病情稳定后，及早下床活动。

（4）并发症的观察和护理：①腹腔内出血，常发生在术后24小时内，表现为腹痛、腹胀、面色苍白、脉搏细速、血压下降等内出血表现或腹腔引流管有血性液引出。应嘱患者立即平卧，快速静脉输液、输血，并做好紧急手术止血的准备。②切口感染，是术后最常见的并发症，表现为术后2～3日体温升高，切口胀痛、红肿、压痛等，可给予抗生素、理疗等，如已化脓应拆线引流脓液。③腹腔脓肿，多见于化脓性或坏疽性阑尾炎术后，表现为术后5～7日体温升高或下降后又升高，有腹痛、腹胀、腹部压痛、腹肌紧张或腹部包块，常发生于盆腔、膈下、肠间隙等处，可出现直肠膀胱刺激症状及全身中毒症状。④粘连性肠梗阻，常为不完全性肠梗阻，以非手术治疗为主，完全性肠梗阻者应手术治疗。⑤粪瘘，少见，一般经非手术治疗后粪瘘可自行闭合。

七、特殊类型阑尾炎

（一）小儿急性阑尾炎

小儿大网膜发育不全，难以包裹发炎的阑尾。其临床特点：①病情发展快且重，早期出现高热、呕吐等胃肠道症状。②右下腹体征不明显。③小儿阑尾管壁薄，极易发生穿孔，并发症和死亡率较高。处理原则：及早手术。

（二）妊娠期急性阑尾炎

妊娠期急性阑尾炎较常见，发病多在妊娠前6个月。临床特点：①妊娠期盲肠和阑尾被增大的子宫推压上移，压痛点也随之上移。②腹膜刺激征不明显。③大网膜不易包裹炎症的阑尾，炎症易扩散。④炎症刺激子宫收缩，易引起流产或早产，威胁母子安全。处理原则：及早手术。

（三）老年人急性阑尾炎

老年人对疼痛反应迟钝，防御功能减退，其临床特点为：①主诉不强烈，体征不典型，易延误诊断和治疗。②阑尾动脉多硬化，易致阑尾缺血坏死或穿孔。③常伴有心血管病、糖尿病等，使病情复杂严重。处理原则：及早手术。

（孟庆婷）

第六节　胃十二指肠损伤

一、概述

由于有肋弓保护且活动度较大,柔韧性较好,壁厚,钝挫伤时胃很少受累,只有胃膨胀时偶有发生胃损伤。上腹或下胸部的穿透伤则常导致胃损伤,多伴有肝、脾、横膈及胰等损伤。胃镜检查及吞入锐利异物或吞入酸、碱等腐蚀性毒物也可引起穿孔,但很少见。十二指肠损伤是由于上中腹部受到间接暴力或锐器的直接刺伤而引起的,缺乏典型的腹膜炎症状和体征,术前诊断困难,漏诊率高,多伴有腹部脏器合并伤,病死率高,术后并发症多,肠瘘发生率高。

二、护理评估

1.健康史

详细询问患者、现场目击者或陪同人员,以了解受伤的时间地点、环境,受伤的原因,外力的特点、大小和作用方向,坠跌高度;了解受伤前后饮食及排便情况,受伤时的体位,有无防御,伤后意识状态、症状、急救措施、运送方式,既往疾病及手术史。

2.临床表现

(1)胃损伤若未波及胃壁全层,可无明显症状。若全层破裂,由于胃酸有很强的化学刺激性,可立即出现剧痛及腹膜刺激征。当破裂口接近贲门或食管时,可因空气进入纵隔而呈胸壁下气肿。较大的穿透性胃损伤时,可自腹壁流出食物残渣、胆汁和气体。

(2)十二指肠破裂后,因有胃液、胆汁及胰液进入腹腔,早期即可发生急性弥漫性腹膜炎,有剧烈的刀割样持续性腹痛伴恶心、呕吐,腹部检查可见有板状腹、腹膜刺激征症状。

3.辅助检查

(1)疑有胃损伤者,应置胃管,若自胃内吸出血性液或血性物者可确诊。

(2)腹腔穿刺术和腹腔灌洗术:腹腔穿刺抽出不凝血液、胆汁,灌洗吸出 10 mL 以上肉眼可辨的血性液体,即为阳性结果。

(3)X 线检查:腹部 X 线片可显示腹膜后组织积气、肾脏轮廓清晰、腰大肌阴影模糊不清等有助于腹膜后十二指肠损伤的诊断。

(4)CT 检查:可显示少量的腹膜后积气和渗至肠外的造影剂。

4.治疗原则

抗休克和及时、正确的手术处理是治疗的两大关键。

5.心理、社会因素

胃十二指肠外伤性损伤多数在意外情况下发生,患者出现突发外伤后易出现紧张、痛苦、悲哀、恐惧等心理变化,担心手术成功及疾病预后。

三、护理问题

1.疼痛

疼痛与胃肠破裂、腹腔内积液、腹膜刺激征有关。

2.组织灌注量不足

这与大量失血、失液,严重创伤,有效循环血量减少有关。

3.焦虑或恐惧

这种情绪与经历意外及担心预后有关。

4.潜在并发症

出血、感染、肠瘘、低血容量性休克。

四、护理目标

(1)患者疼痛减轻。

(2)患者血容量得以维持,各器官血供正常、功能完整。

(3)患者焦虑或恐惧减轻或消失。

(4)护士密切观察病情变化,如发现异常,及时报告医生,并配合处理。

五、护理措施

1.一般护理

(1)预防低血容量性休克:吸氧、保暖、建立静脉通道,遵医嘱输入温热生理盐水或乳酸盐林格液,抽血查全血细胞计数、血型和交叉配血。

(2)密切观察病情变化:每15～30分钟应评估患者情况。评估内容包括意识状态、生命体征、肠鸣音、尿量、氧饱和度、有无呕吐、肌紧张和反跳痛等。观察胃管内引流物颜色、性质及量,若引流出血性液体,提示有胃、十二指肠破裂的可能。

(3)术前准备:胃、十二指肠破裂大多需要手术处理,故患者入院后,在抢救休克的同时,尽快完成术前准备工作,如备皮、备血、插胃管及留置尿管、做好抗生素皮试等,一旦需要,可立即实施手术。

2.心理护理

评估患者对损伤的情绪反应,鼓励他们说出自己内心的感受,帮助建立积极有效的应对措施。向患者介绍有关病情、损伤程度、手术方式及疾病预后,鼓励患者,告诉患者良好的心态、积极的配合有利于疾病早日康复。

3.术后护理

(1)体位:患者意识清楚、病情平稳,给予半坐卧位,有利于引流及呼吸。

(2)禁食、胃肠减压:观察胃管内引流液颜色、性质及量,若引流出血性液体,提示有胃、十二指肠再出血的可能。十二指肠创口缝合后,胃肠减压管置于十二指肠腔内,使胃液、肠液、胰液得到充分引流,一定要妥善固定,避免脱出。一旦脱出,要在医生的指导下重新置管。

(3)严密监测生命体征:术后15～30分钟监测生命体征直至患者病情平稳。注意肾功能的改变,胃十二指肠损伤后,特别有出血性休克时,肾脏会受到一定的损害,尤其是严重腹部外伤伴有重度休克者,有发生急性肾功能障碍的危险,所以,术后应密切注意尿量,争取保持每小时尿量在50 mL以上。

(4)补液和营养支持:根据医嘱,合理补充水、电解质和维生素,必要时输新鲜血、血浆,维持水、电解质、酸碱平衡。给予肠内、外营养支持,促进合成代谢,提高机体防御能力。继续应用有效抗生素,控制腹腔内感染。

(5)术后并发症的观察和护理:①出血。如胃管内24小时内引流出新鲜血液大于200～300 mL,提示吻合口出血,要立即配合医生给予胃管内注入凝血酶粉、冰盐水洗胃等止血措施。②肠瘘。患者术后持续低热或高热不退,腹腔引流管中引流出黄绿色或褐色渣样物,有恶臭或引流出大量气体,提示肠瘘发生,要配合医生进行腹腔双套管冲洗,并做好相应护理。

4.健康教育

(1)讲解术后饮食注意事项,当患者胃肠功能恢复,一般3～5天后开始恢复饮食,由流质逐步恢复至半流质、普食,进食高蛋白、高能量、易消化饮食,增强抵抗力,促进愈合。

(2)行全胃切除或胃大部分切除术的患者,因胃肠吸收功能下降,要及时补充微量元素和维生素等营养素,预防贫血、腹泻等并发症。

(3)避免工作过于劳累,注意劳逸结合。讲明饮酒、抽烟对胃、十二指肠疾病的危害性。

(4)避免长期大量服用非甾体抗炎药,如布洛芬等,以免引起胃肠道黏膜损伤。

(孟庆婷)

第七节　小肠破裂

一、概述

小肠是消化管中最长的一段肌性管道,也是消化与吸收营养物质的重要场所。人类小肠全长3~9 m,平均5~7 m,个体差异很大。其分为十二指肠、空肠和回肠三部分,十二指肠属上消化道,空肠及其以下肠段属下消化道。

各种外力的作用所致的小肠穿孔称为小肠破裂。小肠破裂在战时和平时均较常见,多见于交通事故、工矿事故、生活事故如坠落、挤压、刀伤和火器伤。小肠可因穿透性与闭合性损伤造成肠管破裂或肠系膜撕裂。小肠占满整个腹部,又无骨骼保护,因此易于受到损伤。由于小肠壁厚,血运丰富,故无论是穿孔修补或肠段切除吻合术,其成功率均较高,发生肠瘘的机会少。

二、护理评估

1.健康史

了解患者腹部损伤的时间、地点及致伤源、伤情、就诊前的急救措施、受伤至就诊之间的病情变化,如果患者神志不清,应询问目击人员。

2.临床表现

小肠破裂后在早期即产生明显的腹膜炎的体征,这是因为肠管破裂肠内容物溢出至腹腔所致。症状以腹痛为主,程度轻重不同,可伴有恶心及呕吐,腹部检查肠鸣音消失,腹膜刺激征明显。

小肠损伤初期一般均有轻重不等的休克症状,休克的深度除与损伤程度有关外,主要取决于内出血的多少,表现为面色苍白、烦躁不安、脉搏细速、血压下降、皮肤发冷等。若为多发性小肠损伤或肠系膜撕裂大出血,可迅速发生休克并进行性恶化。

3.辅助检查

(1)实验室检查:白细胞计数升高说明腹腔炎症;血红蛋白含量取决于内出血的程度,内出血少时变化不大。

(2)X线检查:X线透视或摄片,检查有无气腹与肠麻痹的征象,因为一般情况下小肠内气体很少,且损伤后伤口很快被封闭,不但膈下游离气体少见,且使一部分患者早期症状隐匿。因此,阳性气腹有诊断价值,但阴性结果也不能排除小肠破裂。

(3)腹部B超检查:对小肠及肠系膜血肿、腹腔积液均有重要的诊断价值。

(4)CT或磁共振检查:对小肠损伤有一定诊断价值,而且可对其他脏器进行检查,有时可能发现一些未曾预料的损伤,有助于减少漏诊。

(5)腹腔穿刺:有混浊的液体或胆汁色的液体,说明肠破裂,穿刺液中白细胞、淀粉酶含量均升高。

4.治疗原则

小肠破裂一旦确诊,应立即进行手术治疗。手术方式以简单修补为主。肠管损伤严重时,则应做部分小肠切除吻合术。

5.心理、社会因素

小肠损伤大多在意外情况下突然发生,加之伤口、出血及内脏脱出的视觉刺激和对预后的担忧,患者多表现为紧张、焦虑、恐惧。应了解其患病后的心理反应,对本病的认知程度和心理承受能力,家属及亲友对其支持情况、经济承受能力等。

三、护理问题

1.有体液不足的危险

这与创伤致腹腔内出血、体液过量丢失、渗出及呕吐有关。

2.焦虑、恐惧

这与意外创伤的刺激、疼痛、出血、内脏脱出的视觉刺激及担心疾病的预后等有关。

3.体温过高

这与腹腔内感染毒素吸收和伤口感染等因素有关。

4.疼痛

这与小肠破裂或手术有关。

5.潜在并发症

腹腔感染、肠瘘、失血性休克。

6.营养失调,低于机体需要量

这与消化道的吸收面积减少有关。

四、护理目标

(1)患者体液平衡得到维持,生命体征稳定。

(2)患者情绪稳定,焦虑或恐惧减轻,主动配合医护工作。

(3)患者体温维持正常。

(4)患者主诉疼痛有所缓解。

(5)护士密切观察病情变化,如发现异常,及时报告医生,并配合处理。

(6)患者体重不下降。

五、护理措施

1.一般护理

(1)伤口处理:对开放性腹部损伤者,妥善处理伤口,及时止血和包扎固定。若有肠管脱出,可用消毒或清洁器皿覆盖保护后再包扎,以免肠管受压、缺血而坏死。

(2)病情观察:密切观察生命体征的变化,每15分钟测定脉搏、呼吸、血压一次。重视患者的主诉,若主诉心慌、脉快、出冷汗等,及时报告医生。不注射止痛药(诊断明确者除外),以免掩盖伤情。不随意搬动伤者,以免加重病情。

(3)腹部检查:每30分钟检查一次腹部体征,注意腹膜刺激征的程度和范围变化。

(4)禁食和灌肠:禁食和灌肠可避免肠内容物进一步溢出,造成腹腔感染或加重病情。

(5)补充液体和营养:注意纠正水、电解质及酸碱平衡失调,保证输液通畅,对伴有休克或重症腹膜炎的患者可进行中心静脉补液,这不仅可以保证及时大量的液体输入,而且有利于中心静脉压的监测,根据患者具体情况,适量补给全血、血浆或人血清蛋白,尽可能补给足够的热量和蛋白质、氨基酸及维生素等。

2.心理护理

关心患者,加强交流,讲解相关病情、治疗方式及预后,使患者了解自己的病情,消除患者的焦虑和恐惧,保持良好的心理状态,并与其一起制定合适的应对机制,鼓励患者,增加治疗的信心。

3.术后护理

(1)妥善安置患者:麻醉清醒后取半卧位,有利于腹腔炎症的局限,改善呼吸状态。了解手术的过程,查看手术的部位,对引流管、输液管、胃管及氧气管等进行妥善固定,做好护理记录。

(2)监测病情:观察患者血压、脉搏、呼吸、体温的变化。注意腹部体征的变化。适当应用止痛药,减轻患者的不适。若切口疼痛明显,应检查切口,排除感染。

(3)引流管的护理:腹腔引流管保持通畅,准确记录引流液的性状及量。腹腔引流液应为少量血性液,若为绿色或褐色渣样物,应警惕腹腔内感染或肠瘘的发生。

(4)饮食:继续禁食、胃肠减压,待肠功能逐渐恢复、肛门排气后,方可拔除胃肠减压管。拔除胃管当日可进清流食,第2日进流质饮食,第3日进半流食,逐渐过渡到普食。

(5)营养支持:维持水、电解质和酸碱平衡,增加营养。维生素主要是在小肠被吸收,小肠部分切除后,要及时补充维生素C、D、K和复合维生素B等维生素和微量元素钙、镁等,可经静脉、肌内注射或口服进行补充,预防贫血,促进伤口愈合。

4.健康教育

(1)注意饮食卫生,避免暴饮暴食,进易消化食物,少食刺激性食物,避免腹部受凉和饭后剧烈活动,保持排便通畅。

(2)注意适当休息,加强锻炼,增加营养,特别是回肠切除的患者要长期定时补充维生素B$_{12}$等营养素。

(3)定期门诊随访。若有腹痛、腹胀、停止排便及伤口红、肿、热、痛等不适,应及时就诊。

(4)加强社会宣传,增进劳动保护、安全生产、安全行车、遵守交通规则等知识,避免损伤等意外的发生。

(5)普及各种急救知识,在发生意外损伤时,能进行简单的自救或急救。

(6)无论腹部损伤的轻重,都应经专业医务人员检查,以免贻误诊治。

(孟庆婷)

第八节 脾破裂

一、概述

脾脏是一个血供丰富而质脆的实质性器官,脾脏是腹部脏器中最容易受损伤的器官,发生率几乎占各种腹部损伤的40%左右。它被与其包膜相连的诸韧带固定在左上腹的后方,尽管有下胸壁、腹壁和膈肌的保护,但外伤暴力很容易使其破裂引起内出血,以真性破裂多见,约占85%。根据不同的病因,脾破裂分成两大类:①外伤性破裂,占绝大多数,都有明确的外伤史,裂伤部位以脾脏的外侧凸面为多,也可在内侧脾门处,主要取决于暴力作用的方向和部位;②自发性破裂,极少见,且主要发生在病理性肿大(门静脉高压症、血吸虫病、淋巴瘤等)的脾脏。如仔细追询病史,多数仍有一定的诱因,如剧烈咳嗽、打喷嚏或突然改变体位等。

二、护理评估

1.健康史

了解患者腹部损伤的时间、地点以及致伤源、伤情、就诊前的急救措施、受伤至就诊之间的病情变化,如果患者神志不清,应询问目击人员。患者一般有上腹火器伤、锐器伤或交通事故、工伤等外伤史或病理性(门静脉高压症、血吸虫病、淋巴瘤等)的脾脏肿大病史。

2.临床表现

脾破裂的临床表现以内出血及腹膜刺激征为特征,并常与出血量和出血速度密切相关。出血量大而速度快的很快就出现低血容量性休克,伤情十分危急;出血量少而慢者症状轻微,除左上腹轻度疼痛外,无其他明显体征,不易诊断。随着时间的推移,出血量越来越大,才出现休克前期的表现,继而发生休克。由于血液对腹膜的刺激而有腹痛,起始在左上腹,慢慢涉及全腹,但仍以左上腹最为明显,同时有腹部压痛、反跳痛和腹肌紧张。

3.诊断及辅助检查

创伤性脾破裂的诊断主要依赖：①损伤病史或病理性脾脏肿大病史。②临床有内出血的表现。③腹腔诊断性穿刺抽出不凝固血液。④对诊断确有困难、伤情允许的病例，采用腹腔灌洗、B型超声、核素扫描、CT或选择性腹腔动脉造影等帮助明确诊断。B型超声是一种常用检查，可明确脾脏破裂程度。⑤实验室检查发现红细胞、血红蛋白和血细胞比容进行性降低，提示有内出血。

4.治疗原则

随着对脾功能认识的深化，在坚持"抢救生命第一，保留脾脏第二"的原则下，尽量保留脾脏的原则已被绝大多数外科医生接受。彻底查明伤情后尽可能保留脾脏，方法有生物胶黏合止血、物理凝固止血、单纯缝合修补、部分脾切除等，必要时行全脾切除术。

5.心理、社会因素

导致脾破裂的原因均是意外，患者痛苦大、病情重，且在创伤、失血之后，处于紧张状态，患者常有恐惧、急躁、焦虑，甚至绝望，又担心手术能否成功，对手术产生恐惧心理。

三、护理问题

1.体液不足

这与损伤致腹腔内出血、失血有关。

2.组织灌注量减少

这与导致休克的因素依然存在有关。

3.疼痛

这与脾部分破裂、腹腔内积血有关。

4.焦虑或恐惧

这与意外创伤的刺激、出血及担心预后有关。

5.潜在并发症

出血。

四、护理目标

(1)患者体液平衡能得到维持，不发生失血性休克。

(2)患者神志清楚，四肢温暖、红润，生命体征平稳。

(3)患者腹痛缓解。

(4)患者焦虑或恐惧程度缓解。

(5)护士要密切观察病情变化，如发现异常，及时报告医生，并配合处理。

五、护理措施

1.一般护理

(1)严密观察监护伤员病情变化：把患者的脉率、血压、神志、氧饱和度(SaO_2)及腹部体征作为常规监测项目，建立治疗时的数据，为动态监测患者生命体征提供依据。

(2)补充血容量：建立两条静脉通路，快速输入平衡盐液及血浆或代用品，扩充血容量，维持水、电解质及酸碱平衡，改善休克状态。

(3)保持呼吸道通畅：及时吸氧，改善因失血而导致的机体缺氧状态，改善有效通气量，并注意清除口腔中异物、假牙，防止误吸，保持呼吸道通畅。

(4)密切观察患者尿量变化：怀疑脾破裂伤员应常规留置导尿管，观察单位时间的尿量，如尿量＞30 mL/h，说明病员休克已纠正或处于代偿期。如尿量＜30 mL/h甚至无尿，则提示患者已进入休克或肾衰竭期。

(5)术前准备：观察中如发现继续出血(48小时内输血超过1 200 mL)或有其他脏器损伤，应立即做好药物皮试、备血、腹部常规备皮等手术前准备。

2.心理护理

对患者要耐心做好心理安抚,让患者知道手术的目的、意义及手术效果,消除紧张恐惧心理,还要尽快通知家属并取得其同意和配合,使患者和家属都有充分的思想准备,积极主动配合抢救和治疗。

3.术后护理

(1)体位:术后应去枕平卧,头偏向一侧,防止呕吐物吸入气管,如清醒后血压平稳,病情允许可采取半卧位,以利于腹腔引流。患者不得过早起床活动。一般需卧床休息 10~14 天。以 B 超或 CT 检查为依据,观察脾脏愈合程度,确定能否起床活动。

(2)密切观察生命体征变化:按时测血压、脉搏、呼吸、体温,观察再出血倾向。部分脾切除患者,体温持续在 38 ℃~40 ℃约 2~3 周,化验检查白细胞计数不高,称为"脾热"。对"脾热"的患者,按高热护理及时给予物理降温,并补充水和电解质。

(3)管道护理:保持大静脉留置管输液通畅,保持无菌,定期消毒。保持胃管、导尿管及腹腔引流管通畅,妥善固定,防止脱落,注意引流物的量及性状的变化。若引流管引流出大量的新鲜血性液体,提示活动性出血,及时报告医生处理。

(4)改善机体状况,给予营养支持:术后保证患者有足够的休息和睡眠,禁食期间补充水、电解质,避免酸碱平衡失调,肠功能恢复后方可进食。应给予高热量、高蛋白、高维生素饮食,静脉滴注复方氨基酸、血浆等,保证机体需要,促进伤口愈合,减少并发症。

4.健康教育

(1)患者住院 2~3 周后出院,出院时复查 CT 或 B 超,嘱患者每月复查 1 次,直至脾损伤愈合,脾脏恢复原形态。

(2)嘱患者若出现头晕、口干、腹痛等不适,均应停止活动并平卧,及时到医院检查治疗。

(3)继续注意休息,脾损伤未愈合前避免体力劳动,避免剧烈运动,如弯腰、下蹲、骑摩托车等。注意保护腹部,避免外力冲撞。

(4)避免增加腹压,保持排便通畅,避免剧烈咳嗽。

(5)脾切除术后,患者免疫力低下,注意保暖,预防感冒,避免进入拥挤的公共场所。坚持锻炼身体,提高机体免疫力。

(孟庆婷)

第九节　胃　癌

一、概念

胃癌是消化道最常见的恶性肿瘤,占我国消化道肿瘤的第一位。发病年龄以 40~60 岁为多见,但 40 岁以下仍占 15%~20%。男多于女,约为 3∶1。早期胃癌因症状不明显,易被忽视,若有胃不适症状出现而经诊断为胃癌者,往往多为进展期胃癌。胃癌多见于胃窦,其次为胃体小弯、贲门。胃癌分为早期胃癌和进展期胃癌。①早期胃癌,指所有局限于黏膜或黏膜下层的胃癌,胃镜检查直径在 6~10 mm 的癌灶为小胃癌,直径≤5 mm 的癌灶为微小胃癌。②进展期胃癌在临床上又分为块状型、溃疡型和弥漫型癌三种。从组织学上看,胃癌分为腺癌、腺鳞癌、鳞状细胞癌、未分化癌和未分化类癌。其转移途径有直接蔓延、淋巴转移、血行转移及腹腔种植转移。

胃癌的发生原因目前尚未明确,但与以下因素有关:

(一)饮食形态

(1)从全球来看,胃癌的发病率差距大,中国、日本等发病率高,而美国、马来西亚发病率低,有人学习这些国家的饮食形态后胃癌发生率显著下降。

（2）食物或添加物内含有致癌物质。

（3）烹煮过程不当，如烟熏及腌制鱼肉，烤过的食物等。

（二）遗传因素

（1）胃癌常见于近亲中。双胞胎中，若有一人患胃癌，则另一人患病的几率较高。

（2）调查发现 A 型血型人的胃癌发病率较其他血型高 20％。

（三）其他

不同环境、土壤等；体质、种族、职业不同者；或患恶性贫血、胃溃疡、萎缩性胃炎、胃酸缺乏症等胃癌发病率比一般人高。近年发现胃幽门螺杆菌是胃癌发生的重要因素之一。某些疾病，如胃息肉、萎缩性胃炎、恶性贫血等胃癌发病率高。

二、临床表现

（1）胃癌早期临床症状多不明显，也不典型，表现为模糊的上腹不适、隐痛，食欲减退、嗳气、反酸、轻度贫血等。

（2）随着病情发展，上述症状加重，出现消瘦，体重减轻。胃窦部癌可致幽门部分或完全性梗阻，出现幽门梗阻症状。

（3）癌肿破溃或侵袭血管可导致出血，通常为隐血和黑便，也可突发上消化道大出血。

（4）胃癌也可能发生急性穿孔，尤其是溃疡型胃癌发生穿孔者较多见。

（5）晚期患者消瘦，贫血更明显或呈恶病质，查体可有上腹部肿块、肝肿大、腹水、锁骨上淋巴结肿大。直肠指检在直肠前壁可摸到肿块。

三、辅助检查

（一）胃液分析

胃酸减低或缺乏。

（二）血常规检查

血红蛋白、红细胞计数均下降，部分患者可有缺铁性贫血。

（三）粪便隐血试验

隐血试验为阳性。

（四）X 线钡餐检查

借 X 线钡餐检查以观察胃的形态和黏膜变化、胃蠕动功能和排空时间，可发现不规则充盈缺损或腔内壁龛影、气钡双重造影更有助于发现早期胃癌，早期确诊率可达 90％。

（五）纤维胃镜检查

胃镜检查对胃癌诊断有重要价值，可直接观察病变部位，并可做活检确定诊断，是一种安全、有效、痛苦少的检查方法。

（六）细胞学检查

细胞学检查是指可采用一般冲洗法或采用纤维胃镜直接冲洗法，通过收集冲洗液查找癌细胞。

四、护理措施

到目前为止，胃癌治疗仍采取以手术治疗为主的综合治疗。早期胃癌的有效治疗方法是胃癌根治术。根治手术的原则是：按癌肿位置整块地切除胃的全部或大部，以及大、小网膜和区域淋巴结，并重建消化道。如癌肿已有远处转移，无根治之可能，而原发肿瘤可切除者，可行包括原发肿瘤在内的胃部分切除术，又称姑息性切除。如癌肿不能切除而又有幽门梗阻者，可行胃空肠吻合术，以解除梗阻。化学疗法是胃癌治疗的重要手段之一，根据不同的患者选择不同的治疗方案。护理措施如下：

(1)热情接待患者,耐心解答患者的问题,讲解有关疾病知识,消除患者不良心理,增强患者对手术的信心,使患者及家属能积极配合治疗。

(2)给予高蛋白、高热量、高维生素易消化饮食,注意少量多餐。术前1日进流质饮食。

(3)患者营养状况较差者,术前应予以纠正,必要时静脉补充血浆或全血,以提高患者手术耐受力。

(4)术前12小时禁食,4小时禁饮,术晨安置胃管,必要时放置尿管。

(5)术后护理:全胃切除者除按胃大部分切除术后护理措施外,应注意肺部并发症的预防及营养支持。如经胸全胃切除者,要注意胸腔闭式引流的护理。

(6)观察术后化疗期间出现的不良反应,如恶心、呕吐等消化道症状,也可出现脱发、口腔溃疡等,应给予对症处理;同时注意患者血象变化,若白细胞总数低于3×10^9/L,血小板计数低于100×10^9/L此时应酌情停药,给予相应的处理;有的可出现腹泻、便血,如患者出现持续腹泻等应引起高度重视,及时处理。

(孟庆婷)

第十节　胆囊炎

胆囊炎是最常见的胆囊疾病,常与胆石症同时存在。女性多于男性。胆囊炎分为急性和慢性两种。

一、临床表现

急性胆囊炎可出现右上腹撑胀疼痛,体位改变和呼吸时疼痛加剧,右肩或后背部放射性疼痛,高热,寒战,并可有恶心,呕吐。慢性胆囊炎,常出现消化不良,上腹不适或钝疼,可有恶心,腹胀及嗳气,进食油腻食物后加剧。

胆囊炎并发胆石症者,结石嵌顿时,可引起穿孔,导致腹膜炎,疼痛加重,甚至出现中毒性休克或衰竭。胆囊炎胆石症可加重或诱发冠心病,引起心肌缺血性改变。专家认为:胆囊结石是诱发胆囊癌的重要因素之一。胆囊炎胆石症常可引起胰腺炎,由胆管疾病引起的急性胰腺炎约占50%。

二、治疗原则

(1)无症状的胆囊结石患者根据结石大小数目,胆囊壁病变确定是否手术及手术时机。应择期行胆囊切除术,有条件医院应用腹腔镜行胆囊切除术。

(2)有症状的胆囊结石患者用开放法或腹腔镜方法。

(3)胆囊结石伴有并发症时,如急性、胆囊积液或积脓,急性胆石性胰腺炎胆管结石或胆管炎,应即刻行胆囊切除术。

三、护理措施

(一)术前护理

(1)按一般外科术前常规护理。

(2)低脂饮食。

(3)急性期应给予静脉输液,以纠正电解质紊乱,输血或血浆,以改善全身情况。

(4)患者如有中毒性休克表现,应先补足血容量,用升压药等纠正休克,待病情好转后手术治疗。

(5)黄疸严重者,有皮肤瘙痒,做好皮肤护理,防止瘙痒时皮肤破损,出现皮肤感染,同时注意黄疸患者,由于胆管内胆盐缺乏,维生素K吸收障碍,容易引起凝血功能障碍,术前应注射维生素K。出现高热者,按高热护理常规护理。

（6）协助医生做好各项检查,如肝功能、心电图、凝血酶原时间测定、超声波、胆囊造影等,肝功能损害严重者应给予保肝治疗。

（7）需做胆总管与胆管吻合术时,应做胆管准备。

（8）手术前一日晚餐禁食,术晨按医嘱留置胃管,抽尽胃液。

（二）术后护理

（1）按一般外科手术后护理常规及麻醉后护理常规护理。

（2）血压平稳后改为半坐卧位,以利于引流。

（3）禁食期间,给予静脉输液,维持水电解质平衡。

（4）停留胃管,保持胃管通畅,观察引流液性质并记录量,术后2～3天肠蠕动恢复正常,可拔除胃管,进食流质,以后逐渐改为低脂半流质,注意患者进食后反应。

（5）注意腹部伤口渗液,如渗液多应及时更换敷料。

（6）停留T管引流,保持胆管引流管通畅,并记录24小时引流量及性质。

（7）引流管停留时间长,引流量多者,要注意患者饮食及消化功能,食欲差者,可口服去氧胆酸、胰酶片或中药。

（8）胆总管内有残存结石或泥沙样结石,术后两周可行T管冲洗。

（9）防止T管脱落,除手术时要固定牢靠外,应将T管用别针固定于腹带上。

（10）防止逆行感染。T管引流所接的消毒引流瓶（袋）每周更换两次,更换引流袋要在无菌操作下进行。腹壁引流伤口每日更换敷料一次。

（11）注意水电解质平衡,注意有无低钾、低钠症状出现,注意黄疸消退情况。

（12）拔T管指征及注意事项:一般术后10～14天,患者无发热、无腹痛、大便颜色正常,黄疸消退,胆汁引流量逐日减少至50 mL以下,胆汁颜色正常,呈金黄色、澄清时,用低浓度的胆影葡胺作T管造影,以了解胆管远端是否通畅,如通畅可试行钳夹T管或提高T管距离腋后线10～20 mL,如有上腹胀痛、发热、黄疸加深等情况出现,说明胆管下端仍有梗阻,应立即开放引流管,继续引流,如钳夹T管48小时后无任何不适,方可拔管。拔管后1～2天可有少量胆汁溢出,应及时更换敷料,如有大量胆汁外溢应报告医生处理。拔管后还应观察患者食欲以及腹胀、腹痛、黄疸、体温和大便情况。

（孟庆婷）

第十一节　胆囊结石

一、概述

胆囊结石（cholecystolithiasis）是指原发于胆囊的结石,是胆石症中最多的一种疾病。近年来随着卫生条件的改善以及饮食结构的变化,胆囊结石的发病率呈升高趋势,已高于胆管结石。胆囊结石以女性多见,男女之比为1∶3～1∶4,其以胆固醇结石或以胆固醇为主要成分的混合性结石为主。少数结石可经胆囊管排入胆总管,大多数存留于胆囊内,且结石越聚越大,可呈多颗小米粒状,在胆囊内可存在数百粒小结石,也可呈单个巨大结石,有些终身无症状而在尸检中发现（静止性胆囊结石）,大多数反复发作腹痛症状,一般小结石容易嵌入胆囊管发生阻塞引起胆绞痛症状,发生急性胆囊炎。

二、诊断

（一）症状

1. 胆绞痛

胆绞痛是胆囊结石并发急性胆囊炎时的典型表现，多在进油腻食物后胆囊收缩，结合移位并嵌顿于胆囊颈部，胆囊压力升高后强力收缩而发生绞痛。小结石通过胆囊管或胆总管时可发生典型的胆绞痛，疼痛位于右上腹，呈阵发性，可向右肩背部放射，伴恶心、呕吐，呕吐物为胃内容物，吐后症状并不减轻。存留在胆囊内的大结石堵塞胆囊腔时并不引起典型的胆绞痛，故胆绞痛常反映结石在胆管内的移动。急性发作、特别是坏疽性胆囊炎时还可出现高热、畏寒等显著的感染症状，严重病例由于炎性渗出或胆囊穿孔可引起局限性腹膜炎，从而出现腹膜刺激症状。胆囊结石一般无黄疸，但 30％ 的患者因伴有胆管炎或肿大的胆囊压迫胆管，肝细胞损害时也可有一过性黄疸。

2. 胃肠道症状

大多数慢性胆囊炎患者有不同程度的胃肠道功能紊乱，表现为右上腹隐痛不适、厌油、进食后上腹饱胀感，常被误认为"胃病"。有近半数的患者早期无症状，称为静止性胆囊结石，此类患者在长期随访中仍有部分出现腹痛等症状。

（二）体征

1. 一般情况

无症状期间患者大多一般情况良好，少数急性胆囊炎患者在发作期可有黄疸，症状重时可有感染中毒症状。

2. 腹部情况

如无急性发作，患者腹部常无明显异常体征，部分患者右上腹可有深压痛。急性胆囊炎患者可有右上腹饱满、呼吸运动受限、右上腹触痛及肌紧张等局限性腹膜炎体征，Murphy 征阳性。有 1/3～1/2 的急性胆囊炎患者，在右上腹可扪及肿大的胆囊或由胆囊与大网膜粘连形成的炎性肿块。

（三）检查

1. 化验检查

胆囊结石合并急性胆囊炎有血液白细胞升高，少数患者丙氨酸转氨酶也升高。

2. B 超

B 超检查简单易行，价格低廉，且不受胆囊大小、功能、胆管梗阻或结石含钙多少的影响，诊断正确率可达 96％ 以上，是首选的检查手段。典型声像特征是胆囊腔内有强回声光团并伴声影，改变体位时光团可移动。

3. 胆囊造影

胆囊造影能显示胆囊的大小及形态并了解胆囊收缩功能，但易受胃肠道功能、肝功能及胆囊管梗阻的影响，应用很少。

4. X 线

腹部 X 线平片对胆囊结石的显示率为 10％～15％。

5. 十二指肠引流

有无胆汁可确定是否有胆囊管梗阻，胆汁中出现胆固醇结晶提示结石存在，但此项检查目前已很少用。

6. CT、MRI、ERCP、PTC

在 B 超不能确诊或者怀疑有肝内胆管、肝外胆管结石或胆囊结石术后多年复发又疑有胆管结石者，可酌情选用其中某一项或几项诊断方法。

（四）诊断要点

1. 症状

20％～40％的胆囊结石可终生无症状，称"静止性胆囊结石"。有症状的胆囊结石的主要临床表现：进食后，特别是进油腻食物后，出现上腹部或右上腹部隐痛不适、饱胀，伴嗳气、呃逆等。

2. 胆绞痛

胆囊结石的典型表现，疼痛位于上腹部或右上腹部，呈阵发性，可向肩胛部和背部放射，多伴恶心、呕吐。

3. Mirizzi 综合征

持续嵌顿和压迫胆囊壶腹部和颈部的较大结石，可引起肝总管狭窄或胆囊管瘘，以及反复发作的胆囊炎、胆管炎及梗阻性黄疸，称"Mirizzi 综合征"。

4. Murphy 征

右上腹部局限性压痛、肌紧张，阳性。

5. B 超

胆囊暗区有一个或多个强回声光团，并伴声影。

（五）鉴别诊断

1. 肾绞痛

胆绞痛需与肾绞痛相鉴别，后者疼痛部位在腰部，疼痛向外生殖器放射，伴有血尿，可有尿路刺激症状。

2. 胆囊非结石性疾病

胆囊良、恶性肿瘤、胆囊息肉样病变等，B 超、CT 等影像学检查可提供鉴别线索。

3. 胆总管结石

胆总管结石可表现为高热、黄疸、腹痛，超声等影像学检查可以鉴别，但有时胆囊结石可与胆总管结石并存。

4. 消化性溃疡性穿孔

此类患者多有溃疡病史，腹痛发作突然并很快波及全腹，腹壁呈板状强直，腹部 X 线平片可见膈下游离气体。较小的十二指肠穿孔，或穿孔后很快被网膜包裹，形成一个局限性炎性病灶时，易与急性胆囊炎混淆。

5. 内科疾患

一些内科疾病如肾盂肾炎、右侧胸膜炎、肺炎等，亦可发生右上腹疼痛症状，若注意分析不难获得正确的诊断。

三、治疗

（一）一般治疗

饮食宜清淡，防止急性发作，对无症状的胆囊结石应定期 B 超随诊，伴急性炎症者宜进食，注意维持水、电解质平衡，并静脉应用抗生素。

（二）药物治疗

溶石疗法服用鹅去氧胆酸或熊去氧胆酸对胆固醇结石有一定溶解效果，主要用于胆固醇结石。但此种药物有肝毒性，服药时间长，反应大，价格贵，停药后结石易复发。其适应证为：胆囊结石直径在 2 cm 以下；结石为含钙少的 X 线能够透过的结石；胆囊管通畅；患者的肝脏功能正常，无明显的慢性腹泻史。目前多主张采取熊去氧胆酸单用或与鹅去氧胆酸合用，不主张单用鹅去氧胆酸。鹅去氧胆酸总量为 15 mg/(kg·d)，分次口服。熊去氧胆酸为 8～10mg/(kg·d)，分餐后或晚餐后 2 次口服。疗程 1～2 年。

（三）手术治疗

对于无症状的静止胆囊结石，一般认为无需施行手术切除胆囊。但有下列情况时，应进行手术治疗：①胆囊造影胆囊不显影；②结石直径超过 2～3 cm；③并发糖尿病且在糖尿病已控制时；④老年人或有心肺功能障碍者。

腹腔镜胆囊切除术适于无上腹创伤及手术史者,无急性胆管炎、胰腺炎和腹膜炎及腹腔脓肿的患者。对并发胆总管结石的患者应同时行胆总管探查术。

1.术前准备

择期胆囊切除术后引起死亡的最常见原因是心血管疾病。这强调了详细询问病史发现心绞痛和仔细进行心电图检查注意有无心肌缺血或以往心肌梗死证据的重要性。此外还应寻找脑血管疾病特别是一过性缺血发作的症状。若病史阳性或有问题时应做非侵入性颈动脉血流检查。此时对择期胆囊切除术应当延期,按照指征在冠状动脉架桥或颈动脉重新恢复血管流通后施行。除心血管病外,引起择期胆囊切除术后第二位的死亡原因是肝胆疾病,主要是肝硬化。除术中出血外,还可发生肝功能衰竭和败血症。自从在特别挑选的患者中应用预防性措施以来,择期胆囊切除术后感染中毒性并发症的发生率已有显著下降。慢性胆囊炎患者胆汁内的细菌滋生率占 10%～15%;而在急性胆囊炎消退期患者中则高达 50%。细菌菌种为肠道菌如大肠杆菌、产气克雷白杆菌和粪链球菌,其次也可见到产气荚膜杆菌、类杆菌和变形杆菌等。胆管内细菌的发生率随年龄而增长,故主张年龄在 60 岁以上、曾有过急性胆囊炎发作刚恢复的患者,术前应预防性使用抗生素。

2.手术治疗

对有症状胆石症已成定论的治疗是腹腔镜胆囊切除术。虽然此技术的常规应用时间尚短,但是其结果十分突出,以致仅在不能施行腹腔镜手术或手术不安全时,才选用开腹胆囊切除术,包括无法安全地进入腹腔完成气腹,或者由于腹内粘连,或者解剖异常不能安全地暴露胆囊等。外科医师在遇到胆囊和胆管解剖不清以及遇到止血或胆汁渗漏而不能满意地控制时,应当及时中转开腹。目前,中转开腹率在 5%以下。

(四)其他治疗

体外震波碎石适用于胆囊内胆固醇结石,直径不超过 3 cm,且胆囊具收缩功能。治疗后部分患者可发生急性胆囊炎或结石碎片进入胆总管而引起胆绞痛和急性胆管炎,此外碎石后仍不能防止结石的复发。因其并发症多,疗效差,现已基本不用。

四、护理措施

(一)术前护理

1.饮食

指导患者选用低脂肪、高蛋白质、高糖饮食。因为脂肪饮食可促进胆囊收缩排出胆汁,加剧疼痛。

2.术前用药

严重的胆石症发作性疼痛可使用镇痛剂和解痉剂,但应避免使用吗啡,因吗啡有收缩胆总管的作用,可加重病情。

3.病情观察

应注意观察胆石症急性发作患者的体温、脉搏、呼吸、血压、尿量及腹痛情况,及时发现有无感染性休克征兆。注意患者皮肤有无黄染及粪便颜色变化,以确定有无胆管梗阻。

(二)术后护理

(1)症状观察及护理:定时监测患者生命体征的变化,注意有无血压下降、体温升高及尿量减少等全身中毒症状,及时补充液体,保持出入量平衡。

(2)T 形管护理:胆总管切开放置 T 形管的目的是为了引流胆汁,使胆管减压:①T 形管应妥善固定,防止扭曲、脱落。②保持 T 形管无菌,每日更换引流袋,下地活动时引流袋应低于胆囊水平,避免胆汁回流。③观察并记录每日胆汁引流量、颜色及性质,防止胆汁淤积引起感染。④拔管:如果 T 形管引流通畅,胆汁色淡黄、清澄、无沉渣且无腹痛无发热等症状,术后 10～14 日可夹闭管道。开始每日夹闭 2～3 小时,无不适可逐渐延长时间,直至全日夹管。在此过程中要观察患者有无体温增高,腹痛,恶心,呕吐及黄疸等。经 T 形管造影显示胆管通畅后,再引流 2～3 日,以及时排出造影剂。经观察无特殊反应,可拔除T 形管。

（3）健康指导：进少油腻、高维生素、低脂饮食。烹调方式以蒸煮为宜，少吃油炸类的食物。

（4）适当体育锻炼，提高机体抵抗力。

（贾红岩）

第十二节　肝脓肿

一、细菌性肝脓肿患者的护理

当全身性细菌感染，特别是腹腔内感染时，细菌侵入肝脏，如果患者抵抗力弱，可发生细菌性肝脓肿。细菌可以从下列途径进入肝脏：①胆道：细菌沿着胆管上行，是引起细菌性肝脓肿的主要原因。包括胆石、胆囊炎、胆道蛔虫、其他原因所致胆管狭窄与阻塞等；②肝动脉：体内任何部位的化脓性病变，细菌可经肝动脉进入肝脏。如：败血症、化脓性骨髓炎、痈、疖等；③门静脉：已较少见，如坏疽性阑尾炎、细菌性痢疾等，细菌可经门静脉入肝；④肝开放性损伤：细菌可直接经伤口进入肝，引起感染而形成脓肿。细菌性肝脓肿的致病菌多为大肠埃希菌、金黄色葡萄球菌、厌氧链球菌等。肝脓肿可以是单个脓肿，也可以是多个小脓肿，数个小脓肿可以融合成为一个大脓肿。

（一）护理评估

1. 健康史

注意询问有无胆道感染和胆道疾病、全身其他部位的化脓性感染特别是肠道的化脓性感染、肝脏外伤病史，是否有肝脓肿病史，是否进行过系统治疗。

2. 身体状况

本病通常继发于某种感染性先驱疾病，起病急，主要症状为骤起寒战、高热、肝区疼痛和肝大。体温可高达 39 ℃～40 ℃，多表现为弛张热，伴有大汗、恶心、呕吐、食欲不振。肝区疼痛多为持续性钝痛或胀痛，有时可伴有右肩牵涉痛，右下胸及肝区叩击痛，增大的肝有压痛。肝前下缘比较表浅的脓肿，可有右上腹肌紧张和局部明显触痛。巨大的肝脓肿可使右季肋区呈饱满状态，甚至可见局限性隆起，局部皮肤可出现凹陷性水肿。严重时或并发胆道梗阻者，可出现黄疸。

3. 心理－社会状况

细菌性肝脓肿起病急剧，症状重，如果治疗不彻底容易反复发作转为慢性，并且细菌性肝脓肿极易引起严重的全身性感染，导致感染性休克，患者产生焦虑。

4. 辅助检查

（1）血液检查：化验检查白细胞计数及中性粒细胞增多，有时出现贫血。肝功能检查可出现不同程度的损害和低蛋白血症。

（2）X 线胸腹部检查：右叶脓肿可见右膈肌升高，运动受限；肝影增大或局限性隆起；有时伴有反应性胸膜炎或胸腔积液。

（3）B 超：在肝内可显示液平段，可明确其部位和大小，阳性诊断率在 96％ 以上，为首选的检查方法。必要时可作 CT 检查。

（4）诊断性穿刺：抽出脓液即可证实本病。

（5）细菌培养：脓液细菌培养有助于明确致病菌，选择敏感的抗生素，并与阿米巴性肝脓肿相鉴别。

5. 治疗要点

（1）全身支持疗法：给予充分营养，纠正水和电解质及酸碱平衡失调，必要时少量多次输血和血浆以纠正低蛋白血症，增强机体抵抗力。

（2）抗生素治疗：应使用大剂量抗生素。由于肝脓肿的致病菌以大肠杆菌、金黄色葡萄球菌和厌氧性细菌最为常见,在未确定病原菌之前,可首选对此类细菌有效的抗生素,然后根据细菌培养和抗生素敏感试验结果选用有效的抗生素。

(3)经皮肝穿刺脓肿置管引流术:适用于单个较大的脓肿。在 B 型超声引导下进行穿刺。

(4)手术治疗:对于较大的单个脓肿,估计有穿破可能,或已经穿破胸腹腔;胆源性肝脓肿;位于肝左外叶脓肿,穿刺易污染腹腔;慢性肝脓肿,应施行经腹切开引流。病程长的慢性局限性厚壁脓肿,也可行肝叶切除或部分肝切除术。多发性小脓肿不宜行手术治疗,但对其中较大的脓肿,也可行切开引流。

(二)护理诊断及合作性问题

1.营养失调

低于机体需要量,与高代谢消耗或慢性消耗病程有关。

2.体温过高

其与感染有关。

3.急性疼痛

其与感染及脓肿内压力过高有关。

4.潜在并发症

急性腹膜炎、上消化道出血、感染性休克。

(三)护理目标

患者能维持适当营养,维持体温正常,疼痛减轻,无急性腹膜炎休克等并发症发生。

(四)护理措施

1.术前护理

(1)病情观察,配合抢救中毒性休克。

(2)高热护理:保持病室空气新鲜、通风、温湿度合适,物理降温。衣着适量,及时更换汗湿衣。

(3)维持适当营养:对于非手术治疗和术前的患者,给予高蛋白、高热量饮食,纠正水、电解质平衡失调和低蛋白血症。

(4)遵医嘱正确应用抗生素。

2.术后护理

(1)经皮肝穿刺脓肿置管引流术术后护理:术前做术区皮肤准备,协助医生进行穿刺部位的准确定位。术后向医生询问术中情况及术后有无特殊观察和护理要求。患者返回病房后,观察引流管固定是否牢固,引流液性状,引流管道是否密闭。术后第二天或数天开始进行脓腔冲洗,冲洗液选用等渗盐水(或遵医嘱加用抗生素)。冲洗时速度缓慢,压力不宜过高,估算注入液与引出液的量。每次冲洗结束后,可遵医嘱向脓腔内注入抗生素。待到引流出或冲洗出的液体变清澈,B 型超声检查脓腔直径小于 2 cm 即可拔管。

(2)切开引流术术后护理:切开引流术术后护理遵循腹部手术术后护理的一般要求。除此之外,每日用生理盐水冲洗脓腔,记录引流液量,少于 10 mL 或脓腔容积小于 15 mL,即考虑拔除引流管,改凡士林纱布引流,致脓腔闭合。

3.健康指导

为了预防肝脓肿疾病的发生,应教育人们积极预防和治疗胆道疾病,及时处理身体其他部位的化脓性感染。告知患者应用抗生素和放置引流管的目的和注意事项,取得患者的信任和配合。术后患者应加强营养和提高抵抗力,定期复查。

(五)护理评价

患者是否能维持适当营养,体温是否正常,疼痛是否减轻,有无急性腹膜炎、上消化道出血、感染性休克等并发症发生。

二、阿米巴性肝脓肿患者的护理

阿米巴性肝脓肿(amebic liver abscess)是阿米巴肠病的并发症,阿米巴原虫从结肠溃疡处经门静脉血液或淋巴管侵入肝内并发脓肿,常见于肝右叶顶部,多数为单发性。原虫产生溶组织酶,导致肝细胞坏死、液化组织和血液、渗液组成脓肿。

（一）护理评估

1.健康史

注意询问有无阿米巴痢疾病史。

2.身体状况

阿米巴性肝脓肿有着跟细菌性肝脓肿相似的表现,两者的区别详见表9-1。

表 9-1　细菌性肝脓肿与阿米巴性肝脓肿的鉴别

鉴别要点	细菌性肝脓肿	阿米巴性肝脓肿
病史	继发于胆道感染或其他化脓性疾病	继发于阿米巴痢疾后
症状	病情急骤严重,全身中毒症状明显,有寒战、高热	起病较缓慢,病程较长,可有高热,或不规则发热、盗汗
血液化验	白细胞计数及中性粒细胞可明显增加。血液细菌培养可阳性	白细胞计数可增加,如无继发细菌感染液细菌培养阴性。血清学阿米巴抗体检查阳性
粪便检查	无特殊表现	部分患者可找到阿米巴滋养体或结肠溃面(乙状结肠镜检)黏液或刮取涂片可找阿米巴滋养体或包囊
脓液	多为黄白色脓液,涂片和培养可发现细菌	大多为棕褐色脓液,无臭味,镜检有时可到阿米巴滋养体。若无混合感染,涂片和培养无细菌
诊断性治疗	抗阿米巴药物治疗无效	抗阿米巴药物治疗有好转
脓肿	较小,常为多发性	较大,多为单发,多见于肝右叶

3.心理—社会状况

由于病程长,忍受较重的痛苦,担忧预后或经济拮据等原因,患者常有焦虑、悲伤或恐惧反应。

4.辅助检查

基本同细菌性肝脓肿。

5.治疗要点

阿米巴性肝脓肿以非手术治疗为主。应用抗阿米巴药物,加强支持疗法纠正低蛋白、贫血等,无效者穿刺置管闭式引流或手术切开引流,多可获得良好的疗效。

（二）护理诊断及合作性问题

(1)营养失调:低于机体需要量,与高代谢消耗或慢性消耗病程有关。

(2)急性疼痛:与脓肿内压力过高有关。

(3)潜在并发症:合并细菌感染。

（三）护理措施

1.非手术疗法和术前护理

(1)加强支持疗法:给予高蛋白、高热量和高维生素饮食,必要时少量多次输新鲜血、补充丙种球蛋白,增强抵抗力。

(2)正确使用抗阿米巴药物,注意观察药物的不良反应。

2.术后护理

除继续做好非手术疗法护理外,重点做好引流的护理。宜用无菌水封瓶闭式引流,每日更换消毒瓶,接口处保持无菌,防止继发细菌感染。如继发细菌感染需使用抗生素。

（白　涛）

第十三节 肝 癌

原发性肝癌(primary carcinoma of the liver)是指由肝细胞或肝内胆管上皮细胞发生的恶性肿瘤,是我国常见的恶性肿瘤之一,死亡率较高,在恶性肿瘤死亡排位中占第二位。近年来发病率有上升趋势,肝癌的五年生存率很低,预后凶险。原发性肝癌的发病率有较高的地区分布性,本病多见于中年男性,男女性别之比在肝癌高发区中约3:1~4:1,低发区则为1:1~2:1。高发区的发病年龄高峰约为40~49岁。

一、病因及发病机制

病因及发病机制尚不清楚,根据高发区的流行病学调查结果表明,下列因素与肝癌的发病关系密切。

(一)病毒性肝炎

在我国,乙型肝炎是原发性肝癌发生的最重要病因,原发性肝癌患者中1/3曾有慢性肝炎病史。肝癌患者血清中乙型肝炎标志物高达90%以上,近年来丙型肝炎与肝癌关系也逐渐引起关注。

(二)肝硬化

原发性肝癌合并肝硬化者占50%~90%,乙肝病毒持续感染与肝细胞癌有密切关系。其过程可能是乙型肝炎病毒引起肝细胞损害继而发生增生或不典型增生,从而对致癌物质敏感。在多病因参与的发病过程中可能有多种基因发生改变,最后导致癌变。

(三)黄曲霉毒素

在肝癌高发区,尤其南方以玉米为主粮的地方调查提示,肝癌流行可能与黄曲霉毒素对粮食的污染有关,其代谢产物黄曲霉毒素 B_1 有强烈致癌作用。

(四)饮水污染

江苏启东的流行病学调查结果发现,饮用池塘水者与饮用井水者的肝癌发病率和死亡率有明显差异,可能与池塘水的蓝绿藻产生的微囊藻毒素污染饮用水源有关。

(五)遗传因素

在高发区肝癌有时出现家族聚集现象,尤以共同生活并有血缘关系者的肝癌罹患率高,可能与肝炎病毒垂直传播有关。

(六)其他

饮酒、亚硝胺、农药、某些微量元素含量异常如铜、锌、钼等、肝吸虫等因素也被认为与肝癌有关。吸烟和肝癌的关系还待进一步明确。

二、临床表现

(一)症状

肝癌起病隐匿,早期缺乏典型症状,多在肝病随访中或体检普查中,应用血清甲胎蛋白(AFP)及 B 超检查偶然发现肝癌,此时患者既无症状,体格检查亦缺乏肿瘤本身的体征,此期称之为亚临床肝癌。一旦出现症状而来就诊者其病程大多已进入中晚期。不同阶段的肝癌,其临床表现有明显差异。

1.肝区疼痛

肝区疼痛最常见,半数以上患者呈间歇性或持续性的钝痛或胀痛,是由于肿块生长迅速,使肝包膜绷紧牵拉所致。当肿瘤侵犯膈肌时,疼痛可向右肩或右背部放射。向右后生长的肿瘤可致右腰疼痛。突然出现剧烈腹痛和腹膜刺激征提示癌结节包膜下出血或向腹腔破溃。

2.消化道症状

食欲不振、恶心、呕吐、腹泻、消化不良等,缺乏特异性。

3. 全身症状

低热。发热与癌肿坏死物质吸收有关。此外还有乏力、消瘦、贫血、全身衰弱等,少数患者晚期呈恶病质。这是由于癌症所致的能量消耗和代谢障碍所致。

4. 转移灶症状

如肺转移可出现咳嗽、咯血;胸膜转移可引起胸痛和血性胸水;癌栓栓塞肺动脉,引起肺梗死,可突然出现严重呼吸困难和胸痛;癌栓栓塞下肢静脉,可出现下肢严重水肿;骨转移和脊柱转移,可引起局部压痛或神经受压症状;颅内转移可出现相应的神经定位症状和体征。

5. 伴癌综合征

癌肿本身代谢异常,癌组织对机体发生影响而引起的内分泌或代谢异常的一组症候群称之为伴癌综合征。如自发性低血糖症、红细胞增多症,其他罕见的有高脂血症、高钙血症、类癌综合征等。

(二)体征

1. 肝肿大

进行性肝肿大是常见的特征性体征之一。肝质地坚硬,表面及边缘不光滑,有大小不等结节,伴不同程度的压痛。如癌肿突出于右肋弓下或剑突下,上腹可出现局部隆起或饱满。

2. 脾肿大

脾肿大多见于合并肝硬化门静脉高压患者,因门静脉或脾静脉有癌栓或癌肿压迫门静脉引起。

3. 腹水

因合并肝硬化门静脉高压、门静脉或肝静脉癌栓所致。当癌肿表面破溃时可引起血性腹水。

4. 黄疸

当癌肿浸润、破坏肝细胞时,可引起肝细胞性黄疸;当癌肿侵犯肝内胆管或压迫胆管时,可出现阻塞性黄疸。

5. 转移灶相应体征

锁骨上淋巴结肿大,胸腔积液的体征,截瘫、偏瘫等。

(三)并发症

肝性脑病;上消化道出血;肝癌结节破裂出血;血性胸腹水;继发感染。上述并发症可由肝癌本身或并存的肝硬化引起,常为致死的原因。

三、辅助检查

(一)血清甲胎蛋白(AFP)测定

AFP 是目前诊断肝细胞肝癌最特异性的标志物,是体检普查的项目之一。肝癌患者 AFP 阳性率 70%~90%,诊断标准为:①AFP 大于 500 $\mu g/L$ 持续 4 周;②AFP 在大于 200 $\mu g/L$ 的中等水平持续 8 周;③AFP 由低浓度升高后不下降。

(二)影像学检查

(1)超声显像是目前肝癌筛查的首选检查之一,有助于了解占位性病变的血供。

(2)CT 在反映肝癌的大小、形态、部位、数目等方面有突出的优点,被认为是补充超声显像检查的非侵入性诊断的首选方法。

(3)肝动脉造影是肝癌诊断的重要补充方法,对直径 2 cm 以下的小肝癌的诊断较有价值。

(4)MRI 优点是除显示如 CT 那样的横断面外,还能显示矢状位、冠状位以及任意切面。

(三)肝组织活检或细胞学检查

在超声或 CT 引导下活检或细针穿刺行组织学或细胞学检查,是目前确诊直径 2 cm 以下小肝癌的有效方法。缺点是易引起近边缘的肝癌破裂,有促进转移的危险。此方法在非侵入性操作未能确诊时考虑使用。

四、诊断要点

有慢性肝炎病史,原因不明的肝区不适或疼痛;或原有肝病症状加重伴有全身不适、明显的食欲不振和消瘦、乏力、发热;肝进行性肿大、压痛、质地坚硬、表面和边缘不光滑。对高危人群血清 AFP 的检测及影像学检查。对既无症状也无体征的亚临床肝癌的诊断主要靠血清 AFP 的检测联合影像学检查。

五、治疗要点

早期治疗是改善肝癌预后的最主要的手段,而治疗方案的选择取决于肝癌的临床分期及患者的体质。

(一)手术治疗

手术治疗首选的治疗方法,是影响肝癌预后的最主要因素,是提高生存率的关键。

(二)局部治疗

1.肝动脉化疗栓塞治疗(TACE)

TACE 为原发性肝癌非手术的首选方案,效果较好,应反复多次治疗。机制为:先栓塞肿瘤远端血供,再栓塞肿瘤近端肝动脉,使肿瘤难以建立侧支循环,最终引起病灶缺血性坏死,并在动脉内灌注化疗药物。常用栓塞剂有明胶海绵和碘化油。

2.无水酒精注射疗法(PEI)

PEI 是肿瘤直径小于 3 cm,结节数在 3 个以内,伴肝硬化不能手术患者的首选治疗方法。在 B 超引导下经皮肝穿刺入肿瘤内注入无水酒精,促使肿瘤细胞脱水变性、凝固坏死。

3.物理疗法

局部高温疗法,如微波组织凝固技术、射频消融、高功率聚焦超声治疗、激光等。

(三)其他治疗方法

1.放射治疗

放射治疗在肝癌治疗中仍有一定地位,适用于肿瘤较局限,但不能手术者,常与其他治疗方法组成综合治疗。

2.化学治疗

化学治疗常用阿霉素(ADM)及其衍生物、顺铂(CDDP)、5—氟尿嘧啶(5—FU)、丝裂霉素(MMC)和甲氨蝶呤(MTX)等。主张联合用药,单一用药疗效较差。

3.生物治疗

生物治疗常用干扰素、白介素、LAK 细胞、TIL 细胞等,作为辅助治疗之一。

4.中医中药治疗

中医中药治疗用于晚期肝癌患者和肝功能严重失代偿无法耐受其他治疗者,可作为辅助治疗之一。

5.综合治疗

根据患者的具体情况,选择一种或多种治疗方法联合使用,为中晚期患者的主要治疗方法。

六、常用护理诊断

(一)疼痛:肝区痛

其与肿瘤迅速增大、牵拉肝包膜有关。

(二)预感性悲哀

其与获知疾病预后有关。

(三)营养失调:低于机体需要量

其与肝功能严重损害、摄入量不足有关。

七、护理措施

(一)一般护理

1.休息与体位

给患者创造安静舒适的休息环境,减少各种不良刺激。协助并指导患者取舒适卧位。为患者创造安静、舒适环境,提高患者对疼痛的耐受性。

2.饮食护理

鼓励进食,给予高蛋白、适量热量、高维生素、易消化饮食,如出现肝性昏迷,禁食蛋白质。伴腹水患者,限制水钠摄入。如出现恶心、呕吐现象,做好口腔护理。在化疗过程中患者往往胃肠道反应明显,可根据其口味适当调整饮食。

3.皮肤护理

晚期肝癌患者极度消瘦,严重营养不良,因为疼痛影响,常拒绝体位变动,因此要加强翻身,皮肤按摩,如出现压疮,做好相应处理。

(二)病情观察

监测生命体征,观察有无肝区疼痛、发热、腹水、黄疸、呕血、便血、24小时尿量等,以及实验室各项血液生化和免疫学指标,观察有无转移征象。

(三)疼痛护理

晚期癌症患者大部分有中度至重度的疼痛,多为顽固性的剧痛,严重影响生存质量。通过询问病史、观察或运用评估工具来判断疼痛的部位、性质、程度。

1.三阶梯疗法

目前临床普遍推行WTO推荐的三阶梯疗法,其原则为:①按阶梯给药:依药效的强弱顺序递增使用;②无创性给药:可选择口服给药,直肠栓剂或透皮贴剂给药等方式;③按时给药,而不是按需给药;④剂量个体化。按此疗法多数患者能满意止痛。

(1)第一阶梯:轻度癌痛,可用非阿片类镇痛药,如阿司匹林等。

(2)第二阶梯:中度癌痛及第一阶梯治疗效果不理想时,可选用弱阿片类药,如可卡因。

(3)第三阶梯:重度癌痛及第二阶梯治疗效果不理想者,选用强阿片类药,如吗啡。多采用口服缓释或控释剂型。癌痛的治疗中提倡联合用药的方法,加用一些辅助药以协同主药的疗效,减少其用量与不良反应,常用辅助药物有:①弱安定药,如地西泮和艾司唑仑等;②强安定药,如氯丙嗪和氟哌利多等;③抗抑郁药,如阿米替林。

向患者说明接受治疗的效果及帮助患者正确用药,对于已掌握的规律性疼痛,在疼痛发生前使用镇痛剂。疼痛减轻或停止时应及时停药。观察止痛疗效及不良反应。

2.其他方法

(1)放松止痛法:通过全身松弛可以阻断或减轻疼痛反应。

(2)心理暗示疗法:可结合各种癌症的治疗方法,暗示患者进行自身调节,告诉患者配合治疗就一定能战胜疾病。

(3)物理止痛法:可通过刺激疼痛周围皮肤或相对应的健侧达到止痛目的。

(4)转移止痛法:让患者取舒适体位,通过回忆、冥想、听音乐、看书报等方法转移注意力,减轻疼痛反应。

(四)肝动脉栓塞化疗护理

化疗是肝癌非手术治疗的首选方法,已在临床上广泛应用,是一种创伤性的非手术治疗。

1.术前护理

(1)向患者和家属解释治疗的必要性、方法、效果。

(2)评估患者的身体状况,必要时先给予支持治疗。

(3)做好各种检查,如血常规、出凝血时间、肝肾功能、心电图、影像学检查等,检查股动脉和足背动脉搏动的强度。

(4)做好碘过敏试验和普鲁卡因过敏试验,如碘过敏试验阳性可用非离子型造影剂。

(5)术前6小时禁食禁饮。

(6)术前0.5小时可给予镇静剂,并测量血压。

2.术中护理

(1)准备好各种抢救用品和药物。

(2)护士应尽量陪伴在患者的身边,安慰及观察患者。

(3)注射造影剂时,应严格控制注射速度,注射完毕后应密切观察患者有无恶心、心悸、胸闷、皮疹等过敏症状,观察血压的变化。

(4)注射化疗药物后应观察患者有无恶心、呕吐,一旦出现应帮助患者头偏向一侧,备污物盘,指导患者做深呼吸,如使用的化疗药物胃肠道反应很明显,可在注入化疗药物前给予止吐药。

(5)观察患者有无腹痛,如出现轻微腹痛,可向患者解释腹痛的原因,安慰患者,转移注意力;如疼痛较剧,患者不能耐受,可给予止痛药。

3.术后护理

(1)预防穿刺部位出血:拔管后应压迫股动脉穿刺点 15 分钟,绷带包扎后,用砂袋(1~2 kg)压迫 6~8 小时;保持穿刺侧肢体平伸 24 小时;术后 8 小时内,应每隔 1 小时观察穿刺部位有无出血和渗血,保持敷料的清洁干燥;一旦发现出血,应立即压迫止血,重新包扎,沙袋压迫;如为穿刺点大血肿,可用无菌注射器抽吸,24 小时后可热敷,促进其吸收。

(2)观察有无血栓形成:应检查两侧足背动脉的搏动是否对称,患者有无肢体麻木、胀痛、皮肤温度降低等,出现上述症状与体征,应立即报告医师及时采取溶栓措施。

(3)观察有无栓塞后综合征:发热、恶心、呕吐、腹痛。如体温超过 39 ℃,可物理降温,必要时用退热药。术中或术后用止吐药,可有效地预防和减轻恶心、呕吐的症状,鼓励患者进食,尽可能满足患者对食物的要求。腹痛是因肿瘤组织坏死、局部组织水肿而引起的,可逐渐缓解,如疼痛剧烈,可使用药物止痛。

(4)密切观察化疗后反应,及时检查肝、肾功能和血常规,及时治疗和抢救。补充足够的液体,鼓励患者多饮水、多排尿,必要时应用利尿剂。

(五)心理护理

肝癌患者的五个阶段的心理反应往往比其他癌症患者更为明显。要充分认识患者的心理反应,对部分出现过激行为,如绝望甚至自杀的患者,要给予正确的心理疏导;同时建立良好的护患关系,减轻患者恐惧。对于晚期患者,特别要维护其尊严,并做好临终护理。

(六)健康教育

1.疾病知识指导

原发性肝癌应以预防为主。临床证明,肝炎—肝硬化—肝癌的关系密切。因此,患病毒性肝炎的患者应及时正确治疗,防止转变为肝硬化,非乙型肝炎病毒携带者应注射乙型肝炎疫苗。加强锻炼,增强体质,注意保暖。

2.生活指导

禁食含有黄曲霉素的霉变食物,特别是发霉的花生和玉米,禁饮酒。肝癌伴有肝硬化者,特别是伴食管—胃底静脉曲张的患者,应避免粗糙饮食。

3.用药指导

在化疗过程中,应向患者做好解释工作,消除紧张心理,并介绍药物性质、毒副反应,使患者心中有数。①药物反应较重者,宜安排在睡前或饭后用药,以免影响进食。呕吐严重者应少食多餐,辅以针刺足三里、合谷、曲池等穴,对减轻胃肠道反应有一定作用。②注意防止皮肤破损,观察皮肤有无淤斑、出血点,有无牙龈出血、鼻出血、血尿及便血等症状。③鼓励患者多饮水或强迫排尿,使尿液稀释。遵医嘱适量地服用碳酸氢钠以碱化尿液。④常选用 1 : 5 000 高锰酸钾溶液坐浴,预防会阴部感染。

4.自我监测指导

出现右上腹不适、疼痛或包块者应尽早到医院检查。肝癌的疗效取决于早发现、早治疗,一旦确诊应尽早治疗,以手术为主的综合治疗可明显延长患者生命。观察肿瘤有无并发症和有无远处转移的表现,应警惕肝癌结节破裂、肝性脑病、消化道出血和感染等。手术后的癌肿患者应观察有无复发,定期复诊。化疗患者应定期检查肝肾功能、心电图、血象、血浆药物浓度等,及时了解脏器功能和有无药物蓄积。

(白　涛)

第十四节　门静脉高压症

门静脉的正常压力是 $1.27\sim2.35$ kPa($13\sim24$ cmH$_2$O)，当门静脉血流受阻、血液淤滞时，压力 2.35 kPa(24 cmH$_2$O)时，称为门静脉高压症，临床上常有脾肿大及脾功能亢进、食管胃底静脉曲张破裂出血、腹水等一系列表现。

门静脉主干由肠系膜上、下静脉和脾静脉汇合而成。门静脉系统位于两个毛细血管网之间，一端是胃、肠、脾、胰的毛细血管网，另一端连接肝小叶内的肝窦。门静脉流经肝脏的血液约占肝血流量的 75%，肝动脉供血约占 25%，由此可见肝脏的双重供血以门静脉供血为主。门静脉内的血含氧量较体循环的静脉血高，故门静脉对肝的供氧几乎和肝动脉相等。此外门静脉系统内无控制血流方向的静脉瓣，与腔静脉之间存在 4 个交通支：①胃底、食管下段交通支；②直肠下段、肛管交通支；③前腹壁交通支；④腹膜后交通支。这些交通支中，最主要的是胃底、食管下段交通支，上述交通支在正常情况下都很细小，血流量很少。

门静脉血液淤滞或血流阻力增加均可导致门脉高压，但以门静脉血流阻力增加更为常见。按阻力增加的部位，可将门静脉高压症分为肝前、肝内和肝后三型。在我国肝内型多见，其中肝炎后肝硬化是引起门静脉高压症的常见病因，但在西方国家，酒精性肝硬化是门静脉高压症最常见的原因。由于增生的纤维束和再生的肝细胞结节挤压肝小叶内的肝窦，使其变窄或闭塞，导致门静脉血流受阻，其次由于位于肝小叶间汇管区的肝动脉小分支和门静脉小分支之间的许多动静脉交通支大量开放，引起门静脉压力增高。肝前型门静脉高压症的常见病因是肝外门静脉血栓形成（脐炎、腹腔内感染、胰腺炎、创伤等）、先天畸形（闭锁、狭窄或海绵样变等）和外在压迫。肝前型门静脉高压症患者肝功能多正常或轻度损害，预后较好。肝后型门静脉高压症常见病因包括 Budd－Chiari 综合征、缩窄性心包炎、严重右心衰竭等。

一、护理评估

（一）健康史

应注意询问患者有无肝炎病史、酗酒、血吸虫病病史，既往有无出现肝昏迷、上消化道出血的病史，以及诱发的原因，对于原发病是否进行治疗。

（二）身体状况

（1）脾大、脾功能亢进：脾大程度不一，早期质软、活动，左肋缘下可扪及；晚期，脾内纤维组织增生而变硬，活动度减少，左上腹甚至左下腹可扪及肿大的脾脏并能出现左上腹不适及隐痛、胀满，常伴有血白细胞、血小板数量减少，称脾功能亢进。

（2）侧支循环建立与开放：门静脉与体静脉之间有广泛的交通支，在门静脉高压时，为了使淤滞在门静脉系统的血液回流，这些交通支大量开放，经扩张或曲张的静脉与体循环的静脉发生吻合而建立侧支循环。主要表现有：①食管下段与胃底静脉曲张：最常见，出现早，一旦曲张的静脉破裂可引起上消化道大出血，表现为呕血和黑便，是门静脉高压病最危险的并发症。由于肝功能损害引起凝血功能障碍，加之脾功亢进引起的血小板减少，因此出血不易自止。②脐周围的上腹部皮下静脉曲张。③直肠下、肛管静脉曲张形成痔。

（3）腹水：是由于门静脉压力增高，使门静脉系统毛细血管床滤过压增高；同时肝硬化引起的低蛋白血症，造成血浆胶体渗透压下降；以及淋巴液生成增加，使液体从肝表面、肠浆膜面漏入腹腔形成腹水。此外，由于中心血流量减少，刺激醛固酮分泌过多，导致水、钠潴留而加剧腹水形成。

（4）肝性脑病：门静脉高压症时由于门静脉血流绕过肝细胞或肝实质细胞功能严重受损，导致有毒物质（如氨、硫醇、γ－氨基丁酸）不能代谢与解毒而直接进入体循环，从而对脑产生毒性作用并出现精神综合征，称为肝性脑病，是门静脉高压的并发症之一。肝性脑病常因胃肠道出血、感染、大量摄入蛋白质、镇静药物、利尿剂而诱发。

（5）其他：可伴有肝肿大、黄疸、蜘蛛病、肝掌、男性乳房发育、睾丸萎缩等。

（三）心理—社会状况

患者因反复发作、病情逐渐加重、面临手术、担心出现严重并发症和手术后的效果而有恐惧心理。另外由于治疗费用过高，长期反复住院治疗，以及生活工作严重受限产生长期的焦虑情绪。

（四）辅助检查

（1）血象常规：脾功亢进时，血细胞计数减少，以白细胞计数降至 $3 \times 10^9/L$ 以下和血小板计数至 $(70 \sim 80) \times 10^9/L$ 以下最为明显。出血、营养不良、溶血、骨髓抑制都可引起贫血。

（2）肝功能检查：常有血浆清蛋白降低，球蛋白增高，白、球比例倒置；凝血酶原时间延长；还应作乙型肝炎病原学和甲胎蛋白检查。

（3）食管吞钡 X 线检查：在食管为钡剂充盈时，曲张的静脉使食管及胃底呈虫蚀样改变，曲张的静脉表现为蚯蚓样或串珠状负影。

（4）腹部超声检查：可显示腹水、肝密度及质地异常、门静脉扩张。

（5）腹腔动脉造影的静脉相或直接肝静脉造影：可以使门静脉系统和肝静脉显影，确定静脉受阻部位及侧支回流情况，还可以为手术提供参考资料。

（五）治疗要点

外科治疗门静脉高压症主要是预防和控制食管胃底曲张静脉破裂出血。

1.食管胃底曲张静脉破裂出血

主要包括非手术治疗和手术治疗。

（1）非手术治疗。

常规处理：绝对卧床休息，立即建立静脉通道，输液、输血扩充血容量，维持呼吸道通畅，防止呕吐物引起窒息或吸入性肺炎。

药物止血：应用内脏血管收缩药，常用药物有垂体后叶素、三甘氨酸酚酸加压素和生长抑素。

内镜治疗：经纤维内镜将硬化剂直接注入曲张静脉，使之闭塞及黏膜下组织硬化，达到止血和预防再出血目的。

三腔管压迫止血：利用充气的气囊分别压迫胃底和食管下段的曲张静脉，达到止血的目的。

经颈静脉肝内门体分流术：采用介入放射方法，经颈静脉途径在肝内静脉与门静脉主要分支间建立通道，置入支架以实现门体分流，主要适用于经药物和内镜治疗无效、肝功能差不宜急诊手术的患者，或等待肝移植的患者。

（2）手术治疗：上述治疗无效时，应采用手术治疗，多主张行门—奇静脉断流术，目前多采用脾切除加贲门周围血管离断术；若患者一般情况好，肝功能较好的可行急诊分流术。血吸虫性肝硬化并食管胃底静脉曲张且门脉压力较高的，主张行分流术常用术式有门静脉—下腔静脉分流术，脾—肾静脉分流术。

2.严重脾肿大，合并明显的脾功能亢进

此症状多见于晚期血吸虫病，也见于脾静脉栓塞引起的左侧门静脉高压症。这类患者单纯脾切除术效果良好。

3.肝硬化引起的顽固性腹水

有效的治疗方法是肝移植。其他方法包括 TIPS 和腹腔—上腔静脉转流术。

4.肝移植

肝移植肝移植已成为外科治疗终末期肝病的有效方法，但供肝短缺，终身服用免疫抑制药的危险，手术风险，以及费用昂贵，限制了肝移植的推广。

二、护理诊断及合作性问题

（一）焦虑或恐惧

其与担心自身疾病的愈后不良，环境改变，对手术效果有疑虑，害怕检查、治疗有关。

（二）有窒息的危险

其与呕吐、咯血和置管有关。

（三）体液不足

其与呕吐、咯血、胃肠减压、不能进食有关。

（四）营养失调

其与摄入低于人体需要量有关。

（五）潜在并发症

上消化道大出血、肝性脑病。

三、护理目标

患者无焦虑和恐惧心理，无窒息发生，能得到及时的营养补充，肝功能及全身营养状况得到改善，体液平衡得到维持，无上消化道大出血、肝性脑病等并发症发生。

四、护理措施

（一）非手术治疗及术前护理

（1）心理护理：通过谈话、观察等方法，及时了解患者心理状态，医护人员要针对性地做好解释及思想工作，多给予安慰和鼓励，使之增强信心、积极配合，以保证治疗和护理计划顺利实施。对急性上消化道大出血患者，要专人看护，关心体贴。工作中要冷静沉着，抢救操作应娴熟，使患者消除精神紧张和顾虑。

（2）注意休息：术前保证充分休息，必要时卧床休息，可减轻代谢方面的负担，能增进肝血流量，有利于保护肝功能。

（3）加强营养，采取保肝措施：①给低脂、高糖、高维生素饮食，一般应限制蛋白质饮食量，但肝功能尚好者可给予富含蛋白质饮食；②营养不良、低蛋白血症者静脉输给支链氨基酸、人血清蛋白或血浆等；③贫血及凝血机制障碍者可输给鲜血，肌内注射或静脉滴注维生素K；④适当使用肌苷、辅酶A、葡萄糖醛酸内脂（肝泰乐）等保肝药物，补充维生素B、维生素C、维生素E，避免使用巴比妥类、盐酸氯丙嗪、红霉素等有害肝功能的药物；⑤手术前3～5日静脉滴注GIK溶液（即每日补给葡萄糖200～250 g，并加入胰岛素及氯化钾），以促进肝细胞营养储备；⑥在出血性休克及合并较重感染的情况下应及时吸氧。

（4）防止食管胃底曲张静脉破裂出血：避免劳累及恶心、呕吐、便秘、咳嗽、等使腹内压增高的因素；避免干硬食物或刺激性食物（辛辣食物或酒类）；饮食不宜过热；口服药片应研成粉末冲服。手术前一般不放置胃管，必要时选细软胃管充分涂以液状石蜡，以轻巧手法协助患者徐徐吞入。

（5）预防感染：手术前2日使用广谱抗生素。护理操作要遵守无菌原则。

（6）分流手术前准备：除以上护理措施外，手术前2～3日口服新霉素或链霉素等肠道杀菌剂及甲硝唑，减少肠道氨的产生，防止手术后肝性脑病；手术前1日晚清洁灌肠，避免手术后肠胀气压迫血管吻合口；脾-肾静脉分流术前要检查明确肾功能正常。

（7）食管胃底静脉曲张大出血三腔管压迫止血的护理：①准备：置管前先检查三腔管有无老化、漏气，向患者解释放置三腔管止血的目的、意义、方法和注意事项，以取得患者的配合，将食管气囊和胃气囊分别注气约150 mL和200 mL，观察后气囊是否膨胀均匀、弹性良好，有无漏气，然后抽空气囊，并分别做好标记备用。②插管方法：管壁涂液体石蜡，经患者一侧鼻孔或口腔轻轻插入，边插边嘱患者做吞咽动作，直至插入50～60 cm，用注射器从胃管内抽得胃液后，向胃气囊注入150～200 mL空气，用止血钳夹闭管口，将三腔管向外提拉，感到不再被拉出并有轻度弹力时，利用滑车置在管端悬以0.5 kg重物作牵引压迫。然后抽取胃液观察止血效果,若仍有出血,再向食管气囊注入 100～150 mL 空气以压迫食管下端。置管后,胃管接胃肠减压器或用生理盐水反复灌洗,观察胃内有无新鲜血液吸出。若无出血,同时脉搏、血压渐趋稳定,说明出血已得到控制;反之,表明三腔管压迫止血失败。③置管后护理:a.患者半卧位或头偏向一侧,及时清除口腔、鼻咽腔分泌物,防止吸入性肺炎;b.保持鼻腔黏膜湿润,观察调整牵引绳松紧度,防止鼻黏膜或口腔黏膜长期受压发生糜烂、坏死,三腔管压迫期间应每 12 小时放气 10～20 分钟,使胃黏膜局部血液循环暂时恢复,避免黏膜因长期受压而糜烂、坏死;c.观察、记录胃肠减压引流液的量、颜色,判断出血是否停止,以决定是否需要紧急手术,若气囊压迫 48 小时后,胃管内仍有新鲜血液抽出,表明压迫止血无效,应紧急手术止血;d.床旁备剪刀,若气囊上移阻塞呼吸道,可引起呼吸困难甚至窒息,应立即剪断三腔管;e.拔管:三腔管放置时间不宜超过 3～5 日,以免食管、胃底黏膜长时间受压而缺血、坏死,气囊压迫 24 小时如出血停止,可考虑拔管,放松牵引,先抽空食管气囊,再抽空胃气囊,继续观察 12～24 小时,若无出血,让患者口服液体石蜡 30～50 mL,缓慢拔出三腔管,若再次出血,可继续行三腔管压迫止血或手术。

（二）术后护理

(1)观察病情变化:密切注视有无手术后各种并发症的发生。

(2)防止分流术后血管吻合口破裂出血,48 小时内平卧位或 15°低半卧位;翻身动作宜轻柔;一般手术后卧床 1 周,做好相应生活护理;保持排尿排便通畅;分流术后短期内发生下肢肿胀,可予适当抬高。

(3)防止脾切除术后静脉血栓形成,手术后 2 周内定期或必要时隔天复查 1 次血小板计数,如超过 60 万/mm³ 时,考虑给抗凝处理,并注意用药前后凝血时间的变化。脾切除术后不再使用维生素 K 及其他止血药物。

(4)饮食护理,分流术后应限制蛋白质饮食,以免诱发肝性脑病。

(5)加强护肝,警惕肝性脑病:遵医嘱使用高糖、高维生素、能量合剂,禁用有损肝功能的药物。对分流术后患者,特别注意神志的变化,如发现有嗜睡、烦躁、谵妄等表现,警惕是肝性脑病发生,及时报告医生。

（三）健康指导

指导患者保持心情乐观愉快,保证足够的休息,避免劳累和较重体力劳动;禁忌烟酒、过热、刺激性强的食物;按医嘱使用护肝药物,定期来医院复查。

五、护理评价

患者有无焦虑和恐惧心情,有无窒息发生,能否得到及时的营养补充,肝功能及全身营养状况是否得到改善,体液平衡是否得到维持,有无上消化道大出血、肝昏迷等并发症发生。

（白　涛）

第十五节　胆管蛔虫病

蛔虫进入胆总管、肝内胆管和胆囊引起急腹症统称为胆道蛔虫病,本病发病率与卫生条件有关,我国农村发病率较高,多发于青少年。近年由于卫生条件的改善,发病率明显下降,在大城市医院已成为少见病。

蛔虫寄生在小肠中下段,厌酸喜碱,具有钻孔习性。当宿主高热、消化功能紊乱、饮食不节、驱蛔虫不当、胃酸降低、Oddi 括约肌功能失调,肠道内环境改变时,蛔虫窜动,经十二指肠乳头钻入胆道,刺激 Oddi 括约肌发生痉挛,引起胆绞痛、胆道梗阻、胆道感染、肝脓肿、胰腺炎及胆道结石。蛔虫还可经胆囊管钻入胆囊,引起胆囊穿孔。

一、护理评估

(一)健康史
应注意询问患者的饮食卫生习惯,有无肠道蛔虫病史。

(二)身体状况
(1)症状:①腹痛:突起剑突下阵发性钻顶样绞痛,可放射至右肩及背部,患者常弯腰捧腹,坐卧不宁,大汗淋漓,表情痛苦。不痛时安然如常。如此反复发作,持续时间不一。②恶心、呕吐:30%的患者呕出蛔虫。③发热、黄疸:提示合并胆道梗阻、感染。

(2)体征:单纯性胆道蛔虫病,腹软,剑突右下方仅有轻度深压痛,此种体征与症状不相符合,是胆道蛔虫的最大特点。若并发胆道感染、胰腺炎、肝脓肿等,则有相应的体征。

(三)心理—社会状况
由于患者突发剧烈疼痛,难以忍受,使患者及其亲属十分恐惧。

(四)辅助检查
(1)实验室检查:大便内可找到蛔虫卵,白细胞计数及嗜酸性粒细胞计数比例可升高。

(2)B超检查:可能显示胆道内蛔虫。

(3)ERCP:偶可见胆总管开口处有蛔虫。

(五)治疗要点
多数胆道蛔虫病,可通过中西医结合,以解痉、止痛、消炎利胆、排蛔,并驱除肠道蛔虫等非手术治疗可治愈。少数患者因非手术治疗无效或出现严重胆道感染时才考虑手术取蛔虫。

二、护理诊断及合作性问题

(一)急性疼痛
其与蛔虫钻入胆道,Oddi括约肌阵发性痉挛有关。

(二)体温过高
其与蛔虫携带细菌进入胆道,引起继发感染,并发胆道炎症、胆源性肝脓肿等有关。

(三)知识缺乏
其与卫生基本知识缺乏,卫生习惯不良有关。

三、护理措施

(一)非手术疗法及术前护理
(1)密切观察及时施治:注意观察体温、腹痛情况,遵医嘱及时给予解痉、止痛、输液、抗感染等治疗。出现高热、黄疸等症状提示有严重胆道感染,应及时报告医生做进一步处理。

(2)驱虫:尽量在症状缓解期进行,于清晨空腹或晚上临睡前服药,服药后注意观察有无蛔虫排出。

(3)如患者出现严重胆道感染,需要手术治疗,应积极完成术前各项准备(具体同胆道感染患者护理)。

(二)术后护理
同胆石症患者术后护理。

(三)健康指导
宣传卫生知识,养成良好的饮食卫生习惯。

(白　涛)

第十六节　胰腺疾病

一、胰腺解剖生理概要

（一）解剖

胰腺位于腹膜后，横贴在腹后壁，相当于第1～2腰椎前方，分头、颈、体、尾四部分，总长15～20 cm，头部与十二指肠第二段紧密相连，两者属同一血液供应系统。胰尾靠近脾门，这两者也属同一血液供应系统。胰管与胰腺长轴平行，主胰管直径2～3 mm，多数人的主胰管与胆总管汇合形成共同通道开口于十二指肠第二段的乳头部，少数人胰管与胆总管分别开口在十二指肠。两者开口于十二指肠又是胆、胰发生逆行感染的解剖基础。胰腺除主胰管外，有时有副胰管。

（二）生理

胰腺具有内、外分泌的双重功能，内分泌主要由分散在胰腺实质内的胰岛来实现，其最主要功能是调控血糖。胰腺的外分泌功能是分泌胰液，每日分泌可达750～1 500 mL，呈强碱性，含有多种消化酶，其中含有蛋白酶、淀粉酶、脂肪酶等。外分泌是由腺细胞分泌的胰液，进入胰管，经共同通道排入十二指肠，胰液的分泌受神经、体液的调节。

二、急性胰腺炎

（一）病因

1.梗阻因素

梗阻是最常见原因。常见于胆总管结石，胆管蛔虫症，Oddi括约肌水肿和痉挛等引起的胆管梗阻以及胰管结石、肿瘤导致的胰管梗阻。

2.乙醇中毒

乙醇引起Oddi括约肌痉挛，使胰管引流不畅、压力升高。同时乙醇刺激胃酸分泌，胃酸又刺激促胰液素和缩胆囊素分泌增多，促使胰腺外分泌增加。

3.暴饮暴食

尤其是高蛋白、高脂肪食物、过量饮酒可刺激胰腺大量分泌，胃肠道功能紊乱，或因剧烈呕吐导致十二指肠内压骤增，十二指肠液反流，共同通道受阻。

4.感染因素

腮腺炎病毒、肝炎病毒、伤寒杆菌等经血流、淋巴进入胰腺所致。

5.损伤或手术

胃胆管手术或胰腺外伤、内镜逆行胰管造影等因素可直接或间接损伤胰腺，导致胰腺缺血、Oddi括约肌痉挛或刺激迷走神经，使胃酸、胰液分泌增加亦可导致发病。

6.其他因素

内分泌或代谢性疾病，如高脂血症、高钙血症等，某些药物，如利尿剂，吲哚美辛、硫唑嘌呤等均可损害胰腺。

（二）病理生理

根据病理改变可分为水肿性胰腺炎和出血坏死性胰腺炎两种。基本病理改变是水肿、出血和坏死，严重者可并发休克、化脓性感染及多脏器衰竭。

（三）临床表现

1.腹痛

大多为突然发作，常在饱餐后或饮酒后发病。多为全上腹持续剧烈疼痛伴有阵发性加重，向腰背部放射,疼痛与病变部位有关。胰头部以右上腹痛为主,向右肩部放射;胰尾部以左上腹为主,向左肩放射;累及全胰则呈束带状腰背疼痛。重型患者腹痛延续时间较长,由于渗出液扩散,腹痛可弥散至全腹,并有麻痹性肠梗阻现象。

2.恶心、呕吐

早期为反射性频繁呕吐,多为胃十二指肠内容物,后期因肠麻痹或肠梗阻可呕吐小肠内容物。呕吐后腹胀不缓解为其特点。

3.发热

发热与病变程度相一致。重型胰腺炎继发感染或合并胆管感染时可持续高热,如持续高热不退则提示合并感染或并发胰周脓肿。

4.腹胀

腹胀是重型胰腺炎的重要体征之一,其原因是腹膜炎造成麻痹性肠梗阻所致。

5.黄疸

黄疸多在胆源性胰腺炎时发生。严重者可合并肝细胞性黄疸。

6.腹膜炎体征

水肿性胰腺炎时,压痛只局限于上腹部,常无明显肌紧张;出血性坏死性胰腺炎压痛明显,并有肌紧张和反跳痛,范围较广泛或波及全腹。

7.休克

严重患者出现休克,表现为脉细速,血压降低,四肢厥冷,面色苍白等。有的患者以突然休克为主要表现,称为暴发性急性胰腺炎。

8.皮下淤斑

少数患者因胰酶及坏死组织液穿过筋膜与基层渗入腹壁下,可在季肋及腹部形成蓝棕色斑(Grey-turner 征)或脐周皮肤青紫(Cullen 征)。

(四)辅助检查

1.胰酶测定

(1)血清淀粉酶:90%以上的患者血清淀粉酶升高,通常在发病后 3～4 小时后开始升高,12～24 小时达到高峰,3～5 天恢复正常。

(2)尿淀粉酶测定:通常在发病后 12 小时开始升高,24～48 小时达高峰,持续 5～7 天开始下降。

(3)血清脂肪酶测定:在发病 24 小时升高至 1.5 康氏单位(正常值 0.5～1.0 U)。

2.腹腔穿刺

穿刺液为血性混浊液体,可见脂肪小滴,腹水淀粉酶较血清淀粉酶值高 3～8 倍之多。并发感染时呈脓性。

3.B 超检查

B 超检查可见胰腺弥漫性均匀肿大,界限清晰,内有光点反射,但较稀少,若炎症消退,上述变化持续1～2 周即可恢复正常。

4.CT 检查

CT 扫描显示胰腺弥漫肿大,边缘不光滑,当胰腺出现坏死时可见胰腺上有低密度、不规则的透亮区。

(五)临床分型

1.水肿性胰腺炎(轻型)

主要表现为腹痛、恶心、呕吐、腹膜炎体征、血和尿淀粉酶增高,经治疗后短期内可好转,死亡率低。

2.出血坏死性胰腺炎(重型)

除上述症状、体征继续加重外,高热持续不退,黄疸加深,神志模糊和谵妄,高度腹胀,血性或脓性腹水,两侧腰部或脐下出现青紫淤斑,胃肠出血、休克等。实验室检查:白细胞增多($>16\times10^9$/L),红细胞和血细胞比容降低,血糖升高(>11.1 mmol/L),血钙降低(<2.0 mmol/L),$PaO_2 < 8.0$ kPa

（60 mmHg），血尿素氮或肌酐增高，酸中毒等。甚至出现急性肾衰竭、DIC、ARDS 等，死亡率较高。

（六）治疗原则

1. 非手术治疗

急性胰腺炎大多采用非手术治疗。①严密观察病情。②减少胰液分泌，应用抑制或减少胰液分泌的药物。③解痉镇痛。④有效抗生素防治感染。⑤抗休克，纠正水电解质平衡失调。⑥抗胰酶疗法。⑦腹腔灌洗。⑧激素和中医中药治疗。

2. 手术治疗

（1）目的：清除含有胰酶、毒性物质的坏死组织。

（2）指征：采用非手术疗法无效者；诊断未明确而疑有腹腔脏器穿孔或肠坏死者；合并胆管疾病者；并发胰腺感染者。应考虑手术探查。

（3）手术方式：有灌洗引流、坏死组织清除和规则性胰腺切除术、胆管探查，T 形管引流和胃造瘘、空肠造瘘术等。

（七）护理措施

1. 非手术期间的护理

（1）病情观察：严密观察神志，监测生命体征和腹部体征的变化，监测血气、凝血功能、血电解质变化，及早发现坏死性胰腺炎、休克和多器官衰竭。

（2）维持正常呼吸功能：给予高浓度氧气吸入，必要时给予呼吸机辅助呼吸。

（3）维护肾功能：详细记录每小时尿量、尿比重、出入水量。

（4）控制饮食、抑制胰腺分泌：对病情较轻者，可进少量清淡流质或半流质饮食，限制蛋白质摄入量，禁进脂肪。对病情较重或频繁呕吐者要禁食，行胃肠减压，遵医嘱给予抑制胰腺分泌的药物。

（5）预防感染：对病情重或胆源性胰腺炎患者给予抗生素，为预防真菌感染，应加用抗真菌药物。

（6）防治休克：维持水电解质平衡，应早期迅速补充水电解质，血浆，全血。还应预防低钾血症，低钙血症，在疾病早期应注意观察，及时矫正。

（7）心理护理：指导患者减轻疼痛的方法，解释各项治疗措施的意义。

2. 术后护理

（1）术后各种引流管的护理：①熟练掌握各种管道的作用，将导管贴上标签后与引流装置正确连接，妥善固定，防止导管滑脱。②分别观察记录各引流管的引流液性状、颜色、量。③严格遵循无菌操作规程，定期更换引流装置。④保持引流通畅，防止导管扭曲。重型患者常有血块、坏死组织脱落，容易造成引流管阻塞。如有阻塞可用无菌温生理盐水冲洗，帮患者经常更换体位，以利引流。⑤冲洗液、灌洗液现用现配。⑥拔管护理：当患者体温正常并稳定 10 天左右，白细胞计数正常，腹腔引流液少于 5 mL，每天引流液淀粉酶测定正常后可考虑拔管。拔管后要注意拔管处伤口有无渗漏，如有渗液应及时更换敷料。拔管处伤口可在 1 周左右愈合。

（2）伤口护理：观察有无渗液、有无裂开，按时换药，并发胰外瘘时，要注意保持负压引流通畅，并用氧化锌糊剂保护瘘口周围皮肤。

（3）营养支持治疗与护理：根据患者营养评定状况，计算需要量，制订计划。第一阶段，术前和术后早期，需抑制分泌功能，使胰腺处于休息状态，同时因胃肠道功能障碍，此时需完全胃肠外营养（TPN）2～3 周。第二阶段，术后 3 周左右，病情稳定，肠道功能基本恢复，可通过空肠造瘘提供营养 3～4 周，称为肠道营养（TEN）。第三阶段，逐渐恢复经口进食，称为胃肠内营养（EN）。

（4）做好基础生活护理和心理护理。

（5）并发症的观察与护理：①胰腺脓肿及腹腔脓肿：术后 2 周的患者出现高热，腹部肿块，应考虑其可能。一般均为腹腔引流不畅，胰腺坏死组织及渗出液局部积聚感染所致。非手术疗法无效时应手术引流。②胰瘘：如观察到腹腔引流有无色透明腹腔液经常外漏，其中淀粉酶含量高，为胰液外漏所致，合并感染时引流液可显脓性。多数可逐渐自行愈合。③肠瘘：主要表现为明显的腹膜刺激征，引流液中伴有粪渣。瘘管形成后用营养支持治疗。长期不愈者,应考虑手术治疗。④假性胰腺囊肿:多数需手术行囊肿切除或内引流手术,少数患者经非手术治疗 6 个月可自行吸收。⑤糖尿病:胰腺部分切除后,可引起内、外分泌缺失。注意观察血糖、尿糖的变化,根据化验报告补充胰岛素。

(6)心理护理:由于病情重,术后引流管多,恢复时间长,患者易产生悲观急躁情绪,因此应关心体贴鼓励患者,帮助患者树立战胜疾病的信心,积极配合治疗。

(八)健康教育

(1)饮食应少量多餐,注意食用富有营养易消化食物,避免暴饮暴食及酗酒。

(2)有胆管疾病、病毒感染者应积极治疗。

(3)告知会引发胰腺炎的药物种类,不得随意服药。

(4)有高糖血症,应遵医嘱口服降糖药或注射胰岛素,定时查血糖、尿糖,将血糖控制在稳定水平,防治各种并发症。

(5)出院 4～6 周,避免过度疲劳。

(6)门诊应定期随访。

三、胰腺癌、壶腹部癌及护理

胰腺癌是常见消化道肿瘤之一,以男性多见,40 岁以上患者占 80%,癌肿发生在胰头部位占 70%～80%,体尾部癌约占 12%。其转移途径有血行、淋巴途径转移和直接浸润,癌细胞还可沿胰周神经由内向外扩散。壶腹部癌是指胆总管末段壶腹部和十二指肠乳头的恶性肿瘤,在临床上与胰腺癌有不少共同点,统称为壶腹周围癌。

(一)临床表现

1.腹痛和上腹饱胀不适

初期仅表现为上腹部胀闷感及隐痛。随病情加重,疼痛逐渐剧烈,并可牵涉到背部,胰头部癌疼痛多位于上腹居中或右上腹部,胰体尾部癌疼痛多在左上腹或左季肋部。晚期可向背部放射,少数患者以此为首发症状,当癌肿侵及腹膜后神经丛时,疼痛常剧烈难忍,尤以夜间为甚,以至于患者常取端坐位。

2.消化道症状

常有食欲缺乏、恶心、呕吐、厌食油腻和动物蛋白饮食、消化不良、腹泻或便秘、呕吐和黑便。

3.黄疸

胰腺癌侵及胆管时可出现黄疸,其特征是进行性加深并伴尿黄、大便呈陶土色及皮肤瘙痒。胰头癌因其靠近胆管,故黄疸发生较早,胰体尾部癌距胆管较远,通常到晚期才发生黄疸。

4.乏力和消瘦

这是胰腺癌较早出现的表现,常于短期内出现明显消瘦。

5.发热

少数患者可出现持续性或间歇性低热。

6.腹部肿块

主要表现为肝肿大,胆囊肿大,晚期患者可扪及胰腺肿大。

7.腹水

多见于晚期患者。

(二)辅助检查

1.实验室检查

(1)免疫学检查:癌胚抗原(CEA)、胰腺胚胎抗原(POA)、胰腺癌相关抗原(PCAA)、胰腺癌特异抗原(PaA)、糖类抗原 19－9(CA19－9)均增高。

(2)血清生化检查:早期可有血、尿淀粉酶增高、空腹血糖增高,糖耐量试验阳性;黄疸时,血清胆红素增高,碱性磷酸酶升高,转氨酶轻度升高,尿胆红素阳性;无黄疸的胰体尾癌可见转肽酶升高。

2.影像学检查

主要有超声波检查、CT、内镜逆行胰胆管造影(ERCP)、腹腔镜检查、X线钡餐检查。

(三)治疗原则

早期发现、早期诊断、早期手术治疗。手术切除是胰头癌最有效的治疗方法。胰腺癌无远处转移者,应争取手术切除,常用的手术方法有胰头十二指肠切除术。对不能切除的患者,应行内引流手术,即胆总管与空肠或十二指肠吻合术。术后采用综合治疗,包括化学、免疫和放射疗法及中医中药治疗。为控制晚期患者的疼痛可采用剖腹或经皮行腹腔神经丛无水乙醇注射治疗。

(四)护理措施

1.手术前护理

(1)心理支持:每次检查及护理前给予解释,尊重患者心理调适的过程。

(2)控制血糖在稳定水平:检查患者血糖、尿糖,如有高血糖,应在严密监测血糖、尿糖的基础上调整胰岛素用量,将血糖控制在稳定水平。

(3)改善凝血功能:遵医嘱给予维生素 K。

(4)改善营养:术前应鼓励患者进富有营养饮食,必要时给予胃肠外营养。

(5)术前常规皮肤准备,术前灌肠。

2.手术后护理

(1)观察生命体征:由于胰头癌切除涉及的器官多、创伤重,术后要严密观察生命体征。

(2)防治感染:胰头十二指肠切除术手术大、范围广,消化道吻合多,感染机会多,故术后应遵医嘱静脉加用广谱抗生素。术后更换敷料应严格遵循无菌操作规程。

(3)维持水、电解质和酸碱平衡:手术范围大、创伤大,术后引流管多,消化液及体液丢失,易导致脱水、低钾、低钙等,应准确记录出入量。按医嘱及时补充水和电解质,以维持其平衡。

(4)加强营养:术后给予静脉高营养,静脉输血、血浆、清蛋白及脂肪乳、氨基酸等。限制脂肪饮食,少量多餐。

(5)引流管护理:应妥善固定引流管,保持引流通畅,并观察记录引流液的颜色、性质和量。患者无腹胀、无腹腔感染、无引流液时可去除引流管。

(6)术后的防治与护理:观察患者有无切口出血、胆管出血及应激性溃疡出血。

(7)低血糖监测:胰头十二指肠切除患者术后易发生低血糖,注意每日监测血糖、尿糖变化。

(8)胰瘘的预防与护理:胰瘘多发生在术后 5~7 日。

(9)胆瘘的预防与护理:胆瘘多发生于术后 2~9 天。其表现为右上腹痛、发热、腹腔引流液呈黄绿色,T 形管引流量突然减少,有局限性或弥漫性腹膜炎表现,严重者出现休克症状。术后应保持 T 形管引流畅通,将每日胆汁引流量做好记录,发现问题,及时与医师联系。

(10)化疗护理:适用于不能行根治性切除的胰腺癌、术后复发性胰腺癌和合并肝转移癌。

(11)心理护理:给予心理支持,促进早日痊愈。

(五)健康教育

(1)出院后对于胰腺功能不足,消化功能差的患者,除应用胰酶代替剂外,同时采用高蛋白、高糖、低脂肪饮食,给予脂溶性维生素。

(2)定期检测血糖、尿糖,发生糖尿病时给予药物治疗。

(3)3~6 个月复查一次,如出现进行性消瘦、乏力、贫血、发热等症状,应回医院诊治。

(白 涛)

第十七节　结直肠癌

一、结肠癌

结肠癌是胃肠道常见的恶性肿瘤,好发于 41～50 岁,以直肠、乙状结肠交界处最多见,其次是盲肠、升结肠、降结肠和横结肠。

（一）病因

病因尚不十分清楚,可能与以下几种因素有关。

1.家族性结肠息肉病

家族性结肠息肉病已被公认为结肠癌的癌前期疾病。

2.饮食因素

高脂肪、高蛋白质和低纤维饮食使肠道中致癌物质增加。

3.其他

结肠腺瘤、溃疡性结肠炎、结肠血吸虫病等与结肠癌的发病也有密切的关系。

（二）病理

1.病理类型

(1)根据肿瘤的大体形态:①肿块型,恶性程度低,转移晚,预后好;②浸润型,转移较早,预后最差;③溃疡型,结肠癌最常见类型,转移较早,恶性程度高。

(2)根据镜下的组织学:①腺癌,最多见;②黏液癌,预后较差;③未分化癌,预后最差。

2.转移途径

(1)淋巴转移,是最主要转移途径。

(2)血行转移,以肝脏最多见,其次为肺、骨。

(3)直接浸润,侵入邻近器官,如横结肠癌侵犯胃壁,乙状结肠癌侵犯膀胱、子宫、输尿管等。

(4)种植性播散于腹膜或腹腔内脏器。

（三）临床表现

1.排便习惯和粪便性状的改变

排便习惯和粪便性状的改变是最早出现的症状,多表现为排便次数增多、腹泻、便秘,粪便带血、脓或黏液。

2.腹痛

腹痛常为持续性隐痛,发生肠梗阻时,腹痛加剧或为阵发性腹痛。

3.肠梗阻症状

肠梗阻症状属晚期症状,多呈现慢性低位性不完全性肠梗阻表现,如腹胀和便秘,腹部胀痛或阵发性绞痛。

4.腹部肿块

晚期癌肿较大时可在腹部触及肿块,形状不规则,表面不平,质硬。乙状结肠癌或横结肠癌肿块可有一定活动度。

5.全身症状

患者可出现贫血、消瘦、乏力、发热等。晚期可出现肝肿大、黄疸、水肿、腹水及恶病质等。

左半结肠癌和右半结肠癌的临床表现各异:①左半结肠癌:肠腔较小,肿瘤多为浸润型,故以肠梗阻、便秘、腹泻、便血等症状为主。②右半结肠癌:肠腔较大,肿瘤多为肿块型或溃疡型,常以贫血、消瘦、腹部肿块为主要表现。

（四）辅助检查

（1）乙状结肠镜或纤维结肠镜检查：可直视病灶并取活组织作病理学检查，是诊断结肠癌最有效、可靠的方法。

（2）X线钡剂灌肠或气钡双重对比造影：可观察结肠活动和结肠内的异常形态。

（3）B超和CT：可显示腹部肿块、腹腔内肿大的淋巴结及有无肝内转移。

（4）大便隐血试验：结肠癌早期隐血试验多阳性，可作为普查的初筛手段。

（5）CEA（血清癌胚抗原）测定：对评估患者预后和复发有一定的帮助，但特异性不高。

（五）治疗原则

以手术治疗为主的综合治疗。

1.手术治疗

（1）结肠癌根治性手术：切除范围包括癌肿所在的肠襻及其系膜和区域淋巴结。常用术式有右半结肠切除术、左半结肠切除术、横结肠切除术、乙状结肠切除术。

（2）姑息性手术：适用于已有广泛转移的晚期病例。

2.化疗

常用化疗药物是5-氟尿嘧啶。

二、直肠癌

直肠癌是消化道最常见的恶性肿瘤之一，发病率仅次于胃癌，好发部位为直肠中下段，低位直肠癌占75％。

（一）病因

病因尚不十分清楚，可能与下列几种因素有关。

1.饮食习惯

高脂肪、高蛋白或低纤维饮食，可导致直肠癌的发病机会增多。

2.直肠慢性炎症

溃疡性结肠炎、血吸虫病使黏膜处于反复破损和修复状态而癌变。

3.直肠腺瘤癌变

以家族性腺瘤和绒毛腺瘤癌变率为高。

4.遗传因素

本病和遗传因素有一定关系。

（二）病理

1.病理类型

（1）根据肿瘤的大体形态分肿块型、浸润狭窄型、溃疡型。

（2）根据显微镜下的组织学分腺癌（占75％～85％）、黏液癌（10％～20％）、未分化癌（预后最差）。

2.转移途径

（1）淋巴转移是主要的转移途径。

（2）血行转移。

（3）直接浸润。

（4）种植性播散。

（三）临床表现

1.直肠刺激症状

以排便习惯改变为主，常有里急后重、排便不尽感，晚期有下腹痛。

2.黏液血便

大便表面带血及黏液，甚至脓血便。血便是直肠癌患者最常见的早期症状。

3.肠腔狭窄症状

肿瘤增大致肠腔变窄时,粪便变形、变细。癌肿造成肠管部分梗阻时,可表现为腹胀、阵发性腹部绞痛、肠鸣音亢进、排便困难等。

4.晚期症状

癌肿侵犯膀胱,可发生尿频、尿痛;发生肝转移时有腹水、肝肿大、黄疸、贫血、水肿等恶病质表现。

（四）辅助检查

（1）直肠指诊:是诊断直肠癌最简便有效的方法。

（2）大便隐血试验:可作为高危人群的初筛手段。

（3）乙状结肠镜或纤维结肠镜检查:在直视下取活组织作病理学检查,是诊断直肠癌最有效、可靠的方法。

（4）X线钡剂灌肠:常用以排除结、直肠多发癌和息肉病。

（5）CEA测定:对评估患者预后和复发有一定作用。

（6）其他:B超、CT等。

（五）治疗原则

以手术治疗为主,术后配合放疗和化疗。

（1）手术治疗:分为根治性手术和姑息性手术。

（2）化疗:手术后配合化疗,可提高疗效。

（3）放疗:术前、后均可行放疗。

三、结直肠癌的护理

（一）护理诊断及合作问题

（1）营养失调:低于机体需要量与癌肿消耗、饮食控制、手术创伤或化疗反应有关。

（2）知识缺乏:缺乏手术和结肠造口自我护理的相关知识。

（3）自我形象紊乱:与永久留置人工肛门有关。

（4）潜在并发症:出血、感染、吻合口瘘。

（二）护理措施

1.术前护理

（1）心理护理:耐心倾听患者主诉,详细解释手术必要性,消除顾虑,使之接受手术治疗。

（2）加强营养:给患者提供高蛋白、高热量、丰富维生素、易于消化的饮食,必要时静脉输液以补充营养。

（3）肠道准备:①饮食,术前3天少渣半流质饮食,术前2日流质饮食。②口服药物:术前3天口服肠道不易吸收的抗生素,如卡那霉素、甲硝唑等。补充维生素K,因肠道细菌被抑制使维生素K的吸收受到影响。③清洁肠道:术前2日口服泻剂50%硫酸镁15~20 g或蓖麻油30 mL,术前1日晚及手术日晨清洁灌肠。也可用肠道灌洗法或口服甘露醇清洁肠道,但年老体弱,心、肾等重要脏器功能障碍者及肠梗阻者不宜选用。

（4）外科手术常规准备。

（5）手术日晨留置胃管、尿管。

2.术后护理

（1）病情观察:严密观察生命体征的变化,切口敷料渗血、渗液情况,引流液情况及切口愈合情况。

（2）体位:病情稳定者取半卧位,以利腹腔引流。

（3）饮食:禁食、胃肠减压、静脉输液。术后2~3日肛门排气或结肠造口开放后可拔除胃管,先进少量流质,如无不适,改半流质饮食,术后1周进少渣饮食。

（4）遵照医嘱应用抗生素。

（5）腹腔引流管的护理：保持引流管通畅，观察记录引流液的颜色、性质和量。一般引流 5～7 天，引流液量少、色清方可拔管。

（6）留置导尿管的护理：保持尿管通畅，观察记录尿液情况，做好尿道口的清洁。

（7）早期活动：促进肠蠕动恢复，防止肠粘连。

（8）人工肛门（结肠造口）的护理。

（白　涛）

第十八节　直肠、肛管疾病

一、直肠、肛管良性疾病

（一）解剖生理概要

1.直肠

直肠位于盆腔的后部，上接乙状结肠，下连肛管，长 12～15 cm。上段直肠前面的腹膜返折成为直肠膀胱陷凹或直肠子宫陷凹。直肠的主要功能是吸收、分泌和排便。

齿状线上下的区别见下表 9-2。

表 9-2　齿状线上下的区别

部位	组织	动脉	静脉	神经支配	淋巴回流
齿状线以上	黏膜	直肠上动脉	直肠上静脉丛，回流至门静脉	自主神经支配，无痛觉	至腹主动脉周围或髂内淋巴结
齿状线以下	皮肤	肛管动脉	直肠下静脉丛，回流至下腔静脉	阴部内神经支配，痛觉敏锐	腹股沟淋巴结及髂外淋巴结

2.肛管

肛管上至齿状线，下至肛门缘，全长 3～4 cm。直肠与肛管周围以肛提肌为界有数个间隙，包括骨盆直肠间隙、坐骨肛管间隙、直肠后间隙和肛门周围间隙。这些间隙是肛周脓肿的常见部位。肛管的主要功能是排便。

（二）直肠、肛管疾病的检查方法及记录

（1）检查方法：①体位，结石位、胸膝位、蹲位、侧卧位；②视诊；③直肠指检；④肛镜检查。

（2）记录方法：时钟定位法。

（三）直肠、肛管疾病

1.痔

痔是齿状线上下的静脉迂曲、扩张所形成的团块。

（1）病因：①解剖因素：位置低，静脉内没有静脉瓣，周围支撑力差，回流不好。②腹内压增高：便秘、妊娠等。③其他因素：周围组织感染、年老体弱、营养不良等。

（2）临床表现：①内痔：位于齿状线以上，由直肠上静脉迂曲、扩张所致，表面覆盖黏膜。主要表现为无痛性便血和痔核脱出。可分为三期：第一期，主要表现为排便时无痛性出血，但是不伴有痔核脱出；第二期，主要是便血加重，同时伴有痔块脱出，但便后能自行还纳；第三期，便血减轻，主要以痔核脱出为主，脱出的痔核不能自行还纳。②外痔：位于齿状线以下，由直肠下静脉迂曲、扩张所致，表面覆盖皮肤。常无明显的症状，但容易形成血栓性外痔，引起肛门周围疼痛。③混合痔：由直肠上下静脉迂曲、扩张所致，表面覆盖皮肤和黏膜。兼有两者特点。

（3）治疗：①一般治疗，适用于一期内痔。主要方法是预防便秘、温水坐浴、药物的使用、对症疗法和手法治疗。②注射治疗:使用硬化剂使静脉闭塞。③冷冻治疗:适用于较小的出血性外痔。④手术治疗:适用于上述方法无效的。

2.肛裂

肛裂是肛管皮肤全层裂开,多见于肛管后正中线。

(1)病因:长期便秘是主要的病因。

(2)临床表现:①疼痛,是主要的症状,表现为排便时及便后肛门疼痛。②便秘:因为疼痛不敢排便所以使便秘加重。③出血:多为鲜血不与粪便混合。④肛门检查可见肛裂"三联征"。

(3)治疗:①一般治疗,保持排便通畅、温水坐浴、封闭疗法、麻醉下扩张肛管等。②手术治疗。

3.直肠肛管周围脓肿

(1)病因:多由肛腺感染引起。

(2)临床表现:①肛门周围脓肿:最常见。主要表现为肛周持续性跳痛,排便、受压或咳嗽时加重,局部有红肿、触痛。常自行破溃形成低位肛瘘。②坐骨肛管间隙脓肿:初期局部体征不明显,以全身感染中毒症状为主,肛周疼痛加重。直肠指诊:患处有触痛性肿块,脓肿破溃后可形成高位肛瘘。③骨盆直肠间隙脓肿:较少见。位置较深,全身感染中毒症状重而局部表现不明显。诊断主要靠穿刺。

(3)治疗:①脓肿未形成前:早期使用抗生素、局部理疗或热敷、温水坐浴、润肠通便。②脓肿形成后:切开引流。

4.肛瘘

肛瘘是肛管或直肠远端与肛周皮肤间形成的慢性感染性瘘管。

(1)病因:多由直肠肛管周围脓肿处理不当引起。

(2)分类:①按瘘管和瘘口的多少分为:单纯性肛瘘、复杂性肛瘘。②按瘘的位置分为:低位瘘、高位瘘。③按瘘管外口的位置分为:外瘘、内瘘。

(3)临床表现:典型症状是肛周外口流脓、肛门周围湿疹和瘙痒。局部检查可见肛周皮肤上有单个或多个瘘口,呈红色乳头状隆起。直肠指诊可以扪及条索状瘘管。

(4)治疗原则:肛瘘不能自愈,必须手术治疗。低位单纯性肛瘘行切开术,高位单纯性肛瘘行挂线疗法。

5.直肠脱垂

直肠脱垂也称脱肛,是直肠壁部分或全部脱出肛门外。

(1)病因:①解剖因素:幼儿发育不全或年老体弱造成盆底软组织薄弱。②腹内压增高因素。③其他:如内痔反复脱出,引起黏膜脱垂。

(2)临床表现:主要症状是有肿物自肛门脱出。尤其是蹲位检查时明显,脱出的多是直肠。

(3)治疗原则:①非手术治疗:加强营养;消除腹压增高因素;养成定时排便的习惯;一旦脱出及时复位。②注射疗法:适用于轻度直肠脱垂者。③手术治疗:适用于非手术治疗无效者。

二、直肠肛管疾病患者的护理

(一)护理评估

1.健康史

如询问饮食情况、排便情况等。

2.常见症状

便秘、疼痛、便血等。

3.检查

根据病情采用不同的体位、直肠指诊、直肠镜。

(二)护理措施

1.一般护理

(1)饮食:多饮水,多进食富含纤维素的食物。忌饮酒及辛辣饮食。

(2)保持排便通畅。

(3)坚持每天适当的运动。

(4)保持肛门清洁。

(5)肛门坐浴。

(6)注意病情观察和症状护理。

2.术前护理

手术前一日进少渣饮食,每晚肛门坐浴,手术前排空大便,必要时灌肠。

3.术后护理

(1)病情观察:观察生命体征、并发症、切口情况,发现情况及时处理。

(2)对症治疗:止痛等。

(3)饮食和排便:术后一日进流食,注意润肠通便。

(4)处理尿潴留。

(5)正确处理伤口。

(白　涛)

第十章 胸外科疾病的护理

第一节 胸部损伤

胸廓由胸椎、胸骨、肋骨和肋间组织组成,外有胸壁和肩部肌肉,内有胸膜。上口由胸骨上缘和第 1 肋组成,下口为膈所封闭,主动脉、胸导管、奇静脉、食管和迷走神经以及下腔静脉穿过各自裂孔进入腹腔。膈是重要呼吸肌,呼气时变为圆顶形,吸气时变为扁平以增加胸腔容量。

纵隔为两肺间的胸内空隙,前为胸骨,后为胸椎,两侧为左右胸膜。除两肺外,胸内器官均居于纵隔。纵隔的位置有赖于两侧胸膜腔压力的平衡。

胸膜腔左右各一。胸膜有内外两层,即脏层和壁层,两层间为潜在的胸膜腔,只有少量浆液。腔内压力约 $-0.79 \sim -0.98$ kPa($-8 \sim -10$ cmH$_2$O),如负压消失肺即萎陷,故在胸部损伤或开胸手术后,保持胸膜腔内的负压,至关重要。

一、病因与发病机制

胸部损伤(chest trauma)一般根据是否穿破壁层胸膜,造成胸膜腔与外界相通而分为闭合性和开放性损伤两类。闭合性损伤多由暴力挤压、冲撞或钝器打击胸部引起,轻者造成胸壁软组织挫伤或单根肋骨骨折,重者可发生多根多处肋骨骨折或伴有胸腔内器官损伤;开放性损伤多为利器或枪弹伤所致,胸膜的完整性遭到破坏,导致开放性气胸或血胸,并常伴有胸腔内器官损伤,若同时伤及腹部脏器,称之为胸腹联合伤。

二、临床表现

（一）胸痛

胸痛是胸部损伤的主要症状,常位于受损处,伴有压痛,呼吸时加剧。

（二）呼吸困难

胸部损伤后,疼痛可使胸廓活动受限、呼吸浅快。血液或分泌物堵塞气管、支气管,肺挫伤导致肺水肿、出血或淤血,气、血胸使肺膨胀不全等均致呼吸困难。多根多处肋骨骨折,胸壁软化引起胸廓反常呼吸运动,则加重呼吸困难。

（三）咯血

小支气管或肺泡破裂,出现肺水肿及毛细血管出血者,痰中常带血或咯血;大支气管损伤者,咯血量较多,且出现较早。

（四）休克

胸内大出血、张力性气胸、心包腔内出血、疼痛及继发感染等,均可导致休克的发生。

（五）局部体征

因损伤性质和轻重而不同,可有胸部挫裂伤、胸廓畸形、反常呼吸运动、皮下气肿、骨摩擦音、伤口出血、气管和心脏向健侧移位征象。胸部叩诊呈鼓音或浊音,听诊呼吸音减低或消失。

三、护理

（一）护理目标

(1)患者能采取有效的呼吸方式或维持氧的供应,肺内气体交换得到改善。

(2)患者掌握正确的咳嗽排痰方法,保持呼吸道通畅和胸腔闭式引流的效果。

（3）维持体液平衡和血容量。

（4）疼痛缓解或消失。

（5）患者情绪稳定，解除或减轻心理压力。

（6）防治感染，并发症及时发现或处理。

（二）护理措施

1.严密观察生命体征和病情变化

如患者出现烦躁、口渴、面色苍白、呼吸短促、脉搏快弱、血压下降等休克时，应针对导致休克的原因加强护理。失血性休克的患者，应在中心静脉压的监测下，迅速补充血容量，维持水、电解质和酸碱平衡。对开放性气胸，应立即在深呼气末用无菌凡士林纱布及厚棉垫加压封闭伤口，以避免纵隔扑动。张力性气胸则应迅速在患者锁骨中线第2肋间行粗针头穿刺减压，置管行胸腔闭式引流术，以降低胸膜腔压力，减轻肺受压，改善呼吸和循环功能。

经以上措施处理后，病情无明显好转，血压持续下降或一度好转后又继续下将，血红蛋白、红细胞计数、血细胞比容持续降低，胸穿抽出血很快凝固或因血凝固抽不出血液，X线显示胸膜腔阴影继续增大，胸腔闭式引流抽出血量≥200 mL/h，并持续>3小时，应考虑胸膜腔内有活动性出血，咯血或咯大量泡沫样血痰，呼吸困难加重，胸腔闭式引流有大量气体溢出，常提示肺、支气管严重损伤，应迅速做好剖胸手术准备工作。

2.多肋骨骨折

应紧急行胸壁加压包扎固定或牵引固定，矫正胸壁凹陷，以消除或减轻反常呼吸运动，维持正常呼吸功能，促使伤侧肺膨胀。

3.保持呼吸道通畅

严密观察呼吸频率、幅度及缺氧症状，给予氧气吸入，氧流量2～4L/min。鼓励和协助患者有效咳嗽排痰，痰液黏稠不易排出时，应用祛痰药以及超声雾化或氧气雾化吸入。疼痛剧烈者，遵医嘱给予止痛剂。及时清除口腔、上呼吸道、支气管内分泌物或血液，可采用鼻导管深部吸痰或支气管镜下吸痰，以防窒息。必要时行气管切开呼吸机辅助呼吸。

4.解除心包压塞

疑有心脏压塞患者，应迅速配合医生施行剑突下心包穿刺或心包开窗探查术，以解除急性心包压塞，并尽快准备剖胸探查术。术前快速大量输血、抗休克治疗。对刺入心脏的致伤物尚留存在胸壁，手术前不宜急于拔除。如发生心搏骤停，须配合医生急行床旁开胸挤压心脏，解除心包压塞，指压控制出血，并迅速送入手术室继续抢救。

5.防治胸内感染

胸部损伤尤其是胸部穿透伤引起血胸的患者易导致胸内感染，要密切观察体温的变化，定时测体温。在清创、缝合、包扎伤口时注意无菌操作，防止伤口感染，合理使用抗生素。高热患者，给予物理或药物降温。患者出现寒战、发热、头痛、头晕、疲倦等中毒症状，血象示白细胞计数升高，胸穿抽出血性混浊液体，并查见脓细胞，提示血胸已继发感染形成脓胸，应按脓胸处理。

6.行闭式引流

行胸穿或胸腔闭式引流术患者，按胸穿或胸腔闭式引流常规护理。

7.做好生活护理

因伤口疼痛及带有各种管道，患者自理能力下降，护士应关心体贴患者，根据患者需要做好生活护理。协助患者床上排大小便，做好伤侧肢体及肺的功能锻炼，鼓励患者早期下床活动。

8.做好心理护理

患者由于意外创伤的打击，对治疗效果担心，对手术恐惧，患者表现为心情紧张、烦躁、忧虑等。护士应加强与患者沟通，做好心理护理。向患者及其家属解释各项治疗、护理过程，愈后情况及手术的必要性，提供有关疾病变化及各种治疗信息，鼓励患者树立信心，积极配合治疗。

（贾红岩）

第二节 气 胸

一、概述

胸膜腔内积气称为气胸(图10-1)。气胸是由于利器或肋骨断端刺破胸膜、肺、支气管或食管后,空气进入胸腔所造成。气胸分三种。

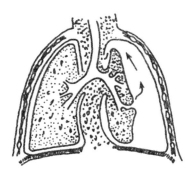

图 10-1 气胸示意图

（1）闭合性气胸:即伤口伤道已闭,胸膜腔与大气不相通。

（2）开放性气胸:胸膜腔与大气相通。可造成纵隔扑动:吸气时,健侧胸膜腔负压升高,与伤侧压力差增大,纵隔向健侧移位;呼气时,两侧胸膜腔压力差减少,纵隔移向正常位置,这样纵隔随呼吸来回摆动的现象,称为纵隔扑动。

（3）张力性气胸:即有受伤的组织起活瓣作用,空气只能入不能出,胸膜腔内压不断增高如抢救不及时,可因急性呼吸衰竭而死亡。

二、护理评估

1.临床症状评估与观察

（1）闭合性气胸:小的气胸多无症状。超过30％的气胸,可有胸闷及呼吸困难;气管及心脏向健侧偏移;伤侧叩诊呈鼓音,呼吸渐弱,严重者有皮下气肿及纵隔气肿。

（2）开放性气胸:患者有明显的呼吸困难及发绀,空气进入伤口发出"嘶嘶"的响声。

（3）张力性气胸:重度呼吸困难,发绀常有休克,颈部及纵隔皮下气肿明显。

2.辅助检查

根据上述指征,结合 X 线胸片即可确诊,必要时做患侧第 2 肋间穿刺,常能确诊。

三、护理问题

1.低效性呼吸形态

与胸壁完全受损及可能合并有肺实质损伤有关。

2.疼痛

与胸部伤口及胸腔引流管刺激有关。

3.恐惧

与呼吸窘迫有关。

4.有感染的危险

与污染伤口有关。

四、护理措施

1.维持或恢复正常的呼吸功能

(1)半卧位,卧床休息。膈肌下降利于肺复张、疼痛减轻及增加非必要的氧气需要量。

(2)吸氧:根据缺氧状态给予鼻导管及面罩吸氧,并及时发现患者有无胸闷、气短、烦躁、发绀等缺氧症状以及皮肤、黏膜的情况。

(3)协助患者翻身,鼓励其深呼吸及咳痰,及时排出痰液,可给予雾化吸入及化痰药,必要时吸痰,排出呼吸道分泌物,预防肺不张及肺炎的发生。

2.皮下气肿的护理

皮下气肿在胸腔闭式引流第3~7天可自行吸收,也可用粗针头做局部皮下穿刺,挤压放气。纵隔气肿加重时,要在胸骨柄切迹上作一2 cm的横行小切口。

3.胸腔引流管的护理

(1)体位:半卧位,利于呼吸和引流。鼓励患者进行有效的咳嗽和深呼吸运动,利于积液排出,恢复胸膜腔负压,使肺复张。

(2)妥善固定:下床活动时,引流瓶位置应低于膝关节,运送患者时双钳夹管。引流管末端应在水平线下2~3 cm,保持密封(图10-2)。

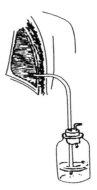

图10-2 胸腔闭式引流

(3)保持引流通畅:闭式引流主要靠重力引流,水封瓶液面应低于引流管胸腔出口平面60 cm,任何情况下不得高于胸腔,以免引流液逆流造成感染。高于胸腔时,引流管要夹闭。定时挤压引流管以免阻塞。水柱波动反应残腔的大小与胸腔内负压的大小。其正常时上下可波动4~6 cm。如无波动,患者出现胸闷气促,气管向健侧移位等肺受压的症状,应疑为引流管被血块堵塞,应挤捏或用负压间断抽吸引流瓶短玻璃管,促使其通畅,并通知医生。

(4)观察记录:观察引流液的量、性状、颜色、水柱波动范围,并准确记录。若引流量多≥200 m/h,并持续2~3小时以上,颜色为鲜红色或红色,性质较黏稠、易凝血则疑为胸腔内有活动性出血,应立即报告医生,必要时开胸止血。每天更换水封瓶并记录引流量。

(5)保持管道的密闭和无菌:使用前注意引流装置是否密封,胸壁伤口、管口周围用油纱布包裹严密,更换引流瓶时双钳夹管,严格执行无菌操作。

(6)脱管处理:如引流管从胸腔滑脱,立即用手捏闭伤口处皮肤,消毒后油纱封闭伤口协助医生做进一步处理。

(7)拔管护理:24小时引流液<50 mL,脓液<10 mL,X线胸片示肺膨胀良好、无漏气,患者无呼吸困难即可拔管。拔管后严密观察患者有无胸闷、憋气、呼吸困难、切口漏气、渗液、出血、皮下气肿等症状。

4.急救处理

(1)积气较多的闭合性气胸:经锁骨中线第2肋间行胸膜腔穿刺,或行胸膜腔闭式引流术,迅速抽尽积气,同时应用抗生素预防感染。

(2)开放性气胸:用无菌凡士林纱布加厚敷料封闭伤口,再用宽胶布或胸带包扎固定,使其转变成闭合性气胸,然后穿刺胸膜腔抽气减压,解除呼吸困难。

(3)张力性气胸:立即减压排气。在危急情况下可用一粗针头在伤侧第2肋间锁骨中线处刺入胸膜腔,尾部扎一橡胶手指套,将指套顶端剪一约1 cm开口起活瓣作用(图10-3)。

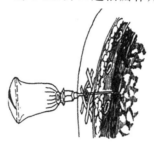

图 10-3　气胸急救处理

5.预防感染

(1)密切观察体温变化,每四小时测体温一次。

(2)有开放性气胸者,应配合医生及时清创缝合。更换伤口及引流瓶应严格无菌操作。

(3)遵医嘱合理应用化痰药及抗生素。

6.健康指导

(1)教会或指导患者腹式呼吸及有效排痰。

(2)加强体育锻炼,增加肺活量和机体抵抗力。

（贾红岩）

第三节　血　胸

一、概述

胸部穿透性或非穿透性创伤,由于损伤了肋间或乳内血管、肺实质、心脏或大血管而形成血胸。成人胸腔内积血量在0.5 L以下,称为少量血胸;积血0.5～1 L为中量血胸;胸积血1 L以上,称为大量血胸。内出血的速度和量取决于出血伤口的部位及大小。肺实质的出血常常能自行停止,但心脏或其他动脉出血需要外科修补。根据出血的量分为少量血胸、中量血胸、大量血胸,见图10-4。

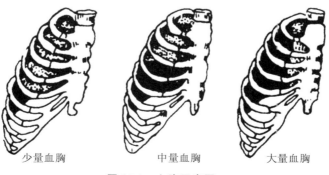

少量血胸　　　　中量血胸　　　　大量血胸

图 10-4　血胸示意图

二、护理评估

1.临床症状的评估与观察

患者多因失血过多处于休克状态,胸膜腔内积血压迫肺及纵隔,导致呼吸系统循环障碍,患者严重缺氧。血胸还可能继发感染引起中毒性休克,如合并气胸,则伤胸部叩诊鼓音,下胸部叩诊浊音,呼吸音下降或消失。

2.辅助检查

根据病史体征可做胸穿,如抽出血液即可确诊,行 X 线胸片检查可进一步证实。

三、护理问题

1.低效性呼吸形态

与胸壁完全受损及可能合并有肺实质损伤有关。

2.气体交换障碍

与肺实质损伤及有关。

3.恐惧

与呼吸窘迫有关。

4.有感染的危险

与污染伤口有关。

5.有休克的危险

有效循环血量缺失及其他应激生理反应有关。

四、护理措施

1.维持有效呼吸

(1)半卧位,卧床休息。膈肌下降利于肺复张,减轻疼痛及非必要的氧气需要量。如有休克应采取中凹卧位。

(2)吸氧:根据缺氧状态给予鼻导管及面罩吸氧,并及时发现患者有无胸闷、气短、烦躁、发绀等缺氧症状以及皮肤、黏膜的情况。

(3)协助患者翻身,鼓励深呼吸及咳痰。为及时排出痰液可给予雾化吸入及化痰药,必要时吸痰以排出呼吸道分泌物,预防肺不张及肺炎的发生。

2.维持正常心排血量

(1)迅速建立静脉通路,保证通畅。

(2)在监测中心静脉压的前提下,遵医嘱快速输液、输血、给予血管活性药物等综合抗休克治疗。

(3)严密观察有无胸腔内出血征象:脉搏增快,血压下降;补液后血压虽短暂上升,又迅速下降;胸腔闭式引流量,>200 mL/h,并持续 2~3 小时以上。必要时开胸止血。

3.病情观察

(1)严密监测生命体征,注意神志、瞳孔、呼吸的变化。

(2)抗休克:观察是否有休克的征象及症状,如皮肤苍白、湿冷、不安、血压过低、脉搏浅快等情形。若有立即通知医生并安置一条以上的静脉通路输血、补液,并严密监测病情变化。

(3)如出现心脏压塞(呼吸困难、心前区疼痛、面色苍白、心音遥远)应立即抢救。

4.胸腔引流管的护理

严密观察失血量,补足失血及预防感染。如有进行性失血、生命体征恶化应做开胸止血手术,清除血块以减少日后粘连。

5.心理护理

(1)提供安静舒适的环境。

(2)活动与休息:保证充足睡眠,劳逸结合,逐渐增加活动量。

(3)保持排便通畅,不宜下蹲过久。

(贾红岩)

第四节　食管癌

一、概述

食管癌(carcinoma of esophagus)是常见的消化道恶性肿瘤,目前厉因不明,与炎症、真菌感染、亚硝胺类化合物摄入、微量元素及维生素缺乏有关。其主要病理类型为鳞癌(90%),少部分为腺癌、肉瘤及小细胞癌等。可分为髓质型、缩窄型、蕈伞型、溃疡型。以胸中段食管癌较多见,下段次之,上段较少。食管癌发生于食管黏膜上皮的基底细胞,绝大多数是鳞状上皮癌(95%),腺癌起源于食管者甚为少见,多位于食管末端。贲门癌多为腺癌,贲门部腺癌可向上延伸累及食管下段。主要通过淋巴转移,血行转移发生较晚。

二、诊断

(一)症状

1.早期

常无明显症状,仅在吞咽粗硬食物时有不同程度的不适感,包括:①咽下食物哽噎感,常因进食固体食物引起,第一次出现哽噎感后,不经治疗而自行消失,隔数日或数月再次出现。②胸骨后疼痛,常在咽下食物后发生,进食粗糙热食或刺激性食物时加重。③食物通过缓慢并有滞留感。④剑突下烧灼样刺痛,轻重不等,多在咽下食物时出现,食后减轻或消失。⑤咽部干燥与紧缩感,食物吞下不畅,并有轻微疼痛。⑥胸骨后闷胀不适。症状时轻时重,进展缓慢。

2.中晚期

(1)吞咽困难:进行性吞咽困难是食管癌的主要症状。初起时进食固体食物有哽噎感,以后逐渐呈进行性加重,甚至流质饮食亦不能咽下。吞咽困难的严重程度除与病期有关外,与肿瘤的类型亦有关系。缩窄型出现梗阻症状早而严重,溃疡型及腔内型出现梗阻症状较晚。

(2)疼痛和呕吐:见于严重吞咽困难病例,多将刚进食的食物伴唾液呕出呈黏液状。疼痛亦为常见症状,多位于胸骨后、肩胛间区,早期多呈间歇性,出现持续而严重的胸痛或背痛,需用止痛药止痛者,为晚期肿瘤外侵的征象。

(3)贲门癌:可出现便血、贫血。

(4)体重下降及恶病质:因长期吞咽困难,引起营养障碍,体重明显下降,消瘦明显。出现恶病质是肿瘤晚期的表现。

(5)邻近器官受累的症状:肿瘤侵及邻近器官可引起相应的症状。癌肿侵犯喉返神经,可发生声音嘶哑;侵入主动脉,溃烂破裂,可引起大量呕血;侵入气管,可形成食管气管瘘;高度阻塞可致食物反流,引起进食时呛咳及肺部感染;持续胸痛或背痛为晚期症状,表示癌肿已侵犯食管外组织。

(二)体征

1.一般情况

以消瘦为主,甚至出现恶病质,有的患者有贫血和低蛋白血症的表现。

2.专科检查

病变早期并无阳性体征;病变晚期可扪及锁骨上转移的淋巴结或上腹部有包块,并有压痛。

（三）检查

1.实验室检查

主要表现为低血红蛋白、低血浆蛋白,有的患者可有大便隐血试验阳性。

2.特殊检查

（1）钡餐检查:是食管癌诊断最常用,最有效、最安全的方法,可了解病灶的部位及范围,此外还可了解胃和十二指肠的情况,供手术设计参考;在钡餐检查时应采取正位、侧位和斜位不同的体位并应用双重造影技术仔细观察食管黏膜形态及食管运动的状况以免漏诊早期病变。根据钡餐检查的形态将食管癌分为:溃疡型（以食管壁不规则缺损的壁龛影为主）、蕈伞型（病灶如菌状或息肉状突入食管腔）、缩窄型（病变以环状狭窄为主,往往较早出现症状）和髓质型（病变以黏膜下肌层侵犯为主,此型病变呈外侵性生长,瘤体往往较大）。又根据食管癌发生的部位将其分为上段（主动脉弓上缘水平以上的食管段）、中段和下段（左下肺静脉下缘至贲门的食管）食管癌。由于能提取组织做病理定性,因此钡餐与食管镜是不能相互取代的检查;由于钡剂可覆盖的病灶表面造成假象,故钡餐检查最好在组织学检查后再进行。

（2）食管镜检查:可在直视下观察病灶的形态和大小,并采取活体组织做出病理学诊断,对病灶不明显但可疑的部位可用刷取脱落细胞检查。

（3）食管拉网检查:是我国学者发明的极其简便、有效、安全、经济的检查方法,尤其适用于大规模普查及早期食管癌的诊断,其诊断学的灵敏度甚至高于依靠肉眼观察定位的食管镜检查;分段食管拉网结合钡餐检查还可确定病变的部位。

（4）CT 和 MRI 检查:可了解食管癌纵隔淋巴转移的情况及是否侵及胸主动脉、气管后壁。

（5）纤维支气管镜检查:主要观察气管膜部是否受到食管癌侵犯,必要时可作双镜检查（即同时加做食管镜检查）。

（6）内窥镜式食管超声（endoscopic esophageal ultrasound,EEU）引导下细针穿刺活检（fine－needle aspiration,FNA）:是少数患者在其他方法不能明确诊断但又高度怀疑食管恶性病变时可做此检查,用细针刺入食管壁抽吸少量组织病理检查以明确诊断。

（7）超声检查:主要了解肿瘤有无腹腔转移,尤其是食管下段肿瘤容易造成胃小弯、胰腺及肝脏的转移,对于这样的患者应避免外科手术并及时进行非手术治疗。

（四）诊断要点

（1）进食时有梗阻感或呛咳、咽部干燥紧束感,进行性吞咽困难等症状。

（2）有消瘦、乏力、贫血、脱水、营养不良等恶病质表现。

（3）中晚期患者可出现锁骨上淋巴结肿大,肝转移性肿块、腹水等。

（4）纤维食管癌、食管吞钡 X 线造影等检查结果能明确诊断。

（五）鉴别诊断

1.食管平滑肌瘤

常见的食管平滑肌瘤可出现类似食管癌下咽困难的症状,通常有症状时间较长但无消瘦;在钡餐检查中可见肿块较圆滑突向食管腔,黏膜无损伤,并有特殊的"八字胡"征;食管拉网及食管镜检查均无癌细胞发现。

2.食管良性狭窄

通常有吞服强酸、强碱液病史,化学性灼伤常造成全食管或食管节段性狭窄,发病以儿童和女性患者多见,根据病史不难鉴别。

3.外压性食管梗阻

食管外的某些异常,如巨大的纵隔肿瘤、纵隔淋巴结、胸骨后甲状腺肿等均可压迫食管造成节段性狭窄致吞咽困难,但通常钡餐检查可见食管黏膜正常,拉网及食管镜检查也无病理学证据。

4.贲门失弛缓症

病史较长,病情可有缓解期,常有呕吐宿食史,有特征性的食管钡餐表现,亚硝酸异戊酯试验阳性,病理学活检无食管癌的证据。

5.食管静脉曲张

常发生在食管中下段,吞咽困难较轻,往往伴有门静脉高压,常见于肝硬化、布—加综合征等。钡餐检查可见食管黏膜紊乱,食管镜下可见黏膜下曲张的静脉,但黏膜表面完整无破坏。绝对禁止活检,以免造成大出血。

三、治疗

一般对较早期病变宜采用手术治疗;对较晚期病变,仍应争取手术治疗。位于中、上段的晚期病变,而年龄较高或有手术禁忌证者,则以放射治疗为佳。

(一)手术疗法

手术是食管癌首选的治疗方法。早期切除常可达到根治效果。手术方法应根据病变大小、部位、病理分型及全身情况而定,原则上应切除食管大部分。中、晚期食管癌常浸润至黏膜下,食管切除范围应在距离癌瘤 5～8 cm。因此食管下段癌,与代食管器官吻合多在主动脉弓上,而食管中段或上段癌则应吻合在颈部。代食管器官常用的是胃,有时用结肠或空肠。

1.适应证

对病变的大小和部位、病理类型,以及患者的全身情况进行全面分析,在下列情况时,可以考虑外科手术治疗:①早期食管癌(0 期及 I 期),患者一般情况允许,应积极争取手术治疗。②中期内的 II、III 期,患者情况许可,无明显远处转移,条件允许时均应采用术前放射与手术切除或手术切除与术后放疗的综合治疗。③放射治疗后复发、穿孔者,病变范围不大,无远处癌转移,周身情况良好,也应争取手术治疗。④食管癌高度梗阻,无明显远处转移,患者周身情况允许,应积极争取开胸手术,不能切除者,可行分流吻合术,然后辅以放疗和化疗。

2.禁忌证

随着手术技巧、围术期处理及癌症综合治疗观念的建立和发展某些手术禁忌证已得以改变。

(1)食管癌伴有锁骨上淋巴结转移的治疗:上段及颈段食管癌的锁骨上淋巴结转移实为局部淋巴结转移,在患者周身情况允许,无其他脏器转移,原发病灶可以切除的情况下,应行病灶切除及淋巴结切除术。术后辅以放、化疗。

(2)并发有其他脏器功能不全或损害的患者,只要病灶能够切除,患者能够耐受剖胸术,均应手术治疗。

3.影响切除率的因素

(1)食管癌病变长度:一般超过 5 cm,大都说明肿瘤较为晚期。但早期食管癌要除外,早期食管癌,病灶表浅,有时范围较长。发现食管癌伴有巨大阴影或突出阴影,多数病例已外侵食管周围脏器并发生粘连。食管癌局部有软组织肿块,亦可说明肿瘤外侵。X 线检查,有上述现象出现,可以判断手术切除率较低。

(2)胸背疼痛:胸骨后或背部肩胛区持续性钝痛常揭示肿瘤已有外侵,引起食管周围炎、纵隔炎,也可以是食管深层癌性溃疡所致。下段肿瘤引起的疼痛可以发生在上腹部。疼痛严重不能入睡或伴有发热者,不但手术切除的可能性较小,而且应注意肿瘤穿孔的可能。

(3)出血:有时患者也会因呕血或黑便就诊。肿瘤可浸润大血管特别是胸主动脉而造成致命性大出血。对于有穿透性溃疡患者,特别是 CT 检查显示肿瘤侵犯胸主动脉者,应注意出血的可能。

(4)声音嘶哑:常是肿瘤直接侵犯或转移性淋巴结压迫喉返神经所致。有时也可以是吸入性炎症引起的喉炎所致,间接纤维支气管镜检查有助于鉴别。提示肿瘤外侵及转移严重。

(5)手术径路:常用左胸切口,中、上段食管癌切除术有用右胸切口者。经食管裂孔剥除食管法可用于心肺功能差,不能耐受开胸手术者。此法可并发喉返神经麻痹及食管床大出血,应掌握适应证。

对于晚期食管癌,不能根治或放射治疗,进食较困难者,可作姑息性减轻症状手术如:食管腔内置管术、胃造瘘术、食管胃转流或食管结肠转流吻合术。这些减轻症状手术,可能发生并发症,故应严格掌握适应证。

(二)放射治疗

食管癌放射治疗包括根治性和姑息性两大类,单独放射治疗食管癌疗效差,故放射治疗一般仅作为综合治疗的一部分。照射方法包括放射和腔内放射、术前放射和术后放射。治疗方案的选择,需根据病变部位、范围、食管梗阻程度和患者的全身状况而定。颈段和上胸段食管癌手术的创伤大,并发症发生率高,而放疗损伤小,疗效优于手术,应以放疗为首选。凡患者全身状况尚可、能进半流质或顺利进流质饮食、胸段食管癌而无锁骨上淋巴结转移及远处转移,无气管侵犯、无食管穿孔和出血征象、病灶长度<8 cm而无内科禁忌证者,均可作根治性放疗。其他患者则可进行旨在缓解食管梗阻、改善进食困难、减轻疼痛、提高患者生存质量和延长患者生存期的姑息性放疗。放疗源的选择可采取以下原则:颈段及上胸段食管癌选用^{60}Co或4~8 mV X线,中胸及下胸段食管癌选用18 mV或18 mV以上X线照射,也可选用^{60}Co远距离外照射。根治性放疗每周照射5次,每次1.8~2.0 Gy,总剂量为60~70 Gy/(7~8)周。姑息性放疗也尽量给予根治量或接近根治量。术前放疗主要适用于食管癌已有外侵,临床估计单纯手术切除有困难,但肿瘤在放疗后获得部分退缩可望切除者。术前照射能使癌肿及转移的淋巴结缩小,癌肿周围小血管和淋巴管闭塞,可提高切除率,减少术中癌的播散。术前放疗的剂量为30~70 Gy/4~8 W,放疗后4~6周再作手术切除。对姑息性切除后肿瘤有残留、术后病理检查发现食管切端有癌浸润,手术切缘过于狭窄,肿瘤基本切除但临床估计可能有亚临床病灶残留者,应进行术后放疗,以提高5年生存率。但是,对术中切除不完全的病变,局部可留置银夹标记,术后2~4周再做放射治疗。能否提高5年生存率尚有争论。术后放疗剂量为50~70 Gy。近有学者建议采用食管癌体外三野照射法、超分割分段放疗,以及采用^{60}Co、^{137}Cs、^{192}Yb食管腔内近距离放疗,以减少肺组织及脊髓所受的放射剂量而减轻放射损伤,提高放疗的疗效。

(三)药物治疗

由于全身性扩散是食管癌的特征,应用化疗是合乎逻辑的。然而化疗在永久控制此症的效果方面尚未得到证实;显效率在5%~50%,取决于选用的药物或药物之间的搭配,目前多为数种作用机制不同药物的联合用药。常用方法为:DMP、DBV、PMD等。但病情改善比较短暂且大多数有效的药物均有毒性。目前临床上常用联合化疗方案有DDP-BLM、BLMADM、DDP-DS-BLM以及DDP-ADM-氟尿嘧啶等。临床观察发现,DDP、氟尿嘧啶和BLM等化疗药物具有放射增敏作用。近10年来将此类化疗药物作为增敏剂与放疗联合应用治疗食管癌,并取得了令人鼓舞的疗效。

(四)综合治疗

1.新辅助化疗

又称诱导化疗或术前化疗,目的在于:①控制原发病灶,增加完全性手术切除的机会,也可减少术中肿瘤的播散。②肿瘤血供完整,允许更有效的化疗药物的输送。③早期的全身治疗可以消灭微小的转移病灶。④术前化疗允许更为客观地评价肿瘤反应情况,从而确定有效的化疗药物。

2.食管癌的术后化疗

食管癌的术后化疗即辅助化疗研究较少,但现有资料显示其可能明显提高术后生存率。

3.食管癌的术前化疗和放疗

一般是选用一种或数种化疗药物附加术前放疗,3~4周后手术切除。有些患者局部病灶可以完全消失。术前化疗加术前放疗目前有逐渐增加的趋势。

4.术前放射治疗

该方法能使癌肿及转移的淋巴结缩小,癌肿周围小血管和淋巴管闭塞,可提高切除率,减少术中癌的播散。对术中切除不完全的病变,局部可留置银夹标记,术后2~4周再进行放射治疗。能否提高5年生存率尚有争论。

5.食管支架或人工贲门

采用记忆合金做的人工支架可将癌瘤所致的狭窄食管腔撑开,可姑息性地解决患者的进食和营养;用高分子材料做的人工贲门可扩开食管下端贲门癌所致的狭窄,并有一定的抗反流作用。

6.食管癌激光切割术

为姑息性治疗食管癌,用激光在食管腔内切割腔内生长的肿瘤,解决患者的进食和营养问题。

四、病情观察

(一)非手术治疗

(1)放射治疗患者应该注意有无放射性肺炎,气管—食管瘘或食管穿孔发生,尤其是癌肿病变在胸主动脉附近时,要注意患者有无突然呕血、便血增加或有血性胸水出现,以便及时停止照射,防止主动脉穿孔发生。

(2)监测患者的血常规,无论放疗还是化疗均对患者的造血系统有抑制,因此在治疗过程中每周至少查2次。

(3)生物制剂治疗应注意药物的不良反应和过敏反应。

(4)对癌肿的大小应定期复查,以了解非手术治疗的效果并制定下一步治疗方案。

(二)肿瘤切除性手术治疗

(1)注意观察有无出血和感染这两项手术后早期的常见并发症。

(2)吻合口瘘是食管癌手术后最常见、后果最严重的并发症,术后早期较少发生,通常易将术后早期的残胃瘘误诊为吻合口瘘;吻合口瘘常在术后6～10日发生,主要表现为突然发热、胸痛、有胸水和血象增高,口服60%泛影葡胺或稀钡剂造影可明确诊断。

(三)姑息性治疗

如行激光切割手术须注意发生食管穿孔,可表现为突然发生纵隔气肿或气胸并伴有发热和胸水。食管支架或人工贲门在安放后可出现脱落,患者可恢复手术前的症状,应注意检查确认植入物在位。

五、护理措施

(一)术前护理

1.心理护理

患者对手术的耐受力差,对治疗缺乏信心,同时对手术存在着一定程度的恐惧心理。因此,应针对患者的心理状态进行解释、安慰和鼓励,建立充分信赖的护患关系,使患者认识到手术是重要的治疗方法,使其乐于接受手术。

2.加强营养支持

尚能进食者应给予高热量、高蛋白、高维生素的流质或半流质饮食。不能进食者,应静脉补充水分、电解质及热量。低蛋白血症的患者,应输血或血浆蛋白予以纠正。

3.胃肠道准备

(1)注意口腔卫生。

(2)术前安置胃管和十二指肠管。

(3)术前禁食,有食物潴留者,术前晚用等渗盐水冲洗食管,有利于减轻组织水肿,降低术后感染和吻合口瘘的发生率。

(4)拟行结肠代食管者,术前须按结肠手术准备。

4.术前练习

教会患者深呼吸、有效咳嗽、排痰和床上排便等活动。

(二)术后护理

(1)按胸外科术后常规护理。

（2）术后应重点加强呼吸道护理。必要时,行鼻导管吸痰或气管镜吸痰,清除呼吸道分泌物,促进肺扩张。

（3）保持胃肠减压管通畅:术后 24～48 小时引流出少量血液,应视为正常,若引流出大量血液,应立即报告医生处理。胃肠减压管应保留 3～5 天,以减少吻合口张力,以利于吻合口愈合。

（4）密切观察胸腔引流量及性质:若胸腔引流液为大量血性液体,则提示胸腔内有活动性出血;若引流出混浊液或食物残渣,应考虑食管吻合口瘘;若有粉红色液体伴有脂肪滴排出,则为乳糜胸。出现以上情况,应采取相应措施,明确诊断,予以认真处理。若无异常,术后 2～3 天即可拔除引流管。

（5）严格控制饮食:由于食管缺乏浆膜层,故吻合口愈合较慢,术后应严格禁食和禁水。禁食期间,每天由静脉补液。安放十二指肠营养管者,可于手术后第 2～3 天肠蠕动恢复后,经导管滴入营养液,可减少输液量。手术后第 5 天,若病情无特殊变化,可经口进食牛奶,每次 60 mL 每 2 小时 1 次,间隔期间可给等量开水。若无不良反应,可逐日增量。术后第 10～12 天改无渣半流质饮食,但应注意防止进食过快及过量。

（6）吻合口瘘的观察及护理:食管吻合口瘘的临床表现为高热、脉快、呼吸困难、胸部剧痛,患侧呼吸音低,叩诊浊音,白细胞升高,甚至发生休克。处理原则:行胸膜腔引流促使肺膨胀;选择有效的抗生素抗感染;补充足够的营养和热量。目前,多选用完全胃肠内营养支持经胃造口灌注治疗,效果确切、满意。

（三）健康教育

胃代食管术后,少量多餐,避免睡前、躺着进食,进食后务必慢走,或端坐半小时,防止反流。裤带不宜系得太紧。进食后避免有低头弯腰的动作。给予高蛋白、高维生素、低脂、少渣饮食,并观察进食后有无梗阻、疼痛、呕吐、腹泻等情况。若发现症状应暂停饮食。

（贾红岩）

第五节　原发性支气管肺癌

原发性支气管肺癌简称肺癌,是起源于支气管黏膜或腺体的恶性肿瘤。早期常有刺激性咳嗽,痰中带血等呼吸道症状,是一种严重威胁人民健康和生命的疾病。

一、病因和发病机制

迄今尚未明确,一般认为肺癌发生与下列因素有关。

（一）吸烟

公认吸烟是肺癌的重要危险因素。国内调查证明 80％～90％ 男性肺癌与吸烟有关,女性 19.3％～40％ 肺癌发病与吸烟有关,且被动吸烟也容易引起肺癌。烟草中含有多种致癌物,其中苯并芘最为重要。吸烟量越大,年限越长,开始吸烟年龄越早,肺癌死亡率越高。

（二）职业致癌因子

已被公认的致癌物有石棉、无机砷化合物、铬、镍、二氯甲醚、煤烟、焦油和石油中的多环芳烃、烟草加热产物等,长期接触这类物质,可诱发肺癌。

（三）空气污染

室内小环境污染,如被动吸烟、燃料燃烧和烹调过程中产生的致癌物,对女性腺癌的发生不可忽视。室外大环境污染,如汽车废气、工业废气、公路沥青等使城市肺癌发病率明显高于农村。

（四）电离辐射

来源于自然界或医疗照射的大剂量电离辐射可引起肺癌。

（五）饮食与营养

动物实验证明,维生素 A 及其衍生物、β 胡萝卜素能抑制化学致癌物诱发的肿瘤,人体摄入维生素 A

不足与肿瘤发生有一定关系,尤以肺癌突出。

（六）其他

家族遗传、肺部慢性病灶、机体的免疫功能低下、内分泌失调等因素与肺癌的发生也有一定关系。

二、分类

（一）按解剖部位分类

1.中央型肺癌

发生在段支气管以上至主支气管的癌肿称中央型肺癌,约占 3/4。

2.周围型肺癌

发生在段支气管以下的癌肿,称周围型肺癌,约占 1/4。

（二）按组织学分类

根据细胞分化程度和形态特征分为以下几种类型:

1.鳞状上皮细胞癌(简称鳞癌)

其为最常见的类型,约占肺癌的 40%～50%,与吸烟关系密切,以中央型肺癌多见。鳞癌生长缓慢、转移晚,手术切除机会多,5 年生存率较高,但放疗和化疗不如小细胞癌敏感。

2.小细胞未分化癌(简称小细胞癌)

其为是恶性程度最高的一种,约占肺癌的 1/5,患病年龄较轻,常在 40～50 岁,多有吸烟史。癌肿生长快,侵袭力强,远处转移早。对放疗和化疗比较敏感。

3.大细胞未分化癌(简称大细胞癌)

此癌可发生于肺门附近或肺边缘的支气管,转移较小细胞癌晚,手术切除机会较多。

4.腺癌

腺癌约占肺癌的 1/4,在周围型肺癌中腺癌最多见,与吸烟关系不大。腺癌血供丰富,故局部浸润和血行转移较早。本型对放疗、化疗敏感性均差。

三、临床表现

（一）由原发肿瘤引起的症状

1.咳嗽

此为常见的早期症状,肿瘤在气管内有刺激性干咳或少量黏液痰,继发细菌感染时,痰量增多呈黏液脓性。肿瘤增大引起支气管狭窄时,咳嗽加重,多为持续性,且呈高音调金属音,是一种特征性的阻塞性咳嗽。

2.咯血

部分患者以咯血为首发症状,多为痰中带血或间断血痰,常不易引起患者的重视而延误早期诊断。如癌肿侵蚀大血管则有大咯血。

3.喘鸣

由于肿瘤引起支气管部分阻塞,约有 2% 患者可闻及局限性喘鸣。

4.胸闷、气急

肿瘤阻塞支气管及肿大的肺门淋巴结压迫支气管引起气道狭窄;或转移胸膜、心包引起胸腔积液、心包积液;或有膈肌麻痹、上腔静脉阻塞及肺部广泛转移,均可影响肺功能而引起胸闷、气急。

5.发热

多为继发感染所致,癌肿组织坏死也可引起发热。

6.体重下降

由于肿瘤毒素、感染、疼痛所致的食欲减退和消耗增加等原因,可表现为消瘦或恶病质。

（二）肿瘤局部扩展引起的症状

1.胸痛

胸痛约 30％的肿瘤直接侵犯胸膜、肋骨和胸壁，引起持续、固定、进行性胸痛。

2.呼吸困难

肿瘤压迫大气道，可引起呼吸困难。

3.咽下困难

肿瘤侵犯或压迫食管，可引起咽下困难，还可引起气管—食管瘘，导致肺部感染。

4.声音嘶哑

肿瘤直接压迫或肿大的纵隔淋巴结压迫喉返神经所致（多见左侧）。

5.上腔静脉阻塞综合征

肿瘤侵犯纵隔，压迫上腔静脉，使头部静脉回流受阻，出现头面部、颈部和上肢水肿及前胸部淤血和静脉曲张，可引起头痛、头晕等。

6. Horner 综合征

位于肺尖部的肺癌称肺上沟癌，可压迫颈部交感神经，引起病侧眼睑下垂、瞳孔缩小、眼球内陷，同侧额部与胸壁无汗或少汗，称 Horner 综合征。压迫臂丛神经可引起同侧肩关节、上肢内侧疼痛和感觉异常，夜间尤甚。

（三）肺外转移引起的症状

脑转移引起头痛、呕吐、共济失调，一侧肢体无力或偏瘫等。肝转移可有肝大、肝区疼痛、腹水等；骨转移可有局部疼痛和压痛，与咳嗽、呼吸无关；淋巴结转移常见右锁骨上淋巴结，逐渐增大，固定而坚硬，可以融合，多无痛感。

（四）癌作用于其他系统引起的肺外表现

其又称副癌综合征，主要有杵状指（趾）、肥大性骨关节病、分泌促肾上腺皮质激素引起 Cushing 综合征、分泌抗利尿激素引起稀释性低钠血症、分泌促性腺激素引起男性乳房发育；此外，还可出现神经肌肉综合征等。

（五）体征

早期可无阳性体征。随病情进展，患者出现消瘦、器官转移，肿瘤致部分支气管阻塞时，有局限性哮鸣音、肺不张、肺炎及胸腔积液体征。肺癌晚期患者可有声音嘶哑、前胸浅静脉怒张、锁骨上及腋下淋巴结肿大，部分患者有杵状指（趾）。

四、实验室和其他检查

（一）影像学检查

是发现肺癌的重要方法，可通过透视、正侧位胸片、CT、磁共振、支气管和血管造影等检查，为诊断治疗提供依据。

（二）痰脱落细胞检查

清晨留取深部咳出的新鲜痰液并检 3～4 次，阳性率在 70％～80％。

（三）纤维支气管镜检查

对肺癌的诊断具有重要意义，可直视下观察肿瘤的病理改变及支气管活检，提供组织学诊断依据。

（四）其他检查

经胸壁穿刺活检、胸水检查、转移病灶活检、开胸肺活检等。

五、诊断要点

依靠详细的病史询问、体格检查和有关的辅助检查进行综合判断。

肺癌治疗效果与肺癌的早期诊断密切相关，对 40 岁以上，长期吸烟或从事某些职业（如石棉）的人群，有下列情况者,应作为疑癌患者进行相关检查。无明显原因的刺激性咳嗽持续 2～3 周,治疗无效;原有慢性呼吸道疾病,咳嗽性质改变;持续或反复在短期内痰中带血而无其他原因可解释者;反复发作的同一部位的肺炎,特别是段性肺炎;无明原因肺脓肿,无中毒症状、抗感染治疗效果不明显;胸部听诊闻及局限性哮鸣音或原因不明的杵状指(趾)及四肢关节疼痛;X 射线胸片局限性肺气肿或段、叶性肺不张,或孤立性圆形病灶和单侧肺门阴影增大;无中毒症状的胸腔积液.尤其是血性、进行性增加者;以及有上述肺外临床表现者。

六、治疗要点

(一)手术治疗

非小细胞性肺癌,治疗首选手术,尽早切除病变肺叶加局部淋巴结清除,手术后辅以放疗或化疗。小细胞肺癌 90％ 以上在就诊时已有胸内或远处转移,目前国内主张以化疗为主,辅以手术。

(二)化学药物治疗(简称化疗)

小细胞癌对化疗最敏感,腺癌化疗效果最差。为增强疗效,减轻毒性,多采用间歇、短程、联合用药。常用药物有环磷酰胺(CTX)、异丙环磷胺(ZFO)、甲氨蝶呤(MTX)、长春新碱(VCR)、阿霉素(ADR)等。

(三)放射治疗(简称放疗)

放射线对癌细胞有杀伤作用。放疗分根治性和姑息性两种。根治性放疗,用于病灶局限,因解剖部位原因不宜手术或患者不愿手术等。姑息性放疗。目的在于抑制肿瘤的发展,延迟肿瘤扩散和缓解症状。放疗对控制转移性疼痛、压迫症状有肯定疗效。单纯的放疗效果差,故目前多主张放疗加化疗。

(四)其他局部治疗

经支气管动脉灌注加栓塞治疗,经纤维支气管镜电刀切割癌体或行激光治疗等,缓解患者的症状和控制肿瘤的发展有较好的效果。

(五)生物反应调解剂及中药治疗

小剂量干扰素、转移因子、集落刺激因子及中药配方能增强机体对化疗、放疗的耐受性,提高疗效。

七、护理评估

评估患者的健康及营养状况,主要痛苦及应对方法,有无并发症。心理评估:早期症状不明显,接受各种检查使患者容易产生揣测、焦虑心理。一旦确诊,患者惊恐、沮丧,性格转为内向,行为变得退缩。随病情恶化,治疗效果欠佳,药物反应明显,容易产生绝望心理,表现出悲伤、自卑、神经质,甚至有轻生自杀的念头。

八、护理诊断

(一)疼痛

其与癌组织浸润、压迫及转移有关。

(二)恐惧

其与疼痛及预后差有关。

(三)气体交换受损

其与肺组织损害导致气体交换面积减少有关。

(四)营养失调:低于机体需要量

与肺癌导致机体消耗过多、化疗反应致食欲下降,摄入不足有关。

(五)潜在并发症

化疗药物毒性反应。

(六)组织完整性受损

其与接受放疗损伤皮组织或长期卧床导致局部循环障碍有关。

九、护理措施

（一）疼痛

（1）倾听患者对疼痛的诉说，观察其非语言表达，对疼痛的部位、性质、程度、加重、缓解的原因作出准确的评估。

（2）减轻患者思想压力：患者的焦虑、紧张、烦躁及恐惧，会加重疼痛，应理解患者的痛苦，用同情、安慰、鼓励的语言和举止，支持患者，减轻患者的心理压力，提高痛阈。

（3）放松疗法：指导患者自我采用自我放松术，如听音乐、看电视、读书看报、与人交谈，教会患者自我按摩穴位等方法，转移患者注意力，使疼痛减轻。

（4）提供安静环境，调整舒适体位。

（5）物理止痛：如按摩、针灸、理疗、变换体位，支托痛处等措施，增加患者的舒适度。

（6）遵医嘱药物止痛：遵循用药原则，把握好用药阶段，严格掌握用药时间及剂量，并密切观察病情、镇痛效果及药物副作用。

（二）恐惧

（1）鼓励患者表达自己的心理感受，倾听患者诉说。

（2）多与患者沟通，建立良好的护患关系，尽量解答患者提出的问题，为患者提供有益的信息。在未确诊前，劝说患者接受各种检查，确诊后根据患者心理承受能力，采用适当的语言将诊断结果告知患者，以缩短患者期待诊断的焦虑期，不失时机地给予心理援助，引导患者面对现实，正确认识病症，利用求生欲望，达到使患者用意念调动潜在力量，与疾病进行斗争的目的。对不愿或害怕知道诊断结果的患者，应协同家属采取保护性医疗措施，合理隐瞒，以防患者精神崩溃影响治疗。

（3）精神上给予安慰，帮助患者正确面对当前的情况，并以镇静的心态、熟练的操作，协助医生采取措施，缓解患者疼痛、呼吸困难等症状，及时引导患者体验治疗效果，使患者产生信任感，增强治疗的信心。

（4）帮助建立良好的社会支持网，鼓励家庭成员、亲朋好友及工作单位人员定期探视患者，使患者感受到家庭、单位和亲友的关爱，激发珍惜生命、热爱生活的热情，克服恐惧、绝望的心理，保持积极、乐观的情绪，调动机体潜能与疾病作斗争。

（三）营养失调

低于机体需要量。

（1）评估患者的进食情况及营养状况，监测并记录患者进食量。

（2）和营养师一起评估患者所需营养，制订饮食计划，为患者提供高热量、高蛋白、高维生素、易消化的饮食，满足机体营养需要。

（3）向患者及家属宣传增加营养与促进健康的关系，促进主动进食。

（4）改善进食环境，增加食物的色香味和品种多样化，满足患者的饮食习惯，调整心情，增加食欲。

（5）保持患者口腔清洁、卫生，增加食欲。

（6）有吞咽困难者给予流质饮食，取半卧位以免发生吸入性感染和窒息。

（7）必要时输血、血浆、复方氨基酸等，以增强抗病能力。

（四）潜在并发症

化疗药物毒性反应。

（1）化疗前向患者解释化疗的目的、方法及可能产生的毒副作用，使患者有充分的思想准备，配合化疗。

（2）化疗期间宜少量多餐，避免过热、粗糙、刺激性食物。化疗前后 2 小时避免进食，若有恶心、呕吐时宜减慢药物滴速或遵医嘱应用甲氧氯普胺（胃复安）10 mg 肌内注射。若化疗明显影响进食，出现口干、皮肤干燥等脱水表现，宜静脉输液，补充水、电解质和机体所需营养。

（3）严密观察血象。每周检查 1～2 次血象，当白细胞总数降到 $3.5×10^9/L$ 时应报告医生，当下降到

$1\times10^9/L$ 时遵医嘱输白细胞,保护性隔离,以防感染。

(4)注意保护和合理使用静脉血管。静脉给药时,在输注化疗药物前后应输无药液体,以防药液外漏致组织坏死,并可减少对血管壁的刺激。如化疗药液外漏,应立即停止输液,迅速用0.5%普鲁卡因溶液 $10\sim20$ mL 局部封闭,并用冰袋冷敷,局部外敷氟氢松或氢化可的松软膏,以减轻组织损伤。切忌热敷,以免加重组织损伤。

(5)化疗后患者涎腺分泌常减少,出现口干,口腔 pH 值下降,易致牙周病和口腔真菌感染。常用盐水或复方硼砂溶液漱口,若出现真菌感染时用碳酸氢钠溶液漱口并局部敷制真菌素。

(6)鼓励患者多饮水,既可补充机体需要,又可稀释尿内药物浓度,防止肾功能损害。

(7)对化疗引起的脱发、皮肤干燥、色素沉着等应作好解释,停药后毛发会再生。

(五)组织完整性受损

(1)向患者说明放疗的目的、方法、副作用及注意保护照射部位皮肤。

(2)在皮肤照射部位涂上标记物,照射后切勿擦去,照射时协助患者取一定体位,不要随便移动,以免损伤其他部位皮肤。

(3)皮肤照射后出现皮肤反应如红斑、皮肤脱屑、色素沉着等,应避免搔抓、压迫和衣服摩擦,洗澡时不用肥皂或搓擦,忌贴胶布,不要用红汞、碘酒涂擦,避免阳光照射或冷热刺激。如有渗出性皮炎可暴露,局部涂用具有收敛、保护作用的鱼肝油软膏。

(4)协助患者采取舒适体位,经常变换体位,保持床单洁净平整,防止局部组织长期受压而致压疮或感染。

(5)如出现放射性食管炎,有吞咽痛或吞咽困难者,可给予氢氧化铝凝胶口服。进流质或半流质饮食,避免刺激性食物。

(6)如出现放射性肺炎,应及早给予抗生素,糖皮质激素治疗,协助患者有效咳痰。干咳者给予镇咳药,呼吸困难者给予吸氧。

十、保健指导

宣传吸烟对机体的危害,提倡不吸烟或戒烟。改善劳动和生活环境,避免有害气体和粉尘吸入。防治肺部慢性疾病,对防治肺癌有积极意义。对肺病高危人群、地区要健全肿瘤防治网,做到早发现、早治疗。给予心理援助,介绍肺癌的治疗方法及前景,使之摆脱痛苦,正确认识疾病,增加治疗信心,提高生命质量。合理安排休息,补充足够营养,适当进行运动,保持良好精神状态,提高机体免疫力,避免呼吸道感染,促进疾病的康复。督促患者按时用药,定期复查,并注意观察药物副作用。

(贾红岩)

第十一章 泌尿外科疾病的护理

第一节 肾损伤

一、概述

肾脏隐藏于腹膜后,一般受损伤机会很少,但肾脏为一实质性器官,结构比较脆弱,外力强度稍大即可造成肾脏的创伤。肾损伤大多为闭合性损伤,占 60%～70%,可由直接暴力,如腰、腹部受硬物撞击或车辆撞击,肾受到沉重打击或被推向肋缘而发生损伤;肋骨和腰椎骨折时,骨折片可刺伤肾,间接暴力,如从高处落下、足跟或臀部着地时发生对冲力,可引起肾或肾蒂伤。开放性损伤多见于战时和意外事故,常伴有胸腹部创伤,在临床上按其损伤的严重程度可分为肾挫伤、肾部分裂伤、肾全层裂伤、肾蒂损伤、病理性肾破裂等类型。

二、诊断

(一)症状

1.血尿

损伤后血尿是肾损伤的重要表现,多为肉眼血尿,血尿的轻重程度与肾脏损伤严重程度不一定一致。

2.疼痛

局限于上腹部及腰部,若血块阻塞输尿管,则可引起绞痛。

3.肿块

因出血和尿外渗引起腰部不规则的弥散性胀大的肿块,常伴肌强直。

4.休克

面色苍白,心率加快,血压降低,烦躁不安等。

5.高热

由于血、尿外渗后引起肾周感染所致。

(二)体征

1.一般情况

患者可有腰痛或上腹部疼痛、发热。大出血时可有血流动力学不稳定的表现,如面色苍白、四肢发凉等。

2.专科体检

上腹部及腰部压痛,腹部包块。刀伤或穿透伤累及肾脏时,伤口可流出大量鲜血。出血量与肾脏损伤程度以及是否伴有其他脏器或血管损伤有关。

(三)检查

1.实验室检查

尿中含多量红细胞。血红蛋白与血细胞比容持续降低提示有活动性出血。血白细胞数增多应注意是否存在感染灶。

2.特殊检查

早期积极的影像学检查可以发现肾损伤部位、程度、有无尿外渗或肾血管损伤以及对侧肾情况。根据病情轻重,除需紧急手术外,有选择地应用以下检查:

（1）B型超声检查：能提示肾损害的程度，包膜下和肾周血肿及尿外渗情况。为无创检查，病情重时更有实用意义，并有助于了解对侧肾情况。

（2）CT扫描：可清晰显示肾皮质裂伤、尿外渗和血肿范围，显示无活力的肾组织，并可了解与周围组织和腹腔内其他脏器的关系，为首选检查。

（3）排泄性尿路造影：使用大剂量造影剂行静脉推注造影，可发现造影剂排泄减少，肾、腰大肌影消失，脊柱侧突以及造影剂外渗等。可评价肾损伤的范围和程度。

（4）动脉造影：适宜于尿路造影未能提供肾损伤的部位和程度，尤其是伤侧肾未显影，选择性肾动脉造影可显示肾动脉和肾实质损伤情况。若伤侧肾动脉完全梗阻，表示为创伤性血栓形成，宜紧急施行手术。有持久性血尿者，动脉造影可以了解有无肾动静脉瘘或创伤性肾动脉瘤，但系有创检查，已少用。

（5）逆行肾盂造影：易招致感染，不宜应用。

（四）诊断要点

一般都有创伤史，可有腰痛、血尿、腰部肿块等症状体征，出血严重时出现休克。定时查血、尿常规，根据血尿增减、血红蛋白变化评估伤情。检查首选：肾脏超声，快速并且无创伤，对于评价肾脏损伤程度有意义，CT检查可以进一步显示肾实质损伤、肾脏出血及肾蒂损伤情况。条件允许时行静脉肾盂造影检查。

（五）鉴别诊断

1. 腹腔脏器损伤

主要为肝、脾损伤，有时可与肾损伤同时发生。表现为出血、休克等危急症状，有明显的腹膜刺激症状。腹腔穿刺可抽出血性液体。尿液检查无红细胞；超声检查肾脏无异常发现；静脉尿路造影（IVU）示肾盂、肾盏形态正常，无造影剂外溢情况。

2. 肾梗死

表现为突发性腰痛、血尿、血压升高；IVU示肾显影迟缓或不显影。逆行肾盂造影可发现肾被膜下血肿征象。肾梗死患者往往有心血管疾患或肾动脉硬化病史，血清乳酸脱氢酶及碱性磷酸酶升高。

3. 自发性肾破裂

突然出现腰痛及血尿病状。体检示腰腹部有明显压痛及肌紧张，可触及边缘不清的囊性肿块。IVU检查示肾盂、肾盏变形和造影剂外溢。B超检查示肾集合系统紊乱，肾周围有液性暗区。一般无明显的创伤史，既往多有肾肿瘤、肾结核、肾积水等病史。

三、治疗

肾损伤的处理与损伤程度直接相关。轻微肾挫伤经短期休息可以康复，多数肾挫裂伤可用保守治疗，仅少数需手术治疗。

（一）紧急治疗

有大出血、休克的患者需迅速给以抢救措施，观察生命体征，进行输血、复苏，同时明确有无并发其他器官损伤，做好手术探查的准备。

（二）保守治疗

（1）绝对卧床休息2～4周，病情稳定，血尿消失后才可以允许患者离床活动。通常损伤后4～6周肾挫裂伤才趋于愈合，过早过多离床活动，有可能再度出血。恢复后2～3个月内不宜参加体力劳动或竞技运动。

（2）密切观察，定时测量血压、脉搏、呼吸、体温，注意腰、腹部肿块范围有无增大。观察每次排出的尿液颜色深浅的变化。定期检测血红蛋白和血细胞比容。

（3）及时补充血容量和热量，维持水、电解质平衡，保持足够尿量。必要时输血。

（4）应用广谱抗生素以预防感染。

(5)使用止痛剂、镇静剂和止血药物。

（三）手术治疗

1.开放性肾损伤

几乎所有这类损伤的患者都要施行手术探查,特别是枪伤或从前面腹壁进入的锐器伤,需经腹部切口进行手术,清创、缝合及引流并探查腹部脏器有无损伤。

2.闭合性肾损伤

一旦确定为严重肾裂伤、肾碎裂及肾蒂损伤需尽早经腹入路施行手术。若肾损伤患者在保守治疗期间发生以下情况,需施行手术治疗:①经积极抗休克后生命体征仍未见改善,提示有内出血;②血尿逐渐加重,血红蛋白和血细胞比容继续降低;③腰、腹部肿块明显增大;④有腹腔脏器损伤可能。

手术方法:经腹部切口施行手术,先探查并处理腹腔损伤脏器,再切开后腹膜,显露肾静脉、肾动脉,并阻断之,而后切开肾周围筋膜和肾脂肪囊,探查患肾。先阻断肾蒂血管,并切开肾周围筋膜,快速清除血肿,依具体情况决定做肾修补、部分肾切除术或肾切除。必须注意,在未控制肾动脉之前切开肾周围筋膜,往往难以控制出血,而被迫施行肾切除。只有在肾严重碎裂或肾血管撕裂,无法修复,而对侧肾良好时,才施行肾切除。肾实质破损不大时,可在清创与止血后,用脂肪或网膜组织填入肾包膜缝合处,完成一期缝合,既消除了死腔,又减少了血肿引起继发性感染的机会。肾动脉损伤性血栓形成一旦被确诊即应手术取栓,并可行血管置换术,以挽救肾功能。

（四）并发症及其处理

常由血或尿外渗以及继发性感染等引起。腹膜后囊肿或肾周脓肿可切开引流。输尿管狭窄、肾积水需施行成形术或肾切除术。恶性高血压要做血管修复或肾切除术。动静脉瘘和假性肾动脉瘤应予以修补,如在肾实质内则可行部分肾切除术。持久性血尿可施行选择性肾动脉造影及栓塞术。

四、病情观察

(1)观察生命体征,如:体温、血压、脉搏、呼吸,神智反应。

(2)专科变化,腹部或腰腹部有无肿块及大小变化,血尿程度。

(3)重要生命脏器,心、肺、肝、脾等脏器及骨骼系统有无合并伤。

五、注意事项

（一）医患沟通

(1)如拟保守治疗,应告知患者及家属仍有做手术的可能性及肾损伤后的远期并发症。

(2)做开放手术,应告知可能切肾的方案,如做保肾手术,则有继续出血、尿外渗的可能。

(3)手术探查决定做肾切除时,应再一次告知家属,并告知术后肾功能失代偿或需做肾代替治疗的可能。如合并腹腔或其他部位脏器损伤,手术时要一期处理,亦应告知家属并签字。

(4)交代病情时要立足于当前患者病情,对于病情变化不做肯定与否定的预测。

（二）经验指导

(1)对于肾损伤的患者应留院观察或住院1日,必须每半小时至1小时监测1次血压、心率、呼吸,记录每小时尿量。并做好血型分析及备血。

(2)对于肾损伤病情明确者,生命体征不稳时,可重复做腹腔穿刺及CT、B超影像学检查。

(3)手术后要观察腹部情况,伤口有无渗血,敷料有无潮湿,为防止切口裂开,可使用腹带保护。

(4)肾切除患者要计算每日出入量,了解肾功能变化。

(5)确保引流管无扭曲,密切观察引流量、颜色的变化。

(6)腹部创伤合并　肾损伤的比例个是很高,临床工作中易忽视。血尿是肾创伤的重要表现,但与病情严重程度不成比例;输尿管有血块堵塞、肾蒂损伤或低血压休克时可无血尿出现。

六、护理

（一）护理评估

1.健康史

详细了解受伤的原因、部位、受伤的经过，以往的健康状况等。

2.身体状况

（1）血尿：是肾损伤的主要症状。肾挫伤时血尿轻微，肾部分裂伤或肾全层裂伤时，可出现大量肉眼血尿。当血块堵塞输尿管、肾盂或输尿管断裂、肾蒂血管断裂时，血尿可不明显，甚至无血尿。

（2）疼痛：肾包膜张力增加、肾周围软组织损伤，可引起患侧腰、腹部疼痛；血液、尿液渗入腹腔或伴有腹部器官损伤时，可出现全腹痛和腹膜刺激征；血块通过输尿管时，可发生肾绞痛。

（3）腰、腹部包块：血液、尿液渗入肾周围组织，可使局部肿胀形成包块，可有触痛。

（4）休克：严重的肾损伤，尤其是合并其他器官损伤时，易引起休克。

（5）发热：肾损伤后，由于创伤性炎症反应，伤区血液、渗出液及其他组织的分解产物吸收引起发热，多为低热；由于血肿、尿外渗继发感染引起的发热多为高热。

3.心理状况

由于突发的暴力致伤，或因损伤出现大量肉眼血尿、疼痛、腰腹部包块等表现时，患者常有恐惧、焦虑等心理状态的改变。

4.辅助检查

（1）尿常规检查：了解尿中有无大量红细胞。

（2）B型超声检查：能提示肾损害的程度，包膜下和肾周血肿及尿外渗情况。

（3）X线平片检查：肾区阴影增大，提示有肾周围血肿的可能。

（4）CT检查：可清晰显示肾皮质裂伤、尿外渗和血肿范围。

（5）排泄性尿路造影：可评价肾损伤的范围和程度。

（6）肾动脉造影：可显示肾动脉和肾实质损伤的情况。

（二）护理诊断及相关合作性问题

1.不舒适

与疼痛等有关。

2.恐惧/焦虑

与损伤后出现血尿等有关。

3.有感染的危险

与损伤后免疫力降低有关。

4.体温过高

与损伤后的组织产物吸收和血肿、尿外渗继发感染等有关。

（三）护理目标

（1）疼痛不适感减轻或消失。

（2）情绪稳定，能安静休息。

（3）患者发生感染和休克的危险性降低，未发生感染和休克。

（4）体温正常。

（四）护理措施

1.非手术治疗及手术前患者的护理

（1）嘱患者绝对卧床休息2～4周，待伤情稳定、血尿消失1周后方可离床活动，以防再出血。

（2）迅速建立静脉输液通路，及时输血、输液，维持水、电解质及酸碱平衡，防治休克。

（3）急救护理：有大出血、休克的患者需配合医生迅速进行抢救及护理。

（4）心理护理：对恐惧不安的患者，给予心理疏导、安慰、体贴和关怀。

（5）伤情观察：患者的生命体征；血尿的变化；腰、腹部包块大小的变化；腹膜刺激征的变化。

（6）配合医生做好影像学检查前的准备工作。

（7）做好必要的术前常规准备，以便随时中转手术。

2.手术后患者的护理

（1）卧床休息：肾切除术后需卧床休息2～3天，肾修补术、肾部分切除术或肾周引流术后需卧床休息2～4周。

（2）饮食：禁食24小时，适当补液，肠功能恢复后进流质饮食，并逐渐过渡到普通饮食，但要注意少食易胀气的食物，以减轻腹胀。鼓励患者适当多饮水。

（3）伤口护理：保持伤口清洁干燥，注意无菌操作，注意观察有无渗血、渗尿，应用抗菌药物，预防感染。

3.健康指导

（1）向患者介绍康复的基本知识，卧床的意义以及观察血尿、腰腹部包块的意义。

（2）告诉患者恢复后3个月内不宜参加重体力劳动或竞技运动；肾切除术后患者，应注意保护对侧肾，尽量不要应用对肾有损害的药物。

（3）定期到医院复诊。

（于洪波）

第二节　膀胱损伤

膀胱空虚时位于骨盆深处，不易受损，膀胱充盈延伸至下腹部，且壁薄，在外力作用下可发生膀胱损伤。

一、病因及病理

（一）根据病因分三大类

1.开放性损伤

由弹片、子弹或其锐器贯通所致，易合并有其他脏器损伤，如直肠、阴道损伤，形成腹壁尿瘘、膀胱直肠瘘或膀胱阴道瘘。

2.闭合性挫伤

当膀胱充盈时，腹部受撞击、挤压、骨盆骨折片刺破膀胱壁等。

3.医源性膀胱损伤

见于经尿道作膀胱器械检查或治疗下腹部手术等。

（二）根据损伤程度可将膀胱损伤分为两大病理类型

1.膀胱挫伤

仅伤及黏膜或肌层，膀胱壁未穿破，局部出血或形成血肿，可出现血尿。

2.膀胱破裂

分腹膜内型与腹膜外型两类（图11-1）：①腹膜内型：膀胱壁破裂伴腹膜破裂，与腹腔相通，尿液流入腹腔，引起腹膜炎。多见于膀胱后壁和顶部损伤。有病变的膀胱（如膀胱结核）过度膨胀，可发生自发性破裂；②腹膜外型：膀胱壁破裂，但所覆盖的腹膜完整。尿液外渗到膀胱周围组织及耻骨后间隙，沿骨盆筋膜到盆底或沿输尿管周围疏松组织蔓延到肾区。

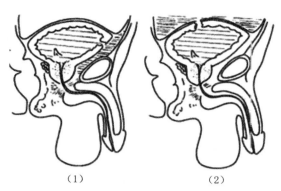

（1）　　　　　　　（2）

（1）膀胱腹膜外破裂　　　（2）膀胱腹膜内破裂

图 11-1　膀胱破裂类型

二、临床表现

膀胱壁轻度挫伤仅有下腹部疼痛和少量终末血尿，短期自行消失；膀胱破裂时，不同病理类型而有其特殊临床表现。

（一）休克

骨盆骨折所致剧痛、大出血，膀胱破裂引起尿外渗及腹膜炎，伤势严重者常发生休克。

（二）腹痛

腹膜外破裂时，尿外渗及血肿引起下腹部疼痛、压痛及肌紧张，直肠指检可触及肿物和触痛；腹膜内破裂时，引起急性腹膜炎症状，并有移动性浊音。

（三）血尿和排尿困难

有尿意，但不能排尿或仅排出少量血尿。当血块堵塞尿道或尿外渗到膀胱周围、腹腔内，则无尿液自尿道排出。

（四）尿瘘

开放性损伤，可引起体表伤口漏尿；如与直肠、阴道相通，则经肛门、阴道漏尿。闭合性损伤在尿外渗感染后破溃，可形成尿瘘。

三、诊断

（一）病史及体格检查

有明显外伤史及上述典型的临床表现。

（二）导尿试验

导尿管能顺利插入膀胱，但只能引流出少量尿液；经导尿管注入生理盐水 200 mL，5 分钟后吸出，如液体进出量差异很大，提示膀胱破裂。

（三）X 线检查

腹部平片可发现骨盆或其他骨折。膀胱造影自导尿管注入造影剂 300 mL，拍摄注入造影剂和排出造影剂后膀胱造影片，如造影剂有外漏，则为膀胱破裂。

（四）B 超

可观察到膀胱壁连续性是否中断，在超声监视下经导尿管注入生理盐水，有时可见膀胱破裂口有液体流动征象。

四、治疗

膀胱破裂的处理原则：①完全的尿路改道；②膀胱周围及其他尿外渗部位充分引流；③关闭膀胱壁缺损。

（一）紧急处理

对严重损伤、出血导致休克者，积极抗休克治疗如输血、输液、镇静、止痛、止血。膀胱破裂时尽早应用抗生素预防感染。

（二）保守治疗

膀胱挫伤或早期较小的膀胱破裂，膀胱造影仅有少量造影剂外漏，可留置导尿管7～10日，保持导尿管通畅，应用抗生素预防感染，破口可自愈。

（三）手术治疗

较重的膀胱破裂，需尽早手术清除外渗尿液，修补膀胱裂口，在腹膜外作耻骨上膀胱造瘘，充分引流膀胱内尿液。

五、护理

（一）护理评估

1.健康史

主要是详细了解受伤的原因、部位和受伤的经过，致伤物的性质，受伤当时膀胱是否充盈等。

2.身体状况

（1）血尿和排尿困难：膀胱轻度挫伤时，患者仅有少量血尿，短期内即可自行消失；损伤严重时，可有大量血尿；当有血块堵塞尿道或尿外渗到膀胱周围和（或）腹腔内时，则出现排尿困难或仅流出少量血尿。

（2）腹部疼痛：腹膜外型膀胱破裂时，下腹部疼痛，耻骨上有压痛和腹肌紧张；腹膜内型膀胱破裂时，疼痛由下腹部扩展至全腹部，可出现急性腹膜炎的症状。

（3）休克：骨盆骨折所致的疼痛、大出血、膀胱破裂引起的尿外渗和急性腹膜炎，可导致休克。

（4）尿瘘：膀胱破裂与体表伤口相通时，可引起伤口漏尿；与直肠、阴道相通时，则可引起膀胱直肠瘘、膀胱阴道瘘。闭合性损伤在尿外渗感染后破溃，也可以形成尿瘘。

3.心理状况

因损伤后出现血尿、排尿困难，患者常有恐惧、焦虑等心理反应。

4.辅助检查

（1）导尿试验：导尿管虽可以顺利插入膀胱，但仅能引流出少量血尿，甚至无尿液流出，为鉴别是否尿道损伤，此时经导尿管注入无菌等渗盐水200 mL，片刻后吸出。若液体进出量差异很大，则提示膀胱破裂。

（2）X线检查：①腹部平片：可以发现骨盆或其他部位骨折；②膀胱造影：自导尿管注入15%泛影葡胺300 mL。摄片，可以发现造影剂漏至膀胱外，排出造影剂后再摄片，更能显示遗留于膀胱外的造影剂。腹膜内型膀胱破裂时，可注入空气造影，若空气进入腹膜腔，于膈下见到游离气体，则为腹膜内破裂。同时，空气造影还可减少造影剂对腹膜的刺激，减少并发症的发生。

（二）护理诊断及相关合作性问题

1.疼痛

与局部组织损伤、血肿、尿液外渗等有关。

2.恐惧/焦虑

与损伤后出现血尿和（或）排尿困难有关。

3.排尿异常

与膀胱破裂、尿液外渗等有关。

4.有感染的危险

与损伤后出现血尿、尿液外渗、留置各种引流管等有关。

（三）护理目标

（1）疼痛减轻或消失。

（2）情绪稳定,能安静休息。

（3）恢复正常排尿。

（4）使患者发生感染的危险性降低或未发生感染。

（四）护理措施

1.非手术治疗及手术前患者的护理

（1）解除疼痛:按医嘱给予镇静止痛治疗。

（2）心理护理:主动与患者交谈,帮助患者解除恐惧、焦虑,使患者能安静休息。

（3）观察有无休克。

（4）保持导尿管引流通畅,观察并记录引流液的量和性状。

（5）按医嘱及早应用抗生素,防治感染。

2.手术后患者的护理

（1）体位:麻醉作用消失且血压平稳后,可取半卧位,以利于呼吸和引流。

（2）观察伤情:①生命体征;②腹部症状和体征;③各种引流管的引流情况;④手术切口及创面愈合情况。

（3）预防感染:严格无菌操作,用消毒棉球擦拭尿道口及导尿管周围,合理应用抗生素等。

（4）留置导尿管的护理:妥善固定导尿管及连接管,冲洗膀胱,并保持导尿管的通畅;观察引流液的量和性状;每天用消毒棉球擦洗尿道外口及尿道外口处的导尿管2次。

（5）耻骨上膀胱造口管的护理:①保持造口管引流通畅,避免引流管扭曲、受压或堵塞;②保护造口周围皮肤,保持清洁干燥;③暂时性膀胱造口,一般留置1～2周,拔管前须先夹管,观察能否自行排尿,排尿通畅方可拔除造口管;若同时留置的有导尿管,应先拔除导尿管,然后再考虑拔除膀胱造口管。

（6）尿外渗切开引流的护理:对有尿外渗多处切开引流的患者,应观察引流液的量和性状,敷料浸湿或污染应及时更换。

（7）鼓励患者适当多饮水。

3.健康指导

（1）向患者介绍本病康复的基本知识。

（2）向患者解释适当多饮水的意义。

（3）向带有膀胱造口管的患者介绍其护理知识。

（于洪波）

第三节　尿道损伤

较为常见,多发生在男性。男性尿道较长,以尿生殖膈为界,分为前后两部分,前尿道包括球部和阴茎部,后尿道包括前列腺部和膜部。前尿道损伤多发生在球部,后尿道损伤多在膜部。

一、病因及病理

（一）根据损伤病因分两类

（1）开放性损伤:因子弹、弹片、锐器伤所致,常伴有阴茎、阴囊、会阴部贯通伤。

（2）闭合性损伤:会阴部骑跨伤,将尿道挤向耻骨联合下方,引起尿道球部损伤。骨盆骨折可引起尿生殖膈移位,产生剪力,使膜部尿道撕裂或撕断。经尿道器械操作不当可引起球部膜部交界处尿道损伤。

（二）根据损伤程度病理可分为下列三种类型

（1）尿道挫伤:尿道内层损伤,阴茎筋膜完整,仅有水肿和出血,可以自愈。

（2）尿道裂伤：尿道壁部分全层断裂，引起尿道周围血肿和尿外渗，愈合后可引起尿道狭窄。

（3）尿道断裂：尿道完全断裂时，断部退缩、分离，血肿和尿外渗明显，可发生尿潴留。

尿外渗的范围以生殖膈为分界，前尿道损伤时，尿外渗范围在阴茎、会阴、下腹壁和阴囊的皮下；后尿道前列腺部损伤时，尿外渗主要在前列腺和膀胱周围，外阴部不明显（图 11-2）。

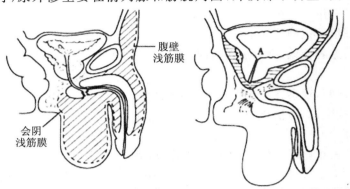

左：前尿道损伤尿外渗范围；右：后尿道损伤尿外渗范围

图 11-2　前、后尿道损伤尿外渗范围

二、临床表现

（一）休克

骨盆骨折所致尿道损伤，一般较严重，常因合并大出血，引起创伤性、失血性休克。

（二）疼痛

尿道球部损伤时会阴部肿胀、疼痛、排尿时加重。后尿道损伤时，下腹部疼痛、局部压痛、肌紧张，伴骨盆骨折者，移动时加剧。

（三）排尿困难

尿道挫伤时因局部水肿或疼痛性括约肌痉挛，出现排尿困难。尿道断裂时，不能排尿，发生急性尿潴留。

（四）尿道出血

前尿道损伤即使不排尿时尿道外口也可见血液滴出；后尿道损伤尿道口无流血或仅少量血液流出。

（五）尿外渗及血肿

尿生殖膈撕裂时，会阴、阴囊部出现血肿及尿外渗，并发感染时则出现全身中毒症状。

三、诊断

（一）病史及体格检查

有明显外伤史及上述典型的临床表现。

（二）导尿

轻缓插入导尿管，如顺利进入膀胱，说明尿道是连续而完整的。若一次插入困难，不应勉强反复试插，以免加重损伤及感染，尿道损伤并骨盆骨折时一般不易插入导尿管。

（三）X 线检查

可显示骨盆骨折情况，必要时从尿道注入造影剂 20 mL，确定尿道损伤部位、程度及造影剂有无外渗，了解尿液外渗情况。

四、治疗

（一）紧急处理

损伤严重伴失血性休克者，及时采取输血、输液等抗休克措施。骨盆骨折患者须平卧，勿随意搬动，以免加重损伤。尿潴留不宜导尿或未能立即手术者,可行耻骨上膀胱穿刺,吸出膀胱内尿液。

（二）保守治疗

尿道挫伤及轻度损伤,症状较轻、尿道连续性存在而无排尿困难者：排尿困难或不能排尿、插入导尿管成功者,留置尿管1～2周。使用抗生素预防感染,一般无须特殊处理。

（三）手术治疗

1.前尿道裂伤导尿失败或尿道断裂

行经会阴尿道修补或断端吻合术,并留置导尿管2～3周。病情严重、会阴或阴囊形成大血肿及尿外渗者,施行耻骨上膀胱穿刺造瘘术,3个月后再修补尿道,并在尿外渗区作多个皮肤切口,深达浅筋膜下,以引流外渗尿液。

2.骨盆骨折致后尿道损伤

病情稳定后,作耻骨上高位膀胱造瘘术。一般在3周内能恢复排尿;如不能恢复排尿,则留置造瘘管3个月,二期施行解除尿道狭窄的手术。

3.并发症处理

为预防尿道狭窄,待患者拔除导尿管后,需定期作尿道扩张术。对于晚期发生的尿道狭窄,可用腔内技术行经尿道切开或切除狭窄部的瘢痕组织,或于伤后3个月经会阴部切口切除瘢痕组织,作尿道端吻合术。后尿道合并肠损伤,应立即修补,并作暂时性结肠造瘘。如并发尿道直肠瘘,应待3～6个月后再施行修补手术。

五、护理

（一）护理评估

1.健康史

搜集病史资料时,要注意询问受伤的原因、受伤时的姿势,是否有骑跨伤、骨盆骨折或经尿道的器械检查治疗史。

2.身体状况

（1）尿道出血：前尿道损伤后,即使在不排尿时也可见尿道外口滴血或流血;后尿道损伤后,尿道外口不流血或仅流出少量血液;排尿时,可出现血尿。

（2）疼痛：前尿道损伤时,受伤处疼痛,有时可放射到尿道外口,排尿时疼痛加重;后尿道损伤时,疼痛位于下腹部,在移动时出现或加重。

（3）排尿困难与尿潴留：尿道挫裂伤时,因损伤和疼痛导致尿道括约肌痉挛,发生排尿困难;尿道断裂时,可引起尿潴留。

（4）局部血肿和淤斑：骑跨伤或骨盆骨折造成尿生殖膈撕裂时,可发生会阴、阴囊部肿胀、淤斑和血肿。

（5）尿液外渗：前尿道损伤时,尿液外渗至会阴、阴囊、阴茎部位,有时向上扩展至腹壁,造成这些部位肿胀;后尿道损伤时,尿液外渗至耻骨后间隙和膀胱周围。

（6）直肠指检：尿道膜部完全断裂后,可触及前列腺尖端浮动;若指套上染有血迹,提示可能合并直肠损伤。

（7）休克：骨盆骨折合并后尿道损伤,常有休克表现。

3.心理状况

可因尿道出血、疼痛、排尿困难等而出现焦虑,有的患者担心发生性功能障碍而加重焦虑,甚至出现恐惧。

4.辅助检查

（1）尿常规检查：了解有无血尿和脓尿。

（2）试插导尿管：若导尿管插入顺利,说明尿道连续,提示可能为尿道部分挫裂伤;一旦插入导尿管,即应留置导尿1周,以引流尿液并支撑尿道;若插入困难,多提示尿道严重断裂伤,不能反复试插,以免加重损伤和导致感染。

（3）X 线检查：平片可了解骨盆骨折情况；尿道造影可显示尿道损伤的部位和程度。

（4）B 型超声检查：可了解尿液外渗情况。

（二）护理诊断及相关合作性问题

1.疼痛

与损伤、尿液外渗等有关。

2.焦虑

与尿道出血、排尿障碍以及担心预后等有关。

3.排尿异常

与创伤、疼痛、尿道损伤等有关。

4.有感染的危险

与尿道损伤、尿外渗等有关。

（三）护理目标

（1）疼痛减轻或缓解。

（2）解除焦虑，情绪稳定。

（3）解除尿潴留，恢复正常排尿。

（4）降低感染发生率或未发生感染。

（四）护理措施

1.轻症患者的护理

主要是多饮水及预防感染。

2.急重症患者的护理

（1）抗休克：安置患者于平卧位，尽快建立静脉输液通路，及时输液，严密观察生命征。

（2）解除尿潴留：配合医生试插导尿管，若能插入，即应留置导尿管；若导尿管插入困难，应配合医生于耻骨上行膀胱穿刺排尿或做膀胱造口术。

3.饮食护理

能经口进食的患者，鼓励其适当多饮水，进高热量、高蛋白、高维生素的饮食。

4.心理护理

对有心理问题的患者，进行心理疏导，帮助其树立战胜疾病的信心。

5.留置导尿管的护理

同膀胱损伤的护理。

6.耻骨上膀胱造口管的护理

同膀胱损伤的护理。

7.尿液外渗切开引流的护理

同膀胱损伤的护理。

8.健康指导

（1）向患者及其亲属介绍康复的有关知识。

（2）嘱患者适当多饮水，以增加尿量，稀释尿液，预防泌尿系统感染和结石的形成。

（3）嘱尿道狭窄患者，出院后仍应坚持定期到医院行尿道扩张术。

（于洪波）

第四节　膀胱结石

一、病因及病理

膀胱结石中,原发性结石明显少于继发性结石。原发性膀胱结石有年龄性,多见于 10 岁以下的男孩,似与营养有关;老年人膀胱结石常为前列腺增生症的并发症。

二、临床表现

主要表现为尿路刺激症状,如尿频、尿急和终末性排尿疼痛。典型者,尿流突然中断伴剧烈疼痛且放射至会阴部或阴茎头,改变体位后又能继续排尿或重复出现尿流中断。患儿每当排尿时啼哭不止,用手牵拉阴茎。结石损伤膀胱黏膜可引起终末血尿,合并感染时出现脓尿。

三、辅助检查

较大或较多的结石常在排尿后,进行双合诊可在直肠或阴道中触及,膀胱区摄 X 线平片多能显示结石阴影,B 超检查可探及膀胱内结石声影,膀胱镜检查可直观结石及其他病变,如膀胱炎,前列腺增生、膀胱憩室等。

四、处理原则

多数结石可经膀胱镜机械、液电、弹道、超声气压碎石。结石过大、过硬或有膀胱憩室时,可进行耻骨上膀胱切开取石术。对合并有膀胱感染者,应同时积极治疗炎症。

五、护理诊断及医护合作性问题

(一)疼痛
与结石刺激引起的炎症、损伤及平滑肌痉挛有关。
(二)有感染的危险
与结石直接损伤和侵入性诊疗有关。

六、护理措施

(一)非手术治疗患者的护理
(1)碎石术后观察和记录碎石后排尿及排石情况。
(2)经膀胱镜碎石后,注意观察有无出血及出血量,观察下腹部情况,注意有无膀胱穿孔症状。
(二)耻骨上膀胱切开取石术后的护理
(1)切口护理。保持切口清洁干燥,敷料被浸湿时要及时更换。
(2)预防感染,嘱患者多饮水,应用抗生素预防感染。
(3)遵医嘱适当应用止痛药。
(4)保持引流通畅。

（于洪波）

第五节　尿路梗阻

尿路任何部位的管腔狭窄或阻塞以及神经肌肉功能障碍,都将影响尿液引流和排泄,造成尿液滞留,称为尿路梗阻。其基本病理改变是梗阻以上的尿路扩张,管腔内压力增高,肾小球滤过、肾小管重吸收与分泌以及尿液引流排泄均受到影响,最终可损害肾实质,引起肾衰竭。

一、肾积水

尿液从肾盂排出受阻,造成肾内压升高,肾盂、肾盏扩张,肾实质萎缩,称肾积水。单独的肾积水多指由于肾盂输尿管连接部梗阻引起的原发性肾积水,可由狭窄、瓣膜或异位血管压迫等因素引起,若积水超过 1 000 mL 或小儿肾积水超过其 24 小时尿量,称为巨大肾积水。

(一)病因与发病机制

有机械性和功能性因素,机械性梗阻可为尿路管腔内病变、管壁本身病变及尿路外的病变引起。肾和输尿管结石、肿瘤、炎症、结核以及某些先天性畸形均可引起机械性梗阻,膀胱颈部的病变包括良性前列腺增生和肿瘤,膀胱结石和肿瘤也可以造成膀胱梗阻,尿道的炎症、损伤、结石、结核、肿瘤、憩室以及包皮外口的狭窄等均可以引起尿路梗阻。

功能性梗阻指尿路无机械性梗阻,而是神经、肌肉障碍,不能有效地将尿液排空。

泌尿系梗阻的基本病理改变为梗阻以上的尿路扩张。主要为结缔组织及透明性变的肾小球。梗阻上方的肾盂及输尿管扩张,肌细胞增生、肥大,继之胶原纤维及弹力纤维增多,使肌肉的传导及蠕动功能减退。膀胱的梗阻病变多在膀胱颈部,代偿期膀胱肌层变厚,形成憩室,失代偿后,膀胱壁变薄,残余尿增多,膀胱输尿管反流,易继发感染;尿道梗阻上方的尿道变薄,并可形成憩室。感染时尿道可破溃形成尿外渗及尿瘘。

(二)临床表现

原发性肾积水患者,若不合并感染时可无症状。常以腹部肿块、体重不增,或因血尿、呕吐、发热等原因就诊,年龄多 1 岁以上。

(三)治疗原则

1.病因治疗

如先天性肾盂输尿管连接部狭窄作肾盂成形术,异位血管的压迫可作血管离断或肾盂成形。

2.肾造瘘术

病情严重时可先行肾造瘘,待症状缓解后,再作病因治疗。

3.肾切除术

巨大肾积水或肾积脓患者,如对侧肾功能良好,可切除病肾。

二、急性尿潴留

(一)病因与发病机制

分为梗阻性、神经源性、药物性和精神性因素四大类。

(1)梗阻性尿潴留:机械性梗阻是下尿路梗阻引起尿潴留最常见的原因,常见的部位在前列腺、尿道及阴茎。

(2)神经源性尿潴留:膀胱和尿道并无器质性梗阻病变,尿潴留系排尿功能障碍引起,中枢和外周神经系统损伤、炎症、肿瘤等均可引起。麻醉后膀胱的过度膨胀以及会阴部手术、疼痛、炎症所致的括约肌痉挛也可引起尿潴留。

(3)药物性尿潴留:中枢神经抑制剂可抑制大脑皮质及脑干的自主排尿控制功能,作用在逼尿肌及括约肌的药物如抗胆碱能药物可使逼尿肌松弛,拟交感神经药则可使括约肌收缩,两者都是常引起尿潴留的药物。其他如抗高血压药、钙通道阻滞剂、抗组胺药及某些抗抑郁药都可引起尿潴留。

（4）精神性尿潴留：多见于女性,原因不明,患者平时排尿正常,于情绪波动或精神受刺激后突发尿潴留。

（二）临床表现

下腹部膨胀及疼痛。当尿量＞500 mL 时产生疼痛,而某些神经性膀胱功能障碍者膀胱膨胀而无疼痛。当膀胱内压＞9.8～14.7 kPa 膀胱内压大于尿道闭合压时,则产生充盈性尿失禁。

（三）治疗原则

诱导排尿;无菌操作下导尿;耻骨上穿刺抽尿;耻骨上膀胱造瘘。

三、尿路梗阻患者的护理

（一）护理目标

(1)使患者了解有关疾病知识。

(2)患者心情愉快,有战胜疾病的信心。

(3)保持生命体征平稳。

(4)无疼痛、腹胀等不适。

(5)全身皮肤完整无破损。

(6)无肺部感染等其他并发症。

(7)排尿模式恢复正常。

（二）护理措施

(1)尿路梗阻的一般护理:①心理护理:做好入院宣教,让患者尽快适应环境,消除陌生感。讲解有关疾病知识,使其能积极配合治疗和护理;②适当卧床休息:避免剧烈活动及局部碰撞,以免发生肾脏破裂;③尿潴留:如为动力性尿潴留,或由手术和麻醉引起,应尽量采用诱导排尿法,如会阴部温水冲洗、听流水声或者热敷、按摩等。导尿时,严格无菌操作,一次放尿量不＞500 mL,以免膀胱内压突然减低引起膀胱出血。在导尿失败时可采用耻骨上膀胱穿刺放尿或作耻骨上膀胱造瘘术。

(2)术前护理:①饮食护理:嘱患者吃清洁、粗纤维易消化食物,忌饮酒及辛辣食物,防止便秘。鼓励患者多饮水,勤排尿;②观察患者排尿情况:若患者在住院期间出现排尿困难或急性尿潴留,应留置导尿管;③带有膀胱造瘘管或留置导尿管的患者,应保持管道通畅,因为有增加感染的可能性,现在已不主张常规膀胱冲洗。对这种患者应勤测体温,发现早期感染;④心理护理:应多与患者交谈,解除其思想顾虑,缓解其紧张情绪。

(3)术后护理:①肾积水的术后护理:严密观察生命体征变化情况并做好记录,如有异常及时通知医生;保持各引流管通畅。妥善固定引流管。观察并记录引流管中引流液的颜色及量。如伤口有较多的淡黄色液体流出,说明有吻合口瘘的发生;观察伤口敷料渗湿情况,如有较多黄色渗出物或血性液体渗出,应通知医生;肾造瘘术后 2～4 周时夹闭肾造瘘管,如夹管后出现腰部胀痛、发热或造瘘管周围漏出大量尿液,则说明吻合口不通,应及时开放造瘘管,通知医生作相应处理。做好基础护理,保持床单位清洁干燥,经常受压处给予按摩。鼓励做深呼吸,预防肺部感染;②施行经尿道前列腺切除术(TURP)的术后护理:密切观察患者呼吸、脉搏、血压及神志变化。患者术后留置的气囊导尿管多行阴茎头牵引或大腿内侧牵引,应保持牵引可靠,牵引侧大腿应制动,直至解除牵引为止;持续膀胱冲洗者,应保持管道系统的通畅。观察冲洗液的变化,若颜色逐步加深,甚至在瓶底凝固者,应及时通知医生,做出相应处理;观察有无 TURP 综合征的发生;饮食护理以粗纤维、易消化、洁净、含有丰富营养的食物为主,多饮水,保持大便通畅,避免因用力大便引发继发性出血;术后早期因平卧、制动,骶尾部血运不畅,应注意定期翻身、按摩。术后卧床和导尿管的留置,容易并发肺部及尿路的感染,故应根据病情,尽早改为半卧位或卧位,给患者拍背,鼓励患者深呼吸和咳嗽,以利引流。患者拔掉气囊导尿管后,嘱患者活动量逐步增加,以免头晕摔倒;③开放手术切除前列腺的术后护理:观察生命体征的变化;术后早期应平卧,少动,保持导尿管有效牵引;保持导尿管和膀胱造瘘管的通畅,膀胱冲洗时应根据冲洗液的颜色深浅而定冲洗液的速度。观察伤口敷料渗湿情况,敷料渗湿应及时更换,预防感染的发生;术后5天内禁止灌肠或肛管排气,以免前列腺窝出血。

(于洪波)

第六节　前列腺增生症

前列腺增生症(BPH)是一种老年男性的常见病,发病年龄大都在50岁以后,随着年龄增长其发病率也不断升高。本病随全球人口老年化发病日渐增多。

一、病因及发病机制

病因尚未完全明确。目前认为老龄和有功能的睾丸是发病的基础。前列腺间质细胞和上皮细胞相互影响,各种生长因子的作用,随年龄增长而出现的睾酮、双氢睾酮以及雌激素水平的改变和失去平衡是前列腺增生的重要因素。

前列腺增生常发生在两侧叶及中叶,前叶很少发生,从不发生于后叶。前列腺增生的主要危害是尿道梗阻,但梗阻的程度与前列腺增生的大小不一定成正比,而主要取决于增生的前列腺对尿道压迫的程度。特别是中叶可突入膀胱内,使膀胱出口抬高超过膀胱底部水平,极易引起膀胱出口阻塞。梗阻早期膀胱有代偿功能,并不出现残余尿,晚期由于膀胱代偿功能衰竭,膀胱残余尿越来越多,使膀胱内压增高引起输尿管扩张和肾积水,使肾功能受损,严重者可出现慢性肾衰竭。由于梗阻后膀胱内尿液潴留,易继发感染和结石。

二、临床表现

(1)尿频:尿频是最常见的早期症状,夜间更为明显。

(2)进行性排尿困难:是前列腺增生最主要的症状,但发展缓慢,主要表现为排尿迟缓、排尿费力,射程缩短,尿线细而无力,终末滴沥等。

(3)急性尿潴留:在排尿困难的基础上,如有受凉、饮酒、劳累等诱因可引起急性尿潴留和充溢性尿失禁。

(4)其他症状:前列腺增生组织表面常有静脉血管扩张充血,破裂后可引起血尿。并发感染或结石,可有膀胱刺激症状。少数患者晚期出现肾积水和肾功能不全症状。长期排尿困难可并发痔、脱肛及疝等。

三、辅助检查

(1)直肠指诊:直肠指诊可摸到增大的前列腺,表面光滑、质韧、有弹性,中间沟消失或隆起。

(2)B超检查:可测定前列腺的体积及膀胱残余尿。

(3)血清前列腺特异抗原(PSA)测定:排除合并前列腺癌的可能。

(4)尿流动力学检查:尿流率测定可初步判断梗阻的程度。若最大尿流率低于15 mL/s,提示排尿不畅;低于10 mL/s提示梗阻严重。应用尿动力仪测定压力-流率等可鉴别神经源性膀胱功能障碍、逼尿肌和尿道括约肌功能失调以及不稳定膀胱逼尿肌引起的排尿困难。

(5)膀胱镜检查:膀胱镜检查能直接观察前列腺各叶的增生情况,并可了解膀胱内有无其他病变,如肿瘤、结石、憩室等,从而决定手术治疗的方式。

四、处理原则

凡50岁以上男性有尿频、排尿困难、尿潴留,直肠指诊触及增大前列腺,可初步诊断为前列腺增生症。

B超和尿动力学检查可明确前列腺增生程度及膀胱尿道功能。

（一）非手术治疗

适于尿路梗阻较轻,或年老体弱,心肺功能不全等不能耐受手术者。

1.药物治疗

有 α-肾上腺素能受体阻滞药、激素、降低胆固醇药物以及植物药等。

2.其他疗法

激光治疗、经尿道高温治疗、经尿道气囊高压扩张术、体外高强度聚焦超声适用于前列腺增生体积较小者。前列腺支架网适用于不能耐受手术者。

（二）手术治疗

症状重的患者,手术治疗仍是最佳选择。手术只切除外科包膜以内的增生部分。方式有经尿道前列腺电切术(TURP)、耻骨上前列腺切除术、耻骨后前列腺切除术等。TURP 适用于绝大多数良性前列腺增生的患者,有电切镜设备和有经验者可采用,主要有前列腺电切综合征、尿道及膀胱颈狭窄及尿失禁等并发症。

五、护理诊断及医护合作性问题

(1)恐惧或焦虑:与自我观念(老年)和角色地位受到威胁、担心手术及预后有关。

(2)疼痛:与手术、导管刺激引起的膀胱痉挛有关。

(3)排尿形态异常:与膀胱出口梗阻、逼尿肌损害、留置导管和手术刺激有关。

(4)潜在并发症:TURP 综合征、出血、感染。

六、护理措施

（一）保持尿液排出通畅

1.防止发生急性尿潴留

鼓励患者多饮水。摄入粗纤维食物,忌饮酒及辛辣食物,防止便秘。

2.及时引流尿液

残余尿量多或有尿潴留致肾功能不良者,应留置导尿持续引流,改善膀胱逼尿肌和肾功能。

3.避免膀胱内血块形成

平卧 2 天后改半卧位,固定或牵拉气囊尿管,防止患者坐起或肢体活动时,气囊移位而失去压迫膀胱颈口之作用,导致出血。术后鼓励多饮水,并用生理盐水持续冲洗膀胱 3～7 天。但须注意:①保持冲洗管道通畅,若引流不畅应及时施行高压冲洗抽吸血块,以免造成膀胱充盈或膀胱痉挛而加重出血;②冲洗速度可根据尿色而定,色深则快、色浅则慢。前列腺切除术后随着时间的延长血尿颜色逐渐变浅,反之则说明有活动性出血,应及时通知医师处理;③准确记录冲洗量和排出量,尿量＝排出量-冲洗量。

（二）膀胱痉挛的护理

逼尿肌不稳定、导管刺激、血块堵塞冲洗管等原因均可引起膀胱痉挛,从而引起阵发性剧痛、诱发出血。遵医嘱留置硬脊膜外麻醉导管按需定时注射小剂量吗啡,效果良好,也可遵医嘱口服地西泮、硝苯地平、丙胺太林或用维拉帕米加入生理盐水内冲洗膀胱。

（三）心理护理

耐心向患者及家属解释各种手术方法的特点,消除患者焦虑和恐惧心理,争取患者的主动配合。

（四）并发症的预防与护理

1.TUR 综合征

因术中大量的冲洗液被吸收使血容量急剧增加,形成稀释性低钠血症(水中毒),患者可在几小时内出现烦躁、恶心、呕吐、抽搐、昏迷,严重者出现肺水肿、脑水肿、心力衰竭等称为 TUR 综合征,术后注意观察有无 TUR 综合征,如有 TUR 综合征应减慢输液速度,给利尿药、脱水药,对症处理。术后 3～5 天尿液颜色清澈,即可拔除导尿管。

2.感染

因患者手术后免疫力低下加之留置导尿管,易引起尿路感染和精道感染,应注意观察体温及白细胞变化,若有畏寒、发热症状,应注意观察有无附睾肿大及疼痛。早期应用抗生素,每日用消毒棉球擦拭尿道外口2次,以防感染。

3.出血

加强观察。手术1周后,逐渐离床活动,保持大便通畅,避免腹压增高及便秘,禁止灌肠,以防前列腺窝出血。

（五）导管护理

注意各类导管的观察、固定、无菌操作、是否引流通畅和拔管时间。不同类型的引流管留置时间长短不一:耻骨后引流管术后3~4天,引流量很少时可拔除;耻骨上前列腺切除术后5~7天、耻骨后前列腺切除术后7~9天拔出导尿管;术后10~14天,若排尿通畅可拔除膀胱造口管,拔管后用凡士林油纱布填塞瘘口,排尿时用手指压迫瘘口敷料以防漏尿,一般2~3天愈合。

（六）健康教育

（1）非手术治疗者,应避免受凉、劳累、饮酒、便秘,以防急性尿潴留。

（2）术后进食高纤维食物,预防便秘。术后1~2个月避免剧烈活动,防止继发性出血。

（3）术后前列腺窝的修复需3~6个月,可能会有排尿异常现象,应多饮水,定期化验尿、复查尿流率及残余尿量。

（4）术后常会出现逆行射精,但不影响性交。少数患者出现阳痿,可采取心理治疗,查明原因,做针对性治疗。前列腺经尿道切除术后1个月、经膀胱切除术2个月后,原则上可恢复性生活。

（5）指导患者有意识地经常锻炼肛提肌,以尽快恢复尿道括约肌功能,防止溢尿。

（6）TURP术后患者有可能发生尿道狭窄。术后如尿线变细应及时复诊,可定期行尿道扩张。

（于洪波）

第十二章 妇科疾病的护理

第一节　月经失调

月经失调为妇科常见病,是由于神经内分泌调节紊乱引起的异常子宫出血,而全身及内外生殖器官无器质性病变存在。往往由于精神紧张、过度劳累、环境和气候的改变、营养缺乏、代谢紊乱等诱因,通过大脑皮层的神经介质干扰下丘脑—垂体—卵巢轴的调节和制约机制,以致卵巢功能失调,性激素分泌失常,子宫内膜失去周期性改变,出现了一系列月经紊乱的表现。

一、功能失调性子宫出血

功能失调性子宫出血(简称功血),主要表现为反复的不正常的子宫出血,为妇科的常见病。它是由于调节生殖的神经内分泌机制紊乱引起的,而不是全身及内外生殖器官有器质性病变。功血可发生于月经初潮至绝经期的任何年龄,50%的患者发生于绝经前期,30%发生于育龄期,20%发生于青春期。常表现为月经周期长短不一、经期延长、经量过多、甚至不规则阴道流血。功血可分为排卵性和无排卵性两类。

(一)常见病因

体内外任何因素都可影响下丘脑—垂体—卵巢轴的调节功能,常见的因素有精神紧张、恐惧、气候和环境骤变、过度劳累、营养不良及全身性疾病的影响,使卵巢功能失调、性激素分泌失常,致使子宫内膜失去正常的周期性变化,出现一系列月经紊乱的现象。

在整个月经周期中,上述任何干扰因素阻碍下丘脑对垂体 GnRH 的控制,在月经中期不能形成 FSH 与 LH 的峰状分泌,致使卵巢不能排卵,出现无排卵性功血。有时虽有排卵,但早期的 FSH 水平不高,卵泡发育延迟.致使黄体期的 LH 水平相对不足,出现黄体功能不足的有排卵性功血;也有 FSH 水平正常,但 LH 水平相对不足或持久分泌,出现内膜脱落不全的有排卵性功血。

(二)临床分类及表现

1.无排卵性功血

约有 85% 是无排卵性功血。多见于青春期与更年期,由于下丘脑—垂体—卵巢轴尚未发育成熟或衰退,卵巢虽能分泌雌激素,卵泡亦发育,但因不能形成正常月经周期时的 FSH 和 LH 高峰,使卵泡不能继续发育成熟,没有排卵,卵巢不能分泌孕激素,没有黄体形成,以致月经紊乱。

主要表现为月经周期或经期长短不一,出血量异常。有时先有数质或数月停经,然后有大量阴道流血,持续 2~3 周或更长时间,不易自止。也有长时间少量出血,但淋漓不净。经期无下腹痛,常伴有贫血,妇科检异常。

2.有排卵性功血

较无排卵性功血少见。多见于生育期,都有排卵功能,但黄体功能异常。常见的有两种类型。一种是黄体功能不足,因为黄体期孕激素分泌不足,或黄体过早衰退,使子宫内膜分泌反应不良;另一种是子宫内膜不规则脱落,虽然黄体发育良好,但萎缩过程延长,使子宫内膜脱落不全。

一般表现为月经周期正常或缩短,但经期延长。黄体功能不足时,月经周期可缩短至 3 周,且经期前点滴出血。子宫内膜不规则脱落时,月经周期正常,但经期延长达 9~10 天,且出血量较多。

(三)治疗

1.无排卵性功血

青春期患者以止血、调整月经周期、促进排卵为主;更年期患者以止血和调整月经周期为主。

2. 有排卵性功血以调整黄体功能为主

（1）药物止血：①孕激素内膜脱落法：即药物刮宫法。适用于有一定雌激素水平而孕激素不足时。给足量的孕激素，常用黄体酮10～20 mg，每日肌注，连续5天，用药后使增生过长的子宫内膜转化为分泌期，停药后内膜脱落出现撤药性出血。因撤药性出血时，出血量很多，故只适用于血红蛋白大于60～70 g/L的患者。②雌激素内膜生长法：适用于无排卵性的青春期或未婚者的功血，大剂量雌激素能快速升高体内雌激素水平，使子宫内膜生长，达到短期内修复创面、止血的目的。③雄激素：适用于更年期的功血，有拮抗雌激素的作用，能增强子宫平滑肌及子宫血管的张力，减轻盆腔充血，从而减少出血量。因雄激素不能立即改变子宫内膜脱落的过程，也不能迅速修复内膜，故单独应用效果不佳。

（2）诊断性刮宫：更年期功血的患者在用激素治疗前宜常规行诊刮术，以排除宫腔内器质性病变。刮出的子宫内膜送病理检查，可协助明确诊断和指导用药。但对未婚者不宜选用。

（3）调整月经周期：使用性激素人为地控制出血量，并形成有规律的月经周期，是治疗功血的一项过渡性措施，其目的为暂时抑制患者自身的下丘脑—垂体—卵巢轴，借以恢复正常月经的内分泌调节，另一方面直接作用于生殖器官，使子宫内膜发生周期性变化，能按预期时间脱落且出血量不多。在调整阶段，患者能摆脱因大出血而带来的精神上的忧虑或恐惧，同时有机会改善患者的机体状况。一般连续用药3个周期，常用的调整月经周期的方法有：雌、孕激素序贯法（人工周期）：模拟自然月经周期中卵巢的内分泌变化，使子宫内膜发生相应变化，引起周期性脱落。适用于青春期功血的患者。一般连续使用2～3个周期后，即能自发排卵。雌、孕激素合并应用：雌激素使子宫内膜再生修复，孕激素可限制雌激素引起的内膜增生过长。适用于育龄期（计划生育者）与更年期功血的患者。孕、雄激素合并法：适用于更年期功血的患者。

（4）促进排卵：氯底酚胺（克罗米芬）：通过抑制内源性雌激素对下丘脑的负反馈，诱导促性腺激素释放激素的释放而诱发排卵。此药有较高的促排卵作用，适用于体内有一定雌激素水平的患者。一般连续用药3～4个周期。不宜长期连续用药，避免对垂体产生过度刺激，导致卵巢过度刺激综合征，或多发排卵引起多胎妊娠。人绒毛膜促性腺激素（HCG）：具有类似LH的作用而诱发排卵。适用于体内有一定水平FSH、并有中等水平雌激素的患者。用B型超声波监测卵泡发育到接近成熟时，或于月经周期第9～10天，HCG 1 000 U肌注，次日2 000 U，第3日5 000 U，可引起排卵。雌激素：适用于月经稀少，且雌激素水平低下的患者，以小剂量雌激素作周期疗法。于月经第6天起，每晚口服己烯雌酚0.125～0.25 mg，连续20天为一周期。连续用3～6个周期。

（5）有排卵性功血的治疗：黄体功能不足。促进卵泡发育：针对发生的原因，调整性腺轴功能，促使卵泡发育和排卵，以利形成正常的黄体。首选氯底酚胺，适用于黄体功能不足的卵泡期过长的患者。黄体功能刺激疗法：常用HCG以促进和支持黄体功能。于基础体温上升后开始，HCG 2 000～3 000 U隔天肌注，共5次。黄体功能替代疗法：于排卵后开始用黄体酮10 mg，每日肌注1次，共10～14天。以补充黄体分泌的孕酮不足，用药后月经周期正常，出血量减少。

（6）子宫内膜不规则脱落：孕激素：调节下丘脑—垂体—卵巢轴的反馈功能，使黄体及时萎缩，内膜较完整脱落。于下次月经前第8～10天起，黄体酮20 mg，每日肌注，或醋酸甲羟孕酮（安宫黄体酮）10～12 mg，共5天。HCG：HCG有促进黄体功能的作用，用法同黄体功能不全。

（四）护理

1. 护理目标

（1）经过有关本病的医学知识和健康教育后，患者摆脱了精神困扰，愿意参与治疗。

（2）与患者及家属共同商量，在住院期间依靠社会支持系统暂时照顾其家庭事务，患者和家属乐意接受援助的方式，能安心住院治疗。

（3）再次向患者讲解本病的诊断依据及经过，患者能接受目前的疾病诊断。

（4）经过积极的治疗，和保证营养的摄入，未发生体液不足的现象。

（5）加强会阴护理，和教会患者自我清洁卫生技能，未发生生殖道感染。

2.护理措施

(1)针对不同年龄期的患者讲解其发病的机制,国内外对此病的最新研究信息,正规治疗的整体方案,疗程的时间,写出书面的用药方法及时间表。尤其强调擅自停药,或不正规用药的不良反应。

(2)针对主动限制摄入量、正在减肥的患者,让其明白短期性激素治疗不同于长期。肾上腺皮质激素治疗,不会引起发胖,以及接受正规治疗与健康的辩证关系。并纠正有些人因偏食习惯而造成的营养不良,让其懂得长期营养不良是诱发本病的因素之一。

(3)针对角色转变障碍的患者,让其懂得住院能得到最快最好的治疗,因而能最有效地治愈功血,才能早日恢复健康。说服患者和家属主动寻找能帮助患者照顾家务的社会支持系统人员(亲朋好友,街坊邻居,领导同事,子女的教师等)。

(4)针对害怕误诊的患者,详细了解发病经过及症状,让其阅读实验室报告,讲解报告的临床意义,并帮助其排除恶变的症状,甚至可将有关书籍借给其仔细阅读理解,或请主治医生再次与患者讲解病情及诊断依据。

(5)记录出血量,嘱患者保留卫生巾、尿垫及内裤等便于准确估计失血量,为及时补充体液和血液提供依据。对严重出血的患者需按时观察血压、脉搏、呼吸、尿量,并督促其卧床休息和不单独起床,以防发生晕倒受伤。如给予静脉输液时,做好配血、输血的准备。如发生出血性休克时,积极配合医生抗休克治疗。

(6)正确给药,严格执行性激素给药的护理措施:①重点交班,治疗盆醒目标记。②按量按时给药,不得随意停药或漏药,让患者懂得维持血液内药物浓度的恒定,可避免造成意外的阴道出血。③必须按规定在血止后开始减量,每3天减去原剂量的1/3量。④让患者懂得药物维持量是以停药后3～5天发生撤药性出血,和上一次月经时间为参考依据而制定的,要坚持服完维持量。⑤告之患者及家属,若治疗期间有不规则阴道出血,应及时汇报值班护士或医生,必须立即做出处理。

(7)预防感染做好会阴护理,并教会患者使用消毒的卫生巾或会阴垫,保持内裤和床单的清洁,每晚用PP液(1:5 000高锰酸钾)清洁外阴,以防逆行感染。观察与生殖器感染有关的体征,如宫体压痛,卫生巾、外阴有臭味,及体温、脉搏、呼吸、白细胞计数和分类的报告,一旦有感染症状,及时与医生联系,加用抗生素治疗。

(8)补充营养,成人体内大约每100 mL血液含铁50 mg。因此每天应从食物中吸收0.7～2.0 mg铁,功血患者更应增加铁剂的摄入量。根据患者喜爱的食品,推荐富含铁剂的食谱,如青春期患者可多食猪肝、禽蛋类食品,更年期患者则可多食鱼虾、新鲜水果和蔬菜类等低胆固醇高铁剂的食品。下列食品中含铁剂量为:0.7～2.0 mg:牛奶700～2 000 g,瘦猪肉29～83 g,猪肝3～8g,鸭蛋22～63 g,带鱼63～182 g,鲤鱼44～125 g,苋菜15～42 g,黄豆6～18 g,榨菜10～30 g,土豆77～222 g,黄瓜或西红柿175～500 g,同时再注意添加大量的维生素,补充锌剂,以促进患者尽可能地在短期内纠正贫血。

3.健康指导

针对不同年龄期的患者讲解各期发病机制,国内外对此病的最新研究信息,正规治疗的整体方案,疗程的时间,写出书面的用药方法及时间表。尤其强调擅自停药或不正规用药的不良反应。

二、闭经

月经停止6个月称闭经,它是妇科疾病的一种常见症状,而不是疾病,通常把闭经分为原发性和继发性两类,前者是指女性年满18岁或第二性发育成熟2年以上,仍无月经来潮者;后者是指曾有规律的月经周期,后因某种病理性原因而月经停止6个月以上者。根据发生的原因,闭经又可分为生理性和病理性两类,凡青春期前、妊娠期、哺乳期和绝经期后的停经,均属生理性闭经。医下丘脑－垂体－卵巢性腺和靶器官子宫,任何一个环节发生问题,导致的闭经为病理性闭经。

(一)病因

正常月经周期的建立与维持依赖于下丘脑－垂体－卵巢轴的神经内分泌调节,和靶器官子宫内膜对卵巢性激素的周期性反应,如果其中一个环节的功能失调就会导致月经紊乱,严重时发生闭经。根据闭经的常见原因,按病变部位分为:影响下丘脑合成和分泌 GnRH 及生长激素,进而抑制促性腺激素、性腺功能下降所致的原发性或继发性的闭经;下丘脑的生乳素抑制因子或多巴胺减少,和 GnRH 分泌不足所致的闭经溢乳综合征;下丘脑—垂体—卵巢轴的功能紊乱,LH/FSH比率偏高,卵巢产生的雄激素太多,而雌激素相对较少所致的无排卵性多囊卵巢综合征的闭经;剧烈运动后 GnRH 分泌减少,其次运动员的肌肉/脂肪比率增加或总体脂肪减少使月经异常,进而导致闭经;甲状腺功能减退,肾上腺皮质功能亢进,肾上腺皮质肿瘤等其他内分泌功能异常所致的闭经。

(二)闭经的分类

1.子宫性闭经

闭经的原因在子宫,即月经调节功能正常,卵巢亦正常,但子宫内膜对卵巢性激素不能产生正常的反应,也称子宫性闭经。因子宫发育不全或阙如,子宫内膜炎,子宫内膜损伤或粘连,和子宫切除后或宫腔内放射治疗后等所致的闭经。

2.卵巢性闭经

闭经的原因在卵巢,因卵巢发育异常,或卵巢功能异常使卵巢的性激素水平低下,不能作用于子宫内膜发生周期性变化所致的闭经。如先天性卵巢未发育或仅呈条索状无功能的实体,卵巢功能早衰,卵巢切除后或放射治疗后组织破坏和卵巢功能性肿瘤等所致的闭经。

3.垂体性闭经

病变主要在垂体,垂体前叶器质性病变或功能失调都会影响促性腺激素的分泌,继而导致卵巢性闭经。如垂体梗死的席汉综合征、原发性垂体促性腺功能低下和垂体肿瘤等所致的闭经。

4.下丘脑性闭经

是最常见的一类闭经,因中枢神经系统—下丘脑功能失调而影响垂体,继而引起卵巢性闭经。如环境骤变、精神创伤等外界不良的精神或神经刺激因素,作用于下丘脑—垂体—卵巢轴,影响卵泡成熟导致闭经,神经性厌食和长期消耗性疾病的严重营养不良。

(三)临床表现

虽然闭经患者常无不适的症状,但精神压力却较大,生殖器发育不良的青春期女性,忧虑今后不能成婚,或不能生育的自卑感;已婚育的妇女因发病而致的性欲下降,影响正常的性生活,害怕破坏夫妻感情而内疚;大多数患者都因病程较长或反复治疗效果不佳,甚至得不到亲人的理解而感到悲哀、沮丧,因而对治疗失去信心。严重的患者可影响食欲,睡眠等,诸多的不良心情反过来更加重了病情。

(四)护理

1.护理措施

(1)建立护患关系:表现出医护人员应有的同情心,取得患者的信赖,鼓励患者逐渐地表露心声,如对治疗的看法,对自我的评价,对生活的期望,面临的困难等。

(2)查找外界因素:引导患者回忆发病前不良因素的刺激,指导患者调整工作、生活节奏,建立患者认可的锻炼计划,增强适应环境改变的体能,学会自我排泄心理抑郁和协调人际关系的方法。

(3)讲解医学知识:耐心讲述闭经发病原因的复杂性,诊断步骤的科学性,实施检查的阶段性,才能取得准确的检查效果,对查明病因是有利的。对有接受能力的患者,可用简图表示下丘脑—垂体—卵巢性腺轴产生月经的原理,用示意图说明诊断步骤、诊断意义和实验所需的时间,使患者理解诊治的全过程,能耐心地按时、按需接受有关的检查。

(4)指导合理用药:患者领到药后,说明每种药物的作用、服法、可能出现的不良反应等,并具体写清服药的时间、剂量和起始日期,最后评价患者的掌握程度,直到完全明白为止。

(5)关注全身健康状况:积极治疗慢性病。

2.用药及注意事项

(1)小剂量雌激素周期治疗:促进垂体功能,分泌黄体生成素,使雌激素升高,促进排卵。

(2)雌、孕激素序贯疗法:抑制下丘脑—垂体轴的作用,停药后可能恢复月经并出现排卵。

（3）雌、孕激素合并治疗：抑制垂体分泌促性腺激素，停药后出现反跳作用，使月经恢复及排卵。

（4）诱发排卵：卵巢功能未衰竭，又希望生育的患者，可根据临床情况选用促排卵的药物。

（5）溴隐亭的应用：适用于溢乳闭经综合征。其作用是抑制促催乳激素以减少催乳激素。

3.健康指导

（1）让患者懂得闭经的发生、治疗效果与本人的精神状态有较密切的关系，逐渐克服自卑感，最终能战胜自我、重塑自我。

（2）让患者家属理解闭经治疗的复杂性和患者的心情变化，学会更细微地体贴关心患者。

（3）让患者懂得营养不良与闭经的关系，放弃不合理的饮食，配合诊治方案。

三、更年期综合征

更年期是女性从性成熟期逐渐进入老年期的过渡阶段，包括绝经前期、绝经期和绝经后期。绝经是指月经完全停止一年以上。据统计，目前我国的平均绝经年龄，城市妇女为 49.5 岁，乡村妇女为 47.5 岁。约 1/3 的更年期妇女能以神经内分泌的自我调节适应新的生理状态，一般无特殊症状，2/3 的妇女会出现一系列性激素减少引起的自主神经功能失调和精神神经等症状，称为更年期综合征。

（一）临床表现

更年期综合征一般历时 2～5 年，甚者 10 余年。

1.月经紊乱及闭经

绝经前 70% 妇女出现月经紊乱，从月经周期缩短或延长，经量增多或减少，逐渐演变为周期延长，经量减少至闭经。少数人直接转为闭经。

2.血管舒缩症状

常见为阵发性潮热、出汗、心悸、眩晕，是卵巢功能减退的信号。典型的表现为无诱因、不自主的、阵发性的潮热、出汗，起自胸部皮肤阵阵发红，继而涌向头颈部，伴烘热感，随之出汗。持续时间为几秒至数分钟，而后自行消退。

3.精神、神经症状

常表现为情绪不稳定，挑剔寻衅，抑郁多疑，注意力不集中，记忆力衰退，失眠，头痛等。少数人有精神病症状，不能自控，这种变化不能完全用雌激素水平下降来解释。

4.泌尿、生殖道的变化

外阴萎缩，阴道变短、干燥、弹性减弱、黏膜变薄，致性交疼痛，甚者见点状出血，易发生感染，出现白带黄色或带血丝，外阴烧灼样痛；宫颈萎缩变平，宫体缩小，盆底松弛；尿道缩短，黏膜变薄，尿道括约肌松弛，常有尿失禁；膀胱黏膜变薄，易反复发作膀胱炎；乳房萎缩、下垂。

5.心血管系统的变化

绝经后冠心病发生率增高，多认为与雌激素下降致血胆固醇、低密度脂蛋白、三酰甘油上升，高密度脂蛋白下降有关。也有出现心悸、心前区疼痛，但无器质性病变，称为"假性心绞痛"。

6.骨质疏松

绝经后妇女骨质丢失变为疏松，骨小梁减少，最后可引起骨骼压缩，体格变小，甚者导致骨折，常发生于桡骨远端、股骨颈、椎体等部位。骨质疏松与雌激素分泌减少有关。因为雌激素可促进甲状腺分泌降钙素，它是一种强有力的骨质吸收抑制剂。一旦雌激素水平下降，致使骨质吸收增加。此外，甲状旁腺激素是刺激骨质吸收的主要激素，绝经后甲状旁腺功能亢进，或由于雌激素下降使骨骼对甲状旁腺激素的敏感性增强，也促使骨吸收加剧。

更年期综合征患者常因一系列不自主的血管舒缩症状和神经功能紊乱症状，而影响日常工作和生活，可用改良的 kupperman 的更年期综合征评分法评价其症状的程度。某些家庭、社会环境变化构成对围绝经期妇女心身的不良刺激，如丈夫工作变迁，自己工作负担加重或在竞争中力不从心，甚至下岗，自己容貌或健康的改变，家庭主要成员重病或遭遇天灾人祸等。这些都导致了患者情绪低落，抑郁多疑。少数患者曾有过精神状态不稳定史,在围绝经期更易激动、多虑、失眠等,甚至表现为喜怒无常,被周围的人们误认为精神病,更加重了患者的心理压力,因而也就更渴望得到理解和帮助。

(二)护理

1.护理目标

(1)患者能识别精神困扰的起因,学会自我调节不稳定情绪。

(2)患者能掌握性激素替代治疗的具体方法,并懂得寻求性保健咨询。

(3)患者能再树立老有所乐的生活观。

2.护理措施

(1)自我调节:向患者介绍有关更年期综合征的医学常识,让患者了解这一生理过程,解除不必要的猜疑和烦恼。争取家庭成员和同事们的关心爱护,给患者创造一个良好的生活和工作的环境。同患者商讨调节有规律的生活和工作日程,保证充足的休息和睡眠。劝阻患者不要观看情节激动、刺激性强或忧伤的影视片。

(2)潮热的护理:记录发生潮热的情形,借以找出引发潮热的因素加以避免。尽量采用多件式纽扣的穿着方式,当潮热时可以脱下,即使没有隐蔽处也可解开纽扣散热,当感到冷时又能方便地再穿上。避免过于激动而引发潮热。少食调味重,辛辣食品,兴奋性食品,以免发生潮热。用电扇、空调、冷毛巾擦拭等方法,借以缓解潮热。

(3)指导用药:使患者懂得补充性激素的目的、用药后效果及可能出现少量阴道出血、乳房胀、恶心等症状,多能自行消失。一旦未见好转,到医院就诊,排除其他原因后,调整剂量。以解除更年期综合征,用药症状消失后即可停药;为防治骨质疏松,则需长期用药。对长期用药的患者商讨定期随访的计划,并具体书写药名、服用剂量、服用次数和日期确认患者能掌握用法。

(4)预防阴道干燥:维持性生活或手淫的方式,有助于加强阴道的血液循环,并可维持组织的伸缩性。也可使用水溶性的润滑剂,以润滑阴道壁,必要时亦可试用雌激素软膏。

(5)预防骨质疏松:鼓励患者参加适量的户外活动,如去环境安静、空气新鲜的场地散步和锻炼,阳光直接照射皮肤;增加钙质食品(鱼虾、牛奶、深绿色和白色蔬菜、豆制品、坚果类等),最好每天喝牛奶 500 mL,或服用保健钙。专家建议,围绝经期妇女每天从食品中摄取钙量应是 800～1 000 mg,保健钙应在饭后 1 小时或睡前服用;若饮用牛奶有腹胀、腹泻等不适的患者,可改饮酸奶;必要时服用降钙素,有助于防止骨质丢失和预防自主神经功能紊乱的症状。

3.用药及注意事项

(1)一般治疗:更年期综合征可因精神、神经不稳定而加剧症状,故应先进行心理治疗。甚者必要时选用适量的镇静剂以利睡眠,如夜晚口服阿普唑仑(佳静安定)1 mg,和调节自主神经功能的谷维素每天30～60 mg。

(2)雌、孕激素替代治疗:适用于因雌激素缺乏引起的老年性阴道炎、泌尿道感染、精神神经症状及骨质疏松的变化。治疗时以剂量个体化,取最小有效量为佳。

如大剂量单用雌激素 5 年,增加子宫内膜癌的发病率。但小剂量雌激素配伍孕激素,则能降低子宫内膜癌的发生。如有严重肝胆疾病,深静脉血栓性疾病和雌激素依赖性肿瘤的患者禁用。

①常用雌激素制剂:尼尔雌醇每次 1～2 mg,半月 1 次;或戊酸雌二醇每天 1～4 mg;或利维爱每天 1.25～2.5 mg;或炔雌醇每天 5～25 mg,以上各均为口服给药。近年流行经皮给药,如皮肤贴剂,每天释放 E_2 0.05～0.1 mg,每周更换 1～2 次;或爱斯妥霜剂,每天涂腹部 2.5 mg;皮下埋植 E_2 胶丸 25～100 mg,半年 1 次。结合雌激素、戊酸雌二醇、己烯雌酚均可阴道给药。②配伍孕激素:有子宫的妇女必须配伍孕激素,以减少子宫内膜癌的发病危险。常用安宫黄体酮。服用尼尔雌醇时,每 3～6 个月加服安宫黄体酮 7～10 天,每天 6～10 mg。配伍方案有三种。周期序贯治疗:每月服雌激素 23～26 天,在第 11～14 天起加用孕激素,共 10～14 天,两者同时停药 1 周,再开始下一周期的治疗。连续序贯治疗:连续每天服雌激素不停,每月周期性加用孕激素 14 天。连续联合治疗:每天同时服雌、孕激素连续不断,安

宫黄体酮每天 2～2.5 mg。③单纯孕激素：有雌激素禁忌证的患者，可单独用孕激素。已证实，孕激素可缓解血管舒缩症状，延缓骨质丢失。如甲孕酮 150 mg 肌内注射，可减轻潮热出汗，能维持 2～3 个月。

4. 健康指导

(1)向围绝经期妇女及其家属介绍绝经是一个生理过程，绝经发生的原因及绝经前后身体将发生的变化，帮助患者消除绝经变化产生的恐惧心理，并对将发生的变化做好心理准备。

(2)介绍绝经前后减轻症状的方法，以及预防围绝经期综合征的措施。如适当地摄入钙质和维生素 D，将减少因雌激素降低使得骨质疏松；有规律地运动，如散步、骑自行车等可以促进血液循环，维持肌肉良好的张力，延缓老化的速度，还可以刺激骨细胞的活动，延缓骨质疏松症的发生；正确对待性生活等。

（高　峰）

第二节　阴道炎

一、滴虫性阴道炎

(一)病因及传染途径

病原体是阴道毛滴虫，不仅感染阴道，还要感染尿道旁腺、尿道及膀胱，甚至肾盂，以及男方的包皮皱褶、尿道或前列腺。

传播方式有两种，一是间接传播，为主要传播方式，经由公共浴池、浴盆、游泳池、坐便器、衣物、医疗器械及敷料等途径传播。二是性交直接传播，男女双方有一方泌尿生殖道带有滴虫均可传染给对方。

(二)临床表现

主要症状是稀薄的泡沫样白带增多及外阴瘙痒。间或有外阴灼热、疼痛或性交痛，如合并有尿道感染，可伴有尿频、尿急甚至血尿。检查发现阴道、宫颈黏膜充血，常有散在出血点或红色小丘疹。阴道内特别是后穹隆部可见到灰黄色、泡沫状、稀薄、腥臭味分泌物。有些妇女阴道内虽有滴虫存在，但无任何症状，检查时阴道黏膜亦可无异常，称带虫者。阴道毛滴虫能吞噬精子，阻碍乳酸生成，影响精子在阴道内存活，故可引起不孕。

(三)诊断

根据病史、临床表现及取阴道分泌物进行悬滴法查滴虫，即可确诊。必要时可进行滴虫培养。取阴道分泌物前 24～48 小时避免性交、阴道灌洗或局部用药。取分泌物前不做双合诊，窥器不涂润滑剂。

阴道分泌物悬滴法比较简便，阳性率可达 80%～90%。于玻片上滴 1 滴生理盐水，自阴道后穹隆取少许分泌物混于玻片盐水中，立即在低倍显微镜下寻找滴虫。若有滴虫可见其波状运动移位，其周围的白细胞被推移。如遇天冷或放置时间过长，滴虫失去活动难以辨认，故要注意保持一定温度和立即检查。

(四)治疗

1. 全身用药

甲硝唑(灭滴灵)200 mg，口服，每日 3 次，7 天为 1 个疗程；或单次 2 g 口服，可收到同样效果。口服吸收好，疗效高，毒性小，应用方便。性伴侣应同时治疗。服药后个别患者可出现食欲不振、恶心、呕吐等胃肠道反应，偶见出现头痛、皮疹、白细胞减少等反应，可对症处理或停药。甲硝唑能通过胎盘进入胎儿及经乳汁排泄，目前不能排除其对胎儿的致畸作用，因此妊娠早期和哺乳期妇女不宜口服，以局部治疗为主。

2. 局部治疗

(1)清除阴道分泌物，改变阴道内环境，提高阴道防御功能。1% 乳酸液或 0.1%～0.5% 醋酸或 1∶5 000 高锰酸钾溶液，亦可于 500 mL 水中加食醋 1～2 汤匙灌洗阴道或坐浴，每日 1 次。

(2)阴道上药，在灌洗阴道或坐浴后，取甲硝唑 200 mg 放入阴道，每日 1 次，10 天为 1 个疗程。

3.治疗中注意事项

治疗期间禁性生活;内裤及洗涤用毛巾应煮沸 5～10 分钟并在阳光下晒干,以消灭病原体;服药期间应忌酒;未婚女性以口服甲硝唑治疗为主,如确需阴道上药应由医护人员放入;滴虫转阴后应于下次月经净后继续治疗一个疗程,以巩固疗效。

4.治愈标准

治疗后检查滴虫阴性时,每次月经净后复查白带,连续 3 次检查滴虫均为阴性,方为治愈。

二、念珠菌性阴道炎

由白色念珠菌感染引起。念珠菌是条件致病菌,约 10% 的非孕期和 30% 的孕期妇女阴道中有此菌寄生,而不表现症状,当机体抵抗力降低、阴道内糖原增多、酸度增高时适宜其繁殖而引起炎症。故多见于孕妇、糖尿病和用大剂量雌激素治疗的患者。长期接受抗生素治疗的患者因阴道内微生物失去相互制约而导致念珠菌生长。其他如维生素缺乏、慢性消耗性疾病、穿紧身化纤内裤、肥胖可使会阴局部的温度及湿度增加等均易发病。

(一)传染方式

传播途径与滴虫性阴道炎相同。另外,人体口腔、肠道、阴道、均可有念珠菌存在,三个部位的念珠菌可自身传染。

(二)临床表现

突出的症状是外阴奇痒,严重时,患者坐卧不宁,影响工作和睡眠。若有浅表溃疡可伴有外阴灼痛、尿痛尿频或性交痛。白带增多,白带特点为白色豆渣样或凝乳块样。检查见外阴有抓痕,阴道黏膜充血、水肿,有白色片状膜物粘时,擦去白膜可见白膜下红肿黏膜,有时可见黏膜糜烂或形成浅表溃疡。

(三)诊断

根据典型的临床表现不难诊断。若在分泌物中找到白色念珠菌孢子和假菌丝,即可确诊。方法是加温 10% 氢氧化钾或生理盐水 1 小滴于玻片上,取少许阴道分泌物混合其中,立即在光镜下寻找孢子和假菌线。必要时进行培养。或查尿糖、血糖及做糖耐量试验等,以便查找病因。

(四)治疗

1.消除诱因

用 2%～4% 的碳酸氢钠溶液冲洗外阴、阴道或坐浴,改变阴道酸碱度,以不利于念珠菌生存。

2.阴道上药

常用药物为制霉菌素栓或片,1 粒或 1 片放入阴道深处,每晚 1 次,连用 7～14 日。其他还有克霉唑、硝酸咪康唑(达克宁)等栓剂或片剂。

3.顽固病例的处理

久治不愈的患者应注意是否患有糖尿病或滴虫性阴道炎并存。必要时除局部治疗外,口服制霉菌素片以预防肠道念珠菌的交叉感染。亦可用伊曲康唑每次 200 mg,每日 1 次口服,连用 3～5 次;或氟康唑顿服,或服用酮康唑,每日 400 mg,顿服(与用餐同时),5 日为 1 疗程,孕妇禁用,急慢性肝炎患者禁用。

注意:孕妇患念珠菌性阴道炎应积极局部治疗,预产期前 2 周停止阴道上药。

三、老年性阴道炎

(一)病因

老年性阴道炎常见于自然或手术绝经后妇女,由于卵巢功能衰退,体内缺乏雌激素,阴道黏膜失去雌激素支持而萎缩,细胞内糖原含量减少,阴道 pH 上升,局部抵抗力下降,细菌易于入侵而引起炎症。长期哺乳妇女亦可发生。

(二)临床表现

阴道分泌物增多,黄水样,严重者为血性或脓血性。伴外阴瘙痒、灼热或尿痛或坠胀感。检查见阴道黏膜萎缩菲薄,充血,有散在小出血点或小血斑,有时有浅表溃疡。严重者与对侧粘连,甚至造成阴道狭窄、闭锁。

（三）诊断

根据年龄、病史和临床表现一般可做出诊断,但需排除其他疾病,如滴虫阴道炎、念珠菌阴道炎、宫颈癌、子宫内膜癌、阴道癌等。必要时作宫颈刮片细胞学检查和宫颈及宫内膜活检。

（四）治疗

治疗原则为增加阴道黏膜的抵抗力,抑制细菌的生长。

（1）选用 1％乳酸或 0.5％醋酸溶液冲洗外阴、阴道或坐浴,每日 1 次。

（2）甲硝唑或氧氟沙星 100 mg 放入阴道深部,每日 1 次,共 7～10 日。

（3）严重者,经冲洗或坐浴后给乙烯雌酚（片剂或栓剂）0.125～0.25 mg,放入阴道,每晚 1 次,7 日为 1 疗程。或用 0.5％已烯雌酚软膏涂布。

全身用药可口服尼尔雌醇,首次 4 mg,以后每 2～4 周服 2 mg,持续 2～3 个月。

四、护理

（一）护理诊断

1.知识缺乏

缺乏预防、治疗阴道炎的知识。

2.舒适的改变

与外阴、阴道瘙痒、分泌物增多有关。

3.黏膜完整性受损

与阴道炎症有关。

4.有感染的危险

与局部分泌物增多、黏膜破溃有关。

（二）护理措施

（1）注意观察分泌物的量、性状。协助医生取分泌物检查,明确致病菌,对症治疗。

（2）嘱患者保持外阴部清洁干燥,勤换内裤（穿棉织品内衣）,对外阴瘙痒者,嘱其勿使用刺激性药物或肥皂擦洗,不用开水烫,应按医嘱应用外用药物。

（3）进行知识宣教。耐心向患者解释致病原因及炎症的传染途径,增强自我保健意识,严格执行消毒隔离制度。

①嘱患者在治疗期间应将所用盆具、浴巾、内裤等煮沸 5～10 分钟或药物浸泡消毒,外阴用物应隔离,以避免交叉或重复感染。②指导患者正确用药,教会患者掌握药物配制浓度、阴道灌洗和坐浴方法。介绍阴道塞药具体方法及注意点。嘱患者治疗期间避免性交,经期停止坐浴、阴道灌洗及阴道上药。要坚持治疗达到规定的疗程。③指导患者注意性卫生,纠正不正当性行为。为患者严格保密,以解除其忧虑,积极接受检查和诊治。

（4）防治感染:①向患者讲解导致感染的诱因及预防措施,如发现有尿频、尿急、尿痛等征象应及时通知医生。②注意监测体温及感染倾向,遵医嘱应用抗生素。

（三）健康教育

（1）注意个人卫生,保持外阴清洁、干燥,尤其在经期、孕产期,每天清洗外阴,更换内裤。

（2）尽量避免搔抓外阴部致皮肤破溃。

（3）鼓励患者坚持用药,不随意中断疗程,讲明彻底治疗的必要性。

（4）告知患者取分泌物前 24～48 小时避免性交、阴道灌洗、局部用药。

（5）治疗后复查分泌物,滴虫性阴道炎在每次月经后复查白带,若连续 3 次检查均为阴性方为治愈。外阴阴道假丝酵母菌病容易在月经前复发,故治疗后应在月经前复查白带。

（6）已婚者应检查其配偶，如有感染需同时治疗。

（高　峰）

第三节　盆腔炎

女性内生殖器及其周围的结缔组织、盆腔腹膜炎发生的炎症，称为盆腔炎。炎症可在一处或多处同时发生。根据病程和临床表现分为急性和慢性两种。

一、急性盆腔炎

（一）病因

分娩及一切宫腔内手术操作后感染，经期不注意卫生，生殖器官的邻近器官有炎症，慢性盆腔炎的急性发作及感染性传播疾病等均可引发急性盆腔炎。常见的致病菌多为需氧菌和厌氧菌的混合感染，常见的需氧菌有大肠杆菌、链球菌、葡萄球菌、淋病双球菌等，厌氧菌有脆弱类杆菌、消化链球菌、消化球菌等，沙眼衣原体、支原体等也是较为常见的病原体。

（二）临床表现

由于炎症累及的范围及轻重不同，可有不同的临床表现。患女性生殖系统炎症的诊治者常感下腹痛，伴发热，严重时寒战、高热、头痛，食欲不振。阴道分泌物增多呈脓性或伴臭味。月经期可有经量增多，经期延长。若有脓肿形成时，可出现局部压迫症状，如尿频、尿急、排尿困难及大便坠胀或里急后重感。有腹膜炎时可出现恶心、呕吐、腹胀等消化系统症状。患者呈急性病容，体温升高，心率加快，腹胀，下腹部肌紧张，有压痛及反跳痛。妇科检查见阴道及宫颈充血，有脓性分泌物或宫颈外口有脓液流出；直肠子宫陷凹有积脓时，后穹隆饱满、触痛、有波动感；子宫内膜炎或子宫肌炎时，子宫略大，软，有压痛；单纯输卵管炎时，输卵管增粗、压痛；有输卵管积脓或输卵管卵巢脓肿时，则可触及包块，压痛明显；宫旁结缔组织炎时，宫旁一侧或两侧可触及片状增厚，或两侧触及包块。

（三）诊断

根据病史、症状及体征可做出初步诊断。另外，需作血、尿常规化验。有条件者取宫颈管或后穹隆穿刺抽取液作涂片或培养及药物敏感试验，可明确病原体及协助选用抗生素。怀疑有包块，须作 B 超检查。急性盆腔炎应与急性阑尾炎、异位妊娠、卵巢肿瘤蒂扭转或破裂等相鉴别。

（四）治疗

1. 支持疗法

加强营养，卧床休息，半卧位有利于脓液积聚在直肠子宫陷凹。补充液体，注意纠正水电解质紊乱及酸碱平衡失调，必要时少量多次输液。高热时给予物理降温。尽量避免不必要的妇科检查。

2. 抗生素治疗

根据药物敏感试验选用抗生素较为合理。在无条件作细菌培养和药敏感试验结果未明之前，根据病史临床特点，来选择抗生素。应用要求达到足量，且要注意毒性反应。要配伍合理，药物种类要少，毒性要小，给药途径有静脉滴注、肌肉注射和口服，以静脉滴注效果较好。

3. 手术治疗

对已有脓肿形成，经药物治疗无效或脓肿破裂者应给予手术治疗。脓肿积聚于直肠子宫陷凹者可作后穹隆切开术，脓肿破裂、输卵管脓肿或输卵管卵巢脓肿者应行剖腹探查术或病灶切除术等。

4. 中医中药治疗

原则为清热解毒，活血化瘀。如妇科千金片、银翘解毒汤、安宫牛黄丸等。

二、慢性盆腔炎

慢性盆腔炎多因急性盆腔炎治疗不及时、不彻底,或因患者体质差,病情迁延所致。亦有无急性病史者。

(一)临床表现

可有急性盆腔炎的经过。一般均有轻重不一的下腹及腰骶部疼痛或下腹坠胀感和牵拉感,每当月经前后、劳累或性交后加重;由于盆腔充血,可有月经失调及痛经;少数患者可伴有尿频、排尿困难或肛门坠胀感;因输卵管粘连、积水或扭曲,可致不孕;由于病程长,患者思想负担重,易感疲劳,并可出现神经衰弱及胃肠道症状。查体见子宫常呈后位后屈,活动受限或固定;若为输卵管炎,子宫一侧或双侧呈条索状增粗,压痛;输卵管积水和输卵管卵巢囊肿时,可在子宫的一侧或双侧触及囊性包块,活动受限;盆腔结缔组织炎时,子宫一侧或双侧有片状增厚、压痛,累及宫骶韧带则宫骶韧带增粗、变硬、有压痛。

(二)诊断和鉴别诊断

典型病例根据病史、症状及体征不难做出诊断。但对症状较多且无急性盆腔炎病史和缺乏阳性体征时,诊断要慎重,以免增加患者思想负担。慢性盆腔炎须与盆腔淤血症、子宫内膜异位症、陈旧性宫外孕、输卵管卵巢肿瘤、盆腔结核、腰骶部软组织劳损等相鉴别。诊断有困难时,可借助 B 型超声波、腹腔镜等辅助检查进行鉴别,必要时剖腹探查。

(三)治疗

1. 一般治疗

消除患者思想顾虑,正确对待疾病,增强信心,注意营养,加强体格锻炼,劳逸结合,提高机体的抵抗力。

2. 抗生素与其他药物治疗

疼痛明显或急性或亚急性发作患者,应选用抗生素治疗。在使用抗生素的同时,可配合使用肾上腺皮质激素,如地塞米松 0.75 mg,口服,每日 3 次;停药时注意逐渐减量。还可同时加用仅糜蛋白酶 5 mg 或透明质酸酶 1 500 u 或胎盘组织液 2 mL 肌肉注射,隔日 1 次,5～10 次为 1 个疗程,有利松解粘连和炎症的吸收。

3. 物理疗法

常用短波、超短波、离子透入、频谱仪、激光等温热刺激促进盆腔血液循环,利于炎症的吸收和消退。

4. 中医中药治疗

慢性盆腔炎以湿热型为多见,治则以清热利湿活血化瘀为主。妇科千金片为常选用的中成药物。

5. 手术治疗

输卵管积水、输卵管卵巢囊肿及反复发作的感染病灶经上述治疗无效者,可行手术治疗。手术要彻底,避免遗留病灶再次复发。

三、护理措施

(1)卧床休息,取半坐卧位,以利脓液聚积于子宫直肠陷凹而使炎症局限。加强巡视,及时发现和满足患者需要。

(2)观察疼痛有无加重。如突然腹痛加重,下腹部拒按,应立即通知医师,以确定是否脓肿破裂。

(3)测体温、脉搏、呼吸,每四小时一次,体温超过 38.5 ℃时,给予物理降温,如酒精擦浴、温水擦浴或冰袋外敷等;遵医嘱应用退热药,降温后半小时复测体温并记录于体温单上。

(4)鼓励患者多饮水,每天 1 500～2 000 mL,给予清淡、易消化的高热量、高蛋白、富含维生素的饮食。

(5)保持室内空气新鲜,保持室温在 18 ℃～22 ℃,湿度在 50%～70%。患者出汗后及时更换衣服,避免受凉。

（6）协助医师做好血和子宫颈管分泌物的培养和药敏试验。密切观察病情变化，注意有无感染性休克的症状。

（高　峰）

第四节　前庭大腺炎

在性交、分娩、月经期外阴部被污染时，病原体容易侵入小阴唇内侧的前庭大腺腺管口而致腺管充血水肿，称前庭大腺炎。分急性与慢性两种。急性炎症发作时，病原体首先侵犯腺管，腺管呈急性化脓性炎症，腺管口往往因肿胀或渗出物凝集而阻塞，脓液不能外流积存而形成脓肿；在急性炎症消退后腺管堵塞，分泌物不能排出，脓液逐渐转为清夜而形成囊肿，或由于慢性炎症使腺管堵塞或狭窄，分泌物不能排出或排出不畅，也可形成囊肿。

一、常见病因

引起前庭大腺炎的病原体主要为葡萄球菌、大肠杆菌、链球菌、肠球菌、沙眼衣原体及淋球菌等混合感染。

二、临床表现

（一）急性炎症

发作时，患者感觉外阴一侧疼痛、肿胀，甚至不能走路。检查时局部皮肤红肿、发热，压痛明显，当脓肿形成时，可触及波动感，脓肿直径可达 5～6 cm，患者可有发热等全身症状。当脓肿内压力增大时，表面皮肤变薄，脓肿自行破溃，若破孔大，可自行引流，炎症较快消退而痊愈；若破孔小，引流不畅，则炎症持续不消退，并可反复急性发作。

（二）慢性期囊肿

慢性期囊肿形成，患者感到外阴部有坠胀感，偶有性交不适。检查时局部可触及囊性肿物，常为单侧，大小不等，无压痛。囊肿可存在数年而无症状，有时可反复急性发作。

三、护理

（一）护理措施

（1）急性期应卧床休息，注意局部清洁卫生，局部可热敷，或用 1∶5 000 高锰酸钾溶液坐浴，每日 2 次，并选用抗生素。

（2）中药应选用清热解毒的药物，如蒲公英、金银花、玄参、紫花地丁、连翘等。

（3）脓肿或囊肿形成，可行切开引流并做造口术。以往对前庭大腺脓肿多行切开引流术，但单纯切开引流只能暂时缓解症状，切口闭合后，仍可以形成囊肿或反复感染，故目前多主张在脓肿形成后也应行造口术。该术方法简单，损伤小，术后还能保留腺体功能。术前除一般护理外，需准备引流条。术后局部保持清洁，每日用 1∶1 000 洗必泰棉球擦洗 2 次，每日更换引流条，直至伤口愈合。以后继续用 1∶5 000 高锰酸钾溶液坐浴，每日 2 次。

（二）健康指导

（1）指导患者养成良好的卫生习惯，保持外阴部的清洁，尤其是在经期、孕期、产后以及性交时。

（2）患者常出现因怕疼和害羞而未能及时诊治的心理障碍，故要及时做好耐心细致的心理疏导工作。

（高　峰）

第五节　妇科肿瘤

一、子宫肌瘤

子宫肌瘤是女性生殖器官最常见良性肿瘤，多见于 30～50 岁妇女。本病确切的发病因素尚不清楚，一般认为其发生和生长与雌激素长期刺激有关。

子宫肌瘤按肌瘤所在部位分为子宫体部肌瘤和子宫颈部肌瘤。前者最为常见，约占 95%。根据肌瘤生长过程中与子宫肌壁的关系，可分为以下三类：①肌壁间肌瘤：肌瘤位于子宫肌层内，周围均为肌层包围，此外最常见的类型，约占总数的 60%～70%。②浆膜下肌瘤。③黏膜下肌瘤。

(一)临床表现

子宫肌瘤典型的临床表现为月经量过多，继发性贫血。症状的出现与肌瘤的生长部位、大小、数目及有无并发症有关，其中以肌瘤与子宫壁的关系更为重要。浆膜下肌瘤及肌壁间小肌瘤常无明显月经改变；大的肌壁间肌瘤可致子宫腔增大、内膜面积增加、子宫收缩不良或内膜增长时间过长等，以致月经周期缩短、经期延长、经量增多、不规则流血。黏膜下肌瘤常表现为月经量过多，经期延长等。

(二)处理原则

根据患者年龄、临床症状、肌瘤大小、数目、生长部位，以及对生育功能的要求等情况进行全面分析后选择处理方案。

1.保守治疗

(1)肌瘤小，症状不明显或已近绝经期的妇女，可每 3～6 个月复查 1 次，加强定期随访，必要时再考虑进一步治疗。

(2)肌瘤小于 2 个月妊娠子宫大小，症状不明显或较轻者，尤其近绝经期或全身情况不能胜任手术者，在排除子宫内膜癌的情况下，可采用药物治疗。常用雄激素以对抗雌激素，促使子宫内膜萎缩，直接作用于平滑肌，使其收缩而减少出血，如甲睾酮(甲基睾丸素)5 mg。舌下含服，每天 2 次，每月用药 20 日；或丙酸睾酮注射液 25 mg 肌注，每 5 日 1 次，每月总量不宜超过300 mg，以免男性化。也可用抗雌激素制剂三苯氧胺治疗月经明显增多者，每次 10 mg，每日口服 2 次，连服 3～6 个月，用药后月经量明显减少，肌瘤也能缩小，但停药后又可逐渐增大。三苯氧胺的不良反应为出现潮热、急躁、出汗、阴道干燥等更年期综合征症状。

2.手术治疗

(1)年轻又希望生育的患者，术前排除子宫及宫颈的癌前病变后可考虑经腹切除肌瘤，保留子宫。

(2)肌瘤大于 2.5 个月妊娠子宫大小，或临床症状明显者，或经保守治疗效果不佳，又无需保留生育功能的患者可行子宫切除术，年龄 50 岁以下，卵巢外观正常者可考虑保留。

(三)护理

1.提供信息，增强信心

详细评估护理对象所具备的有关子宫肌瘤的相关知识及错误概念，通过连续性护理活动与患者建立良好的护患关系，讲解有关疾病知识，纠正其错误认识。为护理对象提供表达内心情感和期望的机会，减轻其无助感。消除其不必要的顾虑，增强康复的信心。

2.加强护理，促进康复

出血多需住院治疗者，应严密观察并记录其生命体征的变化情况。除协助医师完成血常规及凝血功能检查外，需测血型、交叉配血以备急用。注意收集会阴垫，评估实际出血量。按医嘱给予止血药和子宫收缩剂，必要时输血、补液、抗感染或采用刮宫术止血，维持患者的正常血压并纠正其贫血状态。巨大肌瘤患者出现局部压迫，致使尿、便不畅时，应予导尿或用缓泻剂软化大便，或番泻叶 2～4 g 冲饮。需接受手术治疗者,按腹部及阴道手术护理。肌瘤脱出阴道内者,应保持局部清洁,防止感染。合并妊娠者多能自然分娩,不必急于干预但要预防产后出血;若肌瘤阻碍胎先露下降,或致产程异常发生难产时按医嘱做好剖宫产术准备及术后护理。

3.鼓励患者参与决策过程

根据患者的能力,提供相关疾病的治疗信息,允许并鼓励患者参与决定自己的治疗和护理方案,帮助患者接受现实的健康状况,充分利用既往解决问题的有效方法,由患者评价自己的行为,认识自己的能力。

4.做好随访及出院指导工作

护士要努力使接受保守治疗方案者明确随访的时间、目的及联系方式,按时接受随访指导,根据病情需要修正治疗方案。向接受药物治疗者讲明药物名称、用药剂量、用药方法、可能出现的副反应及应对措施。选用雄激素治疗者,每月总剂量应控制在 300 mg 以内。应该使术后患者了解,术后 1 个月返院检查的内容、具体时间、地点及联系人等。患者的性生活、日常活动的恢复均需通过术后复查全面评估身心状况后确定。要使患者了解:任何时候出现不适或异常症状,均需及时就诊。

二、子宫颈癌

子宫颈癌是女性生殖器官最常见的恶性肿瘤之一。子宫颈的病因尚不清楚。国内外大量临床和流行病学资料表明,早婚、早育、多产、宫颈慢性炎症以及有性乱史者,宫颈癌的发病率明显增高。此外,宫颈癌的发病率还与经济状况、种族和地理因素等有关。近年来还发现,通过性交而传播的某些病毒如人类乳头瘤病毒、人类巨细胞病毒等也可能与宫颈癌的发病有关。

(一)临床表现

1.症状

早期患者一般无自觉症状,多是在普查中发现异常的子宫颈刮片报告。接触性出血及白带增多常为宫颈癌的最早症状。随病程进展逐渐出现典型的临床表现。

(1)点滴样出血或因性交、阴道灌洗、妇科检查而引起接触性出血,出血量多或出血时间久可致贫血。

(2)恶臭的阴道排液使患者难以忍受。

(3)晚期患者出现消瘦、发热等全身衰竭状况。

2.体征

早期可见宫颈上皮瘤样病变和早期浸润癌,宫颈外观可正常,或类似一般宫颈糜烂,触之易出血。随着病程的发展,宫颈浸润常表现为 4 种类型。

(1)外生型:又称菜花型,是最常见的一种。

(2)内生型:癌组织向宫颈深部组织浸润,宫颈肥大,质硬,宫颈表面光滑或仅有表浅溃疡。

(3)溃疡型:无论外生型或内生型病变进一步发展时,癌组织坏死脱落,可形成凹陷性溃疡。严重者宫颈为空洞所代替,形如火山口。

(4)颈管型:癌灶发生在子宫颈外口内,隐蔽于宫颈管,侵入宫颈及子宫下段供血层,并转移到盆壁的淋巴结。

(二)护理

一般认为,子宫颈癌在发生浸润之前几乎都可以全部治愈,因此在全面评估基础上,力争早期发现、早期诊断、早期治疗是提高患者 5 年存活率的关键。护理措施。

(1)协助护理对象接受各诊治方案。

(2)鼓励摄入足够的营养。

(3)指导患者保持个人卫生。

(4)以最佳身心状态接受手术治疗。

(5)促进术后康复。

(6)提供预防保健知识。

三、子宫内膜癌

子宫内膜癌发生于子宫体的内膜层，以腺癌为主，又称子宫体癌。该病是女性生殖器官常见的三大恶性肿瘤之一，多见于老年妇女。随着妇女寿命的延长，在欧美某些国家，子宫内膜癌的发生率已跃居女性生殖器官恶性肿瘤的第一位，近年来在我国该病例的发生率也呈明显上升趋势。

（一）常见病因

子宫内膜癌的确切病因仍不清楚。可能与子宫内膜增生时间过长有关，尤其是缺乏孕激素对抗而长期接受雌激素刺激的情况下，可导致子宫内膜癌的发生。实验研究及临床观察结果提示，未婚、少育、未育或家族中有癌症史的妇女，绝经延迟、肥胖、患高血压、糖尿病及其他心血管疾病的妇女发生子宫内膜癌的机会增多。

（二）临床表现

早期无明显症状。不规则阴道流血则为最常见的症状，量不多，常断续不止，其中绝经后阴道出血为最典型的症状。少数患者在病变早期有水样或血性白带增多，晚期合并感染时则出现恶臭脓性或脓血性排液。晚期患者因癌组织扩散侵犯周围组织或压迫神经出现下腹及腰骶部疼痛，并向下肢及足部放射。当宫颈管被癌组织堵塞致宫腔积脓时，可表现为下腹部胀痛及痉挛性子宫收缩痛。

（三）处理原则

目前多主张尽早手术切除病灶，尤其是早期病例。按具体情况在手术前或手术后进行放疗、以提高疗效。凡不耐受手术或晚期转移病例无法手术切除，或癌症复发者，则选用单纯放疗、激素治疗或三者配合治疗的方案；也可采用抗肿瘤化学药物治疗，如单药应用、联合化疗或与孕激素等合用的方案。

（四）护理

子宫内膜癌是一种生长缓慢、发生转移也较晚的恶性肿瘤。其中期病变局限于子宫内膜，由于肿瘤生长缓慢，有时1～2年内病变仍局限于子宫腔内。早期病例的疗效好。护士在全面评估的基础上，有责任加强对高危人群的指导管理，力争及早发现，增加患者的生存机会护理措施。

1. 普及防癌知识

积极宣传定期进行防癌检查的重要性，中年妇女每年接受一次妇科检查，加强子宫内膜癌高危因素人群的管理。例如，严格掌握雌激素的用药指征，加强用药人群的监护和随访制度，重视更年期月经紊乱及绝经后出现不规则阴道流血者的诊治。

2. 提供疾病相关知识

评估患者对疾病及有关诊治过程的认知程度，鼓励患者及其家属说出有关疾病及治疗的疑虑。采用有效形式，向护理对象介绍住院环境、诊断性检查、治疗过程、可能出现的不适等，有助于缓解护理对象的焦虑状态。注意为患者提供安静、舒适的睡眠环境，减少夜间不必要的治疗程序；指导患者应用放松等技巧促进睡眠；必要时按医嘱使用镇静剂，以保证患者夜间连续睡眠7～8小时。努力使护理对象确信子宫内膜癌的病程发展缓慢，是女性生殖器官恶性肿瘤中预后较好的一种，鼓励她主动配合治疗过程，增强治病信心。

3. 帮助患者配合治疗

需要手术治疗者，严格按腹部及阴道手术护理进行术前准备，并为其提供高质量的术后护理。术后6～7日阴道残端羊肠线吸收或发生感染时可致残端出血，需密切观察并记录出血情况此期间患者应减少活动。常用各种人工合成的孕激素制剂（醋酸甲孕酮、己酸孕酮、安宫黄体酮等）配合治疗，通常用药剂量大，至少10～12周才能评价疗效，因此患者需要具备配合治疗的耐心。药的不良反应为水钠潴留、药物性肝炎等，但停药后即好转。三苯氧胺（TMX）或称他莫昔芬，是一种非甾体类抗雌激素药物，用以治疗内膜癌。用药后的副反应为类似更年期综合征的表现，轻度的白细胞、血小板计数下降骨髓抑制表现，还可有头晕、恶心、呕吐、不规则少量阴道流血、闭经等。晚期病例及考虑化疗者，按化疗患者护理内容提供护理活动。接受盆腔内放疗者，事先灌肠并留置导尿管，以保证直肠、膀胱空虚状态，避免放射性损伤。在腔内置入放射源期间,需保证患者绝对卧床,但应学会在床上运动肢体的方法,以免出现长期卧床的并发症。取出放射源后,鼓励渐进性下床活动及进行生活自理项目,具体内容见放疗患者的护理。

4. 做好出院指导

患者出院 2 个月后,需返院鉴定恢复性生活及体力活动的程度;术后半年再度随访,注意有无复发病灶,并根据患者康复情况调整随访间期。子宫根治术后、药物或放疗后,患者可能出现阴道分泌物减少、性交痛等症状,提供局部水溶性润滑剂可促进性活动的舒适度。

四、卵巢肿瘤

卵巢肿瘤是妇科常见的肿瘤,可发生于任何年龄。卵巢肿瘤可以有各种不同的性质和形态,单一型或混合型、一侧或双侧性、囊性或实质性、良性或恶性。近 40 年来,卵巢恶性肿瘤的发病率增加了 2~3 倍,并有逐渐上升趋势,是女性生殖器官三大恶性肿瘤之一。由于卵巢位于盆腔内,无法直接窥视,而且早期无明显症状,又缺乏完善的早期发现和诊断方法,晚期病例疗效又不佳,故其死亡率高居妇科恶性肿瘤之首。随着子宫颈癌和子宫内膜癌诊断和治疗的进展,卵巢癌已成为当前妇科肿瘤中对生命威胁最大的疾病。

(一)卵巢肿瘤类型

1. 卵巢上皮性肿瘤

(1)浆液性囊腺瘤:约占卵巢良性肿瘤的 25%。多为单侧,圆球形,大小不等,表面光滑,囊内充满淡黄清澈浆液。分为单纯性及乳头状两类,前者囊壁光滑,多为单房;后者有乳头状物向囊内突起,常为多房性,偶尔向囊壁上生长。

(2)浆液性囊腺癌:是最常见的卵巢恶性肿瘤,约占 40%~50%。多为双侧,体积较大,半实质性,囊壁有乳头生长,囊液混浊,有时呈血性。肿瘤生长速度快,预后差,5 年存活率仅 20%~30%。

(3)黏液性囊腺瘤:约占卵巢良性肿瘤 20%,是人体中生长最大的一种肿瘤。多为单侧多房性,肿瘤表面光滑,灰白色,囊液呈胶冻样。瘤壁破裂,黏液性上皮种植在腹膜上继续生长并分泌黏液,可形成腹膜黏液瘤,外观极像卵巢癌转移。

(4)黏液性囊腺癌:约占卵巢恶性肿瘤的 10%,多为单侧。瘤体较大,囊壁可见乳头或实质区,囊液混浊或为血性。预后较浆液性囊腺癌好,5 年存活率为 40%~50%。

2. 卵巢生殖细胞肿瘤

好发于儿童及青少年。生殖细胞肿瘤中仅成熟畸胎瘤为良性,其他类型均属恶性。

(1)畸胎瘤:由多胚层组织构成,偶见含一个胚层成分。肿瘤组织多数成熟,少数不成熟。肿瘤的恶性程度取决于组织分化程度。①成熟畸胎瘤:又称皮样囊肿,是最常见的卵巢良性肿瘤。多为单侧、单房、中等大小,表面光滑,壁厚,腔内充满油脂和毛发,有时可见牙齿或骨质。任何一种组织成分均可恶变形成各种恶性肿瘤,成熟囊性畸胎瘤恶变率为 2%~4%,多发生于绝经后妇女。②未成熟畸胎瘤:属于恶性肿瘤。常为单侧实性瘤,多发生于青少年,体积较大,其转移及复发率均高,5 年活率约 20%。

(2)无性细胞瘤:属中等恶性的实性肿瘤,主要发生在青春期及生育期妇女。多为单侧,右侧多于左侧,中等大小,包膜光滑。此肿瘤对放疗特别敏感,5 年存活率可达 90%。

(3)内胚窦瘤:属高度恶性肿瘤,多见于儿童及青年。多数为单侧,体积较大,易发生破裂。瘤细胞产生甲胎蛋白(AFP),故测定患者血清中的 AFP 浓度,可作为诊断和治疗监护时的重要指标。内胚窦瘤生长迅速,易早期转移。既往平均生存时间仅 12~18 个月,现经手术及联合化疗,预后有所改善。

3. 卵巢线索间质肿瘤

(1)颗粒细胞瘤:是最常见的功能性卵巢肿瘤,属于低度恶性肿瘤。肿瘤表面光滑,圆形或卵圆形,多为单侧性,大小不一。肿瘤能分泌雌激素,故有女性化作用,青春期前的患者可出现假性早熟,生育年龄的患者可引起月经紊乱,老年妇女可发生绝经后阴道流血。一般预后良好,5 年存活率达 80%左右。

(2)卵泡膜细胞瘤:属良性肿瘤,多为单侧,大小不一,质硬,表面光滑。由于可分泌雌激素,故有女性化作用,常与颗粒细胞瘤合并存在。恶性卵泡膜细胞瘤较少见,可直接浸润邻近组织,并发生远处转移,但预后较一般卵巢癌为佳。

(3)纤维瘤:为常见的卵巢良性肿瘤,多见于中年妇女。肿瘤多为单侧性,中等大小,表面光滑或结节状,切面灰白色、实性、坚硬。偶见纤维瘤患者伴有腹水和胸水,称梅格斯综合征。术切除肿瘤后,胸腹水自行消失。

(4)支持细胞—间质细胞瘤:也称睾丸母细胞瘤,多发生于 40 岁以下妇女,罕见,多为良性。肿瘤具有男性化作用,10%～30%呈恶性,5 年存活率为 70%～90%。

4.卵巢转移性肿瘤

卵巢是恶性瘤常见的转移部位,约 10%的卵巢肿瘤是由身体其他部位的肿瘤转移而来。转移癌常侵犯双侧卵巢,仅 10%侵犯单侧卵巢。库肯勃瘤是种特殊类型的转移性腺癌,其原发部位是胃肠道。肿瘤为双侧性、中等大小,一般保持卵巢原状,恶性程度高,预后极差。

(二)临床表现

卵巢良性肿瘤发展缓慢,初期肿瘤较小,多无症状,腹部无法扪及,较少影响月经,当肿瘤增至中等大小时,常感腹胀,或扪及肿块。较大的肿瘤可以占满盆腔并出现压迫症状,如尿频、便秘、气急、心悸等。

卵巢恶性肿瘤患者早期多无自觉症状,出现症状时往往病情已属晚期,由于肿瘤生长迅速,短期内可有腹胀,腹部出现肿块及腹水。患者症状的轻重取决于肿瘤的大小、位置,侵犯邻近的器官程度、有无并发症及其组织学类型。若肿瘤向周围组织浸润,或压迫神经,则可引起腹痛、腰痛或下腹疼痛;或压迫盆腔静脉,可出现浮肿,晚期患者呈明显消瘦、贫血等恶病质现象。

卵巢肿瘤常见的并发症有蒂扭转、破裂、感染。

1.蒂扭转

为妇科常见的急腹症。蒂扭转好发于瘤蒂长、活动度大、中等大小、重心偏于一侧的肿瘤,如皮样囊肿,患者体位突然改变或向同一方向连续转动。或因妊娠期或产褥期子宫位置的改变均易促发蒂扭转,卵巢肿瘤的蒂由骨盆漏斗韧带、卵巢固有韧带和输卵管组成。急性扭转的典型症状为突然发生一侧下腹剧痛,常伴恶心,呕吐甚至休克。盆腔检查可触及张力较大的肿块,压痛以瘤蒂处最甚,并有肌紧张。一经确诊,应立即手术。

2.破裂

有外伤性和自发性破裂两种。外伤性破裂可以由于挤压、性交、穿刺、盆腔检查等所致。自发生性破裂则因肿瘤生长过速所致,多数为恶性肿瘤浸润性生长穿破囊壁引起,症状的轻重取决于囊肿的性质及流入腹腔的囊液量,轻者仅感轻度腹痛,重者有剧烈腹痛、恶心、呕吐,以及休克和腹膜炎等症状,凡疑有肿块破裂,应立即剖腹探查,切除肿瘤,并彻底清洗腹腔。

3.感染

较少见,多因肿瘤扭转或破裂后与肠管粘连引起,也可来源于邻近器官感染的扩散,临床表现为急性腹膜炎征象,可触及有压痛的肿块。患者宜适当控制感染后手术切除肿瘤。短期内不能控制感染者,宜即刻手术。

(三)处理原则

怀疑卵巢瘤样病变者,如囊肿直径小于 5 cm,可进行随访观察,原则上卵巢肿瘤一经确定,应及早手术治疗,术中需区分卵巢肿瘤的良、恶性,必要时做冷冻切片组织学检查,以确定手术范围。恶性肿瘤还需辅以化疗、放疗等综合治疗方案,卵巢肿瘤并发症属急腹症,一但确诊应立即手术。

(四)护理措施

1.提供支持,协助患者应对压力

为护理对象提供表达的机会和环境。经常巡视患者,花费时间(至少 10 分钟)陪伴患者,详细了解患者的疑虑和需要。评估患者焦虑的程度以及应对压力的惯用技巧,耐心讲解病情并解答患者的提问。安排访问已康复的病友,分享感受,增强治病信心。鼓励患者尽可能参与护理活动,接受患者破坏性的应对压力方式,以维持其独立性和生活自控能力,鼓励家属参与照顾患者的活动,为他们提供单独相处的时间及场所,增进家庭成员间互动作用。

2.协助患者完成各种检查和治疗

向护理对象介绍将经历的手术经过、可能施行的各种检查,以取得主动配合。协助医师完成各种诊断性检查。如为需放腹水者,备好腹腔穿刺用物,协助医师完成操作过程。在放腹水过程中严密观察患者的反应、生命体征变化及腹水性质,并记录。一次放腹水3 000 mL左右,不宜过多,以免腹压骤降发生虚脱,放腹水速度宜缓慢,抽毕后用腹带包扎腹部。如发现不良反应,及时报告医师。努力使患者理解手术是治疗卵巢瘤最主要的方法,解除其对手术的种种顾虑。认真按腹部手术护理内容做好术前准备和术后护理,包括与病理科联系快速切片组织学检查事项,以助术中识别肿瘤的性质,确定手术范围;术前准备还应包括必要时扩大手术范围的需要。巨大肿瘤患者,需准备沙袋,术后加压腹部,以防腹压骤然下降出现休克。为需化疗、放疗者,提供相应的帮助。

3.做好随访工作

卵巢非赘生性肿瘤直径<5 cm者,应督促其定期(3~6个月)接受复查,并详细记录相关资料。手术后患者,根据病理报告结果,做好随访,良性者术后1个月常规复查;恶性肿瘤患者术后常需辅以化疗,但尚无统一的化疗方案,多按组织类型定不同化疗方案,疗程的长短因个案情况而异,晚期病例需用药10~12个疗程。护士需督促、协助患者克服实际困难,努力完成治疗计划,以提高疗效。

4.加强预防保健指导

大力宣传卵巢癌的高危因素,鼓励摄取高蛋白、富含维生素A的饮食,避免高胆固醇饮食,高危妇女口服避孕药有利于预防卵巢癌的发生。30岁以上妇女,每年进行一次妇科检查。高危人群不论年龄大小最好每半年接受一次检查,以排除卵巢肿瘤;如能配合应用辅助检查方法将提高阳性检出率。卵巢实性肿瘤或肿瘤直径>5 cm者,应及时手术切除。诊断不清或治疗无效的盆腔肿块者,宜及早行腹腔镜检查或剖腹探查。凡乳腺癌、子宫内膜癌、胃肠癌等患者,术后随访常规接受妇科检查。

(高　峰)

第六节　不孕症

凡婚后未避孕、有正常性生活、同居2年而未曾妊娠者,称不孕症(infertility)。婚后未避孕从未妊娠者称原发性不孕,曾有过妊娠而后未避孕连续2年不孕者,称为继发性不孕。

一、病因与发病机制

受孕是一个复杂的生理过程。卵巢要排出正常卵子;精液正常并有正常形态和数量的精子;精子和卵子要能够在输卵管内相遇结合成为受精卵,而后在宫腔着床发育。导致不孕的原因也很复杂。

(一)女性不孕的因素

约占60%,以输卵管及卵巢因素为多。

1.排卵障碍

常由于下丘脑—垂体—卵巢轴功能紊乱、全身性疾病、卵巢病变等导致无排卵。

2.输卵管因素

是不孕症最常见的原因,如输卵管炎症、输卵管发育异常等。

3.子宫因素

子宫发育不良、黏膜下肌瘤、特异性或非特异性子宫内膜炎症、宫腔粘连及内膜分泌反应不良等,可致孕卵不能着床或着床后早期流产。

4.宫颈因素

体内雌激素水平低下或宫颈炎症时,子宫颈黏液的性质和量发生攻变,影响精子的活力和进入宫腔的数量,宫颈息肉、宫颈口狭窄等均可导致精子穿过障碍而不孕。

5.阴道因素

先天性无阴道、阴道横膈、处女膜闭锁、各种原因引起的阴道狭窄都可能影响精子进入,严重阴道炎症可缩短精子生存时间而致不孕。

6.免疫因素

不孕妇女的宫颈黏液内产生抗精子抗体或血清中存在透明带自身抗体,都阻碍精子和卵子的正常结合。

（二）男性不孕因素

约占40%,主要为生精障碍与输精障碍。

1.精液异常

指无精子或精数过少,活动力减弱,形态异常。常见的原因有先天性发育异常、全身慢性消耗性疾病等。

2.精子运送受阻

多因炎症致使输精管阻塞,阻碍精子通过。阳痿或早泄患者往往不能使精子进入阴道。

3.免疫因素

男性体内产生对抗自身精子的抗体,或射出的精子产生自身凝集而不能穿过宫颈黏液。

4.内分泌功能障碍

如甲亢、肾上腺皮质功能亢进、垂体功能减退等。

二、治疗原则

注意增强体质以增进健康,纠正贫血和营养不良状态,积极治疗各种内科疾病,针对检查结果作相应治疗。

（一）排卵功能异常的治疗

如确定不孕的原因是无排卵,则需找出原因对症下药,如以甲状腺素治疗甲状腺功能低下,以性腺激素释放因子治疗性腺功能不足,以性腺激素释放因子的拮抗剂治疗男性激素分泌过多症,以刺激排卵的药物诱发排卵。

（二）子宫、输卵管及盆腔因素的治疗

有些子宫解剖结构异常可用手术矫治,持续性子宫内膜炎可给予抗生素治疗,子宫内膜异常增生可用子宫扩张及刮除术去除异常增生的组织。子宫内膜异位症可以手术、药物或两者并用的方式治疗,输卵管阻塞可以输卵管通气试验治疗或显微手术矫治。子宫颈黏液分泌不佳可以小剂量雌激素改善分泌情形。

（三）其他

根据具体检查结果及治疗情况分别采用人工授精、体外受精及胚泡植入、配子输卵管内移植及宫腔配子移植技术。

三、护理

（一）护理目标

（1）夫妇双方能陈述不孕的主要原因,并能配合进行各项检查。

（2）患者能以积极的态度配合并坚持治疗。

（3）绝对不孕者能面对现实,以坦然乐观的心态处之。

（二）护理措施

1. 提供相关知识

首先应详尽评估夫妇双方目前具有的不孕相关知识及错误观念,鼓励他们毫无保留地表达自己内心的看法、认识及顾虑,教会他们预测排卵的方法,让他们掌握性交的适当时期。指导夫妇双方注意生活规律,避免精神紧张等情绪改变,保持健康心态,用深入浅出的讲解使他们对生育与不孕有正确了解,纠正错误观念,正确而客观地认识生育与不孕,指出绝大部分不孕因素可以治疗,使他们满怀信心,配合检查。

2. 协助医师实行治疗方案

配合医师根据检查结果确定治疗方案,并向患者提供信心,鼓励他们坚持治疗,对绝对不孕者帮助他们度过悲伤期,面对现实,根据自身条件接受相应的治疗方案,如人工授精、体外受精胚泡植入等。

3. 提供心理支持

由于封建意识的影响,不孕夫妇承受着来自家庭及社会的巨大压力甚至家庭破裂的痛苦,常表现出自卑、无助或对生活的绝望。因此,要耐心听取他们的倾诉,取得她们的信任,给予心理疏导和支持,使她们能正确对待生活、生育,解除紧张情绪,以提高生活质量,或使大脑皮层功能紊乱所致的排卵异常得到纠正而受孕。

（高　峰）

第七节　妇科诊疗技术的护理配合

一、阴道镜检查的护理配合

（一）概述

阴道镜检查是妇科的一种辅助检查方法,其原理是利用阴道镜将观察部位上皮放大 10～40 倍,观察肉眼难以发现的上皮和血管微小病变(异型上皮、异型血管和早期癌前病变),为定位活检提供可靠病变部位,可提高诊断的准确率,对宫颈癌和癌前病变的早期发现、早期诊断有一定的临床意义。由于阴道镜检查具有操作比较简便、可提供较为可靠的活检部位及通过摄片以留存资料等优点,目前已成为妇科防癌检查的常用手段之一。

1. 适应证与相对禁忌证

（1）适应证:①宫颈细胞学检查巴氏Ⅱ级以上者或 TBS 提示上皮细胞异常或持续阴道分泌物异常。②可疑恶性病变或宫颈炎长期治疗无效,指导性活检以明确诊断。③有接触性出血,肉眼观察宫颈无明显病变,观察肉眼难以确定病变组织的细微外形结构。④宫颈锥切前确定病变范围。⑤阴道腺病、阴道恶性肿瘤的诊断。

（2）相对禁忌证:①生殖道急性炎症。②大量阴道流血。③已确诊宫颈恶性肿瘤。

2. 阴道镜的主要构造及检查常用制剂的配置

阴道镜的基本结构包括放大镜、支架和电源 3 个部分。其中,放大镜可调节的放大倍数为 10～40 倍,配有红和绿双色滤光片,使用绿色滤光片观察时光线柔和,红色滤光片背景呈红色,适于观察血管形态;双目目镜可在 50～80 mm 间调节距离,镜头可通过操纵手柄完成俯仰。支架的底座安装有 4 个轮,可向前后、左右方向移动,同时可使阴道镜镜头上下升降。光源为冷光源,因此,即使阴道镜镜头距离检查部位很近,也不至于使局部组织发热。

阴道镜检查时为便于观察局部组织的细微结构及区分正常与可疑病变组织,常采用 3% 醋酸溶液和复方碘溶液涂抹宫颈表面。对于尖锐湿疣等赘生物,也可采用 40% 三氯醋酸涂抹局部治疗。3% 醋酸溶液是由 30 mL 醋酸及 100 mL 蒸馏水配制而成的;复方碘溶液是由 1 g 碘、2 g 碘化钾及 100 mL 蒸馏水配制而成的;为了保证检查及治疗效果,检查所需制剂配制后应放在棕色瓶子里密闭好保存,一般不超过7天。

(二)实施方案

1.护理评估

(1)受检者月经史、生育史、生殖道炎症病史、临床诊断及治疗经过,有无接触性阴道流血及宫颈阴道细胞学检查等。

(2)受检者外阴、阴道及宫颈有无赘生物、充血、可疑癌性病变等,阴道分泌物的量、颜色及性状等。

(3)受检者的心理状况。

2.护理计划

(1)护士准备:洗手,戴口罩,熟悉阴道镜检查的过程,向受检者讲解阴道镜检查的目的、方法及可能出现的不适症状。检查阴道镜及配套器械及消毒日期。配制碘溶液,并将其保存于棕色瓶中。

(2)受检者准备:检查前2天内有无性交、阴道或宫颈上药及阴道检查等。受检者排空膀胱。

(3)用物准备:阴道镜、一次性阴道窥器、弯盘、长镊子或卵圆钳2把、棉球及棉签若干、3%醋酸溶液、复方碘溶液、一次性会阴垫巾、无菌手套2副。

(4)环境准备:室温适宜,空气清洁,屏风遮挡,保护受检者隐私。

3.护理配合

(1)核对受检者姓名,协助其取膀胱截石位,在其臀下垫一次性会阴垫巾。

(2)戴手套,递未涂任何润滑剂的阴道窥器暴露宫颈,递夹持干棉球的卵圆钳或长镊子拭去宫颈分泌物。开启光源开关,医生进行直接观察。

(3)递蘸取3%醋酸溶液的棉签涂抹宫颈表面,详细观察阴道镜图像,柱状上皮迅速水肿并变白,呈"葡萄串"状,鳞状上皮无此改变,若超过5分钟尚需继续观察,可再次涂抹醋酸溶液。

(4)递蘸取碘溶液棉签涂抹宫颈表面,详细观察可疑病变部位,正常宫颈或阴道的鳞状上皮可被染色呈棕褐色或黑褐色(碘试验阴性),宫颈管柱状上皮或覆盖糜烂面的柱状上皮不着色(碘试验阳性)。

(5)检查结束后,协助受检者穿好衣服,告知其术后适当休息,禁止盆浴、游泳及性生活1周;若进行宫颈活组织检查,禁止盆浴、游泳及性生活1个月,及时领取病理检查报告并反馈给医生。

(6)整理用物,洗手并记录。

4.护理评价

(1)物品准备齐全,碘溶液及醋酸溶液浓度符合要求,作用效果好。

(2)检查操作过程中与受检者及时沟通,消除其紧张焦虑心理。

(3)受检者能复述检查术后注意事项。

二、宫腔镜检查的护理配合

(一)概述

宫腔镜的发展已有百余年历史,但直到1982年第一次国际宫腔镜会议的召开,才使宫腔镜在世界范围内的应用得到了快速发展。宫腔镜是光学内镜的一种,主要用于宫腔及宫颈管疾病的诊断和治疗,其原理是采用膨宫剂扩张子宫腔,利用光学系统扩大观察视野并放大局部组织结构,便于医生通过窥镜观察宫颈管、宫颈内口、子宫内膜及输卵管开口,确定病灶的部位、大小、外观和范围,对病灶表面的组织结构进行比较细致的观察,并针对病变组织直接取材。

1.适应证与禁忌证

(1)适应证:①异常子宫出血及宫腔粘连。②可疑宫腔内占位性病变。③查找不孕症及习惯性流产的宫内及宫颈因素。④可疑子宫畸形:如单角子宫、子宫纵隔等。⑤宫内节育器的定位及取出。⑥评估药物对子宫内膜的影响。⑦经宫腔镜放置输卵管镜检查输卵管。

(2)禁忌证:①严重心、肝、肺、肾功能不全患者。②近期有子宫穿孔或子宫手术史者。③血液系统疾病患者。④急性生殖道炎症未愈或体温≥37.5 ℃,暂缓检查或治疗。

2.宫腔镜的主要构造及类型

宫腔镜的构造比较复杂,主要由镜体、光导纤维和光源三部分组成。镜体的主要组成部分包括鞘套、窥镜、闭孔器和附件,其中鞘套分前端、镜杆和后端三个部分,其作用是使窥镜顺利进入宫腔,放置检查或手术器械,同时膨宫剂可经鞘套与窥镜间的腔隙进入宫腔;窥镜也称光学视管,由接物镜、中间镜和接目镜等多组放大镜组成,其作用是扩大视野范围并放大组织结构,便于直接观察;闭孔器是一前端钝圆的实心不锈钢杆,宫腔镜检查时,先将闭孔器插入鞘套内置入宫腔,其作用是避免边缘锐利的鞘套损伤子宫内膜,也可防止窥镜镜片在放置过程中的损坏;宫腔镜的附件包括活检钳、异物钳、微型剪、吸管、导管、标尺、电凝电极、套圈切割器等,医生利用相关附件在宫腔内进行诊治操作。

宫腔镜可分为两大类,即软管型宫腔镜和硬管型宫腔镜,后者又根据镜体前端形态而分为直管型宫腔镜和弯管型宫腔镜,临床上以直管型宫腔镜应用较多。此外,根据宫腔镜观察的视野范围而分为全景式宫腔镜、接触式宫腔镜及纤维宫腔阴道镜;根据宫腔镜的应用性能而分为检查性宫腔镜和手术性宫腔镜。

3.膨宫方法及膨宫介质

膨宫技术是宫腔镜诊治中的关键环节,如果膨宫效果不好,难以达到理想的诊治效果。膨宫方法可分为气体膨宫、液体膨宫和机械膨宫 3 大类,目前临床上应用较多的是气体和液体膨宫法。不同的膨宫法所采用的膨宫介质不同。气体膨宫介质主要是二氧化碳(CO_2),其优点是不易燃爆且溶解度高,目前是临床最常用的膨宫气体;液体膨宫介质可分为低渗、等渗及高渗液体 3 种,临床常用的低渗及等渗液体有蒸馏水、生理盐水或 5%葡萄糖,主要作为检查性宫腔镜的膨宫剂;高渗液体具有黏稠度高、不易与血和黏液混合的优点,膨宫效果好,其缺点是价格昂贵。此外,其黏稠度高而推注困难,临床常用的高渗液体有:Hyskon 液、25%~50%葡萄糖及复方羧甲基纤维素溶液等,主要用于治疗性宫腔镜。

4.宫腔镜检查的适宜时间及并发症

(1)适宜时间:宫腔镜检查一般以月经干净后 5 天为宜,此时子宫内膜处于增生早期,宫腔内病变易暴露,观察效果比较理想。对于阴道不规则出血的患者,若必须进行检查,应给予抗生素预防感染。

(2)并发症:宫腔镜检查技术熟练,较少发生并发症。临床上宫腔镜检查的并发症有

1)过度牵拉和扩张宫颈导致的宫颈损伤或出血。

2)膨宫液过度吸收而进入血液。

3)无菌观念不强、器械与敷料消毒不严或患者自身生殖道炎症未愈而引起的感染。

4)CO_2所引起的气栓、肩痛或腹胀等。

5)由于扩张宫颈和膨胀宫腔所致的迷走神经综合征。

6)过敏反应。

(二)实施方案

1.护理评估

(1)患者具有宫腔镜检查的适应证,如子宫异常出血、不孕不育、闭经、习惯性流产、可疑宫内占位性病变及宫内节育器移位等。

(2)既往病史、孕产史、子宫手术史及末次月经日期等,妇科检查无生殖道急性炎症,测量血压、呼吸、脉搏、体温等生命体征正常。

(3)盆腔超声检查、血常规、凝血功能、肝功能、尿常规、心电图及生殖道细胞学检查等结果。

(4)患者的心理状况、家庭及社会支持系统。

2.护理计划

(1)护士准备:洗手,戴口罩,检查宫腔镜设备、用物及消毒日期,向患者讲解宫腔镜检查的目的及主要过程,测患者当日体温<37.5 ℃。

(2)患者准备:体温检测,排空膀胱,签知情同意书,积极配合检查。

(3)用物准备:5%葡萄糖溶液 2 000~3 000 mL、50 mL 注射器、输液器、输液胶贴、橡胶单、消毒宫腔

镜、宫腔镜手术包(卵圆钳2把、弯盘2个、纱球4个、纱布4块、棉球6个、4~8号宫颈扩张器各1根、阴道窥器2个、子宫刮匙、活检钳、子宫探针、宫颈钳、敷料钳4把、会阴垫巾、无菌单)、0.5%及0.05%碘伏、地塞米松5 mg、污物桶、装有固定液的标本瓶4个、坐凳、立灯等。

(4)环境准备:空气消毒,室温26 ℃~28 ℃,屏风遮挡,保护患者隐私。

3.护理配合

(1)核对患者姓名,协助其取膀胱截石位。摆放好坐凳、立灯及污物桶。

(2)配合麻醉师给予静脉麻醉,保持静脉输液通畅。递夹持0.5%碘伏纱球的卵圆钳消毒会阴,递夹持0.05%碘伏纱球的卵圆钳及阴道窥器,消毒阴道及宫颈,协助铺无菌单。

(3)连接好宫腔镜电源及膨宫液体泵,排空膨宫液体输入管内空气,协助检查并调节宫腔镜摄像系统。

(4)更换阴道窥器暴露宫颈,递夹持0.05%碘伏棉球的卵圆钳再次消毒宫颈及阴道。递宫颈钳夹持宫颈前唇,递子宫探针探查宫腔深度,自小号开始依次递宫颈扩张器扩张宫颈,至宫腔镜鞘套能进入宫腔。

(5)递宫腔镜鞘套进入宫腔,取回闭合器,递宫腔镜体进入宫腔,打开膨宫液管道开关,向宫腔内注入5%葡萄糖液体,根据医嘱,调整液体流量和宫腔内压力,医生转动镜体按顺序检查至满意。

(6)递活检钳钳夹可疑病变组织,将取出的病变组织遵医嘱放入标本瓶中,做好标记。

(7)检查结束后,取回活检钳及宫腔镜,递夹持0.05%碘伏棉球的卵圆钳消毒宫颈及阴道,清点器械及敷料数量,取出宫颈钳及阴道窥器。

(8)询问患者有无腹痛或特殊不适,送其到观察室卧床休息1小时,测量并记录血压、心率、呼吸及脉搏等,记录液体出入量。告知其术后2小时后可饮水进食,术后1周内可有少量阴道流血,无需处理。术后保持外阴清洁,禁止性生活及盆浴2周。

(9)及时送检标本,并告知患者取结果的时间。

4.护理评价

(1)医生对操作配合满意,检查过程顺利。

(2)患者检查术后无腹痛及明显不适。

(3)患者能复述术后注意事项,明确领取检查结果时间,及时将结果反馈给医生。

三、腹腔镜检查的护理配合

(一)概述

腹腔镜是内镜的一种,医生利用腹腔镜观察盆、腹腔内脏器的形态及其病变,必要时取活组织行病理学检查并开展相应手术治疗。20世纪60年代腹腔镜开始在我国妇科领域应用,20世纪80年代中期,随着微型摄像头和高分辨率监视器的出现,电视腹腔镜得到了广泛认可,20世纪90年代后腹腔镜技术得到了快速发展,腹腔镜手术器械和方法不断更新,许多医院妇产科不仅开展腹腔镜的诊断性检查,而且开展了腹腔镜镜下手术。目前腹腔镜已成为临床妇产科应用较为广泛的一种诊治技术。

1.适应证和禁忌证

(1)适应证:①子宫内膜异位症、异位妊娠及内生殖器畸形的诊断。②多囊卵巢综合征及卵巢早衰的诊断。③病因不明的盆腔疼痛的鉴别诊断。④病因不明的少量腹腔内出血或腹水的检查。⑤原发性或继发性不孕及不育的检查。⑥开腹手术指征不确切的盆腔肿块性质、部位的鉴别诊断。⑦盆腔恶性肿瘤二次探查的疗效评估及绝育后复孕手术术前评估。⑧子宫穿孔、宫内节育器腹腔内移位的检查。

(2)禁忌证:①严重心血管疾病及呼吸系统疾病不能耐受麻醉者。②盆腹腔肿块过大,超过脐水平者。③膈疝、腹壁疝及腹股沟疝者。④腹腔内广泛粘连者。⑤弥漫性腹膜炎或腹腔内大出血者。⑥凝血系统功能障碍者。

2.腹腔镜检查的并发症及预防

(1)腹膜外气腹:气腹是由于气腹针未进入腹腔,仅达腹膜前间隙,充气时气体进入并积聚于此,将腹膜与腹肌分离所致。选择脐轮下缘穿刺,穿刺后确认气腹针进入腹腔,可预防腹膜外气腹的发生。

(2)大网膜气肿:气肿是由于气腹针穿刺入大网膜,充气后所致。避免大网膜气肿,应注意观察充气压力是否增高,若压力增高,可将气腹针向外拔出少许,轻轻摇动腹壁,使大网膜自针头脱落。

(3)皮下气肿:气肿是由于气腹针未进入腹腔或气腹压力过高或二氧化碳气体渗漏至皮下所致。为避免皮下气肿发生,应确认气腹针进入腹腔,同时尽量缩短检查时间。

(4)气体栓塞:栓塞是由于二氧化碳误注入血管或肝内所致。操作者应在连接充气装置前先用注射器抽吸无血液,以免误将二氧化碳注入血管。

(5)血管损伤:主要是由于套管针造成腹壁、腹膜后及检查部位血管损伤。可采取的预防措施包括:①插入气腹针及第一个套管针时,手术台保持水平位,进针方向与腹壁成45°。②气腹充气适当。③避免动作粗暴,切忌过度用力。④助手可用布巾钳提拉腹壁,增大腹腔内空间。

(6)脏器损伤:主要是由于操作不当或技术不熟练所致。可造成膀胱、肠管及子宫损伤。科学规范操作、动作轻柔、技术熟练常可避免其发生。

(二)实施方案

1.护理评估

(1)患者具有应用腹腔镜检查的适应证,排除严重的心肺功能不全、血液系统疾病等禁忌证。

(2)患者既往史、孕产史、手术史等,测量其主要生命体征,如血压、呼吸、脉搏及体温等,核对末次月经日期。

(3)妇科检查、盆腔超声检查、血常规、凝血功能、肝功能、尿常规、心电图等检查结果符合腹腔镜检查要求。

(4)患者的心理状况、家庭与社会支持系统等。

2.护理计划

(1)护士准备:由器械护士及巡回护士组成。洗手,戴口罩,穿手术衣。向患者讲解腹腔镜检查的目的、主要过程及术前准备内容。术前1天用0.02%碘伏冲洗患者阴道,清洁腹部及会阴皮肤,尤其注意清洁脐孔,按腹部手术备皮。检查腹腔镜检查所需设备及器械,查看消毒日期。

(2)患者准备:了解自身病情腹腔镜检查的目的、局限性及风险性,做好心理准备,签知情同意书。术前1日改为无渣半流食,上午饮用番泻叶水以清洁肠道,至排出3次大便为止。术前日晚8时后禁食水,排空膀胱。

(3)用物准备:腹腔镜、自动CO_2气腹机、CO_2钢瓶、CO_2气体输出管道、气腹针、套管鞘及针芯、举宫器、摄像头、导光光缆、夹持钳、阴道拉钩、宫颈钳、子宫探针、无菌三角套1副、妇科盆腔手术包、14F气囊导尿管1根、10 mL注射器2个、输液器2个、0.05%碘伏、0.5%碘伏、75%乙醇、输液胶贴、麻醉药品、抢救药品等。

(4)环境准备:在手术室进行。

3.护理配合

(1)核对患者的姓名及床号,协助其取平卧位。

(2)配合麻醉师实施全身麻醉。维持静脉输液通畅。

(3)递夹持0.05%碘伏纱球的海绵钳,消毒外阴及阴道。更换海绵钳,分别传递0.5%碘伏与75%乙醇棉球消毒腹部皮肤。将患者双下肢套上三角套,协助铺无菌巾及腹单,递14F气囊导尿管,留置导尿。

(4)配合医生连接好气腹机,检查并调节腹腔镜摄像系统和CO_2气腹系统。

(5)递阴道拉钩暴露宫颈,递宫颈钳夹持宫颈前唇,递夹持0.05%碘伏纱球的海绵钳消毒宫颈,递宫腔探针探查子宫腔深度,递举宫器置入宫腔。

(6)递0.5%碘伏与75%乙醇棉球再次消毒脐及脐周皮肤,递布巾钳2把钳夹并提拉皮肤,递手术刀、小弯钳及纱垫各1个,切开并止血。

(7)递气腹针刺入腹腔,连接CO_2气体管道,向腹腔内注入气体。当充气达1 L时,调整手术床为头低臀高20°仰卧位体位,检查患者肩托确实起到支撑与固定作用。

（8）取回气腹针，递穿刺套管针插入腹腔，取回布巾钳及针芯，递腹腔镜镜头，连接光源、光缆和微型摄像头套上消毒的透明塑料薄膜套。

（9）配合医生移动举宫器检查盆腔和腹腔。注意观察患者生命体征的变化，发现异常报告医生处理。

（10）检查结束后，清点手术器械，取回穿刺套管及腹腔镜。递夹挡乙醇棉球的海绵钳消毒皮肤，递有齿镊、持针器、角针及 1 号丝线缝合皮肤。递纱布覆盖切口，胶布固定。

（11）唤醒患者，送其回病房卧床休息，测量并记录体温、血压、心率、呼吸及脉搏等，记录液体出入量。告知其术后 4 小时后可饮水、进流质饮食，并离床轻微活动，排气后可进半流质食物，第 2 日可进半流质食物或普通饮食，并向其说明由于腹腔内有气体残留，可能出现肩痛及上肢不适等症状，无需特殊处理，可自行缓解。

（12）遵医嘱给予抗生素预防感染，如有发热、出血、腹痛等应及时处理。

4. 护理评价

（1）医生对护士操作配合满意，操作过程顺利。

（2）在操作过程中充分体现人文关怀。

（3）患者检查后无明显不适，无感染发生。

四、生殖道细胞学检查的护理配合

（一）概述

女性生殖道细胞一般是指阴道、宫颈管、子宫与输卵管的上皮细胞。临床上通过生殖道细胞学检查，观察女性生殖道脱落的上皮细胞（以阴道上段和宫颈阴道部的上皮细胞为主）形态，了解其生理和病理变化，早期诊断肉眼不易发现的生殖器官恶性肿瘤及测定女性激素水平。由于阴道脱落细胞受卵巢激素的影响而周期性变化，所以阴道上皮细胞检查既可以反映体内激素水平，又可以作为宫颈疾病初步筛选，但确诊需进行组织学病理检查。

1. 适应证及禁忌证

（1）适应证：①30 岁以上女性每年 1 次的健康检查，其中妇科检查包括早期宫颈癌的筛查。②闭经、功能失调性子宫出血、性早熟等患者进行卵巢功能检查。③可疑宫颈管恶性病变或宫颈炎症需除外组织恶变者。

（2）禁忌证：生殖器官急性炎症及月经期。

2. 宫颈/阴道细胞学检查及染色方法

生殖道细胞学检查的方法有阴道涂片、宫颈刮片、宫颈管涂片和宫腔吸片，其中前三种方法比较常用。阴道涂片的主要目的是了解卵巢及胎盘功能；宫颈刮片与宫颈管涂片是筛查早宫颈癌的重要方法；若怀疑宫腔内有恶性病变时，可采用宫腔吸片。临床上常采用的细胞学染色方法为巴氏染色法，它既可用于检查雌激素水平，也可用于癌细胞的筛查。

3. 宫颈/阴道细胞学诊断的报告形式及诊断内容

宫颈/阴道细胞学诊断主要有分级诊断与描述性诊断，目前我国多数医院仍采用巴氏 5 级分类法。

（1）巴氏分级法阴道细胞学诊断标准的主要内容：①巴氏Ⅰ级，正常。②巴氏Ⅱ级，炎症，临床上又分为ⅡA 及ⅡB。③巴氏Ⅲ级，可疑癌。④巴氏Ⅳ级，高度可疑癌。⑤巴氏Ⅴ级，癌。具有典型的多量癌细胞。

巴氏分级法存在一定的不足：①Ⅰ～Ⅳ级间的区别并无严格的客观标准，主观因素较多。②癌前病变无明确规定，可疑癌是指可疑浸润癌还是 CIN 不明确。③将不典型细胞全部作为良性细胞学改变欠妥。④未能与组织病理学诊断名词相对应。

（2）TBS 分类法及其描述性诊断的主要内容：1988 年美国制定了阴道 TBS(The Bethesds System)命名系统，1991 年被国际癌症协会正式采用。主要内容包括：①感染。②反应性细胞的改变。③鳞状上皮细胞异常。④腺上皮细胞异常。⑤其他恶性肿瘤。

（二）实施方案

1.护理评估

（1）受检者月经史、婚育史、既往疾病史及末次月经日期。

（2）生殖道细胞学检查的目的。受检者无生殖道急性炎症，检查前2天内无性生活、阴道检查、阴道冲洗及阴道或宫颈上药。

（3）受检者的心理状况。

2.护理计划

（1）护士准备：洗手，熟悉生殖细胞学的检查方法，向受检者讲明阴道/宫颈涂片的目的，告知其生殖道细胞学检查方法，减轻其心理负担。

（2）受检者准备：检查前2天内无性交、阴道检查、阴道冲洗或放置药物，排空膀胱。

（3）用物准备：一次性阴道窥器、宫颈刮片（木质小刮板）2个或宫颈取样刷、无菌干棉签及干棉球若干个、消毒大镊子2把、0.9%氯化钠溶液、干燥载玻片2张、装有固定液（95%乙醇）和细胞保存液标本瓶各1个。

（4）环境准备：调节室温，空气清洁，屏风或窗帘遮挡，注意保护受检者的隐私。

3.护理配合

（1）核对受检者姓名，协助其取膀胱截石位。

（2）取材：①阴道涂片：受检者为已婚妇女，递未涂润滑油的阴道窥器扩张阴道，递无菌干棉签刮取阴道浅层细胞，递载玻片涂抹标本，将其放置于95%乙醇溶液中固定。受检者未婚妇女，递湿润的生理盐水棉签卷取阴道上皮细胞，递载玻片涂抹标本，将其放置于95%乙醇溶液中固定。②宫颈刮片：递未涂润滑油的阴道窥器扩张阴道，暴露宫颈，递夹持无菌干棉球的大镊子拭去宫颈表面分泌物，递木质小刮板，以宫颈外口为圆心刮取细胞，递载玻片涂抹标本，将其放置于95%乙醇溶液中固定。③宫颈管涂片：递未涂润滑油的阴道窥器扩张阴道，暴露宫颈，递夹持无菌干棉球的大镊子拭去宫颈表面分泌物，递宫颈取样刷在宫颈管内旋转取样，将取样刷放置在细胞保存液标本瓶内，做好标记。

（3）取材过程中，安慰和鼓励受检者，分散其注意力，减轻其不适感觉。

（4）取材完毕，及时送检标本。嘱受检者及时取检查报告并将其反馈给医生。

（5）整理用物，洗手并记录。

4.护理评价

（1）熟悉操作过程，传递用物准确及时。

（2）生殖道细胞取材顺利，满足制片及诊断要求。

（3）受检者无特殊不适感觉。

五、宫颈活组织检查的护理配合

（一）概述

宫颈活组织检查简称宫颈活检，是自宫颈病变处或可疑病变处取小块组织作病理学检查。绝大多数宫颈活检可作为临床诊断的最可靠依据。常用的取材方法有局部活组织检查和诊断性宫颈锥形切除术（简称宫颈锥切术）。

1.适应证与禁忌证

（1）适应证。

1）宫颈局部活组织检查的适应证：宫颈细胞学检查巴氏Ⅲ级及以上者或巴氏Ⅱ级经消炎治疗后查，仍为巴氏Ⅱ级者。宫颈细胞学检查TBS分类法诊断为鳞状上皮异常者。肿瘤固有荧光诊断仪检查或阴道镜检查多次可疑阳性或阳性者。疑有宫颈癌或患有宫颈尖锐湿疣等特异性感染，需明确诊断者。

2）诊断性宫颈锥形切除术的适应证：宫颈细胞学检查多次发现恶性细胞，而宫颈多处活检及分段诊刮病理检查均未发现癌灶者。临床可疑为浸润癌、宫颈活检病理检查为原位癌或镜下早期浸润癌者，以明确病变程度及手术范围。宫颈活检病理检查有重度不典型增生者。

(2)禁忌证:①宫颈局部活组织检查的禁忌证:急性生殖道炎症。妊娠期或月经期及月经前期。血液系统疾病。②诊断性宫颈锥形切除术的禁忌证:同宫颈局部活检。

2.宫颈的解剖生理特点

宫颈是子宫的重要组成部分,幼年时的宫颈与宫体比例为2∶1,成年女性为1∶2,老年妇女为1∶1。宫颈内腔呈梭形,称为宫颈管,成年妇女宫颈管长2.5～3.0 cm,宫颈以阴道为界,分为上下两部,上部为宫颈阴道上部,占2/3,下部为宫颈阴道部,占1/3。宫颈外口呈圆形者,多为未产妇,宫颈外口呈"一"字形而将宫颈分为前唇和后唇者,为已产妇。

宫颈由结缔组织、平滑肌纤维、血管及弹力纤维构成,其中以结缔组织为主。宫颈管黏膜为单层高柱状上皮,受性激素影响,黏膜分泌碱性黏液,形成黏液栓阻塞宫颈管。宫颈阴道部覆盖复层鳞状上皮,宫颈外口柱状上皮与鳞状上皮交接处是宫颈癌的好发部位。

(二)实施方案

1.护理评估

(1)患者既往史、月经史、末次月经日期、孕产史、现病史、临床诊断、治疗经过及宫颈细胞学检查结果。

(2)体温、血压、脉搏、呼吸和心率等生命体征。有无接触性出血,阴道分泌物的颜色、性状和量。

(3)检查前2天内无性交及宫颈上药。

(4)患者的家庭、社会支持系统及心理状况。

2.护理计划

(1)护士准备:洗手,戴口罩,熟悉宫颈活组织检查的具体方法,向患者解释检查的目的,预约检查时间(患者月经干净后3～7天)。术前3天行宫颈锥切术术前准备,用0.05%碘伏消毒宫颈及阴道,每日1次。

(2)患者准备:检查前2天避免性交及宫颈上药,月经干净3～7天。排空膀胱。拟行宫颈锥切术的患者术前应做血常规、凝血功能和心电图检查,将检查结果交给医生,知情同意签字。

(3)用物准备:阴道窥器、无菌宫颈钳、子宫探针、宫颈活检钳、无齿长镊2把、卵圆钳2把、鼠齿钳2把、Hegar宫颈扩张器4～7.5号各1个、小刮匙、尖手术刀、洞巾、布巾钳4把、带尾棉球或带尾纱布卷、棉球及棉签若干、纱布4块、14F号导尿管、3/0肠线、圆针2个、持针器、立灯、装有固定液(10%甲醛溶液)标本瓶4～6个、复方碘溶液、0.02%及0.5%碘伏溶液。

(4)环境准备:调节室温,空气清洁、屏风或窗帘遮挡,注意保护患者隐私。

3.护理配合

(1)核对患者姓名,协助其取膀胱截石位,摆好立灯照明。

(2)宫颈活组织检查:①宫颈局部活组织检查:递阴道窥器打开阴道,暴露宫颈。递无齿长镊及干棉球拭去宫颈黏液,递夹持0.02%碘伏棉球的卵圆钳消毒宫颈及阴道。递宫颈活检钳在宫颈病变处或宫颈外口鳞状上皮与柱状上皮交接处取材,将标本放入标本瓶中并注明取材部位,多点取材时应分别以3、6、9、12点注明部位。递无齿长镊及带尾棉球压迫止血。②诊断性宫颈锥切术:配合麻醉师实施硬膜外麻醉,递夹持0.5%碘伏棉球的卵圆钳消毒外阴,递无菌巾铺巾。递14F导尿管导尿。递阴道窥器暴露宫颈,递夹持0.02%碘伏棉球的卵圆钳消毒宫颈及阴道。递宫颈钳夹持宫颈前唇,自4号至7号依次递宫颈扩张器扩张宫颈,取回宫颈扩张器,递小刮匙搔刮宫颈管,将搔刮物装入标本瓶中并注明,取回小刮匙。递复方碘溶液棉签涂抹宫颈,取回宫颈钳,递2把鼠齿钳钳夹宫颈并向外牵拉,递尖手术刀在碘不着色区外0.5 cm处行宫颈锥切术。取回手术刀,将切除的宫颈组织放入标本瓶内,递3/0肠线持针器缝合创面,递无齿长镊及带尾纱布卷局部压迫。

(3)检查结束后,送患者在观察室内观察1小时,观察有无阴道流血、头晕、血压下降等出血反应。告知患者检查后12～24小时自行取出阴道内带尾棉球或带尾纱布卷;卧床休息3天,发现异常阴道流血应随诊;注意保持外阴部清洁,宫颈局部活组织检查后1个月内、宫颈锥切术后2个月内禁止性生活、盆浴及游泳;宫颈锥切术后的患者于第2次月经来潮干净后3～7天遵医嘱按时、足量服用抗生素预防感染。

(4)整理用物,洗手并记录,标本瓶上做好标记,宫颈锥切术切下的组织于12点处做一标记,及时送检标本。

4.护理评价

(1)传递器械与物品及时准确,取材顺利,医生满意。

(2)患者检查过程中得到护士安慰与鼓励,积极配合医生。

(3)患者明确检查术后注意事项,按时取出阴道内纱布卷,无感染及出血发生。

六、阴道后穹隆穿刺术的护理配合

(一)概述

阴道后穹隆穿刺术是指用穿刺针经阴道后穹隆刺入盆腔,抽取积存在直肠子宫陷凹处的液体进行辅助诊断的一种检查方法。

1.适应证与禁忌证

(1)适应证:①疑有腹腔内出血,异位妊娠、卵巢黄体破裂等疾病的诊断。抽取腹腔积液协助诊断某些疾病。②对位于盆腔子宫直肠陷凹内的肿块行细胞学检查。③子宫直肠陷凹内积液积脓时穿刺抽液检查、引流及注药。④超声引导下穿刺取卵,用于辅助生育技术。

(2)禁忌证:①盆腔严重粘连,较大肿块占据直肠子宫陷凹部位,并凸向直肠者。②疑有肠管和子宫后壁粘连者。③临床已高度怀疑盆腔肿块为恶性肿瘤。④异位妊娠采用非手术治疗者。

2.阴道后穹隆的解剖学特点

宫颈与阴道间的圆周状隐窝,称为阴道穹隆,根据其所处位置而分为阴道前、后、左、右穹隆,阴道后壁最长,10～12 cm,因此阴道后穹隆最深,与盆腹腔最低部位的直肠子宫陷凹紧密相邻。直肠子宫陷凹是腹膜在直肠与子宫之间移行形成的陷凹,女性立位和半卧位时此陷凹为盆腹腔的最低部位,故腹腔内积血、积液或积脓易积存于此处。临床上经此穿刺或引流,以明确腹腔内出血的诊断或判断积液的性质。

(二)实施方案

1.护理评估

(1)患者既往病史、月经史(包括初潮年龄、月经周期、经期、经量及末次月经日期)、生育史及现病史。是否采取避孕措施,有停经史者是否出现早孕反应、阴道流血、腹痛等;有无咳嗽、咳痰、发热等症状。

(2)意识状态、体温、血压、心率、呼吸及脉搏等,乳房是否增大并有蒙氏结节,是否有下腹或全腹压痛、反跳痛及腹肌紧张。妇科检查阴道及宫颈有无着色,阴道后穹隆是否饱满,双合诊检查子宫大小、质地及活动度,附件区有无包块及触痛,有无宫颈举痛,阴道分泌物量、性状及颜色。

(3)患者及家属对疾病及阴道后穹隆穿刺术的认知与合作程度。

2.护理计划

(1)护士准备:洗手,戴口罩,熟悉后穹隆穿刺技术的操作方法。做好患者心理工作,缓解患者紧张情绪。对于血压较低的患者,遵医嘱给予静脉输液。怀疑异位妊娠致腹腔内出血者,遵医嘱做好术前准备。

(2)患者准备:检查血常规、血型、尿常规、尿妊娠试验、心电图及盆腔B超检查等。知情同意,排空膀胱。

(3)用物准备:治疗车、无菌阴道后穹隆穿刺包(阴道窥器、长镊子2把、卵圆钳2把、宫颈钳、7号腰椎穿刺针、10 mL注射器、洞巾、布巾钳4把、纱布4块、棉球若干、试管2个)、无菌手套、0.05%及0.5%碘伏棉球、立灯及坐凳等。

(4)环境准备:室温适宜,屏风或帘遮挡,注意保护患者隐私。

3.护理配合

(1)核对患者姓名及床号,帮助其取膀胱截石位,摆好立灯及坐凳,打开立灯开关照明。

（2）戴手套,递长镊子及0.5%碘伏棉球消毒外阴,递无菌洞巾及布巾钳,外阴铺巾。递阴道窥器暴露宫颈,医生观察。递夹持0.05%碘伏棉球的卵圆钳消毒宫颈及阴道,递宫颈钳夹持宫颈后唇,暴露阴道后穹隆。

（3）告知患者牵拉宫颈及穿刺针进入盆腔时稍有不适,禁止身体移动,防止穿刺针误伤盆腔脏器;指导患者深呼吸,全身放松,避免臀部、会阴部及下肢肌肉紧张。

（4）将腰椎穿刺针与注射器连接,检查穿刺针头无堵塞,递夹持0.05%碘伏棉球的卵圆钳消毒阴道后穹隆,递穿刺针穿刺,抽出液体后,取回穿刺针及装有液体的注射器,递长镊子及纱布压迫局部止血。

（5）询问患者自觉症状,观察其面色变化。将注射器中的液体注入无菌试管,做好标记。穿刺部位无活动性出血,取回长镊子及注入无菌试管,做好标记。穿刺部位无活动性出血,取回长镊子及纱布,取出阴道窥器。

（6）检查结束后,整理用物,洗手并记录。协助患者穿好衣裤,将其送回病房,嘱半卧位休息,测量血压、心率及脉搏。告知其未确诊之前,禁用止痛药,以免影响诊断,耽误病情。保持外阴部清洁,2周内禁止性生活、游泳或盆浴;遵医嘱应用抗生素预防感染。

（7）及时送检标本。

4.护理评价

（1）患者在护士指导下身体放松、未移动体位,穿刺操作过程顺利。

（2）患者能遵从护士指导,未服用止痛药,保持外阴清洁。

（3）医护配合默契,顺利抽取盆腔内积液（脓）并及时送检。

七、诊断性刮宫的护理配合

（一）概述

诊断性刮宫是刮取子宫内膜和内膜病灶组织进行病理学检查的一种诊断方法,简称诊刮。若同时怀疑有宫颈管和宫腔病变,应对宫颈管和宫腔分别进行诊刮,简称分段诊刮。此外,诊断性刮宫还可用于因宫腔内组织残留或功能失调性子宫出血长期多量出血时,达到止血效果。

1.适应证与禁忌证

（1）适应证:①子宫异常出血或阴道排液,诊断或排除子宫内膜癌、宫颈癌或流产等。②功能失调性子宫出血或闭经,了解子宫内膜变化及其对性激素的反应。③女性不孕症患者,了解卵巢有无排卵或子宫内膜有无结核。④功能失调性子宫出血的止血及宫腔内残留组织的清除。

（2）禁忌证:①急性或亚急性生殖道炎症。②术前体温高于37.5℃者。

2.诊刮的时间选择

（1）判断不孕症患者有无排卵,应选择月经前或月经来潮12小时内刮宫。

（2）判断功能失调性子宫出血患者是否有子宫内膜增生,应选择月经前1～2天或月经来潮24小时内刮宫;若判断是否为子宫内膜剥脱不全,应选择月经第5～7天刮宫;不规则出血者,可随时刮宫。

（3）疑有子宫内膜结核者,应选择月经前1周或月经来潮12小时内刮宫。

（4）疑有子宫内膜癌者,可随时刮宫。

（二）实施方案

1.护理评估

（1）患者年龄、月经史（包括初潮年龄、月经周期、经期、经量及末次月经日期）、孕产史、子宫或阴道手术史、既往史及家族史等。

（2）患者有无阴道出血或排液、出血或排液的持续时间和量、是否伴有腹痛及诊疗经过等。

（3）患者心理状况及对诊断性刮宫的合作程度。

2.护理计划

（1）护士准备:洗手,戴口罩,熟悉诊断性刮宫的操作及配合方法,协助医生预约患者检查时间,告知患者行卵巢功能检查时,应至少停用性激素1个月以上。检查前测量患者体温正常,遵医嘱备同型血。

(2)患者准备:刮宫前5天内禁止性生活。疑为子宫内膜结核患者于诊刮前3天应用抗结核药物,防止结核灶扩散。检查前排空膀胱,知情同意并签字。

(3)用物准备:无菌诊断性刮宫包(阴道窥器、弯盘、宫颈钳、子宫探针、卵圆钳、长镊子、4~8号宫颈扩张器、刮匙、小刮匙2把、洞巾、纱布4块、棉球及棉签若干)、装有10%甲醛溶液的标本瓶2~3个、污物桶、0.05%及0.5%碘伏、0.9%氯化钠溶液、坐凳、立灯、10 mL注射器、输液器、供养装置(氧气瓶或管道氧气)、缩宫素等抢救物品。

(4)环境准备:温度适宜,屏风遮挡,注意保护患者隐私。

3.护理配合

(1)检查用物在使用期限范围且无菌诊刮包无潮湿。核对患者,协助其取膀胱截石位。

(2)医生行双合诊检查子宫位置、大小及附件,护士摆放好坐凳及立灯,戴手套,递夹持0.5%碘伏棉球的卵圆钳,常规消毒外阴,递洞巾铺巾。

(3)递阴道窥器暴露宫颈及阴道,递夹持0.05%碘伏棉球的长镊子消毒宫颈及阴道,递宫颈钳夹宫颈前唇,递小刮匙自宫颈内口向宫颈外口搔刮一周,将刮取物置于0.9%氯化钠溶液纱布上。

(4)取回小刮匙,递子宫探针探查宫腔。取回子宫探针,自小号起逐号递宫颈扩张器扩张宫颈管,指导患者做深呼吸,缓解恶心、呕吐反应。递0.9%氯化钠溶液纱布1块垫于阴道后穹隆,递刮匙刮取宫腔四壁及两侧宫角。在刮宫过程中,注意询问患者有无腹痛突然加重,观察其是否出现面色苍白、出冷汗等症状,发现异常及时告知医生。

(5)将纱布上收集到的由宫颈及宫腔内刮出的组织分别放入标本瓶中固定。递夹持0.05%碘伏棉球的长镊子消毒宫颈及阴道,取出阴道窥器。

(6)填写病理检查单并注明患者末次月经日期,将不同部位刮取的组织标记清楚。

(7)协助患者穿好衣服,在观察室休息,告知患者2周内禁止性生活及盆浴;保持外阴部的清洁;按医嘱服用抗生素或抗结核药物3~5天;及时将病理检查结果反馈给医生,1周后到门诊复查。

(8)整理用物,洗手并记录,及时送检标本。

4.护理评价

(1)严格执行无菌操作原则及查对制度。

(2)诊断性刮宫顺利,标本收集满意。

(3)护患沟通交流顺畅,操作中及时发现患者异常反应,并采取措施。

(4)患者及时将病理检查结果反馈给医生,按时复查。

八、输卵管通畅检查的护理配合

(一)概述

输卵管通畅检查是通过向子宫腔及输卵管内注入生理盐水(可含有抗生素、激素或蛋白酶等其他药物)或造影剂,了解子宫腔、输卵管管腔形态及输卵管是否通畅的一种检查方法;对于输卵管成形术后的患者,输卵管通畅术也是一种治疗手段,通过向输卵管腔内注入药物,松解和预防输卵管内及其周围的粘连形成。临床上常用的方法有输卵管通液术和子宫输卵管造影术。

1.适应证与禁忌证

(1)适应证:①不孕症,怀疑输卵管阻塞,了解其是否通畅。子宫输卵管造影还可了解子宫与输卵管形态、确定输卵管阻塞部位。②输卵管结扎术、输卵管再通术或成形术后的效果检验及评价。③疏通输卵管管腔内轻度粘连。④习惯性流产病因筛查,如子宫输卵管造影可确定有无子宫畸形及宫颈内口松弛。

(2)禁忌证:①生殖器官急性或亚急性炎症者。②月经期或不规则阴道流血者。③严重的全身性疾病,不能耐受检查者。④可疑妊娠者。⑤体温高于37.5 ℃者。⑥碘过敏者禁做子宫输卵管造影检查。

2.不孕症及其病因

凡婚后未避孕、有正常性生活且同居 1 年而未受孕者,称不孕症。若从未妊娠者,称原发性不孕;曾经妊娠而后不孕者,称继发不孕。不孕症病因中女方因素占 40％～55％,男方因素占 25％～40％,夫妇双方因素占 20％,免疫和不明原因占 10％。

(1)女方不孕因素:见于卵巢功能障碍(包括排卵障碍与黄体功能不全)、输卵管因素、子宫与宫颈因素、外阴与阴道因素和子宫内膜异位症等,其中排卵障碍和输卵管因素最常见。

(2)男方不孕因素:见于精子发生功能障碍、精子运送障碍和精子异常等,其中前两者为主要因素。

(3)免疫因素:主要有精子免疫、女方体液免疫异常及子宫内膜局部细胞免疫异常。

(4)男女双方因素:夫妇双方缺乏性知识或精神高度紧张,也可导致不孕。

(5)不明原因:不孕症患者经过不孕症的详细检查,无法发现不孕原因。

3.检查结果评定

(1)输卵管通液术:①输卵管通畅:推注 0.9％氯化钠溶液 20 mL 无阻力,压力维持在 8.0～10.7 kPa(60～80 mmHg)以下,停止推注时无液体回流至注射器,患者无不适。②输卵管阻塞:推注 5 mL 即有阻力,压力持续上升且不下降,停止推注可见液体回流,患者感到下腹胀痛。③输卵管通而不畅:推注时有阻力,经加压后推注能推进,患者感到轻微下腹痛。

(2)子宫输卵管造影术:①正常子宫及输卵管:宫腔显示呈倒三角形,双侧输卵管显影形态柔软,40％碘化油造影 24 小时后盆腔内见散在造影剂。②宫腔异常:宫腔显示失去倒三角形,内膜呈锯齿状,提示患宫腔结核;若见宫腔充盈缺损,提示有子宫黏膜下肌瘤。③输卵管异常:输卵管形态不规则、僵硬或呈串珠状,也可见钙化点;若见输卵管远端呈气囊状扩张,提示患输卵管积水;若 40％碘化油造影 24 小时后盆腔内未见散在造影剂,提示输卵管不通。

(二)实施方案

1.护理评估

(1)患者年龄、职业、性生活、月经史、孕产史、既往病史、现病史、过敏史及末次月经日期等。

(2)患者生殖器及第二性征发育。排除结核、卵巢功能异常、男方不孕因素及免疫因素。

(3)患者心理及精神状况,如是否因不孕而感到苦恼、情绪低落或精神紧张等。

(4)患者及家属对输卵管通畅检查认知及合作程度。

2.护理计划

(1)护士准备:洗手,戴口罩。熟悉输卵管通畅术的操作及配合方法,告知患者检查的目的及检查前注意事项,缓解其紧张情绪。子宫输卵管造影术需在检查前 1 天做碘过敏试验,术前日晚行清洁灌肠。

(2)患者准备:月经干净 3～7 天,检查前 3 天无性生活,体温正常,知情同意并签同意书,检查术日晨禁食,排空膀胱。

(3)用物准备:无菌输卵管通畅检查包(阴道窥器、宫颈导管、Y 型管、弯盘、卵圆钳、长镊子 2 把、宫颈钳、子宫探针、3～5 号宫颈扩张器、纱布 6 块、治疗巾、洞巾、布巾钳 4 把、棉签、棉球若干)、压力表、无菌手套、20 mL 注射器、0.05％及 0.5％碘伏等。在此基础上,输卵管通液术需备:0.9％氯化钠溶液(37 ℃左右)、庆大霉素 8 万 U、地塞米松 5 mg。子宫输卵管造影术需备:阿托品 0.5 mg、40％碘化油或 76％泛影葡胺液。

(4)环境准备:室内温度适宜,注意保护患者隐私。

3.护理配合

(1)输卵管通液术:①核对患者,协助患者取膀胱截石位,检查无菌输卵管通畅检查包在使用期限内且无潮湿。②递夹持 0.5％碘伏棉球的卵圆钳,消毒外阴,递治疗巾、洞巾及布巾钳铺巾与固定。医生双合诊检查子宫位置和大小。③递阴道窥器暴露阴道及宫颈,递夹持 0.05％碘伏的长镊子消毒阴道及宫颈,递宫颈钳夹持宫颈。递子宫探针探查宫腔,递宫导管沿宫腔方向置入。④用 20 mL 注射器抽取 0.9％氯化钠溶液、庆大霉素 8 万 U 及地塞米松 5 mg,将 Y 型管与宫颈导管与压力表、注射器相连,压力表高于

Y型管水平。向宫颈导管内缓慢推注,询问患者有无下腹疼痛。⑤取回宫颈导管及宫颈钳,递夹持0.05%碘伏棉球的长镊子消毒阴道及宫颈,取回阴道窥器。⑥整理用物,洗手。告知患者2周内禁止性生活及盆浴,遵医嘱应用抗生素预防感染。

(2)子宫输卵管造影术:术前30分钟,遵医嘱肌内注射阿托品0.5 mg。

①~③同输卵管通液术。④用20 mL注射器抽取40%碘化油,将Y型管与宫颈导管与压力表、注射器相连,压力表高于Y型管水平。向宫颈导管内缓慢推注,医生X线透视下观察造影剂流动并摄片。护士应询问患者有无下腹疼痛,观察其有无痛苦表情和变态反应症状。告知患者24小时后拍摄盆腔平片。若采用76%泛影葡胺液造影剂,10~20分钟后再摄片。⑤取回宫颈导管及宫颈钳,递夹持0.05%碘伏的长镊子消毒阴道及宫颈,取回阴道窥器。⑥整理用物,洗手。告知患者2周内禁止性生活及盆浴,遵医嘱应用抗生素预防感染。

4.护理评价

(1)严格执行无菌操作,未发生感染。

(2)护理配合熟练,顺利完成输卵管通畅检查。

(3)患者能复述术后注意事项。

九、经腹壁羊膜腔穿刺术的护理配合

(一)概述

经腹壁羊膜腔穿刺术是指在妊娠中晚期用穿刺针经腹壁进入羊膜腔抽取羊水进行成分检测分析,也可向羊膜腔内注入生理盐水或药物进行治疗的一种诊疗技术,主要用于产前诊断、胎儿治疗及中期引产。

1.适应证与禁忌证

(1)适应证。

1)产前诊断:羊水细胞染色体核型分析与染色质检查,明确胎儿性别,对某些遗传缺陷或先天性疾病评估与诊断。

羊水生化测定,检测胎儿成熟度、甲胎蛋白、羊水中血型物质、胆红素及雌三醇等。

羊膜腔内造影可显示胎儿体表畸形及肠管阻塞。

2)胎儿宫内治疗:注入皮质激素以促进胎儿肺成熟;注入清蛋白及氨基酸以促进胎儿发育;母儿血型不合者给予输血;羊水过多者抽取羊水以改善临床症状;羊水过少者注入生理盐水以预防胎盘和脐带受压。

3)胎儿异常或死胎等做羊膜腔内注药行中期妊娠药物引产者。

(2)禁忌证:①检查前24小时内2次体温高于37.5 ℃者。②有流产先兆者不宜做产前诊断性羊膜腔穿刺检查。③严重心、肝、肺及肾疾病,急性生殖道炎症患者不宜做羊膜腔内注药引产。

2.适宜穿刺的孕周及部位

(1)孕周选择:产前诊断宜在孕16~22周进行穿刺,此时子宫轮廓清楚,羊水量相对较多,不易伤及胎儿;中期引产者宜在孕16~26周进行穿刺。

(2)穿刺部位选择:一般选择在宫底下2~3横指中线或两侧囊性感明显处进行穿刺。穿刺前行B超检查,对胎盘位置和羊水暗区定位,穿刺时避开胎盘;亦可在B超引导下穿刺。

(二)实施方案

1.护理评估

(1)孕妇年龄、职业、月经史、孕产史、遗传病家族史及有无接触过大量放射线或服用药物史,有无遗传病患儿、畸形胎儿、习惯性流产、母儿血型不合、死胎或死产等生育史。

(2)孕妇的一般健康状况、体重、体温、血压、心率、孕周、胎心、胎动、胎儿大小、宫高、腹围等情况。

(3)孕妇产前检查记录,有无先兆流产征象、生殖道畸形及炎症等。血常规、凝血功能、肝功能、尿常规及B超检查结果有无异常。

（4）孕妇及家属对羊膜腔穿刺术认知及配合程度。

2.护理计划

（1）护士准备：协助医生排除经腹羊膜腔穿刺术的禁忌证，告知孕妇穿刺时间。协助孕妇行 B 超检查，做好胎盘位置及羊水暗区定位标记。告知羊膜腔穿刺术的主要过程、可能出现的情况及相应措施，减轻孕妇的思想负担。中期妊娠引产前 1 天行会阴备皮，遵医嘱做药物敏感性试验，检查物品的使用期限；术日晨测量孕妇体温。洗手，戴圆帽和口罩。

（2）孕妇准备：知情同意并签字。身心放松，排空膀胱。

（3）用物准备：治疗车、无菌腰椎穿刺包（7 号腰椎穿刺针、长镊子 2 把、10 mL 注射器、20 mL 注射器、试管 4 支、洞巾、布巾钳 4 把、纱布 4 块、棉球若干、手术衣 2 件、手套 2 副）、治疗药物（0.9％氯化钠注射液或氨基酸或依沙吖啶等）、0.5％碘伏、胶布、利多卡因注射液及急救药品。

（4）环境准备：温度适宜，室内安静，空气洁净。

3.护理配合

（1）核对孕妇床号和姓名，协助其仰卧于检查床上。腹部触诊检查核实 B 超标记的穿刺部位。

（2）携用物于检查床旁。消毒洗手，穿手术衣，戴无菌手套。

（3）递夹持 0.5％碘伏棉球的长镊子消毒腹部皮肤，递无菌洞巾和布巾钳，暴露穿刺标记部位。

（4）用 10 mL 注射器抽取利多卡因注射液递给医生实施局部浸润麻醉。

（5）递腰椎穿刺针穿刺，见拔出穿刺针芯后有羊水溢出，取回穿刺针芯。递 20 mL 注射器抽取羊水，注入试管内待检。若需药物治疗，遵医嘱传递药物注入羊膜腔内。询问孕妇的自身感觉，注意观察其有无呼吸困难、发绀、胸闷、咳嗽等异常情况，警惕发生羊水栓塞。

（6）递穿刺针芯插入穿刺针内，取回拔出的穿刺针，递干纱布 4 块压迫穿刺点 5 分钟，观察穿刺部位无渗出后，胶布固定。

（7）将孕妇送回观察室观察。整理用物，洗手。记录羊膜腔穿刺时间、抽出羊水量及性状、注入药物名称及剂量、孕妇反应等。观察胎心率及胎动并记录。

（8）做好标本标记并及时送检。观察孕妇 2 小时无异常，送其回病房休息。嘱孕妇卧床休息12 小时。若发现腹部穿刺点及阴道有液体或血液渗出、出现腹痛、胎心率和胎动变化等，及时通知医护人员。

（9）对行中期妊娠引产者，应经常巡视病房，观察并记录宫缩出现时间和强度、胎心及胎动消失时间及阴道流血情况等。

（10）鼓励孕妇家属尽可能提供更多的情感支持。

4.护理评价

（1）严格遵循无菌原则及查对制度，未发生羊膜腔内感染。

（2）羊膜腔穿刺术操作顺利，医生对护士的配合满意。

（3）积极与孕妇及家属沟通，为孕妇提供情感支持。

（高　峰）

第十三章 产科疾病的护理

第一节 流 产

流产是指妊娠不足 28 孕周,胎儿体重不足 1 000 g 即终止者。流产分人工流产与自然流产。人工流产是指应用人工方法使妊娠终止者。自然流产:发生于妊娠 12 周以前者为早期流产,发生于妊娠 12 周至 27 孕周末者为晚期流产。

一、病因

（一）胚胎因素

由于卵子和精子本身的缺陷,胚胎染色体结构或数目异常,引起受精卵和胚胎发育异常或绒毛变性,是早期自然流产的最常见原因。

（二）母体因素

1.内分泌失调

妊娠早期卵巢黄体功能不全,致孕激素产生不足;甲状腺功能异常、糖尿病等均可影响胚胎的正常发育,导致流产。

2.全身性疾病

急性传染病、高热;孕早期病毒感染;慢性疾病如严重贫血、心力衰竭等。

3.子宫病变

子宫畸形、子宫发育不良、子宫肌瘤等可影响胚胎、胎盘生长发育导致流产;宫颈重度裂伤或宫颈内口松弛易致晚期流产。

4.创伤及其他

外伤、妊娠早期腹部手术等易刺激子宫收缩而引起流产。免疫因素如母儿血型不合也可导致流产。

二、临床表现及各类型流产的鉴别诊断

流产的主要症状是停经后阴道流血和下腹痛。按流产发展过程分下列几种类型。

（一）先兆流产

停经后有少量阴道流血,伴轻微下腹胀痛、腰酸。妇科检查宫口未开,子宫大小与停经周数相符;尿妊娠试验阳性;B 型超声见胚囊大小、胎心、胎动情况与孕周相符。经保胎治疗后部分可继续妊娠。

（二）难免流产

由先兆流产发展而来,流产已不可避免。阴道流血量增多,常超过月经量,下腹痛呈阵发性加剧。妇科检查宫口已开大,有时可见胎膜或胚胎组织堵塞;子宫大小与妊娠周数相符或略小;尿妊娠试验阳性或阴性。

（三）不全流产

指妊娠产物已部分排出体外,尚有部分残留在宫腔内。多发生于妊娠 8～12 周间。残留组织影响宫缩血窦不能关闭,可致持续性流血,甚至休克,若不及时处理可危及生命。妇科检查宫口开大或有胎盘组织堵塞;子宫较停经月份小。尿妊娠试验阴性。反复出血易发生感染。

（四）完全流产

妊娠产物已全部排出。多发生于孕 8 周之前或孕 12 周以后。阴道流血逐渐停止,腹痛逐渐消失,妇科检查宫口已关闭,子宫接近正常大小。

（五）稽留流产

指胚胎或胎儿在子宫内已死亡,尚未自然排出者。多数患者有过先兆流产症状,此后子宫不再增大反而缩小,可有少量咖啡色分泌物;妊娠试验阴性;妇科检查宫口闭,子宫明显小于停经周数;B型超声提示无胎心。若胚胎死亡日久,胎盘组织机化与子宫粘连不易剥离,易感染;同时胎盘在自溶退变过程中,释放凝血活酶,消耗大量纤维蛋白原致凝血功能障碍,导致弥散性血管内凝血(DIC)的发生。

（六）习惯性流产

指自然流产连续发生 3 次或 3 次以上者。常发生在妊娠的同一时期,发展过程与一般流产相同。习惯性流产的诊断并不困难,难的是明确病因,才能防治。几种流产的鉴别诊断要点见表 13-1。

表 13-1　各种类型流产的鉴别诊断要点

流产类型	病史			妇科检查		辅助检查	
	出血量	下腹痛	组织物排出	子宫颈口	子宫大小	妊娠试验	超声检查
先兆流产	少量	轻或无	无	闭	与孕周相符	阳性	有妊娠囊或胎心
难免流产	增多	加剧	无	扩张	与孕周相符或略小	阳性或阴性	有或无妊娠征象
不全流产	少量持续或大量、甚至休克	减轻	部分排出	有扩张或有组织堵塞小于孕周	阴性	无胎心	
完全流产	少量或已停止	消失	全部排出	闭	正常或略大于孕周	阴性	无胎心
稽留流产	少量色暗	轻或无	无	闭	明显小于孕周	阴性	无胎心

三、处理

（一）先兆流产

保胎治疗。若经 2 周治疗症状未见改善,或辅助检查提示胚胎已死亡,应及时终止妊娠。保胎期间应卧床休息,禁性生活,保持会阴清洁,避免不必要的阴道检查。黄体功能不全者黄体酮 20 mg 肌注,每日 1 次,至阴道流血停止,再减半量继续用药,1～2 周停药。维生素 E 30～50 mg,每日 3 次,促进胚胎发育。甲状腺功能低下者每日口服甲状腺粉 0.03～0.06 g。解除孕妇思想负担,给予精神安慰,加强营养等。

（二）难免流产

应尽快清除宫腔内容物。早期流产时应行吸宫术,失血多时应输血,并肌注缩宫素 5～10 U;晚期流产时缩宫素 5 U 每半小时肌注 1 次,共注射 6 次,或缩宫素 5～10 U 加入 5% 葡萄糖液 500 mL 静脉滴注。

（三）不全流产

确诊后立即清宫,必要时补液、输血,术后给抗生素预防感染。刮出物送病检。

（四）完全流产

如无感染征象,一般不需特殊处理。

（五）稽留流产

确诊后尽早排空子宫,同时警惕可能发生的凝血功能障碍。子宫小于妊娠 12 周者,行吸宫或钳刮术,术前应先作凝血功能检查,无异常时,可口服己烯雌酚 5～10 mg,每日 3 次,共 5 日,以提高子宫对缩宫素的敏感性,术时配血备用,并肌注缩宫素。子宫大于妊娠 12 周者,可用缩宫素 10～20 U 加于 5% 葡萄糖液 500 mL 静脉滴注引产,逐渐增加缩宫素剂量,直至出现宫缩。也可用前列腺素或用乳酸依沙吖啶(利凡诺)等引产。

（六）习惯性流产

针对病因进行治疗。

四、护理评估

(一)健康史

有无停经史、早孕反应、阴道流血、阴道的排出物、腹痛,既往有无流产史等,以此来判断是否流产以及识别流产的类型。

(二)身心状况

1.躯体状况

(1)阴道流血:先兆流产出血量少,血液可呈鲜红色,粉红色或深褐色;难免流产出血量多,超过月经量,色鲜红;不全流产阴道流血伴有胚胎组织的排出;完全流产阴道流血伴有胚胎组织的全部排出。

(2)腹痛:先兆流产轻微下腹痛,伴有腰酸及下坠感;难免流产或不全流产时腹痛加剧;完全流产时腹痛减轻或消失。

(3)体检:观察全身情况,检测有无贫血,出血多时可表现为血压下降,脉率加速等休克症状,有感染时可能体温升高。

2.心理状况

被诊断为先兆流产的患者可能会为妊娠能否继续而焦虑、恐惧;妊娠无法进行者,可因阴道出血、腹痛等症状及失去胎儿的现实而愤怒、沮丧、悲伤。评估家属对事件的看法、心理感受以及情绪反应,评估家庭成员对孕妇的心理支持是否有利。

3.实验室及其他检查

妇科检查重点检查宫口有无扩张、有无组织物堵塞,子宫大小是否与停经月份相符,有无压痛,双侧附件有无块状物。

(1)人绒毛膜促性腺激素(HCG):测定若 HCG 低于正常值,提示将要流产。

(2)B 超检测:可显示有无胎囊、胎动、胎心,从而可诊断并鉴别流产及其类型。

五、护理诊断

(一)预感性悲哀

预感性悲哀与即将失去胎儿有关。

(二)舒适改变

舒适改变与腹胀痛、腰酸、下坠感有关。

(三)有组织灌注量不足的危险

这与阴道流血造成失血性休克有关。

(四)潜在并发症

感染。

六、预期目标

(1)患者能维持稳定的心态,配合治疗。

(2)缓解不适症状。

(3)出血得到控制,生命体征能维持正常。

(4)出院时患者无感染症状发生。

七、护理措施

(一)心理疏导

引导患者说出焦虑和心理感受,鼓励患者提出有关疾病及胎儿安危问题。让患者情绪稳定,告知其治愈可能性,应以良好的心态面对下一次妊娠,并建议患者作相关的检查,尽可能查明流产的原因,以便在下次妊娠前或妊娠时及时采取治疗及护理措施。

（二）严密观察出血量和休克的早期征象

（1）对难免流产、不全流产的患者应积极采取措施及时做好终止妊娠的术前准备，术中的积极配合，促使胚胎组织及早完全排出，同时开放静脉，做好输液、输血的准备。

（2）对稽留流产者应重视和协助做好有关凝血功能的检查，遵医嘱按时按量地服用己烯雌酚，以增加子宫肌对缩宫素的敏感性，并做好手术前的一切准备工作。

（三）缓解不适，做好保胎的护理

先兆流产与习惯性流产患者，应绝对卧床休息，保持足够的营养。按医嘱给予适量对胎儿无害的镇静剂和黄体酮等。保持粪便通畅，防止腹胀与便秘的产生。严密观察病情，尤应注意腹痛、阴道流血及有无妊娠物的排出。协助做好辅助检查的测定，对于习惯性流产者，保胎时间应持续到超过每次流产的妊娠周数之后。

（四）预防感染

手术时应严格执行无菌操作规程，指导患者保持外阴清洁，并用消毒溶液每天2次擦洗外阴，使用消毒的卫生垫，对出血时间长者，按医嘱给予抗生素。对流产合并感染者，先给予足量的抗生素，感染控制后再行手术"刮宫"。并嘱半卧位，严密观察患者体温、血象及阴道分泌物。

八、健康教育

（1）先兆流产患者主要是卧床休息，减少对妊娠子宫的刺激，禁止性生活，注意营养。

（2）手术后患者如有阴道流血，腹痛应及时到医院就诊。

（3）有习惯性流产者，应在早期采取积极措施进行干预。

（4）保持外阴清洁，禁止盆浴2周，禁止性生活1个月，以防感染。

（5）指导避孕方法的实施，应告知若需再次妊娠者至少在流产6个月以后。

（郭翠琴）

第二节　前置胎盘

胎盘附着于子宫下段，部分或全部覆盖在子宫颈内口处，其位置低于胎儿先露部，称前置胎盘。为妊娠晚期严重的并发症之一。

一、分类与临床表现

（一）分类

根据胎盘边缘与子宫颈内口的关系，将前置胎盘分为3种类型：

1.完全性前置胎盘

又称中央性前置胎盘，即胎盘组织完全覆盖子宫颈内口。

2.部分性前置胎盘

为子宫颈内口部分被胎盘组织所覆盖。

3.边缘性前置胎盘

又称低置胎盘，胎盘附着于子宫下段，边缘不超越子宫颈内口。

（二）临床表现

1.症状

典型的临床症状是，妊娠晚期或临产时反复发生的无痛性阴道流血。出血是由于前置的胎盘不能随子宫下段的形成而相应伸展，两者发生错位，血窦开放所致。初次出血通常不多，剥离处血流凝固后出血停止,随着子宫下段不断伸展,出血次数及量均可增多。完全性前置胎盘往往初次出血时间早,约在妊娠 28 周即可发生,量多,间隔短,亦可一次大量失血而进入休克状态。边缘性前置胎盘初次出血发生较晚,多在妊娠 37~40 周或临产后,量也较少;破膜后,胎先露部如能迅速下降,直接压迫胎盘,流血可以停止。部分性前置胎盘出血量及发生时间介于两者之间。

由于反复多次或大量阴道流血,产妇可以出现贫血,其贫血的程度与出血量成正比,出血严重者可休克,胎儿可发生缺氧、窘迫,以致死亡。

2.体征

出血多时可有面色苍白、脉搏细弱及血压下降等休克体征。腹部检查:腹软,子宫大小与妊娠月份相符,胎先露部常离浮,易发生胎位异常如臀位。有时可在耻骨联合上方听到胎盘杂音。

二、诊断、鉴别诊断

(一)诊断

妊娠晚期突然发生无痛性阴道流血,且反复发生,应首先考虑为前置胎盘,结合腹部检查、B 型超声胎盘定位,一般诊断不困难。

1.阴道检查

如流血过多或诊断已明,则无需行阴道检查。阴道检查有扩大胎盘剥离面而引起大出血的危险。除确有必要(如终止妊娠前为进一步明确诊断并决定分娩方式时),但必须在有输液、输血及手术的条件下方可进行。

2.超声检查

B 型超声胎盘定位准确、安全、迅速,并可定期随访,现普遍使用。

3.产后检查胎盘及胎膜

对产前有异常出血患者,产后详细检查胎盘,若胎盘上附有黑紫色陈旧性血块,可证实前置胎盘的诊断;若经阴道分娩者还需测量胎膜破口与胎盘边缘的距离,小于 7 cm 者有诊断意义。

(二)鉴别诊断

需与子宫颈糜烂、子宫颈息肉、子宫颈癌鉴别;尚应与胎盘早期剥离相鉴别。

三、对母儿的影响

(一)产后出血

分娩时胎盘附着处的子宫下段及子宫颈内口血管丰富,组织脆弱,肌组织菲薄,收缩差,故常发生产后出血。

(二)产褥感染

出血处距阴道近,反复出血导致贫血,机体抵抗力下降,均易发生感染。

(三)植入性胎盘

偶见。胎盘绒毛植入子宫肌层,使胎盘剥离不全而发生大出血。

(四)早产及围生儿死亡率高

前置胎盘出血大多数发生在妊娠晚期,容易引起早产;因胎盘与子宫壁分离,胎儿缺血缺氧,易致胎儿宫内窘迫、胎死宫内或早产生活能力差等,使围生儿死亡率高。

四、处理

处理原则是制止出血、纠正贫血和预防感染。应根据出血量多少、有无休克、孕产次及产科情况综合考虑。

(一)期待疗法

目的是在保证孕妇安全的前提下让胎儿能达到或接近足月,以提高胎儿的成活率。适用于产妇一般情况良好、阴道流血不多、妊娠 37 周之前、胎儿体重估计小于 2 300 g 者。住院观察,绝对卧床休息,可给镇静剂如利眠宁 10 mg,每日 3 次;纠正贫血,用硫酸亚铁 0.3 g,每日 3 次。有不规则宫缩,给舒喘灵 2.4～4.8 mg,每日 3 次。严密观察,避免阴道检查,作好输血及手术准备,等待胎儿成熟或再次大出血时及时处理。

（二）终止妊娠

对大出血休克、反复多次出血、期待疗法中再次大出血者,应终止妊娠。

1. 剖宫产术

适用于完全性前置胎盘、部分性前置胎盘及阴道出血较多、短时间内不能从阴道分娩者。休克患者术前应积极纠正休克,输液、输血能改善胎儿宫内缺氧状态。手术切口尽量避开胎盘。作好新生儿复苏的准备。

2. 阴道分娩

仅适用于边缘性前置胎盘且胎儿为头位者,利用胎先露部压迫胎盘达到止血的目的。决定阴道分娩后,行手术破膜,胎头下降,压迫胎盘而止血,并可促进子宫收缩,加速分娩。对可疑前置胎盘患者,如因当地条件所限,估计不能就地处理,应做阴道填塞,操作轻柔,并及时护送转院治疗。严禁作肛门检查和阴道检查。产褥期应注意纠正贫血,预防感染。

五、评估要点

（一）一般情况

详细询问有无剖宫产手术史、人工流产史及子宫内膜炎等病史,此次妊娠经过,特别是孕 28 周后,是否出现无痛性、无诱因的反复阴道流血。

（二）专科情况

1. 评估出血量

患者一般情况与出血量有关,大量出血时出现贫血,甚至休克症状。

2. 评估胎儿情况

可有胎动、胎心消失或胎动频繁。

（三）辅助检查

(1) B 型超声检查可确诊并明确类型。

(2) 阴道检查用于明确诊断。

(3) 产后检查可见胎膜破口距胎盘边缘＜7 cm。

六、护理诊断

（一）自理能力缺陷

自理能力缺陷与患疾病需绝对卧床休息有关。

（二）有大出血危险

大出血与完全性前置胎盘或部分性前置胎盘有关。

（三）有胎儿受伤的危险

胎儿受伤的危险与大出血时胎儿窘迫以致死亡有关。

（四）有感染的危险

感染与反复出血、贫血、抵抗力低、有伤口存在有关。

（五）焦虑、恐惧

这种情绪与反复阴道出血,担心自身及胎儿安危有关。

七、护理措施

(一)期待疗法

(1)做好心理护理。

(2)保证休息,减少刺激。孕妇需住院观察,绝对卧床休息,尤以左侧卧位为佳,并定时间断吸氧,以提高胎儿血氧供应。避免各种刺激,减少出血机会。医护人员进行腹部检查时动作要轻柔,禁做阴道检查及肛查。

(3)纠正贫血。除采取口服硫酸亚铁、输血等措施外,还应加强饮食营养指导,建议孕妇多食高蛋白以及含铁丰富的食物,如动物肝脏、绿叶蔬菜以及豆类等。一方面有助于纠正贫血,另一方面还可增强机体抵抗力,同时也促进胎儿发育。

(4)监测生命体征,及时发现病情变化。严密观察并记录孕妇生命体征,阴道流血的量、色、流血时间及一般状况,监测胎儿宫内状态,并按医嘱及时完成实验室检查项目,查血型,交叉配血备用。发现异常及时报告医生并配合处理。

(5)预防产后出血和感染。

注意观察 T、P、R、BP、宫缩及阴道出血情况。及时更换会阴垫,以保持会阴部清洁、干燥。胎儿娩出后,及早使用宫缩剂以防止或减少产后出血。

(二)终止妊娠

根据病情需要立即终止妊娠的孕妇,安排去枕侧卧位,开放静脉,合血,做好输血准备。在抢救休克的同时,按腹部手术患者的护理进行术前准备,并做好母儿生命体征及抢救准备工作。

八、健康教育

(1)嘱患者绝对卧床休息,以左侧卧位为佳,保证睡眠 8～9 小时/天,精神放松。

(2)多食粗纤维食物,保证大便通畅;进食高蛋白、高维生素、富含铁的食物,如动物肝脏、绿叶蔬菜以及豆类等,纠正贫血。

(3)嘱孕妇有宫缩、阴道流水、阴道出血时及时汇报以便及时处理。

(4)嘱孕妇勿揉搓乳房或腹部,以免诱发宫缩。

(4)保持会阴清洁,勤换卫生巾及内衣裤。

(5)产褥期如有体温升高、腹痛、阴道淋漓出血不止或突然大出血时,应及时就诊。

（郭翠琴）

第三节　胎盘早剥

妊娠 20 周后或分娩期,正常位置的胎盘在胎儿娩出前部分或全部从子宫壁剥离,称为胎盘早期剥离。胎盘早剥是妊娠晚期的一种严重并发症,往往起病急,进展快,如处理不及时,可威胁母儿生命。

一、类型

胎盘早剥的主要病理变化是宫底蜕膜出血,形成胎盘后血肿,致胎盘由附着处剥离,有 3 种类型。

(一)显性出血

胎盘剥离后形成血肿,血液冲开胎盘边缘,沿胎膜与子宫壁之间向子宫颈口外流出,即显性出血或外出血。

(二)隐性出血

胎盘边缘与子宫壁未因血肿而分离,使血流积聚于胎盘与子宫壁之间,形成胎盘后血肿,即隐性出血或内出血。内出血逐渐增多,压力也逐渐增大,而使血液浸入子宫肌层,引起肌纤维分离、断裂、变性,血液浸入子宫浆肌层时,子宫表面呈紫蓝色,称为子宫胎盘卒中。有时出血穿破羊膜溢入羊水中,形成血性羊水。

（三）混合性出血

隐性出血的血液冲破胎盘边缘,部分流向子宫颈口外,即隐性出血与显性出血同时存在,称混合性出血。

二、临床表现、诊断及鉴别诊断

（一）临床表现

典型症状是妊娠晚期突然发生的持续性腹痛和阴道流血。由于胎盘剥离面积的大小和出血情况的不同,患者的临床表现亦有轻重差异:

1. 轻型

以外出血为主,胎盘剥离面积一般不超过1/3,多见于分娩期。主要症状为阴道流血,量较多,色暗红,贫血程度与外出血量呈正比,可伴有轻度腹痛。腹部检查:子宫软,压痛不明显或轻,子宫大小与妊娠月份相符,胎位、胎心清楚,出血多时胎心率可有改变。产后检查胎盘,可见母体面有凝血块及压迹。

2. 重型

以内出血为主,胎盘剥离面积超过1/3,多发生于妊娠晚期。主要症状为突然发生的持续性腹痛,阴道无流血或少量流血,贫血程度与外出血量不成比例。严重时出现休克。腹部检查:子宫触诊硬如板状,有压痛,尤以胎盘附着处最明显,子宫底较前升高,胎位、胎心不清,胎儿多因严重宫内窘迫而死亡。

（二）诊断

重型胎盘早剥根据病史及临床表现即可确诊。对临床表现不典型患者,可作B型超声检查以助诊断。

（三）鉴别诊断

重型胎盘早剥应与先兆子宫破裂鉴别（表13-2）,轻型胎盘早剥应与前置胎盘鉴别。

表 13-2 重型胎盘早期剥离与先兆子宫破裂的鉴别诊断表

	重型胎盘早期剥离	先兆子宫破裂
发病情况	常较急,常有诱因如妊高征或外伤史等	有梗阻性难产或剖宫产史
腹痛	剧烈	剧烈、烦躁不安
阴道流血	有内、外出血,以内出血为主,外出血量与失血征不成正比	外出血量少,可出现血尿
子宫	宫底升高,硬如板状,有压痛	可见病理缩复环,子宫下段有压痛
胎位胎心	查不清	胎位尚清楚·胎儿宫内窘迫
B型超声	示胎盘后液性暗区	无特殊
胎盘检查	有血块及压迹	无特殊发现

三、处理

（一）纠正休克

迅速补充血容量是纠正休克的关键。尽量输新鲜血液,同时注意保暖、吸氧、平卧位、改善患者状况。

（二）及时终止妊娠

一旦确诊,应尽快终止妊娠。因胎儿娩出前,子宫不能充分收缩,胎盘继续剥离,出血难以控制,时间越久,并发症越多。终止妊娠方式:

1. 经阴道分娩

适用于轻型患者,一般情况好,宫口已开大,估计在短期内能经阴道分娩者。先行人工破膜,后用腹带包裹腹部,严密观察阴道流血量、血压、脉搏、宫底高度、宫体压痛及胎心率的变化,必要时可静滴缩宫素加强宫缩。待宫口开全,阴道手术助产;若胎儿已死亡行毁胎术。

2.剖宫产

适用于重型患者,出血多,尤其是初产妇,不能在短期内分娩者,破膜后产程无进展,病情恶化,不管胎儿存亡,均应及时行剖宫产术。

(三)并发症的防治

分娩后及时用缩宫素,以防止产后出血;严密观察病情,及早发现弥散性血管内凝血以便及时处理;缩短休克时间,补充血容量,防止急性肾衰竭;纠正贫血,应用抗生素,预防产褥感染。

四、评估要点

(一)一般情况

询问孕妇有无外伤史,有无妊娠期高血压疾病、慢性高血压、慢性肾脏病及血管性疾病等病史。

(二)专科情况

(1)评估孕妇阴道流血的量、颜色;是否伴有腹痛,腹痛的性质、持续时间、严重程度;是否伴有恶心、呕吐。

(2)评估孕妇贫血的程度,与外出血是否相符。腹部检查:子宫的质地,有无压痛,压痛的部位、程度,子宫大小与妊娠周数是否相符,胎心音是否正常,胎位情况等。观察是否有面色苍白、出冷汗、血压下降等休克体征。

(三)实验室及其他检查

(1)B超检查胎盘与子宫之间有无液性暗区。

(2)血常规检查了解孕妇的贫血程度。血小板计数、凝血时间、凝血酶原时间、纤维蛋白原测定和3P试验等,了解孕妇的凝血功能。

(四)心理社会评估

评估时应了解孕妇及家属的心理状态,对大出血的情绪反应,有无恐惧心理,支持系统是否有力。

五、护理诊断

(一)潜在并发症

出血、凝血功能障碍,肾衰竭等。

(二)胎儿有受伤的危险

胎儿受伤与大出血有关。

(三)恐惧

恐惧与大出血、担心胎儿及自身安危有关。

六、护理措施

(一)绝对卧床休息

建议左侧卧位,定时间断吸氧,加强会阴护理。

(二)心理护理

允许孕产妇及家属表达心理感受,并给予心理方面的支持,讲解有关疾病的知识,解除由于出血引起的恐惧,以期配合治疗。

(三)病情观察

(1)严密监测生命体征并及时记录。

(2)观察阴道流血量、腹痛情况及伴随症状,重点注意宫底高度、子宫压痛、子宫壁的紧张度及在宫缩间歇期能否松弛。

（3）监测胎心、胎动，观察产程进展。

（4）疑有胎盘早剥，或破膜时见有血性羊水，应密切观察胎心、胎动情况，观察宫底高度，密切注意生命体征。

（5）在积极抗休克治疗的同时，配合做必要的辅助检查。

（四）手术准备

一经确诊为胎盘早剥，立即配合做好阴道分娩或即刻手术的准备工作，积极准备新生儿抢救器材。

（五）治疗配合

确诊胎盘早剥后，应密切观察凝血功能，以防 DIC 的发生。及时足量输入新鲜血，补充血容量和凝血因子，根据医嘱给予纤维蛋白原、肝素或抗纤溶剂等药物治疗。

（六）尿量观察

重症胎盘早剥应观察尿量，防止肾衰竭，注意尿色，警惕 DIC 的发生。若出现少尿或无尿症状时，应考虑肾衰竭的可能。

（七）术后护理

分娩过程中及胎盘娩出后立即给予子宫收缩药物，防止产后出血。产后仍应注意观察生命体征和阴道流血量，若流出的血液不凝固，应考虑 DIC。

七、急救措施

（1）重型胎盘早剥患者可突然出现持续性腹痛、腰酸或腰背痛，以及面色苍白、四肢湿冷、脉细数、血压下降等休克症状，并伴恶心、呕吐。腹部检查见：子宫硬如板状，宫缩间歇不松弛，胎位扪不清，胎心消失。此时应积极开放静脉通道，迅速补充血容量，改善血液循环。最好输新鲜血，既可补充血容量又能补充凝血因子。并及时给孕妇吸氧。

（2）一旦确诊重型胎盘早剥应及时终止妊娠，根据孕妇病情及胎儿状况决定终止妊娠的方式。①阴道分娩：适于以外出血为主，Ⅰ度胎盘早剥，患者一般情况良好，宫口已扩张，估计短时间内能结束分娩者。护士应立即备好接产用物，密切观察胎心及产程进展情况。②剖宫产：适于Ⅱ度胎盘早剥，特别是初产妇，不能在短时间内结束分娩者；Ⅰ度胎盘早剥，出现胎儿窘迫征象，需抢救胎儿者；Ⅲ度胎盘早剥，产妇病情恶化，胎儿已死，不能立即分娩者；破膜后产程无进展者。要求护士在输血、输液的同时，迅速做好术前准备，配血备用。

（3）并发症的处理。①如患者阴道出血不止，且为不凝血，考虑为凝血功能障碍，遵医嘱补充凝血因子，应用肝素及抗纤溶药物。②肾衰竭：若尿量＜30 mL/h，应及时补充血容量，若血容量已补足而尿量＜17 mL/h，可给予甘露醇或呋塞米。出现尿毒症时，应及时行透析治疗挽救孕妇生命。③产后出血：胎儿娩出后立即给予子宫收缩药物，如缩宫素、麦角新碱等；胎儿娩出后行人工剥离胎盘、持续子宫按摩等。若仍有不能控制的子宫出血，或血不凝、凝血块较软，应快速输入新鲜血，同时行子宫次全切除术。

八、健康教育

（1）妊娠期定期产前检查，积极防治妊娠期高血压疾病、慢性高血压、慢性肾脏疾病等。

（2）妊娠晚期或分娩期，应鼓励孕妇适量活动，睡眠时取左侧卧位，避免长时间仰卧，避免腹部外伤。

（3）指导产妇出院后注意休息，加强营养，多进食富含铁的食物如瘦肉、动物内脏、豆类等，纠正贫血，增强抵抗力。

（4）死产者及时给予退乳措施，遵医嘱给予大剂量雌激素口服，嘱患者少进汤汁等。

（郭翠琴）

第四节 早 产

早产指妊娠在 28 孕周末至不足 37 周(196～258 日)期间终止妊娠者。此时娩出的新生儿,出生体重多在 2 500 g 以下。早产占分娩总数的 5%～15%,围产儿死亡中约有 75% 与早产有关,故如何防治早产,对降低围产儿死亡率有重要临床意义。

一、原因

常见的原因有以下几种。

(一)孕妇因素

1.生殖器官异常

如子宫畸形形成的鞍状子宫,双角子宫,宫颈内口松弛,子宫肌瘤等。

2.感染

绒毛膜羊膜感染是早产的重要原因。感染的来源是宫颈及阴道的微生物(需氧菌、厌氧菌、沙眼衣原体、支原体等),部分来自宫内感染。有些学者认为早产是细菌内毒素作用的结果,由于细菌炎症的作用,使前列腺素分泌增加而导致早产。

3.孕妇合并急性或慢性疾病

孕妇合并疾病常见的如肝炎、急性肾盂肾炎、急性阑尾炎,有时医生根据以下疾病情况计划提早分娩,如妊娠高血压综合征、慢性肾炎、心脏病、母儿血型不合、妊娠期肝内胆汁淤积症等。

4.其他

如外伤,长途旅行,盆腔肿瘤等。

(二)胎儿、胎盘因素

常见的有双胎、羊水过多、胎膜早破、胎儿畸形、前置胎盘及胎盘早剥,胎盘功能不全等。

二、临床表现及诊断

早产的临床表现主要是子宫收缩,最初是不规则宫缩,伴少量阴道血性分泌物,渐转变为规则宫缩,间隔 5～6 分钟,持续 30 秒以上,伴宫颈管消退≥75% 及宫颈口扩张 2 cm 以上可诊断为早产临产。胎膜早破的发生较足月临产多。诊断早产应与生理性子宫收缩相区别,后者一般为不规则,无痛感,且不伴宫颈管消失等改变。

三、治疗

根据不同情况,采取不同措施。

(一)以下情况不宜继续维持妊娠

1.严重的母亲疾病

子痫或先兆子痫的持续性高血压,严重的心血管疾病,中央性前置胎盘大出血,重型胎盘早剥,DIC 等危重情况。

2.胎儿疾病

如胎儿窘迫,胎儿溶血症及严重的胎儿宫内发育迟缓等。

3.胎膜已破或胎膜已向阴道膨出或宫口扩张 3 cm 以上。

(二)如果没上述禁忌,治疗原则是设法抑制宫缩,尽可能使妊娠继续维持

如早产已不能避免,则应尽力提高早产儿的存活率。

1.卧床休息

一般取左侧卧位,必要时给予适量的镇静剂,如安定 2.5 mg,每日 2～3 次,共 3～7 日。

2.抑制宫缩药物

(1)β肾上腺素受体激动剂:这类药物可激动子宫平滑肌的受体,抑制子宫平滑肌收缩,使妊娠延续。但其有以下反应:心跳加快,血压下降,血糖增高,恶心、出汗、头痛等。故有糖尿病,心血管器质性病变,心动过速者禁用或慎用。目前临床常用药物有:利君沙(安宝),150 mg 加于 5％ 葡萄糖液 500 mL 静脉滴注,保持在 0.15～0.35 g/min 滴速,待宫缩抑制后至少滴注 12 小时,再改为口服 10 mg,每日 4 次。沙丁胺醇(舒喘灵),2.4～4.8 mg 口服,每 4～6 小时 1 次,直至宫缩消失后,继续给药 2～3 天。

(2)硫酸镁:镁离子直接作用于子宫肌细胞,拮抗钙离子对子宫收缩的活性,从而抑制子宫收缩。25％硫酸镁 16 mL 加于 5％ 葡萄糖液 100～250 mL 中,30～60 分钟内缓慢静脉滴注,然后用 25％硫酸镁 20～40 mL加于 5％葡萄糖液 500 mL 中,以每小时 1～2 g 速度静脉滴注,直至宫缩停止。用药中应注意呼吸(每分钟不少于 16 次),膝反射存在及尿量(每小时不少于 25 mL)等。有条件者可作血镁浓度的快速测定监护。

(3)前列腺素合成酶抑制剂:前列腺素合成酶抑制剂可抑制前列腺素合成酶,减少前列腺素的合成或抑制前列腺素的释放以抑制宫缩。常用有消炎痛、阿司匹林等。由于药物通过胎盘抑制胎儿前列腺素的合成和释放,使胎儿体内前列腺素减少,缺乏前列腺素可能使胎儿动脉导管过早关闭而致胎儿血循环障碍。另外消炎痛有减少胎儿尿量而使羊水减少的作用。所以必要时仅短期(不超过 1 周)服用,并以 B 超监测羊水量是否减少。

3.钙拮抗剂

抑制钙离子进入子宫细胞膜,抑制缩宫素及前列腺素的释放,达到治疗效果。硝苯地平(心痛定)10 mg舌下含服,每日 3～4 次。

4.镇静剂

仅在孕妇精神紧张时作为辅助用药。常用的有苯巴比妥及地西泮(安定),苯巴比妥有降低新生儿颅内出血的作用。因镇静剂能抑制新生儿呼吸,故临产后忌用。

5.预防新生儿呼吸窘迫综合征

分娩前给孕妇地塞米松 5 mg 肌肉注射,每日 3 次,连用 3 日。时间紧迫时也可用静脉注射或羊膜腔内注入地塞米松 10 mg。

6.其他

产前给孕妇维生素 K_1 10 mg 肌注,每日 1 次,连用 3 日,减少新生儿颅内出血。产程中应给孕妇氧气吸入,慎用吗啡和哌替啶(度冷丁)。产时适时作会阴切开,缩短第二产程。早产原因中感染已日渐受到重视,有主张早产前给孕妇加以抗生素,以期改善产妇及新生儿的预后。

四、护理措施

(1)卧床休息,观察宫缩、胎心等情况,避免滥用镇静药物。

(2)预防早产儿颅内出血,尽量避免手术助产(胎头吸引器、产钳),第二产程必要时行会阴切开术。

(3)为预防早产儿颅内出血,可在产前给产妇肌肉注射维生素 K_1 4 mg。

(4)胎儿娩出后,要等脐带搏动停止后再断脐。也可由助产者,用左手握住脐带近母体端,右手握住脐带,从胎盘端向婴儿端挤压,然后将左手松开后再握紧,右手再次将充血的脐带血推向婴儿体内,反复数次,可使早产儿多得些血液。

(5)早产儿应注意保暖、静卧,用抗感染药物,预防颅内出血。

(6)早产儿送入病房时,严格交班,避免发生意外。

(郭翠琴)

第五节 产道异常

产道是胎儿经阴道娩出时必经的通道,包括骨产道及软产道。产道异常可使胎儿娩出受阻,临床上以骨产道异常多见。

一、骨产道异常

(一)疾病概要

骨盆是产道的主要构成部分,其大小和形状与分娩的难易有直接关系。骨盆结构形态异常,或径线较正常为短,称为骨盆狭窄。

1.骨盆入口平面狭窄

我国妇女状况常见有单纯性扁平骨盆和佝偻病性扁平骨盆两种类型。狭窄分级见表13-3。

表 13-3 骨盆入口狭窄分级

分级	狭窄程度	分娩方式选择
1级临界性狭窄(临床常见)	骶耻外径 18 cm	
	入口前后径 10 cm	绝大多数可经阴道分娩
2级相对狭窄(临床常见)	骶耻外径 16.5~17.5 cm	
	入口前后径 8.5~9.5 cm	需经试产后才能决定可否阴道分娩
3级绝对狭窄	骶耻外径≤16.0 cm	
	入口前后径≤8.0 cm	必须剖宫产结束分娩

2.中骨盆及出口平面狭窄

我国妇女状况常见有漏斗骨盆和横径狭窄骨盆两种类型。狭窄分级见表13-4。

表 13-4 骨盆中骨盆及出口狭窄分级

分级	狭窄程度	分娩方式选择
1级临界性狭窄	坐骨棘间径 10 cm	根据头盆适应情况考虑可否经阴道分娩。不宜试产,考虑助产或剖宫产结束分娩。
	坐骨结节间径 7.5 cm	
2级相对狭窄	坐骨棘间径 8.5~9.5 cm	
	坐骨结节间径 6.0~7.0 cm	
3级绝对狭窄	坐骨棘间径≤8.0 cm	
	坐骨结节间径≤5.5 cm	

3.骨盆三个平面狭窄

称为均小骨盆。骨盆形状正常,但骨盆入口、中骨盆及出口平面均狭窄,各径线均小于正常值 2 cm 或以上,多见于身材矮小、体型匀称妇女。

4.畸形骨盆

见于小儿麻痹后遗症、先天性畸形、长期缺钙、外伤以及脊柱与骨盆关节结核病等。骨盆变形,左右不对称,骨盆失去正常形态称畸形骨盆。

(二)护理评估

1.病史

询问孕妇幼年有无佝偻病、脊髓灰质炎、脊柱和髋关节结核以及外伤史。对经产妇,应了解既往有无难产史及其发生原因,新生儿有无产伤等。

2.身心状态

(1)骨盆入口平面狭窄的临床表现。

1)胎头衔接受阻:若入口狭窄时,即使已经临产而胎头仍未入盆,经检查胎头跨耻征阳性。胎位异常如臀先露,颜面位或肩先露的发生率是正常骨盆的3倍。

2)临床表现为潜伏期及活跃期早期延长:若已临产,根据骨盆狭窄程度,产力强弱,胎儿大小及胎位情况不同,临床表现也不尽相同。

(2)中骨盆平面狭窄的临床表现。

1)胎头能正常衔接:潜伏期及活跃期早期进展顺利。当胎头下降达中骨盆时,由于内旋转受阻,胎头双顶径被阻于中骨盆狭窄部位之上,常出现持续性枕横位或枕后位。同时出现继发性宫缩乏力,活跃期后期及第二产程延长甚至第二产程停滞。

2)中骨盆狭窄的临床表现:当胎头受阻于中骨盆时,有一定可塑性的胎头开始变形,颅骨重叠,胎头受压,使软组织水肿,产瘤较大,严重时可发生脑组织损伤,颅内出血及胎儿宫内窘迫。若中骨盆狭窄程度严重,宫缩又较强,可发生先兆子宫破裂及子宫破裂,强行阴道助产,可导致严重软产道裂伤及新生儿产伤。

(3)骨盆出口平面狭窄的临床表现:骨盆出口平面狭窄与中骨盆平面狭窄常同时存在。若单纯骨盆出口平面狭窄者,第一产程进展顺利,胎头达盆底受阻,胎头双顶径不能通过出口横径。强行阴道助产,可导致软产道,骨盆底肌肉及会阴严重损伤。

3.检查

(1)一般检查:测量身高,孕妇身高145 cm应警惕均小骨盆。观察孕妇体型,步态有无跛足,有无脊柱及髋关节畸形,米氏菱形窝是否对称,有无尖腹及悬垂腹等。

(2)腹部检查。

1)腹部形态:观察腹型,尺测子宫长度及腹围,预测胎儿体重,判断能否通过骨产道。

2)胎位异常:骨盆入口狭窄往往因头盆不称,胎头不易入盆导致胎位异常,如臀先露、肩先露。

3)估计头盆关系:正常情况下,部分初孕妇在预产期前2周,经产妇于临产后,胎头应入盆。如已临产,胎头仍未入盆,则应充分估计头盆关系。检查头盆是否相称的具体方法:孕妇排空膀胱,仰卧,两腿伸直。检查者将手放在耻骨联合上方,将浮动的胎头向骨盆腔方向推压。若胎头低于耻骨联合前表面,表示胎头可以入盆,头盆相称,称胎头跨耻征阴性;若胎头与耻骨联合前表面在同一平面,表示可疑头盆不称,称胎头跨耻征可疑阳性;若胎头高于耻骨联合前表面,表示头盆明显不称,称胎头跨耻征阳性。图13-1为头盆关系检查。

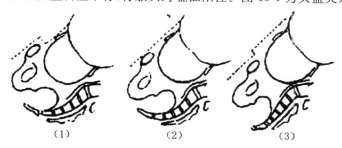

(1)　　　　　　(2)　　　　　　(3)

图13-1　头盆关系检查

(1)头盆相称;(2)头盆可能不称;(3)头盆不称

(3)骨盆测量。

1)骨盆外测量:骨盆外测量各径线＜正常值2 cm或以上为均小骨盆。骶耻外径＜18 cm为扁平骨盆。坐骨结节间径＜8 cm,耻骨弓角度＜90°,为漏斗骨盆。骨盆两侧径(以一侧髂前上棘至对侧髂后上棘间的距离)及同侧(从髂前上棘至同侧髂后上棘间的距离)直径相差大于1 cm为偏斜骨盆。

2)骨盆内测量:骨盆外测量发现异常,应进行骨盆内测量。对角径＜11.5 cm,骶岬突出为骨盆入口平面狭窄,属扁平骨盆。中骨盆平面狭窄及骨盆出口平面狭窄往往同时存在,应测量骶骨前面弯度,坐骨棘间径,坐骨切迹宽度。若坐骨棘间径＜10 cm,坐骨切迹宽度＜2横指,为中骨盆平面狭窄。若坐骨结节间径<8 cm,应测量出口后矢状径及检查骶尾关节活动度,估计骨盆出口平面的狭窄程度。若坐骨结节间径与出口后矢状径之和<15 cm,为骨盆出口狭窄。图13-2为"对角径"测量法。

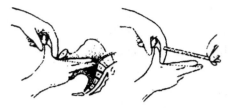

图 13-2 "对角径"测量法

(三)护理诊断

1.恐惧

与分娩结果未知及手术有关。

2.有新生儿受伤的危险

与手术产有关。

3.有感染的危险

与胎膜早破有关。

4.潜在并发症

失血性休克。

(四)护理目标

(1)产妇恐惧感减轻。

(2)孕产妇及新生儿未出现因护理不当引起并发症。

(五)护理措施

1.心理支持及一般护理

在分娩过程中,应安慰产妇,使其精神舒畅,信心倍增,保证营养及水分的摄入,必要时补液。还需注意产妇休息,要监测宫缩强弱,应勤听胎心,检查胎先露部下降及宫口扩张程度。

2.执行医嘱

(1)明确狭窄骨盆类别和程度,了解胎位,胎儿大小,胎心率,宫缩强弱,宫口扩张程度,破膜与否,结合年龄,产次,既往分娩史进行综合判断,决定分娩方式。

(2)骨盆入口平面狭窄在临产前或在分娩发动时有下列情况时实施剖宫产术。①明显头盆不称(绝对性骨盆狭窄):骶耻外径≤16.0 cm,骨盆入口前后径≤8.0 cm,胎头跨耻征阳性者。若胎儿死亡,如骨盆入口前后径<6.5 cm时,虽碎胎也不能娩出,必须剖宫。②轻度狭窄,同时具有下列情况者:胎儿大、胎位异常、高龄初产妇、重度妊高征及胎儿珍贵患者。③屡有难产史且无一胎儿存活者。

(3)试产:骨盆入口平面狭窄属轻度头盆不称(相对性骨盆狭窄):骶耻外径16.5～17.5 cm,骨盆入口前后径8.5～9.5 cm,胎头跨耻征可疑阳性。足月活胎体重<3 000 g,胎心率和产力正常,可在严密监护下进行试产。试产时应密切观察宫缩、胎心音及胎头下降情况,并注意产妇的营养和休息。如宫口渐开大,儿头渐下降入盆,即为试产成功,多能自产,必要时可用负压吸引或产钳助产。若宫缩良好,经2～4小时(视头盆不称的程度而定)胎头仍不下降、宫口扩张迟缓或停止扩张者,表明试产失败,应及时行剖宫产术结束分娩。若试产时出现子宫破裂先兆或胎心音有改变,应从速剖宫,并发宫缩乏力、胎膜早破及持续性枕后位者,也以剖宫为宜。如胎儿已死,则以穿颅为宜。

(4)中骨盆及骨盆出口平面狭窄的处理:中骨盆狭窄者,若宫口已开全,胎头双顶径下降至坐骨棘水平以下时,可采用手法或胎头吸引器将胎头位置转正,再行胎头吸引术或产钳术助产;若胎头双顶径阻滞在坐骨棘水平以上时,应行剖宫产术。

出口狭窄多伴有中骨盆狭窄。出口是骨产道最低部位,应慎重选择分娩方式。出口横径<7 cm时,应测后矢状径,即自出口横径的中心点至尾骨尖的距离。如横径与后矢状径之和>15 cm,儿头可通过,大都须作较大的会阴切开,以免发生深度会阴撕裂。如二者之和<15 cm,则胎头不能通过,需剖宫或穿颅。

(5)骨盆三个平面狭窄的处理:若估计胎儿不大,胎位正常,头盆相称,宫缩好,可以试产,通常可通过胎头变形和极度俯屈,以胎头最小径线通过骨盆腔,可能经阴道分娩。若胎儿较大,有明显头盆不称,胎儿不能通过产道,应尽早行剖宫产术。

(6)畸形骨盆的处理:根据畸形骨盆种类,狭窄程度,胎儿大小,产力等情况具体分析。若畸形严重,明显头盆不称者,应及时行剖宫产术。

3.预防并发症及加强新生儿护理

二、软产道异常

软产道异常亦可引起难产,软产道包括子宫下段、宫颈、阴道及外阴。软产道异常所致的难产少见,容易被忽视。应于妊娠早期常规行双合诊检查,以了解外阴、阴道及宫颈情况,以及有无盆腔其他异常等,具有一定临床意义。

(一)外阴异常

有会阴坚韧、外阴水肿、外阴瘢痕等。

(二)阴道异常

有阴道横膈、阴道纵隔、阴道狭窄、阴道尖锐湿疣、阴道囊肿和肿瘤等。

(三)宫颈异常

有宫颈外口黏合、宫颈水肿、宫颈坚韧常见于高龄初产妇、宫颈瘢痕、宫颈癌、宫颈肌瘤、子宫畸形等。

(四)盆腔肿瘤

有子宫肌瘤或卵巢肿瘤等。

(郭翠琴)

第六节　产力异常

一、疾病概要

产力是以子宫收缩力为主,子宫收缩力贯穿于分娩全过程。在分娩过程中,子宫收缩的节律性,对称性及极性不正常或强度、频率发生改变时,称子宫收缩力异常,简称产力异常。子宫收缩力异常临床上分为子宫收缩乏力和子宫收缩过强两类,每类又分为协调性子宫收缩和不协调收缩性子宫收缩,具体分类见(图 13-3)。

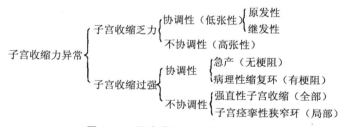

图 13-3　子宫收缩力异常的分类

二、子宫收缩乏力

(一)护理评估

1.病史

有头盆不称或胎位异常;胎儿先露部下降受阻;子宫壁过度伸展;多产妇子宫肌纤维变性;子宫发育不

良或畸形;产妇精神紧张及过度疲劳;内分泌失调产妇体内雌激素、缩宫素、前列腺素、乙酰胆碱等分泌不足;过多应用镇静剂或麻醉剂等因素。

2.身心状况

(1)宫缩乏力:有原发性和继发性两种。原发性宫缩乏力是指产程开始就出现宫缩乏力,宫口不能如期扩张,胎先露部不能如期下降,导致产程延长;继发性宫缩乏力是指产程开始子宫收缩正常,只是在产程较晚阶段(多在活跃期后期或第二产程),子宫收缩转弱,产程进展缓慢甚至停滞。

1)协调性宫缩乏力(低张性宫缩乏力):子宫收缩具有正常的节律性、对称性和极性,但收缩力弱,宫腔内压力低,表现为持续时间短,间歇期长且不规律,宫缩<2次/10分钟。此种宫缩乏力,多属继发性宫缩乏力。协调性宫缩乏力时由于宫腔内压力低,对胎儿影响不大。

2)不协调性宫缩乏力(高张性宫缩乏力):子宫收缩的极性倒置,宫缩的兴奋点不是起自两侧宫角部,而是来自子宫下段的一处或多处冲动,子宫收缩波由下向上扩散,收缩波小而不规律,频率高,节律不协调;宫腔内压力虽高,但宫缩时宫底部不强,而是子宫下段强,宫缩间歇期子宫壁也不完全松弛,表现为子宫收缩不协调,宫缩不能使宫口扩张,不能使胎先露部下降,属无效宫缩。

(2)产程延长:通过肛查或阴道检查,发现宫缩乏力导致异常(图13-4)。

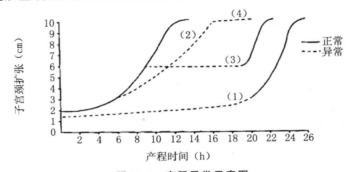

图13-4 产程异常示意图
(1)潜伏期延长;(2)活跃期延长;(3)活跃期停滞;(4)第二产程延长

产程延长有以下7种。

1)潜伏期延长:从临产规律宫缩开始至宫口扩张3 cm称潜伏期。初产妇潜伏期正常约需8小时,最大时限16小时,超过16小时称潜伏期延长。

2)活跃期延长:从宫口扩张3 cm开始至宫口开全称活跃期。初产妇活跃期正常约需4小时,最大时限8小时,超过8小时称活跃期延长。

3)活跃期停滞:进入活跃期后,宫口扩张无进展达2小时以上,称活跃期停滞。

4)第二产程延长:第二产程初产妇超过2小时,经产妇超过1小时尚未分娩,称第二产程延长。

5)第二产程停滞:第二产程达1小时胎头下降无进展,称第二产程停滞。

6)胎头下降延缓:活跃期晚期至宫口扩张9～10 cm,胎头下降速度每小时少于1 cm,称胎头下降延缓。

7)胎头下降停滞:活跃期晚期胎头停留在原处不下降达1小时以上,称胎头下降停滞。

以上7种产程进展异常,可以单独存在,也可以合并存在。当总产程超过24小时称滞产。

(3)对母儿影响。

1)对产妇的影响:由于产程延长可出现疲乏无力,肠胀气,排尿困难等,影响子宫收缩,严重时可引起脱水,酸中毒,低钾血症;由于第二产程延长,可导致组织缺血,水肿,坏死,形成膀胱阴道瘘或尿道阴道瘘;胎膜早破以及多次肛查或阴道检查增加感染机会;产后宫缩乏力影响胎盘剥离,娩出和子宫壁的血窦关闭,容易引起产后出血。

2)对胎儿的影响:协调性宫缩乏力容易造成胎头在盆腔内旋转异常,使产程延长,增加手术产机会,对胎儿不利。不协调性宫缩乏力,不能使子宫壁完全放松,对子宫胎盘循环影响大,胎儿在子宫内缺氧,容易发生胎儿窘迫。胎膜早破易造成脐带受压或脱垂,造成胎儿窘迫甚至胎死宫内。

（二）护理诊断

1.疼痛

腹痛,与不协调性子宫收缩有关。

2.有感染的危险

与产程延长、胎膜破裂时间延长有关。

3.焦虑

与担心自身和胎儿健康有关。

4.潜在并发症

胎儿窘迫,产后出血。

（三）护理目标

（1）疼痛减轻,焦虑减轻,情绪稳定。

（2）未发生软产道损伤、产后出血和胎儿缺氧。

（3）新生儿健康。

（四）护理措施

（1）首先配合医生寻找原因,估计不能经阴道分娩者遵医嘱做好剖宫产术准备。或阴道分娩过程中应做好助产的准备。

（2）估计能经阴道分娩者应实施下列护理措施。

1）加强产时监护,改善产妇全身状况加强产程观察,持续胎儿电子监护。第一产程应鼓励产妇多进食,必要时静脉补充营养;避免过多使用镇静药物,注意及时排空直肠和膀胱。

2）提供心理支持。

3）协助医生加强宫缩。协调性宫缩乏力应实施下列措施。①人工破膜:宫口扩张 3 cm 或 3 cm 以上,无头盆不称,胎头已衔接者,可行人工破膜。②缩宫素静脉滴注:适用于协调性宫缩乏力,宫口扩张 3 cm,胎心良好,胎位正常,头盆相称者。使用方法和注意事项如下:取缩宫素 2.5 U 加入 5％葡萄糖液 500 mL 内,使每滴糖液含缩宫素 0.33 mU,从 4～5 滴/分即 12～15 mU/分,根据宫缩强弱进行调整,通常不超过 30～40 滴,维持宫缩为间歇时间 2～3 分钟,持续时间 40～60 秒。对于宫缩仍弱者,应考虑到酌情增加缩宫素剂量。在使用缩宫素时,必须有专人守护,严密观察,应注意观察产程进展,监测宫缩、听胎心率及测量血压。

4）不协调性宫缩乏力应调节子宫收缩,恢复其极性。要点是:①给予强镇静剂哌替啶 100 mg,或安定 10 mg 静脉推注,不协调性宫缩多能恢复为协调性宫缩。②在宫缩恢复为协调性之前,严禁应用缩宫素。③若经处理,不协调性宫缩未能得到纠正,或伴有胎儿窘迫征象,或伴有头盆不称,均应行剖宫产术。④若不协调性宫缩已被控制,但宫缩仍弱时,可用协调性宫缩乏力时加强宫缩的各种方法处理。

（3）预防产后出血及感染:破膜 12 小时以上应给予抗生素预防感染。当胎儿前肩娩出时,给予缩宫素 10～20 U 静脉滴注,使宫缩增强,促使胎盘剥离与娩出及子宫血窦关闭。

（4）详尽评估新生儿。

（五）护理教育

应对孕妇进行产前教育,使孕妇了解分娩是生理过程,增强其对分娩的信心。分娩前鼓励多进食,必要时静脉补充营养;避免过多使用镇静药物,注意检查有无头盆不称等,均是预防宫缩乏力的有效措施;注意及时排空直肠和膀胱,必要时可行温肥皂水灌肠及导尿。

三、子宫收缩过强

（一）护理评估

1.协调性子宫收缩过强（急产）

子宫收缩的节律性,对称性和极性均正常,仅子宫收缩力过强、过频。若产道无阻力,宫口迅速开全,分娩在短时间内结束,总产程不足 3 小时,称急产。经产妇多见。

对产妇及胎儿新生儿的影响:宫缩过强过频,产程过快,可致初产妇宫颈,阴道以及会阴撕裂伤;接产时来不及消毒可致产褥感染;胎儿娩出后子宫肌纤维缩复不良,易发生胎盘滞留或产后出血;宫缩过强,过频影响子宫胎盘血液循环,胎儿在宫内缺氧,易发生胎儿窘迫,新生儿窒息甚至死亡;胎儿娩出过快,胎头在产道内受到的压力突然解除,可致新生儿颅内出血;接产时来不及消毒,新生儿易发生感染;若坠地可致骨折、外伤。

2.不协调性子宫收缩过强

由于分娩发生梗阻或不适当地应用缩宫素,粗暴地进行阴道内操作或胎盘早剥血液浸润子宫肌层等因素造成。引起宫颈内口以上部分的子宫肌层出现强直性痉挛性收缩,宫缩间歇期短或无间歇。产妇烦躁不安,持续性腹痛,拒按。胎位触不清,胎心听不清。有时可出现病理缩复环,血尿等先兆子宫破裂征象。子宫壁局部肌肉呈痉挛性不协调性收缩形成的环状狭窄,持续不放松,称子宫痉挛性狭窄环。狭窄环可发生在宫颈,宫体的任何部分,多在子宫上下段交界处,也可在胎体某一狭窄部,以胎颈,胎腰处常见。

(二)护理措施

(1)有急产史的孕妇,在预产期前 1~2 周不应外出远走,以免发生意外,有条件应提前住院待产。临产后不应灌肠,提前做好接产及抢救新生儿窒息的准备。胎儿娩出时,勿使产妇向下屏气。若急产来不及消毒及新生儿坠地者,新生儿应肌注维生素 K_1 10 mg 预防颅内出血,并尽早肌注精制破伤风抗毒素 1 500 U。产后仔细检查软产道,若有撕裂应及时缝合。若属未消毒的接产,应给予抗生素预防感染。

(2)确诊为强直性宫缩,应及时给予宫缩抑制剂,如25%硫酸镁 20 mL 加入5%葡萄糖液 20 mL 内缓慢静脉推注(不少于 5 分钟)。若属梗阻性原因,应立即行剖宫产术。若仍不能缓解强直性宫缩,应行剖宫产术。

(3)子宫痉挛性狭窄环,应认真寻找导致子宫痉挛性狭窄环的原因,及时纠正,停止一切刺激,如禁止阴道内操作,停用缩宫素等。若无胎儿窘迫征象,给予镇静剂,也可给予宫缩抑制剂,一般可消除异常宫缩。

(4)经上述处理,子宫痉挛性狭窄环不能缓解,宫口未开全,胎先露部高,或伴有胎儿窘迫征象,均应立即行剖宫产术。若胎死宫内,宫口已开全,可行乙醚麻醉,经阴道分娩。

(郭翠琴)

第七节　产后出血

胎儿娩出后 24 小时内,阴道出血量超过 500 mL 者,称为产后出血。产后出血是产科常见的严重并发症,是产妇死亡的首位原因,应予以特别重视。

一、病因

(一)产后子宫收缩乏力

产后子宫收缩乏力是产后出血最常见原因,占总数的 70%～75%。在正常情况下,胎盘剥离娩出后,子宫肌纤维的收缩和缩复,使剥离面内开放的血窦闭合,血流停滞,血栓形成,出血迅速减少并停止。因此,任何影响子宫肌纤维正常缩复的因素,都可造成子宫收缩乏力性出血。

1.全身因素

产程延长或精神过度紧张使产妇体力过度消耗,过度使用镇静剂、麻醉剂,全身急、慢性疾病等,均可引起宫缩乏力。

2.局部因素

子宫过度膨胀(如双胎、羊水过多、巨大胎儿等),子宫肌纤维退行性变(如多产、感染、刮宫损伤等),子宫肌水肿、渗血(如重度贫血、妊高征、子宫胎盘卒中等),子宫肌瘤,子宫发育不良、畸形等,均可导致宫缩乏力。

（二）胎盘滞留

胎儿娩出后半小时,胎盘尚未娩出,称为胎盘滞留。影响胎盘正常剥离和娩出的因素会导致胎盘滞留,原因有以下几种:

1.胎盘剥离不全

由于胎盘部分剥离,血窦开放,而未剥离部分的胎盘影响宫缩,不能有效地压迫血窦止血,多由于子宫收缩乏力,或第二产程处理不当过早挤压子宫或牵拉脐带所致。

2.胎盘剥离后滞留

胎盘虽已全部剥离,但因宫缩乏力、膀胱过度充盈、腹肌收缩无力使已剥离的胎盘不能娩出;或因第三产程过度揉挤子宫或不恰当地使用宫缩剂,使子宫不协调收缩,子宫内口附近形成痉挛性狭窄环,胎盘被嵌闭于宫腔内不能排出。

3.胎盘粘连或植入

多次或过度刮宫,子宫内膜受损或引起子宫内膜炎,致蜕膜不能良好发育而发生胎盘粘连,较多见;或胎盘绒毛侵入肌层而形成胎盘植入,较少见。胎盘全部粘连或植入一般无出血;胎盘部分粘连或植入时,可因剥离不全而致出血。

4.胎盘残留

部分胎盘小叶或副胎盘残留于宫腔,妨碍子宫收缩,导致出血。

（三）软产道损伤

由于胎儿过大、娩出过快或助产手术不当,造成会阴、阴道、宫颈甚至子宫下段裂伤,发生不同程度的持续性出血。

（四）凝血功能障碍

临床虽少见,但后果严重。其病因有以下两类:

1.产科并发症

重型胎盘早剥、重度妊高征、羊水栓塞、死胎滞留过久和重症宫内感染病症,释放大量促凝血物质进入母体血循环,导致弥散性血管内凝血。

2.全身出血倾向性疾病

血小板减少性紫癜、白血病、再生障碍性贫血和重症肝炎等,影响凝血功能。

二、临床表现

主要是阴道出血和全身急性失血表现。阴道出血可表现为显性出血和隐性出血。显性出血者,短时间内大量出血,可导致产妇迅速进入休克状态;而流出速度慢但持续不断地出血,往往容易被忽略,同样造成严重后果。隐性出血者,血液积存于宫腔或阴道中,形成大量血凝块,只有在腹部加压时,才有血凝块和血液自阴道涌出,如不能及时发现,最终可导致产妇死亡。

产后出血的全身表现,除取决于出血的量和速度外,还和产妇的全身状况以及对失血的耐受性有关。出血量少、速度慢,机体代偿功能可以调节时,症状较轻;若短时间内大量出血,产妇体质衰弱或原有贫血等,则容易发生休克。失血性休克前常表现为眩晕、打哈欠、口渴、呕吐、烦躁不安等,随之有冷汗、面色苍白、脉搏细速、血压下降、呼吸急促等休克表现。

出血降低了机体抵抗力,容易发生感染;急性大出血的产妇,如果休克时间过长,可导致脑垂体前叶缺血、坏死,功能减退,日后发生席汉综合征;如果补充血容量不足,当时虽然脱险,但日后容易引起缺乳、子宫复旧不全等产褥期疾病。

三、诊断

产后出血的诊断一般无困难。诊断时,除了观察出血情况,准确估计出血量外,关键在于迅速查明出血原因,以便采取有效的止血措施。

（一）胎盘娩出前出血

胎儿娩出时或娩出后，即出现活动性鲜红色血液自阴道流出，多为软产道损伤所致，及时进行阴道检查即可发现。如有间断性流出暗红色血液，混有血块，胎盘娩出延迟，常属胎盘因素所造成，应迅速娩出胎盘。

（二）胎盘娩出后出血

若检查胎盘胎膜完整，触诊子宫体柔软，甚至轮廓不清，经按摩子宫后宫缩好转，出血明显减少或停止，停止按摩，子宫又弛缓变软，出血呈间歇性，则为子宫收缩乏力；若检查损伤，胎盘娩出完整，宫缩良好，仍有持续性阴道出血且血液不易凝固，应考虑为凝血功能障碍，需进一步做凝血功能的检查。

四、预防

（一）加强孕期保健

孕妇注意营养，合理安排劳动和休息，定期产前检查，积极防治妊娠并发症和并发症。有产后出血潜在因素或有产后出血史的产妇，必须住院分娩，做好输血准备。

（二）正确处理分娩

关心产妇情绪、休息、饮食；加强分娩监护，防止产程延长、体力过度消耗；胎儿娩出胎膜是否完整，发现残留及时取出；手术助产后常规检查软产道，发现裂伤及时缝合。有宫缩乏力可能者，应给予宫缩剂预防性注射。

（三）产后

严密观察血压、脉搏、宫颈和阴道出血量，避免因膀胱充盈影响宫缩。

五、治疗

治疗原则是：迅速止血，防治休克和感染。

（一）制止出血

按出血原因，采取相应措施。

1.产后子宫收缩乏力性出血

刺激和加强子宫收缩是制止出血的关键。

（1）按摩子宫：是刺激子宫收缩最简单、迅速而有效的方法。其方法包括经腹壁按摩子宫法和腹部-阴道双手压迫按摩子宫法。按摩时间至子宫恢复正常收缩为止。

（2）注射宫缩剂：是加强子宫收缩，治疗产后宫缩乏力性出血最可靠的措施。常用缩宫素 10 U 或麦角新碱 0.2 mg 肌肉注射或直接注射于子宫肌层内，或将其加于 5% 葡萄糖液 500 mL 中静脉滴注，以保持子宫良好收缩状态。缩宫素作用快，但持续时间短；麦角新碱作用慢，但持续时间长。两药合用取长补短，效果更佳。

（3）其他：纱布浸乙醚涂擦阴道壁，可以刺激阴道壁神经末梢，反射性引起子宫收缩。在病情危重而又缺乏手术条件时，可用子宫腔填塞纱条法压迫止血，作为转送患者的应急措施，但必须严格消毒，注意无菌操作，24 小时取出。

如上述措施都不能奏效时，应及时进行经阴道子宫动脉上行支结扎术。若无效，则应迅速开腹，结扎子宫动脉上行支或子宫切除术，以挽救产妇的生命。

2.胎盘滞留性出血

迅速娩出胎盘并加强子宫收缩是制止出血的关键。

（1）胎盘剥离后滞留：导尿排空膀胱后，一手按摩并加压子宫底，另一手轻拉脐带，令产妇向下用力而娩出胎盘。

（2）胎盘剥离不全或胎盘残留：应立即行人工剥离胎盘术并取出胎盘。难剥离取出的残留部分用大号刮匙刮除。

（3）胎盘嵌顿：首先停止操作刺激，用阿托品 0.5～1 mg 皮下注射或是哌替啶 100 mg 肌肉注射，也可给乙醚吸入，待子宫狭窄环放松后用手取出胎盘。

（4）胎盘植入：在人工剥离胎盘时，如不易剥离，应警惕有胎盘植入的可能，勿强行剥离剜取，应做子宫切除术。

3.软产道损伤性出血

查明解剖关系，及时缝合，止血应彻底。如宫颈裂伤延及子宫下段，应按子宫破裂处理。

4.凝血功能障碍

治疗原则是消除病因、纠正休克及酸中毒。弥散性血管内凝血的治疗，早期应用肝素，在后期可应用纤维蛋白溶解和抑制药物。

（二）防治休克

产妇取平卧位，保暖，给氧，立即输液、输血，补充血容量，改善微循环，注意纠正酸中毒。

（三）预防感染

产后用大剂量抗生素，并积极改善产妇一般情况，加强营养，注意休息。

六、护理

（一）护理诊断

1.潜在并发症

出血性休克。

2.有感染的危险

感染与大出血抵抗力低下、反复检查、操作有关。

3.疲乏

疲乏与出血致贫血有关。

4.体液不足

体液不足与大量出血有关。

（二）护理措施

（1）即刻给患者吸氧、配血、开放静脉通路输液、输血，要用大号针头或静脉留置针，观察并记录生命体征变化。

（2）迅速查明阴道出血的原因。

（3）子宫收缩乏力者，节律性按摩子宫；肌注或静脉滴注宫缩剂；无菌纱布条填塞宫腔，如仍不能止血，做好手术准备。

（4）产道裂伤者，应辨明解剖关系及时准确地修复缝合，注意不得留有死腔。

（5）胎盘已剥离尚未娩出者，应排空膀胱，牵拉脐带，并按压宫底协助胎盘娩出；胎盘部分剥离或部分粘连者，手取胎盘；胎盘嵌顿者，配合麻醉师，应用麻醉剂，使狭窄环松解后手取胎盘；胎盘、胎膜残留者，应行宫腔探查，手取或用刮匙取出残留组织；胎盘植入者，应立即做好子宫切除的准备。

（6）凝血机制障碍者，协助医师确定原因，分别处理。

（7）出血停止后，至少观察 2 小时，注意血压、宫缩及阴道出血量。让产妇安静休息，注意保暖。

（8）鼓励产妇进食营养丰富易消化饮食，多进食含铁、蛋白质、维生素的食物。

（9）做好心理护理，消除恐惧心理。

（三）应急措施

产妇因血容量急剧下降而发生低血容量性休克。休克程度与出血量、出血速度和产妇自身状况有关。在治疗抢救中应注意：

（1）正确估计出血量，判断休克程度。

（2）针对出血原因行止血治疗的同时积极抢救休克。

(3)建立有效静脉通道,做中心静脉压监测,补充血液及晶体平衡液、新鲜冷冻血浆等纠正低血压。

(4)其他:给氧,纠正酸中毒,升压药物应用,肾上腺皮质激素应用,改善心脏功能及注意肾衰竭。

(5)防治感染,应用有效抗生素。

(四)健康教育

1.加强孕前及孕期保健

有凝血功能障碍和相关疾病者,应积极治疗后再受孕,必要时应在早孕时终止妊娠。做好计划生育宣传工作,减少人工流产。

2.重视对高危孕妇的产前检查

提前在有抢救条件的医院住院,预防产后出血的发生。

3.正确处理产程

(1)第一产程:注意让产妇休息,合理饮食,防止疲劳和产程延长;合理使用镇静剂。

(2)第二产程:认真保护会阴,正确掌握会阴切开指征和时机;阴道手术应轻柔规范;正确指导产妇使用腹压,避免胎儿过快娩出,造成软产道损伤。

(3)第三产程:不过早牵拉脐带,胎儿娩出后可等待15分钟;若有流血应立即查明原因,及时处理;胎盘娩出后仔细检查胎盘、胎膜有无缺损,检查软产道有无损伤及血肿。

4.加强产后观察

产后2小时是产后出血发生高峰期,产妇应在产房观察2小时。观察产妇生命体征、子宫收缩及阴道流血情况,发现异常及时处理。产妇回病房前应排空膀胱,鼓励产妇让新生儿及早吸吮奶头,从而反射性引起子宫收缩,减少出血量。产褥期禁止盆浴、性生活。

(郭翠琴)

第八节 产科诊疗技术的护理配合

一、会阴切开缝合术的护理配合

(一)概述

会阴切开术是指在经阴道分娩的第二产程期间,为避免会阴及盆底组织严重损伤或因会阴过紧造成胎儿娩出受阻,选择在会阴一侧后壁或会阴正中切开,是产科最常见的手术之一。根据切开部位而分为会阴后一侧切开术和会阴正中切开术。

1.适应证

(1)会阴体较长或会阴部坚韧的初产妇。

(2)需作产钳、胎头吸引术或做臀位助产术的初产妇。

(3)巨大儿或早产儿的产妇。

(4)妊高征、妊娠合并心脏病需缩短第二产程的产妇。

2.外生殖器的神经支配与血液供应

(1)外生殖器神经支配:外生殖器主要由阴部神经支配,包括感觉和运动神经纤维。阴部神经由第Ⅱ、Ⅲ、Ⅳ骶神经的分支构成,在坐骨结节内下方分为会阴神经、阴蒂背神经及肛门神经(痔下神经),支配会阴、阴唇、阴蒂及肛周。

(2)外生殖器血液供应:外生殖器的血液供应主要来自于阴部内动脉,同名静脉与其伴行。阴部内动脉是髂内动脉前干终支,经坐骨大孔的梨状肌下孔穿出,绕过坐骨棘背面,再经坐骨小孔抵达会阴及肛门,再分为痔下动脉、会阴动脉、阴唇动脉和阴蒂动脉。

3.会阴切开缝合术后伤口拆线时间

会阴后一侧切开术切口于术后第4~5天拆线。会阴正中切口于术后第3天拆线。

（二）实施方案

1.护理评估

（1）产妇的年龄、孕产史、有无妊娠期并发症或并发症、有无手术史或药物过敏史。

（2）本次妊娠推算的预产期、产程进展、胎位、胎心、胎儿大小、羊水性状及宫缩强度与间隔时间。

（3）产妇会阴发育状况，会阴体是否较长或坚韧。

（4）产妇及家属对会阴侧切的理解和接受程度。

2.护理计划

（1）护士准备：洗手，戴圆帽和口罩，穿洗手衣，向产妇及其家属说明会阴侧切术的目的及主要过程，减轻其内心焦虑。遵医嘱做药物敏感试验，会阴备皮。

（2）产妇准备：了解会阴侧切术的意义，知情同意。取膀胱截石位。

（3）用物准备：无菌会阴切开包（内有弯盘2个、组织剪刀、止血钳4把、20 mL注射器、20号针头、无菌巾4块、巾钳4把、卵圆钳、长镊子2把、持针器1把、2号圆针、角针、1号丝线、0号或1号肠线、2/0可吸收缝线、线剪刀、手术衣2件、纱布10块、棉球4个）、无菌手套2副、2%利多卡因、0.5%及0.05%碘伏、缩宫素注射液、止血药物、氧气及立灯等。

（4）环境准备：环境清洁，室温26 ℃，光线充足。

3.实施及护理配合

（1）核对产妇姓名及床号，行会阴擦洗术。摆放好立灯。

（2）消毒洗手，穿无菌手术衣，戴手套。递夹持0.5%碘伏棉球的卵圆钳消毒外阴，递无菌巾及布巾钳，铺巾并固定。

（3）会阴切开：①会阴后一侧切开（以会阴左一后侧切开为例）：递抽取2%利多卡因注射液的注射器行会阴左一后侧切开的局部麻醉。麻醉起效后，递组织剪刀，于宫缩间歇期在会阴后联合正中偏左0.5 cm处向左下方、与正中线呈45°，剪开皮肤和黏膜3~4 cm。递纱布压迫止血，递止血钳止血，递持针器结扎小动脉。②会阴正中切开：递组织剪刀，于宫缩间歇期在会阴后联合正中向下切开2~3 cm。立即保护会阴。

（4）告知产妇听从医护人员指导，有效向下用力屏气，及时给予产妇表扬，鼓励其坚持配合。

（5）会阴缝合，胎盘娩出后，检查有无阴道或宫颈等部位裂伤。①会阴后一侧切开缝合：递纱布2块填塞阴道，递夹持圆针和0号肠线的持针器，自阴道黏膜裂伤顶端上方0.5~1 cm开始连续褥式缝合，至处女膜外缘打结。递夹持圆针和2/0可吸收性缝线的持针器连续或间断缝合会阴肌层和皮下组织。递夹持角针和1号丝线的持针器间断缝合皮肤。递长镊子及0.5%碘伏棉球消毒会阴侧切伤口。取出阴道内2块纱布，肛门指诊检查无肠线穿过直肠黏膜及无阴道后壁血肿（图13-5）。②会阴正中切开缝合：递夹持圆针和0号肠线的持针器，对位缝合阴道黏膜至阴道外口。递夹持角针和1号丝线的持针器间断缝合皮肤。递长镊子及0.5%碘伏棉球消毒会阴伤口。③将产妇安置在产房或分娩中心观察2小时，每半小时测量血压、呼吸、脉搏及心率，按摩子宫以促进其收缩，观察阴道流血情况。产妇回房间休息前，协助其自行排尿。④嘱行会阴后一侧切开术的产妇健侧卧位，行会阴正中切开术的产妇取侧卧位。及时更换会阴护垫，排便后用温水清洗肛门周围，保持会阴部清洁。鼓励产妇尽早下床活动。

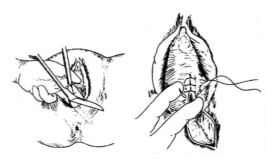

图 13-5　会阴左-后侧切开缝合术

4.护理评价

(1)严格执行无菌操作规程,未发生伤口感染。

(2)胎儿顺利娩出,未发生严重生殖道撕裂。

(3)体现整体护理和人文关怀理念,产妇积极配合。

二、人工剥离胎盘术的护理配合

(一)概述

人工剥离胎盘术是指胎儿娩出后,胎盘未完全剥离,致使胎盘无法娩出,术者用手剥离并取出滞留于宫腔内胎盘的手术,也称手取胎盘术。

1.适应证

(1)胎儿娩出后,胎盘部分剥离引起子宫大量出血者。

(2)胎儿娩出后 30 分钟,胎盘尚未剥离排出者。

2.胎盘剥离征象

第二产程胎儿娩出后,子宫腔内体积突然缩小,胎盘不能随之缩小而与子宫壁发生错位,胎盘从子宫壁上开始部分剥离,剥离面出血使子宫继续收缩,从而增加剥离面积,最终胎盘全部剥离而娩出。胎盘剥离常有以下征象。

(1)子宫体变硬,宫底上升,可达脐上。

(2)阴道口外露的一段脐带自行延长,阴道出现少量流血。

(3)于耻骨联合上方轻压子宫下段时,宫体上升而外露的脐带不再回缩。

3.胎盘剥离及娩出方式

(1)胎儿面娩出式:胎盘从中央向周围剥离,胎盘以胎儿面先排出,后见少量阴道流血,此种胎盘娩出方式较为多见。

(2)母体面娩出式:胎盘从边缘开始剥离,先出现较多阴道流血,后见胎盘以母体面排出,此种胎盘娩出方式较少见。

(二)实施方案

1.护理评估

(1)胎盘是否全部剥离并及时娩出,观察剥离征象,如宫底上升、外露脐带自行延长或经耻骨联合上方轻压子宫下段时脐带无回缩等。评估第三产程时间。

(2)产妇子宫收缩(如子宫大小、形状、硬度及宫底高度)、阴道出血量、生命体征及意识等。

(3)产妇孕产史、手术史、本次妊娠经过、有无妊娠期并发症或并发症等。

(4)产妇及家属对人工剥离胎盘术的认知程度。

2.护理计划

(1)护士准备:洗手,戴口罩,熟悉人工胎盘剥离术的护理配合,向产妇解释行人工胎盘剥离术的必要性。遵医嘱,建立静脉通路,给予抗生素及哌替啶100 mg 肌内注射;验血型备血,做好输血准备。给予产妇心理疏导,以缓解压力。

(2)产妇准备:了解胎盘剥离术的目的,知情同意并签字。

(3)用物准备:无菌手套、无菌产包(手术衣2件、无菌巾4块、布巾钳4把、弯盘2个、血管钳2把、长镊子2把、纱布6块、持针器1把、2号圆针、角针、1号丝线、0号或1号肠线、2/0可吸收缝线、线剪刀、棉球6个)、无菌导尿管、0.5%碘伏棉球、5 mL注射器2个、阿托品0.5 mg或哌替啶100 mg等。

(4)环境准备:环境清洁,空气消毒,室温26 ℃,光线充足。

3.实施及配合

(1)护士递0.5%碘伏棉球及长镊子消毒外阴,导尿,递无菌巾及布巾钳,铺巾并固定。

(2)术者与护士消毒洗手、更换手术衣及手套,医生一手五指并拢呈圆锥形沿脐带进入宫腔,找到胎盘边缘,手背紧贴子宫壁,手掌面朝向胎盘母体面,以手掌尺侧缘缓慢自胎盘边缘向中央分离胎盘,另一手在腹部按压子宫底。待胎盘完整剥离后,将胎盘取出。若剥离确实困难,应考虑可能为胎盘植入,切不可强行剥离。医生剥离胎盘时,护士指导产妇均匀呼吸、身体放松,给予配合。

(3)遵医嘱抽取缩宫素肌内注射。协助医生检查胎盘及胎膜的完整性。

(4)检查软产道,若行会阴切开术,配合医生缝合会阴侧切伤口。

(5)留置产妇在产房或分娩中心观察2小时,每30分钟测量其血压、呼吸、脉搏及心率,按摩子宫,观察其收缩及阴道流血情况,产妇回房间休息前,协助其自行排尿。

(6)整理用物,洗手,记录。

4.护理评价

(1)胎盘完整取出,无胎盘及胎膜残留,未造成子宫损伤。

(2)严格执行无菌操作,未发生感染,产妇体温正常。

(3)子宫收缩良好,未发生产后出血。

三、产钳术与胎头吸引术的护理配合

(一)概述

在分娩过程中,医护人员适时采取阴道助产术,可降低围生期母儿病死率,促进母婴健康。阴道助产术可分为产钳术和胎头吸引术。产钳术是使用产钳牵拉胎头,协助胎儿娩出的一种手术,根据手术时胎头所处位置,分为出口、低位、中位和高位产钳术,目前临床多采用出口及低位产钳术。胎头吸引术是使用胎头吸引器利用负压牵拉胎头,协助胎儿娩出的一种手术。

1.适应证与禁忌证

(1)适应证:①第二产程延长者,如宫缩乏力、持续性枕后位或会阴坚韧等。②需缩短第二产程者,如妊娠并发症、胎儿窘迫或妊娠期高血压疾病等。③既往有剖宫产史或子宫有瘢痕者。④胎头吸引术失败者应改为产钳术。⑤剖宫产或臀先露时胎头娩出困难者采用产钳术。

(2)禁忌证:①明显头盆不称或产道阻塞等不宜经阴道分娩者。②宫口未开全或胎膜未破者。

2.常用的产钳及胎头吸引器

(1)常用的胎头吸引器:金属直形、牛角型空筒和金属扁圆形胎头吸引器。

(2)常用的产钳:双叶产钳在临床应用广泛。每叶由钳叶、钳茎、钳锁扣和钳柄构成。

(二)实施方案

1.护理评估

(1)产妇的年龄、孕产史、产前检查经过、既往史、有无子宫或宫颈手术史、有无妊娠合并心脏病或妊娠期高血压疾病等。

(2)产程进展(胎头位置、宫颈扩张)、羊水性状、胎心、胎位、胎儿大小、子宫收缩强度及收缩频率等,有无明显头盆不称、胎儿宫内窘迫及会阴体坚韧等。

(3)产妇及家属对产钳术或胎头吸引术的认知程度。

2.护理计划

(1)护士准备:协助医生排除产钳术或胎头吸引术的禁忌证。检查产钳完好及吸引器有无漏气。洗手,戴口罩,向产妇解释应用胎头吸引术或产钳术的必要性和方法,缓解其紧张情绪,指导产妇正确运用腹压。会阴部备皮,做麻醉药物过敏性试验。

(2)产妇准备:了解阴道助产的意义,知情同意并签字。取膀胱截石位。

(3)用物准备:无菌会阴切开包(内有弯盘2个、组织剪刀、止血钳4把、20 mL注射器、20号针头、无菌巾4块、巾钳4把、卵圆钳、长镊子2把、持针器1把、2号圆针、角针、1号丝线、0号或1号肠线、2/0可吸收缝线、线剪刀、手术衣2件、纱布10块、纱球4个)、无菌手套2副、无菌胎头吸引器或产钳、无菌导尿管、10 mL及100 mL注射器、2%利多卡因、0.5%碘伏、氧气、立灯、坐凳、维生素K_1等。

(4)环境准备:环境清洁,空气消毒,室温26 ℃,光线充足。

3.实施及配合

(1)核对产妇姓名与床号,观察产妇宫缩及胎心变化。行会阴擦洗,导尿排空膀胱,观察尿液颜色,若发现肉眼血尿及时报告医生。

(2)消毒洗手,穿无菌手术衣,戴手套。递夹持0.5%碘伏的卵圆钳消毒外阴,递无菌巾及布巾钳,铺巾并固定。行会阴左后一侧切开术。

(3)医生内诊检查宫口已开全,胎头已达阴道口,胎膜已破,胎位明确。

(4)放置胎头吸引器或产钳:①放置胎头吸引器:递胎头吸引器,指导产妇全身放松,张口呼吸,配合医生放置。协助医生检查并确认胎头吸引器头端与胎头间无宫颈及阴道壁组织。调整吸引器横柄与胎头矢状缝一致,作为旋转胎头方向的标记。②放置产钳:递产钳左叶,指导产妇全身放松,张口呼吸,配合医生将产钳左叶放置于胎头左侧;递产钳右叶,指导产妇继续放松,配合医生将产钳右叶放置于胎头右侧,与产钳左叶相对应的位置。协助医生检查并确认产钳与胎头间无宫颈及阴道壁组织。胎头矢状缝在产钳左、右叶正中。产钳右叶在上,左叶在下,钳柄对和,扣合锁住。

(5)牵拉胎头:①牵拉胎头吸引器:递100 mL注射器,抽吸胎头吸引器内空气,以每分钟增加负压0.2 kg/m²为度,使吸引器内形成26.7~40.0 kPa(200~300 mmHg)负压,若无负压表,抽吸空气150~180 mL,用血管钳夹闭连接管。确认胎头吸引器与胎头紧贴。保护会阴,医生向外缓慢牵拉胎头吸引器,将胎头旋转至正枕前位,至胎头娩出阴道口。若发生胎头吸引器滑脱,虽可重新放置,但不应超过2次。牵引时间不应超过20分钟。②牵拉产钳:保护会阴,宫缩时,医生向外、向下缓慢牵拉产钳,再平行牵拉,当胎头着冠后上提钳柄,使胎头仰伸娩出。

(6)取下胎头吸引器或产钳:①取下胎头吸引器:当胎头娩出阴道口后,松开血管钳,解除负压,嘱产妇呼气,配合医生取下胎头吸引器。②取下产钳:当胎头双顶径娩出骨盆出口时,松开产钳,嘱产妇呼气,医生沿胎头先取下产钳右叶,再取下产钳左叶。

(7)按分娩机转协助胎体娩出。清理新生儿呼吸道,Apgar评分,协助医生断脐,评估新生儿健康状况,遵医嘱给予维生素K_1 10 mg肌内注射。

(8)协助产妇娩出胎盘,检查胎盘及胎膜完整性。检查软产道,配合医生缝合会阴侧切伤口。

(9)留置产妇在产房或分娩中心观察2小时,每30分钟测量其血压、呼吸、脉搏及心率,按摩子宫,观察其收缩及阴道流血情况,产妇回房间休息前,协助其自行排尿。

(10)告知产妇及家属3天内禁止给新生儿洗头。向产妇提供居住社区产后及母乳喂养咨询的联系方式,告知产后42天抱婴儿来院进行健康检查。

(11)整理用物,洗手,记录。

4.护理评价

(1)胎头吸引器或产钳放置顺利,无软组织损伤。

(2)产妇顺利完成分娩,新生儿无产伤。

（3）护士严格遵循无菌原则，操作规范，未发生感染。

四、手术流产的护理配合

（一）概述

无论是采用工具避孕或药物避孕，还是绝育术，都不能达到100％有效率。对于避孕失败且不愿生育者、患有遗传性疾病或其他严重疾病不宜继续妊娠者及产前检查发现胚胎异常者，需终止妊娠，医护人员应协助其早期诊断并及早采取补救措施。早期妊娠的终止方法有药物流产和手术流产两种，其中手术流产又分为负压吸引术和钳刮术，负压吸引术适用于妊娠10周以内者，钳刮术适用于妊娠11～14周者。

1.适应证与禁忌证

（1）适应证：①妊娠14周内自愿要求终止妊娠而无禁忌证者。②因孕妇患有各种疾病或检查胚胎异常，不宜继续妊娠者。

（2）禁忌证：①殖器官急性炎症患者。②各种急性传染病或慢性传染病急性发作期或严重全身疾病患者。③妊娠剧吐酸中毒尚未纠正者。④术前相隔4小时两次体温均大于等于37.5 ℃者。

2.并发症及防治

（1）子宫穿孔：哺乳期及妊娠期子宫异常柔软、剖宫产术后子宫留有瘢痕、子宫过度倾屈或有畸形等均易在手术流产术中发生子宫穿孔。预防子宫穿孔，术者应于术前仔细检查子宫，操作规范、熟练且动作轻柔。一旦发生子宫穿孔，应立即停止手术操作，给予缩宫素及抗生素，观察患者的生命体征、腹部体征及阴道流血。必要时，应立即剖腹探查，修补子宫穿孔。

（2）人工流产综合反应：患者在术中或手术结束时，出现心动过缓、心律失常、血压下降、面色苍白、出汗、胸闷等临床表现，甚至发生昏厥和抽搐，称为人工流产综合反应，其产生的主要原因是由于宫颈和子宫受机械性刺激引起迷走神经兴奋所致。为预防发生人工流产综合反应，术前应给予患者安慰，缓解其精神紧张，术中操作动作轻柔，避免过度牵拉宫颈，负压不能过高，尽量缩短负压吸引时间。一旦发生，应停止手术，患者多自行恢复；若出现心律缓慢，可静脉注射阿托品0.5～1 mg。

（3）吸宫不全：是指手术流产术后仍有部分妊娠组织残留宫腔。与术者技术不熟练或子宫位置异常有关。为避免发生吸宫不全，术者应不断提高技术水平，术前查清子宫位置，一旦发生，应行刮宫术，必要时可在B超引导下进行，刮出物送病理检查，术后用抗生素预防感染。

（4）漏吸：确诊为宫内妊娠，但手术流产术未将胚胎或胎盘绒毛吸出。其产生的主要原因是妊娠时间过短、子宫畸形、子宫位置异常或术者技术不熟练。预防漏吸的发生，术前应认真检查子宫大小、位置，预约合适时间开展手术流产，同时排除宫外妊娠。

（5）术中出血：多发生于较大妊娠月份的手术流产。主要原因是妊娠组织不能迅速排出，导致子宫收缩不良。术前应严格筛选是妊娠组织不能迅速排出，导致子宫收缩不良。术前应严格筛选手术流产的适应证，术中注射缩宫素，尽快钳出或吸出妊娠组织。

（6）术后感染：手术流产后出现发热、下腹痛、白带异常或不规则阴道流血等，严重可发生败血症。主要与吸宫不全、术后过早性交、敷料和器械消毒不严或操作时缺乏无菌观念有关。术者认真执行无菌操作，避免吸宫不全、敷料和器械严格消毒，受术者遵从健康指导，可预防术后感染的发生。一旦发生感染，应及时针对病因开展治疗，遵医嘱用药，卧床休息。

（7）羊水栓塞：较少见。偶发于钳刮术中，应用缩宫素可促使其发生。虽然症状与严重程度不如晚期妊娠凶险，但应按照晚期妊娠羊水栓塞开展治疗。

（二）实施方案

1.护理评估

（1）受术者月经史、孕产史、子宫手术史、既往病史等。

（2）末次月经时间、就医经过（妊娠试验结果、B超检查报告、相关血液检查结果及就诊医院医生诊断）、有无早期妊娠反应、阴道流血、腹痛及发热等。

（3）受术者及家属对手术流产的认知程度。

2.护理计划

（1）护士准备：洗手，戴圆帽及口罩，熟悉手术流产的护理配合，术日晨测体温、血压和脉搏。协助医生明确早期妊娠诊断，严格掌握手术流产的适应证与禁忌证。

（2）受术者准备：了解手术流产的主要过程及可能发生的并发症，知情同意并签字，血常规、出凝血时间、白带常规及心电图检查正常。排空膀胱。

（3）用物准备：治疗车、无菌手术流产包（阴道窥器、宫颈钳、子宫探针、小头卵圆钳、有齿卵圆钳、刮匙、无菌巾4块、布巾钳4把、长镊子2把、纱布4块、棉球若干、4～8号宫颈扩张器、不同型号吸管）、0.5%及0.05%碘伏、无菌手套、缩宫素、5 mL注射器、手术流产负压电吸引器、坐凳、立灯等。

（4）环境准备：空气消毒，室温26 ℃，光线充足，屏风遮挡，以保护受术者隐私。

3.实施及配合

（1）核对受术者，协助其取膀胱截石位。检查手术流产包在有效使用期限内并无潮湿。在治疗车上打开手术流产包。

（2）消毒洗手，戴手套。递长镊子及0.5%碘伏棉球，消毒外阴，递无菌巾及布巾钳，铺巾并固定。医生行双合诊复查子宫位置、大小及附件。

（3）递阴道窥器暴露阴道及宫颈，递长镊子及0.05%碘伏棉球，消毒阴道及宫颈。递宫颈钳夹持宫颈前唇，递子宫探针探查宫腔，取回探针，自小号起逐号递宫颈扩张器，扩张宫颈，嘱受术者深呼气，以缓解牵拉宫颈引起的恶心反应。

（4）吸出或钳刮妊娠组织：①负压吸引术：根据孕周选择吸管型号，连接吸管与消毒橡皮管，并将后者与负压吸引器橡皮管前端接头连接，启动负压吸引器，负压试验无误，调节负压（不宜超过500 mmHg），术者折闭橡皮管以阻断负压，将吸管头部缓慢送入宫底，松开橡皮管，按顺时针方向吸引宫腔1～2周，当感觉子宫缩小、宫壁粗糙、吸管被包紧、移动受阻时，提示妊娠物已被吸净。折闭橡皮管以阻断负压，缓慢取出吸管。递小刮匙轻刮宫腔1周，注意宫角及宫底处。②钳刮术：递有齿卵圆钳夹破胎膜，使羊水尽可能流出，遵医嘱给予缩宫素肌内注射。递纱布垫于阴道后穹隆，钳夹胎盘及胎儿组织，钳夹干净后，取回卵圆钳，递小刮匙轻刮宫腔1周，注意宫角及宫底处。取出阴道内纱布及其上的钳刮物。

（5）将全部吸出或钳刮物用纱布过滤检查，协助医生查看绒毛及胚胎组织，评估量是否与孕周相符，若发现水疱状物或未发现绒毛、胚胎或胎儿组织，均应将吸出或钳刮物送病理检查。

（6）手术完毕，取回宫颈钳，递长镊子及干棉球擦拭阴道内血液，递0.05%碘伏棉球再次消毒宫颈及阴道。取回长镊子及阴道窥器。

（7）协助受术者在观察室休息1小时，注意观察腹痛及阴道流血情况，遵医嘱应用缩宫素和抗生素。告知受术者术后两周内会有少量阴道出血，少于或等于月经量。若出血量超过月经量或两周后仍有阴道流血，应随诊。吸宫术后休息3周，钳刮术后休息4周，保持会阴部清洁，1个月内禁止性生活、游泳及盆浴，预防感染。及时采取有效的避孕措施。

（8）整理用物，洗手，记录。

4.护理评价

（1）手术流产完成顺利，未发生子宫穿孔等并发症。

（2）无菌观念强，未发生术后感染。

（3）受术者能复述术后注意事项，并采取避孕措施。

（郭翠琴）

第十四章 儿科疾病的护理

第一节 小儿腹泻

一、护理评估

（一）健康史

应详细询问喂养史，是母乳喂养还是人工喂养，喂何种乳品，冲调浓度、喂哺次数及量，添加辅食及断奶情况。并了解当地有无类似疾病的流行。并注意患儿有无不洁饮食史、肠道内外感染、食物过敏史、外出旅游和气候变化史等。询问患儿腹泻开始时间，次数、颜色、性质、量、气味。并是否伴随发热、呕吐、腹胀、腹痛及里急后重等症状。既往有无腹泻史、其他疾病史和长期服用广谱抗生素史等。

（二）身体状况

观察患儿生命体征，有无腹痛、里急后重、大便性状为松散或水样，密切观察患儿生命体征、体重、出入量、尿量、神志状态、营养状态，皮肤弹性、眼窝凹陷、口舌黏膜干燥、神经反射等脱水表现。并评估脱水的程度和性质，检查肛周皮肤有无发红、破损；了解大便常规、大便致病菌培养等实验室检查结果。

（三）心理社会状况

腹泻是小儿的常见病、多发病，年龄越小、发病率越高，特别是在贫困和卫生条件较差的地区，家长缺乏喂养及卫生知识是导致小儿易患腹泻的重要原因。故应了解患儿家长的心理状况及对疾病的病因、护理知识的认识程度，注意评估患儿家庭的经济状况、聚居条件、卫生习惯、家长的文化程度及家长对病因、护理知识的了解程度，认识疾病流行趋势。

（四）实验室检查

了解大便常规及致病菌培养等化验结果。分析血常规、红细胞计数、血清电解质、尿素氮、二氧化碳结合力（CO_2CP）等可了解体内酸碱平衡紊乱性质和程度。

二、护理诊断

（一）体液不足

体液不足与腹泻、呕吐丢失过多和摄入量不足有关。

（二）体温过高

体温过高与肠道感染有关。

（三）有皮肤黏膜完整性受损的危险

有皮肤黏膜完整性受损的危险与腹泻大便次数增多刺激臀部皮肤及尿布使用不当有关。

（四）知识缺乏（家长）

与喂养知识、卫生知识及腹泻患儿护理知识缺乏有关。

（五）营养失调

营养低于机体需要量，呕吐腹泻等消化功能障碍所致。

（六）排便异常腹泻

排便异常腹泻与喂养不当，肠道感染或功能紊乱。

（七）腹泻

腹泻与喂养不当、感染导致胃肠道功能紊乱有关。

（八）有交叉感染的可能

交叉感染与免疫力低下有关。

（九）潜在并发症

1.酸中毒

酸中毒与腹泻丢失碱性物质及热能摄入不足有关。

2.低血钾

低血钾与腹泻、呕吐丢失过多和摄入不足有关。

三、护理目标

（1）患儿腹泻、呕吐、排便次数逐渐减少至正常，大便次数性状颜色恢复正常。

（2）患儿脱水、电解质紊乱纠正，体重恢复正常，尿量正常，获得足够的液体和电解质。

（3）体温逐渐恢复正常。

（4）住院期间患儿能保持皮肤的完整性，不再有红臀发生。

（5）家长能说出婴儿腹泻的病因、预防措施和喂养知识，能协助医护人员护理患儿。

（6）患儿不发生酸中毒，低血钾等并发症。

（7）避免交叉感染的发生。

（8）保证患儿营养的补充将患儿体重保持不减或有增加。

四、护理措施

新入院的患儿首先要测量体重，便于了解患儿脱水情况和计液量。以后每周测一次，了解患儿恢复和体重增长情况。

（一）体液不足的护理

1.口服补液疗法的护理

适用于无脱水、轻中脱水或呕吐不严重的患儿，可采用口服方法，它能补充身体丢失的水分和盐，执行医嘱给口服补液盐时应在 4～6 小时之内少量多次喂，同时可以随意喂水，口服液盐一定用冷开水或温开水溶解。

（1）一般轻度脱水需 50～80 mL/kg，中度脱水需 80～100 mL/kg，于 8～12 小时内将累积损失量补足；脱水纠正后，将余量用等量水稀释按病情需要随时口服。对无脱水患儿，可在家进行口服补液的护理，可将 ORS 溶液加等量水稀释，每日 50～100 mL/kg，少量频服，以预防脱水（新生儿慎用），有明显腹胀、休克、心功能不全或其他严重并发症者及新生儿不宜口服补液。在口服补液过程中，如呕吐频繁或腹泻、脱水加重，应改为静脉补液。服用 ORS 溶液期间，应适当增加水分，以防高钠血症。

（2）护理中的注意事项：①向家长说明和示范口服液的配制方法。②向家长示范喂服方法：2 岁以下的患儿每 1～2 分钟喂 1 小勺约 5 mL，大一点的患儿可用杯子直接喝，如有呕吐，停 10 分钟后再慢慢喂服（每 2～3 分钟喂一勺）。③对于在家进行口服补液的患儿，应指导家长病情观察方法。口服补液可直到腹泻停止，并继续喂养。如病情不见好转或加重，应及时到医院就诊。④密切观察病情，如患儿出现眼睑浮肿应停止服用 ORS 液，改用白开水或母乳，水肿消退后再按无脱水的方案服用。4 小时后应重新估计患儿脱水状况，然后选择上述适当的方案继续治疗护理。

2.禁食、静脉补液

适用于中度以上脱水，吐、泻重或腹胀的患儿。在静脉输液前协助医生取静脉血做钾、钠、氯、二氧化碳结合力等项目检查。

（1）第一天补液：①输液总量，按医嘱要求安排 24 小时的液体总量。（包括累积损失量、继续损失量和生理需要量）：并本着"急需先补、先快后慢、见尿补钾"的原则分批输入。如患儿烦躁不安，应检查原因，必要时可遵医嘱给予适量的镇静剂，如复方冬眠灵，10％水合氯醛，以防患儿因烦躁不安而影响静脉输液。

一般轻度脱水 90～120 mL/kg,中度脱水 120～150 mL/kg 重度脱水 150～180 mL/kg。②溶液种类:根据脱水性质而定,若临床判断脱水困难,可先按等渗脱水处理。对于治疗前 6 小时内无尿的患儿首先要在 30 分钟内给输入 2：1 液,一定要记录输液后首次排尿时间,见尿后给含钾液体。③输液速度:主要取决于脱水程度和继续损失的量与速度,遵循先快后慢原则。明确每小时的输入量,一般茂菲氏滴管 14～15 滴为 1 mL,严格执行补液计划,保证输液量的准确,掌握好输液速度和补液原则。注意防止输液速度过速或过缓。注意输液是否通畅,保护好输液肢体,随时观察针头有无滑脱,局部有无红肿渗液以及寒战发绀等全身输液反应。对重度脱水有明显周围循环障碍者应先快速扩容;累积损失量(扣除扩容液量)一般在前8～12 小时内补完,每小时 8～10 mL/kg;后 12～16 小时补充生理需要量和异常的损失量,每小时约 5 mL/kg;若吐泻缓解,可酌情减少补液量或改为口服补液。④对于少数营养不良、新生儿及伴心、肺疾病的患儿应根据病情计算,每批液量一般减少 20%,输液速度应在原有基础减慢 2～4 小时,把累积丢失的液量由 8 小时延长到10～12 小时输完。如有条件最好用输液泵,以便更精确地控制输液速度。

(2)第 2 天及以后的补液:脱水和电解质紊乱已基本纠正,主要补充生理需要量和继续损失量,可改为口服补液,一般生理需要量为每日 60～80 mL/kg,用 1/5 张含钠液;继续损失量是丢多少补多少,用 1/2～1/3张含钠液,将这两部分相加于 12～24 小时内均匀静滴。

3. 准确记录出入量

准确记录出入量,是医生调整患儿输液质和量的重要依据。

(1)大便次数,量(估计)及性质、大便的气味、颜色、有无黏液、脓血等。留大便常规并做培养。

(2)呕吐次数、量、颜色、气味以及呕吐与其他症状的关系,体现了患儿病情发展情况。比如呕吐加重但无腹泻;补液后脱水纠正由于呕吐次数增多而效果不满意,这时要及时报告医生,以及早发现肠道外感染或急腹症。

4. 严密观察病情,细心做好护理

(1)注意观察生命体征:包括体温、脉搏、血压、呼吸、精神状况。若出现烦躁不安、脉率加快、呼吸加快等,应警惕是否输液速度过快,是否发生心力衰竭和肺水肿等情况。

(2)观察脱水情况:注意患儿的神志、精神、皮肤弹性、有无口渴,皮肤.黏膜干燥程度,眼窝及前囟凹陷程度,机体温度及尿量等临床表现,估计患儿脱水程度,同时要动态观察经过补充液体后脱水症状是否得到改善。如补液合理,一般于补液后 3～4 小时应该排尿,此时说明血容量恢复,所以应注意观察和记录输液后首次排尿的时间、尿量。补液后 24 小时皮肤弹性恢复,眼窝凹陷消失,则表明脱水已被纠正。补液后眼睑出现浮肿,可能是钠盐过多;补液后尿多而脱水未能纠正,则可能是葡萄糖液补入过多,宜调整溶液中电解质比例。

(3)密切观察代谢性酸中毒的表现:中、重度脱水患多有不同程度的酸中毒,当 pH 值下降、二氧化碳结合力在 25% 容积以下时,酸中毒表现明显。当患儿出现呼吸深长、精神萎靡、嗜睡,严重者意识不清、口唇樱红、呼吸有丙酮味。应准备碱性液,及时使用碱性药物纠正,应补充碳酸氢钠或乳酸钠。注意碱性液体有无漏出血管外,以免引起局部组织坏死。

(4)密切观察低血钾表现:常发现于输液后脱水纠正时,当发现患儿尿量异常增多,精神萎靡、全身乏力、不哭或哭声低下、吃奶无力、肌张力低下、反应迟钝、恶心呕吐、腹胀及听诊肠鸣音减弱或消失,呼吸频不规整,心电图显示 T 波平坦或倒置、U 波明显、S-T 段下移(或心律失常·提示有低血钾存在,应及时补充钾盐)等临床表现,及时报告医生,做血生化检查。如是低血钾症,应遵医调整液体中钾的浓度。补充钾时应按照见尿补钾的原则,严格掌握补钾的速度,绝不可作静脉推入,以免发生高血钾引起心搏骤停。一般按每日 3～4 mmol/kg(相当于氯化钾200～300 mg/kg)补给,缺钾明显者可增至 4～6 mmol/kg,轻度脱水时可分次口服,中、重度脱水予静脉滴入。并观察记录好治疗效果。

(5)密切观察有无低钙、低镁、低磷血症:当脱水和酸中毒被纠正时,大多表现有钙、磷缺乏,少数可有镁缺乏。低血钙或低血镁时表现为手足搐搦、惊厥;重症低血磷时出现嗜睡、精神错乱或昏迷,肌肉、心肌收缩无力。(营养不良或佝偻病活动期患儿更甚),这时要及时报告医生。静脉缓慢注射 10% 葡萄糖酸钙或深部肌内注射 25％硫酸镁。

（6）低钠血症：低钠血症多见于静脉输液停止后的患儿。这是以为患儿进食后水样便次数再次增多。主要表现为患儿前囟及眼窝凹陷、肢端凉、精神弱、尿少等。要及时报告医生要继续补充丢失液体。

（7）高钠血症：高钠血症出现在按医嘱禁食补液或口服补液后，患儿出现烦躁不安、口渴、尿少、皮肤弹性差，甚至惊厥。这时应报告医生，必要时取血查生化，待结果回报后根据具体情况调整液体的质和量。

（8）泌尿系统感染：患儿腹泻渐好，但仍发热，阵阵哭闹不安，此时要报告医生，根据医嘱留尿常规，并寻找感染病灶。并发泌尿系感染的患儿多见于女婴，在护理和换尿布时一定要注意女婴儿会阴部的清洁，防止上行性尿路感染。

5.计算液体出入量

24 小时液体入量包括口服液体和胃肠道外补液量。液体出量包括尿、大便和不显性失水。呼吸增快时，不显性失水增加 4～5 倍，体温每升高 1 ℃，不显性失水每小时增加 0.5 mL/kg；环境湿度大小可分别减少或增加不显性失水；体力活动增多时，不显性失水增加 30％。补液过程中，计算并记录 24 小时液体出入量，是液体疗法护理工作的重要内容。婴幼儿大小便不易收集，可用"秤尿布法"计算液体排出量。

（二）腹泻的护理

控制腹泻，防止继续失水。

1.调整饮食

根据世界卫生组织的要求对于轻中度脱水的患儿不必禁食，腹泻期间和恢复期适宜的营养对促进恢复、减少体重下降和生长停滞的程度、缩短腹泻后康复时间、预防营养不良非常重要。故腹泻脱水患儿除严重呕吐者暂禁食 4～6 小时（不禁水）外，均应继续喂养进食是必要的治疗与护理措施。但因同时存在着消化功能紊乱，故应根据患儿病情适当调整饮食，达到减轻胃肠道负担、恢复消化功能之目的。继续哺母乳喂养；人工喂养出生 6 个月以内的小儿，牛奶（或羊奶）应加米汤或水稀释，或用发酵奶（酸奶），也可用奶—谷类混合物，每天 6 次，以保证足够的热量。腹泻次数减少后，出生 6 个月以上的婴儿可用平常已经习惯的饮食，选用稀粥、面条、并加些熟的植物油、蔬菜、肉末等，但需由少到多，随着病情稳定和好转，并逐渐过渡到正常饮食。幼儿应给一些新鲜、味美、碎烂、营养丰富的食物。病毒性肠炎多有双糖酶缺乏，应限制糖量，并暂停乳类喂养，改为豆制代用品或发酵奶，对牛奶和大豆过敏者应该用其他饮食，以减轻腹泻，缩短病程。腹泻停止后，继续给予营养丰富的饮食，并每日加餐 1 次，共 2 周，以赶上正常生长。双糖酶缺乏者，不宜用蔗糖，并暂停乳类。对少数严重病例口服营养物质不能耐受者，应加强支持疗法，必要时全静脉营养。

2.控制感染

感染是引起腹泻的重要原因，细菌性肠炎需用抗生素治疗。病毒性肠炎用饮食疗法和支持疗法常可痊愈。严格消毒隔离，防止感染传播，按肠道传染病隔离，护理患儿前后要认真洗手，防止感染，遵医嘱给予抗生素治疗。

3.观察排便情况

注意大便的变化，观察记录大便次数、颜色、性状、气味、量、及时送检，并注意采集黏液脓血部分，作好动态比较，根据大便常规检验结果，调整治疗和输液方案，为输液方案和治疗提供可靠依据。

（三）发热的护理

（1）保持室内安静、空气新鲜、通风良好，保持室温在 18 ℃～22 ℃，相对湿度 55％～65％，衣被适度，以免影响机体散热。

（2）让患儿卧床休息限制活动量，利于机体康复和减少并发症的发生。多饮温开水或选择喜欢的饮料，以加快毒素排泄带走热量和降低体温。

（3）密切观察患儿体温变化每 4 小时测体温 1 次，体温骤升或骤降时要随时测量并记录降温效果。体温超过 38.5 ℃时给予物理降温：温水擦浴；用 30％～50％的乙醇擦浴；冰枕、冷毛巾敷患儿前额，或冷敷腹股沟、腋下等大血管处；冷盐水灌肠。物理降温后 30 分钟测体温，并记录于体温单上。

（4）按医嘱给予抗感染药及解热药，并观察记录用药效果，药物降温后，密切观察，防止虚脱。

（5）患儿的衣服，出汗后及时擦干汗液，更换衣服，并注意保暖，在严重情况下给予吸氧，以免惊厥抽搐发生。

（6）加强口腔护理，鼓励多漱口，口唇干燥时可涂护唇油。

（四）维持皮肤完整

由于腹泻频繁，大便呈酸性或碱性，含有大量肠液及消化酶，臀部皮肤常处于被大便腐蚀的状态，容易发生肛门周围皮肤糜烂，严重者引起溃疡及感染，要注意每次换尿布大便后须用温水清洗臀部及肛周并吸干，局部皮肤发红处涂以5％鞣酸软膏或40％氧化锌油并按摩片刻，促进血液循环。应选用消毒软棉尿布并及时更换。避免使用不透气塑料布或橡皮布，防止尿布皮炎发生。局部有糜烂者可在便后用温水洗净后用灯泡照烤，待烤干局部渗液后，再涂紫草油或1％龙胆紫效果更好。

（五）做好床边隔离

护理患儿前后均要认真洗手防止交叉感染。

（六）减轻患儿的恐惧

医护人员的检查、治疗应相对集中进行以减少患儿的哭闹，可根据患儿年龄给予不同玩具，减少其恐惧心理，若患儿哭闹不安影响静脉输液的顺利进行，必要时可根据医嘱适当应用镇静药物。

（七）对症治疗

腹胀明显者用肛管排气或肌注新斯的明。呕吐严重者针刺足三里、内关或肌注氯丙嗪等。

（八）注意口腔清洁

禁食患儿每日做口腔护理两次。由于长时间应用抗生素可发生鹅口疮。如口腔黏膜有乳白色分泌物附着即为鹅口疮，可涂制霉菌素；若发生溃疡性口炎时可用3％双氧水洗净口腔后，涂复方龙胆紫、金霉素鱼肝油。

（九）恢复期患儿护理

（1）新入院患儿分室居住，预防交叉感染。

（2）患儿消化功能恢复时，逐渐增加奶的质和量，细心添加辅食，避免小儿腹泻再次复发。

（十）健康教育

（1）宣传母乳喂养的优点，鼓励母乳喂养，尤其是出生后最初数月及出生后每个夏天更为重要，避免在夏季断奶。按时逐步加辅食，防止过食、偏食及饮食结构突然变动。如乳制品的调剂方法，辅食加方法，断奶时间选择方法，人工喂养儿根据具体情况。选用合适的代乳品。

（2）指导患儿家长配置和使用ORS溶液。

（3）注意饮食卫生，培养良好的卫生习惯；注意食物新鲜、清洁和奶具、食具应定时煮沸消毒，避免肠道内感染。教育儿童养成饭前便后洗手，勤剪指甲的良好习惯。

（4）及时治疗营养不良、维生素D缺乏性佝偻病等，加强体格锻炼，适当进行户外活动。防止受凉或过热，营养不良，预防感冒，肺炎及中耳炎等并发症的发生，避免长期滥用广谱抗生素。

（5）气候变化时及时增减衣物，防止受凉或过热，冬天注意保暖，夏天多喝水。尤其应做好腹部的保暖。集体机构中如有腹泻的流行，应积极治疗患儿，做好消毒隔离工作，防止交叉感染。

（高　峰）

第二节　小儿肺炎

肺炎系指不同病原体或其他因素所致的肺部炎症。以发热、咳嗽、气促、呼吸困难和肺部固定湿啰音为共同临床表现。该病是儿科常见疾病中能威胁生命的疾病之一。据联合国儿童基金会统计，全世界每年约有 350 万左右<5 岁儿童死于肺炎,占<5 岁儿童总死亡率的 28%;我国每年<5 岁儿童因肺炎死亡者约 35 万,占全世界儿童肺炎死亡数的 10%。因此积极采取措施,降低小儿肺炎的死亡率,是 21 世纪世界儿童生存、保护和发展纲要规定的重要任务。

目前,小儿肺炎的分类尚未统一,常用方法有四种,各肺炎可单独存在,也可两种同时存在。①病理分类:可分为支气管肺炎、大叶性肺炎、间质性肺炎等。②病因分类:感染性肺炎如病毒性肺炎、细菌性肺炎、支原体肺炎、衣原体肺炎、真菌性肺炎、原虫性肺炎;非感染性肺炎如吸入性肺炎、坠积性肺炎等。③病程分类:急性肺炎(病程<1 个月)、迁延性肺炎(病程 1～3 个月)、慢性肺炎(病程>3 个月)。④病情分类:轻症肺炎(主要为呼吸系统表现)、重症肺炎(除呼吸系统受累外,其他系统也受累,且全身中毒症状明显)。

临床上若病因明确,则按病因分类,否则按病理分类。

一、病因与发病机制

引起肺炎的主要病原体为病毒和细菌,病毒中最常见的为呼吸道合胞病毒,其次为腺病毒、流感病毒等;细菌中以肺炎链球菌多见,其他有葡萄球菌、链球菌、革兰阴性杆菌等。低出生体重、营养不良、维生素 D 缺乏性佝偻病、先天性心脏病等患儿易患本病,且病情严重,容易迁延不愈,病死率也较高。

病原体多由呼吸道入侵,也可经血行入肺,引起支气管、肺泡、肺间质炎症,支气管因黏膜水肿而管腔变窄,肺泡壁因充血水肿而增厚,肺泡腔内充满炎症渗出物,影响了通气和气体交换;同时由于小儿呼吸系统的特点,当炎症进一步加重时,可使支气管管腔更加狭窄、甚至阻塞,造成通气和换气功能障碍,导致低氧血症及高碳酸血症。为代偿缺氧,患儿呼吸与心率加快,出现鼻翼扇动和三凹征,严重时可产生呼吸衰竭。由于病原体作用,重症常伴有毒血症,引起不同程度的感染中毒症状。缺氧、二氧化碳潴留及毒血症可导致循环系统、消化系统、神经系统的一系列症状以及水、电解质和酸碱平衡紊乱。

(一)循环系统

缺氧使肺小动脉反射性收缩,肺循环压力增高,形成肺动脉高压;同时病原体和毒素侵袭心肌,引起中毒性心肌炎。肺动脉高压和中毒性心肌炎均可诱发心力衰竭。重症患儿常出现微循环障碍、休克甚至弥散性血管内凝血。

(二)中枢神经系统

缺氧和高碳酸血症使脑血管扩张、血流减慢,血管通透性增加,致使颅内压增高。严重缺氧和脑供氧不足使脑细胞无氧代谢增加,造成乳酸堆积、ATP 生成减少和 Na-K 离子泵转运功能障碍,引起脑细胞内水、钠潴留,形成脑水肿。病原体毒素作用亦可引起脑水肿。

(三)消化系统

低氧血症和毒血症可引起胃黏膜糜烂、出血、上皮细胞坏死脱落等应激性反应,导致黏膜屏障功能破坏,使胃肠功能紊乱,严重者可引起中毒性肠麻痹和消化道出血。

(四)水、电解质和酸碱平衡紊乱

重症肺炎可出现混合性酸中毒,因为严重缺氧时体内需氧代谢障碍、酸性代谢产物增加,常可引起代谢性酸中毒;而 CO_2 潴留、H_2CO_3 增加又可导致呼吸性酸中毒。缺氧和 CO_2 潴留还可导致。肾小动脉痉挛而引起水钠潴留,重症者可造成稀释性低钠血症。

二、临床表现

(一)支气管肺炎
支气管肺炎为小儿最常见的肺炎。多见于 3 岁以下婴幼儿。

1.轻症
以呼吸系统症状为主,大多起病较急。主要表现为发热、咳嗽和气促。

(1)发热:热型不定,多为不规则热,新生儿或重度营养不良儿可不发热,甚至体温不升。

(2)咳嗽:较频,早期为刺激性干咳,以后有痰,新生儿则表现为口吐白沫。

(3)气促:多发生在发热、咳嗽之后,呼吸频率加快,每分钟可达 40~80 次,可有鼻翼扇动、点头呼吸、三凹征、唇周发绀。肺部可听到较固定的中、细湿啰音,病灶较大者可出现肺实变体征。

2.重症

重症肺炎常有全身中毒症状及循环、神经、消化系统受累的临床表现。

(1)循环系统:常见心肌炎、心力衰竭及微循环障碍。心肌炎表现为面色苍白、心动过速、心音低钝、心律不齐,心电图显示 ST 段下移和 T 波低平、倒置;心力衰竭表现为呼吸突然加快,>60 次/分钟;极度烦躁不安,明显发绀,面色发灰;心率增快,>180 次/分钟,心音低钝有奔马率;颈静脉怒张,肝脏迅速增大,尿少或无尿,颜面或下肢水肿等。

(2)神经系统:表现为烦躁或嗜睡,脑水肿时出现意识障碍、反复惊厥、前囟膨隆、脑膜刺激征等。

(3)消化系统:常有纳差、腹胀、呕吐、腹泻等;重症可引起中毒性肠麻痹和消化道出血,表现为严重腹胀、肠鸣音消失、便血等。

若延误诊断或病原体致病力强,可引起脓胸、脓气胸、肺大泡等并发症,多表现为体温持续不退,或退而复升,中毒症状或呼吸困难突然加重。

(二)几种不同病原体所致肺炎的特点

1.呼吸道合胞病毒性肺炎

由呼吸道合胞病毒感染所致,多见于 2 岁以内婴幼儿,尤以 2~6 个月婴儿多见。常于上呼吸道感染后2~3天出现干咳、低~中度发热,喘憋为突出表现,2~3 天后病情逐渐加重,出现呼吸困难和缺氧症状。肺部听诊可闻及多量哮鸣音、呼气性喘鸣,肺基底部可听到细湿啰音。喘憋严重时可合并心力衰竭、呼吸衰竭。

临床上有两种类型:

(1)毛细支气管炎:有上述临床表现,但中毒症状不严重,当毛细支气管接近完全阻塞时,呼吸音可明显减低,胸部 X 线常显示不同程度的梗阻性肺气肿和支气管周围炎,有时可见小点片状阴影或肺不张。

(2)间质性肺炎:全身中毒症状较重,呼吸困难明显,肺部体征出现较早,胸部 X 线呈线条状或单条状阴影增深,或互相交叉成网状阴影,多伴有小点状致密阴影。

2.腺病毒性肺炎

为腺病毒引起,在我国以 3、7 两型为主,11、12 型次之。本病多见于 6 个月~2 岁的婴幼儿。起病急骤,呈稽留高热,全身中毒症状明显,咳嗽较剧,可出现喘憋、呼吸困难、发绀等。肺部体征出现较晚,常在发热 4~5 日后出现湿啰音,以后病变融合而呈现肺实变体征。少数患儿可并发渗出性胸膜炎。胸部 X线改变的出现较肺部体征为早,可见大小不等的片状阴影或融合成大病灶,并多见肺气肿,病灶吸收较缓慢,需数周至数月。

3.葡萄球菌肺炎

包括金黄色葡萄球菌及白色葡萄球菌所致的肺炎。多见于新生儿及婴幼儿。临床起病急,病情重,进展迅速;多呈弛张高热,婴儿可呈稽留热;中毒症状明显,面色苍白、咳嗽、呻吟、呼吸困难,皮肤常见一过性猩红热样或荨麻疹样皮疹,有时可找到化脓灶,如疖肿等。肺部体征出现较早,双肺可闻及中、细湿啰音,易并发脓胸、脓气胸等,可合并循环、神经及胃肠功能障碍。胸部 X 线常见浸润阴影,易变性是其特征。

4.流感嗜血杆菌肺炎

由流感嗜血杆菌引起。近年来,由于广泛使用广谱抗生素和免疫抑制剂,加上院内感染等因素,流感嗜血杆菌感染有上升趋势,多见于<4 岁的小儿,常并发于流感病毒或葡萄球菌感染者。临床起病较缓,病情较重,全身中毒症状明显,有发热、痉挛性咳嗽、呼吸困难、鼻翼扇动、三凹征、发绀等,体检肺部有湿啰音或肺实变体征。易并发脓胸、脑膜炎、败血症、心包炎、中耳炎等。胸部 X 线表现多种多样。

5.肺炎支原体肺炎

由肺炎支原体引起,多见于年长儿,婴幼儿发病率也较高。以刺激性咳嗽为突出表现,有的酷似百日咳样咳嗽,咯出黏稠痰,甚至带血丝;常有发热,热程 1~3 周。年长儿可伴有咽痛、胸闷、胸痛等症状,肺部体征不明显,常仅有呼吸音粗糙,少数闻及干湿啰音。婴幼儿起病急,呼吸困难、喘憋和双肺哮鸣音较突出。部分患儿出现全身多系统的临床表现,如心肌炎、心包炎、溶血性贫血、脑膜炎等。胸部 X 线检查可分为 4 种改变:①肺门阴影增浓。②支气管肺炎改变。③间质性肺炎改变。④均一的实变影。

6.衣原体肺炎

沙眼衣原体肺炎多见于 6 个月以下的婴儿,可于产时或产后感染,起病缓,先有鼻塞、流涕,后出现气促、频繁咳嗽,有的酷似百日咳样阵咳,但无回声,偶有呼吸暂停或呼气喘鸣,一般无发热。可同时患有结合膜炎或有结合膜炎病史。胸部 X 线呈弥漫性间质性改变和过度充气。肺炎衣原体肺炎多见于 5 岁以上小儿,发病隐匿,体温不高,咳嗽逐渐加重,两肺可闻及干湿啰音。X 线显示单侧肺下叶浸润,少数呈广泛单侧或双侧浸润。

三、治疗要点

采取综合措施,积极控制感染,改善肺的通气功能,防止并发症。

(一)控制感染

根据不同病原体选用敏感抗生素积极控制感染,使用原则为:早期、联合、足量、足疗程,重症宜静脉给药。

WHO 推荐的 4 种第 1 线抗生素为:复方磺胺甲基异恶唑、青霉素、氨苄西林、阿莫西林,其中青霉素为首选药,复方磺胺甲基异恶唑不能用于新生儿。怀疑有金葡菌肺炎者,推荐用氨苄西林、氯霉素、苯唑青霉素或邻氯青霉素和庆大霉素。我国卫生部对轻症肺炎推荐使用头孢氨苄(先锋霉素Ⅳ)。大环内酯类抗生素如红霉素、交沙霉素、罗红霉素、阿奇霉素等对支原体肺炎、衣原体肺炎等均有效。除阿奇霉素外,用药时间应持续至体温正常后 5~7 天,临床症状基本消失后 3 天。支原体肺炎至少用药 2~3 周。应用阿奇霉素 3~5 天一疗程,根据病情可再重复一疗程,以免复发。葡萄球菌肺炎比较顽固。疗程宜长,一般于体温正常后继续用药 2 周,总疗程 6 周。

病毒感染尚无特效药物,可用利巴韦林、干扰素、聚肌胞、乳清液等,中药治疗有一定疗效。

(二)对症治疗

止咳、止喘、保持呼吸道通畅;纠正低氧血症、水电解质与酸碱平衡紊乱;对于中毒性肠麻痹者,应禁食、胃肠减压,皮下注射新斯的明。对有心力衰竭、感染性休克、脑水肿、呼吸衰竭者,采取相应的治疗措施。

(三)肾上腺皮质激素的应用

若中毒症状明显,或严重喘憋,或伴有脑水肿、中毒性脑病、感染性休克、呼吸衰竭等以及胸膜有渗出者,可应用肾上腺皮质激素,常用地塞米松,每日 2~3 次,每次 2~5 mg,疗程 3~5 日。

(四)防治并发症

对并发脓胸、脓气胸者及时抽脓、抽气;对年龄小、中毒症状明显、脓液黏稠经反复穿刺抽脓不畅者,以及有张力气胸者进行胸腔闭式引流。

四、护理措施

(一)改善呼吸功能

(1)保持病室环境舒适,空气流通,温湿度适宜,尽量使患儿安静,以减少氧的消耗。不同病原体肺炎患儿应分室居住,以防交叉感染。

(2)置患儿于有利于肺扩张的体位并经常更换,或抱起患儿,以减少肺部淤血和防止肺不张。

(3)给氧。凡有低氧血症,有呼吸困难、喘憋、口唇发绀、面色灰白等情况立即给氧。婴幼儿可用面罩法给氧,年长儿可用鼻导管法。若出现呼吸衰竭,则使用人工呼吸器。

(4)正确留取标本,以指导临床用药;遵医嘱使用抗生素治疗,以消除肺部炎症,促进气体交换;注意观察治疗效果。

(二)保持呼吸道通畅

(1)及时清除患儿口鼻分泌物,经常协助患儿转换体位,同时轻拍背部,边拍边鼓励患儿咳嗽,以促使肺泡及呼吸道的分泌物借助重力和震动易于排出;病情许可的情况下可进行体位引流。

（2）给予超声雾化吸入,以稀释痰液,利于咳出;必要时予以吸痰。

（3）遵医嘱给予祛痰剂如复方甘草合剂等;对严重喘憋者遵医嘱给予支气管解痉剂。

（4）给予易消化、营养丰富的流质、半流质饮食,少食多餐,避免过饱影响呼吸;哺喂时应耐心,防止呛咳引起窒息;重症不能进食者,给予静脉营养。保证液体的摄入量,以湿润呼吸道黏膜,防止分泌物干结,利于痰液排出;同时可以防止发热导致的脱水。

（三）加强体温监测

观察体温变化并警惕高热惊厥的发生。对高热者给予降温措施。保持口腔及皮肤清洁。

（四）密切观察病情

（1）如患儿出现烦躁不安、面色苍白、气喘加剧、心率加速（＞160～180次/分钟）、肝脏在短时间内急剧增大等心力衰竭的表现,及时报告医生,给予氧气吸入并减慢输液速度,遵医嘱给予强心、利尿药物,以增强心肌收缩力,减慢心率,增加心搏出量,减轻体内水钠潴留,从而减轻心脏负荷。

（2）若患儿出现烦躁或嗜睡、惊厥、昏迷、呼吸不规则等,提示颅内压增高,立即报告医生并共同抢救。

（3）患儿腹胀明显伴低钾血症时,及时补钾;若有中毒性肠麻痹,应禁食,予以胃肠减压,遵医嘱皮下注射新斯的明,以促进肠蠕动,消除腹胀,缓解呼吸困难。

（4）如患儿病情突然加重,出现剧烈咳嗽、烦躁不安、呼吸困难、胸痛·面色发绀、患侧呼吸运动受限等,提示并发了脓胸或脓气胸,应及时配合进行胸穿或胸腔闭式引流。

（五）健康教育

向患儿家长讲解疾病的有关知识和护理要点,指导家长合理喂养,加强体格锻炼,以改善小儿呼吸功能;对易患呼吸道感染的患儿,在寒冷季节或气候骤变外出时,应注意保暖,避免着凉;定期健康检查,按时预防接种。对年长儿说明住院和注射等对疾病痊愈的重要性,鼓励患儿克服暂时的痛苦,与医护人员合作;教育患儿咳嗽时用手帕或纸捂嘴,不随地吐痰,防止病原菌污染空气而传染给他人。

（高　　峰）

第三节　小儿惊厥

惊厥的病理生理基础是脑神经元的异常放电和过度兴奋,是由多种原因所致的大脑神经元,暂时性功能紊乱的一种表现。发作时全身或局部肌群突然发生阵挛或强直性收缩,多伴有不同程度的意识障碍。惊厥是小儿最常见的急症,大约有5%～6%的小儿曾发生过高热惊厥。

一、病因

小儿惊厥（Convulsions in Children）可由众多因素引起,凡能造成脑神经元兴奋性功能紊乱的因素,如脑缺氧、缺血、低血糖、脑炎症、水肿、中毒变性、坏死等,均可导致惊厥的发生。将其病因归纳为以下几类:

（一）感染性疾病

1.颅内感染性疾病

（1）细菌性脑膜炎、脑血管炎、颅内静脉窦炎。

（2）病毒性脑炎、脑膜脑炎。

（3）脑寄生虫病,如脑型肺吸虫病,脑型血吸虫病,脑囊虫病,脑包虫病·脑型疟疾等。

（4）各种真菌性脑膜炎。

2.颅外感染性疾病

(1)呼吸系统感染性疾病。

(2)消化系统感染性疾病。

(3)泌尿系统感染性疾病。

(4)全身性感染性疾病以及某些传染病。

(5)感染性病毒性脑病,脑病合并内脏脂肪变性综合征。

(二)非感染性疾病

1.颅内非感染性疾病

(1)癫痫。

(2)颅内创伤,出血。

(3)颅内占位性病变。

(4)中枢神经系统畸形。

(5)脑血管病。

(6)神经皮肤综合征。

(7)中枢神经系统脱髓鞘病和变性疾病。

2.颅外非感染性疾病

(1)中毒:如有毒动植物、氰化钠、铅、汞中毒,急性酒精中毒及各种药物中毒等。

(2)缺氧:如新生儿窒息,溺水,麻醉意外,一氧化碳中毒,心源性脑缺血综合征等。

(3)先天性代谢异常疾病:如苯酮尿症、粘多糖病、半乳糖血症、肝豆状核变性、尼曼-匹克病等。

(4)水电解质紊乱及酸碱失衡:如低血钙、低血钠、高血钠及严重代谢性酸中毒等。

(5)全身及其他系统疾病并发症:如系统性红斑狼疮、风湿病、肾性高血压脑病、尿毒症、肝昏迷、糖尿病、低血糖、胆红素脑病等。

(6)维生素缺乏症:如维生素 B_6 缺乏症、维生素 B_6 依赖症、维生素 B_1 缺乏性脑型脚气病等。

二、临床表现

(一)惊厥发作形式

1.强直-阵挛发作

发作时突然意识丧失,摔倒,全身强直,呼吸暂停,角弓反张,牙关紧闭,面色青紫,持续10~20秒,转入阵挛期;不同肌群交替收缩,致肢体及躯干有节律地抽动,口吐白沫(若咬破舌头可吐血沫)。呼吸恢复,但不规则,数分钟后肌肉松弛而缓解,可有尿失禁,然后入睡,醒后可有头痛、疲乏,对发作不能回忆。

2.肌阵挛发作

是由肢体或躯干的某些肌群突然收缩(或称电击样抽动),表现为头、颈、躯干或某个肢体快速抽搐。

3.强直发作

表现为肌肉突然强直性收缩,肢体可固定在某种不自然的位置持续数秒钟,躯干四肢姿势可不对称,面部强直表情,眼及头偏向一侧,睁眼或闭眼,瞳孔散大,可伴呼吸暂停,意识丧失,发作后意识较快恢复,不出现发作后嗜睡。

4.阵挛性发作

发作时全身性肌肉抽动,左右可不对称,肌张力可增高或减低,有短暂意识丧失。

5.限局性运动性发作

发作时无意识丧失,常表现为下列形式:

(1)某个肢体或面部抽搐:由于口、眼、手指在脑皮层运动区所代表的面积最大,因而这些部位最易受累。

(2)杰克逊(Jackson)癫痫发作:发作时大脑皮层运动区异常放电灶逐渐扩展到相邻的皮层区。抽搐也按皮层运动区对躯干支配的顺序扩展,如从面部抽搐开始→手→前臂→上肢→躯干→下肢。若进一步发展,可成为全身性抽搐,此时可有意识丧失。常提示颅内有器质性病变。

(3)旋转性发作:发作时头和眼转向一侧,躯干也随之强直性旋转或一侧上肢上举,另一侧上肢伸直,躯干扭转等。

6.新生儿轻微惊厥

是新生儿期常见的一种惊厥形式,发作时呼吸暂停,两眼斜视,眼睑抽搐,频频的眨眼动作,伴流涎,吸吮或咀嚼样动作,有时还出现上下肢类似游泳或蹬自行车样的动作。

(二)惊厥的伴随症状及体征

1.发热

为小儿惊厥最常见的伴随症状,如系单纯性或复杂性高热惊厥患儿,于惊厥发作前均有38.5 ℃,甚至40 ℃以上高热。由上呼吸道感染引起者,还可有咳嗽、流涕、咽痛、咽部出血、扁桃体肿大等表现。如为其他器官或系统感染所致惊厥,绝大多数均有发热及其相关的症状和体征。

2.头痛及呕吐

为小儿惊厥常见的伴随症状之一,年长儿能正确叙述头痛的部位、性质和程度,婴儿常表现为烦躁、哭闹、摇头、抓耳或拍打头部。多伴有频繁喷射状呕吐,常见于颅内疾病及全身性疾病,如各种脑膜炎、脑炎、中毒性脑病、瑞氏综合征,颅内占位性病变等。同时还可出现程度不等的意识障碍,颈项抵抗,前囟饱满,颅神经麻痹,肌张力增高或减弱,克氏征、布氏征及巴宾斯基征阳性等体征。

3.腹泻

如遇重度腹泻病,可致水电解质紊乱及酸碱失衡,出现严重低钠或高钠血症,低钙、低镁血症,以及由于补液不当,造成水中毒也可出现惊厥。

4.黄疸

新生儿溶血症,当出现胆红素脑病时,不仅皮肤巩膜高度黄染,还可有频繁性惊厥;重症肝炎患儿,当肝功能衰竭,出现惊厥前即可见到明显黄疸;在瑞氏综合征、肝豆状核变性等病程中,均可出现不等的黄疸,此类疾病初期或中末期均能出现惊厥。

5.水肿、少尿

各类肾炎或肾病为儿童时期常见多发病。水肿、少尿为该类疾病的首起表现,当其中部分患儿出现急、慢性肾衰,或肾性高血压脑病时,均可有惊厥。

6.智力低下

常见于新生儿窒息所致缺氧、缺血性脑病,颅内出血患儿,病初即有频繁惊厥,其后有不同程度的智力低下。智力低下亦见于先天性代谢异常疾病,如苯丙酮尿症、糖尿症等氨基酸代谢异常病。

三、诊断依据

(一)病史

了解惊厥的发作形式,持续时间,有无意识丧失,伴随症状,诱发因素及有关的家族史。

(二)体检

全面的体格检查,尤其神经系统的检查,如神志、头颅、头围、囟门、颅缝、脑神经、瞳孔、眼底、颈抵抗、病理反射、肌力、肌张力、四肢活动等。

(三)实验室及其他检查

1.血尿粪常规

血白细胞显著增高,通常提示细菌感染。红细胞血色素很低,网织红细胞增高,提示急性溶血。尿蛋白及细胞数增高,提示肾炎或肾盂肾炎。粪镜检,排除痢疾。

2.血生化等检验

除常规查肝肾功能、电解质外,应根据病情选择有关检验。

3.脑脊液检查

凡疑有颅内病变惊厥患儿,尤其是颅内感染时,均应做脑脊液常规、生化、培养或有关的特殊化验。

4.脑电图

阳性率可达80%～90%。小儿惊厥,尤其无热惊厥,其中不少系小儿癫痫。脑电图上可表现为阵发性棘波、尖波、棘慢波、多棘慢波等多种波型。

5.CT检查

疑有颅内器质性病变惊厥患儿,应做脑CT扫描,高密度影见于钙化、出血、血肿及某些肿瘤;低密度影常见于水肿,脑软化,脑脓肿,脱髓鞘病变及某些肿瘤。

6.MRI检查

MRI对脑、脊髓结构异常反映较CT更敏捷,能更准确反映脑内病灶。

7.单光子反射计算机体层成像SPECT

可显示脑内不同断面的核素分布图像,对癫痫病灶、肿瘤定位及脑血管疾病提供诊断依据。

四、治疗

(一)止惊治疗

1.地西泮

每次0.25～0.5 mg/kg,最大剂量不大于10 mg,缓慢静脉注射,1分钟不大于1 mg。必要时可在15～30分钟后重复静脉注射一次。以后可口服维持。

2.苯巴比妥钠

新生儿首次剂量15～20 mg静脉注射。维持量3～5 mg/(kg·d)。婴儿、儿童首次剂量为5～10 mg/kg,静脉注射或肌内注射,维持量5～8 mg/(kg·d)。

3.水合氯醛

每次50 mg/kg,加水稀释成5%～10%溶液,保留灌肠。惊厥停止后改用其他镇静剂止惊药维持。

4.氯丙嗪

剂量为每次1～2 mg/kg,静脉注射或肌内注射,2～3小时后可重复1次。

5.苯妥英钠

每次5～10 mg/kg,肌内注射或静脉注射。遇有"癫痫持续状态"时可给予15～20 mg/kg,速度不超过1 mg/(kg·min)。

6.硫苯妥钠

催眠,大剂量有麻醉作用。每次10～20 mg/kg,稀释成2.5%溶液肌内注射。也可缓慢静脉注射,边注射边观察,惊止即停止注射。

(二)降温处理

1.物理降温

可用30%～50%乙醇擦浴。头部、颈、腋下、腹股沟等处可放置冰袋。亦可用冷盐水灌肠。或用低于体温3 ℃～4 ℃的温水擦浴。

2.药物降温

一般用安乃近5～10 mg/(kg·次),肌内注射。亦可用其滴鼻,大于3岁患儿,每次2～4滴。

(三)降低颅内压

惊厥持续发作时,引起脑缺氧、缺血,易致脑水肿;如惊厥系颅内感染炎症引起,疾病本身即有脑组织充血水肿,颅内压增高,因而及时应用脱水降颅内压治疗。常用20%甘露醇溶液5～10 mL/(kg·次),静脉注射或快速静脉滴注(10 mL/min),6～8小时重复使用。

(四)纠正酸中毒

惊厥频繁,或持续发作过久,可致代谢性酸中毒,如血气分析发现血pH<7.2,BE为15 mmol/L时,可

用5%碳酸氢钠3～5 mL/kg,稀释成1.4%的等张液静脉滴注。

（五）病因治疗

对惊厥患儿应通过病史了解,全面体检及必要的化验检查,争取尽快地明确病因,给予相应治疗。对可能反复发作的病例,还应制订预防复发的防治措施。

五、护理

（一）护理诊断

（1）有窒息的危险。

（2）有受伤的危险。

（3）潜在并发症:脑水肿。

（4）潜在并发症:酸中毒。

（5）潜在并发症:呼吸、循环衰竭。

（6）知识缺乏。

（二）护理目标

（1）不发生误吸或窒息,适当加以保护防止受伤。

（2）保护呼吸功能,预防并发症。

（3）患儿家长情绪稳定,能掌握止痉、降温等应急措施。

（三）护理措施

1.一般护理

（1）将患儿平放于床上,取头侧位。保持安静,治疗操作应尽量集中进行,动作轻柔敏捷,禁止一切不必要的刺激。

（2）保持呼吸道通畅:头侧向一边,及时清除呼吸道分泌物。有发绀者供给氧气,窒息时施行人工呼吸。

（3）控制高热:物理降温可用温水或冷水毛巾湿敷额头部,每5～10分钟更换1次,必要时用冰袋放在额部或枕部。

（4）注意安全,预防损伤,清理好周围物品,防止坠床和碰伤。

（5）协助做好各项检查,及时明确病因。根据病情需要,于惊厥停止后,配合医生作血糖、血钙或腰椎穿刺、血气分析及血电解质等针对性检查。

（6）加强皮肤护理:保持皮肤清洁干燥,衣、被、床单清洁、干燥、平整,以防皮肤感染及褥疮的发生。

（7）心理护理:关心体贴患儿,处置操作熟练、准确,以取得患儿信任,消除其恐惧心理。说服患儿及家长主动配合各项检查及治疗,使诊疗工作顺利进行。

2.临床观察内容

（1）惊厥发作时.观察惊厥患儿抽搐的时间和部位,有无其他伴随症状。

（2）观察病情变化,尤其随时观察呼吸、面色、脉搏、血压、心音、心率、瞳孔大小、对光反射等重要的生命体征,发现异常及时通报医生,以便采取紧急抢救措施。

（3）观察体温变化,如有高热,及时做好物理降温及药物降温.如体温正常,应注意保暖。

3.药物观察内容

（1）观察止惊药物的疗效。

（2）使用地西泮、苯巴比妥钠等止惊药物时,注意观察患儿呼吸及血压的变化。

4.预见性观察

若惊厥持续时间长、频繁发作,应警惕有无脑水肿,颅内压增高的表现,如收缩压升高、脉率减慢,呼吸节律慢而不规则,则提示颅内压增高。如未及时处理.可进一步发生脑疝,表现为瞳孔不等大、对光反射消失、昏迷加重、呼吸节律不整甚至骤停。

六、康复与健康指导

(1)做好患儿的病情观察准备好急救物品,教会家属正确的退热方法,提高家长的急救知识和技能。

(2)加强患儿营养与体育锻炼,做好基础护理等。

(3)向家长详细交代患儿的病情、惊厥的病因和诱因,指导家长掌握预防惊厥的措施。

(高　峰)

第十五章 眼科疾病的护理

第一节 结膜疾病

结膜表面大部分暴露于外界环境中,容易受各种病原微生物的侵袭和物理、化学因素的刺激。正常情况下,结膜组织具有一定的防御能力。当全身或局部的防御能力减弱或致病因素过强时,将使结膜组织发生急性或慢性的炎症,统称为结膜炎。结膜炎是最常见的眼病之一,根据病因可分为细菌性、病毒性、衣原体性、真菌性和变态反应性结膜炎;细菌和病毒感染性结膜炎是最常见的结膜炎。

一、急性细菌性结膜炎

(一)概述

急性细菌性结膜炎是指由细菌所致的急性结膜炎症的总称,临床上最常见的是急性卡他性结膜炎和淋球菌性结膜炎,两者均具有传染性及流行性,通常为自限性,病程在2周左右,一般不引起角膜并发症,预后良好。

(二)病因与发病机制

1.急性卡他性结膜炎

以革兰氏阳性球菌感染为主的急性结膜炎症,俗称"红眼病"。常见致病菌为肺炎双球菌、Koch-Weeks杆菌和葡萄球菌等。本病多于春、秋季流行,通过面巾、面盆、手或患者用过的其他用具接触传染。

2.淋球菌性结膜炎

本病主要由淋球菌感染所致,是一种传染性极强、破坏性很大的超急性化脓性结膜炎。由于接触患有淋病的尿道、阴道分泌物或患眼分泌物而引起感染。成人主要为淋球菌性尿道炎的自身感染,新生儿则在通过患有淋球菌性阴道炎的母体产道时被感染。

(三)护理评估

1.健康史

(1)了解患者有无与本病患者接触史,或有无淋球菌性尿道炎史。或患儿母亲有无淋球菌性阴道炎史。成人淋球菌性结膜炎潜伏期为10小时至3天,新生儿则在出生后2~3天发病。

(2)了解患者眼部周围组织的情况。

2.症状与体征

(1)起病急,潜伏期短,常累及双眼。自觉眼睛刺痒、异物感、灼热感、畏光、流泪。

(2)急性卡他性结膜炎眼睑肿胀、结膜充血,以睑部及穹窿部结膜最为显著,重者出现眼睑及结膜水肿,结膜表面覆盖一层伪膜,易擦掉。眼分泌物增多,多呈黏液或脓性,常发生晨起睁眼困难,上、下睑睫毛被粘住。Koch-Weeks杆菌或肺炎双球菌所致者可发生结膜下出血斑点。

(3)淋球菌性结膜炎病情发展迅速,单眼或双眼先后发病,眼痛流泪、畏光、眼睑及结膜高度水肿、充血,而致睁眼困难,或肿胀的球结膜掩盖角膜周边或突出于睑裂。睑结膜可见小出血点及薄层伪膜。初期分泌物为浆液性或血水样,不久转为黄色脓性,量多而不断溢出,故又称脓漏眼。淋球菌侵犯角膜,严重影响视力。重者耳前淋巴结肿痛,为引起淋巴结病变的仅有的细菌性结膜炎。

细菌培养可见相应的细菌,即肺炎双球菌、Koch-Weeks杆菌、淋球菌等。

3.心理—社会状况评估

急性结膜炎起病急,症状重,结膜充血、水肿明显且有大量分泌物流出,影响外观,患者容易产生焦虑情绪,同时实行接触性隔离,患者容易产生孤独情绪。护士应评价患者的心理状态、对疾病的认识程度及理解、接受能力。

4.辅助检查

(1)早期结膜刮片及结膜囊分泌物涂片中有大量多形核白细胞及细菌,提示细菌性感染,必要时还可作细菌培养及药物敏感试验。

(2)革兰氏染色,显微镜下可见上皮细胞和中性粒细胞内或外的革兰氏阴性双球菌,提示淋球菌性结膜炎。

(四)护理诊断

1.疼痛

与结膜炎症累及角膜有关。

2.潜在并发症

角膜炎症、溃疡和穿孔、眼内炎、眼睑脓肿、脑膜炎等。

3.知识缺乏

缺乏急性结膜炎的预防知识。

(五)护理措施

(1)向患者解释本病的发病原因、病程进展和疾病预后,解除患者的忧虑,使其树立战胜疾病的信心,配合治疗。

(2)结膜囊冲洗:以清除分泌物,保持清洁。常用的冲洗液有生理盐水、3%硼酸溶液。淋球菌性结膜炎用1:5000的青霉素溶液冲洗。冲洗时使患者取患侧卧位,以免冲洗液流入健眼。冲洗动作轻柔,以免损伤角膜。如有假膜形成,应先除去假膜再冲洗。

(3)遵医嘱留取结膜分泌物送检细菌培养及药物敏感试验。

(4)药物护理:常用滴眼液有0.25%氯霉素、0.5%新霉素、0.1%利福平,每1~2小时滴眼1次;夜间涂眼药膏。淋球菌感染则局部和全身用药并重,遵医嘱使用阿托品软膏散瞳。

(5)为减轻不适感,建议佩戴太阳镜。炎症较重者,为减轻充血、灼热等不适症状,可用冷敷。禁忌包扎患眼,因包盖患眼,使分泌物排出不畅,不利于结膜囊清洁,反而有利于细菌的生长繁殖,加剧炎症。健眼可用眼罩保护。

(6)严密观察角膜刺激征或角膜溃疡症状。对淋球菌性结膜炎还要注意观察患者有无全身并发症的发生。

(7)传染性结膜炎急性感染期应实行接触性隔离。①注意洗手和个人卫生,勿用手拭眼,勿进入公共场所和游泳池,以免交叉感染。接触患者前后的手要立即彻底冲洗与消毒。②向患者和其家属传授结膜炎预防知识,提倡一人一巾一盆。淋球菌性尿道炎患者,要注意便后立即洗手。③双眼患病者实行一人一瓶滴眼液。单眼患病者,实行一眼一瓶滴眼。做眼部检查时,应先查健眼,后查患眼。④接触过眼分泌物和病眼的仪器、用具等都要及时消毒隔离,用过的敷料要烧毁。⑤患有淋球菌性尿道炎的孕妇须在产前治愈。未愈者,婴儿出生后,立即用1%硝酸银液或0.5%四环素或红霉素眼药膏涂眼,以预防新生儿淋球菌性结膜炎。

二、病毒性结膜炎

(一)概述

病毒性结膜炎是一种常见的急性传染性眼病,由多种病毒引起,传染性强,好发于夏、秋季,在世界各地引起过多次大流行,通常有自限性。临床上以流行性角结膜炎、流行性出血性结膜炎最常见。

（二）病因与发病机制

1.流行性角结膜炎

由8型、19型、29型和37型腺病毒引起。

2.流行性出血性结膜炎

由70型肠道病毒引起。

（三）护理评估

1.健康史

（1）了解患者有无与病毒性结膜炎接触史，或其工作、生活环境中有无病毒性结膜炎流行史。

（2）了解患者发病时间，评估其潜伏期。

2.症状与体征

（1）潜伏期长短不一。流行性角结膜炎约7天；流行性出血性结膜炎约在24小时内发病，多为双眼。

（2）流行性角结膜炎的症状与急性卡他性结膜炎相似，自觉异物感、疼痛、畏光、流泪及水样分泌物。眼睑充血水肿，睑结膜滤泡增生，可有假膜形成。

（3）流行性出血性结膜炎症状较急性卡他性结膜炎重，常见球结膜点状、片状出血，分泌物为水样。耳前淋巴结肿大、压痛。角膜常被侵犯，发生浅层点状角膜炎。

（4）部分患者可有头痛、发热、咽痛等上呼吸道感染症状。

3.心理－社会状况评估

因患者被实行接触性隔离，容易产生焦虑情绪。护士应评价患者的心理状态、对疾病的认识程度和理解、接受能力等。

4.辅助检查

分泌物涂片镜检可见单核细胞增多，并可分离到病毒。

（四）护理诊断

1.疼痛

眼痛与病毒侵犯角膜有关。

2.知识缺乏

缺乏有关结膜炎的防治知识。

（五）护理措施

（1）加强心理疏导，告知患者治疗方法、预后及接触性隔离的必要性，消除其焦虑情绪。

（2）药物护理：抗病毒滴眼液以0.5%病毒唑、1%疱疹净、3%阿昔洛韦等配制，每小时滴眼1次；合并角膜炎、混合感染者，可配合使用抗生素滴眼液；角膜基质浸润者可酌情使用糖皮质激素，如0.02%氟美童等。

（3）生理盐水冲洗结膜囊，眼局部冷敷以减轻充血和疼痛，注意消毒隔离。

（4）做好传染性眼病的消毒隔离和健康教育，防止疾病的传播。

三、沙眼

（一）概述

沙眼是由沙眼衣原体引起的一种慢性传染性结膜角膜炎，因其睑结膜面粗糙不平，形似沙粒，故名沙眼。其并发症常损害视力，甚至失明。

（二）病因与发病机制

沙眼是由A抗原型沙眼衣原体、B抗原型沙眼衣原体、C抗原型沙眼衣原体或Ba抗原型沙眼衣原体感染结膜角膜所致的，通过直接接触眼分泌物或污染物传播。

（三）护理评估

1.健康史

（1）沙眼多发生于儿童及青少年时期，男女老幼皆可罹患。其发病率和严重程度与环境卫生、生活条件及个人卫生有密切关系。沙眼在流行地区常有重复感染。

（2）其潜伏期为 5～14 天，常为双眼急性或亚急性发病。急性期过后 1～2 个月转为慢性期，急性期可不留瘢痕而愈。在慢性期，结膜病变被结缔组织所代替而形成瘢痕。

2.症状与体征

（1）急性期有异物感、刺痒感、畏光、流泪、少量黏性分泌物。体征：眼睑红肿、结膜明显充血、乳头增生。

（2）慢性期症状不明显，仅有眼痒、异物感、干燥和烧灼感。体征：结膜充血减轻，乳头增生和滤泡形成，角膜缘滤泡发生瘢痕化改变称为 Herbet 小凹，若有角膜并发症，可出现不同程度的视力障碍及角膜炎症。可见沙眼的特有体征，即角膜血管翳（角巩膜缘血管扩张并伸入角膜）和睑结膜瘢痕。

（3）晚期并发症：发生睑内翻及倒睫、上睑下垂、睑球粘连、慢性泪囊炎、结膜角膜干燥症和角膜混浊。

3.心理－社会状况评估

（1）注意评估患者生活或工作的环境卫生、生活居住条件和个人生活习惯。

（2）评估患者的文化层次、对疾病的认识程度、心理特点。

4.辅助检查

结膜刮片行 Giemsa 染色可找到沙眼包涵体；应用荧光抗体染色法或酶联免疫法，可测定沙眼衣原体抗原，是确诊的依据。

（四）护理诊断

1.疼痛

异物感、刺痛与结膜炎症有关。

2.潜在并发症

倒睫、睑内翻、上睑下垂、睑球粘连、慢性泪囊炎等。

3.知识缺乏

缺乏沙眼预防及治疗知识。

（五）护理措施

（1）遵医嘱按时滴用抗生素滴眼液，每日 4～6 次，晚上涂抗生素眼药膏，教会患者及其家属正确使用滴眼液和涂眼药膏的方法，注意随访观察药物疗效。

（2）遵医嘱全身治疗急性沙眼或严重的沙眼，可口服阿奇霉素、强力霉素、红霉素和螺旋霉素等。

（3）积极治疗并发症，介绍并发症及后遗症的治疗方法。如倒睫可选电解术，睑内翻可行手术矫正，角膜混浊可行角膜移植术，参照外眼手术护理常规和角膜移植护理常规，向患者解释手术目的、方法，使患者缓解紧张心理，积极配合治疗。

（4）健康教育：①向患者宣传沙眼并发症的危害性，做到早发现、早诊断、早治疗，尽量在疾病早期治愈。②沙眼病程长，容易反复，向患者说明坚持长期用药的重要性，一般要用药 6～12 周，重症者需要用药半年以上。③指导患者和其家属做好消毒隔离，预防交叉感染，接触患者分泌物的物品通常选用煮沸和 75％酒精消毒法。④培养良好的卫生习惯，不与他人共用毛巾、脸盆、手帕，注意揉眼卫生，防止交叉感染。⑤选择公共卫生条件好的地方理发、游泳、洗澡等。

四、翼状胬肉

（一）概述

翼状胬肉是指睑裂区增殖的球结膜及结膜下组织侵袭到角膜上，呈三角形，尖端指向角膜，形似翼状。翼状胬肉通常双眼患病，多见于鼻侧。

（二）病因与发病机制

其病因尚不十分明确，一般认为与结膜慢性炎症、风沙、粉尘等长期刺激使结膜组织变性、肥厚及增生有关；也可能与长期紫外线照射导致角膜缘干细胞损害有关，故多见于户外工作者，如渔民、农民、勘探工人等。

（三）护理评估

1.健康史

（1）了解患者的发病时间。

（2）评估患者的视力情况。

2.症状与体征

（1）小的翼状胬肉一般无症状，偶有异物感，若侵及瞳孔可影响视力。

（2）初起时，球结膜充血肥厚，结膜下有三角形变性增厚的膜样组织，表面有血管走行。常发生于鼻侧，也可发生于颞侧，或鼻侧、颞侧同时存在。

（3）三角形翼状胬肉的尖端为头部，角膜缘处为颈部，球结膜上处为体部。进行性翼状胬肉的头部前端角膜灰白色浸润，颈部及体部肥厚充血。静止性翼状胬肉的头部前方角膜透明，颈部及体部较薄且不充血。

3.心理－社会状况评估

（1）注意评估患者的年龄、职业、生活或工作的环境卫生、生活居住条件和个人生活习惯。

（2）评估患者的文化层次、对疾病的认识程度、心理特点。

4.辅助检查

裂隙灯检查以确定损害范围和角膜完整性及厚度变化。

（四）护理诊断

1.自我形象混乱

与翼状胬肉生长在睑裂、影响美观有关。

2.知识缺乏

缺乏翼状胬肉的防治知识。

（五）护理措施

（1）静止性翼状胬肉不侵入瞳孔区者一般不予手术，以免手术刺激可能促进其发展，积极防治眼部慢性炎症，避免接触有关致病因素，户外活动时戴防风尘及防紫外线眼镜；避免风尘、阳光的刺激。

（2）进行性翼状胬肉未侵及瞳孔区不影响视力时局部可用糖皮质激素滴眼液滴眼或结膜下注射。小而无需治疗者，应做好病情解释工作，并嘱患者定期复查。

（3）手术治疗患者，参照外眼手术护理。术前3天滴抗生素滴眼液。介绍手术过程和配合方法，消除患者的紧张心理，使其积极配合手术。

（4）术后嘱患者注意眼部卫生，一般于7～10天后拆除缝线。定期复查，观察患者是否有胬肉复发，复发率可高达20％～30％。

（5）为预防术后复发，可应用X射线照射、丝裂霉素C等。

（于洪波）

第二节　角膜炎

角膜炎是我国常见的致盲眼病之一。角膜炎的分类尚未统一，根据病因可分为感染性角膜炎、免疫性角膜炎、外伤性角膜炎、营养不良性角膜炎，其中感染性角膜炎最为常见，其病原体包括细菌、真菌、病毒、棘阿米巴、衣原体等，以细菌和真菌感染最为多见。角膜炎最常见的症状是眼痛、畏光、流泪、眼睑痉挛，伴视力下降,甚至摧毁眼球。其典型体征为睫状充血、角膜浸润、角膜溃疡的形成。

角膜炎病理变化过程基本相同,可以分为如下四期。①浸润期:致病因子侵入角膜,引起角膜边缘血管网充血,随即炎性渗出液及炎症细胞进入,导致病变角膜出现水肿和局限性灰白色的浸润灶,如炎症及时得到控制,角膜仍能恢复透明。②溃疡形成期:浸润期的炎症向周围或深层扩张,可导致角膜上皮和基质坏死、脱落形成角膜溃疡,甚至角膜穿孔,房水从角膜穿破口涌出,导致虹膜脱出、角膜瘘、眼内感染、眼球萎缩等严重并发症。③溃疡消退期:炎症控制,患者自身免疫力增加,阻止致病因子对角膜的损害,溃疡边缘浸润减轻,可有新生血管长入。④愈合期:溃疡区上皮再生,由成纤维细胞产生的瘢痕组织修复,留有角膜云翳、角膜斑翳、角膜白斑。

一、细菌性角膜炎

(一)概述

细菌性角膜炎是由细菌感染引起的角膜炎症的总称,是临床常见的角膜炎之一。

(二)病因与发病机制

本病常由于角膜外伤后被感染所致,常见的致病菌有表皮葡萄球菌、金黄色葡萄球菌、肺炎双球菌、链球菌、铜绿假单胞菌(绿脓杆菌)等。眼局部因素(如慢性泪囊炎、倒睫、戴角膜接触镜等)和导致全身抵抗力低下因素(如长期使用糖皮质激素和免疫抑制剂、营养不良、糖尿病等)也可诱发感染。

(三)护理评估

1.健康史

(1)了解患者有无角膜外伤史、角膜异物剔除史、慢性泪囊炎、眼睑异常、倒睫病史,或长期佩戴角膜接触镜等。

(2)有无营养不良、糖尿病病史,是否长期使用糖皮质激素或免疫抑制剂,以及此次发病以来的用药史。

2.症状与体征

(1)发病急,常在角膜外伤后24~48小时内发病,有明显的畏光、流泪、疼痛、视力下降等症状,伴有较多的脓性分泌物。

(2)眼睑肿胀,结膜混合充血或睫状充血,球结膜水肿,角膜中央或偏中央有灰白色浸润,逐渐扩大,进而组织坏死脱落形成角膜溃疡。并发虹膜睫状体炎,表现为角膜后沉着物,瞳孔缩小、虹膜后粘连及前房积脓,是因毒素渗入前房所致。

(3)革兰氏阳性球菌角膜感染表现为圆形或椭圆形局灶性脓肿,边界清楚,基质处出现灰白色浸润。革兰氏阴性球菌角膜感染多表现为快速发展的角膜液化坏死,其中铜绿假单胞菌角膜感染者发病迅猛,剧烈眼痛,严重充血水肿,角膜溃疡浸润灶及分泌物略带黄绿色,前房严重积脓,感染如未控制,可导致角膜坏死穿孔、眼球内容物脱出或全眼球炎。

3.心理—社会状况评估

(1)通过与患者及其家属的交流,了解患者及其家属对细菌性角膜炎的认识程度及有无紧张、焦虑、悲哀等心理表现。

(2)评估患者视力对工作、学习、生活等能力的影响。

(3)了解患者的用眼卫生和个人卫生习惯。

4.辅助检查

了解角膜溃疡刮片镜检和细胞培养是否发现相关病原体。

(四)护理诊断

1.疼痛

与角膜炎症刺激有关。

2.感知紊乱

与角膜炎症引起的角膜混浊导致的视力下降有关。

3.潜在并发症

角膜溃疡、穿孔、眼内炎等。

4.知识缺乏

缺乏细菌性角膜炎相关的防治知识。

（五）护理措施

1.心理护理

向患者介绍角膜炎的病变特点、转归过程及角膜炎的防治知识,鼓励患者表达自己的感受,解释疼痛原因,帮助患者转移注意力,及时给予安慰理解,消除其紧张、焦虑、自卑的心理,正确认识疾病,树立战胜疾病的信心,争取患者对治疗的配合。

2.指导患者用药

根据医嘱积极抗感染治疗,急性期选择高浓度的抗生素滴眼液,每15～30分钟滴眼一次。严重病例,可在开始30分钟内每5分钟滴药一次。同时全身应用抗生素,随着病情的控制逐渐减少滴眼次数,白天使用滴眼液,睡前涂眼药膏。进行球结膜下注射时,先向患者解释清楚,并在充分麻醉后进行,以免加重局部疼痛。

3.保证充分休息、睡眠

要提供安静、舒适、安全的环境,病房要适当遮光,避免强光刺激,减少眼球转动,外出应佩戴有色眼镜或眼垫遮盖。指导促进睡眠的自我护理方法,如睡前热水泡脚、喝热牛奶、听轻音乐等,避免情绪波动。患者活动空间不留障碍物,将常用物品固定摆放方便患者使用,教会患者使用传呼系统,鼓励其寻求帮助。厕所必须安置方便设施,如坐便器、扶手等,并教会患者如何使用,避免跌倒。

4.严格执行消毒隔离制度

换药、上药均要无菌操作,药品及器械应专人专眼专用,避免交叉感染。

5.严密观察

为预防角膜溃疡穿孔,护理时要特别注意如下几点：①治疗操作时。禁翻转眼睑,勿加压眼球。②清淡饮食,多食易消化、富含维生素、粗纤维的食物,保持大便通畅,避免便秘,以防增加腹压。③告知患者勿用手擦眼球,勿用力闭眼、咳嗽及打喷嚏。④球结膜下注射时,避免在同一部位反复注射,尽量避开溃疡面。⑤深部角膜溃疡、后弹力层膨出者,可用绷带加压包扎患眼,配合局部及全身应用降低眼压的药物,嘱患者减少头部活动,避免低头,可蹲位取物。⑥按医嘱使用散瞳剂,防止虹膜后粘连而导致眼压升高。⑦可用眼罩保护患眼,避免外物撞击。⑧严密观察患者的视力、角膜刺激征、结膜充血及角膜病灶和分泌物的变化,注意有无角膜穿孔的症状,例如,角膜穿孔时,房水从穿孔处急剧涌出,虹膜被冲至穿孔处,可出现眼压下降、前房变浅或消失、疼痛减轻等症状。

6.健康教育

(1)帮助患者了解疾病的相关知识,树立治疗信心,保持良好的心理状况。

(2)养成良好的卫生习惯,不用手或不洁手帕揉眼。

(3)注意劳逸结合,生活规律,保持充足的休息和睡眠,戒烟酒,避免摄入刺激性食物(如咖啡、浓茶等)。

(4)注意保护眼睛,避免角膜受伤,外出要戴防护眼镜。

(5)指导患者遵医嘱坚持用药,定期随访。

二、真菌性角膜炎

（一）概述

真菌性角膜炎为致病真菌引起的感染性角膜病。近年来,随着广谱抗生素和糖皮质激素的广泛应用,其发病率有升高趋势,是致盲率极高的角膜疾病。

(二)病因与发病机制

其常见的致病菌有镰刀菌和曲霉菌,还有念珠菌属、青霉菌属、酵母菌等。它常发生于植物引起的角膜外伤后,有的则发生于长期应用广谱抗生素、糖皮质激素和机体抵抗力下降者。

(三)护理评估

1.健康史

(1)多见于青壮年男性农民,有农作物枝叶或谷物皮壳擦伤眼史。

(2)有长期使用抗生素及糖皮质激素史。

2.症状与体征

疼痛、畏光、流泪等刺激性症状均较细菌性角膜炎为轻,病程进展相对缓慢,呈亚急性,有轻度视力下降。体征较重,眼部充血明显,角膜病灶呈灰白色或黄白色,表面微隆起,外观干燥而欠光滑,似牙膏样或苔垢样。溃疡周围抗体与真菌作用,形成灰白色环形浸润即"免疫环"。有时在角膜病灶旁可见"伪足""卫星状"浸润病灶,角膜后可有纤维脓性沉着物。前房积脓为黄白色的黏稠脓液。由于真菌穿透力强,易发生眼内炎。

3.心理-社会状况评估

了解患者职业,评估该病对患者的工作学习及家庭经济有无影响。评估患者对真菌性角膜炎的认识度,有无紧张、焦虑、悲哀等心理表现。

4.辅助检查

(1)角膜刮片革兰氏染色和Giemsa染色可发现真菌菌丝,是早期诊断真菌最常见的方法。

(2)共聚焦显微镜检查角膜感染灶,可直接发现真菌病原体(菌体和菌丝)。

(3)病变区角膜组织活检,可提高培养和分离真菌的阳性率。

(四)护理诊断

1.疼痛

慢性眼痛与角膜真菌感染刺激有关。

2.焦虑

与病情反复及担心预后不良有关。

3.感知紊乱

与角膜真菌感染引起的角膜混浊导致的视力下降有关。

4.潜在并发症

角膜溃疡、穿孔、眼内炎等。

5.知识缺乏

缺乏真菌性角膜炎防治知识。

(五)护理措施

(1)由植物引起的角膜外伤史者,长期应用广谱抗生素及糖皮质激素滴眼液或眼药膏者,应严密观察病情,注意真菌性角膜炎的发生。

(2)遵医嘱应用抗真菌药物,同时要观察药物的副作用,禁用糖皮质激素。

(3)对于药物不能控制或有角膜溃疡穿孔危险者,可行角膜移植手术。

(4)真菌性角膜炎病程长,易引起患者情绪障碍,应对患者做好解释疏导工作,并告知患者真菌复发的表现,如患眼出现畏光、流泪、眼痛、视力下降等,应立即就诊。

三、单纯疱疹病毒性角膜炎

(一)概述

单纯疱疹病毒性角膜炎是指由单纯疱疹病毒所致的严重的感染性角膜病,其发病率及致盲率均占角膜病首位。其特点是复发性强,角膜知觉减退。

（二）病因与发病机制

本病多为单纯疱疹病毒原发感染后的复发,多发生在上呼吸道感染或发热性疾病以后。原发感染常发生于幼儿,单纯疱疹病毒感染三叉神经末梢和三叉神经支配的区域(头、面部皮肤和黏膜),并在三叉神经节长期潜伏下来。当机体抵抗力下降时,潜伏的病毒被激活,可沿三叉神经至角膜组织,引起单纯疱疹病毒性角膜炎。

（三）护理评估

1.健康史

(1)了解患者有无上呼吸道感染史,全身或局部有无使用糖皮质激素、免疫抑制剂。

(2)评估有无复发诱因存在,如过度疲劳、日光暴晒、月经来潮、发热、熬夜、饮酒、角膜外伤等。

(3)了解有无疾病反复发作史。

2.症状与体征

(1)原发感染常见于幼儿,有发热、耳前淋巴结肿大、唇部皮肤疱疹,呈自限性。眼部表现为急性滤泡性或假膜性结膜炎、眼睑皮肤疱疹,可有树枝状角膜炎。

(2)复发感染常在诱因存在下引起角膜感染复发,多为单侧。患眼可有轻微眼痛、畏光、流泪、眼痉挛,若中央角膜受损,则视力明显下降,并有典型的角膜浸润灶形态。

①树枝状和地图状角膜炎:最常见的类型。初起时患眼角膜上皮呈小点状浸润,排列成行或成簇,继而形成小水泡,水泡破裂互相融合,形成树枝状表浅溃疡,称为树枝状角膜炎。随病情进展,炎症逐渐向角膜病灶四周及基质层扩展,可形成不规则的地图状角膜溃疡,称为地图状角膜炎。②盘状角膜炎:炎症浸润角膜中央深部基质层,呈盘状水肿、增厚,边界清楚,后弹力层皱褶。伴发前葡萄膜炎时,可见角膜内皮出现沉积物。③坏死性角膜基质炎:角膜基质层内出现单个或多个黄白色浸润灶、溃疡甚至穿孔,常可诱发基质层新生血管。疱疹病毒在眼前段组织内复制,可引起前葡萄膜炎、小梁网炎。炎症波及角膜内皮时,可诱发角膜内皮炎。

3.心理－社会状况评估

注意评估患者的情绪状况、性别、年龄、职业、经济、文化、教育背景。

4.辅助检查

角膜上皮刮片可见多核巨细胞、病毒包涵体或活化性淋巴细胞,角膜病灶分离培养出单纯疱疹病毒;酶联免疫法发现病毒抗原;分子生物学方法如 PCR 查到病毒核酸,有助于病原学的诊断。

（四）护理诊断

1.疼痛

急性眼痛与角膜炎症反应有关。

2.焦虑

与病程长、病情反复发作、担心预后不良有关。

3.感知紊乱

与角膜透明度受损导致视力下降有关。

4.潜在并发症

角膜溃疡、穿孔、眼内炎等。

5.知识缺乏

缺乏单纯疱疹病毒性角膜炎的防治知识。

（五）护理措施

(1)严密观察患者病情,注意角膜炎症的进展。

(2)指导患者据医嘱正确用药:①急性期每 1～2 小时滴眼一次,睡前涂眼药膏。注意观察眼睛局部药物的毒性作用,如出现点状角膜上皮病变和基质水肿。②使用糖皮质激素滴眼液者,要告知患者按医嘱及时用药。停用时要逐渐减量,不能随意增加使用次数和停用,并告知其危害性。注意观察激素的并发症,如出现细菌、真菌的继发感染,出现角膜溶解,出现青光眼等。③用散瞳药的患者,外出可戴有色眼镜,以减少光线刺激,并加强生活护理。④使用阿昔洛韦者要定期检查肝、肾功能。

(3)鼓励患者参加体育锻炼,增强体质,预防感冒,以降低复发率。

(4)药物治疗无效、反复发作、角膜溃疡面积较大者,有穿孔危险,可行治疗性角膜移植术。

(于洪波)

第三节 葡萄膜、视网膜和玻璃体疾病

一、葡萄膜炎

(一)概述

葡萄膜炎是指一类由多种原因引起的葡萄膜的炎症,为眼科常见疾病,多发生于青壮年,常反复发作。葡萄膜炎按其发病部位可分为前葡萄膜炎(包括虹膜炎、虹膜睫状体炎和前部睫状体炎)、中间葡萄膜炎、后葡萄膜炎和全葡萄膜炎。本节主要介绍虹膜睫状体炎。

(二)病因与发病机制

本病病因复杂,大致可分为感染性和非感染性两大类。感染性是由细菌病毒、真菌、寄生虫等病原体感染所致。非感染性又分为外源性和内源性两类。外源性主要是由外伤、手术等物理损伤和酸、碱及药物等化学损伤所致;内源性主要是由于免疫反应及对变性组织、坏死肿瘤组织的反应所致。

(三)护理评估

1.健康史

(1)重点询问患者有无反复发作史和全身相关性疾病如风湿性疾病、结核病、溃疡性结肠炎、梅毒等。

(2)询问患者起病时间、发病诱因、主要症状、发作次数、治疗经过及用药情况。

2.症状及体征

急性虹膜睫状体炎表现为眼痛、畏光、流泪和视力减退。检查结果如下。①睫状充血和混合充血。②角膜后沉着物:炎症时由于血-房水屏障破坏,房水中进入大量炎症细胞和纤维素,随着房水的不断对流和温差的影响,渗出沉积在角膜下部,排成基底向下的三角形角膜后沉着物。③房水混浊:裂隙灯下前房内光束增强,呈灰白色半透明带,称为房水闪辉;混浊的前房水内可见浮游的炎症细胞,称 Tyndall 现象,为炎症活动期的体征。④虹膜水肿、纹理不清,并有虹膜粘连、虹膜膨隆等改变。⑤瞳孔改变:瞳孔缩小、光反射迟钝或消失。⑥可出现继发性青光眼、并发性白内障、低眼压及眼球萎缩等并发症。

3.心理-社会状况评估

炎症起病急,易反复发作,影响视力,且多发生于青壮年,注意评估患者对疾病的认知度;了解疾病对患者工作、学习、生活的影响;患者有无焦虑、忧郁心理。

4.辅助检查

了解患者的血常规、血沉、眼底荧光素血管造影、X线检查、HLA-B27检查、尿道衣原体检查、抗核抗体检查、梅毒抗体测定等结果。

(四)护理诊断

1.疼痛

与睫状神经刺激有关。

2.感知改变

与房水混浊、角膜后沉着物、晶状体色素沉着、继发性青光眼、并发性白内障及黄斑水肿导致的视力障碍有关。

3.焦虑

与视功能障碍有关。

4.潜在并发症

晶状体混浊、眼压升高、感染等。

(五)护理措施

1.用药护理

(1)滴散瞳剂时要按压泪囊区2～3分钟,注意阿托品毒性反应如出现明显的心跳、面红、口干、烦躁不安等症状应及时通知医生,嘱患者卧床、多饮水、保温、静脉滴注葡萄糖。抽取散瞳合剂时要选择1 mL的注射器,结膜下注射时要选择瞳孔未散开的部位。

(2)使用糖皮质激素应注意观察患者有无活动性消化道溃疡或消化道出血、向心性肥胖、骨质疏松,了解患者睡眠情况,必要时遵医嘱加用安眠药。

(3)使用免疫抑制剂前检查肝肾功能、血常规及生化指标,治疗过程中定期复查,注意全身用药不良反应。

(4)热敷:局部热敷可减轻炎症反应,并有止痛作用。指导患者正确方法,防止烫伤。

2.病情观察

观察患者眼部充血的情况,瞳孔的变化,前房渗出物吸收的情况,眼压的变化,经过治疗眼部不适是否减轻,疗效如何。

3.缓解疼痛及心理护理

向患者讲解疾病相关知识,解除其思想负担,树立治疗信心,注意休息,合理安排活动,以减少眼球运动,可戴有色眼镜及眼罩,以避免眼部受强光刺激,可行局部热敷以扩张血管促进血液循环,消除毒素和炎症产物,从而减轻炎症反应,达到止痛作用。

4.健康教育

(1)积极寻找全身原因,尽量避免细菌、病毒、原虫等感染,一旦发现要积极治疗。保持健康而有规律的生活方式,指导患者戒烟酒,注意劳逸结合,增强体质,预防复发。家中常备散瞳药,并妥善保管。

(2)坚持继续按时服用糖皮质激素,随病情好转逐渐减少用量,应在医生指导下定时定量使用,不可突然停药。

二、视网膜动脉阻塞

(一)概述

视网膜动脉阻塞是指视网膜中央动脉或其分支阻塞。视网膜中央血管为终末血管,当动脉阻塞后,该血管供应的视网膜营养中断,势必引起视网膜的功能障碍,如果处理不及时,终将失明。

(二)病因与发病机制

本病多发生在有高血压、糖尿病、血液病、心血管疾病的老年人。导致视网膜血管发生阻塞的直接原因主要为血管栓塞、血管痉挛、血管壁的改变和血栓的形成及血管外部的压迫等。

(三)护理评估

1.健康史

询问患者发病到就诊时间。询问患者是否患有高血压、动脉粥样硬化、糖尿病、细菌性心内膜炎等疾病;必要时了解患者有无口服避孕药物、偏头痛、梅毒史。

2.症状及体征

视网膜中央动脉主干阻塞者表现为突然发生一眼无痛性视力急剧下降甚至无光感,分支阻塞者则为视野某一区域突然出现遮挡。外眼检查正常,但主干阻塞的患眼瞳孔中等散大,直接光反射消失,而间接光反射存在。

眼底检查可见视网膜呈灰白色,黄斑区可透见其深面的脉络膜红色背景,与其周围灰白水肿的视网膜形成鲜明的对比,成为樱桃红点。分支阻塞者,该动脉分布区的视网膜呈灰白色水肿,有时可以见到栓子阻塞的部位。

3.心理一社会状况评估

患者因突然视物不清甚至完全失明,需要接受一系列抢救治疗措施,使得患者容易产生不同程度的恐惧、紧张、焦虑心理,故应该注意评估患者的年龄、文化层次和对疾病的认知度,评估患者的情绪和心理状态。

4.辅助检查

(1)眼底荧光素血管造影检查:显示视网膜动脉充盈时间延长及阻塞动脉内有无灌注,可以作为诊断该疾病的依据。

(2)视野检查:提示病变程度和范围。

(3)内科检查:包括血压、血沉、血常规、血糖、超声心电图、颈动脉超声多普勒。

(四)护理诊断

1.感知改变

与视网膜动脉阻塞导致的突然视力丧失或视野缺损有关。

2.自理缺陷

与视功能障碍有关。

3.焦虑

与视力突然下降或视野遮挡有关。

(五)护理措施

(1)一旦确诊应争分夺秒配合医生进行抢救。患者在短时间内很难接受视力丧失这一现实,护士应注意主动安抚患者,稳定其情绪,解释发病原因及治疗方法,帮助患者树立战胜疾病的自信心,取得患者的主动配合。

(2)指导患者正确压迫和按摩眼球,即闭眼后用手掌大鱼际在上眼睑压迫眼球5~10秒,放松数秒,重复5~10次,至少15分钟。

(3)据医嘱正确使用血管扩张剂,用药过程中严密监测血压情况,特别是全身使用扩血管药物的患者,嘱其卧床休息,避免低头、突然站立等动作,以防发生体位性低血压。

(4)吸氧:白天每小时吸氧一次,晚上每4小时吸氧一次,每次10分钟,吸入包含95%氧及5%二氧化碳的混合气体,能增加脉络膜毛细血管血液的氧含量,从而缓解视网膜的缺氧状态,二氧化碳还可扩张血管。

(5)对因治疗:进行全身检查,特别注意颈动脉及心血管系统的异常体征,以寻找病因,积极治疗全身疾病,预防另一只眼发病;观察患者的视力恢复状况,并做好记录,发现视力异常情况及时报告医生,并协助做好相应处理。

(6)健康教育:指导患者养成健康的生活和饮食习惯,不用冷水洗头,避免过度疲劳;积极治疗高血压、动脉硬化、糖尿病等内科疾病,减少诱发因素;嘱患者定期随访,若出现头胀、眼痛、视力锐减等,应立即就诊。

三、视网膜静脉阻塞

(一)概述

视网膜静脉阻塞是比较常见的眼底血管病,临床上根据阻塞部位的不同,分为视网膜中央静脉阻塞和视网膜分支静脉阻塞两种。本病较视网膜中央动脉阻塞更多见,常为单眼发病,左、右眼发病率无差别。

(二)病因与发病机制

本病的病因比较复杂,与高龄、高血压、高血脂、血液高黏度和血管炎等引起血流动力学、血管壁、血液流变学的改变有密切关系。本病的特点是静脉扩张迂曲,沿静脉分布区域的视网膜有出血、水肿和渗出。

（三）护理评估

1.健康史

询问患者是否患有高血压、动脉粥样硬化、糖尿病、红细胞沉降率增加、开角型青光眼等疾病;询问患者是否服用避孕药。

2.症状及体征

视网膜中央静脉阻塞可分为轻型（非缺血型）和重型（缺血型）两种类型。其主要临床表现为不同程度的视力减退,瞳孔对光反射迟钝。眼底检查可见患眼视网膜静脉粗大、迂曲,血管呈暗红色,大量的火焰状出血,视网膜静脉管壁的渗漏引起视网膜水肿,病程久者可见一些黄白色硬性脂质渗出及黄斑囊样水肿。视力损害的程度则依据黄斑区出血及囊样水肿的有无及轻重而不同,一般视力损害较严重。

视网膜分支静脉阻塞,主要表现为视力不同程度下降。阻塞点远端视网膜静脉扩张、迂曲,该区视网膜水肿、火焰状出血。阻塞严重者,有时可见棉绒斑、黄斑区常发生管壁渗漏,引起阻塞侧的黄斑囊样水肿,周围视野多无影响,中心视力依据黄斑区水肿及出血的程度而异,一般较总干阻塞者稍好。

3.心理－社会状况评估

注意评估患者的情绪和心理状态,以及患者的年龄、文化层次、饮食习惯和对疾病的认知度。

4.辅助检查

（1）FFA 检查:主要了解血管阻塞的程度,黄斑区是否有渗漏,视网膜无灌注区的范围,以及有无新生血管形成等情况,对诊断、治疗和判断该病的预后有重要作用。

（2）血液检查:可协助区分缺血型视网膜中央静脉阻塞和非缺血型视网膜中央静脉阻塞。

（四）护理诊断

1.感知改变

与视网膜出血、渗出等因素导致的视力丧失有关。

2.焦虑

与视力下降、担心预后有关。

3.自理缺陷

与视力下降有关。

4.潜在并发症玻璃体积血、增殖性玻璃体视网膜病变、视网膜脱离、新生血管性青光眼。

（五）护理措施

（1）用药护理:据医嘱指导患者正确用药,观察药物的疗效及不良反应,使用抗凝血药物时应检查纤维蛋白原及凝血酶原时间,低于正常时,及时通知医生停药。使用糖皮质激素时要注意监测患者血糖的变化。

（2）心理护理:评估患者的焦虑程度,耐心听取患者的主诉,讲解疾病相关知识,增强患者疾病恢复的自信心,保持愉快的心情,能主动配合治疗。

（3）为患者提供安静、整齐、通风良好的休息环境,病情轻者可适当活动,如散步等。但应注意少低头,减少头部活动,重者需卧床休息。

（4）观察患者有无高眼压的表现,如出现头痛、眼痛、畏光、流泪等异常时,应及时通知医生进行处理。

（5）健康教育:指导患者保持充足的睡眠,避免眼睛的过度疲劳,饮食以清淡易消化为主,少吃油炸、高脂、高糖食物。积极治疗内科疾病,防止进一步加重病情。嘱患者定期随访,一般 3～4 周随访一次。

四、中心性浆液性脉络膜视网膜病变

（一）概述

中心性浆液性脉络膜视网膜病变是一种常见于中青年男性的散发性、自限性眼病,病变局限于眼底后极部,预后较好。

（二）病因与发病机制

由于视网膜色素上皮的屏障功能发生障碍，致使脉络膜毛细血管漏出的血浆通过受损的色素上皮进入视网膜下，液体积聚于视网膜神经上皮与色素上皮之间，从而形成后极部视网膜的盘状脱离。进行糖皮质激素治疗、熬夜、用眼过度、精神兴奋紧张等容易诱发本病。

（三）护理评估

1.健康史

询问患者有无视网膜或脉络膜的原发疾病史；了解患者是否进行过糖皮质激素的治疗、近期有无用眼过度疲劳、精神紧张或长时间熬夜等。

2.症状及体征

本病多发生于健康的 20～45 岁男性，也可见于女性妊娠期；患者突发单眼或双眼视力模糊，但常不低于 0.5，且可用凸透镜部分矫正；同时患眼自觉视物变小、变远，眼前固定暗影；眼底检查可见黄斑中心凹反射消失，黄斑区可见灰白色视网膜后沉着物，后极部视网膜盘状脱离。

3.心理－社会状况评估

该病起病较急，伴有不同程度的视力下降，患者常有紧张、焦虑的不良情绪，注意评估患者对疾病的认知度、患者的性格特点及心理状况等。

4.辅助检查

（1）FFA 检查：可以具体显示色素上皮的损害程度和病变范围，了解病情进展。

（2）OCT 检查：有助于诊断并了解病变范围。

（四）护理诊断

1.感知改变

与黄斑区沉着物等因素导致的视力障碍、视物变形有关。

2.焦虑

与疾病反复发作、病程长等因素有关。

3.知识缺乏

缺乏此病的防治知识。

（五）护理措施

（1）主动与患者交流，讲解疾病相关知识，缓解其紧张焦虑的不良情绪，帮助患者保持稳定情绪，以积极乐观的心态接受治疗和护理；有视物变小、变形者应减少活动，防止碰撞。

（2）定期检测患者的视力及其眼底情况，以便了解病情的进展。

（3）健康教育：注意用眼卫生，不要长时间用眼，不熬夜，避免过度劳累，建立规律的作息时间。病情重者尽量不用眼，闭目养神，使眼得到休息；病情轻者连续用眼看物时间不可超过 30 分钟。进食补充视网膜组织所必需的维生素类食物（如动物肝脏、奶类、菠菜、胡萝卜等），富含维生素 A 的食物，以及植物油、坚果等富含维生素 E 的食物，同时戒除烟酒及刺激性食物。

（4）告知患者该病禁用糖皮质激素类药物。嘱患者定期随访，一般 6～8 周检查一次。

五、视网膜脱离

（一）概述

视网膜脱离是指视网膜的色素上皮层和神经上皮层之间的分离，可分为孔源性（原发性）视网膜脱离、渗出性（继发性）视网膜脱离及牵拉性视网膜脱离三种类型。

（二）病因与发病机制

孔源性视网膜脱离是因视网膜神经上皮层发生裂孔，液化的玻璃体经此裂孔进入视网膜神经上皮与色素上皮之间积存，从而导致视网膜脱离，多见于老年人、高度近视、无晶体眼、眼外伤后等；非裂孔性视网膜脱离是由于脉络膜渗出所致的视网膜脱离，又称渗出性视网膜脱离，多见于视网膜血管病变、脉络膜病变葡萄膜炎等;牵拉性视网膜脱离指因增殖性玻璃体视网膜病变的增殖条带牵拉而引起的没有裂孔的视网膜脱离,多见于视网膜缺血、眼球穿通伤等。

（三）护理评估

1.健康史

（1）评估患者是否为高度近视眼、白内障摘除术后的无晶体眼、老年人和眼外伤患者、中心性浆液性脉络膜视网膜病变、葡萄膜炎、后巩膜炎、妊娠高血压综合征、恶性高血压及特发性葡萄膜渗漏综合征等疾病。

（2）了解患者的发病情况,如发病时间等。

（3）评估患者重要脏器的功能以及对手术的耐受程度。

2.症状及体征

（1）孔源性视网膜脱离主要表现为眼前闪光感和眼前黑影飘动,某一象限视野缺损,累及黄斑时中心视力下降或视物变形等。眼底可见视网膜隆起合并裂孔,玻璃体常有变性、混浊、积血、浓缩或膜形成。

（2）渗出性视网膜脱离主要表现为不同程度的视力减退和视野缺损。眼底可见视网膜隆起,视网膜下积液可随体位而向低位移动,玻璃体混浊。如果黄斑区受到影响则有中心视力减退。

（3）牵拉性视网膜脱离可无症状,也可出现视力减退和视野缺损,眼底检查可见视网膜表面出现玻璃体膜、玻璃体积血或混浊。

3.心理－社会状况评估

多数患者由于视力障碍,担心预后不好,心理上容易产生紧张、焦虑、悲观的情绪,应注意评估患者的年龄、性别、职业、性格特征等,评估患者对疾病的认知程度。

4.辅助检查

（1）散瞳检查眼底:采用双目间接检眼镜结合巩膜压迫法及裂隙灯三面镜检查,可以发现视网膜裂孔,并确定裂孔的数目、大小、形态以及分布情况,视网膜隆起和受牵拉的部位。

（2）眼部B超检查:确定视网膜脱离的部位、大小等。

（3）眼部荧光血管造影:了解视网膜的渗出情况。

（四）护理诊断

1.感知改变

与视网膜的脱离导致视力下降及视野缺损有关。

2.焦虑

与视功能损害及担心预后有关。

3.潜在并发症

术后高眼压、感染等。

（五）护理措施

视网膜脱离的治疗原则是手术封闭裂孔,根据视网膜裂孔的大小或数量选择不同的手术方式使视网膜复位。

1.手术前护理

（1）按内眼手术护理常规做好术前准备。

（2）向患者讲解视网膜脱离的相关知识,说明充分散瞳,详细查明脱离及裂孔的部位、大小、个数,选择适宜的术式是手术治疗成功的关键,使患者能稳定情绪积极配合检查。若病程短并且视网膜下积液较多、不易查找裂孔时,应卧床休息,戴小孔眼镜,使眼球处于绝对安静状态,2～3日后再检查眼底。

（3）嘱患者安静卧床,并使裂孔区处于最低位,减少视网膜脱离范围扩大的机会。

（4）以低盐、富含维生素饮食为原则,保持大便通畅。

2.手术后护理

（1）包扎双眼,安静卧床休息一周。玻璃体注气患者为帮助视网膜复位和防止晶状体混浊应低头或给予俯卧位,以裂孔位于上方位为原则,待气体吸收后行正常卧位。

(2)药物治疗的护理:术后患眼继续散瞳至少1个月。玻璃体注气患者若出现眼痛应及时给予止痛药或降眼压药,必要时适当放气。

(3)出院前嘱患者继续戴针孔眼镜3个月,半年内勿剧烈运动或从事重体力劳动,尤其避免拖、拉、提重物等用力动作,选择座位平稳的交通工具。按时用药,按时复查。如有异常,随时来诊。

(于洪波)

参考文献

[1] 陈欣怡,康琳.内科临床护理手册[M].石家庄:河北科学技术出版社,2010.

[2] 陈秀娟.妇科护理[M].北京:人民军医出版社,2010.

[3] 陈燕.内科护理学[M].北京:中国中医药出版社,2013.

[4] 程国龙,喜爱梅.儿科护理学[M].上海:第二军医大学出版社,2010.

[5] 杜艳英,高竟生.实用临床护理操作指南[M].北京:北京大学医学出版社,2010.

[6] 刚海菊,刘宽浩.外科护理 临床案例版[M].武汉:华中科技大学出版社,2015.

[7] 葛炜,严小惠.免疫与内分泌系统疾病病人护理[M].杭州:浙江大学出版社,2015.

[8] 韩玉娥,张玉梅,王燕.新编围术期护理学[M].总论.郑州:郑州大学出版社,2013.

[9] 胡敏等.儿科护理技术[M].北京:人民卫生出版社,2011.

[10] 胡月琴,章正福.内科护理[M].南京:东南大学出版社,2015.

[11] 姜广荣,黄运清.护理应急预案与工作流程[M].武汉:华中科技大学出版社,2013.

[12] 蒋红,高秋韵.临床护理常规[M].上海:复旦大学出版社,2010.

[13] 李朝华.儿科临床护理手册[M].石家庄:河北科学技术出版社,2010.

[14] 李红,李映兰.临床护理实践手册[M].北京:化学工业出版社,2010.

[15] 李俊华,程忠义,郝金霞.外科护理[M].武汉:华中科技大学出版社,2013.

[16] 李开宗.普通外科症状鉴别诊断与处理[M].北京:人民军医出版社,2010.

[17] 李群芳,邓荆云,张爱琴.内科护理[M].武汉:华中科技大学出版社,2011.

[18] 李一杰,张孟,何敏.急救护理[M].武汉:华中科技大学出版社,2013.

[19] 廖文玲.基础护理技术[M].上海:复旦大学出版社,2012.

[20] 刘世晴,莫永珍.糖尿病临床标准化护理[M].南京:东南大学出版社,2010.

[21] 刘文娜.妇产科护理学[M].上海:第二军医大学出版社,2010.

[22] 母传贤,刘晓敏.外科护理[M].郑州:河南科学技术出版社,2012.

[23] 尼春萍.基础护理技术[M].北京:人民卫生出版社,2011.

[24] 宁宁,廖灯彬,刘春娟.临床伤口护理[M].北京:科学出版社,2013.

[25] 潘瑞红,刘明秀,郑晓芹.实用临床专科疾病护理常规[M].武汉:华中科技大学出版社,2014.

[26] 潘瑞红.专科护理技术操作规范[M].武汉:华中科技大学出版社,2016.

[27] 孙建勋,罗悦性.内科护理学[M].上海:第二军医大学出版社,2010.

[28] 宛淑辉,汪爱琴,周更苏.基础护理技术[M].武汉:华中科技大学出版社,2013.

[29] 王彩霞,朱梦照,陈芬.妇产科护理[M].武汉:华中科技大学出版社,2013.

[30] 王惠琴.专科护理临床实践指南[M].杭州:浙江大学出版社,2013.

[31] 王霞.常用临床护理技术[M].郑州:郑州大学出版社,2015.

[32] 温贤秀.实用临床护理操作规范[M].成都:西南交通大学出版社,2012.

[33] 许虹.急危重症护理学[M].北京:人民卫生出版社,2011.

[34] 杨惠花,眭文洁,单耀娟.临床护理技术操作流程与规范[M].北京:清华大学出版社,2016.

[35] 叶志霞,皮红英,周兰姝.外科护理[M].上海:复旦大学出版社,2016.

[36] 阴俊,杨昀泽,李金娣,等.外科护理[M].第2版.案例版.北京:科学出版社,2013.

[37] 于红.临床护理[M].武汉:华中科技大学出版社,2016.

[38] 袁爱娣,黄涛,褚青康.内科护理 临床案例版[M].武汉:华中科技大学出版社,2015.

[39] 冯翠林.急性心肌梗死患者院前急救护理对预后的影响[J].中国现代药物应用,2014,8(17):181-182.

[40] 黄伟芳,唐丽群,胡艳红,等.冠心病心绞痛的临床护理对策分析[J].中外医学研究,2014,12(19):94-96.

[41] 梁冰.分析人性化护理在冠心病合并心绞痛患者中的应用[J].中国医药指南,2016,14(10):273-274.

[42] 黄琦玉.综合护理对糖尿病低血糖患者的影响研究[J].当代医学,2013,19(2):116-118.

[43] 韩桂颖.慢性阻塞性肺部疾病患者血氧变化特点及护理对策[J].中国中医药咨讯,2011,3(19):196.

[44] 牛玉秋.超早期康复护理干预对急性脑梗死患者康复的影响[J].中国实用神经疾病杂志,2015,18(3):141-142.

[45] 王翠云.62例脑梗死患者采用循证护理干预的临床探究[J].中外医学研究,2016,14(24):95-96.